Thyroid FNA Cytology
Differential Diagnoses and Pitfalls

甲状腺细针穿刺细胞学
鉴别诊断与局限

2nd Edition
原书第2版

原著 [日] Kennichi Kakudo
主译 吴高松 肖书渊 周 瑞 吴泽宇

中国科学技术出版社
·北京·

图书在版编目（CIP）数据

甲状腺细针穿刺细胞学：鉴别诊断与局限：原书第 2 版 /（日）肯尼奇·卡库多（Kennichi Kakudo）原著；
吴高松等主译 . — 北京：中国科学技术出版社，2021.9

书名原文：hyroid FNA Cytology: Differential Diagnoses and Pitfalls, 2e

ISBN 978-7-5046-9087-6

Ⅰ . ①甲… Ⅱ . ①肯… ②吴… Ⅲ . ①甲状腺疾病—诊疗 Ⅳ . ① R581

中国版本图书馆 CIP 数据核字 (2021) 第 122667 号

著作权合同登记号：01-2021-2858

策划编辑	王久红　焦健姿	
责任编辑	孙　超	
装帧设计	佳木水轩	
责任印制	李晓霖	

出　　版	中国科学技术出版社
发　　行	中国科学技术出版社有限公司发行部
地　　址	北京市海淀区中关村南大街 16 号
邮　　编	100081
发行电话	010-62173865
传　　真	010-62179148
网　　址	http://www.cspbooks.com.cn

开　　本	889mm×1194mm　1/16
字　　数	817 千字
印　　张	32
版　　次	2021 年 9 月第 1 版
印　　次	2021 年 9 月第 1 次印刷
印　　刷	天津翔远印刷有限公司
书　　号	ISBN 978-7-5046-9087-6 / R·2727
定　　价	358.00 元

译者名单

主 译 吴高松 肖书渊 周 瑞 吴泽宇

副主译 殷德涛 张明博 王志芳 陈琼荣 卢 芳

译 者（以姓氏笔画为序）

王志芳 黄冈市中心医院肾病学科

王满香 湖北省肿瘤医院病理科

卢 芳 武汉大学中南医院甲状腺乳腺外科

冯秦玉 武汉大学中南医院甲状腺乳腺外科

兰柳逸 武汉大学中南医院甲状腺乳腺外科

刘 平 十堰市太和医院病理科

刘九洋 武汉大学中南医院甲状腺乳腺外科

刘永琛 广东省人民医院普外科

刘剑华 武汉市第一医院甲乳外科

刘梦丽 武汉大学中南医院病理科

李 铄 郑州大学第一附属医院甲状腺外科

李红波 武汉市第一医院肾内科

李金朋 武汉大学中南医院甲状腺乳腺外科

李彩蓉 湖北科技学院临床医学院内科教研室

李益明 黄冈市中心医院肾病学科

肖书渊 武汉大学中南医院病理科

吴 娟 武汉大学中南医院病理科

吴泽宇 广东省人民医院普外科

吴高松 武汉大学中南医院甲状腺乳腺外科

何玉琨 武汉大学中南医院甲状腺乳腺外科

余 方 武汉大学中南医院病理科

余 露 武汉大学中南医院病理科

宋牧野 广东省人民医院普外科

张 玲 黄冈市中心医院肾病学科

张天铭 武汉大学中南医院病理科

张明博 解放军总医院第一医学中心超声诊断科

张婉玉 武汉大学中南医院病理科

陈　威　武汉大学中南医院甲状腺乳腺外科

陈　勇　咸宁市中心医院肾内科

陈开斌　湖北省钟祥市中医院普外科

陈琼荣　武汉大学中南医院病理科

周　瑞　武汉大学中南医院甲状腺乳腺外科

郑乐葳　武汉大学中南医院甲状腺乳腺外科

郎博娟　宜昌市中心人民医院病理科

胡利民　天门市第一人民医院甲乳外科

侯晋轩　武汉大学中南医院甲状腺乳腺外科

敖俊文　武汉大学中南医院病理科

袁芊芊　武汉大学中南医院甲状腺乳腺外科

殷德涛　郑州大学第一附属医院甲状腺外科

曹　宏　武汉大学中南医院病理科

廖亦秦　武汉大学中南医院甲状腺乳腺外科

魏　刚　武汉大学中南医院甲状腺乳腺外科

内 容 提 要

　　本书引进自世界知名的 Springer 出版社，是一部新颖、独特的甲状腺细针穿刺参考书，由来自日本的 Kennichi Kakudo 教授联合 Kuma 医院、密歇根大学医学院、克利夫兰大学医院等多家医疗中心及日、美、中多国细胞学、病理学专家共同执笔完成。书中各章所述均以经典病例为主线，继而延伸至临床表现、影像学特点、细胞学表现、鉴别诊断、大体标本及组织学诊断，最后以著者的精彩讨论收尾。本书为全新第 2 版，不仅对前一版的重要内容（如各类甲状腺疾病的细胞形态学特点、鉴别诊断和常见的诊断误区）进行了深入扩展，同时还关注了一些尚存争议的热点话题，如 Bethesda Ⅲ类（AUS/FLUS）结节的诊断、非浸润性包裹性滤泡型甲状腺乳头状癌的命名修订等，增补了有关液基细胞学检查、免疫组化检查、分子诊断、穿刺技术和固定等内容。本书内容丰富、图片精美、深入浅出，是一部实用性很强的学术专著，可供所有应用细针穿刺细胞学检查进行甲状腺及甲状旁腺疾病诊断、评估与治疗的临床医师查阅参考，也可作为内分泌医师、外科医师的相关工具书。

　　随着社会经济的发展、人们生活方式的改变和健康意识的增强，甲状腺疾病谱发生了重大变化，诊疗模式也随之发生相应改变。早年需要外科干预的主要是影响生活质量的甲状腺良性疾病，如"大脖子病"、甲状腺功能亢进症等。术前诊断主要依靠临床症状、体征、实验室检查及超声检查。现在需要外科干预的主要为甲状腺恶性肿瘤，因此术前精准诊断至关重要。目前超声引导下的细针穿刺抽吸细胞学检查是国际公认的术前鉴别甲状腺良恶性结节的"金标准"。

　　我国甲状腺结节细针穿刺抽吸细胞学检查始于 20 世纪 70 年代，经历了从盲穿到超声引导下细针穿刺的过程。超声引导下细针穿刺抽吸细胞学检查包括 4 个重要技术环节：超声水平、穿刺技术、制片技术和阅片水平。涉及超声科医生、外科医生和病理科医生等，需要多学科团队密切合作，每个技术环节都很重要，直接影响细针穿刺抽吸细胞学检查的诊断准确率。国际经典著作 *Thyroid FNA Cytology: Differential Diagnoses and Pitfalls*，重点讲述甲状腺结节的穿刺取材和细胞学诊断方法，总结了甲状腺结节穿刺过程中的注意事项和制片要点，列举分析了各类甲状腺疾病的细胞学形态特点、常见诊断陷阱及鉴别诊断，讨论了甲状腺结节细针穿刺抽吸细胞学检查术后并发症及液基细胞学检查、免疫组织化学检查和分子诊断学等相关技术。本书将帮助我们提升甲状腺结节穿刺取材及阅片水平、提高甲状腺疾病术前细胞病理学诊断准确率。

　　提高肿瘤治疗前临床 TNM 分期评估率是国家卫生健康委员会 2021 年提出的医疗质量安全改进目标之一，超声引导下细针穿刺抽吸细胞学检查可提高甲状腺癌患者术前 TNM 分期比例，指导制订治疗方案，避免不必要的诊断性手术。因此，我们邀请国内具有丰富临床经验的一线甲状腺外科医生、超声科医生和病理科医生共同翻译了本书，力求将原著内容更加准确地介绍给读者。由于中外语言表达习惯及术语描述存在一定差异，中文翻译版中可能存在一些疏漏及欠妥之处，恳请读者和同道批评指正。

武汉大学中南医院肿瘤医院副院长

武汉大学中南医院甲状腺乳腺外科主任

硕士／博士研究生导师、博士后导师

原书前言

原书第 2 版前言

近年来，甲状腺细针穿刺 (FNA) 细胞学检查有几项突破性事件，其中包括在世界卫生组织 (WHO) 的甲状腺肿瘤分类（第 4 版）中引入了交界性肿瘤 [1-6]。此外，Bethesda 诊断系统（第 2 版）改变了甲状腺乳头状癌 (PTC) 的诊断标准，并将这一新的实体肿瘤纳入甲状腺 FNA 细胞病理学中 [7-12]。病理学家对甲状腺肿瘤的诊断只能有两种选择（良性和恶性）的时代即将成为历史，甲状腺病理学即将进入一个像其他器官系统一样有三种诊断选择（良性、交界性和恶性）的新时代 [5, 13-16]。Valderrabano 和 McIver [17] 提出，该更新对之前的细胞学和组织学相关性研究产生了显著影响（图 1）。*Thyroid FNA Cytology: Differential Diagnoses and Pitfalls, 2e* 接受并将这些修改纳入了最新的 WHO 分类中，并制订了针对 2017 年之后出现的新问题的解决策略。编者认为，本书是针对甲状腺肿瘤分类诊断规范变化编写的一部专著。此外，自 2016 年第 1 版出版后，编者发现各地区临床实践标准存在显著性差异 [18-21]。其中一个最好的例子就是，在临床实践中如何进行分子检测，因为在世界大多数国家，医疗保险系统不包含这些检测。读者可以通过本书第 60 章借鉴发达国家是如何通过 Ohori（北美临床实践的一个例子）将分子检测应用于甲状腺结节临床实践的，并通过第 59 章的 Bongiovanni（欧洲临床实践）和第 61 章的 Pyo（韩国临床实践）发现更具成本效益的方法。如果不进行分子检测，读者可以通过第 22 章的 Kakudo 和 Chaps，以及第 42 章和第 43 章的 Kameyama（日本临床实践），了解如何进行随访主动监测（密切随访但不立即进行诊断性手术，以识别有进展的高风险结节）对未确诊结节患者进行手术风险分层。因此，所有这些甲状腺 FNA 临床实践均可有效识别甲状腺癌，这样可以避免对良性结节或低危甲状腺癌患者进行不必要的侵入性检测。为了向不同地区、不同医疗环境和社会资源的读者提供个体化指南，全新第 2 版汇集了来自十余个国家及地区（澳大利亚、加拿大、中国、韩国、日本、意大利、菲律宾、葡萄牙、瑞士、泰国、土耳其、乌克兰、英国、美国等）的学者，以期全面更新前一版的内容。

Thyroid FNA Cytology: Differential Diagnoses and Pitfalls, 2e 特意为读者提供了几个由不同作者撰写相同主题的章节，以期向读者展示他们处理的不同之处，以便读者选择与自身甲状腺临床实践和 FNA 细胞学相关的最适合方案。编者希望读者能喜欢这些专题，并比较它们之间的差异，因为现有的关于甲状腺 FNA 细胞学的专著往往局限于一个国家，了解其他地区的不同信息往往是发人深省的，可以为不同国家的学者制订甲状腺细针穿刺细胞学操作规范提供参考。编者认为这种学习方法可以丰富知识、拓宽视角。

感谢所有为 *Thyroid FNA Cytology: Differential Diagnoses and Pitfalls* 做出贡献的作者，感谢来自世界各地的各位学者分享宝贵经验，正是这些宝贵经验使本书真正国际化。

Kennichi Kakudo

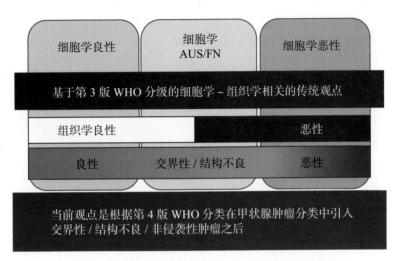

▲ 图 1　更新甲状腺细胞学和组织学相关性研究的概念

传统观点（上）基于第 3 版 WHO 分类，仅有良性和恶性肿瘤两种诊断选择，当前观点（下）基于第 4 版 WHO 分类，有良性、交界性和恶性肿瘤三种诊断选择。交界性 / 结构不良性病变包括无明确浸润性或微浸润性证据的肿瘤性病变，伴或不伴乳头样核特征（由 Valderrabano P. 和 McIver B. 根据参考文献 [17] 修改）

参 考 文 献

[1] Lloyd RV, Osamura RY, Klöpel G, Rosai J, editors. WHO classification of tumours of endocrine organs. 4th ed. Lyon, France: IARC; 2017.

[2] Carney JA, Hirokawa M, Lloyd RV, et al. Hyalinizing trabecular tumors of the thyroid gland are almost all benign. Am J Surg Pathol. 2008;32:1877–89.

[3] Williams ED. Guest Editorial: two proposal regarding the terminology of thyroid tumors. Int J Surg Pathol. 2000;8:181–83.

[4] Liu Z, Zhou G, Nakamura M, Koike E, et al. Encapsulated follicular thyroid tumor with equivocal nuclear changes, so-called well-differentiated tumor of uncertain malignant potential: a morphological, immunohistochemical, and molecular appraisal. Cancer Sci. 2011;102:288–94.

[5] Kakudo K, Bai Y, Liu Z, et al. Classification of thyroid follicular cell tumors: with special reference to borderline lesions. Endocr J. 2012;59:1–12.

[6] Nikiforov YE, Seethala RR, Tallini G, et al. Nomenclature revision for encapsulated follicular variant of papillary thyroid carcinoma: a paradigm shift to reduce overtreatment of indolent tumors. JAMA Oncol. 2016;2:1023–29.

[7] Pusztaszeri M, Rossi ED, Auger M, et al. The Bethesda system for reporting thyroid cytopathology: proposed modifications and updates for the second edition from an international panel. Acta Cytol. 2016;60:399–405.

[8] Ali SZ, Cibas ES. The Bethesda System for Reporting Thyroid Cytopathology: definitions, criteria and explanatory notes. New York, NY: Springer; 2018.

[9] Krane JF, Alexander EK, Cibas ES, et al. Commentary: coming to terms with NIFTP: a provisional approach for cytologists. Cancer Cytopathol. 2016;124:767–72.

[10] Baloch ZW, Seethala RR, Faquin WC, et al. Commentary: noninvasive follicular thyroid neoplasm with papillary-like nuclear features (NIFTP): a changing paradigm in thyroid surgical pathology and implications for thyroid cytopathology. Cancer Cytopathol. 2016;124:616–20.

[11] Ibrahim AA, Wu HH. Fine-needle aspiration cytology of noninvasive encapsulated follicular variant of papillary thyroid carcinoma is cytomorphologically distinct from the invasive counterpart. Am J Clin Pathol. 2016;146:373–77.

[12] Layfield LJ, Baloch ZW, Esebua M, et al. Impact of the reclassification of the noninvasive follicular variant of papillary carcinoma as benign on the malignancy risk of the Bethesda System for Reporting Thyroid Cytopathology: a meta-analysis study. Acta Cytol. 2017;61:187–93.

[13] Kakudo K. How to handle borderline/precursor thyroid tumors in management of patients with thyroid nodules. Gland Surg. 2017. Gland Surg. 2018;7(Suppl 1):S8–S18. https://doi. org/10.21037/gs.2017.08.02.

[14] Kakudo K, Higuchi M, Horokawa M, et al. Thyroid FNA

cytology in Asian practice – active surveillance for indeterminate thyroid nodules reduces overtreatment of thyroid carcinomas. Cytopathology. 2017;28:455–66.

[15] Kakudo K, Bai Y, Liu Z, et al. Encapsulated papillary thyroid carcinoma, follicular variant: a misnomer. Pathol Int. 2012;62:155–60.

[16] Kakudo K, Wakasa T, Ohta Y, et al. Borderline and precursor lesions of thyroid carcinomas. J Basic Clin Med. 2015;4:2–7.

[17] Valderrabano P and McIver B. Evaluation and management of indeterminate thyroid nodules: the revolution of risk stratification beyond cytological diagnosis. Cancer Control. 2017;24:1–14.

[18] Bychkov A, Hirokawa M, Jung CK, et al. Low rate of noninvasive follicular thyroid neoplasm with papillary-like nuclear features in asian practice. Thyroid. 2017;27(7):983–84. https://doi.

org/10.1089/thy.2017.0079.

[19] Bychkov A, Keelawat S, Agarwal S, et al. Impact of noninvasive follicular thyroid neoplasm with papillary-like nuclear features on risk of malignancy for the Bethesda categories: a multi-institutional study in five Asian countries. Pathology. 2018;50(4):411–7. https://doi.org/10.1016/j.pathol.2017.11.088.

[20] Bychkov A, Jung CK, Liu Z, et al. Noninvasive follicular thyroid neoplasm with papillarylike nuclear features in Asian practice: perspectives for surgical pathology and cytopathology. Endocr Pathol. 2018. https://doi.org/10.1007/s12022-018-9519-6. Review.

[21] Kakudo K, Bychkov A, Bai Y et al. The new 4th edition World Health Organization classification for thyroid tumors, Asian perspectives. Pathol Int. 2018;68(12):641–664. https://doi.org/10.1111/pin.12737.

原书第 1 版前言

我们很高兴为您奉上这部 *Thyroid FNA Cytology: Differential Diagnoses and Pitfalls* 的纸质书。由于电子书存在文件大小的限制，因此不得不删除了一些重要插图，而且相较于纸质书，电子书中的插图质量也不尽如人意。为了避免这些情况，我们正式出版了纸质书。纸质书将提供高质量原始插图，并增补了电子书中删除的插图。我们可以毫不谦虚地说，这是第一部也是唯一一部在甲状腺肿瘤分类中纳入交界性肿瘤类型的甲状腺 FNA 细胞学著作，包括了 Carney 等[1]定义的透明状小梁腺瘤，Williams[2]提出的 UMP（恶性潜能不确定的高分化肿瘤和恶性潜能不确定的滤泡性肿瘤），Kakudo 等[3–7]提出的将目前归类为癌的一些惰性肿瘤重新归类为交界性肿瘤、NIFTP（具有乳头状核特征的非侵袭性甲状腺滤泡性肿瘤），以及由 Nikiforov 等[8–15]提出的非浸润性包裹性滤泡型甲状腺乳头状癌的命名修订。此前的电子书版本是在亚洲出版的第一部甲状腺 FNA 细胞学英文版著作。此次出版纸质书，我们邀请了更多的作者，并在纸质书版本中提供了新的增补章节。因此，此次的纸质书比电子书版本更为全面化和国际化。衷心感谢所有作者为本书做出的巨大努力和贡献。

电子书（删减版）由 S&S 出版社出版并由 Smashwords 发行（https://www.mashwords.com/books/view/655745）。

Kennichi Kakudo
Ikoma, Nara, Japan

Zhiyan Liu
Shandong, China

Mitsuyoshi Hirokawa
Kobe, Japan

参考文献

[1] Carney JA, Hirokawa M, Lloyd RV, et al. Hyalinizing trabecular tumors of the thyroid gland are almost all benign. Am J Surg Pathol. 2008;32:1877–89.

[2] Williams ED. Guest editorial: two proposals regarding the terminology of thyroid tumors. Int J Surg Pathol. 2000;8:181–3.

[3] Kakudo K, Bai Y, Katayama S, et al. Classification of follicular cell tumors of thyroid gland: analysis involving Japanese patients from one institute. Patholo Int. 2009;59:359–7.

[4] Liu Z, Zhou G, Nakamura M, et al. Encapsulated follicular thyroid tumor with equivocal nuclear changes, so-called well-differentiated tumor of uncertain malignant potential: a morphological, immunohistochemical, and molecular appraisal. Cancer Sci. 2011;102:288–94.

[5] Kakudo K, Bai Y, Liu Z, et al. Classification of thyroid follicular cell tumors: with special reference to borderline lesions. Endocrine J. 2012;59:1–12.

[6] Kakudo K, Bai Y, Liu Z, et al. Encapsulated papillary thyroid carcinoma, follicular variant: a misnomer. Pathol Int. 2012;62:155–60.

[7] Nishigami K, Liu Z, Taniguchi E, et al. Cytological features of well-differentiated tumors of uncertain malignant potential: indeterminate cytology and WDT-UMP. Endocrine J. 2012;59:483–7.

[8] Liu J, Singh B, Tallini G, et al. Follicular variant of papillary carcinoma. A clinicopathologic study of a problematic entity. Cancer 2006;107:1255–64.

[9] Rivera M, Ricarte-Filho J, Knauf J, et al. Encapsulated papillary thyroid carcinoma: a clinic-pathologic study of 106 cases with emphasis on its morphologic subtypes (histologic growth pattern). Mod Pathol. 2010;23:1191–200.

[10] Ganly I, Wang L, Tuttle RM, et al. Invasion rather than nuclear features correlates with outcome in encapsulated follicular tumors: further evidence for the reclassification of the encapsulated papillary thyroid carcinoma follicular variant. Hum Pathol. 2015;46:657–64.

[11] Nikiforov Y, Seethala RR, Tallini G, et al. Nomenclature revision for encapsulated follicular variant of papillary thyroid carcinoma: a paradigm shift to reduce overtreatment of indolent tumors. JAMA Oncol. 2016. https://doi.org/10.1001/jamaoncol.2016.0386 [Epub ahead of print].

[12] Strickland KC, Howitt BE, Marquesee E, et al. The impact of non-invasive follicular variant of papillary thyroid carcinoma on rates of malignancy for fine-needle aspiration diagnostic categories. Thyroid. 2015;25:987–92.

[13] Liu X, Medici M, Kwong N, et al. Bethesda categorization of thyroid nodule cytology and prediction of thyroid cancer type and prognosis. Thyroid. 2016;26(2):256–61 [Epub ahead of print].

[14] Faquin WC, Wong LQ, Afrogheh AH, et al. Impact of reclassifying noninvasive follicular variant of papillary thyroid carcinoma on the risk of malignancy in the Bethesda system for reporting thyroid cytopathology. Cancer Cytopathol. 2016;124(3):181–7. https://doi. org/10.1002/cncy.21631 [Epub ahead of print].

[15] Maletta F, Massa F, Torregrossa L, et al. Cytological features of "noninvasive follicular thyroid neoplasm with papillary-like nuclear features" and their correlation with tumor histology. Hum Pathol. 2016;54:134–42. https://doi.org/10.1016/j.humpath.2016.03.014 [Epub ahead of print]

电子书第 1 版前言

对甲状腺结节患者来说，甲状腺细针穿刺（FNA）细胞学检查是最常用的临床检查，因其在识别需要接受外科治疗的高危患者方面具有出色的准确性和可靠性。美国国家癌症研究所提出甲状腺 FNA 细胞学报告系统至今已有近 10 年[1]。据此，意大利，英国和日本制订了可与美国的 (Bethesda) 系统相媲美的报告系统[2-4]。这些诊断系统使甲状腺细胞学有了显著的改善，并促进了不同细胞学临床实践之间的交流。以上 4 个诊断系统都注重诊断术语、临床管理及恶性风险的标准化。但是，仍然存在一些诊断局限，对于细胞病理学家在临床实践中获得准确的报告至关重要。在 *Thyroid FNA Cytology: Differential Diagnoses and Pitfalls* 一书中，重点讨论了如何在甲状腺 FNA 细胞学中避免此类局限和不足，只有熟悉此类局限并详细了解其鉴别诊断，才能提高临床诊断水平。本书通过精美的病例展示和详尽的鉴别诊断，介绍了甲状腺专家们如何根据临床经验和文献报道来避免此类诊断局限。我们认为，无论使用何种诊断系统，对建立高水平的甲状腺 FNA 细胞学检查都是必不可少的。本书是亚洲首部英文版甲状腺 FNA 细胞学著作，所有作者都有亚洲背景。衷心感谢所有作者为本书做出的巨大努力和贡献。

Kennichi Kakudo

Ikoma, Nara, Japan

Zhiyan Liu

Shandong, China

Mitsuyoshi Hirokawa

Kobe, Japan

参 考 文 献

[1] Ali SZ, Cibas ES, editors. The Bethesda system for reporting thyroid cytopathology. Definitions, criteria and explanatory notes. New York: Springer; 2010.

[2] Fadda G, Basolo F, Bondi A, et al. Cytological classification of thyroid nodules. Proposal of the SIAPEC-IAP Italian consensus working group. Pathologica. 2010;102:405–6.

[3] Lobo C, McQueen A, Beale T, et al. The UK Royal College of Pathologists thyroid fineneedle aspiration diagnostic classification is a robust tool for the clinical management of abnormal thyroid nodules. Acta Cytol. 2011;55:499–506.

[4] Kakudo K, Kameyama K, Miyauchi A, et al. Introducing the reporting system for thyroid fine-needle aspiration cytology according to the new guidelines of the Japan Thyroid Association. Endocr J. 2014;61:539 52.

目 录

第1章 甲状腺细针穿刺细胞学诊断线索 ·········· 001
一、概述 ·········· 001
二、背景 ·········· 001
三、排列 ·········· 006
四、细胞形状 ·········· 008
五、细胞质 ·········· 010
六、核 ·········· 013

第2章 日本 FNA 细胞学报告系统中影响甲状腺细针穿刺细胞学和细胞学诊断规则的因素 ·········· 019
一、甲状腺 FNA 细胞学诊断系统 ·········· 019
二、日本系统的诊断方法 ·········· 021
三、第 1 版甲状腺 FNA 细胞学、鉴别诊断和缺陷中讨论的其他因素 ·········· 022
四、甲状腺 FNA 细胞学报告新诊断类别的提出 ·········· 023
五、以组织学类型为导向的分类是选择分子检测以获得更明确诊断的关键 ·········· 024
六、形态学标准与观察者的意见不统一 ·········· 025
七、以仅有囊液的标本为例，说明不同临床实践的处理方法 ·········· 025

第3章 甲状腺 FNA 假阳性：原因及对策 ·········· 027
一、概述 ·········· 027
二、囊性病变 ·········· 027
三、炎性病变 ·········· 028
四、滤泡型病变 ·········· 030
五、嗜酸性细胞病变 ·········· 032
六、甲状腺乳头状癌 ·········· 033
七、甲状腺髓样癌 ·········· 034
八、其他病变 ·········· 035
九、结论 ·········· 036

第4章 甲状腺肿瘤分类的新进展：WHO 内分泌器官肿瘤分类（2017 版） ·········· 037
一、概述 ·········· 037
二、对具有交界性组织病理学特征的滤泡性结节的分类进行了修订，改为癌的诊断 ·········· 038
三、WHO 内分泌器官肿瘤分类（2017 版）有关甲状腺肿瘤分类的其他新观点 ·········· 043

第5章 国际甲状腺 FNA 报告系统的对比研究 ·········· 046
一、概述 ·········· 046

二、美国甲状腺报告系统 ·· 047

三、英国甲状腺报告系统 ·· 047

四、意大利甲状腺报告系统 ·· 048

五、日本甲状腺报告系统 ·· 048

六、澳大利亚甲状腺报告系统 ·· 048

七、讨论 ·· 049

第 6 章　意大利甲状腺 FNA 报告系统 ·· 050

一、概述 ·· 050

二、意大利报告系统（2014 版） ·· 051

三、不确定性病变 ·· 052

四、结论 ·· 053

第 7 章　Bethesda 甲状腺细胞病理学报告系统（第 2 版）简介 ·· 054

一、概述 ·· 054

二、TBSRTC 2 ·· 055

三、不同诊断类型的主要更新 ·· 058

四、结论 ·· 062

第 8 章　澳大利亚甲状腺细胞学报告系统 ·· 063

一、概述 ·· 063

二、澳大拉西亚指南 ·· 064

三、专家组正在考虑第 2 版的争议 ·· 067

第 9 章　英国皇家病理学院甲状腺细针穿刺细胞学报告术语及其在多学科管理中的重要性 ·· 070

一、甲状腺细针穿刺细胞学检查的英国皇家病理学院报告术语及其在患者管理中的重要性 ·· 070

二、英国 PCPath 甲状腺 FNA 细胞学报告术语在多学科管理中的应用 ·· 072

三、未来发展 ·· 073

第 10 章　甲状腺微小乳头状癌的管理及专栏（细胞学诊断为滤泡性肿瘤的管理） ·· 074

一、背景 ·· 074

二、积极监测 PMC 的历史 ·· 074

三、近期甲状腺癌的发病率增加，死亡率未增加 ·· 075

四、PMC 的 AS 排除标准 ·· 075

五、低危 PMC 的 AS 实践 ·· 075

六、AS 的数据积累 ·· 077

七、与 PMC 的 AS 有关的其他调查结果 ·· 078

八、AS 是低风险 PMC 的一线管理方法 ·· 079

第 11 章　如何对细针穿刺细胞学良性的甲状腺结节进行随访 ·· 081

一、甲状腺结节患者的穿刺细胞学与临床管理 ·· 081

二、ATA 和 AACE/AME 临床指南中的建议 ·· 082

三、FNA 良性患者再次评估的最佳时间间隔 ·· 082

第 12 章　如何对待甲状腺结节患者：核工厂事故后，福岛县小儿甲状腺癌筛查计划的教训 ⋯⋯⋯⋯ 084
　一、概述 ⋯⋯ 084
　二、核事故后福岛甲状腺检查的社会心理反应和经验教训 ⋯⋯⋯⋯⋯⋯⋯⋯⋯⋯⋯⋯⋯⋯⋯⋯⋯⋯⋯ 084
　三、儿童体格检查的伦理问题 ⋯⋯⋯⋯⋯⋯⋯⋯⋯⋯⋯⋯⋯⋯⋯⋯⋯⋯⋯⋯⋯⋯⋯⋯⋯⋯⋯⋯⋯⋯⋯⋯ 085
　四、结论 ⋯⋯ 086

第 13 章　液基细胞学技术在甲状腺细胞学中的应用 ⋯⋯⋯⋯⋯⋯⋯⋯⋯⋯⋯⋯⋯⋯⋯⋯⋯⋯⋯⋯ 088
　一、概述 ⋯⋯ 088
　二、LBC 带来的改变 ⋯⋯⋯⋯⋯⋯⋯⋯⋯⋯⋯⋯⋯⋯⋯⋯⋯⋯⋯⋯⋯⋯⋯⋯⋯⋯⋯⋯⋯⋯⋯⋯⋯⋯⋯⋯ 090
　三、LBC 的细胞形态学特征 ⋯⋯⋯⋯⋯⋯⋯⋯⋯⋯⋯⋯⋯⋯⋯⋯⋯⋯⋯⋯⋯⋯⋯⋯⋯⋯⋯⋯⋯⋯⋯⋯ 091

第 14 章　标本的充分性与非诊断性甲状腺结节 ⋯⋯⋯⋯⋯⋯⋯⋯⋯⋯⋯⋯⋯⋯⋯⋯⋯⋯⋯⋯⋯⋯ 098
　一、甲状腺 FNA 标本的充分性 ⋯⋯⋯⋯⋯⋯⋯⋯⋯⋯⋯⋯⋯⋯⋯⋯⋯⋯⋯⋯⋯⋯⋯⋯⋯⋯⋯⋯⋯⋯⋯ 098
　二、非诊断性甲状腺结节 ⋯⋯⋯⋯⋯⋯⋯⋯⋯⋯⋯⋯⋯⋯⋯⋯⋯⋯⋯⋯⋯⋯⋯⋯⋯⋯⋯⋯⋯⋯⋯⋯⋯⋯ 100
　三、如何提高标本充分性 ⋯⋯⋯⋯⋯⋯⋯⋯⋯⋯⋯⋯⋯⋯⋯⋯⋯⋯⋯⋯⋯⋯⋯⋯⋯⋯⋯⋯⋯⋯⋯⋯⋯⋯ 102

第 15 章　甲状腺乳头状癌 LBC 制片细胞学特征 ⋯⋯⋯⋯⋯⋯⋯⋯⋯⋯⋯⋯⋯⋯⋯⋯⋯⋯⋯⋯⋯ 108
　一、概述 ⋯⋯ 108
　二、病例 ⋯⋯ 108
　三、讨论 ⋯⋯ 111

第 16 章　囊肿与囊性乳头状癌 ⋯⋯⋯⋯⋯⋯⋯⋯⋯⋯⋯⋯⋯⋯⋯⋯⋯⋯⋯⋯⋯⋯⋯⋯⋯⋯⋯⋯⋯⋯ 113
　一、临床概况 ⋯⋯⋯⋯⋯⋯⋯⋯⋯⋯⋯⋯⋯⋯⋯⋯⋯⋯⋯⋯⋯⋯⋯⋯⋯⋯⋯⋯⋯⋯⋯⋯⋯⋯⋯⋯⋯⋯⋯ 113
　二、生化指标 ⋯⋯⋯⋯⋯⋯⋯⋯⋯⋯⋯⋯⋯⋯⋯⋯⋯⋯⋯⋯⋯⋯⋯⋯⋯⋯⋯⋯⋯⋯⋯⋯⋯⋯⋯⋯⋯⋯⋯ 113
　三、超声和 CT 表现 ⋯⋯⋯⋯⋯⋯⋯⋯⋯⋯⋯⋯⋯⋯⋯⋯⋯⋯⋯⋯⋯⋯⋯⋯⋯⋯⋯⋯⋯⋯⋯⋯⋯⋯⋯⋯ 113
　四、细胞学表现 ⋯⋯⋯⋯⋯⋯⋯⋯⋯⋯⋯⋯⋯⋯⋯⋯⋯⋯⋯⋯⋯⋯⋯⋯⋯⋯⋯⋯⋯⋯⋯⋯⋯⋯⋯⋯⋯⋯ 114
　五、鉴别诊断 ⋯⋯⋯⋯⋯⋯⋯⋯⋯⋯⋯⋯⋯⋯⋯⋯⋯⋯⋯⋯⋯⋯⋯⋯⋯⋯⋯⋯⋯⋯⋯⋯⋯⋯⋯⋯⋯⋯⋯ 116
　六、大体和组织学诊断 ⋯⋯⋯⋯⋯⋯⋯⋯⋯⋯⋯⋯⋯⋯⋯⋯⋯⋯⋯⋯⋯⋯⋯⋯⋯⋯⋯⋯⋯⋯⋯⋯⋯⋯⋯ 117

第 17 章　仅有囊泡的诊断陷阱 ⋯⋯⋯⋯⋯⋯⋯⋯⋯⋯⋯⋯⋯⋯⋯⋯⋯⋯⋯⋯⋯⋯⋯⋯⋯⋯⋯⋯⋯⋯ 120
　一、概述 ⋯⋯ 120
　二、病例 ⋯⋯ 120
　三、讨论 ⋯⋯ 121

第 18 章　颈部甲状腺舌管囊肿和其他的异位甲状腺组织 ⋯⋯⋯⋯⋯⋯⋯⋯⋯⋯⋯⋯⋯⋯⋯⋯⋯ 123
　一、病例报道 ⋯⋯⋯⋯⋯⋯⋯⋯⋯⋯⋯⋯⋯⋯⋯⋯⋯⋯⋯⋯⋯⋯⋯⋯⋯⋯⋯⋯⋯⋯⋯⋯⋯⋯⋯⋯⋯⋯⋯ 123
　二、甲状腺舌管囊肿 ⋯⋯⋯⋯⋯⋯⋯⋯⋯⋯⋯⋯⋯⋯⋯⋯⋯⋯⋯⋯⋯⋯⋯⋯⋯⋯⋯⋯⋯⋯⋯⋯⋯⋯⋯⋯ 125
　三、甲状舌管癌 ⋯⋯⋯⋯⋯⋯⋯⋯⋯⋯⋯⋯⋯⋯⋯⋯⋯⋯⋯⋯⋯⋯⋯⋯⋯⋯⋯⋯⋯⋯⋯⋯⋯⋯⋯⋯⋯⋯⋯ 128
　四、下颈部异位甲状腺包涵体 ⋯⋯⋯⋯⋯⋯⋯⋯⋯⋯⋯⋯⋯⋯⋯⋯⋯⋯⋯⋯⋯⋯⋯⋯⋯⋯⋯⋯⋯⋯⋯⋯ 130

第 19 章　甲状腺乳头状癌诊断陷阱 ⋯⋯⋯⋯⋯⋯⋯⋯⋯⋯⋯⋯⋯⋯⋯⋯⋯⋯⋯⋯⋯⋯⋯⋯⋯⋯⋯⋯ 133
　一、临床病史 ⋯⋯⋯⋯⋯⋯⋯⋯⋯⋯⋯⋯⋯⋯⋯⋯⋯⋯⋯⋯⋯⋯⋯⋯⋯⋯⋯⋯⋯⋯⋯⋯⋯⋯⋯⋯⋯⋯⋯ 133
　二、临床检查 ⋯⋯⋯⋯⋯⋯⋯⋯⋯⋯⋯⋯⋯⋯⋯⋯⋯⋯⋯⋯⋯⋯⋯⋯⋯⋯⋯⋯⋯⋯⋯⋯⋯⋯⋯⋯⋯⋯⋯ 133
　三、超声所见 ⋯⋯⋯⋯⋯⋯⋯⋯⋯⋯⋯⋯⋯⋯⋯⋯⋯⋯⋯⋯⋯⋯⋯⋯⋯⋯⋯⋯⋯⋯⋯⋯⋯⋯⋯⋯⋯⋯⋯ 133

四、细胞学所见 ·· 133

五、鉴别诊断 ·· 133

六、讨论 ·· 133

七、组织学诊断 ·· 136

第 20 章　甲状腺超声的病理基础 ·· 138

一、概述 ·· 138

二、甲状腺结节的超声检查 ·· 139

三、甲状腺结节的超声特征 ·· 140

四、彩色多普勒预测 FNA 抽吸样本的含血量及细胞量 ··· 141

五、超声引导甲状腺 FNA 及数据采集 ·· 142

六、甲状腺超声检查的病理基础 ·· 142

第 21 章　甲状腺乳头状癌（BRAF 样肿瘤）、具有乳头状核特征的非浸润性滤泡性甲状腺肿瘤

（RAS 样肿瘤）和甲状腺滤泡性腺瘤 / 癌（RAS 样肿瘤）的核特征 ························· 150

一、甲状腺乳头状癌核特征的诊断 ·· 150

二、为什么 PTC–N 有不同的诊断阈值 ··· 151

三、完善 NIFTP 的诊断标准以尽量减少实际工作之间的不一致 ·· 153

四、哪些核特征在西方属于 PTC-N，而在亚洲不属于 PTC-N？ RAS 样肿瘤谱系中滤泡细胞的

非典型核改变的研究 ·· 154

第 22 章　甲状腺乳头状癌核特征分为低风险、高风险（可疑 PTC）和明确恶性肿瘤的危险分层 ······· 156

一、伴有非典型性核病例的危险分层 ·· 156

二、日本系统如何处理伴有 PTC-N 的不确定性结节 ··· 156

三、Bethesda 系统（第 2 版）中关于 PTC-N 病例分类的修改 ··· 158

四、Bethesda 系统（第 2 版）中的 FN/SFN 的修改 ··· 158

五、NIFTP 的核特征与经典 PTC 不同，与滤泡性腺瘤 / 滤泡性癌有一定的相似性 ·············· 158

六、组织学型分类是选择更明确诊断的分子检验的关键 ·· 160

第 23 章　甲状腺细胞病理学 Bethesda 报告系统（第 2 版）AUS/FLUS 诊断标准 ······················ 161

一、概述 ·· 161

二、AUS/FLUS 的定义 ··· 161

三、注释 ·· 162

四、AUS/FLUS 的诊断标准 ·· 162

五、AUS/FLUS 结节的临床治疗 ·· 166

第 24 章　NIFTP 在亚洲的实践：病理学家的观点 ·· 168

一、概述 ·· 168

二、NIFTP 的发病率 ··· 169

三、NIFTP 对手术病理学实践的影响 ·· 173

四、NIFTP 的分子图谱 ··· 176

五、NIFTP 的细胞病理学和术前诊断 ·· 177

六、在亚洲实践中处理 NIFTP ·· 178

七、结论 ·· 179

第 25 章　NIFTP 在西方的实践 ·· 180

一、概述 ·· 181

二、NIFTP 的定义 ·· 181

三、NIFTP 对甲状腺结节细胞学分类的意义 ·· 184

四、NIFTP 诊断的全球影响，西方经验 vs. 东方经验 ··· 185

五、未来 NIFTP 的分子概述 ·· 185

六、病理学日常实践中 NIFTP 的实用方法 ··· 186

第 26 章　NIFTP 的术前细胞学诊断 ·· 187

第 27 章　高细胞型甲状腺乳头状癌 ··· 193

一、概述 ·· 193

二、病例 ·· 193

三、细胞学发现 ·· 193

四、组织学结果 ·· 194

五、讨论 ·· 194

第 28 章　甲状腺乳头状癌筛状桑葚状型 ··· 196

一、概述 ·· 196

二、病例 ·· 196

三、细胞学表现 ·· 196

四、病理表现 ··· 197

五、讨论 ·· 198

第 29 章　甲状腺乳头状癌柱状细胞型：诊断陷阱和鉴别诊断 ··· 202

一、病例报道 ··· 202

二、细胞学 / 病理表现 ··· 202

三、鉴别诊断 ··· 202

四、讨论 ·· 205

第 30 章　甲状腺乳头状癌鞋钉型 ·· 206

一、病例报道 ··· 206

二、讨论 ·· 207

三、结论 ·· 212

第 31 章　实性 / 梁状型甲状腺乳头状癌 ·· 213

一、病例报道 ··· 213

二、细胞学结果 ·· 213

三、组织学特点 ·· 213

四、讨论 ·· 214

第 32 章　非侵袭性 / 侵袭性嗜酸性细胞 / 非嗜酸性细胞型甲状腺乳头状癌 ····················· 218

概述 ·· 218

第 33 章　亚急性甲状腺炎或乳头状癌　227
　一、病例 1：非典型"无痛"亚急性甲状腺炎　227
　二、病例 2：PTMC 在 FNA 上有大量多核巨细胞　227
　三、病例 3：PTMC 与亚急性甲状腺炎并存　231

第 34 章　透明变梁状肿瘤　234
　一、概述　234
　二、病例　234
　三、细胞穿刺学表现　235
　四、病理性表现　235
　五、讨论　235

第 35 章　甲状腺透明变梁状肿瘤：HE 染色的细针穿刺标本　238
　一、病例　238
　二、细胞学特征　238
　三、鉴别诊断　238
　四、病理特征　239
　五、讨论　239

第 36 章　桥本甲状腺炎或乳头状癌　242
　一、滤泡癌，微浸润型　242
　二、桥本甲状腺炎伴有显著的 **Hürthle** 细胞化生　243
　三、桥本甲状腺炎伴有非典型增生结节　244
　四、讨论　246
　五、结论　246

第 37 章　黏膜相关淋巴组织结外边缘区淋巴瘤（MALT 淋巴瘤）　247
　一、概述　247
　二、病例　247
　三、细胞学表现　248
　四、病理学发现　249
　五、讨论　250

第 38 章　恶性淋巴瘤和转移性上皮性肿瘤　252
　一、病例　252
　二、细胞学结果　252
　三、鉴别诊断　252
　四、阐述　252
　五、病理学结果　252
　六、讨论　253

第 39 章　甲状腺髓样（C 细胞）癌或嗜酸性滤泡肿瘤　257
　一、简要临床总结　257
　二、超声发现　257

三、细胞学发现 ·· 257

四、鉴别诊断 ·· 257

五、免疫染色和组织学诊断 ···························· 259

六、鉴别诊断 ·· 259

七、注明 ·· 261

第40章　髓样癌（C细胞癌）或甲状腺转移癌 ····· 264

一、临床资料简要 ·· 264

二、超声结果 ·· 264

三、细胞学情况 ·· 264

四、鉴别诊断 ·· 264

五、细胞学鉴别诊断 ··· 264

六、组织学诊断：髓样癌，巨细胞型 ·············· 266

七、重点回顾（髓样癌细胞学结论） ·············· 267

八、诊断线索 ·· 268

第41章　甲状腺内胸腺癌 ···································· 270

一、概述 ·· 270

二、病例 ·· 270

三、细胞学结果 ·· 270

四、病理学结果 ·· 271

五、讨论 ·· 271

第42章　甲状旁腺腺瘤及鉴别诊断 ····················· 274

一、病例 ·· 274

二、实验室检查 ·· 274

三、超声和CT检查 ·· 274

四、细胞学检查 ·· 274

五、鉴别诊断 ·· 274

六、大体和组织学诊断 ······································ 274

七、鉴别诊断 ·· 276

**第43章　甲状腺FNA细胞学中滤泡性病变的风险分级（第1部分：良性滤泡病变 vs. 滤泡性肿瘤 /
可疑滤泡性肿瘤）** ··· 281

一、病史简介 ·· 281

二、细胞学发现 ·· 281

三、组织学诊断为腺瘤性甲状腺肿 ················· 282

四、说明 ·· 282

五、要点：观察到滤泡生长模式的细胞簇时鉴别方法 ········· 283

第44章　甲状腺FNA细胞学中滤泡性病变的风险分级（第2部分：滤泡性腺瘤和滤泡癌） ········· 284

一、简要临床病史 ·· 284

二、细胞学检查 ·· 284

三、组织学诊断：滤泡癌 ⋯⋯⋯⋯⋯⋯⋯⋯⋯⋯⋯⋯⋯⋯⋯⋯⋯⋯⋯⋯⋯⋯⋯⋯⋯⋯⋯⋯⋯⋯⋯ 284

四、说明 ⋯⋯⋯⋯⋯⋯⋯⋯⋯⋯⋯⋯⋯⋯⋯⋯⋯⋯⋯⋯⋯⋯⋯⋯⋯⋯⋯⋯⋯⋯⋯⋯⋯⋯⋯⋯⋯ 285

五、重点总结：疑为滤泡性肿瘤时，如何鉴别滤泡性癌与腺瘤 ⋯⋯⋯⋯⋯⋯⋯⋯⋯⋯⋯⋯ 288

第 45 章　细胞学诊断滤泡性肿瘤中遇到的挑战 ⋯⋯⋯⋯⋯⋯⋯⋯⋯⋯⋯⋯⋯⋯⋯⋯⋯⋯ 289

一、临床病史 ⋯⋯⋯⋯⋯⋯⋯⋯⋯⋯⋯⋯⋯⋯⋯⋯⋯⋯⋯⋯⋯⋯⋯⋯⋯⋯⋯⋯⋯⋯⋯⋯⋯⋯ 289

二、超声检查结果 ⋯⋯⋯⋯⋯⋯⋯⋯⋯⋯⋯⋯⋯⋯⋯⋯⋯⋯⋯⋯⋯⋯⋯⋯⋯⋯⋯⋯⋯⋯⋯⋯ 289

三、细胞学检查 ⋯⋯⋯⋯⋯⋯⋯⋯⋯⋯⋯⋯⋯⋯⋯⋯⋯⋯⋯⋯⋯⋯⋯⋯⋯⋯⋯⋯⋯⋯⋯⋯⋯ 289

四、鉴别诊断 ⋯⋯⋯⋯⋯⋯⋯⋯⋯⋯⋯⋯⋯⋯⋯⋯⋯⋯⋯⋯⋯⋯⋯⋯⋯⋯⋯⋯⋯⋯⋯⋯⋯⋯ 289

五、讨论 ⋯⋯⋯⋯⋯⋯⋯⋯⋯⋯⋯⋯⋯⋯⋯⋯⋯⋯⋯⋯⋯⋯⋯⋯⋯⋯⋯⋯⋯⋯⋯⋯⋯⋯⋯⋯⋯ 289

六、组织学诊断 ⋯⋯⋯⋯⋯⋯⋯⋯⋯⋯⋯⋯⋯⋯⋯⋯⋯⋯⋯⋯⋯⋯⋯⋯⋯⋯⋯⋯⋯⋯⋯⋯⋯ 291

第 46 章　HE 染色标本中的 Hürthle 细胞肿瘤 ⋯⋯⋯⋯⋯⋯⋯⋯⋯⋯⋯⋯⋯⋯⋯⋯⋯⋯ 293

一、简要临床病史 ⋯⋯⋯⋯⋯⋯⋯⋯⋯⋯⋯⋯⋯⋯⋯⋯⋯⋯⋯⋯⋯⋯⋯⋯⋯⋯⋯⋯⋯⋯⋯ 293

二、超声发现 ⋯⋯⋯⋯⋯⋯⋯⋯⋯⋯⋯⋯⋯⋯⋯⋯⋯⋯⋯⋯⋯⋯⋯⋯⋯⋯⋯⋯⋯⋯⋯⋯⋯⋯ 293

三、细胞学 / 病理学发现 ⋯⋯⋯⋯⋯⋯⋯⋯⋯⋯⋯⋯⋯⋯⋯⋯⋯⋯⋯⋯⋯⋯⋯⋯⋯⋯⋯⋯⋯ 293

四、鉴别诊断表 ⋯⋯⋯⋯⋯⋯⋯⋯⋯⋯⋯⋯⋯⋯⋯⋯⋯⋯⋯⋯⋯⋯⋯⋯⋯⋯⋯⋯⋯⋯⋯⋯⋯ 294

五、鉴别诊断 ⋯⋯⋯⋯⋯⋯⋯⋯⋯⋯⋯⋯⋯⋯⋯⋯⋯⋯⋯⋯⋯⋯⋯⋯⋯⋯⋯⋯⋯⋯⋯⋯⋯⋯ 294

六、注明 ⋯⋯⋯⋯⋯⋯⋯⋯⋯⋯⋯⋯⋯⋯⋯⋯⋯⋯⋯⋯⋯⋯⋯⋯⋯⋯⋯⋯⋯⋯⋯⋯⋯⋯⋯⋯⋯ 297

第 47 章　巴氏染色和罗氏染色标本中的 Hürthle 细胞肿瘤 ⋯⋯⋯⋯⋯⋯⋯⋯⋯⋯⋯ 301

一、病例报道 ⋯⋯⋯⋯⋯⋯⋯⋯⋯⋯⋯⋯⋯⋯⋯⋯⋯⋯⋯⋯⋯⋯⋯⋯⋯⋯⋯⋯⋯⋯⋯⋯⋯⋯ 301

二、鉴别疾病 ⋯⋯⋯⋯⋯⋯⋯⋯⋯⋯⋯⋯⋯⋯⋯⋯⋯⋯⋯⋯⋯⋯⋯⋯⋯⋯⋯⋯⋯⋯⋯⋯⋯⋯ 302

三、鉴别诊断 ⋯⋯⋯⋯⋯⋯⋯⋯⋯⋯⋯⋯⋯⋯⋯⋯⋯⋯⋯⋯⋯⋯⋯⋯⋯⋯⋯⋯⋯⋯⋯⋯⋯⋯ 302

四、注释 ⋯⋯⋯⋯⋯⋯⋯⋯⋯⋯⋯⋯⋯⋯⋯⋯⋯⋯⋯⋯⋯⋯⋯⋯⋯⋯⋯⋯⋯⋯⋯⋯⋯⋯⋯⋯⋯ 307

第 48 章　甲状腺低分化癌 ⋯⋯⋯⋯⋯⋯⋯⋯⋯⋯⋯⋯⋯⋯⋯⋯⋯⋯⋯⋯⋯⋯⋯⋯⋯⋯⋯⋯ 311

一、概述 ⋯⋯⋯⋯⋯⋯⋯⋯⋯⋯⋯⋯⋯⋯⋯⋯⋯⋯⋯⋯⋯⋯⋯⋯⋯⋯⋯⋯⋯⋯⋯⋯⋯⋯⋯⋯⋯ 311

二、病例 ⋯⋯⋯⋯⋯⋯⋯⋯⋯⋯⋯⋯⋯⋯⋯⋯⋯⋯⋯⋯⋯⋯⋯⋯⋯⋯⋯⋯⋯⋯⋯⋯⋯⋯⋯⋯⋯ 311

三、细胞学表现 ⋯⋯⋯⋯⋯⋯⋯⋯⋯⋯⋯⋯⋯⋯⋯⋯⋯⋯⋯⋯⋯⋯⋯⋯⋯⋯⋯⋯⋯⋯⋯⋯⋯ 311

四、病理结果 ⋯⋯⋯⋯⋯⋯⋯⋯⋯⋯⋯⋯⋯⋯⋯⋯⋯⋯⋯⋯⋯⋯⋯⋯⋯⋯⋯⋯⋯⋯⋯⋯⋯⋯ 312

五、讨论 ⋯⋯⋯⋯⋯⋯⋯⋯⋯⋯⋯⋯⋯⋯⋯⋯⋯⋯⋯⋯⋯⋯⋯⋯⋯⋯⋯⋯⋯⋯⋯⋯⋯⋯⋯⋯⋯ 312

第 49 章　甲状腺低分化癌和未分化癌 ⋯⋯⋯⋯⋯⋯⋯⋯⋯⋯⋯⋯⋯⋯⋯⋯⋯⋯⋯⋯⋯ 316

一、低分化癌 ⋯⋯⋯⋯⋯⋯⋯⋯⋯⋯⋯⋯⋯⋯⋯⋯⋯⋯⋯⋯⋯⋯⋯⋯⋯⋯⋯⋯⋯⋯⋯⋯⋯⋯ 316

二、未分化癌 ⋯⋯⋯⋯⋯⋯⋯⋯⋯⋯⋯⋯⋯⋯⋯⋯⋯⋯⋯⋯⋯⋯⋯⋯⋯⋯⋯⋯⋯⋯⋯⋯⋯⋯ 322

三、结论 ⋯⋯⋯⋯⋯⋯⋯⋯⋯⋯⋯⋯⋯⋯⋯⋯⋯⋯⋯⋯⋯⋯⋯⋯⋯⋯⋯⋯⋯⋯⋯⋯⋯⋯⋯⋯⋯ 326

第 50 章　甲状腺未分化癌 ⋯⋯⋯⋯⋯⋯⋯⋯⋯⋯⋯⋯⋯⋯⋯⋯⋯⋯⋯⋯⋯⋯⋯⋯⋯⋯⋯⋯ 327

一、病例报道 ⋯⋯⋯⋯⋯⋯⋯⋯⋯⋯⋯⋯⋯⋯⋯⋯⋯⋯⋯⋯⋯⋯⋯⋯⋯⋯⋯⋯⋯⋯⋯⋯⋯⋯ 327

二、讨论 ⋯⋯⋯⋯⋯⋯⋯⋯⋯⋯⋯⋯⋯⋯⋯⋯⋯⋯⋯⋯⋯⋯⋯⋯⋯⋯⋯⋯⋯⋯⋯⋯⋯⋯⋯⋯⋯ 330

三、结论 ⋯⋯⋯⋯⋯⋯⋯⋯⋯⋯⋯⋯⋯⋯⋯⋯⋯⋯⋯⋯⋯⋯⋯⋯⋯⋯⋯⋯⋯⋯⋯⋯⋯⋯⋯⋯⋯ 340

第 51 章　转移性肾细胞癌 ⋯⋯⋯⋯⋯⋯⋯⋯⋯⋯⋯⋯⋯⋯⋯⋯⋯⋯⋯⋯⋯⋯⋯⋯⋯⋯⋯⋯ 341

一、概述 341

二、病例 341

三、细胞学所见 341

四、病理 342

五、讨论 342

第 52 章 FNA 细胞学中的坏死背景：甲状腺乳头状癌间变性转化和梗死 345

一、简要病历 345

二、超声 345

三、细胞学检查 345

四、鉴别诊断名单 347

五、鉴别诊断 347

六、补充说明 349

第 53 章 感染性甲状腺炎 351

一、病史概述 351

二、实验室检查 351

三、影像学检查 351

四、细胞学表现 351

五、临床治疗方案 352

六、鉴别诊断 352

七、讨论 352

八、要点 354

第 54 章 弥漫性毒性甲状腺肿的细胞病理学 355

一、概述 355

二、细针穿刺活检 356

三、甲状腺 Graves 病的细胞病理学特征 356

四、结论 358

第 55 章 经皮乙醇注射和射频消融术后不同甲状腺结节的细胞学和组织学特征 359

一、概述 359

二、经皮乙醇注射后的细胞学和组织学特征 359

三、射频消融术后的组织学特征 360

第 56 章 细针穿刺活检的并发症 362

一、对组织学诊断的干扰 362

二、甲状旁腺腺瘤 / 增生因 FNA 播散 362

三、肿瘤细胞的针道种植 363

四、急性甲状腺出血和血肿 363

五、急性甲状腺水肿 363

六、一过性声带麻痹 364

七、急性化脓性感染 364

八、气胸 ··· 364
九、皮肤窦道形成 ··· 364

第 57 章　细针穿刺样本免疫细胞化学染色研究中的疑难点 ···························· 365
一、概述 ··· 365
二、方法 ··· 365
三、结论 ··· 366

第 58 章　细针穿刺的生化检查在甲状腺癌和原发性甲状旁腺功能亢进细胞学诊断中的应用 ·············· 369
一、概述 ··· 369
二、取样方法 ·· 369
三、洗脱液中 TG 的检测（FNAC–TG） ··· 369
四、洗脱液中降钙素的测量 ··· 370
五、洗脱液中 PTH 的测定（FNAC–PTH） ··· 372
六、关键信息 ·· 375

第 59 章　欧洲国家细针穿刺细胞学分子检测的经验 ··································· 378
一、概述 ··· 378
二、常用方法 ·· 379
三、甲状腺病变的分子标志物 ·· 379
四、基因组套 ·· 381
五、微小 RNA ·· 382

第 60 章　美国甲状腺细针穿刺细胞学分子检测 ······································· 383
一、概述 ··· 383
二、组织学和细胞学诊断模式的近期变化：NIFTP 和 BSRTC（第 2 版） ············· 385
三、目前可用的分子检测 ·· 386
四、总结和长期目标 ·· 392

第 61 章　韩国使用甲状腺抽吸物进行分子诊断的缺陷 ······························ 395
一、RET/PTC 重排 ··· 395
二、BRAF 突变 ··· 396
三、使用 FNA 细胞学方法检测 BRAF 突变的缺陷 ·· 396
四、RAS 突变 ·· 396
五、TERT 突变 ··· 397
六、较少见的基因改变 ··· 397

第 62 章　使用甲状腺抽吸物进行分子诊断的缺陷 ····································· 399
一、甲状腺细胞学的分子检测 ·· 399
二、商用化的测试 ··· 399
三、甲状腺癌变概念的改变 ··· 400
四、甲状腺滤泡癌与腺瘤的鉴别 ·· 400
五、成熟和不成熟的癌症 ·· 400
六、甲状腺肿瘤的新病理分类 ·· 401

七、吸取样本的制备 ·· 401

第 63 章　细针穿刺诊室 ·· 403

第 64 章　甲状腺细针穿刺技术 ·· 409

一、FNA 常规操作 ·· 409

二、影响 FNA 诊断准确的因素 ·· 410

第 65 章　粗针穿刺活检诊断甲状腺结节：病理学部分 ··· 415

一、概述 ·· 415

二、甲状腺 CNB 活检的诊断应用范围 ·· 416

三、CNB 在初次 FNA 无法诊断的甲状腺结节中的应用 ·· 417

四、CNB 在诊断为 AUS/FLUS 的甲状腺结节中的应用 ·· 418

五、CNB 在诊断滤泡性肿瘤中的应用 ·· 421

六、CNB 在诊断罕见疾病中的应用 ·· 425

七、诊断准确性 ·· 425

八、韩国甲状腺放射学会专家共识和建议（2016 版） ·· 425

九、结论 ·· 427

**第 66 章　细针穿刺细胞学检查中标准和快速的染色法、快速现场检测的专栏报道（细针穿刺细胞学
　　　　　 检查中标准和快速的染色法、快速现场检测）** ······································ 428

一、标准染色法在细针穿刺细胞学检查中的应用 ·· 428

二、快速染色在 FNA 细胞学检查和快速现场评估的应用 ·· 429

第 67 章　美国细胞学实验室的质量控制 ·· 433

一、概述 ·· 433

二、条例 ·· 433

三、妇科细胞学质量保证 ·· 434

四、标本验收和充足性 ·· 434

五、妇科标本的筛选和报告 ·· 434

六、阴性病例的重筛 ·· 434

七、细胞学 / 组织学相关性和追踪调查 ·· 434

八、回顾性审查 ·· 434

九、筛查质量和评价绩效的方法 ·· 435

十、描述性统计资料的记录 ·· 435

十一、非妇科学的细胞学质量保证 ·· 435

十二、分析质量控制 ·· 435

十三、同行评审 ·· 436

十四、特定地点审查 / 重点审查 ·· 436

十五、细胞学 / 组织学相关性和追踪调查 ·· 436

十六、效能评价方法 ·· 437

十七、周转时间 ·· 437

十八、继续教育和基准测试方法 ·· 437

十九、细针穿刺细胞学检查的质量保证 ┈┈┈┈┈┈┈┈┈┈┈┈┈┈┈┈┈┈┈┈┈┈┈ 438
二十、相关性研究 ┈┈┈┈┈┈┈┈┈┈┈┈┈┈┈┈┈┈┈┈┈┈┈┈┈┈┈┈┈┈┈┈┈┈ 438
二十一、细胞学实验室材料和记录保存指南 ┈┈┈┈┈┈┈┈┈┈┈┈┈┈┈┈┈┈┈┈┈┈┈ 438

第 68 章　福岛核电站事故后的年轻人甲状腺癌检查项目 ┈┈┈┈┈┈┈┈┈┈┈┈┈┈ 439
一、背景 ┈┈┈┈┈┈┈┈┈┈┈┈┈┈┈┈┈┈┈┈┈┈┈┈┈┈┈┈┈┈┈┈┈┈┈┈┈ 439
二、FHMS 中甲状腺超声检查的规程 ┈┈┈┈┈┈┈┈┈┈┈┈┈┈┈┈┈┈┈┈┈┈┈ 439
三、甲状腺超声检查结果 ┈┈┈┈┈┈┈┈┈┈┈┈┈┈┈┈┈┈┈┈┈┈┈┈┈┈┈┈ 439
四、FNAC 的结果 ┈┈┈┈┈┈┈┈┈┈┈┈┈┈┈┈┈┈┈┈┈┈┈┈┈┈┈┈┈┈┈ 440
五、甲状腺乳头状癌的自然病史 ┈┈┈┈┈┈┈┈┈┈┈┈┈┈┈┈┈┈┈┈┈┈┈┈ 441
六、福岛甲状腺癌的危险因素及剂量估算 ┈┈┈┈┈┈┈┈┈┈┈┈┈┈┈┈┈┈┈ 441
七、结论 ┈┈┈┈┈┈┈┈┈┈┈┈┈┈┈┈┈┈┈┈┈┈┈┈┈┈┈┈┈┈┈┈┈┈┈┈┈ 441

第 69 章　儿科甲状腺疾病的病理和细胞学诊断 ┈┈┈┈┈┈┈┈┈┈┈┈┈┈┈┈┈┈ 443
一、病例 1 ┈┈┈┈┈┈┈┈┈┈┈┈┈┈┈┈┈┈┈┈┈┈┈┈┈┈┈┈┈┈┈┈┈┈┈ 443
二、病例 2 ┈┈┈┈┈┈┈┈┈┈┈┈┈┈┈┈┈┈┈┈┈┈┈┈┈┈┈┈┈┈┈┈┈┈┈ 444
三、病例 3 ┈┈┈┈┈┈┈┈┈┈┈┈┈┈┈┈┈┈┈┈┈┈┈┈┈┈┈┈┈┈┈┈┈┈┈ 449
四、病例 4 ┈┈┈┈┈┈┈┈┈┈┈┈┈┈┈┈┈┈┈┈┈┈┈┈┈┈┈┈┈┈┈┈┈┈┈ 451
五、病例 5 ┈┈┈┈┈┈┈┈┈┈┈┈┈┈┈┈┈┈┈┈┈┈┈┈┈┈┈┈┈┈┈┈┈┈┈ 453
六、病例 6 ┈┈┈┈┈┈┈┈┈┈┈┈┈┈┈┈┈┈┈┈┈┈┈┈┈┈┈┈┈┈┈┈┈┈┈ 454
七、病例 7 ┈┈┈┈┈┈┈┈┈┈┈┈┈┈┈┈┈┈┈┈┈┈┈┈┈┈┈┈┈┈┈┈┈┈┈ 455
八、病例 8 ┈┈┈┈┈┈┈┈┈┈┈┈┈┈┈┈┈┈┈┈┈┈┈┈┈┈┈┈┈┈┈┈┈┈┈ 457
九、讨论 ┈┈┈┈┈┈┈┈┈┈┈┈┈┈┈┈┈┈┈┈┈┈┈┈┈┈┈┈┈┈┈┈┈┈┈┈┈ 460
十、结论 ┈┈┈┈┈┈┈┈┈┈┈┈┈┈┈┈┈┈┈┈┈┈┈┈┈┈┈┈┈┈┈┈┈┈┈┈┈ 465

第 70 章　辐射诱导甲状腺癌的病理学：切尔诺贝利甲状腺癌的研究经验 ┈┈┈ 466
一、概述 ┈┈┈┈┈┈┈┈┈┈┈┈┈┈┈┈┈┈┈┈┈┈┈┈┈┈┈┈┈┈┈┈┈┈┈┈┈ 466
二、乌克兰切尔诺贝利事件后的甲状腺癌病理学 ┈┈┈┈┈┈┈┈┈┈┈┈┈┈┈┈ 467
三、乌克兰患者年龄匹配组中"放射性"和"散发性"甲状腺乳头状癌的病理学比较分析 ┈┈ 472
四、切尔诺贝利甲状腺癌的分子研究 ┈┈┈┈┈┈┈┈┈┈┈┈┈┈┈┈┈┈┈┈┈┈ 475
五、WHO 内分泌器官肿瘤组织学分类（第 4 版）中关于乌克兰甲状腺肿瘤病理诊断的改进 ┈┈ 475
六、结论：切尔诺贝利甲状腺癌研究的教训 ┈┈┈┈┈┈┈┈┈┈┈┈┈┈┈┈┈┈ 477

第 71 章　乌克兰（切尔诺贝利事件后）临床实践中用于甲状腺癌鉴别诊断的新的细胞学标准的研究策略 ┈ 479
一、FNA 细胞学检查不足以诊断辐射相关的 PTC ┈┈┈┈┈┈┈┈┈┈┈┈┈┈┈ 480
二、综合性指标为甲状腺癌的 FNA 诊断带来了希望 ┈┈┈┈┈┈┈┈┈┈┈┈┈┈ 481
三、反映侵犯 / 转移过程的 FNA 指标在甲状腺恶性肿瘤的诊断中具有很高的特异性 ┈┈ 484

第1章 甲状腺细针穿刺细胞学诊断线索
Diagnostic Clues for Thyroid Aspiration Cytology

Aki Tanaka　Ayana Suzuki　Miyoko Higuchi　Mitsuyoshi Hirokawa　著
余 方 译　殷德涛 校

一、概述

甲状腺细针穿刺细胞学（fine needle aspiration cytology，FNAC）的诊断并没有特征性的病理学表现。例如，核内假包涵体常见于甲状腺乳头状癌（papillary thyroid carcinoma，PTC），这是该肿瘤的特征性表现，但也见于其他甲状腺肿瘤，如透明变梁状肿瘤（hyalinizing trabecular tumor，HTT）、甲状腺髓样癌（medullary thyroid carcinoma，MTC）、甲状腺未分化癌（anaplastic thyroid carcinoma，ATC）等。因此，实际工作中，我们必须找到尽可能多的诊断线索，并通过对它们进行全面分析后做出诊断。本章中我们将介绍甲状腺 FNAC 的有助于初学者的诊断线索。

二、背景

（一）胶质

胶质是甲状腺滤泡腔内的半流体物质。总的来说，以胶质为主的抽吸物通常看起来像蜂蜜。在涂片过程中，胶质可能会从玻片上流失[1]。因此，对抽吸物进行大体观察变得非常重要。胶质的微观特征在甲状腺 FNAC 中起重要作用。一般来说，从生长活跃的滤泡中抽出的胶质颜色更淡、较为稀薄，而不活跃的滤泡或肿瘤中的胶质则更为浓稠。

（二）水样胶质

水样胶质以一层无细胞的、均匀的薄膜状态在载玻片上扩散（图 1-1），逐渐从稀薄到浓稠、从嗜碱性到嗜酸性，看起来像皱缩的保鲜膜或干裂的泥土。在吉姆萨染色中，它有开裂的倾向，或在玻片上呈现不均匀的分布，从而呈现出几何图形、彩色玻璃样、蜘蛛网状外观或铁丝网样图案[1]（图 1-2）。丰富的水样胶质一般提示为良性。在 LBC 标本中，水样胶质由于固定剂的蛋白水解能力而消失，但可能保留为剑状胶质（图 1-3）或薄纸状胶质[2,3]。

（三）浓缩胶质

致密浓缩胶体通常看起来像半透明、均质材料制成的不规则或圆形碎片。它在巴氏染色中被染成蓝色、绿色、粉红色或橙色，在吉姆萨染色中被染成深紫色。浓缩胶质的大小和形状反映了滤泡的大小和形状。大、中、小和棒状胶质分别表示大滤泡、正常滤泡、微滤泡和扁平滤泡（图1-4）。在老年人或慢性消耗性疾病患者中，可能会出现颗粒状凝结的胶质。

（四）黏稠胶质

胶质线状染色浓稠是 PTC 的特征[4]。它被称为黏稠胶质、泡泡糖样胶质、黏性胶质、线状胶质、索状胶质或口香糖胶质等。在巴氏染色

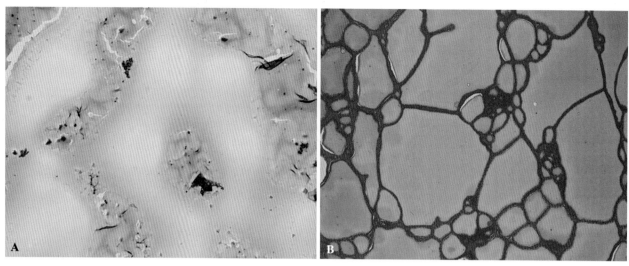

▲ 图 1-1 **A.** 从结节性甲状腺肿中吸出丰富的水样胶质；**B.** 主要由大滤泡组成

A. 巴氏染色，4×；B. HE 染色，4×

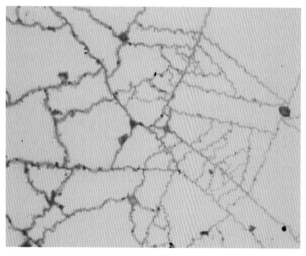

▲ 图 1-2 水样胶质在吉姆萨染色中表现为蜘蛛网样外观（吉姆萨染色，10×）

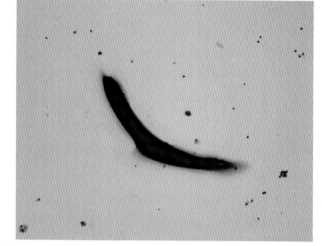

▲ 图 1-3 在 LBC 标本中，水样胶质由于固定剂的蛋白水解能力而消失，但保持为剑状胶质（CytoRich™ 方法，LBC，巴氏染色，10×）

中表现为粉 – 紫色或蓝 – 绿色（图 1–5A）。在高达 25% 的 PTC 中可出现黏稠胶质[5]，其形状不是人工涂片导致的假象。黏稠胶质可以原位存在，其形成与浓缩的胶质和乳头状结构有关。

（五）淀粉样物质

淀粉样物质是甲状腺髓样癌的特征，它源自降钙素前体或降钙素本身[6]。组织学上超过 80% 的 MTC 病例中可见到淀粉样物质[7]，但在细胞学标本中较少被发现[8]。淀粉样物质同样可能出现在其他甲状腺疾病中，包括黏膜相关淋巴组织（mucosa–associated lymphoid tissue，MALT）淋巴瘤伴有浆细胞分化[9]和淀粉样甲状腺肿。淀粉样物质在巴氏染色中呈浅绿色、絮状或致密的无细胞物质（见第 40 章）。偶尔也可类似于致密的胶质（图 1–6）。可以用特殊染色来确认淀粉样蛋白，刚果红染色后淀粉样物质被染成砖红色，在偏光显微镜下表现出典型的苹果绿双折射现象。

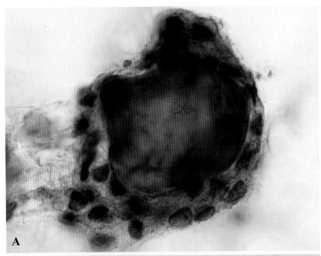

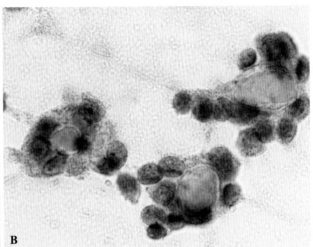

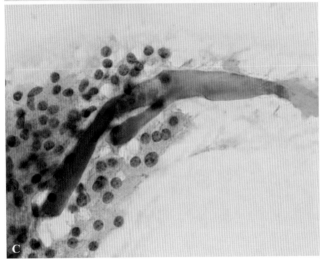

▲ 图 1-4 滤泡性肿瘤

大（A）、小（B）和棒状（C）胶质分别表示大、小和扁平的滤泡（巴氏染色，400×）

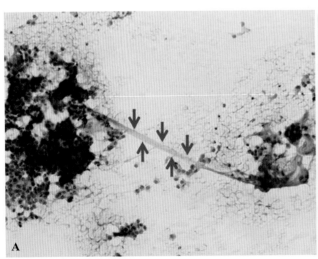

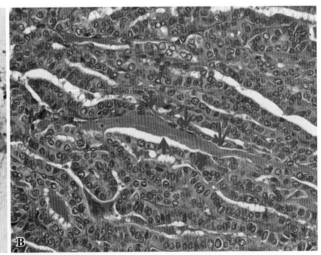

▲ 图 1-5 甲状腺乳头状癌

A. 黏稠胶质（箭）在细胞学标本上看起来像拉伸的口香糖；B. 存在于乳头状生长的腔中（A. 巴氏染色，10×；B. HE 染色，20×）

（六）炎症细胞

淋巴细胞通常见于慢性炎症性疾病，典型的是桥本甲状腺炎。PTC 的背景中常见到淋巴细胞，但是滤泡性肿瘤中很少见到。出现大量浆细胞时需要怀疑 IgG_4 相关的甲状腺炎或伴有浆细胞分化的 MALT 淋巴瘤[10, 11]。中性粒细胞是急性化脓性甲状腺炎的特征（见第 53 章）。甲状腺未分化癌中可能会出现大量中性粒细胞并超过癌细胞的数量（见第 49 章和第 50 章）。因此，在这种情况下，重要的是不要忽略背景中的癌细胞（见第 33 章）。淋巴细胞、上皮样细胞及多核巨细胞的出现应怀疑亚急性甲状腺炎（见第 33 章）。乳头状生长的甲状腺乳头状癌中可见细胞形状奇特的异物型多核巨细胞（图 1-7），细胞质致密。细胞核可能与 PTC 细胞相似，但它们起源于组织细胞。ATC 常见破骨细胞样多核巨细胞（图 1-8），类似于动脉瘤样骨囊肿或骨巨细胞瘤。

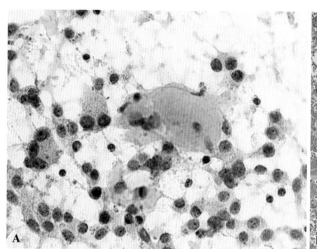
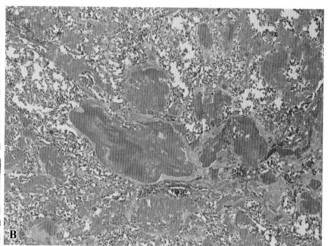

▲ 图 1-6　甲状腺髓样癌

A. 淀粉样物质类似于致密胶质；B. 淀粉样物质存在于癌细胞周围的基质中（A. 巴氏染色，40×；B. HE 染色，4×）

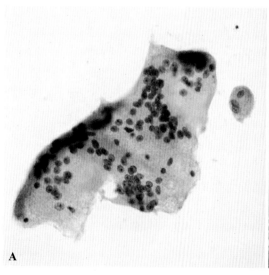
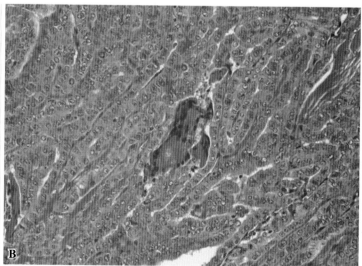

▲ 图 1-7　**A.** 甲状腺乳头状癌中可见细胞形状奇特的多核巨细胞；**B.** 其存在与癌细胞的乳头状生长有关

A. 巴氏染色，20×；B. HE 染色，10×

（七）砂粒体

砂粒体是同心圆形的层状钙化，在 HE 染色中表现为嗜酸性，在巴氏染色中表现为淡紫色、金黄色或嗜双色（图 1-9）。它们可能表现为爆炸形和折射形，大小直径为 5～100μm，被肿瘤细胞包围或在背景中裸露着存在。尽管不是特征性的，但甲状腺组织中砂粒体的存在强烈提示 PTC。PTC 患者中砂粒体的发生率 < 25%[12]，其发病机制仍有争议。形成理论包括乳头状尖端梗死周围出现

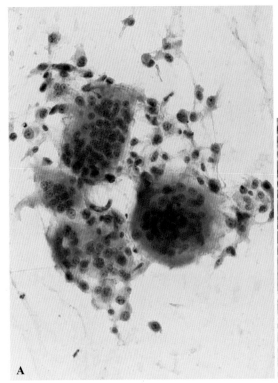
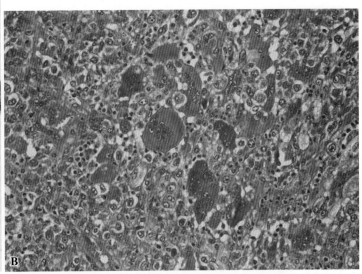

▲ 图 1-8　**A.** 甲状腺未分化癌伴破骨细胞样多核巨细胞；**B.** 类似动脉瘤样骨囊肿或骨巨细胞瘤
A. 巴氏染色，20×；B. HE 染色，10×

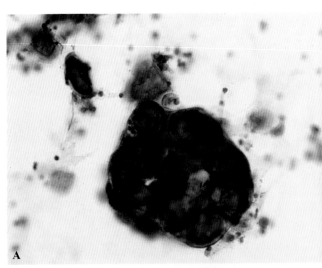
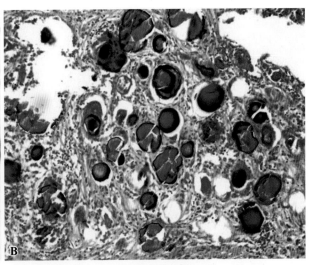

▲ 图 1-9　**A.** 砂粒体的存在强烈提示甲状腺乳头状癌；**B.** 甲状腺乳头状癌弥漫硬化型表现为大量砂粒体
A. 巴氏染色，20×；B. HE 染色，10×

的营养不良性钙化[13, 14]、单个坏死肿瘤细胞[15]或胞质内物质[16]。HTT 或嗜酸性滤泡性肿瘤同样可以见到由浓缩胶质形成的砂粒体。

（八）淋巴腺体

淋巴腺体是淋巴细胞的胞质碎片（图 1-10）。在吉姆萨染色标本中，它们是圆形、苍白淡染、嗜碱性的碎片，尺寸在 2～7μm。存在与淋巴细胞相关的大量淋巴腺体支持淋巴瘤的诊断。

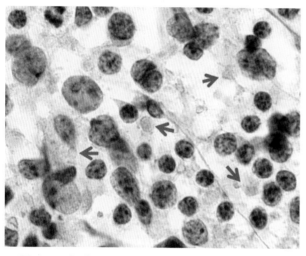

▲ 图 1-10 与淋巴细胞相关的大量淋巴腺体（箭）支持淋巴瘤的诊断（巴氏染色，100×）

（九）坏死物

ATC 常与坏死细胞和（或）物质有关（见第 49 章、第 50 章和第 52 章）。当吸取物只有坏死物时，我们应该考虑 ATC 的可能性。嗜酸性滤泡性肿瘤和 PTC 可能与梗死有关，可见到坏死的肿瘤细胞[17]（图 1-11）（见第 52 章）。ATC 和 PTC 中的坏死类型通常分别为液化性坏死和凝固性坏死。

三、排列

（一）微滤泡

微滤泡是指紧密排列成一圈的 15 个以下的单层滤泡细胞团（至少 2/3 圈）[18]（图 1-12）。微滤泡中伴或不伴有少量胶质。微滤泡排列极有可能是肿瘤性的。拥挤的三维合胞状的微滤泡结构是滤泡性肿瘤特有的特征[1]（见第 43 章和第 44 章）。聚集的微滤泡应该与大的实性巢中的多个小滤泡区别开来，后者可见于岛状癌的筛状模式。

（二）乳头状组织碎片

具有纤维血管轴心的三维分支乳头是 PTC 的

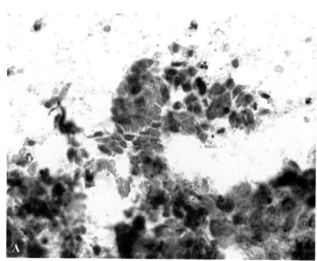
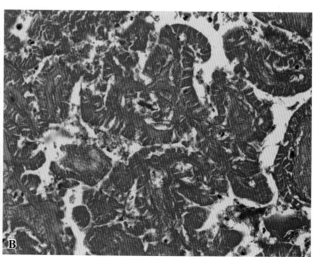

▲ 图 1-11 甲状腺乳头状癌合并梗死、凝固性坏死
A. 巴氏染色，40×；B. HE 染色，20×

特征性结构（图 1–13）。含有梭形核的导管样或小梁样结构是成簇的，表现为无分支的乳头状组织碎片。腺瘤性甲状腺肿可呈乳头状排列。

（三）皱缩的（弯曲的）单层细胞

大的单层扁平的非特异性肿瘤细胞是乳头状生长的 PTC 常见的特征性表现。细胞片部分出现皱褶或弯曲（图 1–14），细胞核呈线性排列，在皱褶的区域表现为栅栏样。

（四）帽状结构

由上皮细胞组成的三维圆顶型的结构称为帽状结构（图 1–15），该结构表示无基质成分的乳头尖端，提示 PTC[19]。

（五）细胞漩涡

细胞漩涡被定义为肿瘤细胞的同心圆样排列（图 1–16）。这个结构是相对扁平的，不包含任何胶质。最外围的细胞核呈卵圆形，并垂直于漩涡半径。该结构是 PTC 独有的特征，在初筛镜检下

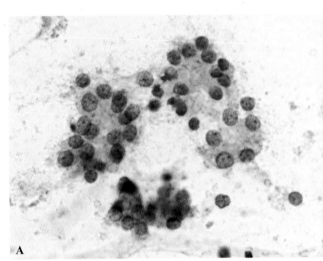
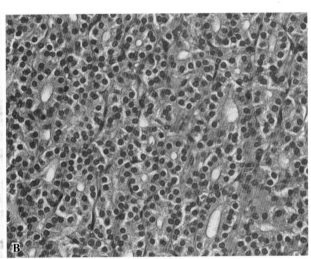

▲ 图 1-12　**A.** 细胞核的排列像时钟的刻度盘；**B.** 微滤泡的排列提示为滤泡性肿瘤

A. 巴氏染色，40×；B. HE 染色，20×

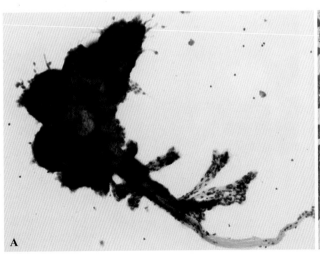
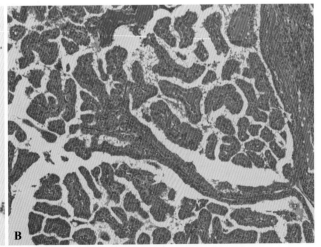

▲ 图 1-13　**A.** 具有纤维血管轴心的三维分支片段；**B.** 从具有乳头状生长的甲状腺乳头状癌中被吸取出

A. CytoRich™ 方法，LBC，巴氏染色，10×；B. HE 染色，4×

很容易看到[20]。

（六）鞋钉样结构

鞋钉样结构是指细胞核上移和表面膨出。鞋钉样变异型PTC是一种侵袭性亚型，要求至少30%的肿瘤细胞具有鞋钉样特征[21]。这些特征被定义为孤立的单个细胞，偏心细胞核，胞质呈泪滴状或锥形，即所谓的彗星状细胞（见第30章）。也可观察到鞋钉外观在小乳头组织碎片中（图1-17）。鞋钉样结构在LBC标本中比常规标本常见[17]，甚至在囊性PTC（见第16章）和弥漫硬化

型PTC中也能观察到[22]。

（七）球状簇

球状簇由完全被上皮细胞包围的球形基质组成。细胞团是乳头状结构的一种，通常出现在液态物质中，如胸腔积液和腹腔积液。在甲状腺FNAC中，球状簇可见于囊性PTC和弥漫硬化型PTC。它们漂浮在囊性PTC的囊腔或弥漫硬化型PTC扩张的淋巴管中[22]。由于间质严重水肿，球状簇可能是中空的（图1-18）。弥漫性硬化变异的间质常含有淋巴细胞或砂粒体。

四、细胞形状

（一）高细胞

高度超过其宽度3倍的细胞被定义为高细胞。伴有高细胞的甲状腺癌包括筛状桑葚状型（见第28章）、高细胞型（见第28章）及柱状细胞型PTC（见第29章）。当高细胞伴有坏死时可能是转移性结直肠腺癌。在细胞学上，很难识别高细胞。同向排列的尾状细胞质伸长是识别高细胞的线索（图1-19）（见第27章）。高细胞特征在LBC标本中更容易被识别[23]（见第15章）。

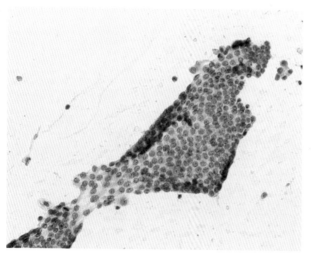

▲ 图1-14 皱褶（弯曲）、单层的细胞片意味着乳头状生长模式（巴氏染色，20×）

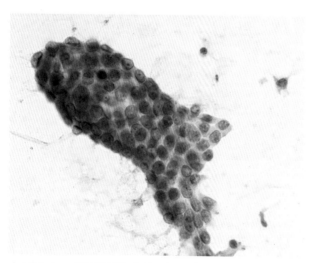

▲ 图1-15 帽状排列代表缺乏间质成分的乳头状组织碎片的顶端（巴氏染色，40×）

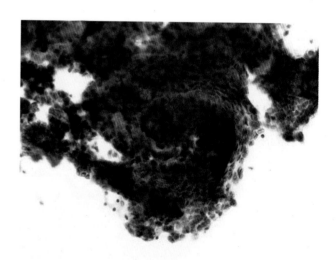

▲ 图1-16 肿瘤细胞同心圆样排列（细胞旋涡）显示乳头状生长的甲状腺乳头状癌（巴氏染色，20×）

（二）梭形细胞

梭形细胞可以在各种甲状腺疾病中出现。单一肿瘤性梭形细胞的鉴别诊断包括 MTC（图 1-20）（见第 40 章）、孤立性纤维性肿瘤、伴有胸腺样分化的梭形上皮细胞肿瘤（spindle epithelial tumor with thymus-like differentiation，SETTLE）（见第 50 章）、ATC 和肉瘤。前三种肿瘤细胞无特异性，相比之下，后两种肿瘤细胞显示出明显的异型性。

结节性甲状腺肿、滤泡性肿瘤和 PTC 很少含有梭形细胞成分。PTC 的高细胞型中可能出现类梭形细胞的肿瘤细胞。神经鞘瘤也由梭形细胞组成，但是在甲状腺穿刺中几乎不会被采样。

（三）尾状细胞质伸长

MTC 细胞有尾状的细胞质伸长。在巴氏染色中 MTC 的胞质染色模糊，细胞边界模糊，因此这种表现常常不太明显。用降钙素或癌胚抗原

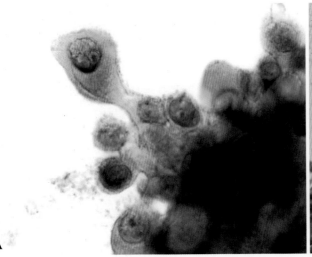
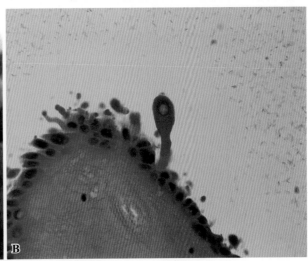

▲ 图 1-17　**A.** 顶部可见的细胞核（鞋钉样）；**B.** 在甲状腺囊性乳头状癌中可见

A. 巴氏染色，100×；B. HE 染色，40×

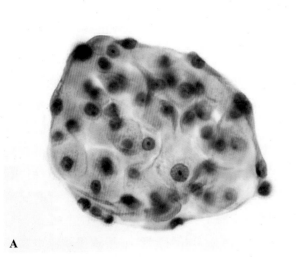
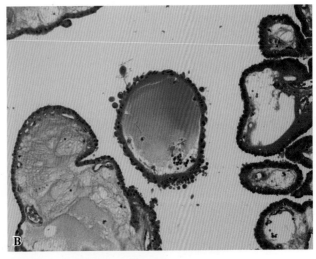

▲ 图 1-18　球状细胞团（A）起源于甲状腺乳头状癌囊腔内的细胞团簇（B）

A. CytoRich™ 法，LBC 标本，巴氏染色，40×；B. HE 染色，10×

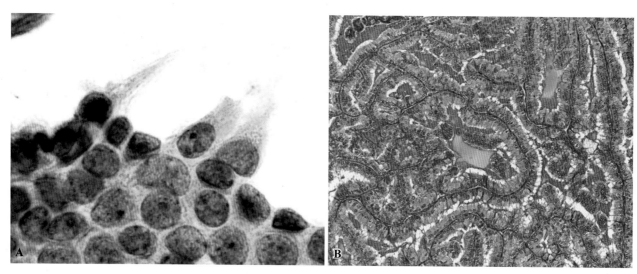

▲ 图 1-19　甲状腺乳头状癌的高细胞型

A. 细胞质伸长沿同一方向排列；B. 癌细胞的长度是其宽度的 3 倍（A. 巴氏染色，100×；B. HE 染色，10×）

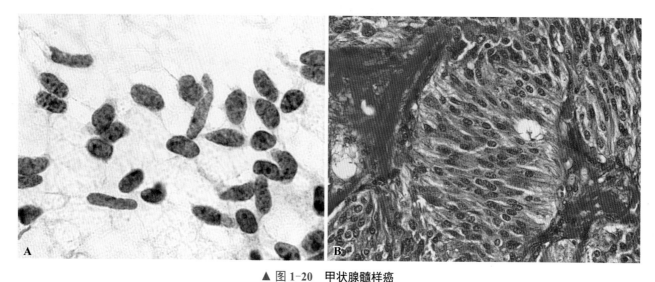

▲ 图 1-20　甲状腺髓样癌

A. 癌细胞呈纺锤状，倾向于裸核；B. 组织学检查，梭形癌细胞呈实性生长（A. 巴氏染色，100×；B. HE 染色，40×）

（carcinoembryonic antigen，CEA）进行免疫细胞化学染色可以突出尾状形态（图 1-21）。高细胞型和筛状桑葚状型 PTC 也显示同向排列的尾状细胞质伸长（见第 27 章和第 29 章）。

五、细胞质

（一）嗜酸性细胞

嗜酸性细胞（Hürthle 细胞或嗜酸性细胞）是一种多角形细胞，胞质丰富，呈细颗粒状，胞质嗜酸性，胞缘明显，含有大量线粒体。嗜酸性肿瘤遍布全身，包括肾脏、唾液腺和甲状旁腺及甲状腺。嗜酸性细胞可以出现在多种甲状腺疾病中，如桥本甲状腺炎（图 1-22A）、结节性甲状腺肿、PTC 的沃辛瘤样型、滤泡性肿瘤的嗜酸性细胞型（图 1-22B）和 MTC（见第 32 章、第 39 章、第 46 章和第 47 章）。桥本甲状腺炎和沃辛瘤样 PTC 的背景中常见淋巴细胞（见第 36 章）。滤泡性肿瘤的嗜酸性细胞型和 MTC 背景中的淋

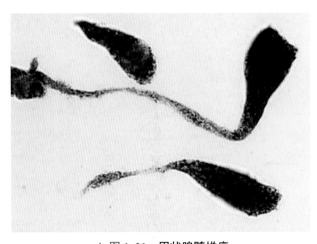

▲ 图 1-21　甲状腺髓样癌

利用降钙素抗体（降钙素免疫染色，100×）进行免疫染色，突出了尾部细胞质的伸长

巴细胞不明显。

（二）胞质内分隔的小空泡

胞质内分隔的小空泡是小而均匀的、清晰的液泡，有明确的细胞质束将它们分开，看起来像小香槟泡（图 1-23A）。胞质内分隔的小泡是 PTC 的特征性表现之一，约 50% 的 PTC 会有部分细胞出现这一特征，而其他甲状腺疾病中很少出现[24]。组织学上，PTC 细胞内有间隔的胞质空泡，局限于位于乳头状结构的鞋钉样细胞或乳头腔内漂浮的肿瘤细胞（图 1-23B）[24]。

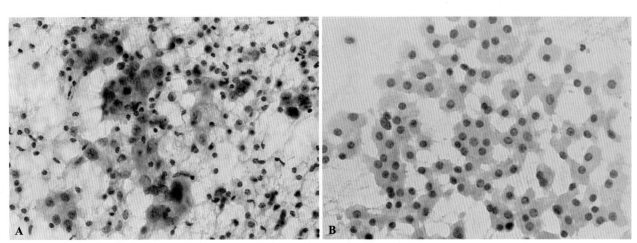

▲ 图 1-22　A. 桥本甲状腺炎与淋巴细胞有关；B. 嗜酸性滤泡性肿瘤中未见淋巴细胞

A. 巴氏染色，20×；B. 巴氏染色，20×

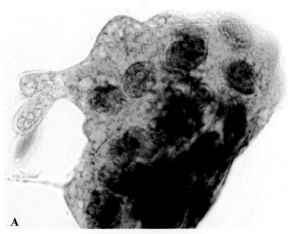
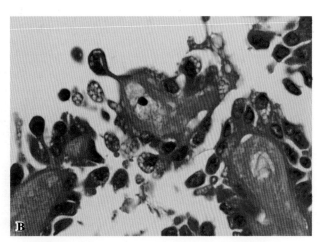

▲ 图 1-23　A. 甲状腺乳头状癌细胞在胞质中呈现小液泡（胞质内分隔的小泡）；B. 鞋钉样癌细胞含有空泡

A. 巴氏染色，100×；B. HE 染色，40×

（三）胞质内管腔

细胞质内管腔是由细胞膜围成的清晰的细胞质内的球形结构（Hector 孔）。胞质内管腔直径5～10μm，有时含有浓缩的分泌物质（Magenta 小体），这种情况意味着腺细胞胞质的异常分化，通常是腺癌的细胞学线索，如硬癌和乳腺小叶癌[25]。在甲状腺疾病中，这种特征可见于嗜酸性甲状腺腺瘤（良性肿瘤）（图 1-24）[26] 和 MTC（非腺细胞来源癌）[27]。

（四）黄色小体

黄色小体是透明变梁状肿瘤的特异性特征（见第 34 章和第 35 章），它们通常呈圆形（球形），直径可达 5μm，周围有一个清晰的空晕（图 1-25）。在 HE 染色中呈黄色和折射感，在巴氏染色中呈淡蓝绿色，可能代表的是巨大的溶酶体[1]。

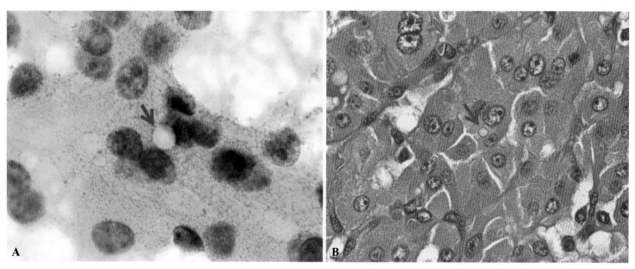

▲ 图 1-24　嗜酸性细胞腺瘤
在细胞质中可见小管腔（箭）（A. 巴氏染色，100×；B. HE 染色，40×）

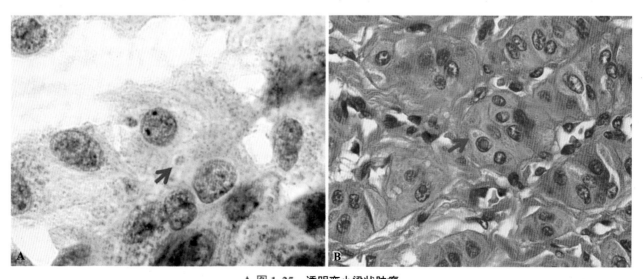

▲ 图 1-25　透明变小梁状肿瘤
肿瘤细胞的胞质内见有空晕的圆形小体（箭）（A. 巴氏染色，100×；B. HE 染色，40×）

（五）空泡旁颗粒

空泡旁颗粒是小而透明的细胞质空泡中的脂褐素或含铁血黄素的细小颗粒（图 1-26）。这种情况通常见于伴有退行性变化的结节性甲状腺肿[1]，在吉姆萨染色中尤为突出。由于空泡旁颗粒不会出现在滤泡肿瘤和 PTC 中，其存在是非肿瘤性病变的标志。

（六）异染颗粒

异色性是指表现出不同于染色所用染料的颜色。例如，神经内分泌肿瘤细胞所含的神经内分泌颗粒呈异色性，在吉姆萨染色时呈紫红色。细胞质丰富的 MTC 细胞可呈现异染颗粒（图 1-27）[28]。这一发现有助于区分 MTC 与具有颗粒状胞质的嗜酸性细胞肿瘤。

（七）深入运动

深入运动是在一个细胞的细胞质中存在另一个完整的细胞。这种现象不是吞噬现象，在吞噬作用中被吞噬的细胞被巨噬细胞的溶酶体酶杀死，而该现象是由一个细胞主动渗透到另一个细胞。发生机制仍不明确。在正常的骨髓或骨髓增生性疾病中，我们经常会发现含有中性粒细胞的巨核细胞。Rosai-Dorfman 病的特点是可见深入运动，在其组织细胞的细胞质内含有淋巴细胞。在甲状腺中，ATC 细胞可能含有中性粒细胞（图 1-28）[29]（见第 49 章和第 50 章）。Rosai-Dorfman 病可以累及甲状腺。

六、核

（一）毛玻璃样核

PTC 的染色质通常是淡染的极细颗粒状，表现为粉状染色质、尘埃状染色质或毛玻璃样外观（图 1-29）。异染色质很少，位于核边缘。清晰的外表酷似流行漫画人物"安妮孤儿"空洞的眼睛。因此这些细胞核被称为"孤儿安妮眼核"[30]。染色质外观对 PTC 具有高度特异性，但一些 PTC 病例可能表现出粗糙和暗的染色质[31]。尤其在 LBC 标本中，毛玻璃样核很难被识别[32]（见第 15 章）。

（二）核内假包涵体

核内胞质假包涵体（intranuclear cytoplasmic inclusions，ICI）是细胞质被核膜包裹的成分，位于细胞核内[33, 34]。它们是由与细胞质成分相关的核膜内陷形成的，因此 ICI 被称为假包涵体。

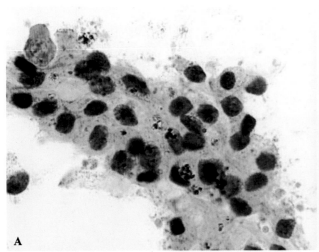
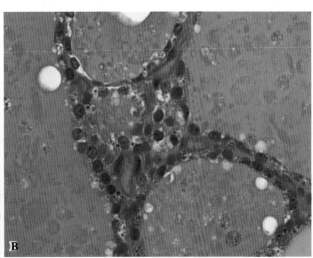

▲ 图 1-26　结节性甲状腺肿
注意细胞质中的棕色颗粒伴有明显的胞质空泡，这种情景提示为良性滤泡细胞（A. 巴氏染色，100×；B. HE 染色，40×）

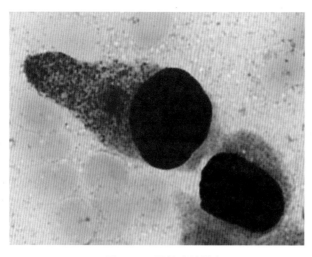

▲ 图 1-27 甲状腺髓样癌

在细胞质中可见细的紫红色颗粒（吉姆萨染色，100×）

ICI 呈圆形，界限分明，颜色与胞质染色相似（图 1-30）。重要的是要确定染色质聚集在包绕核内假包涵体的核膜的外缘。仔细寻找足够的细胞学标本，可以发现绝大多数 PTC（> 90%）存在 ICI [27, 34]。ICI 不仅出现在 PTC 中，而且还出现在其他甲状腺肿瘤中，如 HTT、MTC、ATC 和转移性肾细胞癌。而 HTT 比 PTC 更频繁地表现出 ICI [35]。核内多个假包涵体（"肥皂泡"）可能提示 PTC 的高细胞型 [36]。

（三）核沟

核沟是沿着核长轴的纵向褶皱（图 1-31）。它

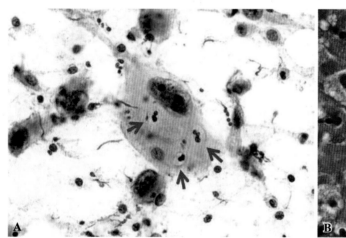
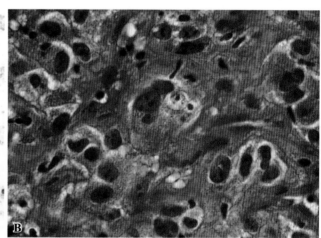

▲ 图 1-28 甲状腺未分化癌

癌细胞胞质中含有中性粒细胞（箭）（A. 巴氏染色，40×；B. HE 染色，40×）

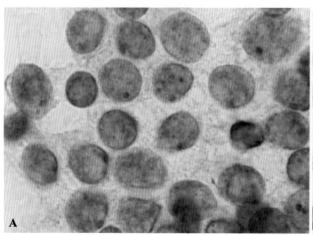
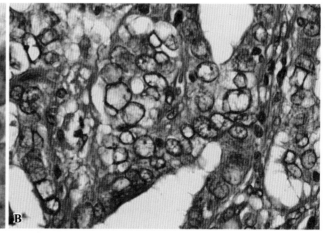

▲ 图 1-29 甲状腺乳头状癌

A. 细胞学中细胞核呈毛玻璃样；B. 组织学中细胞核呈透明、空洞（A. 巴氏染色，100×；B. HE 染色，80×）

们通常存在于 PTC 中，但可能有 25% 的病例中少见[37]，且在多达 10% 的病例中不可见[38]。核沟对 PTC 并不特异，同样可见于其他良性和恶性的甲状腺疾病[39]。根据我们的经验，当超过 1/3 的癌细胞具有核沟、分支皱褶或 1 个细胞核具有 2 个以上皱褶时，高度提示为 PTC。

（四）核重叠

核重叠是 PTC 的核特征之一。它反映了高核质比和不规则排列的增大细胞。这种核的聚集在组织学上被称为"蛋篮"。在细胞学标本上观察到的核重叠，即两个核紧密接触处的核膜增厚（图 1-32）[40]。因为细胞核和细胞质的收缩，在 LBC 标本中几乎看不到这种情况[32]。

（五）多形核

PTC 的核常见压痕。当核压痕明显而且多发时，即为多形核。其外观看起来像 T 细胞淋巴瘤的卷曲核（图 1-33）。低分化的甲状腺癌中可见多形核。

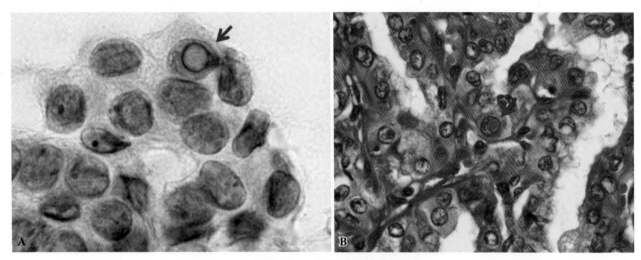

▲ 图 1-30 甲状腺乳头状癌

核内假包涵体（箭）与胞质染色颜色相似，周围有核膜（A. 巴氏染色，100×；B. HE 染色，40×）

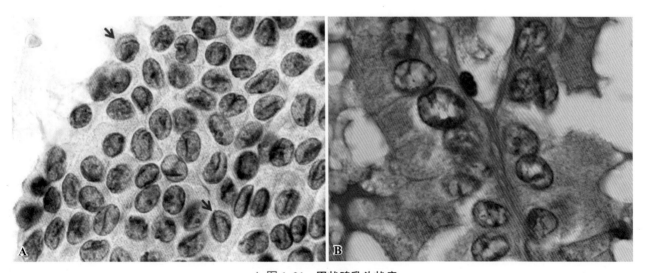

▲ 图 1-31 甲状腺乳头状癌

超过 1/3 的癌细胞出现核沟，注意两个褶皱（箭）或分支褶皱（箭）（A. 巴氏染色，80×；B. HE 染色，100×）

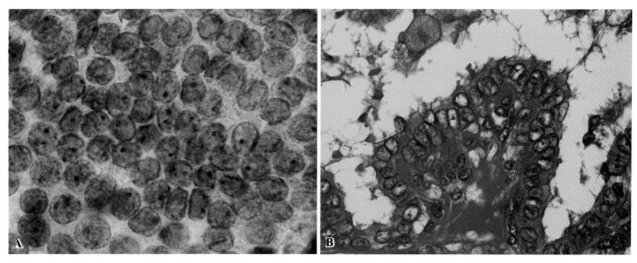

▲ 图 1-32 甲状腺乳头状癌

两核接触处核膜增厚（A）（箭头）与重叠核一致（B）（A. 巴氏染色，100×；B. HE 染色，40×）

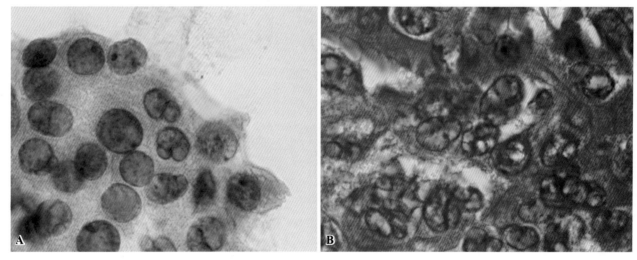

▲ 图 1-33 甲状腺乳头状癌

核压痕是明显的，而且是多重的，其外观看起来像 T 细胞淋巴瘤的卷曲核（A. 巴氏染色，100×；B. HE 染色，100×）

（六）双核细胞

嗜酸性滤泡性肿瘤（图 1-34）和 MTC[41] 中常见双核细胞。

（七）卷曲核

卷曲核意味着核膜的锯齿状不规则，这种不规则性应占核膜的一半以上。这些发现是 LBC 标本中 PTC 的特征（图 1-35）（见第 15 章）。在 PTC 病例的 LBC 样本中有 40% 可见，但在常规样

本中几乎看不到[30]。这些特征很少在结节性甲状腺肿中见到，而在滤泡性肿瘤中几乎没有。

（八）特殊核清除

特殊核清除（peculiar nuclear clearing，PNC）是一个淡染区，占据了大部分细胞核（图 1-36）。在细胞核周围可观察到浓缩的染色质。PNC 是富含生物素的内含物。PNC 是筛状桑葚状型 PTC 中特征性的表现，并且倾向于出现在形成 morules（桑葚体）中（见第 28 章）。在其他甲状腺疾病中

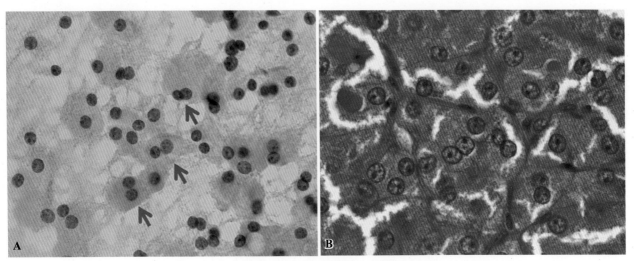

▲ 图 1-34 嗜酸性滤泡性肿瘤

一些肿瘤细胞是双核的（箭）（A. 巴氏染色，40×；B. HE 染色，40×）

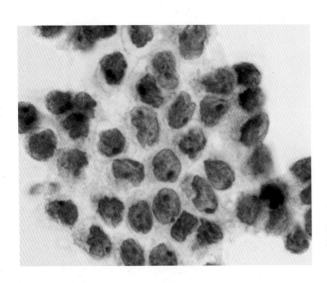

◀ 图 1-35 甲状腺乳头状癌

核膜明显不规则。该现象是使用 CytoRich™ 方法制备 LBC 时甲状腺乳头状癌细胞的特征（CytoRich™ 方法，LBC，巴氏染色，100×）

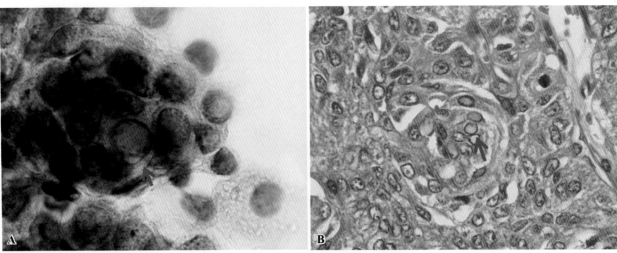

▲ 图 1-36 筛状桑葚状型甲状腺乳头状癌

特殊核清除（箭）见于形成桑葚型的癌细胞（A. 巴氏染色，100×；B. HE 染色，40×）

没有 PNC 的报道。在 FNAC 中，63% 的筛状型 PTC 中可见 PNC [42]。PNC 可能看起来像 ICI。ICI 被核膜包绕，与细胞质染色相同，而 PNC 是透明的，并不显示出与胞质相同的染色 [41]。

（九）胡椒盐样染色质

胡椒盐样染色质（斑点染色质）是指粗颗粒、斑点状染色质模式。它是神经内分泌肿瘤的特征，如 MTC（图 1-37）[1]（见第 39 章和第 40 章）、甲状旁腺肿瘤（见第 42 章）、嗜铬细胞瘤、垂体腺瘤和其他神经内分泌肿瘤 / 癌。嗜酸性细胞性肿瘤的核染色质可能呈胡椒盐样。我们应该知道，伴有胡椒盐样染色质的甲状旁腺腺瘤可发生在甲状腺。

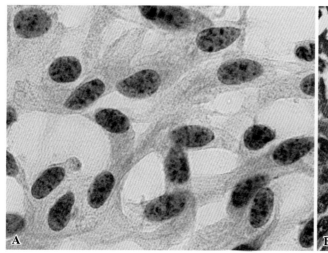
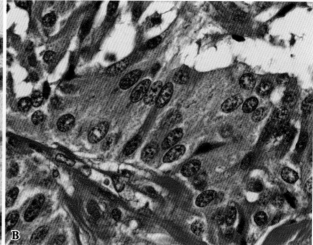

▲ 图 1-37　甲状腺髓样癌

癌细胞呈梭形，染色质呈胡椒盐样（A. 巴氏染色，100×；B. HE 染色，40×）

第 2 章　日本 FNA 细胞学报告系统中影响甲状腺细针穿刺细胞学和细胞学诊断规则的因素

Factors Impacting Thyroid Fine Needle Aspiration Cytology and Algorithm for Cytological Diagnosis in the Japanese System for Reporting FNA Cytology

Kennichi Kakudo　Marc Pusztaszeri　Massimo Bongiovanni　著

郑乐葳　译　　陈琼荣　校

摘　要

◆ 由于现在甲状腺肿瘤分类中正式界定了甲状腺交界性 / 癌前病变，下一步就需要确立细胞学分类，以便与上述组织学分类相匹配。如何处理这些分类是甲状腺 FNA 细胞学诊断系统的关键。日本的细胞学诊断系统是一种以组织学为导向的分类体系，意义不明的类别被细分为滤泡性腺瘤 / 滤泡癌（RAS 样突变的肿瘤）谱系和乳头状癌（BRAF 样突变的肿瘤）谱系。作者在本章中提出了甲状腺 FNA 细胞学的几种组织学类型导向的分类，就是在日本分类体系上修订而成的。作者认为，它们对于选择最佳的分子检测和（或）辅助检测以进一步明确诊断这类意义不明的结节很有用，这是解决这类所谓"意义不明病变"的关键所在。借助包括分子检测在内的现有的临床检测，所获得的诊断将更明确，并将有助于减少诊断性手术和惰性甲状腺肿瘤的过度治疗。

一、甲状腺 FNA 细胞学诊断系统

（一）不同国家 FNA 细胞学诊断系统的历史

在 21 世纪，最流行的甲状腺细针穿刺细胞学报告系统由帕帕尼科拉乌学会（Papanicolaou Society）推荐，并于 1996 年出版发行[1]。该系统只有一项意义不明的分类，即滤泡性肿瘤（follicular neoplasm，FN），很多细胞病理学家根据其所在机构的报告系统对这一分类进行修订，这可能导致临床医生在管理他们的患者方面存在重大问题。2008 年，美国国立卫生研究院（American National Institute of Health）提出了一套新的甲状腺 FNA 细胞学报告系统，即美国系统（所谓的 Bethesda 系统），特点如下。

1. 更精准和明确的标准化命名与形态学标准。

2. 意义不明的分类又细分为如下三类：①意义不明的低风险非典型性 / 意义不明的滤泡性病变（AUS/FLUS）；②中风险的滤泡性肿瘤 / 可疑滤泡性肿瘤（FN/SFN）；③高风险的可疑恶性肿瘤（suspicious for malignancy，SM）。

3. 在每个细胞学分类中评估肿瘤恶性风险（risks of malignancy，ROM），并以此作为质量控制的指南。

4. 为了最大限度防止 AUS/FLUS 概念的过度使用，将诊断 AUS/FLUS 病例的目标设置为小于 7%（后来修订为小于 10%）。

5. 明确了不同细胞学类别对应的临床处理，以改善患者、细胞病理学家和临床医生之间的沟通（见第 7 章）[2, 3]。

这个推荐更新后，英国皇家病理学家协会（英国系统）[4, 5]、意大利内分泌学会，意大利解剖病理和细胞学学会并协调国际病理学会意大利分会（意大利系统）[6, 7]、澳大利亚细胞学会[8] 也相应更新了各自的细胞学报告系统，以便于与 Bethesda 系统比较(最新的意大利系统，见第 6 章；Bethesda 系统第 2 版，见第 7 章；澳大利亚系统，见第 8 章；英国系统，见第 9 章）。

基于日本有大量的甲状腺诊治中心在使用细胞学诊断系统，日本甲状腺协会（JTA）在 2013 年发布了新的甲状腺结节的临床指南，其中包括甲状腺细胞学报告系统（日本系统）（表 2-1）[10-13]。该系统的特点是有更多的不言自明的术语，意义不明的结节又分为两个组织学亚型：甲状腺滤泡性腺瘤 / 滤泡性癌（FA/FTC）谱系和甲状腺乳头状癌谱系。

表 2-1 日本甲状腺协会推荐的甲状腺 FNA 细胞学报告系统

诊断分类	恶性风险
1. 细胞学证据不充足（非诊断性）	< 10%
2. 正常或良性	< 1%
3. 不确定性 – A 类：滤泡性肿瘤（滤泡性腺瘤 / 滤泡性甲状腺癌谱系） ◇ A_1：倾向良性（低危） ◇ A_2：交界性（中危） ◇ A_3：倾向恶性（高危） – B 类：其他（甲状腺乳头状癌谱系）	 5%～15% 15%～30% 40%～60% 40%～60%
4. 可疑恶性（不是肯定的恶性肿瘤）	> 80%
5. 恶性肿瘤	> 99%

（二）日本甲状腺 FNA 细胞学报告系统

JTA 推荐的日本诊断系统有几个特点，这一系统对意义不明类别进行的亚分类与其他四种诊断系统并不相同。日本系统将意义不明的分类进一步细分为 FA/FTC（RAS 样突变肿瘤）谱系和 PTC（BRAF 样突变肿瘤）谱系。有关这 5 种诊断系统的更详细比较，请参见其他章节（见第 5 章和第 6 章）。缺乏乳头状癌核的特点（PTC–N）的不确定结节被诊断为 FA/FTC，依据恶变风险进一步分类分为低风险 A_1（倾向良性）、中风险 A_2（交界性）和高风险 A_3（倾向恶性）（表 2-1）[10, 14]。有 PTC–N 的甲状腺结节（PTC 谱系的肿瘤）分为低风险（意义不明的 B 类）、高风险（可疑恶性肿瘤）或明确的恶性肿瘤（表 2-1）。具体内容参见其他章节 [见第 21 章，日本系统中 PTC–N 的定义；见第 22 章，日本系统中 PTC–N 的风险分层：低风险（意义不明 B 类）、高风险（SM）和恶性肿瘤诊断 [10-17]。

PTC–N 的存在与否（存在时分为意义不明确的 B 类或 SM 类，不存在时分为意义不明确的 A_1 类、A_2 类和 A_3 类）是日本系统对意义不明类别进行细分的关键。因此，大多数意义不明的 B 类和 SM 类在组织病理学诊断为恶性的病例，都诊断 PTC [10-13]，而在澳大利亚、英国、意大利和 Bethesda 系统中，低风险和高风险的意义不明的病例都可能诊断为 PTC。日本系统中意义不明的细胞学类别的恶性肿瘤风险估测如下：A_1 类为 5%～15%，A_2 类为 15%～30%，A_3 类为 40%～60%，意义不明的 B 类为 40%～60%（表 2-1）。Sugino 等评估了 2005—2011 年在日本东京伊藤医院接受超声引导下 FNA 甲状腺细胞学检查的 36066 名意义不明的 A 类患者中的 1553 名患者 [12]。这些意义不明 A 类患者根治性手术切除率（RR）为 50.2%，其中 A_1 的 RR 为 46.9%，A_2 的 RR 为 55.4%，A_3 的 RR 为 65.1%。有趣的是，在意义不明 A 类（FA/FTC 谱系）确诊为恶性肿瘤的病例中，FTC 约占 75.5%；而在 Bethesda 系统诊断为 FN/SFN 分类而后经组织学确诊为恶性肿瘤的病例中，有 27%～68% 诊断为 PTC [3]。此外，日本系统将 PTC 集中归类在意义不明的 B 类中；Sugino 研究的患者中，意义不明的 B 类（PTC 谱系）中大约 86.1% 的恶性肿瘤经组织学诊断为 PTC [12]。

（三）日本系统对 FN/SFN 类的亚分类是 FN/SFN 结节危险分层的关键，确立了在组织学上的低切除率和高恶性肿瘤风险，最终减少了甲状腺交界性肿瘤和低风险甲状腺癌的过度治疗

日本的甲状腺 FNA 细胞学有两个作用，其一是在具有高风险或可疑临床特征的患者中确定恶性肿瘤，这类似于西方的分类；其二是将低危患者分为三个临床管理组：①细胞学恶性结节需行手术治疗；②细胞学意义不明结节需要进一步进行危险分层；③细胞学良性结节需排除恶性肿瘤后进行临床随访。上述第二个作用在临床实践中更为重要，因为大多数甲状腺结节患者表现为良性或低风险的临床特征。依据 JTA 临床指南[9, 10]，当 FN/SFN 类结节患者有良性临床表现时，不建议进行诊断性手术，这类患者需接受密切监测，直到发现任何可疑的结节为止（见第 10 章）。因此，与西方做法相比，对 FN/SFN 类结节的患者实行积极监测的细胞学方法时，根治性手术切除率（RR）较低[10, 12, 13, 15, 17]。此外，一些亚洲研究显示，有可疑临床表现的 FN/SFN 类患者接受手术治疗时，不仅 RR 值低，而且 ROM 高[11-13]。作者相信，这一策略是对减少过度治疗交界性甲状腺肿瘤和低风险甲状腺癌的关键[15]。

（四）为什么西方国家推荐对 FN/SFN 类结节患者行诊断性手术

在甲状腺 FNA 细胞学中，许多细胞病理学家秉持一个观点：细胞学水平不可能区分甲状腺滤泡性腺瘤（良性）和滤泡性腺癌（恶性）[2, 3, 18-20]。因此，2009 年 ATA 指南和 Bethesda 系统（第 1 版）的作者强烈建议对所有 FN/SFN 类结节进行诊断性手术，因为只有通过对手术切除的标本进行彻底的组织学检查才能完全排除恶性肿瘤[2, 3, 19]。最新的 ATA 指南（2015 版）工作组进一步指出，NIFTP 重新分类不应被解释为这些生物学上偏良性的肿瘤不需要手术切除，因为术前还不能对 NIFTP 进行确诊[18]。然而，在其他器官系统中，

如子宫颈，浸润性癌与非浸润性癌之间的区别通常仅通过细胞学检查就能区分出来，而且准确率很高。这是日本系统要对 FN/SFN 类结节进一步应用形态学风险分层基础的原因，而且 JTA 临床指南接受这种观点：当其他临床检测显示为 FN/SFN 类结节为良性时，这类患者可以选择接受临床随访（非手术治疗）即可[9-13]。

此外，ATA 指南（2015 版）的 16A 建议，在考虑了临床和超声特征后，分子检测可以用来补充恶性肿瘤风险评估数据，以替代直接行手术切除[21]。这是 ATA 指南对 FN/SFN 结节的患者临床管理所作的重大修订，当其他临床试验显示为良性结果时，对 FN/SFN 结节患者的随访已被接受，这也是甲状腺结节患者从更普遍的范式转向更保守治疗模式的一部分。然而，我们强调的是，美国以外的其他采用 Bethesda 系统的国家，尚不能轻而易举地获得分子检测。分子检测很昂贵（超过 2000 美元），而且大多数国家的医疗保险系统没有包括这一检测项目，因此大多数患者负担不起。因此，ATA 建议必须对这些策略进行修改或调整，以适应其他国家的卫生保健系统。本章的作者认为，将细胞学评估与其他临床检测（如超声）相结合对不确定的甲状腺结节患者积极监测，以及时识别危及生命的癌症（包括侵及甲状腺外的 FV-PTC）是一种可行的策略[15, 17]。在亚洲实践中，这种无须分子检测辅助的方法（积极监测），既可使交界性肿瘤和低风险甲状腺癌患者免于接受手术治疗，又可避免遗漏致命的恶性肿瘤[15, 17]。低风险甲状腺癌的积极监测参见其他章节（见第 10 章）。

二、日本系统的诊断方法

细胞数量和标本的充分性评估是 FNA 细胞学标本评估的第一步。只有足够的标本才能进行下一步的细胞学评估，然而，必须特别注意受损标本中罕见的非典型细胞（细胞稀疏、血标本、固定不良、风干或压碎等人工假象）的存在（见第 14 章和第

23 章）。因此，在这种情况下，应指明这种罕见非典型细胞可能由标本受损所致，然后声明存在非典型细胞，不能排除 PTC 标本，可被归类到低风险不确定的类别（图 2-1），如不确定的 B 类：日本系统定义的其他类别或 Bethesda 系统的未明确意义的非典型病变（AUS）（见第 5 章至第 9 章）。如果在质量较差的标本中发现罕见但确定的恶性细胞，该标本可归类为可疑恶性肿瘤，但不应归类为确定性的恶性肿瘤（图 2-1）。在涂片充分的样本中，可以发现以下特征：核异型性（乳头状癌型核异型性的存在与否，见第 21 章至第 26 章）；神经内分泌（C 细胞）癌的细胞核特征（见第 39 章和第 40 章）；高级核特征（见第 48 章至第 51 章）；非典型淋巴细胞（见第 36 章至第 38 章）；结构异常，滤泡状或小梁状排列的细胞因极性丧失导致的核聚集和核重叠；因细胞黏附性缺失而导致的细胞分散分布（见第 43 章至第 49 章）。日本系统将上述特征根据形态学（轻度、中度或重度）进一步分成良性、低风险不确定性、可疑恶性和 PTC 谱系的恶性肿瘤（见第 21 章和第 22 章），以及良性、低风险（倾向良性）、中度风险（交界性）或高风险（倾向恶

性）不确定的类别的 FA/FTC（表 2-1）（见第 44 章，Kameyama 的评分系统）[10, 11, 14]。

三、第 1 版甲状腺 FNA 细胞学、鉴别诊断和缺陷中讨论的其他因素

在前 1 版中讨论了影响甲状腺 FNA 实践的几个因素，第 2 版从本章删除了一些因素在独立的章节中讨论。在 WHO 甲状腺肿瘤分类（第 4 版）的第 4 章中[20]，交界性肿瘤划入到了甲状腺滤泡性肿瘤一类（图 2-2）。这是甲状腺肿瘤分类的一个重大变化，并影响了甲状腺 FNA 细胞学。更多细节请参见其他章节（NIFTP，见第 24 章至第 26 章；透明变梁状肿瘤，见第 33 章和第 34 章）。

许多学会已经公布了管理甲状腺肿瘤患者的临床指南。Poller 和 Sarah 医生介绍了英国的一个报告系统，该系统强调对不确定甲状腺结节的多学科诊治（见第 9 章）[4, 5]。Ito 和 Miyauchi 医生介绍的日本甲状腺学会临床指南，建议对低风险甲状腺癌和不确定性结节的患者进行积极监测（见

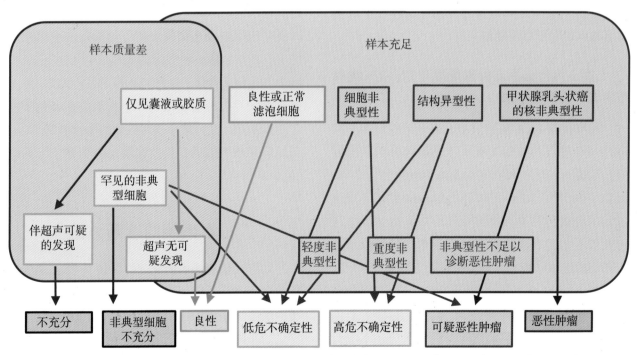

▲ 图 2-1　甲状腺 FNA 细胞学评估方法的三个步骤：①标本充分性评估；②核的非典型性；③结构异常

第 10 章）[9, 12, 13]。文中其他章节（见第 59 章至第 62 章）讨论了分子检测在处理具有不确定结节是否需要手术方面的新作用和局限性。

四、甲状腺 FNA 细胞学报告新诊断类别的提出

目前组织病理学的甲状腺肿瘤分类系统已经完善建立了交界性甲状腺肿瘤的诊断（图 2-2），下一步就需要建立适应这一分类的细胞学分类体系（表 2-2）。我们的诊断系统将甲状腺交界性肿瘤分为 PTC 和 FA/FTC 两个谱系[22]，类似于当前日本甲状腺协会临床指南诊断系统推荐的部分（日本系统）（表 2-1），Bethesda 和日本系统相关的类别归纳在表格中展示（表 2-2）[3, 10]。在本章中，作者想对表 2-2 作进一步修改，将非滤泡谱系作为甲状腺 FNA 细胞学的组织学类型导向分类有益于辅助检查（表 2-3）。在异型增生（交界性）A 类（结构非典型性 –FA/FTC 谱系）中，无 PTC-N 的滤泡样病变可分为三个亚类：A₁ 类（低风险 FN= 倾向良性 FN）、

A₂ 类（中风险 FN= 交界性 FN）、A₃ 类（高风险 FN= 倾向恶性 FN）。A₁ 类主要表现为轻度的细胞极性丧失（LCP）和细胞黏附性丧失（LCC）的结节，A₃ 类主要是显著 LCP/LCC 的患者（见第 42 章和第 43 章）。异型增生（交界性）B 类（细胞学非典型性 –PTC 谱系）患者按照风险分层为三类：B₁ 类（低风险异型增生）为轻度或不完全 PTC-N 的患者、B₂ 类（中度风险异型增生）或 B₃ 类（高风险异型增生）的 PTC-N 患者可疑 PTC（但不是明确恶性肿瘤）（表 2-2）。这个诊断系统的特点之一是它是为一个新时代预备的，那时分子诊断将变得更加可靠和完全可获得。因此，对这类细胞学上不确定的结节可获得更准确的诊断，并以此为依据做好临床管理和护理。这是解决所谓不确定（灰色地带）类别问题的关键所在，在可获得的临床检测（包括分子测试）的帮助下，这些细胞学诊断将为临床管理提供明确的信息，包括是否进行手术治疗或临床随访。在此过程中，形态学诊断仍然是一项基本的检查，其结果将决定特定情况下进行某种最适合的分子检测。例如，这囊括了在强烈怀疑为恶性肿

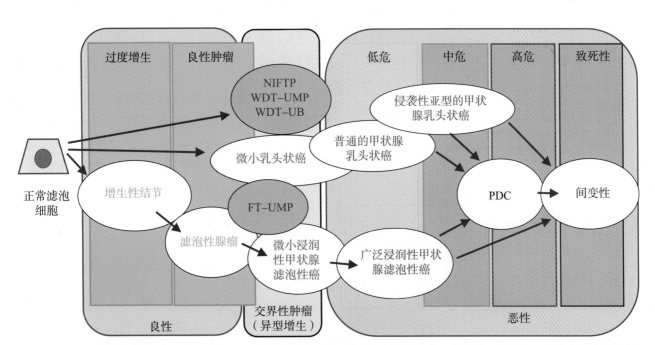

▲ 图 2-2 多步骤癌变理论中滤泡细胞肿瘤、交界性肿瘤（异型增生）和恶性肿瘤（低风险、中风险、高风险和致死性癌）的进展和去分化

NIFTP. 非浸润性滤泡性甲状腺肿瘤；WDT-UMP. 恶性潜能未定的高分化肿瘤；WDT-UB. 行为不确定的高分化肿瘤；FT-UMP. 恶性潜能未定的滤泡性肿瘤；PDC. 低分化癌

表 2-2　组织学分类与细胞学的 Bethesda 系统和日本系统的比较

组织学分类为导向的甲状腺 FNA 细胞学分类	Bethesda 系统	日本系统
• 细胞学不充分（不能诊断）	标本无法诊断或不满意	标本不充分（不能诊断）
• 正常或良性	良性	正常或良性
• 异型增生（交界性）类别		
– A 类：结构非典型性 ◇ A_1：低度怀疑恶性（低危） ◇ A_2：交界性（中危） ◇ A_3：高度怀疑恶性（高危）	FLUS FN/SFN FN/SFN	A_1：倾向良性（低危） A_2：交界性（中危） A_3：倾向恶性（高危）
– B 类：细胞非典型性 ◇ B_1：低度怀疑恶性（低危） ◇ B_2：交界性（中危） ◇ B_3：高度怀疑恶性（高危）	AUS AUS 或 SM SM	不确定的 B 类 不确定的 B 类 可疑恶性
• 可疑恶性（包括 PTC、FTC、PDC、髓样癌、UC、ML 和转移性癌）	SM	可疑恶性
• 恶性	恶性	恶性

FLUS. 意义不明的滤泡性病变；AUS. 未明确意义的非典型增生；SM. 可疑恶性肿瘤；PTC. 甲状腺乳头状癌；FTC. 甲状腺滤泡性癌；UC. 未分化（间变性）癌；ML. 恶性淋巴瘤

表 2-3　组织学分类为导向的甲状腺 FNA 细胞学分类对辅助检测的指导

- 细胞学不充分（不能诊断）
  - 充足的标本类别
- 正常或良性
- RAS 样基因突变（FA/FTC）肿瘤谱系
  - A_1：倾向良性（低危）
  - A_2：交界性（中危）
  - A_3：倾向恶性（高危）
  - A_4：可疑恶性（可能为 FTC，PDC 等，需要单独声明）
- BRAF 样基因突变（PTC）肿瘤谱系
  - B_1：低危异型性
  - B_2：中危异型性
  - B_3：高危异型性（可疑 PTC）
  - B_4：明确的 PTC 类恶性肿瘤
- 其他类型（除 A 型和 B 型外的其他谱系）
  - C_1：低危
  - C_2：中危
  - C_3：高危（可能为髓样癌、UC、ML 和转移性癌，需注明）

PTC. 甲状腺乳头状癌；FA. 滤泡性腺瘤；FTC. 甲状腺滤泡性癌；PDC. 低分化癌；UC. 未分化（间变性）癌；ML. 恶性淋巴瘤

瘤时进行的验证性检测、在倾向于良性诊断时进行的排除性检测。然而，随着下一代高通量测序在效率和可用性方面的不断进步，可以明确验证和排除恶性肿瘤的单一检测方法可能会适用于这两种情况（见第 59 章至第 62 章）。另一方面，对于非典型细胞数量稀少的标本（由于细胞稀少或其他人为因素

影响），重复 FNA 仍然是最佳的方法（见第 23 章）。为了获得更明确的诊断，细胞形态学诊断对分子检测的选择起关键性作用（见第 59 章至第 62 章）。

五、以组织学类型为导向的分类是选择分子检测以获得更明确诊断的关键

虽然有约 30% 的 FNA 结果为不确定诊断，但当细胞病理学家能够进一步明确所属肿瘤谱系（组织学类型）时，患者的后续临床管理将更加完善。无论是 PTC（BRAF 样肿瘤）谱系还是 FA/FTC（RAS 样肿瘤）谱系，选择相应分子检测指标以明确诊断都是非常重要的（表 2-2）（见第 59 章至第 62 章）。表 2-3 中以组织学类型为导向的甲状腺 FNA 细胞学的分类就是为此而设计的。无论甲状腺癌的细胞谱系如何，都可以通过单分子测试（如 thyroseqV3）检测到绝大多数甲状腺癌的分子改变，但这目前只在美国实行。当怀疑为嗜酸性细胞肿瘤时，某些分子检测的可靠性可能不如非嗜酸性细胞肿瘤。当可疑甲状腺髓样癌（C 细胞肿瘤谱系）时（尽管不常见），通过测定血清降钙素和

（或）癌胚抗原水平，可以准确且经济地确定 C 细胞肿瘤的性质，而且 FNA 洗脱液对测定也很有帮助（见第 58 章）。当怀疑淋巴细胞瘤变时，可应用淋巴细胞表面标记物研究来确认或排除恶性淋巴瘤（见第 37 章和第 38 章）。可通过免疫组织化学和（或）分子检测来确诊或排除一些高风险癌（低分化癌、未分化癌、鳞状细胞癌或转移性癌）（见第 48 章至第 51 章）。即使利用 FNA 仅仅是排除 PTC 或 FA/FTC，这对临床医生和患者也是有价值的。表 2-3 显示细胞学诊断分类及组织学分类为导向的更多其他分类对辅助检测项目的选择很有作用。另一方面，当组织学类型不确定时，可以根据细胞和结构的异型性采用更客观的风险分层，这是 Bethesda 系统和其他西方国家细胞学报告系统的基本原则（见第 5 章至第 9 章）。这些系统似乎也更适合于用最新的高通量分子测试筛选出各种类型的恶性肿瘤。然而，日本的系统同时结合了风险分层和组织分类，将形态学风险分层应用于 FA/FTC 和 PTC 两个独立的组织谱系（表 2-1）。

六、形态学标准与观察者的意见不统一

在不同的地理区域或患者人群中，甲状腺肿瘤恶性肿瘤的患病率、不同组织学类型各自的占比和生物学特性可能存在差异。然而，本章的作者强调了在全世界范围内一致地使用恶性甲状腺肿瘤诊断标准的重要性。从先前观察者对 PTC-N 诊断标准不一致的研究中，已经大致确定了两种类型（西方和亚洲）实践之间不可调和的问题（见第 21 章）[23-30]。这些差异不仅可以在 PTC 谱系肿瘤中观察到，还可以在 FA/FTC 肿瘤中观察到。最近，来自美国 Cipriani 等报道，对过去 50 年诊断的 66 例 FTC 病例进行回顾性分析，发现 71% 诊断为 FTC 的病例需要重新分类；重新分类后发现其中 36% 病例诊断为 PTC，8% 病例诊断为低分化癌，27% 病例诊断为良性滤泡腺瘤 [28]。作者强调了严格的甲状腺肿瘤诊断标准的

重要性，因为组织学诊断仍然被认为是比细胞学和分子检测更确切的金标准 [28]。以观测者差异为基础的理由可能也适用于甲状腺 FNA 细胞学的诊断标准。作者建议在诊断甲状腺癌时要应用更严格的标准并保留更保守的诊断态度，这是因为目前有几种甲状腺癌（包括微小乳头状癌、甲状腺内包裹性 PTC、包裹性滤泡型 PTC、微浸润性 FTC 等），它们的术后复发率低于 5% 且癌症特异性死亡率可忽略不计 [31-46]。

七、以仅有囊液的标本为例，说明不同临床实践的处理方法

5 种诊断系统的一个显著的区别是如何处理仅有囊液的样本。这种标本含有大量巨噬细胞及少于 6 个细胞簇（每个细胞簇的细胞多于 10 个滤泡细胞），在美国、英国和意大利系统被归为不充分（见第 5 章至第 7 章、第 9 章）[2-7]，而在澳大利亚和日本系统被归为良性病变（见第 5 章、第 8 章和第 17 章）[8-10]。值得注意的是，Papanicolaou 学会在 1996 年 [1] 推荐诊断仅有囊液的样本为良性病变，但在最近的西方实践中，这样的标本变更归类为不充分的类别。虽然仅有囊液标本与良性类别的 ROM 相差不大（分别为 2% 和 0～3%），且低于非囊性不充足样本的 ROM（分别为 2.0% 和 5.6%，$P < 0.01$）[47]，但在美国系统归类为不充足（与非囊性标本分开）并称为 "仅有囊液"，英国系统归类为 Thy1c，而意大利系统归类为 TIR1C [2-7]。这是因为囊肿是众所周知的导致囊性 PTC 出现假阴性诊断的原因（见第 3 章、第 16 章和第 17 章），如果一个样本几乎完全由液体和组织细胞组成，就不能排除囊性 PTC 的可能性 [2, 3]。澳大利亚和日本的系统，对这一问题的处理方式不同，仅有囊液的样本被归类为良性，只有超声检查有可疑发现的病例需接受重复 FNA 检查，类似于其他类型的良性结节的处理。实际上良性超声检查结果，也至少要对患者进行数年的随访，以确认囊肿为良性或鉴定出罕见的（2%）假阴性

病例（见第 11 章）。

最新的 ATA 指南（2015 版）采用了另一种方法解决了这个问题，建议不要将 FNA 应用于小于 2cm 的单纯性囊性结节，因为这种结节临床上是良性的，而且细胞学检查并无帮助[21]。然而，大多数日本内分泌医生、外科医生和病理医生认为这种策略（对患者随访却没有行 FNA 排除囊性 PTC）对患者不利，因为用 FNA 排除 PTC 很便宜（只需 15 美元，在日本已纳入医疗保险）、安全（并发症很少，见第 56 章）且准确性高（98%）[47]，但当 FNA 结果为良性时可以解除患者担心癌症的心理负担。

虽然这些仅含囊液的囊肿病例在亚洲国家和西方国家的报告系统中有所不同，但对临床治疗不会造成重大影响。从某种意义上说，"不能诊断"是一种比"良性"更客观的解释，当然"良性"的诊断也要考虑到临床、影像学和流行病学的因素。不能诊断是指：西方的实践认为，在合适的临床背景下，仅含囊液的病例仍可认为是标本足够病例（如良性），但这种诊断抉择最终是由临床医生而非细胞病理医生决定（因为病理医生也许不能获得患者所有的临床和相关影像学资料）。

第3章　甲状腺 FNA 假阳性：原因及对策
False Positive in Thyroid FNA: Causes and How to Avoid Them

Fernando Schmitt　**著**

侯晋轩　**译**　　陈琼荣　**校**

摘　要

◆ 甲状腺细针穿刺多年来一直被用于多学科途径来诊断不同的疾病，以防止对甲状腺结节的过度治疗或治疗不足，这种 FNA 方法在全球广泛使用。在这一章中，我们将重点讨论甲状腺结节 FNA 的假阳性结果，包括甲状腺的囊性和炎性病变、滤泡性和嗜酸性细胞性肿瘤、乳头状癌和甲状腺髓样癌。本章也讨论新近报道的"具有乳头状核特征的非浸润性滤泡性甲状腺肿瘤"（NIFTP），并讨论这一诊断术语的出现对甲状腺 FNA 敏感性和特异性的影响。

一、概述

甲状腺结节很常见，随着高分辨率超声的使用，甲状腺结节的检出率从 4%～7% 增加到 50%～70%。大多数甲状腺结节是良性的，仅 5%～15% 是恶性的。虽然有高度发达的影像学和分子检测技术，但细针穿刺仍然是正确诊断的基石。FNA 是一种公认的应用广泛、微创、经济实惠且具有高度敏感性和特异性的技术 [1, 2]。然而，细胞病理学检查对肿瘤的误诊一直是甲状腺病理学中最棘手的问题之一。FNAC 的假阴性和假阳性这两种情况均可能发生。据报道，甲状腺病变的 FNAC 误诊为良性病变的假阴性率为 0%～14% [3, 4]。在这种情况下，低估诊断的结节以后可能被诊断为恶性肿瘤。据报道，甲状腺结节的 FNAC 假阳性率为 2%～10% [5, 6]。在 Bethesda 甲状腺细胞病理学报告系统（TBSRTC）中，诊断为可疑恶性病变和恶性病变的平均恶性风险分别为 75.2% 和 98.6%。由于错误的细胞病理诊断导致的过度诊断可能导致过度治疗，特别是不必要的甲状腺切除术。考虑到目前甲状腺癌患者保守治疗的趋势，假阳性可能比假阴性在法律上更有问题。特别是甲状腺外科医生，可能会面临对假阳性诊断的患者进行不必要手术而导致的不良经历 [6]。在这一章中，我们讨论了甲状腺 FNA 假阳性的主要原因。

二、囊性病变

常规实践中评估囊性病变时出现的缺陷常常导致诊断困难。甲状腺囊肿很常见，而且大多数是良性的。但甲状腺囊性病变在 FNA 中是一个特殊的问题，因为恶性肿瘤也可能表现为囊性病变。已有相关文献 [1, 2, 7] 充分阐释了甲状腺囊性恶性肿瘤的假阴性诊断的可能性。但另一方面，囊性病变也可能导致假阳性诊断。反应性囊壁细胞有明显的细胞质边界、从疏松到致密的颗粒性胞质、偶见夸张的单极／双极胞质突起。核大，圆形或椭圆形，但边界规则，可见核沟和核浅染，核仁明显 [2, 7, 8]。囊性变和退行性变可引起颜色异型性，De-may[9] 称之为再生性退行性变中令人担忧的不典型细胞（WARD 细胞）；这是导致假阳性和假阴性结果的重要原因。在 TBSRTC[2] 系统中，非典型囊肿衬附的细胞是不确定意义非典型性 / 不确定意义滤泡病变（AUS/ FLUS）的原因之一（图 3-1）（见第 23 章）。在对含有非典型细胞的甲状腺囊肿的研究中，在 12 个选定的细胞学特征中，核内假包涵体、乳头状微结构、核拥挤和核分裂象，这些特征的出现提示为甲状腺癌[8]（见第 16 章和第 17 章）。鳞状上皮化生也是假阳性诊断的一种原因。胚胎发育性残余来源的囊性病变，如可能起源于鳃裂的甲状腺内淋巴上皮囊肿，通常是甲状腺内鳞状细胞的来源。来自这些囊肿的 FNA 标本由巨噬细胞、中性粒细胞和黏液或蛋白性物质构成的背景与鳞状细胞混合组成[10]（见第 18 章）。如果在涂片中发现非典型细胞学特征与混合性背景模式（少数鳞状细胞、滤泡细胞和胶质细胞、正 / 负炎症细胞和巨噬细胞），则最有可能的解释是在甲状腺囊性变背景下发生的反应性鳞状上皮化生或桥本甲状腺炎[10]。

三、炎性病变

甲状腺的炎性病变包括急性甲状腺炎、肉芽肿性甲状腺炎和桥本甲状腺炎（桥本甲状腺炎）。一般情况下，FNA 对这些病变不适用，除非伴有结节形成。

（一）急性化脓性甲状腺炎

这种情况并不常见。在罕见的情况下，起源于退行性结节的病变通常是局部性的。极端的疼痛、发热、乏力和血沉升高（ESR）可以做出肯定的临床诊断，但这种临床表现可能类似于亚急性甲状腺炎或迅速增生的未分化癌，因为后一种情况常有坏死和中性粒细胞聚集。有时，在未分化癌中，炎性渗出物很明显而掩盖了恶性细胞，而且恶性细胞也可能形似组织细胞或纤维细胞，从而增加了与急性化脓性甲状腺炎混淆的可能性（见第 49 章、第 50 章、第 52 章和第 53 章）。因此，在有组织细胞和中性粒细胞的情况下，我们要注意鉴别诊断，但对未分化癌的诊断需要鉴定到明确恶性的细胞。甲状腺炎或奇异性巨细胞中出现细菌（迈格吉染色、革兰染色），或未分化癌中明显的恶性肿瘤特征，都有助于病理医生做出正确的诊断，而且感染性病变对治疗的反应应该很明显。

（二）肉芽肿性甲状腺炎

亚急性甲状腺炎（De Quervain 甲状腺炎）引

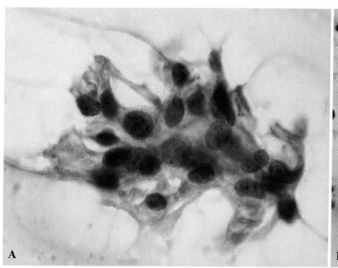
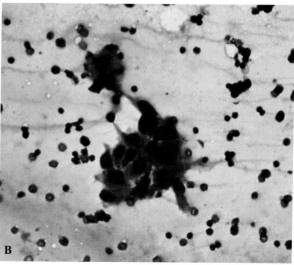

▲ 图 3-1　A. 反应性 / 修复性上皮细胞团，具有大的卵圆形核、细腻的染色质和明显的小核仁（巴氏染色）；B. 来自 1 例甲状腺囊性病变的反应性上皮细胞团，核呈卵圆形或拉长成椭圆形，胞质浓密（迈格吉染色）

起的肉芽肿性反应比其他甲状腺肉芽肿性疾病如真菌感染、结核病或结节病等更为常见[7, 11]。早期可见大量的中性粒细胞和单核细胞，随着纤维间质的增加，大量的多核巨细胞与淋巴细胞混杂，这种形态特征在晚期更为明显。滤泡细胞通常稀少且可伴非典性，此外，上皮样组织细胞可能仍不易辨识，可能误认为是非典型细胞。然后，这些穿刺抽吸出来的细胞核淡染、核拉长并可见小核仁，更容易让人误诊为甲状腺乳头状癌。正确识别在急性-慢性炎症和碎片形成的混杂背景下的多核巨细胞、上皮样组织细胞和退变的纤维性的基质间质碎片的细胞形态学细节，对防止亚急性甲状腺炎的假阳性诊断非常重要[7, 11]（见第 33 章）。缺乏嗜酸性改变的滤泡上皮细胞、出现特殊的临床表现及血清学/实验室检查结果，均有助于鉴别诊断时排除其他良性病变。

（三）桥本甲状腺炎

桥本甲状腺炎是一种大家熟识的病变，具有典型的临床和细胞形态学改变。多形性淋巴细胞浸润、浆细胞、淋巴滤泡生发中心的小组织碎片和嗜酸性变的上皮细胞，都是其典型的特征。根据疾病所处的阶段及是否伴随 Graves 病，细胞学评价的不足各不相同。"细胞性阶段"由嗜酸性变的细胞增生组成的，这种嗜酸性变可导致细胞核出现非典型性：核增大、染色质细腻、核膜明显、大核仁（图 3-2），甚至可见核沟和核内假包涵体[6, 7, 12]。不仅是这些改变，在"纤维化期"的甲状腺滤泡上皮出现鳞状细胞化生也可能被误认为是恶性肿瘤。事实上，桥本甲状腺炎最易被假阳性诊断为 PTC[6, 7, 12]（见第 36 章）。在最近的一项研究中，FNA 细胞学诊断为 PTC 的 3048 例病例中就有 48 例是假阳性[6]；在这 48 例假阳性的患者中，最终手术标本诊断为甲状腺炎的有 26 例（54.2%），这与所有最终外科手术标本诊断为 PTC 的患者中细胞学诊断为甲状腺炎的比例（9.4%）相比明显偏高。当临床甲状腺炎的病例也被纳入

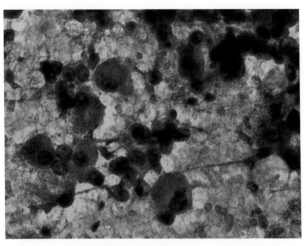

▲ 图 3-2　桥本甲状腺炎的细胞学涂片中的嗜酸性细胞团，显示细胞核染色质细腻，伴明显的核仁，偶有多形性（巴氏染色）

时，这一比例进一步增加。这些结果支持了甲状腺炎是 FNAC 假阳性的危险因素的猜想[6]。另一方面，"桥本甲状腺炎"中出现 PTC 并不罕见，细胞形态学上出现明确的 PTC 时，不应该因背景中存在甲状腺炎而降级诊断为"非典型性"或"可疑恶性"。此外，在由嗜酸性细胞和淋巴细胞组成的穿刺抽吸液涂片中，"沃辛瘤样甲状腺乳头状癌"的诊断也应注意排除。Harvey 等的研究表明，桥本甲状腺炎病例的上皮细胞团内通常有淋巴细胞浸润，而 PTC 的上皮细胞团通常没有淋巴细胞浸润，两者形成鲜明对比[12]。

桥本甲状腺炎中的结节是细胞学穿刺的主要定位点，这样的穿刺抽吸液主要由大滤泡、小滤泡、梁状或实片状的嗜酸性细胞构成，这样的形态特点易误诊为嗜酸性滤泡性肿瘤并导致不必要的甲状腺叶切除[7, 12]。仔细寻找背景中的淋巴细胞成分很有必要，因为即使缺乏淋巴细胞成分，在适当的临床环境下，TBSRTC 也建议将此类病例报道为 AUS/FLUS，而非"滤泡性肿瘤/可疑滤泡性肿瘤（FN/SFN）"[2]。处于"旺炽淋巴细胞期"的抽吸液可能完全由淋巴细胞组成，这一点可能与低级淋巴瘤混淆（见第 37 章）。详细的临床检查结果和多次流式细胞术检查对鉴别诊断非常有用[13]。

四、滤泡型病变

甲状腺的滤泡性病变包括腺瘤状结节（adenomatous nodule, AN）、滤泡性腺瘤（follicular adenoma, FA）和滤泡性癌（follicular carcinoma, FC），这些病变可以简单地用组织病理学来界定：以是否存在包膜来区分 AN 和 FA，以是否存在包膜 / 血管侵犯区分 FA 和 FC [7, 14]。根据定义，细胞病理学对这些病变只能做到筛查而非明确诊断。TBSRTC 系统用 FN/SFN 这类诊断涵盖这些病变 [2]。除 AN、FA 和 FC 外，鉴别诊断的对象还包括滤泡型乳头状癌（FV-PTC）、低分化癌、甲状旁腺腺瘤、激素合成障碍性甲状腺肿和甲状腺炎等（图 3-3）。最近定义了一个包裹性 FV-PTC 的亚类，即使单纯的甲状腺侧叶切除术（不含放射性碘治疗）后临床病程也非常缓慢，因为该病变被认为是一种甲状腺滤泡原位癌或异型增生，但还不是恶性肿瘤。这种新的疾病被称为"具有乳头状核特征的非浸润性滤泡性甲状腺肿瘤"，且有特异的诊断标准 [15]。由于这种病变被认为是一种"非恶性肿瘤"，但与 PTC 有一些共同的细胞学特征，因此被认为是导致甲状腺 FNA 假阳性的潜在原因 [16]。一些研究探讨了将部分 FV-PTC 病例重新分类为非恶性的 FV-PTC 时对 TBSRTC 分类中恶性肿瘤风险的影响 [16-18]。这些研究显示，由于重新分类，ROM 有轻微的改变；然而，如果采用严格的标准，这些改变极小 [16, 18]。这些严格的标准将在本书其他章节进一步讨论（见第 4 章、第 24 章、

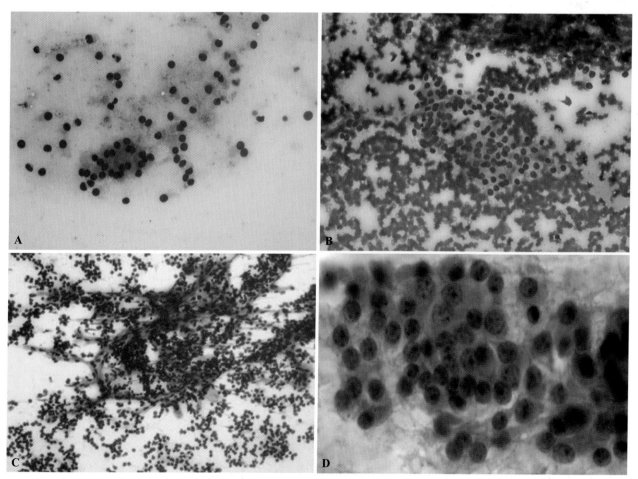

▲ 图 3-3　A. 均匀增生的微滤泡，背景中很少或没有胶体，在显微镜下的外观与腺瘤状结节非常相似（迈格吉染色）；B. 滤泡型甲状腺乳头状癌不出现经典 PTC 的细胞核特征（迈格吉染色）；C. 甲状旁腺腺瘤伴明显的血管网（迈格吉染色）；D. 激素合成障碍性甲状腺肿显示的空滤泡（巴氏染色）

第 25 章和第 26 章）。滤泡型病变可在细胞学上以微滤泡或大滤泡的形式出现。微滤泡由少于 15 个重叠的甲状腺滤泡上皮组成，形成一个至少 2/3 的圆圈，伴或不伴腔内浓聚胶质 [19]。大滤泡可形成大小不一平铺的片团状，甚至成行排列，但不形成圆圈；细胞重叠不是其特征。微滤泡可以作为原始的形态来观察（分散孤立的单个微滤泡），也可以作为继发性形态来观察（成群的微滤泡）。要注意的是，不要把血凝块中拥挤的小簇细胞称为微滤泡；在血性涂片中，血凝块可能会产生假性微滤泡外观。在这种情况下，观察血凝块外的滤泡可能会有帮助 [2, 7]。从良性滤泡结节的微滤泡 / 细胞区穿刺取样，可能总是会得出 FN/SFN 的诊断，并导致不必要的手术。然而，对于这些病变，细胞病理学的主要目的不是得出绝对的诊断，而是对患者进行正确的管理。细胞形态学特征不能区分 FA 和 FC。除了细胞结构外，许多研究都在寻找临床病理特征 / 患者的人口特征来提高特异性，其中大多数研究建议关注直径大于 3～4cm 结节，以预测恶性肿瘤 [2, 7, 20]。滤泡型 PTC（FV-PTC）是诊断 FN/SFN 这类病变需要排除的最大陷阱（图 3-3B）。滤泡性病变 / 肿瘤的细胞核圆形、深染，具有较粗的颗粒状染色质，可能比普通的甲状腺滤泡上皮的体积稍大。众所周知，部分FV-PTC 不表现出 PTC 特征性的核特征，而呈现出微妙的核改变。与外科切除的组织病理学相比，细胞学标本不可能显示浸润的直接证据（尽管在某些器官系统，如宫颈，可通过识别坏死或其他恶性肿瘤特点提示侵犯与否）。因此，恶性肿瘤的细胞学诊断主要是根据单个细胞的显微镜下特征，尤其是伴或不伴结构性改变的核型特征。此外，随着我们对甲状腺恶性肿瘤（尤其是 PTC）认识的演变，甲状腺恶性肿瘤的细胞学诊断变得更加复杂 [18]。前面提到的引入 NIFTP 概念可能导致细胞学标本上 PTC 假阳性诊断 [17, 18]。为避免假阳性，TBSRTC 推荐诊断 PTC 的 6 项标准应是恶性肿瘤确诊的必要条件：细胞核变大、细胞核卵圆形或不规则形、纵向核沟、核内有细胞质假性包

涵体、核淡染伴粉末状染色质、边集的小核仁 [2, 18]（见第 24 章、第 25 章和第 26 章）。最近一项涉及约 500 例的研究显示，出现 3 个或更多的核内假性包涵体是鉴别 PTC 与可疑病变的最佳标准之一 [18]。FV-PTC 的细胞学涂片显示出微滤泡生长模式，伴有不同程度的核改变（核增大、膜不规则和核淡染）。如果细胞学标本中存在大量的这种核改变，则可做出准确的 PTC 的术前诊断。相反，当仅有少数细胞有这些核改变时（因为这些改变常常伴发于良性反应性的情况），这些特征对恶性肿瘤诊断的特异性会降低。在关于 FV-PTC 的解释说明中，BSRTC 指出，"目前的实践表明，只有具有明确的 PTC 核型特征的病例才能在 FNA 上明确诊断 PTC" [2]（见第 25 章和第 26 章）。由于细胞病理学诊断恶性肿瘤的临界点在于诊断 FV-PTC 等低级别 PTC 的敏感性与特异性之间的平衡，为了最大限度地降低假阳性诊断的风险，诊断的重点已转向对"明确的核型特征"的解释 [18]。由于 NIFTP 很少表现出核内假性包涵体，即使当一个给定的细胞学病例中存在 BSRTC 诊断标准的前 5 个指标，将 NIFTP 诊断为 PTC 的可能性也很低。在这方面，Ohori 等 [18] 的研究结果与Strickland 等 [16] 的研究结果相似。该研究表明，当部分病例保留 PTC 的诊断时，该类病例至少显示乳头状结构、砂粒体和（或）核内假包涵体特征，这时将 NIFTP 重新分类后的 ROM 下降率将＜ 2%。

甲状腺内甲状旁腺瘤和激素合成障碍性甲状腺肿是另一种以小滤泡生长及胶质缺乏为特征的疾病。先天性甲状腺功能减退是激素合成障碍性甲状腺肿的表现，利用穿刺后洗脱液进行 PTH 测定或在细胞块上进行免疫组化检测 PTH 表达都有利于与甲状旁腺瘤鉴别（见第 42 章和第 58 章）。无滤泡内胶质的微滤泡（空滤泡）是激素合成障碍性甲状腺肿的典型病变（图 3-3D），其另一特征是细胞核不均一，出现大而奇异的细胞。甲状旁腺瘤表现为突出的血管网（图 3-3C）和神经内分泌肿瘤细胞核染色质的特点，这对鉴别诊断很有帮助。在抽吸物中，可能以片状 / 簇状或小滤

泡结构为主；一般情况下，细胞涂片背景中可见许多裸露的细胞核，很少见细胞核不均一的图像，偶尔可见甲状旁腺分泌的胶质样物。特别是对甲状腺切除病灶的抽吸物，甲状旁腺组织也表现为小滤泡状结构，这一鉴别诊断应始终牢记[21]。

五、嗜酸性细胞病变

甲状腺的嗜酸性细胞病变呈现出从增生 / 化生到肿瘤病变的病程。嗜酸性细胞 /Hürthle 细胞有丰富的、细小颗粒状、致密的嗜酸性胞质，核大而圆，位于细胞中央，核仁大而突出（见第 46 章和第 47 章）。嗜酸性细胞和甲状腺功能亢进的甲

状腺滤泡上皮细胞乍一看可能很相似，但是，嗜酸性细胞有明确的细胞边界，而功能亢进的甲状腺滤泡上皮细胞没有。颗粒状的胞质也是嗜酸性细胞的一个重要特点。嗜酸性细胞病变的诊断误区与滤泡性病变非常相似，可归纳为三个部分：①非肿瘤性病变与肿瘤性病变的鉴别；②真正的嗜酸性细胞肿瘤与其他甲状腺恶性肿瘤的嗜酸性型的鉴别（图 3-4）；③嗜酸性细胞腺瘤与嗜酸性细胞癌的鉴别（细胞学检查不能鉴别这两者）。在 Elliot 等的研究中，从 14 个指定的细胞形态学特征来看，以下为恶性嗜酸性细胞肿瘤的特征：无巨滤泡结构，无胶质和炎症，有丰富的血管[22]。背景中的胶质、炎症及嗜酸性细胞的比例也是鉴

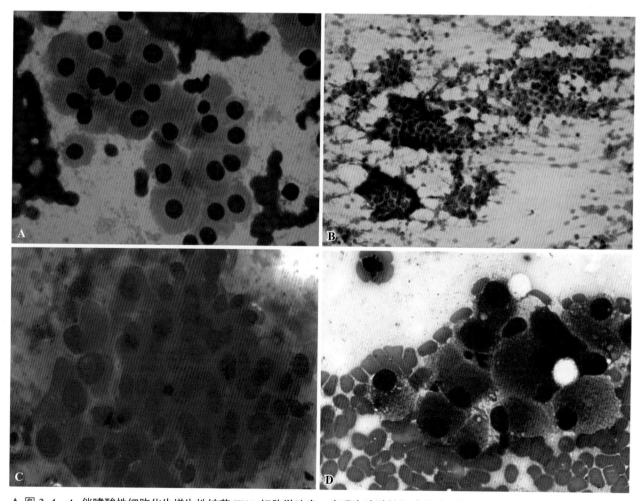

▲ 图 3-4　A. 伴嗜酸性细胞化生增生性结节 FNA 细胞学改变，表现为嗜酸性细胞的胞质丰富、细小颗粒状，细胞核大、居中，有大核仁（迈格吉染色）；B. 滤泡性腺瘤的嗜酸性细胞型（巴氏染色）；C. 具有嗜酸性细胞特征的 PTC，表现为细胞核不规则，有核沟和假包涵体（迈格吉染色）；D. 甲状腺髓样癌，伴大颗粒状胞质，但具有特征性的偏心性核，很类似嗜酸性细胞（迈格吉染色）

别非肿瘤结节并避免假阳性的线索，嗜酸性细胞肿瘤抽吸液的嗜酸性细胞占比达 70% 以上[23]。Kasper 等[24] 在 70 例甲状腺结节伴 Hürthle 细胞（HC）的系列研究中，描述了 4 例假阳性的 Hürthle 细胞肿瘤（HCN），其中 3 例为多发性结节性甲状腺肿，结节主要由 Hürthle 细胞组成，1 例为桥本甲状腺炎。总的来说，高细胞性、胶质稀少或黏稠及 Hürthle 细胞占比 90% 以上，这些都是 Hürthle 细胞肿瘤疾病进程在 FNAB 上始终可见的特点。当高细胞性和高比例的 Hürthle 细胞与丰富的胶体和（或）与桥本甲状腺炎背景相关时，这些病变最好归类为滤泡性病变或意义不确定的 Hürthle 细胞，而不是可疑 Hürthle 细胞肿瘤或 Hürthle 细胞肿瘤（见第 23 章）。明显的核仁多见于 Hürthle 细胞肿瘤，但桥本甲状腺炎的背景下出现细胞明显的核仁时，应谨慎解释，以免过度诊断为肿瘤性结节。与良性的非肿瘤性结节相反，发现特别丰富的血管时更倾向于肿瘤的诊断。滤泡型 PTC 和嗜酸性细胞型 PTC 仍是诊断上的难题[24]。关于嗜酸性细胞性病变的鉴别诊断，在相关专题如桥本甲状腺炎、PTC、甲状腺髓样癌等方面有较详细的讨论。

六、甲状腺乳头状癌

甲状腺乳头状癌是最常见的甲状腺恶性肿瘤。

PTC 的病理诊断和分类通常基于活检标本的显微镜下特征。细针穿刺细胞学作为一种快速、经济、安全的甲状腺结节诊断方法，已被广泛接受。根据 Bethesda 系统，FNAC 对恶性肿瘤的阳性预测值为 97%～99%，有报道甲状腺 FNAC 的敏感性和特异性分别为 65%～99% 和 72%～100%[1, 2, 6, 7]。FNA 的主要目标是不漏诊 PTC，但也不能过度诊断。可分两方面来分析 PTC 的细胞学诊断的误区：一是生长模式，二是细胞核特征。众所周知，细胞核的表现是 PTC 诊断的关键："细胞核增大、卵圆形、膜不规则、核透明、纵行核沟、核内假包涵体、核重叠"（图 3-5A）（见第 1 章和第 19 章）。在 PTC 的核特征中，最特异性的是核内假包涵体，然而，并非所有病例都出现核内假包涵体[18]。病理医生应该严格界定核内假包涵体，因为核内假包涵体的存在令人至少可疑 PTC。这个核内的假包涵体的体积要足够大、轮廓清晰、其周的核轮廓更深，能与重叠的红细胞及其他人工假象区分开来（图 3-5B）。PTC 中常出现核沟，但为了使诊断更可靠，应该可见广泛而清晰的核沟，而不是局灶性改变，或细胞重叠引起的人工假象。核淡染 / 核透明是一个重要的发现，然而因为技术问题，它本身可能会有误导性。细胞核均一扩大、呈卵圆形，也是重要的诊断依据[1, 6, 7]。文献很好地描述了一类很类似 PTC 的细胞学不典型性的病变，如

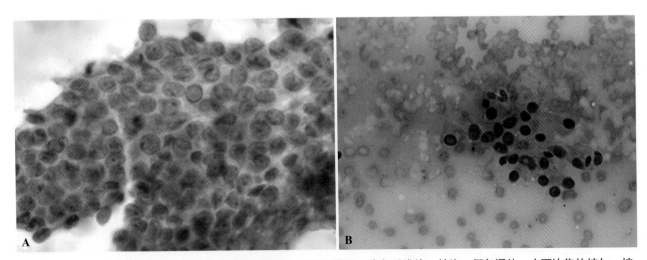

▲ 图 3-5　A. 甲状腺乳头状癌，表现出典型的核特征，即核卵圆形、染色质浅染、核沟、假包涵体、小而边集的核仁，核仁边缘清晰、明显的重叠（巴氏染色）；B. 镜下可见的透明空晕类似核内假包涵体（迈格吉染色）

形成乳头状或帽状结构[1, 7]。Mahajan 等[25] 则强调了假乳头的形成是另一种诊断陷阱，该研究还指出，在甲状旁腺腺瘤中也存在核内胞质假包涵体。因此，在 FNA 标本中，甲状旁腺的病变不仅与 FN 有重叠，也与 PTC 相似。砂粒体对 PTC 诊断有相当大的特异性，但形成不良的钙化灶和浓密的胶质不应被视作砂粒体，这些砂粒体类似物几乎不存在层状外观。此外，PTC 中胶质的量和类型也有特点，通常稀少并呈泡泡糖样。但是，间质退行性变的碎片可类似泡泡糖样胶质，而 PTC 中也可见到大量疏松的胶质。需要注意的是，并非所有的细胞学特征都在每个病例出现，因此病理医生一方面要注意不漏诊 PTC，另一方面也不要把具有核和（或）生长方式非典型性的良性病变错误诊断为 PTC[7]。Bethesda 系统中"未确定意义的非典型性"和"可疑恶性"这两类术语正好适用于这些含糊不清检查结果的病变，非典型性的程度决定了报告时的适当选择[2]。PTC 与 NIFTP 的鉴别标准曾在前文的滤泡型病变专题中讨论过。

另一种经常被误诊为 PTC 或可疑 PTC 的原发性甲状腺肿瘤是玻璃样变梁状肿瘤（见第 34 章和第 35 章），这种肿瘤与甲状腺髓样癌也类似。穿刺抽吸涂片显示细胞呈椭圆形至梭形，有多个核内假包涵体，松散聚集成群；细胞核均匀一致，核轮廓光滑，核沟不常见，呈放射状包绕肿瘤细胞的无细胞性异染物质，也是其特征之一，但不幸的是，这种物质可能被视作淀粉样物质或胶质（而导致误诊）；一般不见乳头状或片状的碎片，但加做 MIB-1 免疫组化（Ki-67 抗体的克隆号）显示细胞膜阳性，这对该肿瘤的正确诊断非常有帮助[7, 26]。回顾最近文献发现，细胞学诊断玻璃样变梁状肿瘤难点在于，这些已发表的纳入细胞学诊断的病例中，60% 被误诊为 PTC 或提示、可疑 PTC；剩下的 40% 的病例中，其中 6% 的病例被诊断为 PTC，要与玻璃样变梁状肿瘤鉴别，10% 的病例被诊断为滤泡性肿瘤，1% 的病例被诊断为 MTC，10% 的病例被诊断为 AUS，最后，只有 8% 的病例被 FNA 正确地确定为玻璃样变梁状肿瘤。

虽然细胞学标本中的特异的组织结构特征不明显，但并不是完全没有，在诊断时必须考虑到这一点并和正确解读。当考虑玻璃样变梁状肿瘤的细胞形态学特征时，乳头状结构缺失、裸露的纤维血管轴心、出现与透明变间质相关的拉长上皮细胞，这些都是重要的诊断线索（图 3-6）。此外，穿刺针管残留的细胞块及洗脱液物质制作成的细胞蜡块，可以做免疫细胞化学等辅助检查以明确诊断。而且，在诊断困难的病例，细胞形态学检查结果可与超声（US）特征相结合，以更好地完善诊断。对于两者不一致的病例，可在诊断中加入注释，提示当出现良性 US 特征时，在可疑 PTC 病例，鉴别诊断中必须要考虑玻璃样变梁状肿瘤[26]。

PTC 的亚型将在其他章节中讨论，但弥漫硬化型 PTC 是简要提及，也请参见其他章节（第 4 章和第 27 章至第 32 章）。由于桥本甲状腺炎可出现核的非典型和鳞状细胞化生，因此细胞病理学家对这种 PTC 亚型的认识，以及临床上这种亚型 PTC 累及甲状腺两叶时，可导致假阴性的诊断，但是，注意核型特征可以避免误诊。

七、甲状腺髓样癌

甲状腺髓样癌比甲状腺滤泡细胞来源的肿瘤更具侵袭性，常常诊断不足而非过度诊断。癌细

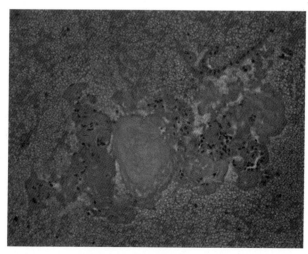

▲ 图 3-6　在玻璃样变梁状肿瘤病例的细胞蜡块切片，可见嗜酸性的、玻璃样变无定形基质的大碎片（HE 染色）

胞常表现为大量单个细胞和松散的组织碎片，不见典型的滤泡结构，乳头状结构也非常少见。然而，它可能表现出巢状 / 梁索状 / 疏松的微滤泡状形态（这种形态可能被误认为是滤泡性肿瘤），显示嗜酸性的细胞质，形似嗜酸性细胞性滤泡性肿瘤。真正的嗜酸性细胞核位于细胞中央、伴大核仁，这在 MTC 中并不常见 [1, 7]。MTC 是 PTC 的重要相似者之一：细胞核伸长、核内假包涵体、核沟形成、核膜不规则，是这两种恶性肿瘤共同的细胞形态学特征。然而，细胞分散为主、神经内分泌细胞所特有的染色质、可见双核细胞、核偏心及浆细胞样和梭形细胞，这些都有助于 MTC 的诊断（图 3-7）（见 39 章和第 40 章）。如有疑问，免疫组织化学和（或）血清降钙素检测将有助于给出最终诊断。

MTC 的主要问题是假阴性诊断，因为 FNA 只能在一半左右的病例中准确诊断 MTC [27]。在有非诊断性 FNA 的情况下，FNA 洗脱液中使用降钙素测定对诊断有帮助 [28]（见第 58 章）。罕见情况，例如甲状腺出现再生修复或退行性变过程中，也伴有丰富的梭形细胞，形似 MTC，但这时，仔细观察细胞核的染色质、查询临床病史和实验室检查结果，有助于鉴别诊断。副神经节瘤也类似 MTC，但仅靠细胞形态学来鉴别这些病变几乎是不可能的，需要结合临床表现和免疫组织化学检

查来协助诊断 [7]。C 细胞增生也很类似 MTC，如果 C 细胞增生形成的结节足够大、可以通过超声检查发现并成功穿刺抽吸，或者对血清降钙素水平升高的患者行盲穿抽吸细胞学检查将有助于鉴别诊断，但仅凭细胞形态学难以鉴别 C 细胞增生与 MTC，因此必须谨记这种可能性 [29]。

八、其他病变

在本节中，我们简单讨论一些其他的甲状腺病变，这些病变在 FNA 上容易出现假阳性结果。

（一）Graves 病

Graves 病是甲亢的常见病因，文献报道的恶变率为 2.3%～19% [7]。穿刺抽吸液中可见嗜酸性和（或）非嗜酸性甲状腺滤泡上皮细胞、大量炎症细胞、水样胶质、淋巴细胞，罕见肉芽肿 [30]。细胞学检查结果鉴别有一定难度，尤其是治疗后的细胞学检查 [31]。在这种良性病变中可以看到明显的多形性、核深染、核拉长、核内包涵体和偶有核沟 [7, 30, 31]。即使是有经验的细胞病理学家也很容易被乳头状结构显示出的可疑 PTC 核型特征所迷惑。在 Graves 病的背景下，穿刺抽吸液中细胞学涂片必须具备所有 PTC 的标准才能诊断为 PTC [30]。

（二）治疗后影响

放射性碘治疗（放射性碘 / 外照射束治疗）和（或）某些内科治疗（抗甲状腺治疗、化疗）后，甲状腺可出现细胞过多、微滤泡、显著的非典型性、核大而深染的奇异型细胞，这些表现类似恶性肿瘤 [7, 31]（见第 54 章和第 55 章）。当出现这些形态学特点时，明确以往治疗的相关信息是正确诊断的基础。

（三）淀粉样甲状腺肿

淀粉样物质是一种无定形、致密的无细胞性物质，一般与甲状腺 FNA 中的 MTC 有关。当甲

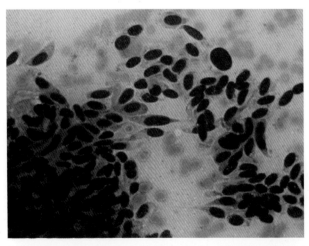

▲ 图 3-7　甲状腺髓样癌，癌细胞梭形，偶见细胞多形性（迈格吉染色）

状腺 FNA 活检中观察到淀粉样物质时，应通过形态学和免疫细胞化学仔细检查来排除 MTC [7, 27]。淀粉样物质的存在可以是原发性或继发性淀粉样变（淀粉样甲状腺肿）的表现，也可能伴发于浆细胞瘤和 MALT 淋巴瘤 [7, 32]。由于淀粉样物质与致密胶质相似，因此在细胞学切片上识别淀粉样物质可能比较困难。淀粉样物质和胶质在 Diff-Quik 快速染色中显示不着色，在巴氏染色中显示为蓝 – 绿 – 粉 – 橙色；淀粉样物质比胶质看起来更呈实性和玻璃样变，通常有清晰的边界，也可以通过组织化学染色证实 [13, 24]（见第 1 章、第 39 章和第 40 章）。淀粉样物质的存在可能会引起炎症、反应性改变和巨细胞反应，导致非典型 / 可疑诊断 [7, 32]。另一方面，如果仍未能识别这些特征，则可能漏诊淀粉样变的甲状腺肿或其内隐藏的 MTC。

九、结论

FNA 是甲状腺结节术前评估中必不可少的方法，其主要作用是对实际需要手术的患者进行分流，从而减少不必要的甲状腺切除术和可能的术后并发症 [33]。在多学科专家管理组中，必须考虑到利用影像学特征来规划适当的患者管理方案。如我们在本章所讨论的，在细胞学检查中发现病变结节可疑，但超声检查提示良性特征时，应仔细研究，以避免假阳性诊断。由于恶性肿瘤的细胞学诊断确定后，需要进行侵袭性的手术治疗（包括甲状腺全切除术及是否行中央淋巴结清扫），因此正确的 FNA 诊断对于指导正确管理患者和避免过度治疗都是非常重要的。值得注意的是，FNA 的准确诊断关键取决于样本的代表性和细胞的充足性及正确的标本处理和染色，以便为高质量的细胞学诊断工作做好准备。当不符合上述条件时，应考虑在手术治疗前，进行重复穿刺、采样，做或不做现场评估。即使细胞学评估不理想，术中冰冻会诊也不是管理患者的首选方法。然而，当 FNA 细胞学对某处病灶可疑恶性肿瘤且病灶具有代表性且处理良好时，冰冻切片诊断可能在术中指导正确的手术决策方面有一定的作用 [33]。患者对假阳性的可能性咨询仍然很重要，尤其是当患者有甲状腺炎的临床或影像学病史时 [6]（见第 19 章、第 33 章和第 36 章）。

第4章　甲状腺肿瘤分类的新进展：WHO内分泌器官肿瘤分类（2017版）

What's New in Thyroid Tumor Classification, the 2017 World Health Organization Classification of Tumours of Endocrine Organs

Giovanni Tallini　Dario de Biase　Andrea Repaci　Michela Visani　**著**

郑乐葳　**译**　　陈琼荣　**校**

摘　要
◆ 本章对 2017 年出版的世界卫生组织内分泌器官肿瘤分类（第 4 版）中甲状腺肿瘤分类的主要变化进行了简要总结和概述。为了承上启下，WHO 分类（第 4 版）将组织病理学上具有乳头状核特征的非浸润性滤泡性甲状腺肿瘤（NIFTP）作为这一章的主要焦点话题。

一、概述

在 2017 年出版的 WHO 内分泌器官肿瘤分类（第 4 版）的甲状腺肿瘤分类中，对常规外科病理学诊断有影响的几个重要方面，简述如下。

• 修订具有乳头状核特征的非浸润性滤泡性甲状腺肿瘤。恶性潜能未定的肿瘤包括 2 种：①恶性潜能未定的滤泡性肿瘤（FT-UMP）；②恶性潜能未定的高分化肿瘤（WDT-UMP）[1]。

• 强调了肿瘤和周围组织之间的临界处的取样和分析，认识到这仍然是区分良性和恶性滤泡性甲状腺结节的唯一方法[2]。

• 滤泡状癌中除了具有微浸润和广泛性浸润外，还包括大体可见的包裹性血管侵犯[2]。

• 认识到 Hürthle 细胞 / 嗜酸性细胞肿瘤作为一个单独的肿瘤实体，并承认这一肿瘤独特的生物学和临床特征[3]。

• 定义低分化甲状腺癌并采用都灵共识标准进行组织病理学诊断，讨论典型的"岛状"癌与其他非间变性高级别肿瘤之间的关系[4]。

• 承认钉突状乳头状癌作为一种新的乳头状癌亚型[5]。

• 定义用于诊断甲状腺未分化癌的标记物（例如，在 TTF1 阴性情况下使用阳性的 PAX8），并指导特定患者（分子检测 EGFR、VEGFR、ALK）的靶向治疗[6]。

• 甲状腺滤泡细胞来源的癌具有 TERT 启动子突变时，具有重要的预后价值[2,5]。

• 定义早期浸润的判断标准，以鉴别微小髓样癌与 C 细胞增生性病变[7]。

在以上列出的各个方面中，第一个方面是个有争议的话题，也是对肿瘤分类和外科病理实践影响最大的一个方面。因此，本章主要聚焦于修订后的具有交界性组织学特征的滤泡性生长结节，并对这类肿瘤的诊断类别进行批判性总结。

二、对具有交界性组织病理学特征的滤泡性结节的分类进行了修订，改为癌的诊断

多年来，由于肿瘤包膜或血管是否存在浸润的不确定性，或由于诊断为 PTC 所需的核型特征含混不清，滤泡状生长的包裹性（或界限清楚）甲状腺结节造成了诊断难题 [8-11]。当前分类体系提出了解决这些困境的实用方法，这种务实的方法以及重新考虑应诊断为癌症的诊断定义的必要性主要源于两个相互关联的事实：被诊断为恶性的甲状腺结节数量的过度增加和避免对极低恶性潜能的甲状腺结节患者进行过度治疗的必要性 [11-17]。

在发达国家，甲状腺癌的发病率近年来急剧增加，而死亡率却非常稳定。这种发病率的增加是过度诊断的结果，这些被诊断为癌症的肿瘤，即使不治疗也不会引起症状或死亡 [18]。这类过诊断为甲状腺癌结节不仅包括经典型 PTC 的诊断增加（通常认为）[17]，也包括那些过去诊断为非浸润性滤泡性腺瘤而现在诊断为滤泡型的 PTC 病例 [11, 19, 20]。过度诊断往往导致过度治疗（甲状腺全切及后续的放射性碘治疗），这除了增加患者因诊断为癌带来的心理压力外，甲状腺全切除术也带来许多严重的不良反应，包括终身甲状腺激素替代治疗，相比甲状腺侧叶切除术有更高风险产生喉返神经损伤 / 声音改变、甲状旁腺功能减退 / 低钙血症、出血 / 血肿等损伤；而放射性碘治疗相关后遗症也很多，如继发性恶性肿瘤、唾液腺损伤导致口腔干燥和龋齿、鼻泪管流出道阻塞，生殖问题如男性不育和更年期提前 [21, 22]。由于医疗监测增加、超声和 MRI 检查的广泛运用、对健康人群进行有意的甲状腺检查，这些措施最终导致高分化甲状腺癌的诊断异常增加，这一方面增加了医疗成本，另一方面，如果这个病变本来就是良性或低度恶性潜能的肿瘤却接受激进的治疗的话，那么上述措施既无正当理由又潜在有害 [23]。值得注意的是，在美国，甲状腺癌的诊断、后续治疗和随访所需资金增高，使其面临无力支付的险境，

这反过来可能促使患者早期死亡 [24, 25]。

了解过去 60 多年来发生的一系列事件十分重要，因为这有助于理解目前针对滤泡性肿瘤和滤泡型乳头状癌的诊断所做的修订 [11]。一些综述详细描述了这些事件 [8-10]，并总结在图中（图 4-1）[11]。简而言之，甲状腺滤泡细胞肿瘤过去仅根据生长模式分为乳头状和滤泡状，直到 1960 年 Lindsay 才认识到细胞核形态学改变对诊断甲状腺乳头状癌非常重要。事实上，Chen 和 Rosai 在 1977 年的研究认为，肿瘤即使完全是滤泡性的生长模式，只要细胞核有特征性改变，这类肿瘤在临床和生物学上就属于甲状腺乳头状癌 [26]。从那以后，"滤泡型乳头状癌"一词已成为病理学家的常见诊断名称。特别是多年来，具有乳头状癌核的特征的滤泡构成的包裹性肿瘤越来越多地被诊断为"滤泡型乳头状癌"，甚至在完全缺乏浸润性生长时也如此诊断。恶性诊断（癌）所需要的仅仅是具有核的改变，不再强调需要仔细评估浸润性特征（非包裹性结节的周围实质的浸润、包裹性结节的周围包膜和血管的浸润）。"滤泡型乳头状癌"一词最初于 1977 年引入，以描述"没有乳头状结构但在生物学行为和所有其他形态特征都与甲状腺乳头状癌相似"的浸润性癌，与包裹性乳头状癌是同义词 [26]。事实上，滤泡型乳头状癌包括三个亚型：①非浸润性的包裹性滤泡型乳头状癌；②包裹性滤泡型乳头状癌伴肿瘤包膜和（或）血管侵犯；③浸润性滤泡型乳头状癌。这种浸润性非包裹性滤泡型乳头状癌最初是由 Chen 和 Rosai 在 1977 年提出的 [11]。

许多系列并没有把浸润性非包裹性肿瘤与包裹性乳头状癌的滤泡型分开，因此多年来人们认为"滤泡型乳头状癌"的临床表现和扩散转移的生物学行为与传统的乳头状癌相似，淋巴结转移率大约为 20% [27, 28]。自 20 世纪 90 年代以来，以往诊断为滤泡性腺瘤的非浸润性结节开始诊断为"滤泡型乳头状癌"，但报道中未进一步阐明肿瘤的侵袭性特征 [29]。

上述现状是乳头状癌核特征的形态学诊断标准

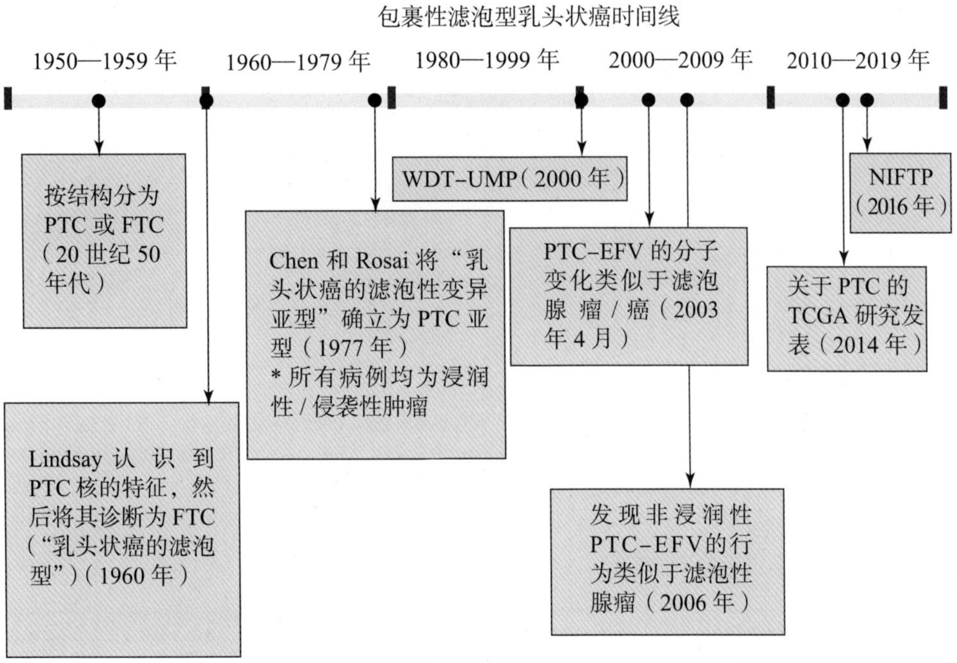

包裹性滤泡型乳头状癌时间线

▲ 图 4-1　高分化型甲状腺癌的组织学定义和分类的变化时间轴

PTC. 甲状腺乳头状癌；FTC. 甲状腺滤泡状癌；WDT-UMP. 恶性潜能未定的高分化肿瘤；PTC-EFV. 包裹性甲状腺乳头状癌；TCGA. 癌症和肿瘤基因图谱［Cancer Genome Atlas Research Network. Integrated genomic characterization of papillary thyroid carcinoma. Cell. 2014 Oct 23；159（3）：676-90］；NIFTP. 具有乳头状核特征的非浸润性滤泡状甲状腺肿瘤［改编自 Tallini G, Tuttle RM, Ghossein RA. The History of the Follicular Variant of Papillary Thyroid Carcinoma. J Clin Endocrinol Metab. 2017 Jan 1；102（1）：15-22. https：//doi.org/10.1210/jc.2016-2976. ］

逐渐降低的结果。有趣的是，这个标准在世界不同地区以不同的速度下降，美国下降的最明显，其次是欧洲，而日本和其他亚洲国家下降最慢[8, 30, 31]。这种形态标准在不同的病理医生之间有差异，甚至在专门从事甲状腺病理诊断的专家之间也有差异[32-35]。

2000 年，诊断术语"恶性潜能未定的高分化肿瘤：由分化良好的滤泡上皮组成的包裹性肿瘤，伴有可疑的乳头状癌核的特征，但没有血管侵犯，没有包膜侵犯或仅有可疑的包膜侵犯"被制订，这种诊断术语的阐明是减少过度诊断的第一次尝试[36]。这一术语曾在欧洲和日本使用，但没有得到美国的普遍接受。2000 年之后不久，几个研究显示，与传统的乳头状癌相比，滤泡型乳头状癌的分子表达与滤泡性腺瘤 / 滤泡性癌的分子表型更接近（图 4-1）[37-39]。后来几年研究显示，包裹性滤泡型的乳头状癌的临床行为类似滤泡性肿瘤（包括滤泡性腺瘤、滤泡性癌）。最初的观察表明，如果进行单纯的甲状腺侧叶切除术将包裹性滤泡型的

乳头状癌完整切除[40]，其死亡率很低（可以忽略不计），后来的几项研究也证实了这种观点[29, 41-43]。

2014 年癌症基因组图谱研究网络分析了约 500 个乳头状癌，研究表明，按照目前诊断的包裹性滤泡型乳头状癌（无论有无包膜和血管侵犯）都有 RAS 家族的分子改变，这与经典的乳头状癌具有 BRAF V600E 突变不同[44]。

内分泌病理学会的领导者 Nikiforov 教授和他的同事提议将"滤泡型的乳头状癌"这个术语修订为"乳头状核特征的非浸润性滤泡性甲状腺肿瘤"，这一重要修订作为一种甲状腺交界性肿瘤被 WHO 内分泌肿瘤分类（第 4 版）采纳，当然这种交界性肿瘤还包括"恶性潜能未定的肿瘤"（表 4-1）[45]。

了解了特定的诊断类别后，我们可以用 4 个基本形态学特征来描述滤泡细胞分化型甲状腺癌的诊断要点：乳头状生长，滤泡性增长，肿瘤包膜的存在（有或无侵犯包膜或血管），乳头状癌细胞核特征（图 4-2）。

表 4-1 包裹性滤泡状结节（无乳头）

甲状腺乳头状癌的核型特征	包膜或血管侵犯		
	存在	可疑	缺失
存在	浸润性包裹性 FV-PTC（从前称 FV-PTC）	WDT–UMP（从前称 FV-PTC）	NIFTP（从前称 FV-PTC）
可疑	WDC–NOS	WDT–UMP	NIFTP（从前称 WDT-UMP）
缺失	FC	FT–UMP	FA

FA. 滤泡腺瘤；FC. 滤泡腺癌；FV–PTC. 滤泡型甲状腺乳头状癌；NIFTP. 有乳头状核特征的非浸润性滤泡性甲状腺肿瘤；WDC–NOS. 高分化甲状腺癌，非特指；WDT–UMP. 恶性潜能未定的高分化肿瘤；FT–UMP. 恶性潜能未定的滤泡性肿瘤（改编自 Rosai J, DeLellis RA, Carcangiu ML, Frabel WJ, Tallini G. Tumors of the Thyroid and Parathyroid Glands. AFIP Atlas of Tumor pathology, Fourth series, Fascicle 21. American Registry of Pathology, Silver Spring, Maryland USA, 2014, Table 7.1.）

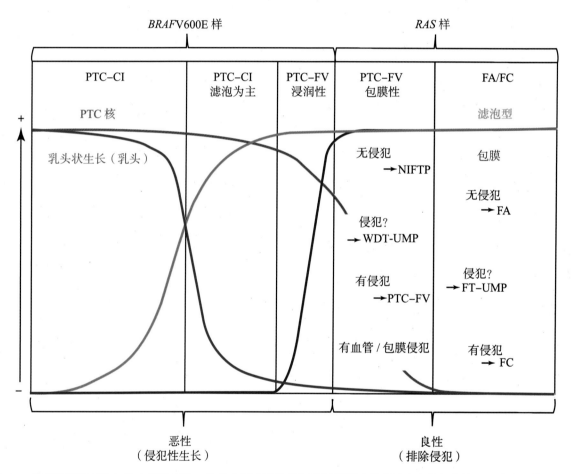

▲ 图 4-2 诊断甲状腺滤泡细胞来源肿瘤的 4 种基本形态学特征与诊断类别及其分子改变的相关性，即乳头状生长（乳头）、滤泡性生长（滤泡）、有无肿瘤性包膜（包膜，有无包膜本身或血管侵犯）、甲状腺乳头状癌核形态学改变（PTC 核）。"侵犯"是指肿瘤包膜或血管腔的侵犯

BRAFV600E 样. 根据癌症和肿瘤基因图谱的 BRAFp. V600E 样分子特征；RAS 样. 根据癌症和肿瘤基因图谱的 RAS 样分子特征[Cancer Genome Atlas Research Network. Integrated genomic characterization of papillary thyroid carcinoma. Cell. 2014 Oct 23；159（3）：676–90]；PTC–CL. 经典型 / 传统型甲状腺乳头状癌；PTC–FV. 滤泡型甲状腺乳头状癌；FA. 甲状腺滤泡腺瘤；FC. 甲状腺滤泡性癌；NIFTP. 具有乳头状核特征的非浸润性滤泡性甲状腺肿瘤；WDT–UMP. 恶性潜能未定的高分化肿瘤；FT–UMP. 恶性潜能未定的滤泡性肿瘤[改编自 Tallini G, Tuttle RM, Ghossein RA. The History of the Follicular Variant of Papillary Thyroid Carcinoma. J Clin Endocrinol Metab. 2017 Jan 1；102(1):15–22. https：//doi.org/10.1210/jc.2016-2976.]

- 经典的乳头状癌。
- 典型的以滤泡生长为主的乳头状癌。
- 浸润性滤泡型乳头状癌：非包裹性的浸润性乳头状癌。
- 包裹性滤泡型乳头状癌：当出现明确浸润时，诊断为包裹性滤泡型乳头状癌；当无浸润时，诊断为具有乳头状核特征的非浸润性滤泡性甲状腺肿瘤；当可疑浸润时，诊断为恶性潜能未定的高分化肿瘤。
- 滤泡性肿瘤：当有明确浸润时，诊断为滤泡性癌；当无浸润时，诊断为滤泡性腺瘤；当可疑浸润时，诊断为恶性潜能未定的滤泡性肿瘤。

这个示意图并不代表形态学演进的过程，而是一个诊断类别的猜想：随着肿瘤的乳头状生长和乳头状癌核特征降低，滤泡性生长模式、出现被膜、从 *BRAF* V600E 突变到 *RAS* 基因突变的变化增加（图 4-2）[11]。

因此，根据 WHO 内分泌器官肿瘤分类（2017版），具有交界性肿瘤的组织病理学特征的滤泡性结节，如果有乳头状核的特征或可疑肿瘤包膜和血管侵犯，则可诊断为甲状腺乳头状癌（见下文）[1]。

（一）具有甲状腺乳头状癌核特征的非浸润性包裹性 / 边界清楚的滤泡状肿瘤：具有乳头状核特征的非浸润性滤泡性甲状腺肿瘤

内分泌病理学会对滤泡型乳头状癌的重要修订是由上述总结的事态所推动的[11]。Nikiforov 教授和他的同事们基于一项细致的国际多机构研究的结果得出结论：非浸润性（包裹性或境界清楚的）滤泡型乳头状癌不再被认为是癌。因此，有人提出了"具有乳头状核特征的非浸润性滤泡性甲状腺肿瘤"这一替代性术语，指代那些具有足够的乳头状癌核的特征的非浸润性的包裹性甲状腺滤泡型肿瘤（"包裹性滤泡型乳头状癌"），也指那些非浸润性结节、只具有部分乳头状癌核的特征、以前称为"分化良好的具有恶性潜能的肿瘤"（表 4-1）[1, 45]。原型的 NIFTP 组织学特征如图中（图 4-3）所示。关于 NIFTP 及其诊断标准和对外

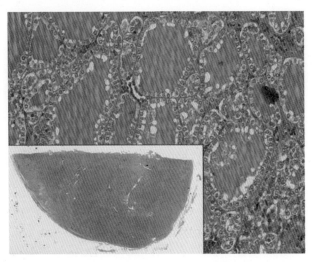

▲ 图 4-3　具有乳头状核特征的非浸润性滤泡性甲状腺肿瘤的组织学特征

在一个境界清楚的非浸润性结节中（左下图），出现甲状腺乳头状癌核特征

科病理实践的影响的详细描述参见其他章节（见第 24 章和第 25 章）。

Nikiforov 及其同事修订 NIFTP 的一个重要结果，就是包裹性滤泡型乳头状癌一组浸润性肿瘤中，"癌"一词被证明是合理的：在 101 例浸润性包裹性滤泡型乳头状癌患者中，5 例发生远处转移，其中 2 例死于本病；另外 2 例患者中，1 例发生淋巴结转移性复发，另 1 例在随访时带病生存[45]。这些肿瘤不仅要与对应的非侵袭性肿瘤（NIFTP）鉴别，而且要与现在较少见的浸润性（非包裹性）滤泡型乳头状癌鉴别。因此，简单的组织学诊断不加限定的"滤泡型乳头状癌"是不能接受的。WHO 建议使用如下术语。

- 对非浸润性包裹性滤泡型的乳头状癌定义为NIFTP[1]。
- 对包裹性和浸润性的这类疾病定义为包裹性滤泡型乳头状癌伴血管或包膜浸润[5]。
- 对非包裹性伴浸润的这类肿瘤定义为浸润性滤泡型乳头状癌。

连贯性地使用上述诊断术语便于甲状腺病变的正确分类、流行病学研究及与临床医生的沟通。根据目前的建议，局限于包膜内的浸润性包裹性滤泡型乳头状癌及 NIFTP，可通过甲状腺叶切除

达到足够的治疗目的；但包裹性滤泡型乳头状癌伴血管侵犯，以及浸润性滤泡型乳头状癌可能需要进行全甲状腺切除术和放射性碘治疗[46, 47]。

在常规外科病理诊断实践中使用 NIFTP 术语的重要实用性，与诊断术语的"保守"使用有关。用"肿瘤"一词代替了"癌"一词，就是为了强调"乳头状核特征的非浸润性滤泡性甲状腺肿瘤"的惰性生物学行为。美国甲状腺协会（ATA）等专业组织已经接受了用"NIFTP"这一术语来定义非浸润性包裹性滤泡亚型乳头状癌，作为"基于中等质量证据的弱推荐"，而且 ATA 指出"需要进行前瞻性研究以验证观察到的患者的预后，并测试其预测甲状腺癌结局的性能"[47]。因此，必须使用严格的纳入和排除标准，以确保被归类为 NIFTP 的肿瘤的确具有长期的惰性生物学行为，从而证明临床上将 NIFTP 按照滤泡性腺瘤来处理（侧叶切除术＋放射性碘治疗）是正确的[48]。对肿瘤全部的包膜与甲状腺非肿瘤性实质之间的界面需仔细检查以排除浸润，目前建议将整个病变的包膜/肿瘤与正常甲状腺交界处全部送检行病理学检查[48]。众所周知，甲状腺结节取材的适当标准和程序是一个争论性问题，依据病理医生各自的经验和不同单位之间而有所不同[30]。将整个肿瘤包膜/肿瘤与非肿瘤之间的交界面完整取材确实很费钱，而且可能存在问题（特别是在资源不足的医疗机构）。然而，对于无法进行彻底取材和组织病理学检查的病例，应将"非浸润性包裹性滤泡型乳头状癌"这一古老的术语视为默认诊断。由于 NIFTP 的平均直径约为 3cm，因此，20 个蜡块能将所完整的肿瘤边界取完。对于较大的肿瘤，可在首次取材 20 个蜡块切片并观察后逐步加取材，直到发现确切的浸润灶或将整个肿瘤边界取完为止[48]。此外，如果核形态的改变特别突出，建议从肿瘤的中央部分单独取材，以排除偶尔出现的肿瘤性乳头或砂粒体。只要出现真正的肿瘤乳头状结构，就可排除 NIFTP 的诊断[48]。如果在非浸润性包裹性结节内出现其他乳头状癌亚型（如高细胞型、柱状细胞型等）的特征，则不能诊断为

NIFTP。也有研究显示，NIFTP 具有 RAS 样基因突变特征[45]，而鉴定出 BRAF V600E 样分子改变（如 BRAF V600E、RET/PTC、ALK 重排）基本可排除 NIFTP 的诊断[48]。

（二）滤泡性甲状腺肿瘤出现可疑的包膜和血管侵犯：恶性潜能未定的肿瘤

有些病例很难客观、可重复性地诊断为浸润性癌[32]。当肿瘤细胞宽基底样穿插到包膜内、但还没有完全穿透包膜时，肿瘤包膜的浸润可能是存疑的（特别是在大肿瘤结节中）（图 4-4）。事实上，在另一些专家看来，尽管肿瘤厚包膜尚未完全被穿透，也被认为是浸润性肿瘤，从而诊断为甲状腺滤泡性癌[9]。而在另一些情况下，癌巢被肿瘤性纤维包膜包陷，可能会引起病理医生的高度怀疑，甚至会被某些病理医生诊断为滤泡性癌。同样地，考虑到血管侵犯导致肿瘤扩散的可能性较大，肿瘤包膜内的血管腔内见到不规则的肿瘤细胞，使血管侵犯成为另一个更令人担忧的情形（图 4-5）。在某些情况下，血管腔隙和肿瘤细胞的紧密结合提高了早期血管侵犯的可能性。事实上，并非所有专家都要求血管内皮细胞衬附在肿瘤细胞团的三面来定义血管侵犯，从而诊断为滤泡性癌[9]。在组织学浸润证据不完整且有疑问的情况下，对于缺乏明确浸润的组织病理学证据的肿瘤，WHO 的共识是诊断为"具有不确定恶性潜能的肿瘤"，而不是诊断为滤泡性癌，这与 2000 年的初始描述相比有一定的修改（表 4-1）[36]。如果滤泡状结节显示出乳头状癌核的形态学改变，无论这种核特征是否发育良好或仅部分发育，这时建议的诊断术语为"恶性潜能未定的高分化肿瘤"。如果滤泡状结节缺乏乳头状癌核的形态学改变，而且形态介于滤泡性腺瘤和滤泡性癌之间，则诊断为恶性潜能未定的滤泡性肿瘤[1]。对于所有这些病例（与非浸润性包裹性滤泡型乳头状癌/NIFTP的情况不同），其目前的恶性潜能尚不确定、有待于通过仔细的组织病理学分析和充分的随访数据进行验证性研究才能明确其将来的恶性潜能（尽

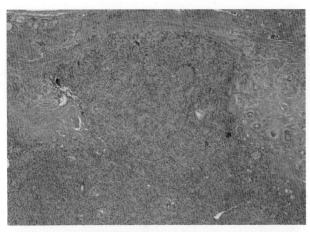

▲ 图 4-4　恶性潜能未定的高分化肿瘤伴可疑的肿瘤包膜侵犯
宽基的肿瘤细胞伸入到厚厚的纤维包膜中，但并未完全穿透

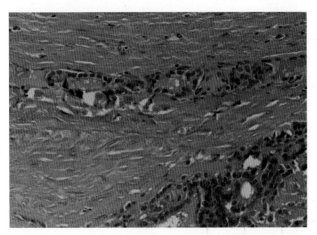

▲ 图 4-5　恶性潜能未定的高分化肿瘤（WDT-UMP）伴可疑的血管侵犯，肿瘤包膜内的血管腔内见可疑的"瘤栓"

管其恶性潜能很低）[32, 36]。同时，为了避免过度诊断和随之而来的过度治疗，认同这些诊断类别似乎是合理的，而且可以利用这些病例进行随访和流行病学评估。

最初在 2000 年提出的诊断术语"恶性潜能未定的肿瘤"[36] 已被用于定义具有不完全的乳头状癌核特征的非浸润性结节（现在被归类为 NIFTP），或可疑包膜侵犯的肿瘤，无论是否伴乳头状癌核的特征。分析已发表的数据显示，恶性潜能未定的肿瘤占所有外科切除的潜在恶性肿瘤（包括甲状腺癌和恶性潜能未定的肿瘤）病例的 0.5%～8%[41, 49, 50]。该研究还显示，恶性潜能未定的肿瘤具有 *RAS* 样分子特征，其中 *NRAS* 突变约

占 15%、*HRAS* 突变约占 5%、*PAX8/PPARG* 重排约占 5%；未见 *BRAF* V600E 突变的报道[49-52]。

三、WHO 内分泌器官肿瘤分类（2017 版）有关甲状腺肿瘤分类的其他新观点

在 WHO 内分泌器官肿瘤分类（2017 版）中，"微小浸润性滤泡癌"这一术语现在仅限于定义仅有包膜而无血管浸润证据的包裹性滤泡性肿瘤。这一变化是因为许多研究表明，明确的血管浸润的病例危险度更高[9, 53-59]。

事实上，对于有血管浸润的包裹性肿瘤，使用"微浸润"一词，可能会错误地让患者和临床医生高估预后，导致后续的治疗和护理不足。对于有血管侵犯的包裹性肿瘤，现在推荐的术语是"包裹性血管浸润型"滤泡癌。在这些肿瘤中，侵袭程度（1～3 个血管横截面积与 4 个或更多）定义了预后风险，但没有诊断类别[2]。重要的是，对有广泛浸润的伴有肉眼可见的多结节状生长模式的肿瘤（目前并不常见），仍然保留了"广泛浸润性滤泡癌"的诊断类别。这类肿瘤需要与低分化甲状腺癌相鉴别，因为低分化甲状腺癌常伴广泛的血管侵犯。然而，根据目前的标准，仅伴广泛的血管浸润并不能将滤泡癌本身定义为广泛浸润性癌[2]。

在 WHO 内分泌器官肿瘤分类（2017 版）中，认为 Hürthle/ 嗜酸性细胞肿瘤是一种独特的肿瘤实体[3]，尽管这类肿瘤仍被认为是其他甲状腺肿瘤类型（如乳头状癌、髓样癌）的特异性亚型，但这类肿瘤的原型——嗜酸性细胞腺瘤和嗜酸性细胞癌已不再被认为是滤泡癌的亚型。出现这种变化的重要原因是认识到 Hürthle / 嗜酸性细胞肿瘤具有较高的血管侵犯和远处转移倾向[60, 61]，当组织学上表现为恶性时，这类肿瘤往往对放射性碘治疗不敏感[62]，且具有一组独特的分子改变[63]。

值得注意的是，嗜酸性细胞肿瘤具有较高的血管侵犯倾向，可在颈部产生软组织种植灶，这

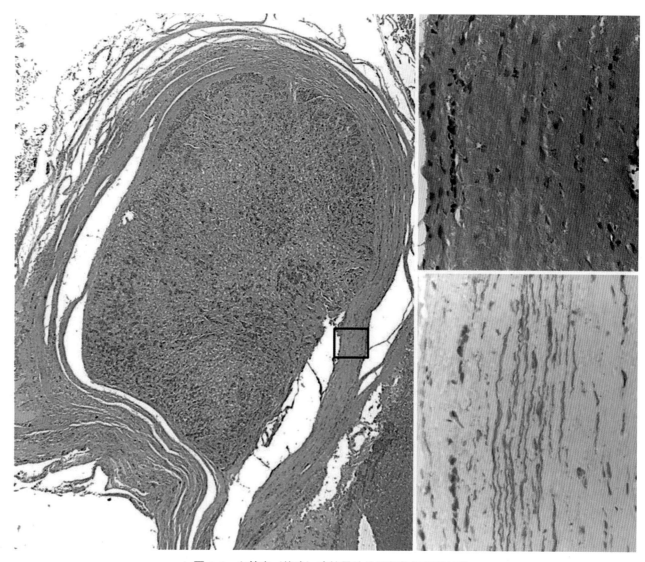

▲ 图 4-6　血管内（静脉）瘤栓导致的颈部软组织种植灶
右侧两幅插图代表左侧低倍视野中黑色方块内区域的高倍视野，右下方为此高倍视野相应的平滑肌肌动蛋白免疫组化染色结果

是血管内瘤栓生长的结果，应与淋巴结转移癌区分开来 [64]（图 4-6）。

就分子改变而言，嗜酸性肿瘤的分子特征是编码构成氧化磷酸化（OXPHOS）系统的线粒体内膜 5 种多聚体复合物之一的亚单位的基因突变。如果这些亚单位缺失，整个多聚体复合物就不能正确的组装，因此细胞正常的氧化磷酸化受损，线粒体积聚以补偿这种受损的氧化磷酸化 [65, 66]。在甲状腺和其他器官中，大多数突变发生在线粒体 DNA 的同质性水平上，通常在编码区（超过 70% 的情况下）改变了线粒体 ND 基因的复

合物Ⅰ（NADH 辅酶 Q 还原酶）亚单位 [63, 67, 68]。由 NDUFA13（GRIM-19）核 DNA 基因编码的复合物Ⅰ亚基的突变是迄今为止唯一报道的类似致病性的核基因突变 [69]。值得注意的是，在其他滤泡细胞源性肿瘤中常见的体细胞性 DNA 改变（如 BRAF 或 RAS 突变和 PAX8/PPARG 重排等），在嗜酸性细胞肿瘤中并不常见 [70, 71]。由于嗜酸性细胞肿瘤缺乏甲状腺肿瘤分子的常规改变，术前细针穿刺抽吸样本分子检测显示阴性的结果可能会被错误地解读为非肿瘤或非恶性肿瘤性结节。

TP53 突变在嗜酸性细胞肿瘤中已被报道，甚

至在没有高级别恶性特征的情况下也可见 TP53 突变，有时可伴 PTEN 突变 [72, 73]。嗜酸性细胞肿瘤的另一个不寻常的分子特征是出现高水平的非整倍体，常累及大段染色体或整个染色体 [71, 74, 75]。Hürthle/ 嗜酸性细胞肿瘤的特征将在其他章节（见第 32 章、第 46 章和第 47 章）中具体介绍。

WHO 内分泌器官肿瘤分类（2017 版）中，对低分化甲状腺癌进行了明确的定义，将其作为一种特殊的肿瘤实体，根据都灵共识标准进行诊断 [76]。

内分泌器官肿瘤分类（2017 版）对原型的"岛状"癌与其他非间变性高级别甲状腺肿瘤之间的关系中也在低分化癌的章节中进行了讨论 [4]。文中其他章节（见第 48 章和第 49 章）中讨论低分化甲状腺癌的特征，而新肿瘤类型——"鞋钉样细胞"亚型的乳头状癌，在其他章节（见第 30 章）中专门描述。

在内分泌器官肿瘤分类（2017 版）中，明确了微小髓样癌与结节性 C 细胞增生的鉴别诊断标准 [7]。浸润的早期表现是增生的 C 细胞穿透了细胞团周围的基底膜，这一特点可通过 IV 型胶原的免疫组化染色来鉴定 [77]，而在浸润性生长的 C 细胞团周围出现明显的促纤维增生性间质反应更有力支持髓样癌 [78]。髓样癌的其他特征将在其他章节（见第 39 章和第 40 章）中具体描述。

第 5 章 国际甲状腺 FNA 报告系统的对比研究

International Comparison Study of Thyroid Reporting Systems

Massimo Bongiovanni　著

刘九洋　译　　陈琼荣　校

摘　要

◆ 过去，甲状腺报告系统"各自为政"，即每个机构和每个细胞病理学家在用各自的专业术语来描述穿刺结果。近年来，随着不同国家报告系统的出现，甲状腺细胞学报告得到了标准化，具有可重复性，所有相关人员都能理解。有了这个报告系统，更易于对比研究各机构之间的细胞报告质量、比较其甲状腺细针穿刺所使用的辅助技术和分子检测技术的准确性。这些标准化的报告系统在美国、英国、意大利、日本和澳大利亚等国家均得以建立和推广。有的报告系统是五分类法，有的是六分类法。在部分报告系统的修订版本中，已经尝试将不同命名的诊断类别（尤其是不确定类别）同质化，以使每个系统都更加适用。

一、概述

世界上不同国家都采用了甲状腺细针穿刺细胞学检查，超声的广泛应用使即使是不可触及的、深部的结节也可以精确定位和取样，其他的影像学技术也更利于观察甲状腺结节[1, 2]。这样一来，过去几年伴随着甲状腺非肿瘤性疾病、炎症 / 反应性疾病检出率的增加，可观察到的 PTC 病例也明显增加[3]。一个综合性、可重复性的诊断是高度精准诊断的基础[4]。

在过去的几年里，FNAC 领域最重要的进步除了分子检测的开展外，就是不同的国家采用了通用的甲状腺细胞学报告系统（RS），这使得细胞学报告更综合和标准化，更利于相互之间进行比较。最著名的 RS 包括美国版（见第 7 章）、英国版（见第 9 章）、意大利版（见第 6 章）、日本版（见第 2 章）及澳大利亚版（见第 8 章）[5-9]。

有些 RS 采用五分类法：英国版（由英国甲状腺协会 – 皇家内科医学院资助）和意大利版（由解剖病理学和细胞病理学学会 – 国际病理学会资助）[8, 10]。目前在用的是这两个版本的第 2 版，实质上已经演变成一个六分类系统：因为这两个 RS 都将滤泡性肿瘤进一步分为两类，即非典型性 / 非诊断性（Thy3a）和建议考虑 FN（Thy3f），分别是低风险（TIR3A）和高风险类别（TIR3B）。日本版（由日本甲状腺协会资助）也是一个五分类 RS：将不确定的诊断类别（DC）分为 FN（3A）和其他（3B）[5]。其他 RS 则都是六分类方法：美国 Bethesda 甲状腺细胞病理学报告系统（最初由美国国家癌症研究所资助，现在修订为第 2 版）和澳大利亚版（由澳大利亚皇家病理学院资助）（表 5–1）[6, 9]。采用 RS 是标准化诊断术语、减少描述性诊断、促进病理医生和临床医生之间交流的基础[4]。

不同 RS 在甲状腺良恶性疾病的诊断和鉴别诊

表 5–1　5 个甲状腺细针穿刺细胞学报告系统之间的对比 [a]

美国（2008 年）	澳大利亚（2014 年）	意大利（2014 年）	英国（2011 年）	日本（2013 年）
无法诊断或结果不满意（ND） 仅有囊性液体	无法诊断（1）	无法诊断（TIR1） 无法诊断（囊性病灶）（TIR1C）	无法通过细胞学诊断（Thy1） 结果不满意，与囊性一致（Thy1c）	样本量不足 无法诊断（1）
良性	良性（2）	非恶性 / 良性（TIR2）	非肿瘤病变（Thy2/Thy2c）	正常或良性（2）
尚未确定病变性质的非典型性病变或滤泡性病变（AUS/FLUS）	不确定病变或尚未确定病变性质的滤泡性病变（3）	低风险不确定病变（LRIL）（TIR3A）	可能为肿瘤（非典型 / 非诊断性）（Thy3a）	不确定（3） 滤泡性肿瘤（3A） 其他（3B）
滤泡性肿瘤或可疑的滤泡性肿瘤（FN/SFN）	提示有滤泡性肿瘤（4）	高风险不确定病变（HRIL）（TIR3B）	可能为肿瘤（提示滤泡性肿瘤）（Thy3f）	
可疑恶性肿瘤（SM）	可疑恶性肿瘤（5）	可疑恶性肿瘤（TIR4）	可疑恶性肿瘤（Thy 4）	可疑恶性肿瘤（4）
恶性肿瘤（M）	恶性肿瘤（6）	恶性肿瘤（TIR5）	恶性肿瘤（Thy5）	恶性肿瘤（5）

a. 表内均以"诊断分类（简称）"的形式描述

断方面均有很高的准确率（以甲状腺 FNAC 作为诊断测试）。甲状腺 FNAC 可以明确识别哪些甲状腺结节不需要手术，哪些必须立即手术 [1, 2, 11]。此外，甲状腺 FNAC 有助于更精准的决定手术范围（甲状腺一侧切除或全部切除或淋巴结清扫）、更精准的选择治疗方法［如化疗和（或）放射治疗］。尽管不同的 RS 并没有完全相同的术语，但对甲状腺良性和恶性增生的定义都是大同小异。

相反，对于滤泡性病灶，或者是不确定性病变的情况，甲状腺 FNAC 可作为筛查手段 [11, 12]。不幸的是，对于此类病变，不同甲状腺 RS 之间并不相同，使得不同 RS 之间的对比、科学解释遇到难题。当提及滤泡性病变时，很显然我们是从病变的结构特征来定义的。当提及所谓的"不确定性病变"时，并不是指特定的疾病模式或结构特征，而更多地是指甲状腺病灶的类别（广义来讲也包括滤泡性病变），由于恶性风险尚未可知，因此针对"不确定性病变"尚无明确的治疗方法。

二、美国甲状腺报告系统

Bethesda 甲状腺细胞病理学报告系统是全球

范围使用最广的 RS（见第 7 章），该系统于 2007 年在位于贝塞斯达（美国马里兰州）的美国国家癌症研究所主持召开的甲状腺 FNA 科学大会上创立，随后由 Syed Z. Ali 和 Edmund S. Cibas 共同主编完成第 1 版 Bethesda 图书。最近该书得到了修订，发布最新版本的编者与第 1 版的相同。新版本中有两个最重要的变化：一是采用分子检验来评估不确定性病变的潜在恶性风险；二是将 NIFTP 的组织病理学概念纳入与 DC 相关的恶性风险评估中。事实证明，NIFTP 这一概念主要影响 3 种 DC，即 AUS/FLUS、FN/SFN 和 SM，但对恶性 DC 也有轻微影响（3%～5% 的恶性 DC 病例最后证实时 NIFTP）。进一步采用分子检验细化 ROM 的分类，可以弥补 NIFTP 导致的诊断准确率的降低。随访建议仅用于良性诊断，尤其是在超声检查结果不明确的时候 [6]。

三、英国甲状腺报告系统

英国甲状腺 RS 由英国甲状腺协会 – 皇家病理学家学院于 2002 年创建，随后于 2009 年进行了修订，并发布了最新的述评（见第 9 章）。

尽管是五分类系统，但英国甲状腺 RS 对含有囊内容物特征的病变进一步分为非诊断性和良性两个亚类：Thy1c（"c" 表示具有巨噬细胞且没有胶体的囊性病变）和 Thy2c（含巨噬细胞和胶体的病变，在某些精确的临床背景下可被认为是非肿瘤性病变）。此外，该 RS 对滤泡性病变和非典型病变进一步分出亚类（这类似于美国的 TBSRTC 系统）：Thy3f（"f" 指滤泡性病变）和 Thy3a（"a" 指非典型病变），包括组织结构和（或）核非典型性不足以定为更高分类的病例，和（或）因标本制备 / 染色不理想的病例。

然而有趣的是，TBSRTC 并不鼓励使用数字分类（Bethesda I、II 等），而英国甲状腺协会推荐使用数字分类（Thy1～5），并对不同分类进行包括解释性的描述 [8, 13]。

四、意大利甲状腺报告系统

意大利解剖病理学和细胞病理学学会、国际病理学学会、意大利内分泌学和内分泌学家医学协会于 2007 年发布了意大利甲状腺报告系统。经意大利内分泌学会与内分泌学家医学协会和意大利甲状腺学会同意，于 2014 年对该系统进行了修订（见第 6 章）。

意大利版本与美国 TBSRTC 相似，每个 DC 都与恶性风险相关。与英国 RS 相似，对穿刺物含有囊液的穿刺结果而不能诊断的分类又进行了有效的亚分类：即 TIR1C。TIR3 进一步分为 TIR 3A 和 TIR3B（低度、高度恶性风险），包括非典型和滤泡性病变。

有趣的是，对于重复穿刺样本量不足的病例，意大利 RS 建议使用空芯针穿刺活检和考虑液基细胞学（LBC）作为可信赖的方法来代替 FNAC[7, 10]。

五、日本甲状腺报告系统

日本甲状腺外科手术学会于 2005 年根据 Papanicolaou 学会的建议发布了日本甲状腺报告系统，

并于 2013 年由甲状腺学会更新。新版本中最明显的修改是对不确定性 DC 进行亚分类 [9, 10]：A. 滤泡性肿瘤 [8]（不包括 PTC 型核）；B. 其他（见第 2 章）。

"滤泡性肿瘤"是指将结构上具有非典型性的微滤泡样结构的病例进一步细分为如下三类：A_1，倾向良性；A_2，交界性；A_3，倾向于恶性肿瘤，这三种不同类型具体取决于细胞的异型性、细胞失黏附性、细胞极性缺失及结构特征（小梁、管状、滤泡）。但是，在细胞学报告中，这三个亚类并不是强制性的。在"不确定的 A"组中还包括滤泡性亚型的 PTC。"其他类"是指非滤泡性病变，具有不确定意义的特征，在大多数情况下，表现出模糊的 PTC 的细胞核特征。此报告系统仅限于日本使用，亚洲大部分国家都使用美国报告系统。日本版与 TBSRTC 不同，如果 FN/SFN 结节具有良性的临床特征时，则不建议对其行诊断性手术，而是积极采用严格的标准下，对患者进行密切和长期的随访，直到出现可疑的特征。因此，日本甲状腺结节手术切除率很低，但是手术患者确诊恶性的风险更高 [5, 14]。TBSRTC 2 缩短了东西方之间的差距：日本 RS 所推荐积极监测与 TBSRTC 2 处理措施相同（即前文提及的 TBSRTC 2 推荐的使用分子检测、临床相关的影像学、多学科讨论来处理）[15, 16]。

六、澳大利亚甲状腺报告系统

澳大利亚皇家病理学院于 2014 年制订了甲状腺细针穿刺活检获取样本的操作规程和指南，其具体目标是：①提高最终的细胞病理学报告的质量；②改进甲状腺结节患者的决策管理（见第 8 章）。该系统以 TBSRTC 的六分类报告系统为基础，但是在 AUS/FLUS 诊断分类中所使用的专业术语有所不同，即"非确定病变或具有不明意义的滤泡性病变"，并明晰的附注：不推荐使用"非典型性"一词；对于 TBSRTC 分类中的 FN/SFN，该系统命名为"提示滤泡性肿瘤"，并明晰注释为不推荐用"可疑"一词。该版本的充足诊断标准与 TBSRTC 相同，而有趣的是，只有囊性液体而非典型特征的病变才被认定为良性病变（见第 8 章和第 17 章）。

七、讨论

在甲状腺报告系统问世之前(在 2000 年前后)，甲状腺细胞病理学报告是基于普通的细胞学诊断原则，如非诊断性、阴性、非典型、可疑和恶性，适用于不同的器官。滤泡性病变的细胞学报告，通常包括零散的描述语言、模棱两可的诊断结论，而且各个细胞学报告"各自为政"，这种报告并不可信，可以有多种解读。这种细胞学报告在不同单位的细胞病理医生之间，甚至在同一单位的不同细胞病理医生之间，都不具有一致性和可重复性，对比研究更不可能。这种状况是造成甲状腺细胞学停滞不前的原因。

幸运的是，国家级 RS 的增长和各国协会统一 RS 的努力，使得甲状腺 FNA 不断走向成功。但是，对于不确定分类的细胞学诊断仍需进一步优化。不确定分类（包括 AUS/FLUS、FN/SFN、无法诊断、THY3、TIR 3）具有细胞核和结构的非典型性，但尚不足以诊断为明确的恶性肿瘤。至少在欧洲和美国，不确定分类的处理原则致力于使 RS 能更好地提示恶性的风险：要么降低、要么升高 DC 提供的参考恶性风险。如果存在可疑的临床特征，建议通过重复 FNAC 或分子检测或按照 TBSRTC 的推荐通过诊断性手术确诊，来进一步细化恶性风险。相反，亚洲临床实践中推荐对此类 DC 进行积极随访，从而减少过度诊断和过度治疗，这种观点已被多篇文献证实[14, 17]。一些研究还将可疑恶性肿瘤归入不确定分类，但是 SM 分类的恶性风险很高，不应纳入不确定分类。

在一项多中心双盲研究中，我们比较了不同报告系统诊断滤泡性病变的准确性（该类病变经组织学确诊为甲状腺滤泡性肿瘤）[18]，结果发现，诊断准确性在 0.51～0.74，因此，至少对于不确定性滤泡性病灶而言，距离一个通用的可比较的甲状腺 RS 的目的还很远。此外，NIFTP 似乎更大程度上影响了诊断分类之间的均一性。NIFTP 重新归类为具有低恶性潜能的非浸润性包裹性滤泡型 PTC，降低了甲状腺 FNA 的诊断准确性。实际上，目前只有 TBSRTC 2 加入了 NIFTP，这降低了不确定分类的恶性风险。其他报告系统尚未将 NIFTP 纳入其分类系统，但希望以后不确定分类的恶性风险也会有所下降。日本和亚洲其他国家对 PTC 型核特征一直有不同的描述，有更严格的标准，这样使 NIFTP 诊断率降低[14]。

东西方国家之间的临床实践不同，在细胞学诊断方面对于恶性肿瘤风险的认识不同，这也解释了为什么在每个分类系统里很难区分需要手术和不需要手术的病例。在日本甲状腺协会临床指南中，是否需要手术不能仅仅由细胞学诊断来决定，而是可以延迟手术，并对患者进行一定时期的随访以获取有关超声检查和其他临床检查的结果（积极监测），再来决定是否需要手术。如果在随访期内结节增大或出现可疑恶性的征兆时，就建议手术治疗。当然，也要考虑患者本身对手术的意愿。这种处理原则在某种程度上类似于英国和意大利经多学科讨论后决定是否手术。

第 6 章　意大利甲状腺 FNA 报告系统
The Italian Reporting System for Thyroid Cytology

Guido Fadda　Patrizia Straccia　**著**
刘九洋　**译**　　陈琼荣　**校**

一、概述

　　甲状腺结节性病变的术前准确诊断是内科医生、内分泌医生和外科医生的真正难题。病理医生的关键作用是尽可能准确地描述其特征，使患者能够得到及时而合适的治疗。FNAC 是唯一可以提供明确的术前诊断的一种检查，特别是对于良、恶性结节。不同的研究报道 FNAC 的敏感性和特异性分别为 68%～98% 和 56%～100%[1, 2]。

　　FNAC 能够识别出可能要手术的甲状腺结节患者，是最准确、最经济实惠的一种方法。意大利甲状腺细胞学委员会报告系统于 2011—2014 年建立，其目的是对 2007 年建立的 SIAPEC-IAP 系统进行更新[3]。完成这项任务的委员会由 10 位甲状腺疾病专家（5 位病理学家和 5 位内分泌学家）组成，由 SIAPEC-IAP（意大利解剖病理学和细胞学学会，与之联合的国际病理学学会意大利分会）、意大利内分泌学会（SIE）、医学内分泌学家协会（AME）和意大利甲状腺协会（AIT）赞助。之前的 SIAPEC-IAP 报告系统是一个五分类系统，包括以下类别：TIR1，非诊断性；TIR2，非肿瘤性；TIR3，不确定/滤泡性增生；TIR4，可疑恶性；TIR5，恶性。新版本意大利报告系统[4]（表 6-1）在非诊断性亚类中新增 TIR1C（囊性）；在不确定性分类（SIAPEC-IAP 系统中的 TIR3）进一步细化为 TIR3A（低风险不确定病变，图 6-1）和 TIR3B（高风险不确定病变，图 6-2）。Bethesda

甲状腺细胞病理学报告系统[5]包括六个类别，而不是五个类别；非诊断性、良性和恶性分类与意大利和英国的分类相似，而不确定性病变（IL）在三个版本中进一步细分：①意义未定的非典型性和滤泡性病变（AUS/FLUS）；②滤泡性肿瘤或可疑滤泡性肿瘤（FN/SFN）；③可疑恶性肿瘤[6]。

　　英国甲状腺协会和英国皇家病理学院立即依照 NCI 研讨会制定的 TBSRTC 报告系统，将滤泡性肿瘤分为 Thy3a（非典型性），对应于 Bethesda 系统的 AUS/FLUS；Thy3f（滤泡性肿瘤），对应于 Bethesda 系统的 FN/SFN[7]。英国 RS 的最新版也再次确认这种更改[8]。值得注意的是，在英国系统中不确定分类、可疑和（或）恶性的所有病例均应通过多学科讨论，以做出最适当患者的决策。

表 6-1　2014 年意大利甲状腺细胞学报告系统[4]

分　类	诊断分类	恶性风险(%)	推荐决策
TIR1	尚不能诊断	无法鉴别	至少 1 个月后再次超声引导 FNA
TIR1C	尚不能诊断，囊性	低风险（结合临床特征）	临床评估和（或）再次 FNA
TIR2	非恶性/良性	<3	随访
TIR3A	低风险不确定病变（LRIL）	<10[a]	再次 FNA/临床随访
TIR3B	高风险不确定病变（HRIL）	15～30[a]	手术
TIR4	可疑恶性肿瘤	60～80	手术（考虑冰冻切片）
TIR5	恶性	>95	手术

a. TIR3 的预期恶性风险主要基于临床经验，仅部分循证医学数据支持

二、意大利报告系统（2014 版）

根据英国和美国报告系统的经验，意大利委员会建立了新的系统，旨在：①修改每个分类的细胞形态学标准；②通过更多创新 / 诊断技术更新临床实践；③通过多中心研究确认新系统。因此，意大利报告系统（2014 版）与以前的版本不同，与英美、日本相比存在一些差异（表 6-2）。第一，对甲状腺滤泡细胞核的非典型性进行不同解释（排除了肿瘤细胞）。实际上，结构异型性仍然是区分低风险和高风险病变的基础（TIR3A 与 TIR3B），但是核非典型性程度可以确定这些类别（包括 TIR3B 或 TIR4）与手术决策相关[9, 10]。基于此，意大利委员会预计低风险类别（TIR3A）（不包括严重非典型病变的甲状腺细胞）的 ROM 可能会减少到 5%～10%，而在英国和美国报告系统这类病变的 ROM 则为 5%～15%。意大利最新报告系统对经重复 FNA 仍为非诊断性的类别（TIR 1）的病例，推荐使用空芯针活检（CNB）进一步明确诊断。CNB 技术可以使用 20～22G 弹出式穿刺针对病变进行穿刺取样，可获得细小的活检组织做组织病理学检查。韩国和意大利团队对此技术进行了深入研究（见第 64 章），获取的组织可做免疫组织化学检查来进一步明确不确定

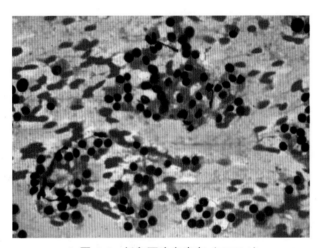

▲ 图 6-1　低危不确定病变（TIR3A）

甲状腺细胞为单个的有核细胞，呈散在的小叶状结构（HE 染色，400×）

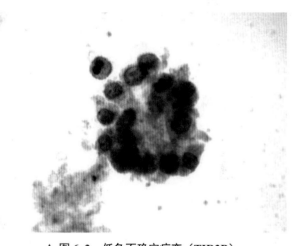

▲ 图 6-2　低危不确定病变（TIR3B）

显示由轻度至中度异型性细胞排列的滤泡状细胞（ThinPrep，巴氏染色，1000×）

表 6-2　不同国家报告系统简介

英国 RCPath	意大利	美国 Bethesda	日本甲状腺学会
Thy1/Thy1c: 细胞学无法诊断 样本不理想，类似囊性	TIR1: 无法诊断	Ⅰ：无法诊断	样本不足（无法诊断）
	TIR1C: 囊性		
Thy2/Thy2c: 非肿瘤性病变	TIR2: 非肿瘤性病变 / 良性	Ⅱ：良性	正常或良性
Thy3a: 可疑肿瘤（非典型性 / 无法诊断）	TIR3A: 低危不确定病变（LRIL）	Ⅲ：非典型性不确定病变（AUS）或滤泡样变	不确定病变 A：滤泡性肿瘤： 　– A₁ 倾向良性； 　– A₂ 交界性； 　– A₃ 倾向恶性 B：其他（非滤泡性非典型性病变）
Thy3f: 可疑肿瘤（提示滤泡性肿瘤）	TIR3B: 高危不确定病变（HRIL）	Ⅳ：滤泡性肿瘤或可疑滤泡性肿瘤	
Thy4: 可疑恶性	TIR4: 可疑恶性	Ⅴ：可疑恶性	可疑恶性
Thy5: 确诊恶性	TIR5: 恶性	Ⅵ：恶性	恶性

分类的诊断，如 GATA-3、HBME-1 和细胞角蛋白[11, 12]。该报告系统还特别指出 CNB 获取细胞制作的液基细胞学图片也可做免疫细胞化学染色，虽然仅在有特定经验的机构中使用[13, 14]（见第 13 章）。

三、不确定性病变

在 FNA 标本的分类中，不确定病变仍存有争议。大量研究表明，这一类别在所有甲状腺病例中高达 20%，代表所谓的灰区病变，包括了良性与恶性病变[15, 16]。这类病例也可能是滤泡型的甲状腺乳头状癌（FVPC）（组织学证实），因缺乏 PTC 核的特征而达不到确诊恶性肿瘤的标准。所有这些依据可能导致大量病例接受不必要的手术治疗，使甲状腺疾病的发病率增高，也会增加医疗成本。甲状腺滤泡性肿瘤只有出现包膜或血管侵犯才能明确诊断为滤泡性癌，而这种形态在细胞学中不可能观察到，这也是 FNA 主要的形态学局限性，也是 FNA 诊断准确性低的原因。

最近某国际组织[17]发表的一篇论文（基于全球其他组织的研究，特别是日本[18]），介绍了具有乳头状核特征的非浸润性滤泡性甲状腺肿瘤。NIFTP 代表滤泡型 PTC 中具有低度恶性潜能的一类肿瘤，是甲状腺 FNA 细胞学中假阴性诊断的最重要原因。在组织学病理中引入 NIFTP 可能会减少甲状腺报告系统中（日本系统[19]可能除外）诊断类别的恶性肿瘤风险，并将促使现行的西方国家报告系统做进一步修订[20]。

如果诊断为 IL 的结节将手术作为首选治疗方案，那么多达 70% 的患者将接受不必要的手术。基于 TBSRTC，意义不明的非典型性 / 意义不明的滤泡病变（AUS/FLUS）的 ROM 为 5%～15%，而滤泡性肿瘤 / 可疑滤泡性（FN/SFN）和 Hürthle 细胞肿瘤（HCN[21]）的 ROM 增加到 15%～30%。意大利报告系统中针对 SIAPECAIT（2014 版）引入了 TIR3A 和 TIR3B 的亚类（这种分类是根据结构和细胞学非典型性来确定的），目的是减少不必要的手术量。最近 Straccia 团队[22]对 2014—2016 年

的 4043 个细胞学病例进行分析，以了解意大利报告系统各自分类的使用频率，结果显示：TIR1，9.8%；TIR1C，1.3%；TIR2，71%；TIR3A，5.5%；TIR3B，4.6%；TIR4，2.5%；TIR5，5.2%，完全符合预期诊断率。在 721 例不确定（TIR3A、TIR3B、TIR4）和恶性肿瘤（TIR5）病例中，有 470 例（56%）接受了手术切除。这项研究还分析了不同的诊断类别的 ROM 变化，将 NIFTP 视为恶性肿瘤，然后将其排除，这两种情况下 ROM 分别为：TIR3A 为 14% 和 16%，TIR3B 为 24% 和 28%，TIR4 为 85% 和 83%，TIR5 不变。这项研究结果证实了 Faquin 和 Strickland 团队对 Bethesda 系统的研究结果，即将 NIFTP 作为不确定类别后，ROM 将减少[23, 24]。

TIR3A 亚组（低风险不确定病变，LRIL）与 BSRTC 的 AUS/FLUS 类别和英国甲状腺协会（BTA）的 Thy3a 类别相似，它的特征是在低胶质含量的背景下，具有许多微滤泡结构（占总细胞成分的 60% 不到），可以观察到滤泡细胞核轻度的非典型性，然而微滤泡结构的整体比例不足以诊断滤泡性肿瘤。有时在非肿瘤性病变中可能会出现退行性改变。有时，少量标本在低胶质含量的背景下，出现了主要为微滤泡群的嗜酸性细胞（Hürthle 细胞），也可以纳入这一类别。

TIR3A 亚组还包括部分受损样本（由于制片所致人工损伤或血液污染），由于具有细胞或组织结构上的改变，既不能确定地归类为良性也不能归为恶性，这一类病变期望最大 ROM 为 10%。

TIR3B 亚组类似于 BSRTC 的 FN/SFN 类别，而 BTA 的 Thy3f 亚类诊断的结节性病变期望 ROM15%～30%。TIR3B 亚组的特点是细胞密度高，以微小滤泡 / 梁状结构为主（占比超过 60% 的细胞成分），伴有局灶性细胞非典型性（多数为中度非典型性，很少为重度非典型性），这种形态提示"滤泡性肿瘤"。几乎全部由嗜酸性细胞组成的标本（Hürthle 细胞 / 嗜酸性细胞肿瘤）（图 6-3 和图 6-4）也包括在 TIR3B 亚组中，这种情况下做出诊断时不需要考虑细胞或组织结构的非典型性改变。上述对意大利 RS 的研究[22]将 TIR3B 亚组细分为

非嗜酸性高危组和 Hürthle 细胞病变组，在 109 例病例中，TIR3B 的总 ROM 为 28%，但对于特定的嗜酸性病变组 ROM 低至 9%，而对于非嗜酸性高危组病变的 ROM 上升至 50%。TIR3B 亚组还包括细胞样本中可疑乳头状癌核特征病变，这些样本不能完全排除恶性肿瘤，但其恶性特征太轻微或很局限而不能纳入 TIR4（可疑乳头状癌）（图 6-5）。

由于上述种种原因，TIR3 亚组的临床处理并不是一成不变的。TIR3A 推荐的处理措施包括：临床和超声检查的随访及 6 个月内再次 FNA，而对于 TIR3B 结节，手术治疗却是最适合的方法。然而，这类新亚组病例究竟该采取手术治疗还是保守治疗，一方面取决于细胞学和临床证据，另一方面也需要细胞病理学家和临床医生之间的充分讨论。

四、结论

意大利报告系统（2014 版）旨在为细胞病理学家提供一个对甲状腺结节细胞学诊断实践中便于管理的工具。同时，意大利系统形态评估标准试图将每个病例进行更合适的分类，并且通过分子检测协助诊断最难的一些病例（通常是不确定类），这都是将来细胞学技术的进步可能提供的解决方案[25, 26]。细胞病理学家在做出甲状腺结节的细胞学诊断时务必要记住的一点是：细胞学形态特征是临床决策（无论是外科手术还是内科治疗）最重要的参考依据，也是开展相关分子检测的基础。最后，由于 NIFTP 的滤泡细胞缺乏明显的非典型特征，在今后工作中应谨慎使用可疑 NIFTP 的诊断，以避免不必要的外科手术治疗。

致谢：2011—2014 年意大利报告系统更新委员会给予作者非常宝贵的支持，在此对 Fulvio Basolo、Anna Crescenzi、Andrea Frasoldati、Francesco Nardi、Fabio Orlandi、Lucio Palombini、Enrico Papini、Alfredo Pontecorvi、Paolo Vitti、Michele Zini 等委员表示诚挚的感谢。

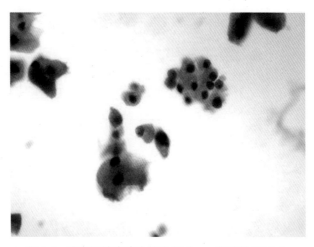

▲ 图 6-3 高危不确定病变（TIR3B）——吞噬型（ThinPrep，巴氏染色，1000×）

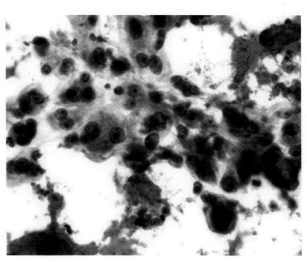

▲ 图 6-4 高危不确定病变（TIR3B）——吞噬型（巴氏染色，500×）

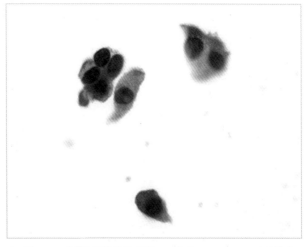

▲ 图 6-5 甲状腺乳头状癌（TIR5）（ThinPrep，巴氏染色，500×）

第7章 Bethesda甲状腺细胞病理学报告系统（第2版）简介

Introduction to the Second Edition of the Bethesda System for Reporting Thyroid Cytopathology

Marc Pusztaszeri 著

李金朋 译　陈琼荣 校

摘　要

- Bethesda甲状腺细胞病理学报告系统是一种标准化的甲状腺细针穿刺检查报告系统，根据恶性肿瘤风险和临床管理情景分成六类。自2009年实施以来，TBSRTC在国际上得到了广泛应用，提高了甲状腺结节细胞学检查报告的质量和可重复性，有利于甲状腺结节患者的管理。基于此，医生们也积累了大量关于细胞学诊断实践、对临床的影响及其局限性的经验。此外，近几年甲状腺病理学取得了一些新进展，主要包括如下：①修正了甲状腺结节患者管理的ATA指南，按照临床、病理、影像学特征对患者进行临床分层管理，并强调更为保守的治疗；②对甲状腺FNA样本进行更加广泛的分子检测，尤其在美国，这改变了甲状腺结节患者的管理方式；③将包裹性滤泡型PTC重新分类为具有乳头状核特征的非浸润性滤泡性甲状腺肿瘤，试图减少对这种低风险甲状腺肿瘤患者的过度诊断和过度治疗。根据甲状腺结节和甲状腺癌患者管理方面的重要进展，更新TBSRTC的时机已经成熟，因此对该系统进行了彻底的修订和更新后，于2017年10月出版了TBSRYC 2。在这一章节中我们重点介绍TBSRYC 2的修订和更新内容。

一、概述

术语、命名法和报告系统是病理学家向医疗保健团队传达病理形态和诊断意见的重要方法。细胞病理学家向医疗保健团队传达甲状腺FNA结果必须简洁明确且有临床价值。在TBSRTC出现之前，包括美国在内的许多国家都没有标准的甲状腺报告系统。先前的报告系统不尽人意，包括类别名称多样、无类别的描述性报告及外科病理学术语的使用，这些都给甲状腺结节患者的治疗带来一些混乱，并且阻碍了不同机构之间的数据分享。2007年，在贝塞斯达举行的为期2天的美国国家癌症研究所甲状腺细胞穿刺科学大会，奠定了甲状腺FNA标准化报告的基础。Baloch等在两份出版物中总结了此次大会有关FNA诊断术语和形态标准的讨论与结论[1, 2]，并且作为2009年12月发布的TBSRTC 1的框架[3]。此版本共有171页，由40多位作者共同完成，内容包括定义、标准、解释性注释、200多张彩色图片，以及采用友好界面的格式化报告模板以用于不同的诊断类别。此外，在Papanicolaou Society网站上提供了包含300张图像的在线图库[4]。

TBSRTC 不仅包括 FNA 标本中常见的良性和恶性甲状腺病变的诊断名称，还包括"不确定的恶性肿瘤（即灰区肿瘤）"的诊断名称，这类灰区肿瘤分为以下诊断类别：①意义不明的非典型病变（AUS）或意义不明的滤泡性病变（FLUS）；②滤泡性肿瘤或疑似滤泡性肿瘤（SFN）；③可疑恶性肿瘤。在 TBSRTC 的 6 类诊断中，每一类都根据现有文献和临床治疗方案确定其潜在恶性肿瘤风险（表 7-1）[3]。

随后，TBSRTC 在国际上得到了广泛应用，这种报告系统通过提高甲状腺细胞学报告的质量和可重复性，为甲状腺结节患者的治疗做出了重要贡献。此外，这种报告系统也获得美国甲状腺协会的认证，成为 ATA 甲状腺结节患者管理指南（2015 版）的一部分 [5]，并已翻译成中文、日文、西班牙文和土耳其文。

2009 年 TBSRTC 1 出版以来，其在细胞学诊断实践、临床影响和局限性方面获得了全球范围内的丰富经验。此外，甲状腺病理学领域出现了一些重要的新进展，其中包括：①修正了对甲状腺结节患者进行管理的 ATA 指南，按照临床、病理、放射特征对患者进行危险分层，并且强调更为保守的处理 [5]；②将分子检测作为细胞病理学

表 7-1　TBSRTC（2009 版）：包含恶性肿瘤风险和推荐的临床治疗方案

诊断分类	恶性风险（%）	临床管理方案
不能诊断或不满意	不适用	重新进行超声引导下 FNA
良性	0～3	临床随访
意义不明的非典型增生或意义不明的滤泡性病变	5～15	重复 FNA
滤泡性肿瘤或可疑滤泡性肿瘤	15～30	甲状腺叶切除
可疑恶性肿瘤	60～75	甲状腺全切或叶切除术
恶性肿瘤	97～99	甲状腺全切或叶切除术

改编自参考文献 [3]

检查的辅助手段（见第 60 章至第 62 章）；③将包裹性滤泡型 PTC 重新分类为具有乳头状核特征的非浸润性滤泡性甲状腺肿瘤，试图减少对这种低风险甲状腺肿瘤患者的过度诊断和过度治疗（见第 3 章）[6]。

鉴于这些变化，更新 TBSRTC 的时机已经成熟，TBSRTC 1 于 2017 年 10 月出版 [7]。在本章中，我们重点介绍 TBSRTC 2 中重要的更改和更新。

二、TBSRTC 2

（一）背景

2016 年在日本横滨举行的国际细胞学大会上，名为"Bethesda 甲状腺细胞病理学报告系统：过去，现在和未来"的专题讨论会为 TBSRTC 2 奠定了基础。研讨会的筹备工作开始于 18 个月前，当时任命了一个指导小组和一个由 16 位国际知名的甲状腺细胞病理学家及 1 位内分泌学家组成的小组，其任务是审查和总结自 TBSRTC 推出以来的英文文献，并为 TBSRTC 的更新提出建议。于 2016 年 5 月 30 日举行的长达两个半小时的研讨会，由 Syed Ali 和 Philippe Vielh 博士主持，他们总结研讨会的讨论和建议，并撰写成文，于 2016 年 10 月在 Acta Cytologica 和 JASC 的联合出版物上发表 [8, 9]。这些建议大部分已在 TBSRTC 2 中实施 [7]。TBSRTC 2 于 2017 年 9 月以电子书形式首次出版，1 个月后发行了 236 页的印刷版 [7]。这个新版的 TBSRTC 做了彻底修订和更新，扩展和完善了诊断分类和疾病实体的有关章节，包括精准的定义、形态学标准、解释性注释和报告模板，并增添了涉及多个领域的图像、表格和描述，如液基细胞学及鉴别诊断和一些罕见的甲状腺肿瘤等，这些内容在 TBSRTC 1 中并未涉及。

（二）诊断术语和报告概述

术语和诊断类别没有重大变化，但是，考虑到修订的管理指南、分子检测的扩展和 NIFTP 新

的诊断名称的提出，TBSRTC 2 做了一些重要的更新、改进和建议。最重要的更新如下。

1. 恶性肿瘤风险

在 TBSRTC 1 中 [3]，根据当时的文献资料，对每个诊断类别的隐含 ROM 进行了计算并给出了一个变化区间（表 7-1）。将 TBSRTC 引入临床实践以来，大量研究为完善六种诊断类别的 ROM 做出了贡献 [10-12]。这些文献报道的 ROM 受到多种因素的影响，包括患病人口的统计、甲状腺结节的选择标准、细胞病理学家诊断的经验、细胞形态学诊断标准、研究数据的偏倚、对 NIFTP 的诊断考量等 [8, 9, 13]。一些研究显示 ROM 风险增加，在不确定诊断类别的病例中尤其明显，这是受部分验证偏差的影响所致（如仅有手术随访的病例）。这一现象在东方国家尤其明显，特别是在日本。因为日本由于积极的随访监测，所以经手术治疗的结节 ROM 都很高 [14]（包括不确定类别的结节）。

由于诊断不明（ND）和良性结节大多数未行手术切除，而手术切除的结节通常在临床或超声上有异常（这些结节常常代表了被选择的结节亚型），因此在这两种情况下 ROM 很难精准计算。因此在 ND、良性或 AUS/FLUS 手术切除的结节中被诊断为恶性的概率比其真实的恶变率高。考虑到这些因素，在 TBSRTC 2 中 ROM 通过选定的

研究进行外推法重新计算，这些研究包括 2007 年后发表的病例分析和 FNA Meta 分析（表 7-2）[7]。目前两个版本之间 ROM 具有显著差异，尤其是在"不确定"类别的 AUS/FLUS 和 FN/SFN 中显示有重叠（表 7-1 和表 7-2）。

NIFTP 的诊断名称产生于 2016 年，旨在减少惰性甲状腺肿瘤的过度诊断和过度治疗问题 [6]，这种新肿瘤对甲状腺细胞学诊断具有挑战性。在包括美国在内的西方国家，NIFTP 占甲状腺恶性肿瘤比例高达 25%，并且对 TBSRTC 中不同诊断类别，尤其是不确定类别的 ROM 有显著影响 [7-9, 11, 12]。相反，在一些东方国家，NIFTP 的发生率很低，它对 ROM 的影响并不明显。为了明晰起见，TBSRTC 2 中以两种方式表示了用于不同诊断类别的 ROM（表 7-2）[7]：① NIFTP 被视为恶性肿瘤；② NIFTP 不被视为恶性肿瘤（仅基于西方国家的有限回顾性研究）。尽管其准确性存疑，但第一种情况（即 NIFTP 被视为恶性肿瘤）可能具有更多的临床相关性，因为 NIFTP 是一种临床良性的低风险恶性肿瘤，是侵袭性 FV-PTC 的潜在性前驱病变，在西方国家也仍然是作为一种外科疾病而接受诊断和治疗，这是因为术前还不能准确诊断 NIFTP。但是西方国家对 NIFTP 的处理策略与日本甲状腺协会的临床指南大相径庭，因

表 7-2　TBSRTC（2018 版）：包含恶性肿瘤风险和推荐的临床治疗方案

诊断分类	不包含 NIFTP 的恶性肿瘤风险（%）	包括 NIFTP 的恶性肿瘤风险（%）	临床管理方案
不能诊断或不满意	5～10	无明显变化	超声引导下重新 FNA
良性	0～3	无明显变化	临床和超声随访
意义不明的非典型增生或意义不明的滤泡性病变	10～30	6～18	重复 FNA、分子检测或叶切除术 [a]
滤泡性肿瘤或可疑滤泡性肿瘤	25～40	10～40	分子检测或叶切除术 [b]
可疑恶性肿瘤	50～75	45～60	甲状腺全切或叶切除术
恶性肿瘤	97～99	94～96	甲状腺全切或叶切除术

改编自参考文献 [7]

a. 慎重考虑患者的临床和超声检查特征后，借助其他辅助手段（如重复 FNA、分子检测）以补充对恶性肿瘤风险的评估，而不是直接实施监测或诊断性外科手术 [5]

b. 慎重考虑患者的临床和超声检查特征后，借助分子检测以补充对恶性肿瘤风险评估的数据，而不是直接外科手术 [5]

为日本临床协会认为应通过非手术途径积极监测 NIFTP 或不确定恶性潜能结节的患者，这些监测手段足以防止遗漏致死性癌症，而且对患者的长期随访不仅可以防止过度治疗和相关并发症的发生，还可以证实其良性诊断[14]。因此，从患者的角度来看，对 NIFTP 进行积极的监测，而不将其视为恶性肿瘤处理，这时候的 ROM 可能更有意义。然而，另一个重要观点是，这种将甲状腺肿瘤人为划分为良恶性两种肿瘤，并同样将 ROM 也二分法地进行评估，不能准确反映甲状腺肿瘤性病变的实际情况。事实上，甲状腺肿瘤的生物学行为是一个连续的谱系，并不能简单地分为良性或恶性，这期间还包括多种交界性或癌前病变（如 NIFTP 作为多步致癌过程的一部分），对于这种交界性肿瘤的最佳治疗方案尚有争议。

2. NIFTP

几项回顾性研究表明，TBSRTC 1 可有效地识别潜在的 NIFTP 病例，并对这些患者进行保守手术切除[8, 9, 11, 12]。大多数 NIFTP 病例在 TBSRTC 中被诊断为不确定类别（共有 3 类病变，NIFTP 是其中之一），其中的大多数患者接受手术治疗[11, 12]。但 TBSRTC 2 中对 FN/SFN、SM 和恶性类别的诊断标准进行了改进，以更好地对 NIFTP 进行适当的分类。此外，还鼓励在 NIFTP 的细胞学报告下进行注释，以提醒临床医生 NIFTP 的可能性，并避免对这些病变过度治疗（即甲状腺全切除术和放射性碘治疗）（表 7–3）[7, 15]。

3. 常规方案

最新的 ATA 指南对 TBSRTC 的不同诊断类别的常规处理方案进行了完善和更新[5]，特别是 AUS/FLUS 和 FN/SFN，现在将分子检测作为常规处理方案，以替代以前的重复 FNA 或外科手术（表 7–2）。因此，TBSRTC 2 对分子检测在不确定的诊断类别中的作用进行了简要讨论，并在相应报告模板中体现出来。除了上述 FNA 的阐释之外，临床实际处理方案可能还要参考其他几个因素，包括：临床、超声检查、患者意愿等[7]。

4. 普通报告

TBSRTC 的六个诊断类别没有改变（表 7–2），对其中的三个类别，TBSRTC 仍然保留有两个不

表 7–3　精选 TBSRTC 报告（2018 版）模板[7]

诊断分类	注　释
• 不能诊断 　– 仅含囊液（见注释） 　– 标本经过处理和检查后无法诊断，因为标本几乎完全由组织细胞组成，滤泡细胞或胶质很少，不足以做出诊断	推荐参考超声检查中囊肿的大小和复杂性，以帮助进一步治疗病变
• 良性 　– 大量多形性淋巴样细胞、分散的 Hürthle 细胞	在适当的临床背景中，这些细胞学发现提示慢性淋巴细胞性（桥本）甲状腺炎
• 意义不明的非典型增生 　– 稀疏的细胞抽吸物，由具有结构非典型性的滤泡细胞组成，无胶质	如果有临床征象的话，分子检查或重复抽吸有助于进一步诊断
• 意义不明的非典型增生 　– 完全由 Hürthle 细胞组成	在桥本甲状腺炎患者中，这些发现可能代表了 Hürthle 细胞增生，但不能完全排除 Hürthle 细胞肿瘤。建议结合临床影像学资料
• 可疑滤泡性肿瘤	虽然结构特征提示为滤泡性肿瘤，但某些核特征提示可能为滤泡型浸润性乳头状癌或最近描述的一种惰性肿瘤——NIFTP，细胞学不能明确鉴别这些肿瘤
• 可疑恶性肿瘤 　– 疑似甲状腺乳头状癌	总体细胞形态学特征提示滤泡型乳头状癌或最近描述的一种惰性肿瘤 NIFTP。细胞学不能明确鉴别这些肿瘤
• 恶性肿瘤 　– 甲状腺乳头状癌	近期将部分惰性甲状腺恶性肿瘤重新分类为"NIFTP"，甲状腺 FNA 对恶性肿瘤的阳性预测值从 99% 下降至 94%～96%。因此，小部分被 FNA 检测为恶性的病例可能经组织学证实为 NIFTP

同名称的选择，相互之间被视为同义词，如诊断不明和不令人满意、AUS 和 FLUS、FN 和 SFN 之间，就属于同义词。理想情况下，每个诊断类别只有一个术语。但是，随着 TBSRTC 1 的实施，大多数实验室已经在其临床实践中使用其中一个术语，因此，考虑实情，废除同义词可能会适得其反；相反，签发报告的实验室应坚持使用自己常用的特定的分类诊断术语。同义词（如 AUS 与 FLUS）不能有两种截然不同的解释。总的来说，TBSRTC 的术语使用是灵活的，各个机构可以根据需要进行修改以更好地满足临床和患者的需求。这种灵活使用的术语要在本机构内保持尽可能长时间的连贯性，并且各个机构之间能顺畅沟通。例如，可以使用"诊断不足"这样的描述性语言来代替"不能诊断"，但是不能对这些诊断术语有大的变更，否则就违背了 TBSRTC 的目的。

对于某些诊断类别，可以适当对其进一步分类，这样可以提供更多信息 [7]。其他超出这种分类的描述性注释可由病理学家自由选择 [7]。注释和建议不是必需的，但在某些情况下可能很有用，特别是在细胞形态特征可疑 NIFTP 时。

一些实验室也可能希望根据自己的数据或文献数据来陈述这六大类诊断相关的 ROM [7]。

三、不同诊断类型的主要更新

（一）ND

ND 即不能诊断或不满意的报告有望减少甲状腺病变的假阴性结果。一般而言，根据 TBSRTC 和其他分类方案，如果穿刺抽出的细胞学涂片上，所有保存良好、染色优良的细胞不足 6 团（每团至少有 10 个细胞，最好在一张玻片上），这样的诊断就被归为 ND [7-10]。这种最低细胞的数量标准成功地将 TBSRTC 假阴性率控制在 3% 以下。考虑到诊断为 ND 的结节 90%～95% 是良性病变，因此有人质疑 TBSRTC 的最低细胞数标准是否过于严格 [7-9]。以前有数据表明，降低上述最低细胞

数量标准能显著减少 ND 的诊断报告而不会显著影响假阴性率 [16, 17]。然而，由于目前尚无关于较低的最低细胞数量标准的共识，所以保留了之前的标准 [7]。细胞涂片相对液基细胞学而言，对滤泡细胞标本量的限制似乎没有任何差异 [7]。

标本充足性要求的例外情况也与 TBSRTC 1 相同。无论滤泡细胞的数量多少，只要有明显的细胞学非典型（对滤泡细胞数量多少没有要求），都应根据临床情况该报告为 AUS/FLUS 或 SM，甚至恶性肿瘤，并给予评注（描述限制性因素，如细胞稀少、保存不良等）。

此外，任何具有丰富胶质而几乎没有其他成分的标本，认为标本充足而且归类为良性，因为这种形态仍是识别大多数良性病变的可靠依据（尽管滤泡细胞数量很少）。最后，带有炎症细胞的标本，如桥本甲状腺炎、脓肿或肉芽肿性甲状腺炎等，不需要限定滤泡细胞数量就可以诊断为良性。

囊性病变的抽吸物仅为囊性液体和巨噬细胞，如果是单纯性囊性病变且直径在 3cm 以下，则其 ROM 非常低 [5, 7]。然而，细胞病理学家并不总是了解结节的临床放射学特征，当标本完全由囊液和组织细胞组成时，则不能完全排除囊性甲状腺乳头状癌的可能。因此，这些病例仍被报告为 ND，其后是"仅含囊液"的亚类并给予注释（表 7-3）[7]。在适当的临床情形下（如超声显示单纯性、单房性囊肿），可认为这种标本临床足够，即使报告为 ND 也不需要进行重复 FNA。仅含囊液的年轻患者的 ROM 比老年患者的 ROM 稍高 [5, 7]。

尽管建议在实施重复 FNA 之前需要等待几个月以避免前次 FNA 引起的炎症和潜在的细胞非典型混淆诊断，但很少有证据支持这种做法。少于 3 个月的间隔似乎并没有增加非典型性结果发生的频率 [7, 18, 19]。

在初次得到 ND 标本后，建议在超声引导下重复 FNA 并进行快速现场评估（ROSE），特别是对实性结节 [5, 7]。

（二）良性

TBSRTC 2 基本上没有对该类别的使用、定义、诊断标准或常规管理进行任何更改。但是，强调了一些诊断陷阱，如甲状旁腺囊肿、良性乳头状增生和巨滤泡型的 PTC，并且还引入了 IgG4 相关的甲状腺炎。良性结果占所有甲状腺 FNA 的 60%～70%，最近的一些研究证实该类别的 ROM 非常低，在 0%～3% 的范围内 [5]。尽管不是必需，但仍建议将良性抽吸物进一步细分为良性滤泡性结节（BFN）、甲状腺炎或其他不常见疾病。细胞涂片和液基细胞学对于 BFN 的细胞学特征和诊断准确性相似 [6]。基于超声检查的风险分层可用于指导良性甲状腺结节的随访（包括间隔时间不定的重复 US 或重复 FNA）[5]。

（三）AUS/FLUS

AUS/FLUS 指细胞学标本具有结构或核的非典型性，但不足以诊断为 FN/SFN、SUS 或恶性，且这种非典型性相比良性病变很明显 [7]。AUS/FLUS 是多种病变组成的异质性疾病群，细胞非典型性的类型很重要，建议使用注释对非典型进行进一步描述分类，尤其当其影响临床处理方案时（包括随访、重复 FNA、分子检测、流式细胞术分析、诊断性外科手术等）[7]。这类非典型性可以大致分为：①细胞学；②结构特点；③细胞和结构特点；④ Hürthle 细胞；⑤其他非特定（NOS）；⑥非典型淋巴细胞（排除淋巴瘤）[7]。几项研究表明，ROM 随细胞非典型性质的不同而不同，尽管这种情况大多并不考虑 NIFTP 的诊断 [20-23]。随着 NIFTP 的引入，根据早期数据，NIFTP 的 ROM 可能减少了 45%（表 7-2）[7, 10, 11]。AUS/FLUS 吸出物中，具有细胞核非典型病例的 ROM 比具有结构性非典型的病例 ROM 高大约 2 倍。Hürthle 细胞型 AUS/FLUS 比其他的非典型病例的 ROM 低得多（仅约 5%）。有研究提出，用不同术语对 AUS/FLUS 进行分类的两种方法。首选的方法是使用如"局灶性细胞学非典型"或"结构性非典型"的描述性方法进行分类，因为该措辞比"排除 PTC"或"排除 FTC"等与恶性肿瘤相关的措辞更温和与中立，并且与包括 Hürthle 细胞类型 FN/SFN 和 SM 类别混淆的可能性较小（因为 FN/SFN 和 SM 的病例会选择手术治疗，而 AUS/FLUS 应进行较保守的治疗，所以要区分这两者）[7]。尽管如此，各个机构应该选择自己喜欢的方法，其主要目的是便于专家团队各成员之间能有效沟通。

在 TBSRTC 1 中提出了一个暂时的目标，就是将 AUS/FLUS 诊断的病例数控制在所有甲状腺 FNA 病例的 7% 左右 [3]。然而，在实践中，许多实验室这一比例偏离 7%，低者 1%，高者 22%。因此，TBSRTC 2 提出此比例的上限为 10%，这是更现实的目标 [7-9]。此外，也有人建议 AUS/FLUS 与恶性肿瘤的比例可能是一种很有价值的实验室衡量指标，且不应超过 3 [7-9, 24]。AUS/FLUS 的诊断在观察者之间的可重复性较差，并且与 ND 和 FN/SFN 等其他类别有重叠，因此 AUS/FLUS 是一种排除性诊断，应谨慎使用。例如，有的病例的细胞没有明显非典型，也没有足够诊断良性的滤泡细胞，还出现一些影响因素，如细胞稀疏、空气干燥的人工影响、血液背景使制片模糊不清、过多的血凝块等，就不宜使用 AUS/FLUS 的诊断类别，最好将这些情况解释为 ND，并实施重复 FNA 以收集更多的穿刺细胞来明确诊断。出现很罕见的核内假包涵体或砂粒体时，提示可能为 AUS/FLUS，但如果伴有 PTC 的其他特征时，应该诊断为 SM。抽吸物涂片显示滤泡型 PTC 和 NIFTP（弥漫性的细胞核轻度增大，局灶核不规则，偶见核沟和微小滤泡结构）特征时，核的特征性改变明显时，最好诊断为 SM；如果微滤泡结构更明显时，应该归类为 FN/SFN。考虑到桥本甲状腺炎背景下 Hürthle 细胞癌是十分罕见的，因此通常应将桥本甲状腺炎伴非典型 Hürthle 细胞聚集的病例诊断为良性。另一方面，当临床提示良性 Hürthle 细胞结节（如桥本甲状腺炎或多结节性甲状腺肿）时，可将仅由 Hürthle 细胞组成的中高度细胞样本诊断为 AUS/FLUS（表 7-3）[7]。

初次 FNA 诊断为 AUS/FLUS 时，重复 FNA 是合适的，尤其是当细胞数目有限或诸如血液、伪影之类因素影响初次诊断时 [5, 7]。同时分子检测也是一种有效的替代方法，特别是对细胞丰富且弥漫性轻度核非典型的样本，这类病变是 FV-PTC 或 NIFTP 的可能性会有所增加 [5, 7]。在初次 FNA 诊断为 AUS/FLUS 而且重复 FNA 或分子检测都无法进一步明确诊断时，根据临床表现和患者要求，可以选择随访监测或诊断性手术切除。

（四）FN/SFN

FN/SFN 的诊断是指细胞抽吸物中度或高度富于滤泡细胞，其中大部分细胞分布有结构性改变，包括细胞拥挤和微滤泡形成等 [7]。为了提高诊断的可重复性，微滤泡限定为至少由 15 个滤泡细胞构成的拥挤、平坦的圆圈（至少 2/3 完整的圆圈）[7]。微滤泡的重要特征是滤泡细胞重叠和拥挤。在 TBSRTC 2 中，已根据 NIFTP 修改了 FN/SFN 的定义和诊断标准。在 TBSRTC 1 中，显示 PTC 核特征的病例不属于此类 [3]。在 TBSRTC 2 中，只要不存在真乳头状结构和核内假性包涵体，如果构成滤泡状结构的细胞具有轻度核变化（如核增大、核轮廓不规则或轻度核淡染），这种病变就可以归为 FN/SFN [7]。另外，需要注意的是，某些核特征的出现将增加浸润性 FV-PTC 或惰性 NIFTP 的可能性（表 7-3）。如果与经典 PTC 的重要特征相关（如砂粒体或真乳头），则这类标本不应归类为 FN/SFN，而应归为恶性 PTC [7]。如果 PTC 的核特征不明确或经典 PTC 的结构特征不存在，则此类病变可能为浸润性 FV-PTC 或 NIFTP。细胞学变化的质量和数量决定了该标本究竟应该归类为 FN/SFN 还是 SM（PTC）。细胞形态学特征提示 FV-PTC 或 NIFTP 时，可为 FN/SFN 和 SM 亚类给予注释（表 7-3）[7]。

诊断为 FN/SFN 的患者，需要先斟酌其临床和放射学特征并行分子检测，补充危险性评估之后行外科手术切除病变组织（通常是甲状腺半切除术或侧叶切除术），而不是直接手术 [5]。

（五）FN/SFN 和 Hürthle 细胞型

在 TBSRTC 中，必须对可疑 Hürthle 细胞（嗜酸性细胞）肿瘤（FN/SFN-HCT）与可疑非 Hürthle 细胞肿瘤（FN/SFN）这两者进行鉴别，主要有如下两个原因：①这两种类型病变的细胞学模式之间存在明显的形态学差异，导致考虑不同的诊断；②有数据表明，滤泡性癌和 Hürthle 细胞癌可能是基因不同的两类肿瘤。孤立的结节抽吸物涂片如果中度或高度富于细胞，而且这些细胞几乎均由 Hürthle 细胞构成时，通常诊断为 FN/SFN-HCT [7]。但是，在某些临床情况下（如桥本甲状腺炎和多结节性甲状腺肿），这种形态通常来说更可能是增生性 Hürthle 细胞结节而不是 Hürthle 细胞肿瘤 [25]。换句话说，当患者患有桥本甲状腺炎或多结节性甲状腺肿时，FN/SFN-HCT 对恶性肿瘤的预测价值较低，与 FN/SFN 的 ROM 相比，这时更接近 AUS/FLUS 的 ROM [25]。因此，在桥本甲状腺炎或多结节性甲状腺肿患者中，细胞学标本几乎全部由 Hürthle 细胞构成时，仅依此就可诊断为 AUS/FLUS [7]。如果将其诊断为 AUS/FLUS，并且解释性注释为"倾向于良性 Hürthle 细胞增生"但"不能排除嗜酸性细胞肿瘤"，这可能就非常有价值 [7]。这种处理方式能减少临床医生对其中一些患者进行不必要的甲状腺叶切除。

可疑 FN/SFN-HCT 病例的常规管理与 FN/SFN 患者的相同，但分子检测在 FN/SFN 中的准确性和对临床指导的实用性相对较低，这可能是由于 Hürthle 细胞肿瘤的遗传学不同 [26]。使用 Afirma 基因表达分类法对细胞学标本中的 Hürthle 细胞进行分子检测，这种检测结果的特异性较低（包括诊断为 AUS/FLUS 的病例），可导致过度治疗 [26]。

（六）疑似恶性肿瘤

当某些细胞形态学特征（最常见的是 PTC 的特征）强烈怀疑为恶性肿瘤，但这些特征的质量和数量不足以下确定性的结论时，应使用可疑恶性肿瘤的这类诊断 [7]。形态学改变的程度是恶性肿瘤的可能性大于非恶性肿瘤，这反映在高 ROM 上（范围 53%~100%）（表 7-1 和表 7-2）。近年观点认为 NIFTP 是非恶性的，这使得 SM 类别的 ROM 下降到大约 50%（45%~60%）[7, 11, 12]。SM 类别应细分为 PTC（最常见）、甲状腺髓样癌、淋巴瘤和其他恶性肿瘤（NOS）[7]。SM 结节应像恶性肿瘤一样，通过甲状腺叶切除术或甲状腺全切进行治疗，但应意识到其中部分手术切除的标本最后诊断可能是 NIFTP [5, 7]。如果预期结果会改变手术干预的程度，则可以使用分子检测 [5]。

（七）恶性肿瘤

只要出现明确的恶性肿瘤的细胞形态学特征，就应归类为恶性肿瘤类别 [7]。报告中的描述性注释用于对恶性肿瘤进一步分类，包括 PTC、MTC、低分化甲状腺癌（PDTC）、甲状腺未分化癌、转移性恶性肿瘤、淋巴瘤等，并总结辅助检查（如果有的话）结果 [7]。

（八）甲状腺乳头状癌、亚型和其他相关肿瘤

本章对 PTC 亚型和 NIFTP 进行了扩展和更新，强调了液基细胞学与传统细胞学中 PTC 形态的主要区别，扩展了 PTC 的几种亚型。尽管明确的 PTC 亚型的细胞学亚分类既非必需也不可靠，却增加了对 PTC 亚型的形态学特征的熟悉，这样能降低误诊的风险 [7-9, 27]。需要重点强调的是某些 PTC 亚型与经典 PTC 相比，具有不同的遗传和生物学行为，特别是 FV-PTC 肿瘤组及其与 NIFTP 的关系，也有更详细的描述。最后，透明变梁状肿瘤 / 腺瘤现在不被认为是 PTC 的亚型，而是一种类似于 NIFTP 预后极好的肿瘤。在 SM 和 PTC 章节中都会对 HTT 进行讨论，因为 HTT 是诊断 SM 和 PTC 时重要的陷阱。

（九）总结 TBSTC 2 中对 PTC 和 NIFTP 的细胞学诊断和报告

在甲状腺 FNA 中，对经典 PTC 进行可靠的确定性细胞学诊断通常很直接明了。为了保持恶性肿

瘤类接近 100% 的 ROM，需要从恶性 PTC 类别中去除 NIFTP 的病例（经后续外科手术后证实），并将恶性 PTC 分为经典 PTC 和其他 PTC 亚型（如高细胞）[7-9, 15]。大多数经典的 PTC 可在细胞学上与 NIFTP 区别开 [28-30]。根据乳头状结构和砂粒体钙化及 PTC 的核特征，在定义上就可将 PTC 与 NIFTP 区分开。此外，"出现多个（3 个或以上）核内假包涵体"这个特征与经典 PTC 密切相关。相反，核增大、核拥挤、核轮廓不规则、核淡染、明显的微滤泡，而缺乏乳头状结构和砂粒体钙化，或出现大量核内假包涵体，这些特征强烈提示 NIFTP 或 FV-PTC。这些细胞学诊断标准有助于识别需要保守手术治疗的病例，并减少 SM 和恶性类别中最后诊断为 NIFTP 的假阳性病例。在早期的回顾性研究中，NIFTP 仅占恶性肿瘤的一小部分 [11, 12, 15]。但是，TBSRTC 2 修订了属于恶性类别的 PTC 病例的定义和标准。为避免 NIFTP 引起的假阳性，TBSRTC 2 建议将恶性分类限制在具有典型 PTC 核特征的病例——需要至少包括以下一种特征：真正的乳头状结构、砂粒体或核假包涵体。因此，可疑 PTC 且具有特定的滤泡结构、特别是缺乏核内假包涵体和砂粒体，如果微滤泡明显而核的非典型性轻微的病例，要诊断 FN/SFN；如果微滤泡结构明显且核具有中度或高度非典型性，则归类为 SM。这一方法能够将 PTC 的其他亚类留在恶性肿瘤范围内，并最大限度地减少 NIFTP 和 FV-PTC 在这类病例中所占的比例。然而，有少数 NITFP 在组织形态上表现为弥漫而明显的异型性，这意味着少数细胞学诊断为恶性肿瘤的病例，可能在后续的组织学上诊断为 NIFTP [7]。基于此，临床医生和患者一定要意识到，虽然大部分 FNA 诊断为恶性 PTC 的病例切除后证实为 PTC，但仍然有低概率的假阳性可能（如"良性"肿瘤 HTT 和 NIFTP）。因此，对恶性 PTC 这类细胞学诊断，教育性注释也可作为选择项以反映病理医生对 NIFTP 的新认识（表 7-3）[7]。

（十）其他甲状腺恶性肿瘤

与 PTC 章节相似，专门针对其他恶性肿瘤如

MTC、PDTC、ATC 和转移癌的章节也有所扩展并明确了定义、形态学标准、解释性注释和报告模板。其他章节也对临床处理做了更新。

（十一）罕见的甲状腺肿瘤

TBSRTC 是专门为报告甲状腺滤泡细胞和 C 细胞来源的病变而设计的，这些病变占甲状腺结节的 90% 以上。有时，表现为甲状腺结节的非甲状腺病变也可行 FNA 检查，最常见的是甲状旁腺继发性增生或甲状旁腺肿瘤，这是甲状腺 FNA 潜在的诊断陷阱[31]，这在 TBSRTC 的几种诊断类别（良性、FN/SFN、FN/SFN Hürthle 细胞类型）中进行了讨论。一些罕见的肿瘤，如颗粒细胞瘤，也在 FN/SFN 的 Hürthle 细胞型的鉴别诊断中进行了讨论。最后，TBSRTC 2 中作为"转移性肿瘤、淋巴瘤和甲状腺罕见肿瘤"的一部分还囊括了其他潜在的病变，包括甲状腺内副神经节瘤、朗格汉斯细胞组织细胞增生症、黏液表皮样癌、CASTLE、SETTLE 及甲状腺类似乳腺的分泌性癌（MASC）[32]。当需要对这些特殊病变进行分类时，要借助一些辅助研究，这些病变可使用传统细胞学分类报告（如良性或恶性肿瘤）。当诊断不明确时，可以归入 TBSRTC 的不确定分类中（AUS/FLUS、FN/SFN 或 SM）。

四、结论

自 2009 年第 1 版发布以来，人们根据新的循证数据对 TBSRTC 2 进行了调整。尽管诊断类别和术语没有重大变化，但是 TBSRTC 2 已进行了全面修订和更新。第 2 版鼓励采取更保守的方法对 PTC 进行细胞学诊断，并使用教育性注释来弱化诊断，并提醒临床医生该病例可能是 NIFTP 这种低危肿瘤，用这种方式将 NIFTP 纳入 PTC 中。新版包括修订有或没有 NIFTP 的 ROM、新的 ATA 管理指南及包括分子检测在内的其他更新。现在，第二版 TBSRTC 不是"一成不变"的，而是不断发展并适应当前最新甲状腺 FNA 知识及其在甲状腺结节管理中作用的模型。这一模型将在后续的研究和临床经验进一步完善。

第 8 章　澳大利亚甲状腺细胞学报告系统

Australian System for Reporting Thyroid Cytology

Priyanthi Kumarasinghe　著

胡利民　译　　王志芳　校

澳大利亚甲状腺细胞学的标准化报告：澳大利亚皇家病理学家学院（RCPA）和澳大利亚细胞学会（ASC）结构化病理学报告方案。

一、概述

澳大利亚甲状腺细胞学指南是作为非妇科细胞学报告标准化工作的第一步而制定的[1]，这个文档可以免费获取。结构化病理学报告项目由澳大利亚皇家病理学家学会和澳大利亚细胞学学会共同努力完成。澳大利亚的妇科细胞学报告标准化已被证明是非常成功的。其目标是在非妇科细胞学上取得类似的成功，达到规范实践操作，提高最终细胞病理学报告质量，以及引入合适且经济的辅助检查来提高准确性的目的。该协议最终目的旨在改善甲状腺病变管理的临床决策，希望针对甲状腺细胞学各个层面的标准化能够使临床医生对甲状腺病变进行最佳处理。

该指南是根据澳大利亚的各种需求而制定的，其中包括地方政府资助的医疗保健服务体系，以及对政府退款和调查报销的合理使用。作为澳大利亚病理学皇家学院和澳大利亚细胞学学会的共同项目，这些需求得到了由在甲状腺细胞学领域有兴趣和专业知识的细胞病理学家、细胞学家和临床医生组成的工作组的认可和讨论。

一项由 RCPA QA 项目进行的调查表明，放射科医生完成了大约 65% 的穿刺，而病理学家仅完

成了 11%。调查也显示，甲状腺细针穿刺占细胞学实验室总工作量的 0%~62%。在调查的 143 个实验室中，有 60 个实验室未使用明确的分类系统报告甲状腺 FNA，有 53 个实验室使用了 Bethesda 系统，还有 14 个使用其他系统报告甲状腺细胞学。调查结果表明，制定适用于澳大利亚的统一报告系统已达成共识。

由于大多数穿刺是由该地区的放射科医生执行的，提供给病理医生的涂片和其他材料的质量和数量在很大程度上取决于执行该操作的放射科医生和在样品到达实验室之前参与样品制备的其他人员的技能。

考虑到上述背景，工作组决定，指南应包括 FNA 技术和涂片制备的一些方面，而不仅限于术语和解释。因此，澳大利亚指南包括细针穿刺活检所获得的甲状腺细胞学组织的制备，解释和报告的标准和指南，不仅限于报告和术语。

以上所有领域的标准化是希望提高组织标本的质量，从而提高诊断水平。这种方法将有助于加强实验室质量保证措施，衡量技术水平，并促进有关甲状腺结节的教育和研究。

临床检查发现约有 5% 的人患有甲状腺结节，如果通过超声检查甲状腺，那么该数字会增至 25%。约 5% 的甲状腺结节可能是恶性[2,3]。甲状腺癌的发病率正在增加，特别是女性，是在澳大利亚确诊的十大癌症之一。在编写第 1 版时，根据 2007 年的统计数据，报告了 1787 例甲状腺癌新病例，

而 1997 年为 859 例，10 年中增长了 2 倍[4]。

与世界其他地区一样，在澳大拉西亚，细针穿刺术被认为是目前对甲状腺结节进行分类的最佳工具。人们一致认为，如果使用严格的诊断标准，大多数甲状腺结节可以通过细胞学评估进行安全且准确的分类。通常可以做出明确诊断，如胶体甲状腺肿、甲状腺炎或特定的甲状腺恶性肿瘤（如乳头状癌、髓样癌或未分化癌）。在某些情况下，使用辅助技术可以提高诊断准确性。

一些抽吸物无法诊断是因为技术问题，如细胞数量不足、标本制备质量不佳，或因血液染色、超声凝胶所致技术伪像等。在其他情况下，由于难以解释，可能无法区分良性和恶性结节。为了确保对甲状腺结节的最佳评估，需要对采样、材料准备、解释和报告提供一些指导。

细胞病理学家和细胞学家在甲状腺结节管理中的作用是为临床医生规划进一步治疗提供指导。尽管细胞学材料的准确评估至关重要，但将病理学评估和解释转变为报告也同样重要。报告类别、系统和术语应具有可重复性，可判断预后，并转化为明确的管理指南。因此"不确定 / 灰色"区域应在可接受的范围内。

在指南编写期间，至少有 3 个已发布的澳大利亚系统正在澳大拉西亚使用，以供参考[5-7]。该小组还对最近引进的 Bethesda 甲状腺细胞病理学报告系统及其他系统（如 Papanicolaou 学会分类和英国甲状腺协会术语）进行了批判性分析（表 8-1）[8-10]。专家委员会考虑了每种系统的优缺点。

将使用最广泛的系统—Bethesda 系统和当地术语相结合以制订澳大拉西亚报告指南。

当获取了这些指南优缺点的证据和数据时，这些指南有望进一步发展。

RCPA 的结构化病理学方案项目要求标准是强制性的，如使用术语"必须"。它们的用途是保留临床管理必不可少的核心项目，以及保留对诊断和结论至关重要的关键信息（包括观察和解释）。所有标准的总和代表一份报告所需的最少数据资料[1, 11]。

第 1 版已于 2014 年完成并出版，随后的评论发表在 Pathology（RCPA 官方期刊）[12]。

二、澳大拉西亚指南

该指南涉及甲状腺细胞学的五个重要领域，而不仅限于显微镜评估和专业术语，这些领域将在以下讨论。

（一）前期分析

临床信息是准确诊断的前提条件，其中一些信息可能会在病理学申请表上获取。如果是结节

表 8-1 澳大利亚既往使用的专业术语

英国甲状腺协会	帕帕尼克劳协会，2007 年	贝塞斯达（BSRTC），2009 年	奥雷尔和菲利普斯，2000 年（澳大利亚）	PathWest（澳大拉西亚：21 世纪 00 年代中期）	RCPA/ASC，（2014 年）
Thy 1 证据不足	不满意	无法诊断 / 不满意	不满意	无法诊断	无法诊断
Thy 2 良性	良性	良性	良性	良性	良性
Thy 3 滤泡性病变 / 疑似滤泡性肿瘤	非典型细胞病变	意义不明确的非典型 / 滤泡性病变	不确定（需进一步细分）	不确定	不确定
	滤泡性肿瘤	滤泡性肿瘤或可疑的滤泡性肿瘤		非典型的	提示滤泡性肿瘤
Thy 4 可疑恶性肿瘤	可疑甲状腺乳头状癌	可疑恶性肿瘤	可疑恶性肿瘤	可疑恶性肿瘤	可疑恶性肿瘤
恶性	恶性	恶性	恶性	恶性	恶性

性甲状腺肿，必须清楚地标明要取样本的结节。即使不是必要的，了解影像学检查结果也将有所帮助。编写并推荐了一份标准申请表，特别是旨在获取放射学详细信息的表格。

（二）FNA 材料的收集和制备

在澳大拉西亚，无论有无快速现场评估，都可以进行直接和超声引导的穿刺。直接涂片对现场评估至为重要，以便提供必要的信息，这些信息将在抽吸时为辅助性研究指导样本分类。液基细胞学主要在新西兰的一些中心使用。如果材料是由经验不足且没有接触细胞学技术的工作人员收集的，则 LBC 技术可能是有用的。在 LBC 制备过程中，重要的细胞学诊断特征经常丢失，细胞学工作人员需要再培训。委员会认为，LBC 技术不应强制使用，除非有强有力的证据证明其在当地具有优势[13, 14]。

推荐使用带或不带手枪握把的注射器进行抽吸，或者不单独使用针头抽吸。一些意见认为，非抽吸技术可增加病变的触觉，并减少出血[15]。

（三）术语、微观发现、解释和建议

这个术语是基于澳大利亚 20 多年来 2 个主要系统改编而成的[5, 6]。这种改编与 Bethesda 系统一致（表 8-1，第 4 列和第 5 列）[8]。在澳大利亚，有必要采用这种方法来简化标准化，并保持完善且"经过时间检验"的系统，同时也吸收 TBSRT 的积极方面。澳大拉西亚指南推荐了 6 个类似于 TBSRT 和西澳大利亚州的 PathWest 系统的细胞学分类）[6, 8]。

RCPA/ASC 分类包括以下内容。

- 无法诊断：第 1 类。
- 良性：第 2 类。
- 不确定的或意义不明确的滤泡性病变：第 3 类。
- 提示滤泡性病变：第 4 类。
- 疑似恶性肿瘤：第 5 类。
- 恶性：第 6 类。

虽然分类编号是可被选择的，但是类别的描述是经过深思熟虑的标准。推荐将分类编号与其他系统（特别是 TBSRT）进行比较。

因此，一个标准报告应包括以下内容。

1. 使用 RCPA/ASC 术语的一般分类（类别描述）。

2. 细胞学检查的结果、结论和评论及任何适当建议的总结。

表 8-2 显示 Bethesda 系统和澳大利亚（RCPA/ASC）指南着重在相同点和不同点进行比较。

澳大拉西亚指南（第 1 版）强调了几个方面问题。

- 第 1 类——无法诊断：对于"无法诊断"的陈述，建议采用统一的方法作为标准。必须在报告中明确说明"无法诊断"类别的原因，这被认为是前期分析问题的重要反映。"无法诊断"通常与抽吸和涂片制备技术不足有关，与病变性质关系不大，导致涂片不充分或不满意。所使用的充足标准与 TBSTCR 和英国甲状腺协会推荐的标准相似。人们都知道标准是由专家意见而非科学证据（五级证据）决定的。

- 第 3 类——不确定的或意义不明确的滤泡性病变：一个主要重点是建议不要使用"非典型"一词作为一般诊断类别。在澳大拉西亚（也许全世界）细胞学实践操作中，非典型/非典型的这个词可能有不同的含义。类似地，"非典型"这个词可能表达对肿瘤的关注程度，并且可能被临床医生和全科医生误解，而后者主要是当地的初级保健医生。这可能导致患者不必要的焦虑，而且可能导致不必要的外科手术。非典型可用于微观描述或细胞或结构特征的描述，是否选择推荐取决于具体情况。一些实验室倾向于使用简单的短语"不确定"而不是不确定的滤泡性病变（表 8-3）[6, 16]。滤泡性和非滤泡性病变（如桥本甲状腺炎、梭形细胞反应）都归入这种分类。大多数病例都会有良性的随访，根据我们当地的经验，恶性肿瘤的风险很低（5%～13%）。

- 第 4 类——提示滤泡性肿瘤：由于恶性肿瘤的风险中等（21%～26%），因此不建议在此类别

表 8-2　Bethesda 系统和澳大拉西亚指南的比较

RCPA/ASC（2014 年）	类别编号	意见和建议	Bethesda
不能诊断	1	应提及不能诊断类别的原因	无法诊断 / 不满意
良性	2	说明可能的良性诊断	良性
不确定或意义不明确的滤泡性病变	3	不推荐将术语"非典型性"用作诊断类别	意义不明确的细胞非典型性 / 意义不明确的滤泡性病变
		包括滤泡性和非滤泡性病变在内的一些病变，大多数特征提示良性病变，但不能做出明确的良性诊断	
		术语的选择取决于环境，如果怀疑是非滤泡性病变（如甲状腺炎），则可以选择"不确定"一词	
提示滤泡性肿瘤	4	不建议使用可疑一词	滤泡性肿瘤或可疑滤泡性肿瘤
可疑恶性肿瘤	5	推荐使用恶性肿瘤风险率接近 80% 或以上的严格标准	可疑恶性肿瘤
恶性	6		恶性

中使用"可疑"一词。疑似这个词可能导致对疑似恶性肿瘤的错误解释。一些专家委员会的成员建议在此类中使用"提示肿瘤"这种概括性术语。这个观点是基于这种观察结果：虽然这类的大多数病变是起源于甲状腺滤泡上皮细胞，但一些病例，如意料之外的髓样癌、转移性肿瘤和淋巴瘤，尽管可以归入此类，却来源于非滤泡细胞。建议将滤泡性和非滤泡性病变进一步分为 2 类。然而，专家组对这种做法没有达成共识。

• 第 5 类——可疑恶性肿瘤：在这类中，估计恶性肿瘤的可能性很高，强调使用辅助检查来加强这种分类。

• 第 2 类和第 6 类：与包括 TBSTCR 在内的其他系统相比，强调这两类患者在治疗的推荐上没有显著差异。

• 囊液的处理方法：伴有良性滤泡上皮的囊液被归类为良性。囊肿被抽吸干，没有残留或"非典型"影像学特征，即使良性上皮细胞未被证实，也被归类为良性。没有上皮细胞，未被抽吸干，缺乏足够的临床或影像学信息的囊液被分为"无法诊断"类别，并附有评论。评论反映了两个方面：囊性病变可能代表囊性肿瘤，因此在某些情况下，尤其是在考虑放射学和临床特征的情况下，重复抽吸并保留用于辅助测试的材料被认为是有价值的。对细胞蜡块的辅助性研究可确认囊性肿瘤，如囊性 PTC [17, 18]。但是，另一个

被推荐的评论认为，"如果将囊肿抽吸干，且没有残留物，可认为这种病变是良性的。需要结合影像学表现"。理由是避免不必要的重复抽吸。据报道，在小于 3cm 的单纯性囊肿中，恶性肿瘤的风险低 [19]。

辅助检测：推荐进行辅助性研究以确定细胞的特征和甲状腺来源，或更好地对恶性肿瘤的病变或亚型进行分类（如乳头状、髓样甲状腺癌）[20-29]。传统上将纯液体或由液体制成的细胞蜡块用于辅助检查。

免疫组化：当需要确认甲状腺来源、区分原发性与罕见转移性恶性肿瘤及确定特殊类型甲状腺恶性肿瘤时，推荐使用免疫组化 [20-29]。推荐使用合适的染色剂如甲状腺球蛋白、TTF-1 和 PAX8 及其他合适的抗体来确认细胞蜡块上的转移。根据当地经验的循证数据，一组包含 HBME-1、细胞角蛋白 19、GALACTIN 3 和 BRAF V600E 突变蛋白的免疫组化染色被认为在甲状腺乳头状癌的诊断中具有很高的价值。当地经验也显示辅助检查对甲状腺髓样癌的诊断价值。

分子检测：细胞学材料的分子检测可以在纯液体或由液体制成的细胞蜡块中进行。澳大利亚的推荐意见是，在甲状腺抽吸物中检测到的 BRAF V600E 突变实际上可以确认甲状腺乳头状癌的诊断 [29, 30]。市售的分子诊断试剂盒尚未在澳大利亚进行测试，以评估其在常规操作中的价值 [31]。

其他：根据临床情况和可用的检查，推荐对疑有转移性 PTC 的淋巴结进行甲状腺球蛋白检测，对疑似甲状旁腺的甲状腺结节进行甲状旁腺激素检测[32-34]。

表 8-3 显示了基于 RCPA/ASC 系统所建议管理方法，该方法作为指南可以指导初级保健医生和全科医生。NIFTP 为具有乳头状核特征的非侵入性滤泡性甲状腺肿瘤。

三、专家组正在考虑第 2 版的争议

1. WHO 甲状腺肿瘤分类（2017 版）：对术语和细胞学分类的影响

2017 年，WHO 对甲状腺肿瘤分类引入了一

表 8–3　澳大拉西亚推荐的术语

RCPA 类别（Bethesda）占总数的百分比	类别编号	具体诊断	建　议	恶性风险	解释说明 / 后续数据
无法诊断（无法诊断 / 不满意）10%~20%	1	诊断材料不足	6~8 周后重复取样	低	如果重复 FNA 没有获得满意的样品，请参考甲状腺 / 内分泌专家意见
		囊肿 / 无上皮，无胶质，无组织残留信息的出血，不排除囊性肿瘤	如果复发，或参考甲状腺专家的意见，重复上述步骤	< 5%	乳头状癌主要是囊性的
良性（良性）40%~60%	2	胶体结节	一些中心在 6 个月内重复进行 FNA，以加强良性诊断	非常低	缺乏本地数据。邻近的偶发肿瘤可能无法取样。乳头状和滤泡状癌在 FNA 样本中可能很少含有丰富的胶体
		囊肿被抽吸干，经触诊或超声检查均无残留物，且无异型性	罕见事件。如果囊肿复发，则重复 FNA	< 1%	乳头状癌主要是囊性
		甲状腺炎（桥本或 De Quervain 甲状腺炎）	对于是否医治，需咨询内分泌科医生		可能出现双重病理（+ 恶性肿瘤）
不确定（AUS/FLUS）15%~20%	3	满意的标本，无法区分胶体结节和肿瘤，以及区分甲状腺炎和肿瘤	请参考甲状腺专家意见 +/ 或在 6~8 周内重复 FNA	低	在不确定和提示非典型类别的组织学随访中，发现两者肿瘤比例的差异非常显著（P=0.001）
			此类别约 50% 的重复 FNA 更明确	5%~13%	
提示滤泡性肿瘤（滤泡性肿瘤或可疑滤泡性肿瘤）10%	4	提示滤泡性肿瘤	咨询甲状腺外科专科医生	中等	需要手术切除来区分滤泡性腺瘤、癌、NIFTP 和增生性结节
		由于特异性低，报告中不推荐使用"滤泡性病变"或"滤泡性结节"		21%~26%	PTC 和 NIFTP 的滤泡变异可在细胞学上诊断为滤泡性肿瘤
可疑恶性肿瘤（可疑恶性肿瘤）2%~3%	5	结果提示恶性肿瘤（具体类型），多数为甲状腺乳头状癌，最终处理前需要组织学确诊	咨询甲状腺外科专科医生	高	高预测值（85%~90%），但不能用于最终处理
			重复 FNA 以用于辅助检查，如淋巴瘤、髓样未分化、乳头状癌或转移	85%~90%	NB 髓样癌需要染色 +/– 血清降钙素，通常需要重复 FNA
恶性（恶性）3%~4%	6	恶性肿瘤的明确诊断包括肿瘤类型。多数为甲状腺乳头状癌，少数为髓样癌、未分化癌	咨询甲状腺外科专科医生	很高	可用于最终处理
			进行辅助检查的重复 FNA	100%	

类囊性滤泡型甲状腺肿瘤[35]。这导致 PTC 先前的囊性和局限性滤泡变异被重新分类为"具有乳头状核特征的非浸润性滤泡性甲状腺肿瘤"。在世界范围内甲状腺乳头状癌的发病率上升部分与甲状腺乳头状癌非侵入性滤泡变异有关[36]。RCPA/ASC 专家委员会认为，对于现在被称为 NIFTP 的甲状腺乳头状癌（EVPTC）包膜型病变诊断不像美国报道的那么高[37]。澳大利亚有许多这样的病变被称为滤泡性腺瘤，基于与 NIFTP（TCGA 数据）相关的 RAS 驱动途径，更有信心将这种做法继续下去[38-40]。与滤泡性腺瘤相似，在我们的细胞学实际操作中，大多数 NIFTP 有望被分类为"提示滤泡性肿瘤"。严格按照推荐的乳头状癌诊断标准，要将恶性肿瘤风险维持在接近 90% 的水平，这些病变不太可能被归类为"可疑恶性肿瘤"类别。最近澳大利亚至少有两个中心[41, 42]证实了 80%～90% 的 ROM 高比例，并且很可能反映了澳大利亚地区较高的诊断基点，除了乳头状癌类型的核特征外，通常还需要乳头状碎片。一些 NIFTP 无疑将被归类为第 3 类（RCPA/ASC "不确定"），尤其是细胞少的 NIFTP，尽管是重复性滤泡模式（被认为是这些病变的特征），准确地将它们归为第 4 类。当前正在进行机构审核以确认这些意见。同样基于最近的分子数据，BRAF V600E 点突变的缺失和 RAS 突变相互排斥的存在可能是有价值的。另一个发展是对细胞碎片进行分子检查的能力[43]。目前正在对该技术进行测试，并成功论证了 BRAF V600E 突变且证实了甲状腺乳头状癌[42]。

2. RCPA/ASC 第 3 类

一些专家认为，用好区分第 2 类和第 4 类标准，将降低澳大利亚和 Bethesda 系统中第 3 类细胞学占有率。对于良性结节，如果没有临床或放射学上的相关特征，可以对 RCPA/ASC "不确定"类型的病变进行随访。亚洲专家提出了支持对这些病变采取保守方法的数据[44]。如果这些病变被证实是肿瘤，它们更可能是 RAS 导致的滤泡性病变，而不是 BRAF 导致的癌。广泛浸润性滤泡癌

或其他侵袭性癌不太可能在这个类别。与放射学相关的检查结果将是有帮助的。最近的美国甲状腺协会指南实际上建议对放射性风险进行分类[45]。

进一步强调建议不要使用"非典型"一词作为常用诊断类别。甲状腺乳头状癌的比例高，一些研究表明，此类 BRAF 突变病变的发生率高于预期[46]。在其他原因中，具有代表性的真实结构"非典型"表层病变真正 BRAF 突变 PTC 可以归为此类。

3. RCPA/ASC 第 4 类

专家委员会的一些成员建议在此类别中使用"提示肿瘤"这个术语。该建议基于以下观察结果：尽管此类中大多数病变是起源于甲状腺滤泡上皮细胞，但某些病例，例如未预料到的髓样癌、转移性肿瘤和淋巴瘤起源于非滤泡性细胞，可以归于此类。此外，还有建议将此类中的滤泡性和非滤泡性病变分开。然而，专家组对这种方法没有达成共识，决定保留"提示滤泡性肿瘤"一词。

4. RCPA/ASC 第 5 类

此类中预计会维持高的 ROM。如上所述，在两项澳大利亚研究中，其报道 ROM 高达 90%[41, 42]。其中一项研究也评估了 BRAF V600E 突变状态在细胞团块，纯液体和细胞碎片中的应用加强对 PTC 的诊断，其结果令人鼓舞[42]。

5. 囊肿液体标本

小于 3cm 的单纯性囊肿的 ROM 低[19]。日本最近的一项研究表明，仅仅囊肿性液体标本的恶性风险等于良性类别（2% vs. 0%～3%），并低于非囊性且标本不充分的标本（2.0% vs. 5.6%，$P < 0.01$）[47]。这些结果支持对囊肿液体标本采取保守的方法。

6. 辅助检查

如上所述，NIFTP 新的组织学分类的依据是基于对甲状腺肿瘤分子最新进展的认识，随着包括 TCGA 项目在内的令人信服的分子数据出现，RAS 和 BRAF 突变被认为是大多数分化癌发展和进程中两种相互排斥的强大驱动力[37-39]。低分化和未分化甲状腺癌被认为会进一步积累其他的突

变。有充分证据表明 NIFTP 是 RAS 驱动的，与真正 BRAF 驱动的乳头状肿瘤不同，这些病变实际上在肿瘤中占大多数。TCGA 数据还表明其他分子改变是很少的，且与罕见肿瘤有关，这些肿瘤通常不属于第 3 类或第 4 类。关于甲状腺肿瘤的分子基础和甲状腺细胞学分子技术潜在应用的一些最新进展已在世界范围内和澳大利亚发表 [29, 48-50]。

澳大利亚指南专门使用一章（见第 4 章）来介绍辅助性研究。其强调适当的免疫组化染色的价值，用来确认异常甲状腺病变和特定亚型（如

PTC 和 MTC）中的原发甲状腺来源。一项澳大利亚的研究表明，可以通过免疫组化染色和分子技术证明 BRAF V600E 突变的价值 [29]。美国最近的一项研究刚刚再次证实了上述经验 [51]。来自同一家澳大利亚研究机构的另一项研究表明，当怀疑甲状腺乳头状癌时，通过检测 BRAF V600E 可以降低疑似类别 [42]。分子检测对风险分类的影响需要重新审视。

考虑到上述问题，正在编写第 2 版草案。

第9章 英国皇家病理学院甲状腺细针穿刺细胞学报告术语及其在多学科管理中的重要性

The UK Royal College of Pathologists (RCPath) Terminology for Reporting Thyroid FNA Cytology and Its Importance in Multidisciplinary Patient Management

David N.Poller 著

张天铭 译　陈琼荣 校

摘　要

◆ 英国皇家病理学院（RCPath）甲状腺细针穿刺细胞学的"Thy"报告术语是一种已经建立完善且与其他国际学术机构保持一致的细针穿刺报告的国际术语体系，包括：Bethesda报告体系、意大利、日本和澳大利亚体系。现有的经同行评议发表的英语文献中，多种期刊都使用RCPath甲状腺FNA术语。在这些文献中查询RCPath甲状腺FNA细胞学"Thy"分类（Thy 1～5），发现这个分类系统在不同观察者之间具有良好的可重复性、对患者恶性风险管理的有效性高，也具有很好的阳性预测价值。英国RCPath系统强调多学科管理，并且在英国甲状腺协会甲状腺癌管理指南（2014版）的多学科管理和治疗建议中融入了英国RCPath"Thy"术语。

一、甲状腺细针穿刺细胞学检查的英国皇家病理学院报告术语及其在患者管理中的重要性

甲状腺FNA细胞学报告的"Thy"术语是一种在英国国内和国际上已经建立完善的报告体系，该系统与国际上其他报告系统，包括Bethesda报告体系、意大利、日本和澳大利亚体系（见第2章、第5章、第6章、第7章和第8章），保持一致。英国RCPath系统强调多学科管理，并将此报告系统融入英国甲状腺协会甲状腺癌管理指南（2014版）的多学科管理和治疗建议中。英国RCPath的甲状腺细胞学标本报告指南于2009年11月首次发布，于2016年更新[1]。2002年，英国甲状腺协会甲状腺癌管理指南中初次描述了"Thy"数值分类法[2]，并在2007年第2版、2014年第3版指南中延用。文献中有多种出版物使用"Thy"分类系统，在此仅罗列部分文献[3-37]。在爱尔兰、意大利和瑞士的某些地区，以及海外其他地方也采用英国RCPath的"Thy"术语系统。在RCPath系统中，数字化的细胞学报告"Thy"分类不能代替自由正文描述的解释报告，因为这种自由正文的描述对于提供特殊的诊断和（或）鉴别诊断至关重要。但是，采用这种数字分类确实更有助于结果的审查、标准化及与其他国际报告系统的比较。Thy 1～5的各种类别与Bethesda、意大利、澳大利亚和日本系

统的相关子类别一致（表 9-1）。英国 RCPath 系统与其他国际系统的差异反映了不同的医疗体系、病理学标准、资源配置及某些诊断分类的特定差异。

（一）细胞学诊断之无法诊断

Thy 1——这个分类适用于细胞学标本不能满足诊断要求，主要是穿刺针或穿刺技术等原因导致抽取的滤泡上皮细胞太少或细胞保存不良。对于实体病变，建议样本至少有 6 组保存良好的滤泡上皮细胞团，每团至少有 10 个细胞。细胞学报告应明确说明无法诊断的原因，包括标本完全由血液组成，或血液太多以至于无法观察到上皮细胞或胶质；或者标本内无细胞，或滤泡上皮太少而无法得出诊断；或者制片技术原因导致无法评估，如涂片不良、空气干片延时；或者固定不佳和细胞挤压导致人工假象；或者细胞聚集在血纤维蛋白中影响观察等（见第 14 章，对常规和液基细胞学制片中对合格标本所展开的讨论）。

Thy 1c——说明由于囊性病变导致的标本细胞量不足。这些标本主要含巨噬细胞，缺少充足的

胶质，为了审查，这类标本需要分开送检。这里的"c"代表囊肿（见第 17 章，样本仅有囊内液体的详细讨论）。

（二）非肿瘤和肿瘤性病变

Thy 2——这些标本应具有足够的上皮细胞用以得出诊断，并且与临床信息保持一致，通常可以做出具体诊断，如胶质结节和桥本甲状腺炎，也可以包括良性胶质结节。

Thy 2c——这类缺乏足够的上皮细胞，但包含丰富的胶质和囊肿内巨噬细胞，这种图像在有恰当的临床信息时可以提示囊性胶质结节。

Thy 3——意味着可能发生肿瘤，并分为 Thy 3a 和 Thy 3f。

Thy 3a——表明细胞形态 / 细胞核 / 结构的非典型性或其他特征，提示肿瘤可能但不足以进行分类，其中有些可能是标本质量较差，这时重复制片通常会有帮助（见第 23 章，Thy 标准中的 Thy 3a 穿刺物与 Bethesda 标准的 Ⅲ 类进行比较）。

Thy 3f——提示滤泡性肿瘤（包括嗜酸性细胞

表 9-1 RCPath Thy 分类与其他国际应用系统的比较

RCPath	Bethesda	意大利	澳大利亚	日 本
Thy 1: 细胞学非诊断性诊断	Ⅰ: 无法诊断或不满意	TIR 1: 无法诊断	1: 无法诊断	1: 不适用
Thy 1c: 细胞学非诊断性诊断（囊性病变）		TIR 1c: 无法诊断囊性病变		
Thy 2: 非肿瘤性病变	Ⅱ: 良性	TIR 2: 非恶性	2: 良性	2: 正常或良性
Thy 2c: 非肿瘤性病变（囊性病变）				
Thy 3a: 可能为肿瘤（非典型 / 无法诊断）	Ⅲ: 意义不明的非典型性病变或意义不明的滤泡性病变	TIR 3A: 低风险不明确病变（LRIL）	3: 不确定或意义不明的滤泡性病变	3: 不明确；B 其他
Thy 3f: 肿瘤可能，提示滤泡性肿瘤	Ⅳ: 滤泡性肿瘤或疑似为滤泡性肿瘤	TIR 3B: 高风险不明确病变（HRIL）	4: 提示滤泡性肿瘤	3 不明确: 滤泡性肿瘤（A₁ 支持良性、 A₂ 交界性、 A₃ 支持恶性）
Thy 4: 提示恶性	Ⅴ: 提示恶性	TIR 4: 提示恶性	5: 提示恶性	4: 恶性可能
Thy 5: 恶性	Ⅵ: 恶性	TIR 5: 恶性	6: 恶性	5: 恶性

肿瘤）（见第 45 章）。

Thy 4——怀疑恶性肿瘤。应指出可能的肿瘤分型，通常是甲状腺乳头状癌。

Thy 5——可以明确诊断为恶性肿瘤，要注明恶性肿瘤的类型，如甲状腺乳头状癌、甲状腺髓样癌、甲状腺未分化癌、淋巴瘤或转移性肿瘤等。

对使用 RCPath 诊断系统的一致性评价表明，Thy 1 和 Thy 5 一致性很好，其次是 Thy 2 和 Thy 3f，具有较好的一致性，而 Thy 3a 和 Thy 4 的一致性较差（因为这两种属主观性分类）。但是，如果按照处理方式的不同，分为内科处理组（包括 Thy 1、Thy 2、Thy 3a）和外科处理组（包括 Thy 3f、Thy 4、Thy 5）时，则观察者之间具有很好的一致性[13]。

二、英国 PCPath 甲状腺 FNA 细胞学报告术语在多学科管理中的应用

在英国，管理甲状腺患者的团队必须使用相关的专业多学科指南。英国甲状腺协会甲状腺癌治疗指南（2014 版）[2] 对甲状腺结节和甲状腺 FNA 细胞学临床处理方面提供了相当详细的指导，包括超声 "U" 分类（U1～5）和 FNA "Thy" 分类。Thy 4、Thy 5 及 Thy 3 的类别由接诊科室自行决定，但在重复 FNA 后仍然诊断为 Thy 3a 的病例，需要在多学科团队会议（MDTM）上进行讨论并决定下一步的临床处理。MDTM 应包括影像科、内分泌科、外科和肿瘤科。Thy 3a 应经常做超声和细胞学检查进行随访。Thy 3f 和 Thy 4 病变通常进行诊断性甲状腺切除术。Thy 5 应接受治疗，如行甲状腺全切术，对 PTC 或 MTC 进行适当的淋巴结清扫，对 ATC 行外科手术或其他肿瘤性治疗，对淋巴瘤进行肿瘤性治疗（尽管淋巴瘤通常需要空芯针活检以便确定淋巴瘤精确的组织学分型）。

质量有保障才能保证诊断精准，这一点非常重要。英国指南还强烈建议各部门进行定期核查，例如不同分类使用的频率，或每一个 Thy 分类对组织学确诊的恶性肿瘤的阳性预测值的评估（见第 67 章，与美国质量控制体系比较的讨论）。在 NIFTP 发布前不久，英国 PCPath 术语指南（2016 版）[1] 就指出，即使在使用 NIFTP 这个诊断术语时，Thy 5 对组织学上恶性肿瘤的阳性预测值（PPV）也大于 99%。但如果 NIFTP 不被认为是恶性肿瘤，那么在实践中 Thy 5 对恶性肿瘤阳性预测值不会达到 99%（见第 24 章至第 26 章）。最近，英国内分泌和甲状腺外科医生协会审计（英国第 5 次国家审计报告）发现英国临床实践中，Thy 5 的恶性肿瘤风险为 97.9%，假阳性率约为 2%。目前尚无可推荐的其他 Thy 分类对恶性肿瘤的阳性预测值，也没有 FNA Thy 1 的最大预测百分比例。

表 9-2 展示了迄今为止发表的数据，显示 Thy 分类使用频率和组织学证实的恶性肿瘤预测值范围[23]。随后，Newcastle 单中心审核资料显示恶性肿瘤风险的变化范围，包括非组织学病例，其中 Thy 1/1c 的 ROM 为 4.0%～5.2%，Thy 2/2c 为 1.4%，Thy 3a 为 10.0%～14.5%，Thy 3f 为 25.4%～26.7%；而恶性肿瘤的阳性预测值（仅为组织学病例）如下：Thy 3a 为 10.2%～36.1%，Thy 3f 为 33.3%～35.4%，Thy 4 为 50.0%～81.8%，Thy 5 为 100%[20]。当评估预测值时，了解计算的基础是非常重要的。例如，如果仅将通过组织学而非临床诊断的恶性肿瘤视为 "阳性" 结果，则仅将具有组织学诊断的病例用作分母，这将导致 Thy 分类较低的恶性肿瘤预测值的人为升高，因为这类病变中仅少数病例会选择手术切除；但 Thy 分类越高，接受手术治疗的病例越多，则恶性肿瘤预测值就越准确。相反，如果分母是所有的细胞学病例，无论是否接受手术治疗，在 Thy 分类较低的病例中就更准确，而对于 Thy 分类较高的病例则预测价值不大，因为某些 Thy 5 细胞学诊断的患者可能无法手术（如转移性肿瘤），这意味着恶性肿瘤的诊断不能仅通过组织学来证实。为了促进临床医生和患者之间关于是否需要手术的沟通，计算肿瘤预测值与计算恶性肿瘤预测值一样

表 9-2　英国 RCPath Thy 不同分类使用频率和恶性肿瘤预测（精确到小数点后 1 位）

RCPath Thy 分类	使用频率（%）	组织学上肿瘤阳性预测值（%）（仅为组织学）	组织学上恶性肿瘤阳性预测值（%）（仅为组织学）	该类别所有细胞学病例的恶性风险（%），但仅考虑恶性肿瘤的组织学结果
Thy 1/1c	18～27	26～32	16～20	**4～5**
Thy 2/2c	42～52	18～26	8～10	**1.4**
Thy 3a	5～10	20～58	10～33	**6～17**
Thy 3f	7～14	**60～66**	**28～35**	28～30
Thy 4	2	**50～85**	**54～68**	44～64
Thy 5	2～7	**100**	**100**	67～71

最有用的预测值加粗突出显示

都是有用的。对于不确定的 Thy 3 或 Thy 4 分类，虽然没有提出具体的分子检测的建议，但如果某些特别的医疗中心具备分子检测的设备，还是建议行分子检测。

三、未来发展

不久的将来，更新的英国 RCPath 术语将把 NIFTP 包括在内。英国皇家病理学院已经在 RCPath 数据库甲状腺癌组织病理学报告中发布了的 NIFTP 的附录资料[38]。毫无疑问，将来英国甲状腺 FNA 术语中有关分子检测和明确诊断的标准运用方面将更加完善，特别是在 Thy 3a 和 Thy 3f 病例中。囊性病变的分类也可能会有一些包括超声表现在内的改变，正如 Bethesda 系统在 2017 年最新更新时报告甲状腺 FNA 细胞病理学一样。英国的医学中心被委托将继续审核其结果，来鉴定 FNA 细胞学中 Thy 1 的发生率、阳性预测值，以及鉴定所有 Thy 2～5 分类诊断的恶性风险。随着甲状腺疾病新诊断和治疗手段的发展，英国 RCPath 的"Thy"术语系统也将随着该诊断系统的临床应用而不断发展。

第 10 章　甲状腺微小乳头状癌的管理及专栏（细胞学诊断为滤泡性肿瘤的管理）

Management of Papillary Microcarcinoma of the Thyroid with A Short Column (Management of Tumors Diagnosed as Follicular Neoplasm on Cytology)

Yasuhiro Ito　Akira Miyauchi　Hitomi Oda　**著**

袁芊芊　**译**　　吴泽宇　**校**

一、背景

WHO 对微小甲状腺乳头状癌（papillary microcarcinoma，PMC）的定义是指小于 10mm、无论是否影响邻近器官（extension to adjacent organs，Ex）、有无临床淋巴结转移（clinical lymph node metastasis，N）和远处转移（distant metastasis，M）的甲状腺乳头状癌。其中低风险是指没有 Ex、N 或 M 的 PMC。近年来，随着影像学技术特别是超声检查的发展，使 3mm 或更小的甲状腺结节得以被发现。此外，超声引导下的细针穿刺细胞学加强了超声检测到的小结节的诊断。随着这些技术的普及，PMC 的发现和诊断已非常普遍。也正是因为这些技术的发展，全球甲状腺癌的发病率，特别是微小 PTC 的发病率逐渐增加，而甲状腺癌的死亡率却没有增加。

在过去的尸检研究中，PMC 多作为潜伏性癌被发现。以往的报道表明，在研究对象中通过超声检查发现的大小为 3～10mm 的潜伏性 PMC，高达 0.5%～5.2%[1]。Takebe 等对 30 岁及以上的女性进行超声及 FNAC 检查，其中发现并诊断为甲状腺癌的比例为 3.5%，且多为 PMC[2]。该发病率比当时报道的临床甲状腺癌的发病率高 1000 倍，与以往尸检研究中潜伏性甲状腺癌的发病率没有差异。这些事实有力地表明，仅极少数的 PMC 会生长进展为临床疾病。

二、积极监测 PMC 的历史

据上述研究结果，1993 年 Miyauchi 医生认为大多数 PMC 保持小结节状态且对患者无害。他对当时普遍认为 PMC 是临床疾病的早期阶段，应立即进行手术治疗的观点表示怀疑。虽然没有关于 PMC 自然史的数据，但他推测大多数 PMC 不会生长或生长非常缓慢，对所有 PMC 患者进行手术很可能弊大于利。

当然，并非所有的 PMC 都能维持稳定性并潜伏。所有的晚期甲状腺癌在初期都是较小的癌肿。然而，当时并没有预测 PMC 进展的标志物，这种情况一直持续到今天。因此，主动监测（active surveillance，AS）是唯一可用于区分进展性 PMC 与其他 PMC 的方法。1993 年，Miyauchi 医生在 Kuma 医院的会议上提出，对于低风险的 PMC，建议进行 AS 而非立刻手术。他认为，在 B 超检查发现异形淋巴结增大等进展性征象出现后，再进行手术治疗为时不晚。经过 Kuma 医院的医生一致同意后，一项针对低风险 PMC 的 AS 临床研究开始了。1995 年，日本东京癌症研究所也基于类似的概念，开始了低风险 PMC 的 AS 临床研究。

三、近期甲状腺癌的发病率增加，死亡率未增加

据报道，各国甲状腺癌的发病率和死亡率的变化趋势差异很大 [3-6]。在美国，甲状腺癌的发病率在 1973—2002 年增加了 2.4 倍，1975—2009 年增加了 2.9 倍 [3, 4]。在韩国，1993—2011 年，甲状腺癌的发病率增长了 15 倍之多 [5]。意大利、法国、英国、苏格兰、澳大利亚和北欧国家也有甲状腺癌发病率增加的报道 [6]。

然而在这些研究期间，甲状腺癌的死亡率是稳定的。美国也有报道称小乳头状癌（包括 PMC）的发病率增加 [3, 4]，这是发病率和死亡率变化趋势不同的原因。这些数据表明许多无害的小乳头癌，包括低风险的 PMC，通过超声和超声引导 FNAC 发现和诊断，并在诊断后立即进行手术治疗。

四、PMC 的 AS 排除标准

AS 的禁忌证有两种类型（表 10-1）。一是存在临床高危特征，影像学研究中出现 N 或出现非常罕见的 M，应立即作为晚期 PTC 处理。由于 PMC 位于神经的走向上，出现喉返神经麻痹的患者也是立即手术的重要适应证（图 10-1A）。虽然罕见，但细胞学高度恶性的 PMC，如疑似高细胞变异的 PMC 及分化较差的癌，应进行手术而不是 AS。毋庸置疑，在 AS 期间出现进展迹象的 PMC 应该进行手术治疗。最后，出现以下特征的病例不适合 AS，尽管不清楚这类肿瘤是否具有生物侵袭性。我们谨慎地将影像学发现附于气管或位于喉返神经路径上的 PMC 纳入 AS 禁忌证（图 10-1B 和 C）。

多发性 PMC 和存在分化型甲状腺癌家族史不在禁忌证范围内。据了解，有家族史的多发性 PTC 发病率高于无家族史的。我们也知道，没有

表 10-1　对 PMC 进行积极监测的禁忌证

类　型	禁忌证
临床高危的特征	• N_1 或 M_1（很罕见） • 出现侵犯喉返神经或气管的体征或症状 • 细胞学上的高度恶性（很罕见） • AS 期间出现疾病进展现象
不适合进行 AS 的特征	影像学检查显示肿瘤可能侵犯气管或喉返神经

临床淋巴结转移的多发性 PMC 比单发性 PMC 更容易出现镜下 N [7]。因此，阳性家族史或多发性病灶可能是轻度危险因素。但如果将这些纳入建议立即手术的范畴，则全甲状腺切除术的发生率将大大增加，导致甲状旁腺功能减退、喉返神经麻痹等手术并发症的发生率更高。我们推测，这种弊端将大于立即手术所带来的优势。基于这些考虑，我们没有将这些特征列为 AS 的禁忌证。我们近期的研究表明，这些特征并非 PMC 进展的重要因素 [8]。

五、低危 PMC 的 AS 实践

我们在 AS 的实践中对低风险 PMC 的算法总结如图中（图 10-2）所示。最新的美国甲状腺协会指南（2015 版）不要求对疑似 PMC 的结节进行 FNAC，除非其具有 N 和（或）M 等高危特征 [9]。在我们的机构中，我们用 FNAC 诊断 5mm 或更大的 PMC，并告知患者相应的诊断。

这其中有两个原因。在日本乳腺和甲状腺超声协会公布的指南中，对具有可疑超声特征的甲状腺结节进行 FNAB 的大小界限为 5mm。目前，这是日本唯一的甲状腺结节 FNAC 指南。如果我们没有用细胞学诊断 PMC，患者可能会在其他医院到其他医生就诊，医生可能会进行 FNAC，并告诉患者 Kuma 医院漏诊，患者应该进行手术。这样的情况对于 Kuma 医院和患者来说都是不幸福的。另一个原因是，诊断为 PMC 应鼓励患者定期到医院检查。如果没有恶性肿瘤的诊断，可能很难说服患者定期检查。而我们认为，定期随访是

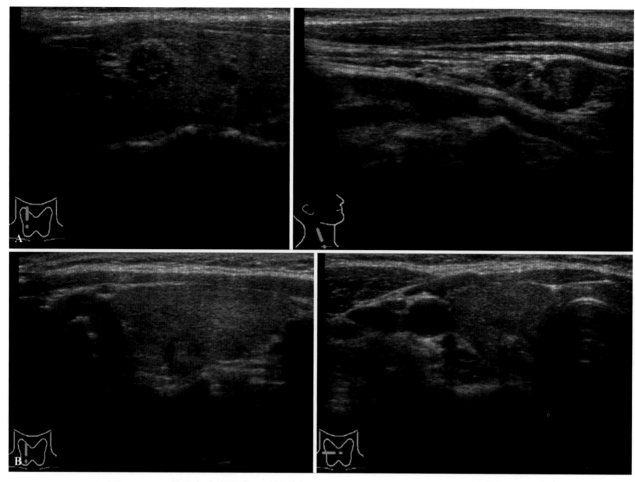

▲ 图 10-1　A. 临床上有明显淋巴结转移的 PMC；B. 因肿瘤侵袭导致左声带麻痹的 PMC

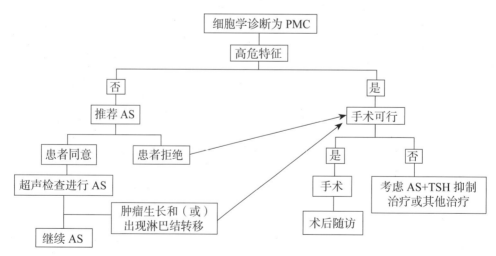

▲ 图 10-2　低危 PMC 患者的管理流程

必要的，因为有些 PMC 确实出现了疾病进展。

　　在开始 AS 之前，必须对 PMC 进行准确的评估，根据超声，必要时通过 CT 扫描来确定其是否适合 AS。最重要的是确定肿瘤的位置。特别是当肿瘤位于背侧，靠近喉返神经或触及气管时，需要仔细评估。对于粗大的强回声引起强声影的 PMC，用 CT 扫描评估比用超声评估更有价值。对于粗大的强回声引起强声影的 PMC，用 CT 扫描评估比用超声评估更有效。另外，区域淋巴结的评估也很重要。FNAC 检查可疑结节，穿刺洗脱液测定甲状腺球蛋白对明确结节转移非常有用[10]。如果患者被诊断为转移阳性，应立即进行手术。

过去，我们向患者近乎平等地介绍了 AS 和手术两种治疗方案，并要求他们在两者之间做出选择。这是出于没有证据表明 AS 的适当性。然而目前，我们可以推荐 AS 作为低危 PMC 的一线管理，因为现在有充足的证据。

决定接受 AS 的患者在确诊 PMC 后 6 个月进行超声随访，此后至少每年 1 次，检查是否有进展的迹象，如增大或新出现的淋巴结转移。如果 FNAC 发现可疑结节，则穿刺洗脱液测定 TG 对诊断转移有帮助。这种技术特别是对侧区域的可疑结节很有用。

在 AS 期间，如果发现有进展的迹象，建议进行手术，否则，患者继续接受 AS。当肿瘤大小较初始大小增加 3mm 以上时，建议手术治疗。但如果患者愿意，AS 可以继续进行，直到肿瘤大小达到 13mm。当然，PMC 出现新发的 N 是立即手术的适应证。

六、AS 的数据积累

2003 年 Kuma 医院发表了第 1 篇 AS 的报道，证明 70% 以上的 PMC 与 AS 开始时的大小相比没有变化[11]。第 2 次报道发表于 2010 年，纳入 340 名患者[12]。在该研究中，我们发现，尽管无统计学差异，45 岁或更年轻的患者的 PMC 更具有进展的倾向，其他临床病理特征如性别、家族史、多发性等与 PMC 的进展无关。

2014 年，我们发表了第 3 篇文章，纳入患者多达 1235 例[8]。研究表明，仅有 8% 和 3.8% 的患者在 AS10 年后分别出现了 ≥ 3mm 的肿大和新发的淋巴结转移。在该研究中，我们证明了年龄与 PMC 进展之间的显著关系。老年是一个已知的 PTC 重要的预后因素，而在我们之前的研究中，对于 M_0 的 PTC，老年（≥ 55 岁）是预测癌变死亡的最重要因素[13]。后来，也有研究表明，年轻（< 30 岁）和高龄（≥ 60 岁）独立地影响无病生存，但只有高龄是预测癌症死亡的因素[14]。这些表明，临床上老年患者的 PTC 预后比年轻患者差。

2013 年，Miyauchi 等的研究表明，与 40—60 岁的患者相比，接受甲状腺全切除术的 PTC 患者中，年龄 < 40 岁和 ≥ 60 岁的患者中生化持续疾病（BPD）的比例明显升高。BPD 患者中甲状腺球蛋白倍增时间（TG-DT）< 2 年的患者发生率随年龄增长而增加[15]。因此，我们认为以 40 岁和 60 岁为截止年龄，适合评价 PTC 的生物学特性。在 2014 年的一项关于 PMC 的研究中，我们将患者年龄分为三类：年轻年龄（< 40 岁）、中年年龄（40—59 岁）、老年年龄（≥ 60 岁）[8]，以研究年龄与 PMC 进展之间的关系。

与临床 PTC 不同的是，通过 Kaplan–Meier 法，年轻患者的结节增大和新发淋巴结转移的发生率明显偏高，然后随年龄增加而有所下降。另外，在多变量分析中，年轻是结节增大和新发淋巴结转移的独立预测因素，而性别、家族史和多发性不是。虽然老年患者的临床 PTC 更容易进展，但老年患者的低风险 PMC 是 AS 的良好适应证。

癌症研究所 2010 年首次发表的研究显示，在 300 例低危 PMC 的病灶中，仅有 7% 的病灶扩大，230 例患者中，仅有 1% 的患者在 AS 过程中出现新的淋巴结转移[16]。两家机构的研究表明，AS 期间 PMC 进展的发生率很低，最重要的是，AS 期间没有一个患者出现 M 或死于 PMC。同时，两家机构的研究也表明，在发现进展征兆后进行手术为时不晚，此后也未发生危及生命的复发现象。这些都是采用 AS 政策作为低风险 PMC 管理方案的重要要点。表中（表 10-2）总结了两个机构主动监测的重要结果。

关于系列研究中 3.8% 的患者在 10 年 AS 时出现新的淋巴结转移的结果[8]，这可能代表了 AS 的失败。然而，如果这些患者在出现时就进行了手术治疗，他们将接受包含/不包含气管旁淋巴结切除的甲状腺单侧叶切除术。这种手术设计不

表 10-2　**Kuma 医院和癌症研究所对低危 PMC 进行积极监测的结果**

Kuma 医院	癌症研究所
• 在 10 年观察期间，1235 例患者中分别有 8% 和 3.8% 出现肿大和新发淋巴结转移 [8] • 年轻患者的 PMC 容易进展，老年患者的 PMC 进展概率较低 [8] • 发现进展迹象后接受手术的患者均未出现明显复发或死于 PTC [8] • 因肿瘤增大而切除的 PMC 中 Ki-67 LI 高于无肿瘤增大的 PMC [21] • 只有 8% 的患者在妊娠期出现 PMC 进展，分娩后补救性手术均成功 [24] • 立即手术的患者中，分别有 0.2% 和 1.6% 发生了永久性声带麻痹和永久性甲状旁腺功能减退等严重的手术不良事件 [25] • 立即手术的总费用，包括 10 年的补救性手术费用和术后护理费用，是主动监测 10 年管理费用的 4.1 倍 [26]	• 在 230 例患者（300 个病灶）中，观察期间分别有 7% 和 1% 出现大小扩大和新发淋巴结转移 [16] • 发现进展征象后进行手术的患者均未出现明显复发或死于 PTC [16] • PMC 血供丰富或超声检查缺乏强钙化是生长活动旺盛的标志。丰富的血管往往随着时间的推移而减少 [18] • 观察期间，TSH 值与 PMC 的进展无关 [20]

可能完全防止术后 N 的复发，这些患者可能需要进行第二次手术，即甲状腺全切除术和治疗性改良根治性颈部淋巴结清扫术。我们认为一次手术，即甲状腺全切除术加改良颈部淋巴结清扫，比两次手术的效果要好，因为它们的效果会同样出色 [17]。

七、与 PMC 的 AS 有关的其他调查结果

（一）超声检查结果与 PMC 进展的关系

此前有两项研究关注肿瘤生长和超声特征。Fukuoka 等研究表明，原始血管丰富的肿瘤增大的比例明显较高。但他们也证明，AS 期间大部分肿瘤的血供下降 [18]。初步检查时强钙化和血管不良与非进展性疾病相关。同时，Ito 等研究表明，超声检查边缘不清的 PMC 在初次手术后很可能出现复发 [19]。然而，手术后没有发现危及生命的复发（无论是刚确诊后还是 AS 后），这表明这些特征并未阻碍医生和患者选择 AS。

（二）PMC 在 AS 期间的 TSH 抑制治疗

关于 TSH 的抑制，两家机构展示了不一样的调查结果。癌症研究所的 Sugitani 等研究表明，TSH 值与 PMC 的进展无关 [20]。而我们偶尔通过左甲状腺素给药将 TSH 控制在正常低值，结果显示，虽然 AS 的年轻患者接受 TSH 抑制的患者数量不多，但均未出现 PMC 进展 [8]。因为没有进行过比较研究，所以关于这一点的证据很少。对年轻的 PMC 患者进行 AS 时，轻度的 TSH 抑制可能是有用的。因为癌症研究所的患者大多年龄偏大，疾病进展的可能性较低，至少可以部分解释癌症研究所与 Kuma 医院调查结果的差异。

（三）预测 PMC 进展分子标志物的缺乏

直至今日，也没有发现在细胞学检查中能预测 PMC 进展的标志物。Hirokawa 等报道，AS 期间手术切除增大的 PMC 的 Ki-67 标记指数高于组织病理检查未增大的 PMC，但在术前 FNAC 标本中未进行评估 [21]。最近，Xing 等报道，临床 PTC 的 BRAF 突变和 TERT 突变体现出显著的预后价值 [22]。研究表明，这些突变和 Ki-67 标记指数的组合对临床 PTC 的预后有较明显的区分作用 [23]。但是，在 PMC 的手术标本中，均未能检测到有肿瘤增大或新发 N 或稳定疾病的 TERT 突变，说明 PMC 细针穿刺标本上这些基因的突变分析难以预测肿瘤的进展 [24]。

（四）PMC 进展与怀孕的关系

如何对可能怀孕的年轻女性进行 PMC 管理是一个重要的临床问题。我院的首次研究显示，49.4% 的 PMC 在妊娠期出现进展 [25]。然而，后来我们发现，本研究中的入组患者存在较强的选择偏倚。我们在重新检查了所有 50 岁及以下的女性患者的记录后，发表了第二份关于这个问题的报

告。我们发现，50 例患者对应的 51 次妊娠分娩事件中，仅有 4 例（8%）出现肿瘤肿大≥ 3mm，无一例出现妊娠期新发淋巴结转移。妊娠期出现肿瘤增大的 4 例患者中，只有 2 例在分娩后进行了手术[26]。其余两人由于产后肿瘤没有生长，所以继续进行 AS。综上所述，年轻女性中可能怀孕的低危 PMC 患者仍可作为 AS 适应证。即使部分 PMC 在怀孕期间可能会增大，但产后手术也为时不晚。

（五）手术的不良事件

也许有人会认为，低风险 PMC 的手术是一个没有显著并发症的简单的手术。然而，Oda 等研究表明，在甲状腺疾病中心 Kuma 医院对低风险 PMC 进行立即手术的患者中，分别有 0.2% 和 1.6% 的患者发生了永久性声带麻痹和永久性甲状旁腺功能减退等严重不良事件[27]。Kuma 医院所有的外科医生都是甲状腺手术专家，但即使如此也发生了这样的不良事件。接受非甲状腺手术专业的外科医生治疗的患者，此类不良事件的发生率可能会更高。

（六）医疗费用

AS 和立即手术的医疗费用因国家而异。在日本，立即手术和术后护理 10 年的总费用（包括左甲状腺素等药物）为 8437 美元 / 人，是 AS10 年管理总费用（2052 美元 / 人）的 4.1 倍[28]。医疗费用是社会和患者的重要问题。检查、手术和医疗处方的费用因国家不同而有很大差异。保险范围也因国家不同而大不相同。为了估算自己所在地的费用，可以利用这里提供的流程模型和费用表来计算费用[28]。

（七）估计 AS 期间 PMC 疾病发展的终身概率

如前所述，在 AS10 年时，我们的患者分别有 8% 和 3.8% 的患者出现肿瘤增大和新发淋巴结转移。有了这些数据，人们可能会认为 AS 只是一个拖延手术的方式。

我们还发现，老年患者的疾病进展率明显低于年轻患者。经过 10 年的监测，患者年龄增长 10 岁，因此，随着时间的推移，病情进展的风险会降低。我们估计了疾病进展的终生概率与年龄增长 10 年间的进展率。在 20 多岁的患者中估计为 48.9%，30 多岁的患者为 26.7%；随着年龄的增长，这一数值持续显著下降。这些研究结果表明，20 多岁的患者中有超过 50%、30 多岁的患者中约有 75% 在有生之年不需要手术。老年患者需要手术的可能性较小[29]。

八、AS 是低风险 PMC 的一线管理方法

过去，我们向低风险 PMC 患者提出 AS 和立即手术两种方案，并且让他们选择一种。这是因为在 AS 开始时，我们没有关于其结果的证据。但目前，已经积累了足够的数据，因此，我们推荐 AS 作为一线管理。最重要的问题是，虽然在发现病情进展后进行了手术，但没有一个患者出现明显的复发或死于甲状腺癌。

一个重要的问题是细胞学上对可疑结节的 PMC 诊断。虽然 ATA 指南建议不要用 FNAC 诊断可疑结节，但至少在我们看来，鼓励患者定期到医院就诊是必需的。否则，患者可能会放弃来医院就诊，如果癌症进展，很可能效果不佳。在我院，我们会给那些超过 18 个月没有来医院复查的患者寄信。只有当患者每年至少 1 次持续到医院就诊时，AS 才是一个安全的操作。

低风险 PMC 进行 AS 比立即手术更安全，对患者更有利。如果一开始细胞学诊断为 PMC，且患者了解自己的病情，坚持定期到医院复查，AS 可以作为一线处理。

专栏：细胞学诊断为滤泡性肿瘤的处理方法

如何最好地处理细胞学诊断为滤泡性肿瘤的结节，仍然是一个争论不休的问题。细胞学检查很难区分良性滤泡腺瘤和滤泡癌。通常情况下，最终的诊断需要根据手术后的病理检查来确定。2009 年发布的上一版美国甲状腺协会指南[1]建议，如果细胞学结果显示肿瘤内有滤泡性肿瘤，且肿瘤无自主功能，应考虑行甲状腺叶切除术或甲状腺全切除术。此外，如果细胞学读数提示为 Hürthle 细胞瘤，则建议根据病灶的大小和其他因素进行甲状腺叶切除术或甲状腺全切除术。

过去无论是诊断还是治疗，都相当强烈地推荐手术治疗（即诊断性手术切除）。在最新的 ATA 指南中，对于 Bethesda 系统诊断为 FN/SFN 的结节，推荐进行分子检测，即包括 BRAF、RAS、RET/PTC 和 PPAR-γ 在内的 7 种基因突变检测[2]。如果不做分子检测或检测不确定，可考虑手术切除，对结节进行明确诊断。然而，分子检测费用昂贵，在美国以外的许多国家并不常见。

我们曾对我院 Hürthle 细胞瘤的诊断和手术指征进行了调查[3]。在 998 例细胞学诊断为 Hürthle 细胞瘤的患者中，426 例接受了手术，其中 66 例（15%）被诊断为恶性肿瘤。在单变量分析中，抗 TG 抗体阴性患者的血清甲状腺球蛋白水平（> 500ng/dl）、肿瘤大小 > 4cm，以及基于我们的诊断标准（Kuma 医院超声分类表明恶性肿瘤风险[4]）超声等级 ≥ 3，均显著预测了组织学恶性的结果。在多变量分析中，超声等级和肿瘤大小是组织学恶性的独立预测因素。

虽然 ATA 指南建议对 Hürthle 细胞癌的患者立即进行手术，但至少在日本，Hürthle 细胞癌的无病生存率和特异性生存率与非 Hürthle 细胞癌没有差别[5, 6]。因此，在日本单凭细胞学诊断 Hürthle 细胞瘤并不是手术适应证。

我们的系列研究中对整个滤泡肿瘤的研究尚未进行，但在我院细胞学诊断为滤泡肿瘤的 2115 例单发结节患者中，有 1075 例进行了手术。其中有 184 人（8.7%）病理诊断为恶性肿瘤。事实上，我院主治医生对细胞学诊断为滤泡性肿瘤的手术指征有一定程度的差异。然而，肿瘤大小是重要因素之一。癌的发生率随肿瘤大小增大而增加，如果是滤泡癌，在我们的研究中，肿瘤 > 4cm 预示着预后不良[5]。

年龄也是滤泡癌的一个重要因素。在滤泡癌病例中，高龄是癌变死亡的预测因素[5]。但是，我们没有关于滤泡肿瘤的癌变发生率是否随年龄增长而增加的数据。由于滤泡癌在细胞学上很少被诊断出来，如果没有其他特征，如体积大，老年患者的滤泡肿瘤是否是手术治疗的确切适应证，这仍是个疑问。

对所有经细胞学诊断为滤泡性肿瘤的结节进行手术，包括诊断性手术切除，无疑是一种过度治疗。实际上，滤泡性肿瘤的手术最好的指标是肿瘤大小。在我院，一般情况下，大于 3cm 的滤泡性肿瘤都会考虑手术。对于大于 4cm 的结节，即使细胞学上未怀疑滤泡性肿瘤，我们通常也建议进行手术治疗。超声检查结果对决定手术治疗很有帮助。对更大量的患者进行进一步研究是有必要的，但现阶段仍应根据肿瘤大小和超声特征（超声分级 ≥ 3 级）考虑对滤泡性肿瘤进行手术治疗。

第 11 章　如何对细针穿刺细胞学良性的甲状腺结节进行随访

How to Follow Fine-Needle Aspiration Biopsy-Confirmed Benign Thyroid Nodules

Kennichi Kakudo　Shinya Satoh　Yasuyuki Okamoto　**著**

袁芊芊　**译**　吴泽宇　**校**

摘　要

◆ 对于初始细胞学结果为良性的患者，美国甲状腺协会临床指南建议恶性可能极低的患者复查时间可以超过 24 个月，低度到中度怀疑恶性者建议 12～24 个月复查彩超，而高度怀疑恶性的患者应当 12 个月内再次进行彩超和（或）细针穿刺细胞学检查[1]。细胞学良性结节的患者中仅有一小部分人进行了手术（导致了选择偏倚和风险高估），精准预测恶性肿瘤风险十分困难，根据 Bethesda 系统[2-4]评估 ROM 为 0～3%，根据初始穿刺良性后再次穿刺的患者评估 ROM 为 1%～2%[5, 6]，4055名细胞学良性进行了手术的患者评估 ROM，其中 3.2% 的患者进行了手术[7]。然而有一些 Meta 分析报道了更高的 ROM：Bongiovanni 等的 3.7%，Sheffield 等的 4%～9%，Ohori 和 Schoedel 的 9.0%（1.1%～32.2%）[8-10]。虽然假阴性的 FNA 诊断有赖于多种因素，如取样技术、结节性质（纤维化、钙化、囊性或结节大小）、操作人员的经验、FNA 诊断的形态学标准及肿瘤的处理方法，但本章节的作者认为将假阴性结果（良性结节的 ROM）降低到 Bethesda 系统提示的 0%～3% 水平是十分重要的，一方面可以增强细胞学医生与临床医生之间的相互信任，另一方面可以促进 FNA 在临床中的应用（关于进一步分析假阳性诊断，见第 2 章；关于细胞学质控和如何进行临床监测，见第 66 章）。

一、甲状腺结节患者的穿刺细胞学与临床管理

在日本，甲状腺细针穿刺细胞学有两个功能[11-16]。首先是确认具有高风险或可疑特征患者的良恶性，这与西方国家做法相似。其次是进一步将低风险（基于超声特点）患者在临床管理过程中分为三类：①细胞学恶性的患者进行手术；②不确定的结节进一步危险分层（亚洲临床实践特点）；③良性结节在排除恶性可能后随访。FNA细胞学的第二个功能在临床中更为重要，因为在50% 以上的患者都能检出甲状腺结节，且大多为生物学上良性结节或临床上不典型的低风险甲状腺癌。因此，处理甲状腺结节的主要挑战是通过超声和 FNA 细胞学排除需要手术治疗的恶性肿瘤。本章通过文献综述，重点介绍如何对经细胞学检查证实为良性甲状腺结节的患者进行随访。关于如何对不确定结节的患者进行分流，以及如何对

经细胞学证实的微小乳头状癌进行积极监管[17-21]。参见其他章节（见第 10 章）。

二、ATA 和 AACE/AME 临床指南中的建议

美国甲状腺协会成人甲状腺结节和分化型甲状腺癌患者管理指南（2015 版）中第 11 条建议指出，如果该结节细胞学上为良性，则无须进一步诊断或治疗[1]。这是因为 FNA 细胞学的假阴性率很低（在所有 FNA 中为 0%~3%），良性结节向致死性癌症的进展风险不高，尽管当患者有多个甲状腺结节时，不能排除未穿刺结节的恶性可能。超声检查是细胞学良性结节患者随访的关键，可以降低恶性漏诊率。对于最初有良性细胞学结果的患者，ATA 指南建议恶性可能极低的患者复查时间可以超过 24 个月，低度到中度怀疑恶性者建议 12~24 个月复查彩超，而高度怀疑恶性的患者应当 12 个月内再次进行彩超或穿刺检查[1]。根据 Choi 等的多中心研究：对于初始细胞学良性但超声特征表现出可疑的甲状腺结节，应进行重复 FNA，以减少假阴性[22]。他们发现，有超声阳性的细胞学良性结节的恶性可能（4.7%，8/169）高于无阳性超声患者（0.8%，4/531）（$P=0.002$）。Chernyavsky 等报道甲状腺 FNA 总假阴性率为 10.2%，对良性结节二次 FNA 可以降低到 4.5%。90% 的假阴性 FNA 患者有可疑的超声特征。他们的结论是，超声提示可疑的患者应考虑重复 FNA 检查[23]。对甲状腺细胞学评估有用的超声特点，请参阅其他章节（见第 20 章）。

AACE/AME 指南建议对良性结节每 12~24 个月进行随访，如果其大小稳定，随访时间可以增加到 24 个月以上[24]。根据 2016 年意大利的一项调查，大约 70% 的意大利内分泌学家对低风险（$P < 0.01$）细胞学良性结节建议每 12~24 个月进行随访[6]。如果结节是中间风险，70% 选择每 6~12 个月随访（$P < 0.01$）。如果结节是高风险的，大约 40% 重复 FNA，50% 每 6~12 个月重复超声

（P=ns），只有少数建议手术[6]。在 ATA 指南中，建议 27A 指出，重复 FNA 后良性的生长的结节，如果结节很大（ > 4cm），导致压迫或结构性改变，或引起临床关注，可以考虑手术[1]。ATA 指南中的建议 27B 进一步指出，FNA 后良性的生长的结节，应定期监测，大多数无症状结节呈缓慢增长，应随访而非干预[1]。

三、FNA 良性患者再次评估的最佳时间间隔

Medici 等建议根据目前的指南，甲状腺良性结节复查，建议的间隔可从 1~2 年安全延长至 3 年，而不增加恶变和死亡率风险或不良事件[25]的风险。我们可以预测到结节的生长，因此，对于可能有结构性改变或有较大结节的年轻患者，或许应该修改建议。相反，对于以囊性结节为主的老年患者，应考虑更长的随访间隔[25]。他们的研究表明，细胞学证实的良性甲状腺结节是一组不同性质肿瘤，包括：①完全良性结节；②生物学上为良性的具有缓慢生长潜能的克隆性肿瘤；③有进展为致命癌症的微小风险的前体克隆性肿瘤；④诊断错误（假阴性）。Kakudo 等报道日本 Kuma 医院 5156 例 FNA 良性结节的切除率为 8.9%（457/5156），实际 ROM 为 23.4%（107/457）；然而，133 个细胞学良性结节手术患者的实际 ROM 在观察后（每 6~12 个月随访），随访超过 1 年，为 19.5%（26/133）。初始 FNA 细胞学良性，5 年的总 ROM 为 2.0%（103/5156），在初始 FNA 后 1~5 年的随访中发现的恶性肿瘤的百分比（评估从良性结节到恶性肿瘤的最大进展风险，其中误诊不能排除）为 0.5%（26/5156）[14]。本章作者认为，在 5 年的随访中，从良性结节到致命恶性肿瘤的进展风险是非常罕见的或可忽略不计的（远小于 FNA 良性的 0.5%），因为在初始良性 FNA 后 1~5 年的随访中检测到的所有 26 个恶性肿瘤（21 个 PTC、2 个 FTC 和 3 个恶性淋巴瘤）都不是致命的癌症，而是早期或低风险的[14]。这种临床策

略即每 6～12 个月进行超声检查，发现任何可疑则进行 FNA 在 Kuma 医院使得超过 5000 例细胞学良性结节患者没有疾病特异性死亡，也没有漏诊致死性恶性肿瘤。Nou 等的结论是，尽管有很低的概率存在多个结节中存在甲状腺癌，初始 FNA 良性患者在长期随访中的死亡率风险可以忽略不计。尽管在假良性细胞学后平均 4.5 年才被发现，这种恶性肿瘤也得到了充分的治疗，这些数据支持了初始 FNA

良性后每 2～4 年重复甲状腺结节评估的建议 [26]。

综上所述，ATA 指南建议，仅对选定的良性甲状腺结节考虑重复 FNA 和（或）手术，包括那些大的、有症状的、临床和（或）超声特征令人担忧的（包括正在生长的）结节 [1]。此外，ATA 管理指南建议，如果一个结节经反复 FNA 细胞学仍为良性，则不再推荐对结节行超声检测 [1]。

第12章　如何对待甲状腺结节患者：核工厂事故后，福岛县小儿甲状腺癌筛查计划的教训

How to Be Considerate to Patients with Thyroid Nodules: Lessons from the Pediatric Thyroid Cancer Screening Program in Fukushima After the Nuclear Plant Accident

Sanae Midorikawa　Akira Ohtsuru　**著**

袁芊芊　**译**　吴泽宇　**校**

一、概述

甲状腺癌的过度诊断被认为是一个全球性问题[1-3]。因此，甲状腺细针穿刺细胞学检查的适应证标准目前也存在争论[4, 5]。超声检测到的甲状腺结节的FNA细胞学检查的标准适应证在一些指南[5, 6]及本书的其他章节中都有介绍。值得注意的是，应认真考虑将FNA细胞学检查应用于无症状患者偶然发现的甲状腺结节，因为在大规模筛查中很容易发生甲状腺癌的过度诊断，这往往直接导致过度治疗[2]。在本章中，我们根据从日本福岛发生核事故后福岛健康管理调查（FHMS）的经验中学到的教训，将从社会心理影响和伦理问题两个角度出发，重点关注年轻的无症状患者的超声筛查及对甲状腺结节进行FNA细胞学检查的适应证。

二、核事故后福岛甲状腺检查的社会心理反应和经验教训

（一）居民对甲状腺检查结果的社会心理反应

广大民众基本上不熟悉甲状腺，甲状腺疾病包括甲状腺癌在内的诊断并不像高血压或糖尿病的诊断那样普遍。在儿科医疗机构中，甲状腺超声检查也不是常规检查。甲状腺囊肿通常是胶质囊肿，是甲状腺超声检查中最常发现的结果，其中大多数在临床上并不具有重大意义[7]。然而，当许多年轻的受检者及其父母在FHMS中收到"您有甲状腺囊肿"的超声检查结果时，他们就非常担忧甲状腺的情况[8]。我们发现，即使筛查结果并没有显著的临床意义，福岛县的居民也倾向于以负面的方式解读这些结果，并感到强烈的焦虑。当患者由于某种症状而去医院时，医院通常会给他们详细的检查说明和检查结果。然而，我们发现有关甲状腺检查的预备性解释还不充分，并且由于进行了大规模筛查，检查结果未能当面传达[9]。

与囊肿相似，大多数甲状腺结节也是良性病变，如腺瘤和滤泡性肿瘤。以结节的大小为标准来确定是否需要进行验证性检查[10]。在FHMS中，在接受确认性检查的受试者只收到需要进行确认性检查的书面报告时，他们对检查结果表示强烈关注[8]。由于FHMS大筛查的规模，患者花了几个月的时间才能收到确认性检查的信息指导。需要进行确认性检查的受试者往往会担心最坏的情

况，例如被告知患有晚期甲状腺癌。进行甲状腺超声检查时，这种典型的消极经历与接受假阳性医学检查结果相似[11]。在大规模筛查中，通常以书面形式提供个人检查结果及其意义，福岛的甲状腺检查遵循相同的策略。然而，仅使用没有面对面解释的书面文件告知受试者筛查结果显然会引起居民不必要的焦虑[12]。

（二）辐射暴露与检查结果之间的关系

因为福岛的甲状腺检查是核事故后健康监测的一部分，所以当地居民很自然地认为其检查结果是受辐射照射的影响[9]。从流行病学的角度来看，受检者很难弄清个体甲状腺结节与放射线照射之间的因果关系。此外，检查结果容易被认为是耻辱，导致自我谴责和标签化[8, 11]。在甲状腺癌的诊断中，对有放射线暴露的风险感知及检查结果所产生的自我谴责和标签化的反应比发现囊肿或良性结节的反应要强。但是，在这种情况下决定是否还有适当的 FNA 细胞学适应证时，除了超声图像外还应考虑患者的心理状况。此外，当甲状腺结节被诊断为癌症时，患者会更强烈地认识到辐射暴露与体内存在癌症这一事实之间的关系，这一认识可能会对心理产生终身影响。

（三）甲状腺癌特征的影响

大体上增加甲状腺癌风险的因素包括肥胖、一级亲属的甲状腺癌家族史、头颈放射治疗史或频繁放射诊断史及儿童时期大量放射性辐射暴露史。但是，不建议在无症状的成人中筛查甲状腺癌[13]。显然，超声检查甲状腺结节可在无症状患者中检出甲状腺癌[1]。目前在儿童甲状腺癌筛查中实施的超声波筛查做法也导致福岛发现了许多甲状腺癌病例[7, 14, 15]。众所周知，许多甲状腺癌是在尸检时发现，最近的 Meta 分析表明，尸检时甲状腺癌的平均检出率超过 10%[16, 17]。此外，甲状腺癌的预后良好，进展缓慢，并且在随访期间大多数甲状腺微小乳头状癌不会增大[18, 19]。甚至也有报道称在年轻患者中甲状腺癌不会线性发展并

在达到一定体积后停止生长[20]，据估计其潜伏期超过 30 年[21]。基于这些信息，可以理解无症状受检者的甲状腺癌筛查很可能导致过度诊断。美国甲状腺协会在其当前指南中倡导"反对使用超声筛查甲状腺癌的建议"，并且主张直径＜ 10mm 的任何结节都没有 FNA 细胞学检查指征，即使是在临床环境中[5, 13]。但是，福岛县居民并未意识到甲状腺癌的这些特征，其中许多人由于甲状腺癌而担心死亡，这与对其他大多数预后不良的癌症的诊断反应相似。

福岛县进行了甲状腺检查，以应对辐射暴露和儿童健康风险相关的焦虑而引起的社会需求。在核事故后混乱的情况下并未充分讨论其潜在的优缺点就已经开始了检查[8]。在将任何科学见解传达给居民以减轻他们的恐惧之前，甲状腺检查本身就引起了对放射线暴露和甲状腺癌的担忧，并导致了居民自我谴责、标签化和误导性风险感知[11]。从福岛的甲状腺检查中吸取的教训凸显了医生在对甲状腺癌进行大规模超声检查时应谨慎行事的重要性[22]。

三、儿童体格检查的伦理问题

（一）体检的心理影响

尽管体检和治疗在医学上是必不可少的，但也常常给儿童和青少年带来压力，并可能引起疼痛、恐惧和孤独感[23, 24]。据报道，这些经历可能会使他们感觉生命受到威胁，并可能发展成应激反应，如 PTSD[25, 26]。这些反应会影响医疗依从性、睡眠质量和生活质量，并可能导致对其他医疗服务的需求增加[27, 28]。

甲状腺结节的 FNA 细胞学检查不具有很强的侵入性，但可能会引起恐惧和负担，因为它会引起疼痛，并且需要将针头刺入颈部，而颈部是人体的敏感部位。我们有必要考虑到 FNA 细胞学检查对儿童和青少年的心理影响可能大于对成人的影响。我们的政策是始终允许儿童与护士沟通，

并且不要向儿童展示针头。对于通过筛查发现甲状腺结节的无症状患者，我们需要仔细考虑 FNA 细胞学检查及其结果是否会引起其心理困扰。因为如果没有筛查，这些经历很可能是不必要的，而且儿童时期的这种消极经历可能会影响其对随后医疗行为的认识方式，因此必须谨慎权衡对风险感知的长期影响。

（二）检查的知情同意

16 岁以下儿童的医疗检查与治疗的知情同意通常是从代理人那里获得的，如监护人；但是，有必要尽可能地获得委托人的知情同意[29, 30]。为此，应根据年龄和每个孩子的理解能力对甲状腺检查和结果进行充分解释[31]，而且应该事先讨论当委托人和代理人的意见不同时应如何进行[32]。

如上所述，由于福岛县的甲状腺检查是在混乱的局势下开始的，因此很难事先讨论检查的意义和潜在的利弊，从而将这些信息传达给受检者。我们对小学生、初中生和高中生开展了有关甲状腺检查的课堂演示。通过这些演示的经验，我们认识到大多数孩子在接受检查时对其含义了解甚少[8]。大多数父母希望他们的孩子接受检查，因为他们对辐射暴露的健康风险感到焦虑。因此，通常仅从父母或代理人那里获得知情同意[11]。在患者未理解检查意义的情况下进行检查是一个道德问题，因为孩子们自己必须接受 FNA 细胞学检查，接受甲状腺癌的诊断并接受治疗。鉴于核事故后的经验，我们认为应从儿童本人那里获得甲状腺癌筛查及其他侵入性检查的知情同意书。

（三）自愿参与

1968 年，Wilson 和 Jungner 提出了计划在无症状人群中进行疾病筛查的准则（表 12-1）[33]。他们强调，只有在满足十个条件时才应考虑筛查方案，并且还应衡量利弊之间的平衡及承受能力。如果由于证据不足而无法满足某些条件，则不宜

将其作为公共方案进行筛查。在这种情况下，筛查应该被计划为一项临床试验或一项自愿措施，包括个人健康体检的一部分。在前一种情况下，符合伦理准则的研究计划至关重要。在后一种情况下，必须事先说明临床试验的优缺点，并必须征得自愿参与者的同意。由于缺乏证据，将这些指导方针用于甲状腺癌筛查时未能满足 Wilson 和 Jungner 的十个条件中的某些条件，尤其是在儿童和青少年中[11]。因此，甲状腺癌的筛查应按照相应的道德准则进行医学试验，或作为自愿的个体检查进行[34, 35]。

表 12-1 疾病筛查原则与实施

- 筛查的需求应该是一个重要的健康问题
- 公认疾病有公认的治疗方法
- 提供诊断和治疗设施
- 可识别的潜在或早期症状阶段
- 适当的测试或检查
- 被大众接受的测试
- 充分了解疾病发展过程，包括从潜伏到已宣布的疾病的发展
- 确诊的一致准则
- 病例发现（包括诊断和治疗确诊患者）的费用应与整个医疗系统的可能开支相平衡
- 疾病筛查应该是一个持续的过程，而不是一个 "一劳永逸" 的项目

四、结论

FNA 细胞学检查同其他侵入性检查一样，是一项需要足够的心理支持的检查。在儿童和年轻人中进行该检查时，需要更仔细的注意。因此，与临床指南相比，使用 FNA 细胞学筛查甲状腺结节的适应证标准应更加保守是很重要的。在本章中，考虑到核事故后存在潜在辐射暴露，即使预期辐射水平很低的背景下，福岛县开展了甲状腺检查。还有其他一些家庭在遗传上容易患上甲状腺癌，以及由于各种疾病而在童年时期接受过颈部医学照射的患者。重要的一点是，没有证据表明在所有这些病例中进行甲状腺癌筛查都是有益的。因此，在考虑应用 FNA 细胞学检查时必须仔

细考虑检查的背景，以及每个人所需的心理支持。除涉及核事故的情况外，即使在遗传性疾病和儿童医学照射的情况下也应考虑心理影响，包括标签化、受歧视、检查导致的 PTSD 与母亲的自责。关于 FNA 细胞学检查的使用，许多研究已经报道细胞学和超声图像的结果是非常匹配的。但是，鲜少有报道站在受试者的社会心理背景角度或他们对此类测试的假阳性或假阴性结果的应对经验。不仅需要进一步考虑 FNA 细胞学的适应证标准以获得准确的病理诊断，还需要考虑 FNA 细胞学对患者的心理社会影响。

第13章 液基细胞学技术在甲状腺细胞学中的应用
Liquid–Based Cytology Technique for Thyroid Cytology

Claire W. Michael 著

侯晋轩 李学春 译 张明博 校

摘 要

◆ 液基细胞学（LBC）可见于全球大多数细胞学实验室，一般包括两种：① ThinPrep®（Hologic Co., Marlborough, Marlborough, MA, USA）采用甲醇固定和滤过技术；② SurePath®（BD Diagnostics–TriPath, Burlington, NC, USA）采用乙醇固定和沉淀技术。尽管已证明这两种方法均优于传统的直接涂片法，但由于湿法固定、滤过和沉淀技术的使用及失去人工涂片而产生一定伪影。病理学家需要了解 LBC 及其与直接涂片的不同之处，熟练掌握并将其应用于实践。本章回顾了 LBC 相关的最新文献，并介绍了两种 LBC 技术下不同甲状腺病变的形态学表现和诊断技巧。

一、概述

在 20 世纪 90 年代，液基细胞学作为一种新技术首次被提出，利用薄层细胞进行图像分析。该方法与传统的涂片法相比具有许多优点，最早广泛应用于宫颈 / 阴道疾病的涂片细胞学检查。近年来，LBC 逐渐用于非妇科细胞学的检查，尤其是甲状腺和唾液腺等的穿刺活检，由于此类样本伴随细胞外基质的影响，LBC 在其中的应用仍有争议，但近 10 年的文献显示 LBC 在 FNA 样本中仍然普遍运用。

在阅读文献时，须注意不同实验室应用该技术的方法不同。在进行快速现场评估的实验室中，部分穿刺标本用于制备常规涂片（CS），剩余部分注入 LBC 保存液中用于制备 Prep；此类样本为分割样本，即 CS+LBC。而其他实验室中，单独取样 2 次，分别用于直接涂片和 LBC。制备 Prep 的样本具有随机性，此类样本被称为完整样本。

目前有两种 LBC 技术在细胞学实验室中广泛应用。ThinPrep®（Hologic Co.Marlborough, Ma., USA）和 SurePath®（BD Diagnostics–TriPath, Burlington, NC, USA）。两种方法最终均得到薄层细胞，但前者基于过滤技术，后者基于沉淀技术。

LBC 的优势

1. LBC 制片更容易，效率更高

(1) 在专门的保存液中可以立即固定，细胞保存效果好。消除了传统 CS 存在的细胞不完整和背景不清晰等问题。

(2) 过程中去除了红细胞、炎性成分及纤维蛋白凝块等对涂片的影响。

(3) 在 Prep 上细胞均匀分散，局限于圆形区域内（图 13-1），拥挤程度小，背景干净。

2. 减少了每个样本所需的制片数目

(1) 随机样本制片，具有代表性。

(2) 对于有规定限制每个细胞技术人员每天筛查

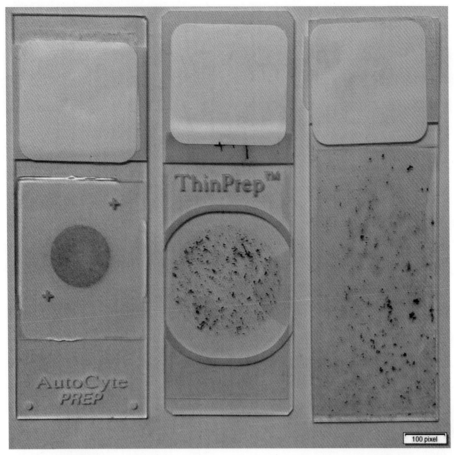

▲ 图 13-1　大体图像显示，从左至右，在 SP 和 TP 上 Prep 的外观为封闭的圆形区域（与 CS 相比）

玻片的最大数量的国家来说，这是一个巨大的优势。对于非妇科的细胞学检查，Prep 仅相当于 0.5 张玻片，而在美国，技术人员最多阅片 100 张 / 天。

(3) 提高了实验室的整体效率。

3. 降低了非诊断性样本率

(1) 更好地保存细胞。

(2) 去除了导致背景模糊的因素。

(3) 将细胞浓度规范在明确界定的区域内。

4. 便于样本的远距离转移

有利于中心或大型商用实验室接收来自全国各地的样本。

5. 方法[1]

(1) ThinPrep®（TP）：在 CytoLyt（20% 甲醇缓冲液）中冲洗针头，离心，将 3～5 滴沉淀物转移到 PreservCyt（50% 甲醇固定液）中，并固定至少 20min 后再插入 T2000 机器中制备 ThinPrep。处理过程包括三个步骤：①细胞分散，将装有 TranCyt 过滤器的圆筒插入小瓶中并旋转，在液体中产生电流，使黏液和碎屑分散；②细胞收集，通过圆筒内产生的真空使液体通过过滤器，收集到过滤器外表面的细胞；③细胞转移，将过滤器倒置，将其压在玻片上，同时通过圆筒引入正压，确保细胞的充分转移。玻片位于 95% 的乙醇中固定，再进行巴氏染色。得到的 Prep 是一个 20mm 的圆形区域。

(2) SurePath®（SP）：在 CytoRich 溶液中冲洗针头，离心（600g）10min，离心 2 次，用于浓缩和固定细胞。沉淀物转移到装有 10ml 水的 12ml 管中，离心（600g）5min。去除上清液后进行涡旋，使样品均质化。利用 PrepStain 仪器将细胞沉淀并进行巴氏染色。所得到的 Prep 是一个 13mm 的圆形区域。

值得注意的是，这两种方法都是应用巴氏染色法，并获得美国 FDA 批准。Cochand-Priollet 将 TP 进行改进，以制备 May-Grunwald-Geimsa 染色，并得到了良好的效果[2]。

二、LBC 带来的改变 [1, 3, 4]

这两种技术都会出现新的伪影，需要重复实验。然而，最近的研究证明，病理医生通过不断积累经验可以提高诊断的准确性，LBC 与 CS 相比效果相当或更好。

（一）ThinPrep®

1. 细胞分布几乎为单层，并在一个焦点区域内观察。这是由于制片过程中引入的正压，这种压力也会导致细胞团的扁平化。

2. 在制片过程中，溶血造成炎症细胞和纤维蛋白链。多数含血样本中仍可检测到红细胞（RBC）。

3. 甲醇固定导致可见的细胞固缩。

4. 由于过滤过程，许多小细胞如淋巴细胞、中性粒细胞等明显减少，可能影响桥本甲状腺炎的诊断。

5. 过滤会使细胞浓缩，从而改变细胞与胶质等其他成分的相对比例，即不能依赖细胞与胶质的相对数量来区分滤泡性肿瘤和良性结节。

6. 制片过程改变了 Prep 上胶质的质量和数量。液状胶质以透明薄膜的形式出现，而硬胶质则被分解成较小的液滴。

7. 大的、复杂的乳头状结构无法完整保存。

8. 核特征保存较好，核仁通常比 CS 上更为突出。然而，一些研究报告表明，核内假包涵体（INI）往往明显减少。

（二）SurePath®

1. 在重力和不施加压力的情况下，细胞沉淀会导致细胞团出现在不同的焦点区域。

2. 虽然红细胞、白细胞和胶质蛋白在沉淀过程中会减少，但在 Prep 上仍有少量的表现。

3. 细胞保存良好，固缩比例极小。

4. 大而复杂的乳头状结构保存良好。由于湿性固定和制备过程中无压力，细胞团和乳头状基团往往具有明显的三维结构，可能会对检查造成干扰。在这种情况下，最好在背景中观察较小的团块。

（三）非诊断率（NDR）

一项 Meta 分析研究了 LBC 是否可以替代 CS。根据对 24 项研究的分析，与 CS 相比，TP 和 SP 的平均样本充分性比例明显低于 CS [5]（见第 14 章）。非诊断率取决于实验室使用的制片技术。在进行 ROSE 的实验室中，采用 CS 的 NDR 低于 TP [6, 7]。在不进行 ROSE 的实验室中，有报道称两者的 NDR 类似 [8]，甚至 LBC 更低 [9]。Cochand-Priollet 等 [2] 报道 TP 的 NDR 为 22%，而 CS 的 NDR 为 10%，他认为是采用分割样本所致。一项关于 SP 的研究中 NDR 为 25%，将这一结果归于 18% 的结节小于 15mm [10]。

有两项研究评估了二次 LBC 是否能提高样本充分性。第一项研究 [11] 的结论是无益，而第二项研究报告称，二次制片可改变 16/39 例样本的充分性 [12]。差异可能是由于前者使用了分割样本（TP 和细胞块），而后者使用的是完整样本。一项研究评估了 CytoRich Red® 中目测针头冲洗的效果，报道称，与充分目测的组（10.5%）相比，目测不足组（38.1%）的 NDR 发生率更高 [13]。

诊断精度

一项包含 24 项研究的 Meta 分析评估了 LBC 是否可以替代 CS，采用 sROC 得出 LBC 的特异性和敏感性与 CS 相似或略有优势。每种方法均具有各自的细胞形态学变化，学习曲线是适应这种变化的必要条件 [5]。Geer 等对 SP 与冰冻切片（FS）进行了比较 [10]，SP 的敏感性为 77%（FS 为 29%），特异性为 81%（FS 为 100%），诊断准确率为 80%（FS 为 90%）。作者认为，FS 作为补充诊断技术，应限于可疑乳头状癌的病例。Stamataki 等报道了 TP 的敏感性为 87.8%，特异性为 99.5%，总准确率为 97.5% [14]。

2013 年，美国病理学家学院（CAP）实验室间对照研究发表了一份报告，评估了 9 年内（2001—2009 年）基于 CS 与 LBC 的未知病例的误诊率 [15]。其中包括 94% 的 CS 和 6% 的 LBC（包括 TP 和 SP）。14.9% 的 CS 诊断不一致，而 LBC 为 5.9%。良性甲状腺肿物在 7.8% 的 CS 中被误诊为滤泡性肿瘤，而在 LBC 中为 1.3%。对于恶性肿瘤，CS 和 LBC 的误诊率分别为 4.8% 和 7.2%。

三、LBC 的细胞形态学特征 [1-4, 16]

（一）囊性病变

Prep 中含有大量的巨噬细胞，偶有血浆蛋白，可见来自甲状舌管囊肿的纤毛细胞，常为透明背景（图 13-2）。在血性囊肿的涂片中，在 TP 上血细胞多被溶血或过滤，但血量过多时可见到残余 RBC。而在 SP 上，可观察到明显的 RBC。

（二）良性结节

慢性淋巴细胞性甲状腺炎（CLT）/ 桥本甲状腺炎（HT）

Prep 上常常可见分散的中小型 Hürthle 细胞，背景为散在的数目不等的淋巴细胞，如果在高倍镜下查看，两者通常不在同一区域（图 13-3A）。早期的文献报道中 CLT 常常难以诊断，要么漏诊，要么过度诊断 [2, 17-19]。可能由于不断积累经验，最近关于 TP 的文献报道了较好的结果 [14, 20]。诊断难点如下。

(1) Prep 上可见的淋巴细胞数量与 CS 相比减少。

(2) 在血性穿刺样本中，在 Prep 上可观察到溶血后残留的外周血细胞，导致误诊为 CLT。

诊断技巧如下。

(1) 寻找淋巴细胞浸润的 Hürthle 细胞团（见第 36 章）。

(2) 淋巴细胞可能远离上皮细胞聚集成群，或被纤维蛋白包裹（图 13-3B）。

(3) 在环周寻找淋巴细胞。

淋巴细胞在 SP 上更为明显（图 13-4）。

（三）良性滤泡性结节 / 结节性甲状腺肿

囊性变病例中，滤泡细胞在巨噬细胞背景中可见小的、间距良好的蜂窝片状或小簇状细胞（图

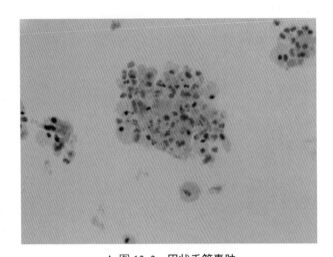

▲ 图 13-2　甲状舌管囊肿

大量巨噬细胞，小群纤毛细胞（左）（ThinPrep，巴氏染色，600×）

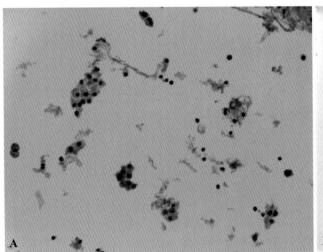
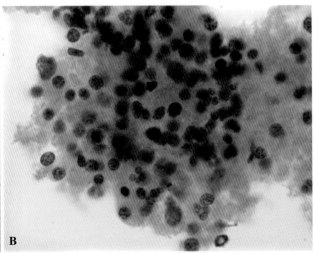

▲ 图 13-3　ThinPrep 桥本甲状腺炎

A. Hürthle 细胞团被少量散在的淋巴细胞包围（巴氏染色，400×）；B. 大量的淋巴细胞被纤维蛋白碎片包裹（巴氏染色，1000×）

13-5A，译者注：原著如此，但图片展示对应不明确）。胶质在 SP 上很容易识别（图 13-5B），而在 TP 上则趋于减少，多以小水滴的形式出现。当含有大量水样胶质时，在 TP 上往往表现为薄的透明碎片（图 13-5C）。

Rossi 等最初报道了滤泡性肿瘤从 16.6% 显著增加到 23.3%。作者认为，假阳性诊断是由于胶质的外观不同，将 BFN 误认为是 FN [21]。笔者早年遇到过类似的情况，是由于滤泡细胞与胶质的相对质量增加。然而，Kim 等 [22] 的一项研究报

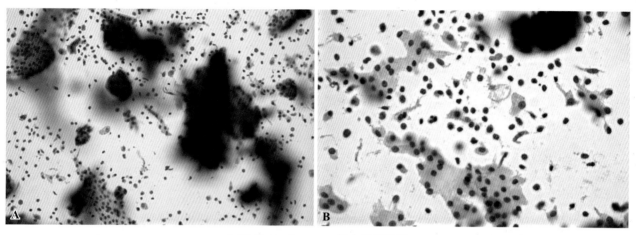

▲ 图 13-4　SurePath 桥本甲状腺炎

A. Hürthle 细胞团被大量淋巴细胞包围，注意三维结构模糊了不同焦点区域的细胞（巴氏染色，200×）；B. 放大倍数较高的区域可清楚观察到 Hürthle 细胞团和周围的淋巴细胞（巴氏染色，400×）

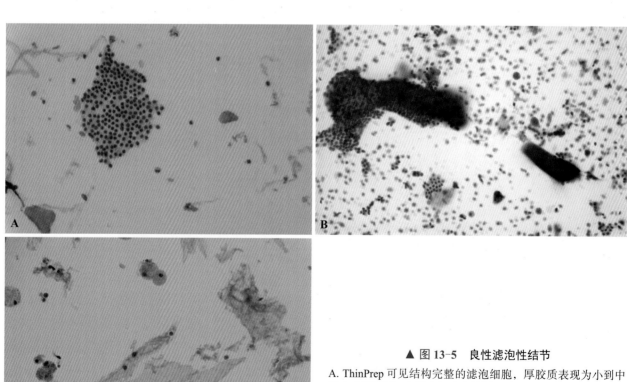

▲ 图 13-5　良性滤泡性结节

A. ThinPrep 可见结构完整的滤泡细胞，厚胶质表现为小到中等大小的液滴，少数白细胞为外周血溶血的残余细胞（巴氏染色，400×）；B. SurePath 可见结构完整的滤泡细胞群和胶质物质，表现为三维结构（巴氏染色，200×）；C. ThinPrep 可见巨噬细胞，以及偶有重叠的透明水样胶质，纤维蛋白为胶质旁的颗粒状碎片（巴氏染色，400×）

道，TP 与 TP 结合 CS 的 BFN 率从 51.4% 增加到 57%，这可能是因为更好地保存细胞，消除了遮蔽物，且操作经验更加丰富。

（四）滤泡性肿瘤或疑似滤泡性肿瘤（FN/SFN）

Prep 通常是细胞状的，包含许多微小滤泡、单个或小细胞团、合体细胞和极小的胶质物质（图 13-6）。Suzuki 等评估了 SP 上 BFN 和 FN 的特征[23]，结果表明 BFN 中细胞间隙、边界清晰和胞质突出的发生率更高。在 55.4% 的 FN 和 10.5% 的 BFN 中可见伸长的微小滤泡。滤泡性腺瘤和恶性肿瘤之间无差异（见第 45 章）。

Kim 等报道，虽然 TP 联合 CS 与单纯 CS 相比，意义不明的滤泡性病变诊断率相等，但 FN 和 SFN 的诊断率从 1.2% 降至 0.3%[22]。

（五）Hürthle 细胞肿瘤或可疑 Hürthle 细胞肿瘤

LBC 的诊断难点与其他章节中富含 HC 的病变[2, 19]相同（见第 46 章和第 47 章）。HCN 的 Prep 是细胞性的，主要由小细胞团和单个细胞组成。偶尔也会出现较大的合体细胞，特别是在癌性病变中。细胞胞质丰富，成颗粒状，细胞间隙宽，核大，核仁突出，胶质少。在笔者的经验中，在 TP 上细胞质可能呈现空泡化，而非颗粒状，特别

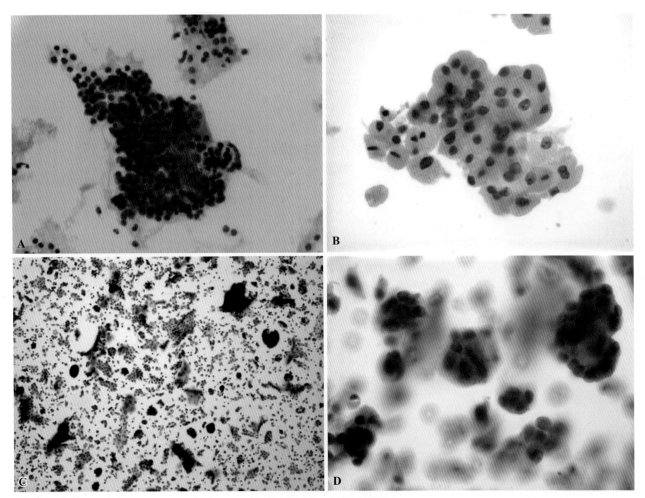

▲ 图 13-6　滤泡细胞肿瘤

A.ThinPrep 为细胞性，可见合体细胞和微小滤泡，背景中几乎没有胶质（巴氏染色，600×）；B.ThinPrep 不同区域可见微小滤泡（巴氏染色，600×）；C.SurePath 为细胞性，可见片状细胞和微小滤泡（巴氏染色，100×）；D.SurePath 可见三维结构的微小滤泡（巴氏染色，600×）（图片由 Paul Wakely，M.D.，Ohio State University，Columbus，Ohio 提供）

是在细胞块切片中（图13-7）。

（六）甲状腺乳头状癌

Prep 一般是细胞性的，表现形式根据所使用的 LBC 的类型而不同（图13-8和图13-9）（见第15章）。复杂的乳头结构通常保存良好，在 SP 上为三维结构。在复杂的三维结构外观察细胞更容易评估核特征。结合笔者的经验、个人交流和文献报道，在 SP 上比在 TP 上更容易观察到 INI，但笔者认为，CS 更具优势。砂粒体和泡沫胶质被保留。在 TP 上，复杂的乳头状突起通常被分解并表现为小指状突起、簇状或片状的拥挤细胞。核特

征不及 CS 明显，INI 减少；砂粒体会被保留，泡沫胶质表现为较厚的碎片。

Zhang 等对40例 PTC 和17例的其他病变进行了统计学分析，得出了10个特征[24]。他们发现，细胞含量高，乳头状细胞团或大片粉状染色质，核沟、核型及核仁小等表现都非常重要，尽管这些特征本身都不能直接诊断 PTC。意料之中的是，INI 的诊断效能最高。在12/40例中检测到大量的 INI，18/40例中检测到少量的 INI。一项类似的研究分析了161例 PTC、55例 BFN 和21例 FN，比较 SP 与 CS[23]。错位核结构的特异性为97.4%，核周晕环结构的特异性为96.1%。核沟和包涵体均可见。染色

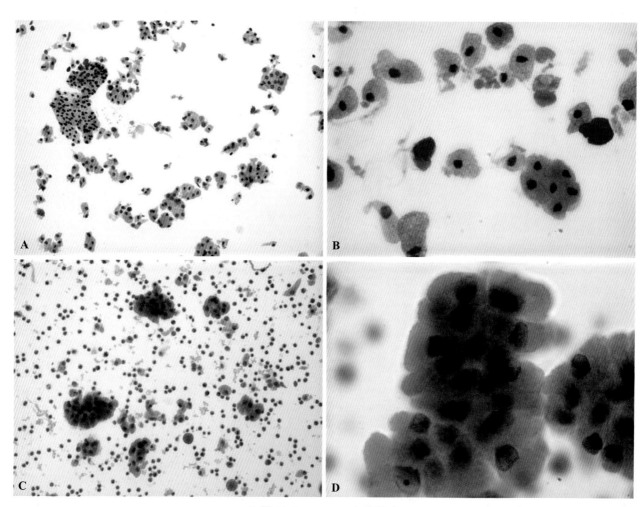

▲ 图 13-7 Hürthle 细胞肿瘤

A. ThinPrep 为细胞性，可见合体细胞，背景下单个 Hürthle 细胞（巴氏染色，200×）；B. 高倍镜下的富含胞质的 Hürthle 细胞，注意细胞质呈细小的空泡而不是颗粒状，这是在 TP 上偶见的伪影（巴氏染色，600×）；C. SurePath 为细胞性，可见细胞团及单个 Hürthle 细胞（巴氏染色，200×）；D. 可见丰富的胞质粗颗粒（巴氏染色，1000×）（图片由 Paul Wakely, M.D., Ohio State University, Columbus Ohio 提供）

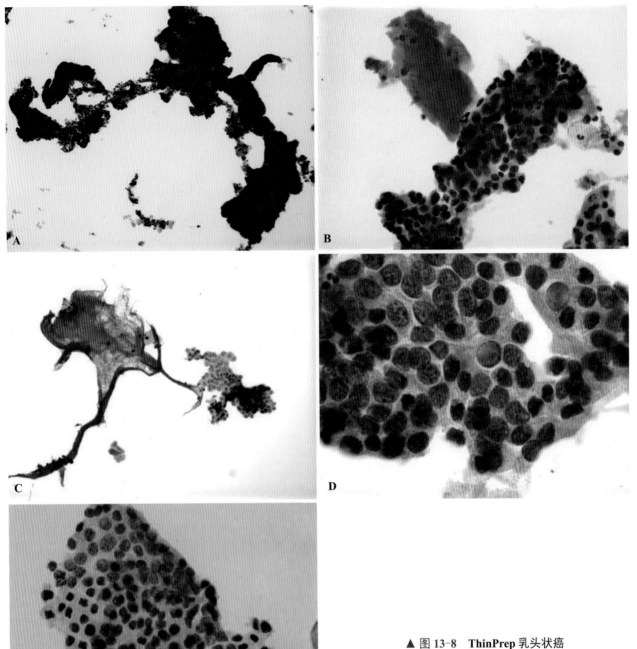

▲ 图 13-8　ThinPrep 乳头状癌

A. 分支状乳头状结构，结构简单（巴氏染色，100×）；B. 黏性胶质保存良好（巴氏染色，400×）；C. 较为罕见，可见泡沫胶质（巴氏染色，200×）；D. 高倍镜下，核椭圆形，可见核型、微小核沟、粉状染色质和核内假包涵体（巴氏染色，1000×）；E. 核不规则是鉴别乳头状癌的重要特征（巴氏染色，600×）

质呈细颗粒状，但不清晰。在 SP 上，高细胞型和钉突型更为明显。另一项研究分析了 SP 上的高细胞型的细胞学特征，结论是 SP 上的高细胞型比 CS 上的更容易被检测到，在 4/5 的病例中，SP 上的高细胞型超过 50%（见第 27 章）。当细胞单个分布

时更容易被检测，当细胞成团出现时，在细胞团的边缘进行寻找更为容易。这两种方法，细胞核的特征都得到了很好的保留；但在 SP 上，细胞质保存较好，高细胞型表现为伸长的柱状细胞，细胞质丰富，边界明显。INI 表现为小而多，呈"肥皂泡状"

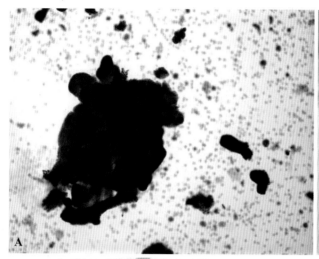

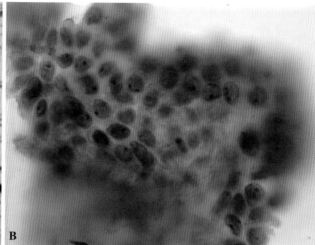

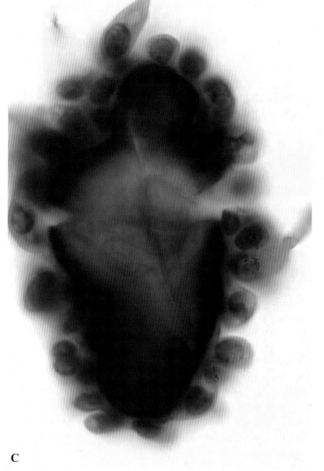

▲ 图 13-9　乳头状癌 SurePath

A. 复杂的乳头状结构与三维结构（巴氏染色，100×）；B. 高倍镜下，可见核椭圆形、核型、核沟和染色质浅染（巴氏染色，1000×）；C. 乳头状细胞团与保存完好的砂粒体（巴氏染色，600×）（图片由 Michael Henry，M.D. Mayo Clinic，Rochester，Minnesota 提供）

外观[25]。关于钉突型 PTC 的病例报道中，在 TP 上观察到细胞性的 Prep，其中三维结构被表面滤泡细胞包围，胞核偏离，内含毛虫状的中央型砂粒体，可见核构、散在的染色质、核仁小和不规则的核膜。然而，未见 INI 或核分裂[26]（见第 30 章）。

一般来说，所有研究都报道了 LBC 良好的

诊断准确性，但也有部分被误诊为 BFN[2, 15, 18, 27]。PTC 的诊断难点如下。

1. 核特征不明显，如核型和核沟等。

2. INI 可能检测不到或相对减少。

3. 乳头状结构在 TP 上被分解，可能无法识别。

4. 在某些情况下，PTC 在低倍镜下表现为蜂

窝状，但在高倍镜下更为密集[27]。

诊断技巧如下。

1. 即使表现为蜂窝状，一般情况下，Prep 有较高的细胞含量。

2. 在高倍镜下，核膜常有皱襞，可见明显的核拥挤现象。

3. 核染色质浅染、呈细小颗粒状。

（七）髓样癌和未分化癌

在已发表的研究中，这类恶性肿瘤少有报道，一般来说恶性征象明显。Malle 等报道了 9 例未分化细胞癌，均被 TP 正确诊断[19]（见第 50 章）。根据我们的经验，上皮样癌主要表现为巨细胞，具有高度的多形性、怪异的细胞核和大量胞质内中性粒细胞（图 13-10）。

仅有 2 例髓样癌的报道[2, 4]。根据笔者的经验，这些穿刺样本细胞含量各异。细胞为浆细胞样，细胞核深染。淀粉样蛋白含量不一，表现为小的厚蜡样碎片（见第 39 章和第 40 章）。降钙素和甲状腺球蛋白作为阴性对照，是诊断的关键（图 13-11）。

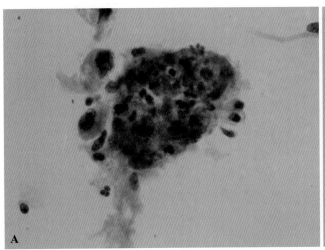
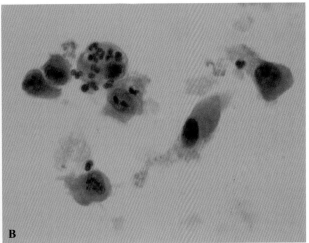

▲ 图 13-10　未分化癌 ThinPrep

A. 多形性核和大量中性粒细胞浸润的细胞团和单个细胞（巴氏染色，1000×）；B. 单个细胞，胞质丰富，核大，核仁突出（巴氏染色，1000×）

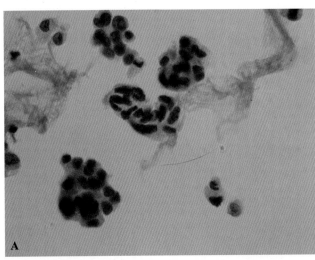
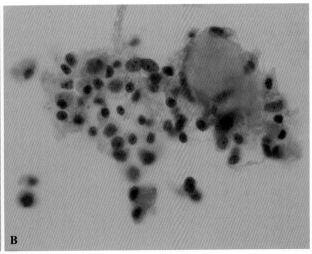

▲ 图 13-11　髓样癌 ThinPrep

A. 细胞团和单个细胞，呈圆形和伸长的偏心核结构，浆细胞样（巴氏染色，1000×）；B. 保存完好的淀粉样蛋白，呈蜡状，常与细胞连接或散在分布在背景中（巴氏染色，600×）

第 14 章 标本的充分性与非诊断性甲状腺结节
Specimen Adequacy and Non-diagnostic Thyroid Nodules

Pichet Sampatanukul　Andrey Bychkov　**著**
刘剑华 **译**　王志芳 **校**

摘　要

◆ 甲状腺细针穿刺样本的充分性评估是评估的第一步。一个具有足够细胞数量的样本是甲状腺细胞学检查成功的关键，因为它保证了最小的假阴性率。甲状腺 FNA 的充分性由细胞和胶体成分的数量和质量决定。根据 Bethesda 甲状腺细胞病理组织学报告系统，除非是甲状腺炎、大量胶体或任何程度的异型性，否则，只要样本不符合充分性标准（至少 6 组 10× 个良性出现、清晰可见的滤泡细胞），则将其定义为非诊断性样本。本章讨论细胞学标本充分性标准及一些有争议的或目前仍需修订的话题，如只有囊液样本穿刺、液基制片的充分性，并提出对充分性标准的修改。部分内容涉及无法诊断的甲状腺结节标本及其管理的临床指导。最后一节描述了一些提高标本充分性的实用提示和技巧。本章主要针对细胞病理学家，当然，它对甲状腺患者治疗团队的每个成员都是有用的，包括临床医生（FNA 操作员和主管医生）和细胞学技术专家。

一、甲状腺 FNA 标本的充分性

甲状腺细胞学检查成功的关键是具有足够细胞数量的样本，因为它可以确保最小的假阴性率[1]。充分性评估是甲状腺细针穿刺样本评估的第一步，它包括由病理学家进行的所有细胞学切片的快速、低倍镜检查，或者由细胞技术专家（在甲状腺实践中比较少见）进行检查。这个程序最好是在采样后立即执行，即快速现场评估，这意味着如果第一个样本量不足，甲状腺结节可以立即重新穿刺[2]。甲状腺 FNA 假阴性的患者治疗延迟，随访时有持续性疾病的可能性增加 2 倍[3]。

（一）充分性标准

充分性是由样本的数量和质量来决定的。样本的细胞量必须足够，质量必须令人满意且足够[4]。这两个方面的充分性不仅取决于穿刺的技术，而且还取决于病变的性质（如实性与囊性）和一些其他因素（表 14-1）[5]。甲状腺 FNA 的细胞数量方面（即细胞性）可以商榷，而标本质量方面没有争议。FNA 标本必须具有良好的质量，即保存完好、组织制片良好、染色充分、易于解释[6]。涂片质量可能因固定不良、次优染色、大量空气晾干、压碎伪影、厚涂片、模糊血液和坏死碎片而受损。

表 14-1　影响甲状腺 FNA 充分性的因素

- 穿刺技术和阅片者的经验
- 技术问题：细针型号、抽 / 吸、穿针次数、超声引导等
- 结节性质：大小、位置、实性 / 囊性、纤维化 / 出血性 / 变性
- 充分性标准

滤泡上皮细胞的数量是标本充分性的定量决定因素。甲状腺 FNA 在数量标准方面历来有所不同，大多数标准是基于经验共识，而不是基于证据[7]。来自 Mayo 诊所的 Goellner 等要求 5～6 组保存完好、外观良好的滤泡细胞，每组至少包含 10 个细胞[8]。Mazzaferri[9] 和 Hamburger[10] 两组报道了类似的方法，特别强调需要准备 6 个涂片，每个片段至少有 10 个细胞才可确定这些片段是否代表一个大的滤泡部分[11]。Nguyen 等建立了更严格的标准，要求 10 组滤泡细胞，每组至少 20 个细胞[1]。Kini 建议在至少 2 张涂片上有 8～10 个保存完好的滤泡上皮细胞组织碎片[4]。这一高阈值（8～10 个细胞组织碎片）在实践中大大降低了假阴性率，但同时导致不满意结果比例增加。一些专家允许将非常大的 1 组分为多个小组，每组 10 个细胞[2]。

Bethesda 甲状腺细胞病理学报告系统试图在过于宽松和过于严格的充分性标准之间保持平衡[5, 6]。前者会提高甲状腺癌的假阴性率，以及导致延迟治疗。另一方面，过严的充分性阈值可能会导致患者过度焦虑、多次重复的穿刺或不必要的手术切除[12]。当前版本的 TBSRTC 建议至少 6 组清晰可见的滤泡细胞，每组至少包含 10 个细胞，最好是在一张涂片上，作为充分性的定量标准[5]。从 2009 年第 1 版开始，全球对 TBSRTC 的 10 年经验总结表明，这种方法产生的假阴性率低至 5%～6%[13-15]。

值得注意的是，在某些情况下，必须忽略充分性的定量标准（6 组 × 10 个细胞）。这些实际的例外包括：①细胞学异型性；②丰富的胶体；③明显的炎症。换言之，如果样本被认为是良性以外的任何诊断，则不应报告为非诊断性 / 不满意的标本[16]。无论滤泡上皮细胞簇的数量如何，含有大量胶体的涂片都被认为是良性的并令人满意[12]。然而，单独的少量胶体不应被认为是足够的，或归置在良性类别[2]。任何含有异型细胞的样本都会被认为是合格样本[12]。桥本甲状腺炎、甲状腺脓肿或肉芽肿性甲状腺炎患者的大量炎性细胞标本被解释为良性，不需要足够数量的滤泡细胞[5]。

要注意的是，由于上述质量问题，数量充足的细胞样本仍可能不令人满意。TBSRTC 使用可互换的术语"非诊断性"和"不满意"表示不合格样本（Ⅰ类）类别的标志。建议实验研究选择一个更好的术语，并专门用于命名Ⅰ类[11]。在旧出版物中可以见到更多非诊断性 / 不满意样本的同义词，如不充足或不饱和。注意甲状腺细胞学中非决定性、模糊的或不确定的术语只用于有异型性征象，而不是非诊断性征象的穿刺物。

综上所述，如果样本不符合充分性标准（至少 6 组 10 个良性滤泡细胞，外观良好），则被定义为不符合 TBSRTC 的诊断，但甲状腺炎、"丰富"胶质或任何程度的异型性除外[7]。因此，甲状腺 FNA 的充分性由细胞和胶质成分的数量和质量来决定[5]。不满意穿刺样本报告如下：非诊断性，细胞数量不足；非诊断性，几乎无细胞；非诊断性，仅血液；非诊断性，空气干燥涂片等。

（二）只有囊液样本

TBSRTC 建议，在非诊断范畴的描述下，由液体和巨噬细胞组成的甲状腺囊肿（滤泡细胞很少甚至没有滤泡细胞）的穿刺应解释为仅液性囊肿（CFO）。CFO 的临床意义与超声相关。内分泌学专家可能会将小于 3cm 且无可疑超声特征的全囊性结节视为良性[11]。日本甲状腺细胞学报告系统直接建议将 CFO 样本分为良性类别[17]。然而，特别是当超声特征令人担忧或细胞病理学无法获得临床和超声细节时，不能排除囊性甲状腺乳头状癌与 CFO 结果相关的可能性。例如，有 CFO 的年轻患者患乳头状癌的风险稍有增加[18]。

TBSRTC 2 修订国际专家小组承认关于 CFO 报告存在争议，但是这些病例仍应报告为非诊断性标本[7]。囊性癌不能完全排除，需添加描述与囊肿大小和成分相关的信息。2014 年，意大利甲状腺细胞学报告系统和英国皇家病理学院甲状腺细胞学样本报告指南将 CFO 样本分为单独的子类别，列在"非诊断性"类别下 [19]。CFO 争议是一个很好的例子，说明了广义上的充分性应该基于细胞学、影像学和临床数据的结合。

（三）液基制片的充分性

甲状腺液基制片的充分性标准很少被评估。一项评估细胞数量与诊断准确性的单项研究建议 LBP（ThinPrep）样本诊断至少需要 200 个滤泡细胞 [20]。他们还得出结论，最小数量的细胞簇并不像前面提到的滤泡细胞总数那么重要 [20]。一些使用 ThinPrep 或 SurePath 的报道发现，LBP 并不优于传统的涂片 [21-23]。TBSRTC 声称，与涂片相比，液基制片中使用滤泡细胞的样本充足性没有明显差异 [5]。获得额外的 LBP 涂片可能会减少不充分结果的数量 [5]。

最近对 ThinPrep 样本的一项研究发现，如果缺乏与恶性肿瘤相关的细胞学特征，降低适足阈值和消除 6 组（至少 10 个细胞）的要求对检测结果没有显著影响 [24]。事实上，作者认为在没有可疑的形态学特征的情况下找到任何基本上清晰可见的滤泡细胞，就足以保证良性诊断 [24]。由于没有更多关于这一前瞻性观点的支持性数据，我们建议至少在有更多证据之前，传统的 TBSRTC 充分性标准仍适用于 LBP。这是合理的基本概念，目前可接受的 LBP 样本可进行阅片并根据 TBSRTC 的定义和术语签署报告。

涂片和 LBP 在胶体的外观和数量上有一定的差异。由于样本处理，LBP 中的胶体量通常会减少 [5]。与传统的涂片相似，厚的胶体碎片呈现为致密的深蓝色 – 橙色液滴，具有特征性的周边裂缝 [25]。甲状腺 LBP 的早期报告表明，ThinPrep 制片不能检测到弥漫性或水性胶体 [26]。然而，后来发现 LBP 中的水性胶体是薄的、折叠均匀的纸巾状物质。在对 LBP 进行充分评估时，应牢记胶体的这些特性。

（四）充分性标准的持续影响

考虑到高达 90% 的非诊断性结节是良性

的，一些专家质疑是否可以降低目前相对严格的 TBSRTC 充分性标准（"60 个滤泡细胞"）。这将减少不满意的样本率，将这些病例纳入良性范畴，并使许多患者免于额外的穿刺和手术 [5]。Renshaw 建议将阈值降低到 30 个细胞可以提高特异性，而不影响良性诊断的敏感性 [27]。

最新提出的在真实情况下的充分性修正建议是：①总共至少有 10 个滤泡细胞；②至少有一个大叶状或扁平结构没有结构异型性的滤泡细胞簇；③没有 Hürthle 细胞改变；④无任何核特征性甲状腺乳头状癌诊断 [24]。这样的涂片可以签发良性报告并附加说明。这些说明表明标本细胞稀疏，建议临床和影像学相关检查，并进行适当的随访。Vivero 等建议这些标准同样适用于常规涂片和 LBP [24]。预计更多的研究将发展优化这一初步概念。

二、非诊断性甲状腺结节

（一）非诊断性细胞学的发生率和恶性肿瘤风险

文献中报道的样本不足率从不到 2% 至超过 30%～40% 不等。对 TBSRTC 的 Meta 分析研究发现，非诊断性甲状腺穿刺物的平均发生率为 10%～12% [13-15]。为了进行有效的患者管理，这一类别不应超过所有甲状腺 FNA 报道的 10%～15% [28]。对于单纯超声引导的 FNA，可以考虑更严格的方法（不到不满意样本的 10%）。非诊断率超过 20% 可能需要对整个甲状腺 FNA 工作流程进行复核，以明确和解决根本原因。应找到持续产生大量不合格样品的穿刺者，并提供培训 [12]。

最近，泰国一家医学高等教育中心报告了一个非常高——接近 50% 的非诊断性甲状腺抽吸穿刺发生率 [29]。这归因于几个因素，包括不熟练操作人员（住院医生实习生）、有限的超声引导、当地人群中囊性结节的高患病率 [29, 30]。目前，为解决这一问题正在实施一项针对住院医生的特别培训计划。为 FNA 的操作人员和住院医生实习生开设短期培训课程，可以在短短半年内将不充分样本的数量减少 1/3（A.Bychkov，目前未公布数据）。此外，发现高达 40% 的非诊断性穿刺物是 CFO，这是不能调整的（遗传原因）。菲律宾的一家教学医院也报告了同样高的 FNA 不满意率（42%），在那里，不同的住院医生受训者在日常轮训期间执行全人工引导程序培训[31]。

大多数没有诊断结果的甲状腺结节是良性的，但是，由于切除的结节数量有限，很难准确计算恶性肿瘤的风险。在大规模研究和 Meta 分析中，对不满意的甲状腺结节的报道切除率为 7%～15%[13, 32]。在所有最初未诊断的样本中，恶性肿瘤风险为 2%～4%，在最终被切除的非诊断性结节中，恶性肿瘤风险为 9%～32%[33]。由于手术切除的 FNA 不满意的结节代表了临床可疑结节的一部分，这个亚组的恶性肿瘤率被高估了[11]。TBSRTC 合理评估非诊断性结节的恶性肿瘤风险为 5%～10%[11]。

（二）非诊断性 FNA 结果甲状腺结节的处理

建议对初始非诊断性细胞学结果的结节进行超声引导再穿刺，如可行，由 ROSE 进行充分性评估[33]。在 90% 以上的病例中，超声引导的 FNA 通常能提供足够的细胞学材料[34]。在这方面，一项拟修订建议对细胞的严格标准（如滤泡细胞的数量较少）应仅适用于超声引导的 FNA[24]。应尽可能对样本质量进行现场评估，以减少样品不足[28]。在没有 ROSE 的情况下，获得至少 3 个单独的结节穿刺可以减少反复出现不满意结果的概率[5]。更多的技术技巧将在下面的章节中讨论。最后，如果多次尝试活检穿刺仍不充分，可以考虑转介给专家重复 FNA[35]。

在超声引导下重复 FNA，将针头指向病变的实体部分，通常在 60%～80% 的最初不满意结节中产生足够的细胞学标本，特别是当囊性成分小于 50% 时[33]。随着结节中囊性成分的增多，非诊断性结果的概率增加[5]。由于单纯囊性病变的恶

性率极低，仅对超声检查可疑的囊性结节，初步结果不满意时应重复行 FNA 检查。在可行的情况下，用空芯针活检或从残留的 LBP 样本中制备细胞块可以在最初的非诊断性结节中产生更多的细胞样本[19, 36, 37]。

曾经有人认为，对不满意的 FNA 结果应该在 3 个月内进行重复的 FNA，以防止穿刺活检引起的非典型性假阳性结果[38]。目前的指导方针表明，在非诊断性穿刺活检后的漫长等待期是不必要的，特别是在有可疑临床和超声发现的情况下[33]。此外，当临床医生和患者都希望不延迟地尽早重复活检，一些诊所会常规在第 2 天进行活检。TBSTRC 没有为不满意穿刺后的重复 FNA 提供任何明确的等待时间。不同的机构和医生遵循他们的惯例重复 FNA。我们调查了几个亚洲国家的同僚，发现在等待时间上有很大的差异，从 1 天到 5～6 周不等。我们的经验表明，3 周的等待期是合理的，特别是在富血管结节中，由于过多的血液混浊而导致非诊断性 FNA。另一种意见建议，对于最初未诊断的甲状腺结节，可延迟重复 FNA，并在初次穿刺后每隔 6 个月进行 1 次[39, 40]。如果连续 2 次穿刺不满意，应考虑密切的临床和放射学随访或诊断性切除[5]。大约有 1/3 的非诊断性结节仍然是非诊断性的，这可能是由于病变固有的因素，如纤维化、血管增多或囊性改变[4]。手术是治疗这些病变的一种选择。

现实生活中的情景与临床建议似乎总有所偏离。对 694 名主要是西方的内分泌学家的最新调查发现非诊断性 FNA 病例的处理方法存在很大的不同[41]。对于其管理，约一半的受访者建议在 1～3 个月内重复 FNA，对于第 2 次非诊断性超声引导 FNA，1/3 的医生建议进行手术[41]。最常见的提高诊断率的方法是通过增加穿刺次数，在 FNA 过程中穿刺抽吸，调整结节内活检取材的靶区[41]。只有少数受访者认为患者的个人偏好是管理不满意的 FNA 的主导因素[41]。值得一提的是，几乎所有的受试者都在超声引导下进行了 FNA 检查，其中大多数报道的非诊断性样本频率低于 10%。有趣

的是，10 年前的调查也得出了类似的结果，包括 FNA 和管理策略不满意的比例[42]。

三、如何提高标本充分性

细针穿刺活检被广泛应用于可触及的甲状腺结节的第一步处理，主要目的是确定甲状腺结节是否需要手术治疗。传统上，临床医生需要知道它是良性的（不担心）、可疑的，还是阳性的（担心）。在这种情况下，充分的细胞数量和良好的涂片准备对细胞学评估至关重要。

（一）次优充分性的原因

甲状腺单发结节可以是实性或囊性。后者又分为单纯的囊泡、囊泡内充满液体或部分由固体和液体组成的复杂囊泡。实际上，甲状腺结节的囊性特征只有在通过穿刺排出液体内容物后结节完全消失时才能确定。当残留的可触及病灶持续存在时，可能是一个复杂的实性囊性混合结节或未完全排空的囊肿。在穿刺者（临床医生）和阅片者（细胞病理学家）之间建立有效反馈是成功治疗甲状腺结节的必要前提。这一点已在上述 CFO 标本的病例中得到证实，通过与影像学表现的简单结合，CFO 标本可以从非诊断性转移到良性。穿刺者和阅片者之间的沟通也有助于从类似组织中区分胶体（图 14-1）。实性和囊实性病变中的不充分（无细胞）涂片可能有几个潜在原因，需要正确识别和解决（表 14-2 和图 14-2）。

尽管一定数量的滤泡细胞对评估细胞结构很重要（例如，根据 TBSRTC，60 个细胞），但一些实际情况可能需要独特的方法。例如，当钙化颗粒与一些滤泡细胞一起被鉴别时，对钙化小病灶的 FNA 活检就足够了（图 14-3）。甚至约 5% 的带有明显胶质和淡色滤泡细胞的良性结节在切除时被证实为恶性（图 14-4）。我们认为评估 FNA 充分性的理想方案可能需要细胞学与临床（主要是影像学）数据的相匹配。类似评估充分性的方法在乳房穿刺实践中被接受了很长一段时间，这是一个三重测试，它结合了临床表现、影像学资料和 FNA[43]。

（二）提高充分性的技术

一个简单的非诊断性甲状腺 FNA 的逻辑分析方法建议，首先确定不满意的涂片是由于低细胞性还是样本被过多的血液污迹所掩盖[35]。如果样本血液过多，可以使用较小的针头或用旋转的方式，而不是振荡手法。如果在操作过程中反复刺穿静脉，可能会产生模糊的血液，这可以通过对目标进行不同方向取样来避免[35]。如果获得的细胞数量有限，则可以考虑从非抽吸技术改为抽吸穿刺技术或改为 LBP[35]。

下面我们总结一些实用的提示与技巧，对甲状腺 FNA 的非诊断性处理和注解有一定的帮助。这基本上源自作者之一（PS）的个人经历，他作为一名操作者和阅片者积极从事细胞病理学实践超过 20 年。

1. 一般建议

(1) 通常情况下，甲状腺囊性结节在 FNA 时完全抽空。然而，并非必须一次性完成抽空。在某些情况下，医生可能更喜欢检查声像图的动态变化，或者 FNA 可能因为患者的不耐受而中断。在这些情况下，液体样本被送出用于筛查，而不是用于精确诊断。为了更好地检查囊性病变，作者的技术是对残余的可触诊病变进行第二次穿刺或在抽空的囊肿壁上进行穿刺。通常，第二次（最后一次）的涂片会提供更多相关的诊断信息（图 14-5）。作者经常对复发或长期囊肿、复杂囊肿和高危患者使用这种技术。

(2) 囊性液体的特性可以影响决策。当胶体成分较厚或黏稠时，很难完全排空囊肿。作者的做法是每隔 6 个月随访 1 次。这种黏性胶体可以在很长一段时间内变成水状。

(3) 如果在出现第一次非诊断性穿刺结果后重复进行 FNA，则必须分析先前取样不足的原因（表 14-2）。这可能有助于避免同样的错误。

(4) 通常，第一滴穿刺样本最具代表性，而液

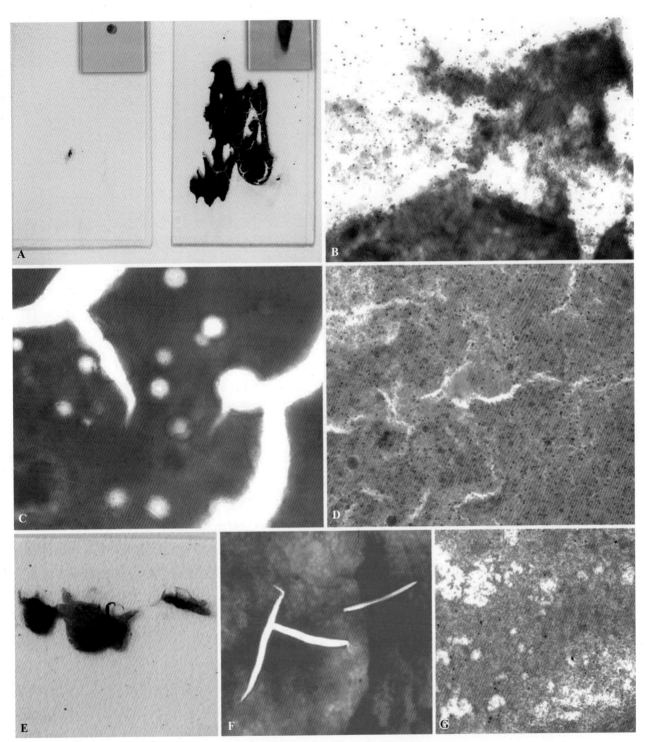

▲ 图 14-1　临床医生和细胞病理学家对胶体的认识差异

A. 胶体可以通过滴状物的外观来识别，小（左）和大（右）体积胶体前（插图）和后直接涂片制片；B. 小体积涂片显示无定形物质，不能明确为胶体；C 和 D. 大容量涂片呈胶体状，需与血液鉴别；E. 从颈部淋巴结抽出的针头显示出"血胶体"的外观，显微镜下只发现最近的血迹；F 和 G. 分别注意开裂（F）和空泡（G）现象（C 和 D）（B 至 D、F 至 G. 巴氏染色，200×）

表 14-2　甲状腺实性和混合囊实性结节抽吸取材不足

细胞学伪影	可能的原因
肌肉和皮下组织碎片（图 14-1A 和 B）	针头进入颈部肌肉（图 14-1A）或厚皮下组织（图 14-1B），导致针头组织堵塞
纤维组织（图 14-1C）	甲状腺结节的厚包膜或瘢痕，桥本或里德尔甲状腺炎的纤维化变异
血迹涂片（图 14-1D）	浅层穿刺或撞击硬物质（如骨或钙化颗粒）产生的少量血液，深层血液可能来自血管瘤或富血管性结节。由于活检技术失误，这两种情况在不熟练穿刺者中都很常见
新旧血液混合	针头没有接触目标病灶
厚组织碎片或被血块遮挡（图 14-1E）	涂片制片缺陷
风干制片	标本的延迟固定，特别是在血样干扰中

性标本几乎不能产生滤泡细胞（图 14-6）。作者会直接从第一滴样品中制备涂片。

(5) 一些专家建议对富血管结节采用 25G 针的非抽吸活检技术，这在我们的经验中并不常见。作者更倾向于非囊性血管性病变的一次穿刺，因为第二次穿刺经常产生血液。不提倡多针多方向。当带负压的注射器静置一段时间后，负压是获得细胞的关键。

(6) 当穿刺标本血污迹过多时，作者建议在用剩余的样本做涂片之前先清除一些血块。如果存在一些细胞团或组织碎片，可以显示出来。

(7) 临床医生往往低估了制片技术的重要性。因为害怕失去细胞，他们尽量多做涂片。事实上，许多载玻片的涂片可能很耗时，而且与湿固定的最佳时间不匹配。对于带血的涂片，准备时间应该足够短，以避免空气干燥。这也是作者只喜欢湿固定样品的原因之一。

2. 具体改进措施

除了上述 CFO 病例外，以下还概述了几个可能需要单独评估充分性的临床相关情形。

一些甲状腺疾病，如亚急性甲状腺炎和桥本甲状腺炎，是根据其特征性的临床表现和血清学表现综合分析来诊断的。FNA 在这些临床印象深刻的诊断中起支持作用。符合甲状腺炎的最低诊断标准就足够了。

对于选择合适的病灶样本而言，大而多的可触结节比较难以选择。与多点定位不同，我们更喜欢在一个腺叶中只采集 1～2 个可疑区域 / 结节。对于一个巨大的囊性结节可用"第一滴"入路和在排空的囊肿床上的"最后一次"取样。

在非甲状腺疾病的常规检查、监测或筛查 / 分期中，常发现亚厘米结节。这些临床惰性病变的穿刺标本通常产生少量细胞。ATA 指南（2015 版）提倡仅在具有可疑超声特征的亚厘米甲状腺结节中使用 FNA[33]。必须使用超声引导以确保对可疑区域进行取样，同时也要考虑到老年患者继发性肿瘤的可能性。

3. 技术熟练程度和多学科间协调沟通

应该强调的是，比任何超声引导或穿刺技术更重要的是操作人员的经验和能力，细胞技术人员制备涂片，细胞病理学家评估标本[16]。所有这些关键的参与者都对甲状腺 FNA 的成功负责，"甲状腺 FNA 单元"的三个方面都应该监控他们的非诊断性穿刺结果的发生率。

操作员必须经过 FNA 程序的规范培训。经验的熟练强度比 FNA 的实践时间更重要[12]。因此，为提供足够的初始培训，有必要在相对较短的时间内规范形成 100 个或更多的程序[12]。此外，每年至少进行 100 次 FNA 检查可预测操作员非诊断结果的最低风险[41]。在这方面，一个细胞病理学

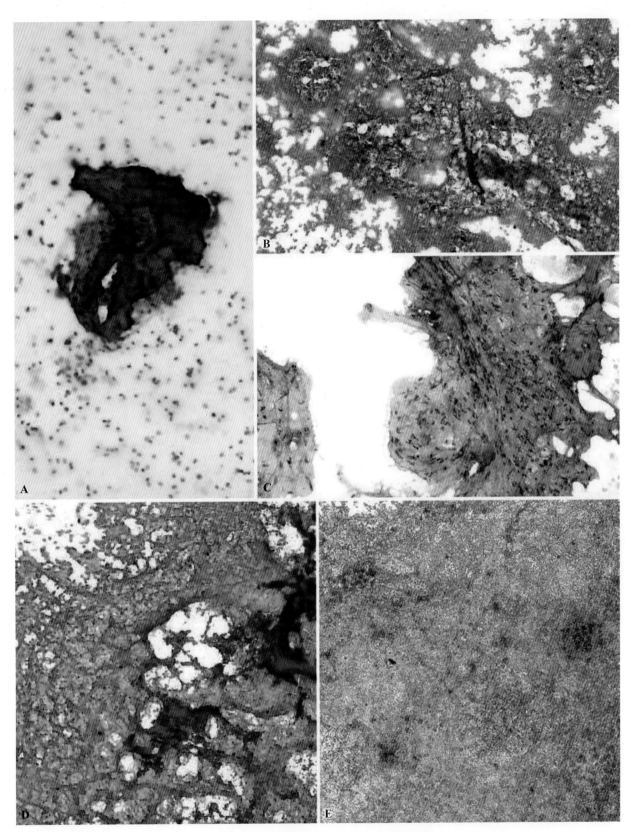

▲ 图 14-2　非诊断性甲状腺穿刺标本的原因

A. 由于肌肉组织堵塞针头而造成的涂片不足；B. 非诊断性穿刺标本可能是由皮下炎性组织堵塞针头所致，注意表皮碎片上覆的一小块（4～5 点）；C. 由于纤维组织可能来源于厚的包膜或纤维增生区，无甲状腺滤泡细胞的不满意的 FNA；D. 抽血过多，注意血凝块的出现；E. 涂片显示一些滤泡细胞被血液污迹所掩盖，导致其详细形态差（巴氏染色，200×）

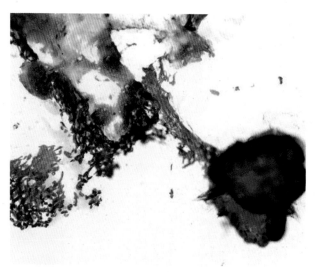

▲ 图 14-3　0.4cm 钙化甲状腺结节的 FNA

有钙化颗粒和一些淡染的滤泡细胞团（右下），这些是亚厘米级良性钙化结节的征象（巴氏染色，200×）

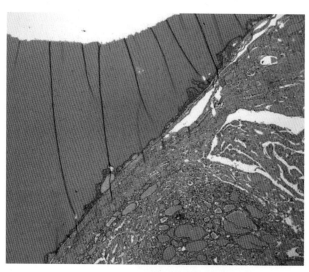

▲ 图 14-4　甲状腺切除术后显性胶质结节的组织切片

乳头状癌的一个小病灶，位于结节附近，先前已被穿刺并报道为良性 / 胶质结节（HE 染色，40×）

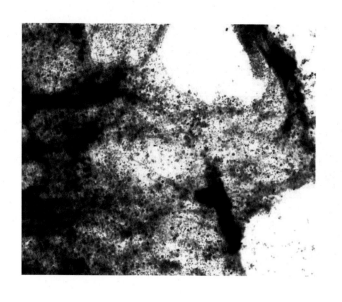

◀ 图 14-5　第二次抽吸后在排空的甲状腺囊肿床（壁）上的 FNA 涂片

囊肿底部的旧血凝块和组织结构，提示良性囊肿（巴氏染色，200×）

家应该在甲状腺 FNA 的报道描述方面接受适当的培训。在细胞病理学家开始独立签发报告之前，Suen 建议在短时间内进入强化训练阶段[12]。每年至少需要对 30～50 个甲状腺穿刺样本进行持续检测，以确保诊断水平[44]。

细胞病理学家、FNA 操作员和主治医生之间的有效沟通协调是准确及时的患者管理的重要组成部分。操作人员必须与细胞病理学家讨论不合格的穿刺标本，以明确样本不足的原因[35]。这有助于确定是否涉及继发性问题（如囊性病变或厘米以下的结节）或技术问题是非诊断性取样的根本原因。如果是后者，只要在甲状腺 FNA 单位内部进行简单的沟通，就可以知道技术缺陷的具体所在，以及如何及时有效予以修正。

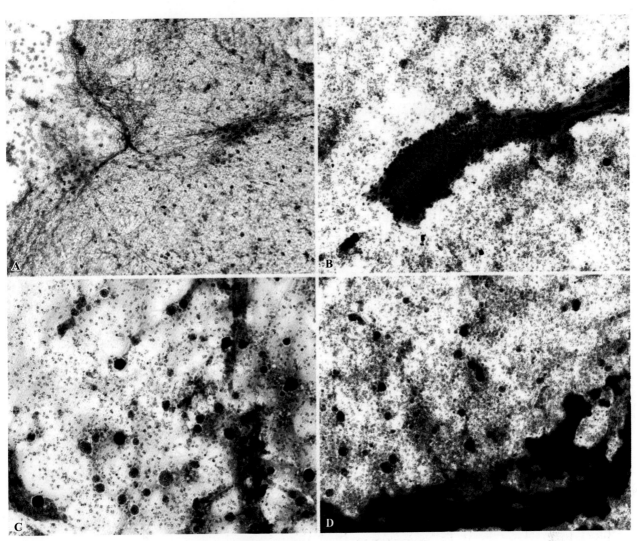

▲ 图 14-6　第一滴与抽空流体的对比

A 和 B. 第一滴涂片显示滤泡细胞含有纤维蛋白；C 和 D. 离心后囊液中含有散在的组织细胞和纤维蛋白，但没有**滤泡细胞**。通常，第一滴涂片比液性标本更能提供信息（巴氏染色，200×）

第 15 章 甲状腺乳头状癌 LBC 制片细胞学特征
Cytological Characteristics of Papillary Thyroid Carcinoma on LBC Preparation

Ayana Suzuki　Mitsuyoshi Hirokawa　Nami Takada　著

刘剑华　译　　殷德涛　校

摘　要

◆ 众所周知，液基细胞学有助于减少不满意的制片，提高脱落细胞学和穿刺细胞学（包括甲状腺细针穿刺细胞学）的诊断准确性。在观察 LBC 制片时，应了解 LBC 制片与常规制片不同。本章中，我们提供一个甲状腺乳头状癌的病例，并描述了在 LBC 制片过程中甲状腺乳头状癌的细胞学特征。

一、概述

液基细胞学是近年来在妇科领域发展起来的一种收集细胞学标本并进行薄层涂片的新技术。目前众所周知，LBC 有助于减少不满意的制片，提高脱落细胞学和穿刺细胞学 [1, 2-5]（甲状腺穿刺物）[6] 的诊断准确性（见第 13 章和第 14 章）。在观察 LBC 制片时，应注意 LBC 制片与常规制片不同 [7]。本章中，我们提供一个甲状腺乳头状癌的病例，并描述了在 LBC 制片过程中 PTC 的细胞学特征。

二、病例

患者，女，66 岁，主诉吞咽困难 1 年，于外院就诊超声检查时发现甲状腺左叶结节伴钙化，后转诊到我们医院，认真查体。我院超声图显示甲状腺左叶可见 26mm×16mm 肿物，主要为低回声，包含带状或点状高回声，考虑钙化（图 15-1）。结节边界不清且不规则，表明其呈浸润性生长。彩色多普勒超声显示结节内及结节周围血流增加。对结节进行穿刺细胞学检查，并

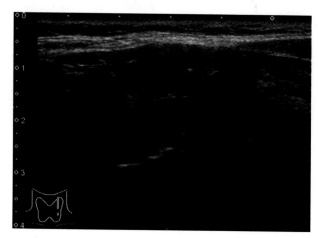

▲ 图 15-1　可见低回声肿物伴高回声区，表明有钙化（B 超图像）

同时进行常规和 LBC 制片。在准备常规制片的穿刺标本后，手工收集用 CytoRich™ Red（BD，Burlington，NC）针冲洗液作为 LBC 标本（见第 13 章）。采用 CytoRich™ 手工法 LBC 制片（BD，Burlington，NC）。细胞病理学报告为恶性肿瘤，对她行甲状腺全切除术和中央区淋巴结清扫术。

（一）细胞学检查结果

传统制备：涂片细胞丰富，背景清晰，黏稠

胶质散在分布（图 15-2）。圆形异型细胞呈乳头状和滤泡簇状或单层片状分布（图 15-3）。细胞质淡染亮绿色。细胞核排列紧密，有核沟（图 15-4）。可见少量的核内假包涵体（图 15-5）。细胞核染色质呈粉末状至细颗粒状。核仁染色暗淡且不清晰（图 15-5）。

LBC 制片：涂片亦富含细胞，背景清晰，偶见异型多核巨细胞（图 15-6）。异型细胞呈乳头状或单层片状排列。部分细胞簇黏附黏稠胶质（图 15-7）。较于常规制片，细胞核质比更高，细胞质变少及细胞核缩小，细胞质染色加深，细胞边界更清晰。细胞核并未聚集。核沟及卷曲细胞

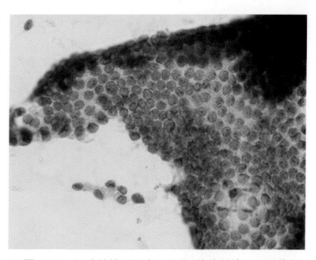

▲ 图 15-4　细胞核排列紧密，重叠（传统制片，巴氏染色，400×）

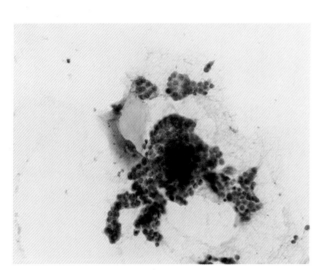

▲ 图 15-2　癌细胞呈乳头状和滤泡状簇，团簇上附着的黏稠胶质（传统制片，巴氏染色，200×）

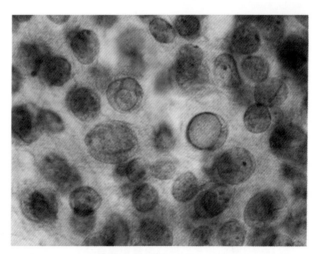

▲ 图 15-5　可见核内假包涵体和核沟，核染色质粉末状至细颗粒，小核仁呈暗染（传统制片，巴氏染色，1000×）

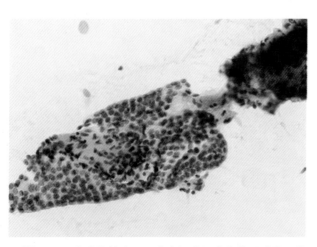

▲ 图 15-3　乳头状簇内可见由癌细胞组成的基质成分（传统制片，巴氏染色，200×）

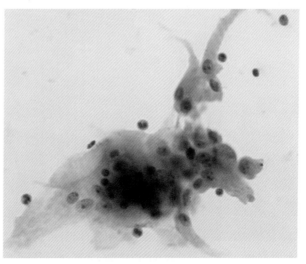

▲ 图 15-6　可见异型多核巨细胞（LBC，巴氏染色，400×）

核易见（图 15-8）。核内假包涵体少见。染色质非粉尘样但呈细颗粒状。核仁明显，红染，并偶见核周空晕（图 15-8）。

叠、毛玻璃样外观和核内假包涵体（图 15-11）。间质纤维化，散在钙化。Ki-67 增殖指数小于 1%。未见淋巴结转移的证据。

（二）病理结果

肿瘤位于甲状腺左叶上部，直径为 20mm×15mm。切面可见肿物呈实性、白色伴钙化。肿瘤边缘不规则并侵及周围纤维脂肪组织（图 15-9）。显微镜下，异型细胞呈乳头状和滤泡状生长模式（图 15-10）。滤泡内可见浓缩胶质。异型细胞表现出 PTC 细胞核特点，如核沟、核重

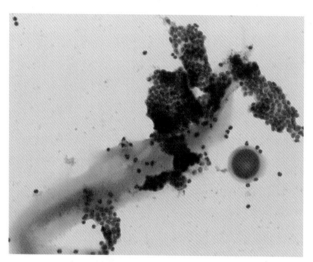

▲ 图 15-7 乳头簇与黏稠胶质紧密混合分布（LBC，巴氏染色，200×）

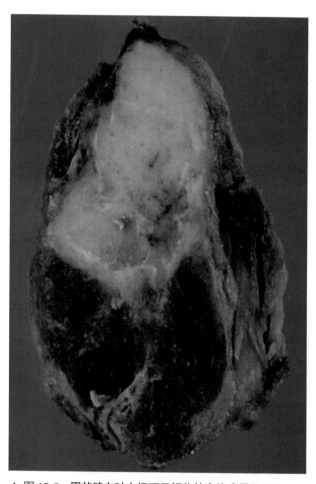

▲ 图 15-9 甲状腺左叶上极可见钙化的实体瘤侵入周围组织

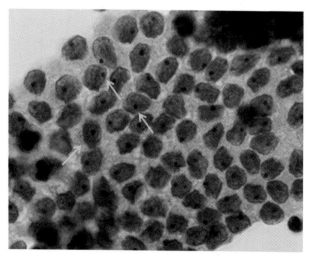

▲ 图 15-8 不规则形状和卷曲的细胞核明显。染色质不是粉末状的，而是细颗粒的。核仁红染，偶尔伴有核周空晕（箭）（LBC，巴氏染色，1000×）

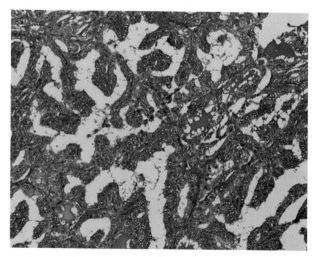

▲ 图 15-10 癌细胞呈乳头状和滤泡状生长（HE 染色，100×）

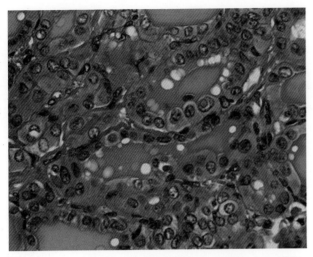

▲ 图 15-11　癌细胞可见核沟和核内假包涵体（HE 染色，400×）

三、讨论

用于甲状腺穿刺细胞学检查的 LBC 已经越来越流行，过滤法和离心法都得到了应用[6-20]。Rossi 等报道称，对细胞量不足的病例，LBC 可以提高诊断敏感性[8]，完美地保存细胞并减少覆盖滤泡细胞的血液成分，准确性等同于传统方法[6, 9]。

LBC 制片有许多特有的形态学变化。它们因方法而异[10-12]。此外，它们可以根据收集液的种类而不同[11, 12]。针对 LBC 的细胞诊断必须注意处理方法及收集液的使用。除非另有说明，我们将在用 CytoRich™ RED 收集液及 CytoRich™ 方法制备的载玻片上描述 PTC 的细胞学结果，并且在表中（表 15-1）中列出（见第 13 章）。

LBC 制片比传统制片背景更清晰、细胞量更丰富[13]。因蛋白质水解及收集液具有溶血功能，胶质及红细胞数量有所减少[9, 13, 14]。在 LBC 制片的 PTC 病例中，胶原化结缔组织组成的胶原性间质更容易鉴别（图 15-12）。此现象也可能是由收集液的蛋白水解特性所致[9]。同样，在滤泡性肿瘤中常见的裸露的毛细血管在 PTC 病例的 LBC 制片中也能观察到[9]（图 15-13）。

相对于传统制片，LBC 法更容易显示单个细胞及细胞簇的三维结构[10]。孤立的细胞减少。梁状及鞋钉样结构增多。相反，乳头状结构及组织

表 15-1　甲状腺乳头状癌的细胞学特征 LBC（CytoRich™）制片与传统制片相比

• 背景		红细胞和胶体减少
		无癌细胞的胶原结缔组织
		裸露毛细血管
• 排列		更立体
		组织结构保存较好
		孤立细胞减少
		细胞间窗样间隙
• 细胞形状		保存完好
– 高细胞		容易识别
• 细胞质		尺寸减小
		更深的染色
		细胞边界清晰
• 细胞核		尺寸减小
– 重叠核		减少
– 核沟		有
– 核内假包涵体		有
– 染色质分布		颗粒状
		磨砂玻璃外观模糊
– 卷曲核		有
• 核仁		嗜酸性，核仁外周有空晕

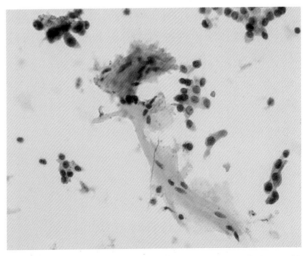

▲ 图 15-12　可见由胶原连接组织构成的间质成分，不伴有癌细胞，注意梭形核与成纤维细胞一致（LBC，巴氏染色，200×）

碎片更少见[9]。细胞间窗样间隙（图 15-14）仅限于 LBC 制片。推测其成因为细胞质收缩[9]。LBC 制片的 PTC 病例中 2/3 可见细胞间窗样间隙，在滤泡性肿瘤中未见细胞间窗样间隙[9]。

LBC 制片中细胞形态保存良好而易见[9]。因此，高细胞型因细胞高度大于 3 倍宽度而更易辨认[15]（见第 27 章）。核质比更高，细胞核变小，细胞质减少，细胞质染色更深，细胞边界更清晰[14, 16, 17]。PTC 细胞核特征，包括核形不规则、核沟及核内假包涵体皆易辨认[18-20]。但是，很少观察到核拥挤（重叠）和毛玻璃核。研究表明，LBC 制片的 PTC 病例中毛玻璃核的发生率为 0.6%[9]。因此应当注意，在使用 CytoRich™ 方法及 CytoRich™ RED 收集液的 LBC 制片病例中，毛玻璃样核并非 PTC 的诊断线索。

核不规则或成角的核膜已经在 PTC 的 LBC 制片中描述过[10, 13, 18]。我们称之为"扭曲核"，其中过半核膜呈不规则锯齿状[9]。并且在 41.0% 的 PTC 病例中可以观察到它们[9]，而在传统制片的 PTC 病例仅 2.5% 可见。在 LBC 制片的腺瘤性甲状腺肿中为 3.6%，滤泡性肿瘤则为 0。在 LBC 制片 PTC 病例中，扭曲核可能是新的诊断线索。

PTC 中易见明显红核仁[14]。但在常规制片中核仁染色偏暗。LBC 制片中，嗜酸性核仁不仅见于 PTC 中，而且见于腺瘤性甲状腺肿或滤泡性肿瘤[9]。PTC 中红核仁偶尔伴核周空晕。腺瘤样、增生性结节和滤泡性肿瘤中并无此结构，因而核周空晕可用于与 PTC 的鉴别诊断。

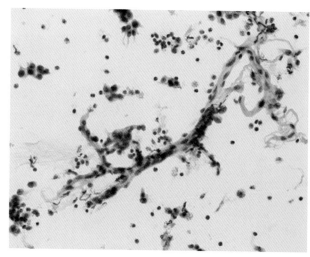

▲ 图 15-13　可见有分支的裸露毛细血管（LBC，巴氏染色，200×）

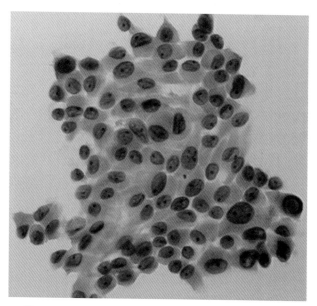

▲ 图 15-14　单层片状簇中存在细胞间窗样间隙（LBC，巴氏染色，400×）

第16章 囊肿与囊性乳头状癌

A Cyst or Cystic Papillary Carcinoma

Kayoko Higuchi **著**

周 瑞 **译** 王志芳 **校**

一、临床概况

患者，女，66 岁，因颈部肿块入院，颈部可见大小约 10cm 肿块，伴声音嘶哑。近 9 个月来发现颈部肿块逐渐增大。体检：肿块表面光滑，呈分叶状，有弹性，质硬。根据超声、颈部 CT 及细针穿刺活检结果，怀疑囊性甲状腺乳头状癌。随后进行甲状腺全切术及颈部淋巴结清扫术。

二、生化指标

血游离 T_3 和 T_4 正常，但甲状腺球蛋白水平高达 125ng/ml（正常水平：约 33.7ng/ml）。

三、超声和 CT 表现

甲状腺超声显示，甲状腺右叶发现 1 个直径 10cm 的多房性囊肿，囊壁可见不规则实性结节，大小为 24mm，内部回声不均，可见大量点状强回声，提示有微小钙化（图 16-1A）。彩色多普勒可见结节内的血管结构（图 16-1B）。

CT 增强扫描显示甲状腺右叶多结节囊性病变，伴有囊壁结节不规则增强（图 16-2）。囊壁结节内有微小钙化，符合乳头状癌表现。

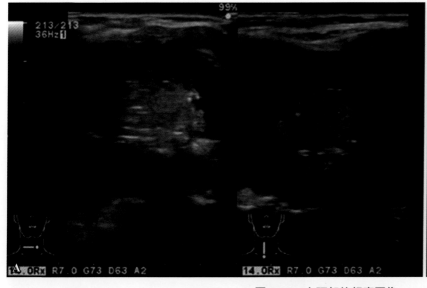
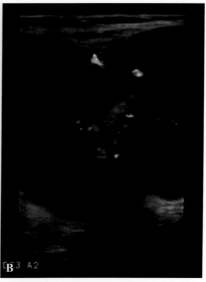

▲ 图 16-1 右颈部的超声图像

A. 甲状腺右叶内可见多房性囊肿，直径 10cm；囊肿内可见实性结节，大小为 24mm，形状不规则；内部回声不均，可见大量点状强回声，提示微小钙化；B. 彩色多普勒显示结节内的血管结构

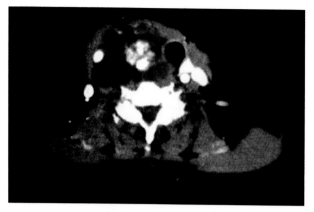

▲ 图 16-2　颈部 CT 图像

对比增强 CT 显示甲状腺右叶多房性囊肿，壁结节表现形状不规则增强信号。壁结节内有微小钙化，与乳头状癌一致

四、细胞学表现

囊肿穿刺标本为血性，可见少量肿瘤细胞团和大量含或不含有含铁血黄素的巨噬细胞，后者使癌细胞显示不佳（图 16-3）。未观察到胶质组织。肿瘤细胞分散，胞质浓缩，边界清，并形成小的乳头状结构和扇贝状结构（图 16-4 至图 16-6）。许多肿瘤细胞胞质呈不同程度空泡状（图 16-7）。实性结节穿刺标本为细胞性，内含合体上皮细胞，以及具有毛玻璃核的典型 PTC 细胞团（图 16-8）。图 16-9 显示了液基细胞学标

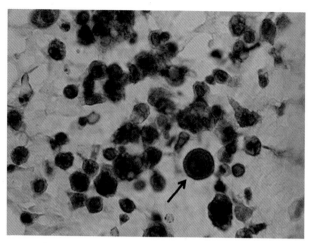

▲ 图 16-4　囊液的细针穿刺活检细胞学涂片（二）

仅观察到少量肿瘤细胞，肿瘤细胞分散，胞质浓缩，边界清，许多含或不含含铁血黄素的组织细胞（巴氏染色，100×）

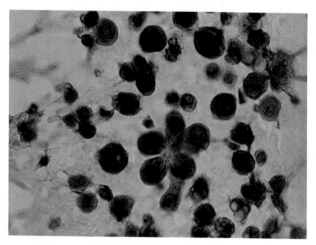

▲ 图 16-5　囊液的细针穿刺活检细胞学涂片（三）

鞋钉样肿瘤细胞组成的小乳头状瘤细胞团（巴氏染色，100×）

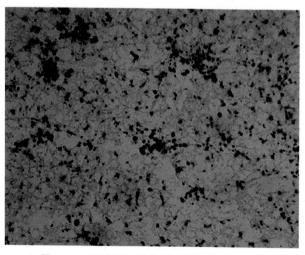

▲ 图 16-3　囊液的细针穿刺活检细胞学涂片（一）

囊肿的穿刺标本为血性，包含大量巨噬细胞，恶性细胞不明显，未见胶质（巴氏染色，20×）

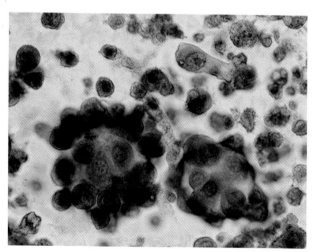

▲ 图 16-6　囊液的细针穿刺活检细胞学涂片（四）

肿瘤细胞排列成裙边样球形瘤细胞团（巴氏染色，100×）

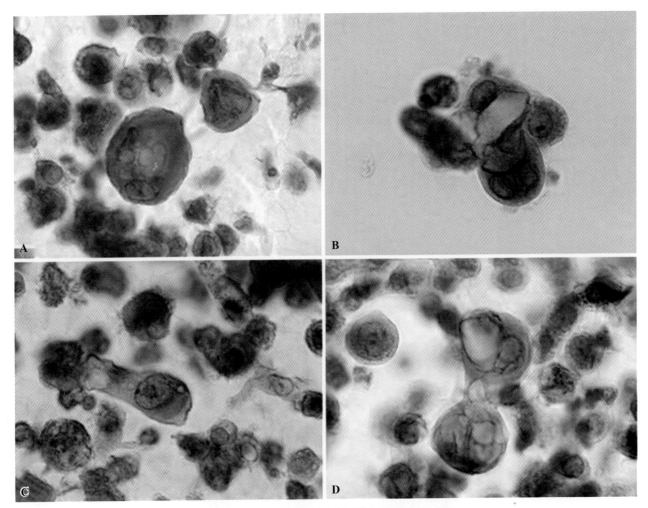

▲ 图 16-7　囊液的细针穿刺活检细胞学涂片（五）

许多肿瘤细胞的细胞质呈空泡状，空泡的数量因细胞而异（巴氏染色，100×）

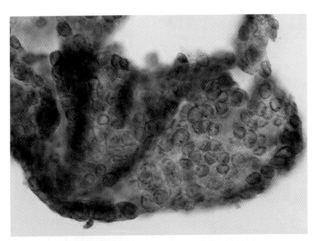

▲ 图 16-8　囊液的细针穿刺活检细胞学涂片（六）

可见粉状染色质的典型的乳头状癌细胞构成的合体样上皮细胞团（巴氏染色，100×）

本中检测到的肿瘤细胞：单层合体上皮细胞（图 16-9A）；单层瘤细胞团，表现帽状胞质浓缩（提示鳞状化生）（图 16-9B）；由空泡状肿瘤细胞构成的小乳头结构（图 16-9C）；含砂粒体的瘤细胞团（图 16-9D）。可见鳞状上皮化生和再生性改变（图 16-10）。

鉴别诊断如下。

1. 囊性甲状腺乳头状癌。

2. 囊性结节性甲状腺肿。

3. 囊性甲状腺未分化癌。

4. 颈部鳃裂囊肿。

5. 其他良性囊肿。

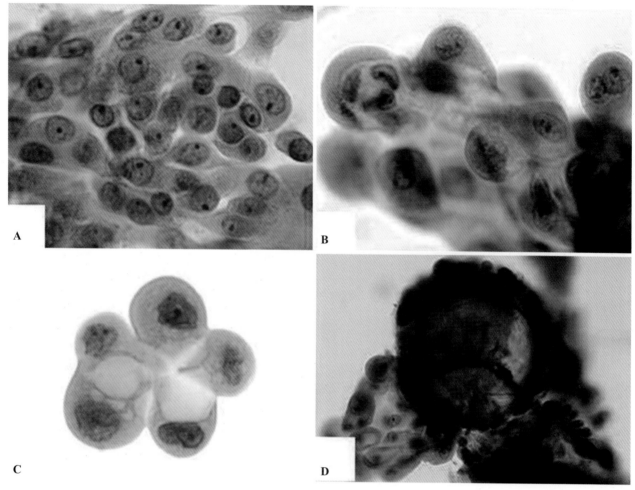

▲ 图 16-9　囊壁结节的液基细胞学穿刺标本涂片

A. 乳头状癌细胞的合体上皮细胞层；B. 单层瘤细胞团，表现帽状（圆顶形）胞质浓缩（提示鳞状化生）；C. 乳头状的空泡样瘤细胞团；D. 含砂粒体的瘤细胞团（巴氏染色，100×）

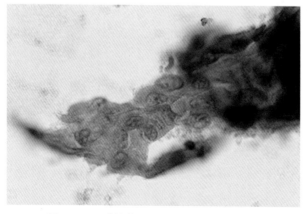

▲ 图 16-10　壁结节的细针穿刺活检细胞学涂片
癌细胞团呈鳞状上皮化生和再生性变化（巴氏染色，100×）

五、鉴别诊断

　　甲状腺最常见的囊性病变是囊性结节性甲状腺肿，甲状腺囊肿中癌的发生率普遍较低[1]。另一方面，最常见的发生囊性改变的甲状腺恶性肿瘤是乳头状癌，据报道其发病率高达 16.6%。一般情况下，囊性乳头状癌的囊性部分的穿刺标本仅含少量肿瘤细胞，因此囊性乳头状癌与囊性结节性甲状腺肿的鉴别非常困难[2, 3]（见第 17 章和第 18 章）。此外，穿刺标本可能细胞极少或细胞丰富但包含大量组织细胞。当在囊性病变中发现囊壁结节时，结节和囊液均应进行穿刺活检。囊性乳头状癌的肿瘤细胞除了具有乳头状癌共同的特征外，还具有一些其他特征[4, 5]（见第 2 章、第 3 章和

第 17 章）。例如，分离的肿瘤细胞通常边界清晰，胞质浓缩，胞核比组织细胞大、核质比高。囊性乳头状癌可见裙边样球形瘤细胞团及由鞋钉样瘤细胞组成的小乳头状瘤细胞团。而且，肿瘤细胞胞质常呈空泡状，与液化的组织细胞类似，因此

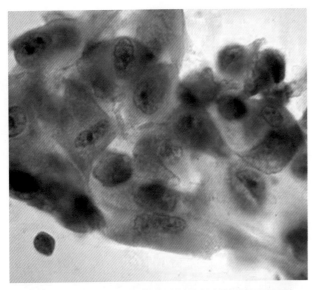

▲ 图 16-11　囊性结节性甲状腺肿的细针穿刺活检细胞学涂片
滤泡囊壁上皮细胞显示有再生变化，为非典型性大细胞，胞质致密，核大、不规则，核仁增大，细胞单层排布（巴氏染色，100×）

需注意两者的鉴别[5]。在囊性结节性甲状腺肿中，囊壁的滤泡上皮有再生性改变，并由单层上皮细胞组成，上皮细胞为非典型性大细胞，胞质致密，核大、不规则，核仁增大。需与乳头状癌相鉴别（图 16-11）[6]（见第 23 章）。

在甲状腺未分化癌的囊性改变中，可见坏死组织碎屑和高度异型性大肿瘤细胞。鳃裂囊肿也可能发生在甲状腺内，在这种情况下，穿刺标本可能含有角化或未角化的鳞状细胞，但这些细胞分化成熟且具有典型的形态学特征[7]（见第 18 章）。

六、大体和组织学诊断

大体上，在甲状腺右叶发现一个直径达 10cm 的囊性肿块，囊壁上有 1 个形状不规则的囊壁结节（图 16-12），低倍镜显示囊壁为较厚的纤维组织（图 16-13），高倍镜显示囊壁结节同时具有乳头状和滤泡状结构（图 16-14）。部分肿瘤细胞胞质嗜酸性，呈鞋钉样，突向囊腔（图 16-15）。肿瘤细胞衬附在囊壁上，偶有鳞状上皮化生（图 16-16）。

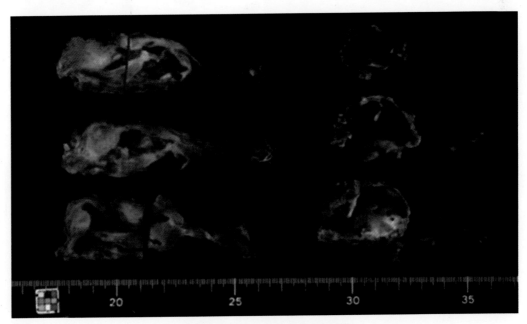

▲ 图 16-12　手术标本的大体照片
在甲状腺的右叶发现直径达 10cm 的囊性肿块，囊壁上有形状不规则的壁结节

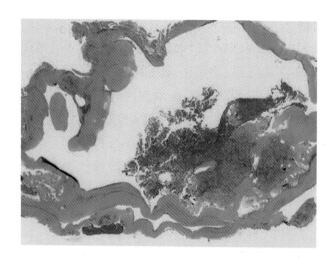

◀ 图 16-13　组织切片（一）
放大图像显示囊壁为较厚的纤维壁（HE 染色，0.35×）

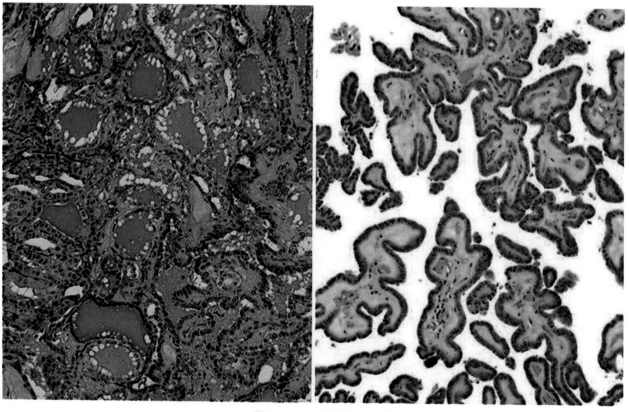

▲ 图 16-14　组织切片（二）
壁结节由滤泡状和乳头状增生的肿瘤细胞构成（HE 染色，20×）

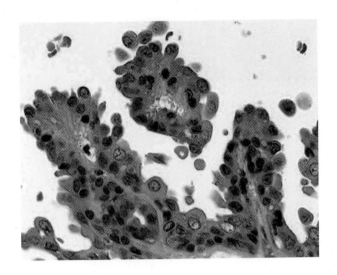

◀图 16-15　组织切片（三）
肿瘤细胞胞质嗜酸性，在囊腔内呈鞋钉样突起
（HE 染色，100×）

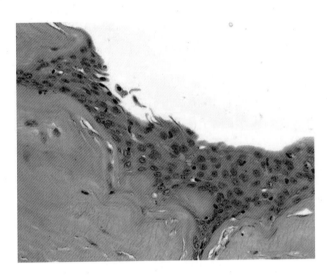

◀图 16-16　组织切片（四）
囊壁上也排列有肿瘤细胞，偶有鳞状化生（HE
染色，40×）

第17章 仅有囊泡的诊断陷阱
Pitfall of Cyst Fluid Only

Nami Takada　Mitsuyoshi Hirokawa　Miyoko Higuchi　著
王志芳　译　陈琼荣　校

一、概述

甲状腺细胞病理学 Bethesda 报告系统是为解决甲状腺细针穿刺细胞学检查相关术语和其他问题而制定的[1,2]。根据该系统，推荐的诊断类别分为 6 组：①标本无法诊断 / 标本不满意；②良性；③意义不明确的细胞非典型病变 / 意义不明确的滤泡性病变；④滤泡性肿瘤 / 可疑滤泡性肿瘤；⑤可疑恶性肿瘤；⑥恶性肿瘤。ND/UNS 指以下原因导致的不满意标本：①少于 6 团保存和染色良好的细胞团（每团不少于 10 个细胞）；②制片和染色差，或滤泡细胞模糊；③囊液，伴 / 不伴组织细胞，少于 6 团，每团 10 个良性滤泡细胞。在最后一种情形"仅有囊液"中，囊性甲状腺乳头状癌无法排除，所以这些病例被归于 ND/UNS[1,2]。然而，在日本甲状腺外科学会报告系统（2015 版）中，CFO 处理与 TBSRTC 不一样[3]。

二、病例

患者，女，56 岁，超声检查显示甲状腺左叶 1 个大小约 59mm×23mm×27mm 的囊性结节，边界清晰，形态不规则。囊性结节内含有 1 个实性区域。超声报告提示结节性甲状腺肿伴囊性变或囊性 PTC。分别抽取该结节的囊性区和实性区行细胞学检查，分别诊断为"仅有囊液"和"无法

诊断"。14 个月后，患者再次行超声检查。由于结节增大（图 17-1）及第二次 FNA 细胞学检查怀疑囊性 PTC，患者行甲状腺全切术和中央区淋巴结清扫术。

（一）细胞学所见

首次囊性区域穿刺细胞学检查提示：在蛋白性背景中可见大量泡沫组织细胞和退变的红细胞（图 17-2），未见滤泡细胞。第二次从囊性区域和实性区域分别取材，结果类似。在含有泡沫组织细胞的蛋白性背景中，可见散在异形细胞团（图 17-3）。细胞团呈三维立体结构或片状结构。异形细胞核轻度拉长并可见核沟。细胞学报告为可疑 PTC。

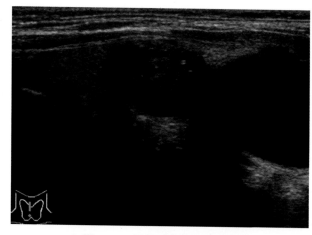

▲ 图 17-1 甲状腺葫芦状囊性病变
病变边界不规则，粗糙，囊腔内见一实性区域（B 超图像）

（二）病理学所见

肿瘤大小 46mm×25mm，由混合型多房性囊性和实性区域组成，以前者为主（图 17-4）。囊壁内可见细小乳头状突起。实性区域呈灰白色并侵犯周围甲状腺组织。镜下，肿瘤为经典型 PTC（图 17-5）。囊腔内含泡沫组织细胞、退变的红细胞和蛋白样物质（图 17-6）。清扫的淋巴结未见转移性病变。

三、讨论

对于如何解释仅含有囊液成分，包括仅见巨

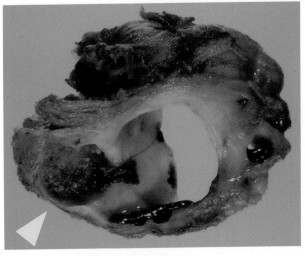

▲ 图 17-4　肿瘤主要由囊性病变构成，囊肿内表面见乳头生长（箭头）

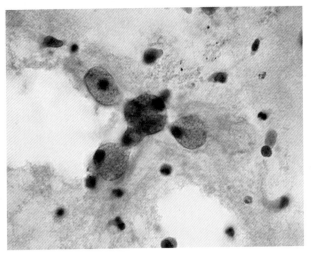

▲ 图 17-2　蛋白样背景中见泡沫组织细胞，无滤泡细胞（巴氏染色，40×）

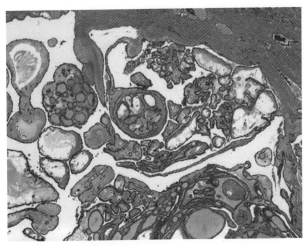

▲ 图 17-5　肿瘤细胞乳头状生长，突入囊腔（HE 染色，2×）

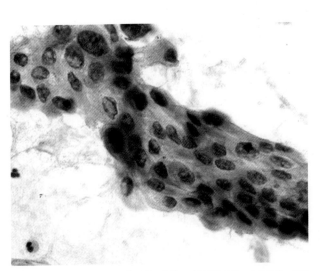

▲ 图 17-3　非典型细胞聚集成簇，核不规则，见核沟（巴氏染色，40×）

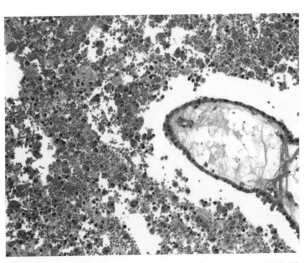

▲ 图 17-6　囊腔内见泡沫组织细胞、变性红细胞和蛋白样物质（HE 染色，10×）

噬细胞的 FNAC 标本仍存在争议。CFO 标本传统上报告为良性[4]。2007 年，在国家癌症研究所甲状腺细针穿刺专题会议上[5]，由于 CFO 标本不能排除甲状腺乳头状癌的可能性，决定将其归为 ND/UNS 的一个亚型。随后，根据本次会议成果，很多实验室采纳了该报告系统。结果，CFO 病例占所谓 ND/UNS 病例一半以上，而 ND/UNS 诊断占所有 FNA 标本的 18%～42%[6-9]。在除外 CFO 的情况下，通常认为理想的 ND/USN 标本占所有 FNA 标本的比例应＜ 10%[10]。因此，我们应该计算 CFO 和其他 ND/UNS（除 CFO 外的 ND/UNS），但因 CFO 和其他 ND/UNS 归于同一分类，实际操作困难。

TBSRTC 建议，首次报告 ND/USN 的结节应重新穿刺取材。然而，囊性结节的 CFO 标本的随访策略不同于实性结节。当超声检查诊断为单纯性单房囊肿时，即使诊断为 ND/UNS，临床上也认为标本是取材充分的。因此，CFO 结节重新穿刺取材率应低于其他 ND/UNS。在我们的病例系列里，CFO 和其他 ND/UNS 结节重新穿刺取材率分别为 9.0% 和 23.8%（$P < 0.01$）[11]。我们主张，这两种不同的细胞学结果，临床处理方式不一样，应被归于不同的分类（见第 2 章）。

由于 ND/UNS 病例大多良性，极少行外科切除，很难准确估算其恶性率。然而，有研究报道其恶性率为 0～35%[12]。据 MacDonald 和 Yazdi 报道，CFO 和其他 ND/UNS 的恶性率分别为 0 和 4.2%[6]。Renshaw 报道两组在恶性率上无差别（均为 3.9%）[8]。Garcia–Pascual 等报道，CFO 结节恶性率（14.3%）高于其他 ND/UNS 结节（6.7%），但缺乏统计学意义[13]。根据我们的经验，CFO 和其他 ND/UNS 结节的恶性率分别为 2.0% 和 5.6%[11]，差异具有明显的统计学意义。前者恶性率与 TBSRTC 中的"良性"组（0～3%）相似。因此，我们认为 CFO 的临床处理应与 TBSRTC 中的"良性"组一致。

由于 CFO 和其他 ND 结节在临床处理和恶性率上不同，他们应分别归类。我们主张，CFO 应作为一个新的诊断类别并与 ND/UNS 分开[11]。在日本，这个观念被广泛接受，"囊性液体"被日本甲状腺外科协会报告系统（2015 版）正式作为一个新的独立的诊断类别[3]。表中（表 17-1）显示了日本甲状腺细针穿刺细胞学报告系统与其他国家系统的不同[1, 3, 14, 15]。就临床处理来讲，我们建议仅仅对于超声可疑的 CFO 病例，如怀疑囊性 PTC，才重新穿刺取材（见第 2 章）。

表 17-1　甲状腺细针穿刺报告系统

日本甲状腺外科学会[13]（日本，2015 年）	Bethesda 甲状腺细胞病理学报告系统[1]（美国和加拿大，2017 年）	英国病皇家理学家学院[14]（英国，2016 年）	意大利解剖病理学和诊断细胞学学会[15]（意大利，2014 年）
不满意标本	无法诊断或不令人满意	Thy 1：无细胞学诊断意义	TIR 1：无法诊断
囊性液体		Thy 1c：无细胞学诊断意义（囊性病变）	TIR 1C：无法诊断 / 囊性病变
良性	良性	Thy 2：非肿瘤性	TIR 2：非恶性 / 良性
		Thy 2c：非肿瘤性囊性病变	
不确定性诊断	非典型性病变 / 滤泡性病变	Thy 3a：肿瘤可能，非典型性 / 无法诊断	TIR 3A：低风险交界性病变
意义不明			
滤泡性肿瘤	滤泡性肿瘤 / 可疑滤泡性肿瘤	Thy 3f：肿瘤可能，提示滤泡性肿瘤	TIR 3B：高风险交界性病变
可疑恶性	可疑恶性	Thy 4：可疑恶性	TIR 4：可疑恶性
恶性	恶性	Thy 5：恶性	TIR 5：恶性

第18章　颈部甲状腺舌管囊肿和其他的异位甲状腺组织
Thyroglossal Duct Cyst and Other Ectopic Thyroid Tissues in the Neck

Andrey Bychkov　著

李红波　译　　王志芳　校

摘　要

◆ 甲状腺胚胎发生发育路径决定了在颈前区域内可能存在异位甲状腺残余。其中最常见的是甲状腺舌管（TGD）囊肿，需要引起病理学家的注意。此颈前中线发育异常需要通过内衬上皮和甲状腺滤泡的存在来诊断。TGD囊肿滤泡上皮极少发生恶变，而引起甲状腺乳头状癌。TGD细针穿刺细胞学特征已经非常明确，但由于敏感性低，其实用性存在争议。细针穿刺的主要指征是评估可疑的TGD囊肿，细胞学检查可能发现具有乳头状癌特征的非典型细胞。颈部意外发现甲状腺包涵体，对于转移性甲状腺癌的鉴别诊断非常重要。常规性仔细排查原发甲状腺肿瘤是处理这种挑战性病例的"不二法门"。

一、病例报道

（一）临床病史

患者女性，49岁，发现颈部中线缓慢生长的无症状肿块3年。患者主诉1年前末次就诊后肿块轻度增大。无其他疾病史和手术史。否认甲状腺疾病家族史或头颈部射线暴露史。体检发现舌骨水平有1个2cm×2cm的肿块，质软，可随吞咽和伸舌活动，颈部淋巴结无肿大。其他体检无异常（病例由Prof.Pichet Sampatanukul，Department of Pathology，Faculty of Medicine，Chulalongkorn University，Bangkok，Thailand提供）。

（二）超声检查结果

颌下舌骨水平可见1个1.7cm×1.9cm×2.3cm边界清楚的低回声结节（图18-1）。彩色多普勒显示无血管增多，病变与甲状腺无关。同时，左甲状腺下极有1个2.2cm×1.1cm×1.6cm大小的结节，边界清楚，高低回声混合，边缘低回声，内部微小钙化和血流增加。临床资料和上颈部超声提示甲状舌管囊肿。

（三）细胞学检查

囊性病变在超声引导下进行细针穿刺，抽出3ml水样的轻度混浊液体。将抽吸液离心，并进一步进行沉淀物细胞块制备。巴氏染色的涂片显示，细胞稀少，主要为炎性细胞，混杂少量鳞状细胞（图18-2A）。鳞状细胞在外观上是良性的，罕见无核细胞（图18-2B）。无柱状或滤泡上皮。大量含铁血黄素巨噬细胞呈小簇状排列。大多数视野可见大量散在分布的多形核细胞和淋巴细胞。

（四）组织学表现

手术标本为甲状舌骨局灶囊性扩张（2cm×

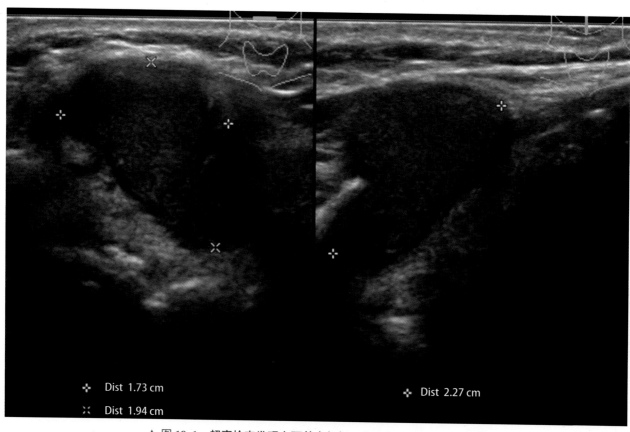

▲ 图 18-1　超声检查发现上颈前中部低回声病变，提示 TGD 囊肿

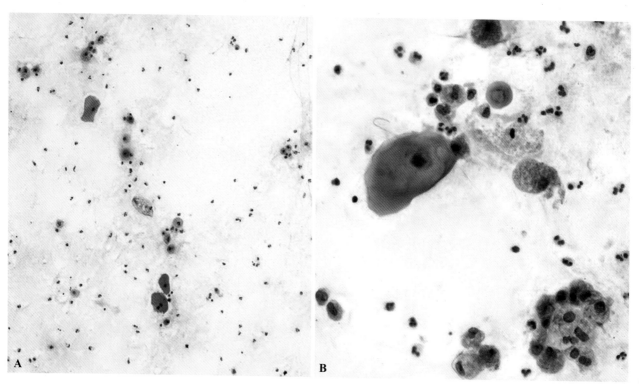

▲ 图 18-2　TGD 囊肿的细胞学表现

A. 低倍镜下可见细胞稀疏，伴炎性细胞，偶见鳞状上皮；B. 高倍镜下，在由组织细胞、淋巴细胞和散在多形核细胞等组成的炎性细胞背景下，可见良性鳞状细胞（A. 巴氏染色，10×；B. 巴氏染色，40×）

2cm 大小，内壁光滑），含有部分舌骨。显微镜下，囊肿内衬非角化鳞状上皮，部分为扁平或立方上皮（图 18-3）。基质纤维化，伴淋巴细胞浸润，罕见淋巴滤泡结构。在部分区域，纤维囊壁部分裸露，包含肉芽组织。无急性炎症表现。甲状腺滤泡呈小团状，位于内衬上皮下浅处。甲状腺滤泡细胞呈良性外观。

二、甲状腺舌管囊肿

甲状舌管囊肿是一种由甲状腺舌管持续囊性扩张而引起的颈部中线的发育异常。TGD 囊肿是甲状腺最常见的先天性颈部肿块和最常见的发育异常[1]，TGD 的主要组织学成分是内衬上皮的管状结构和异位甲状腺组织。尸检的连续切片结果显示，在 7% 的儿童和成人中有隐匿的 TGD 残留[2, 3]。TSH 刺激后扫描显示，40% 以上的甲状腺切除患者存在 TGD 残留[4]。

与甲状腺类似，细针穿刺活检在颈部肿块的诊断中起着重要的作用。大多数 TGD 囊肿位于舌骨和甲状软骨之间，只有很少的病例报道在甲状腺内。胚胎发育中 TGD 和甲状腺密切相关，使得区别 TGD 与其他病变成为可能。

大多数 TGD 囊肿患者无症状，在颈前中线有 1 个缓慢增大的无痛肿块（1～4cm，平均 2.5cm），

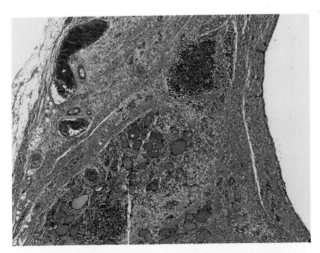

▲ 图 18-3　立方上皮内衬的 TGD 囊肿含有甲状腺滤泡和淋巴浸润（HE 染色，10×）

在吞咽和伸舌时向上移动[5, 6]。高达 30% 的病例表现为感染性囊肿，这可能进一步发展成引流窦道[7]。尽管是一种先天性异常，但 TGD 囊肿患者表现为双峰年龄分布（小于 10 岁和 40—50 岁），多达 25% 的病例在 50 岁后出现[6]，无性别差异。诊断是基于典型的临床表现和影像学支持，并通过术后组织病理学证实。术前超声检查很有必要，旨在评估囊肿的位置、回声质地（无回声或假实性回声）及与舌骨和甲状腺的关系[8]。所有 TGD 囊肿患者常规推荐完整的手术切除和部分舌骨切除（Sistrunk 术）[9]。因此，如果诊断明显，FNA 对 TGD 囊肿的术前诊断价值不大。组织病理学是确诊 TGD 囊肿的最后一步（图 18-4）。

显微镜下，囊性或管状结构被覆上皮。内衬上皮的类型因部位而异，在一个囊肿中可以看到几种上皮混合[6, 10]。假复层纤毛柱状上皮经常出现在下颈部的样本中，这可能是由于靠近上呼吸道所致。非角化鳞状上皮常见于上颈部（靠近舌和盲孔），可以来源于炎性背景中的化生。复层柱状上皮通常存在于舌骨水平。囊肿内衬通常至少局部脱落裸露，这反映了炎症对上皮的损伤。囊壁纤维化伴局灶性肉芽组织。继发性炎症是常见的，特别是在窦道。如果囊肿感染，表现为大量淋巴细胞浸润（很少形成淋巴滤泡），同时混有中性粒细胞。

在 30%～70% 的病例中发现异位甲状腺滤泡，连续切片比例更高（在我们单位，常规每个病例 3 个组织块）。囊壁内衬上皮下或深层，可见不规则甲状腺滤泡团，平均大小为 5mm，嵌于纤维组织中（图 18-5）。有研究报道，异位甲状腺组织在舌骨下残余中比舌骨上残余中更常见[3]。甲状腺上皮通常是正常的，但在特殊情况下，它可以是增生的或肿瘤性的。甲状腺组织常被炎症掩盖[11]。然而，缺乏甲状腺滤泡也并不能排除 TGD 囊肿的诊断。偶尔，囊壁可见皮肤附件结构、胆固醇肉芽肿和黏液唾液型腺体等结构。有报道后者常位于舌和舌骨上位置[12]。

组织病诊断 TGD 的最佳证据是呼吸道内膜或

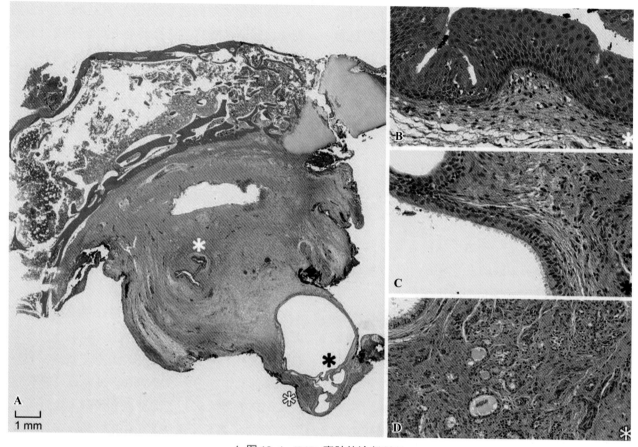

▲ 图 18-4 **TGD 囊肿的诊断所见**

A. 舌骨周围的管状和囊状结构，包埋于纤维组织中，内衬不同上皮；B 至 D. 基本的显微结构是复层鳞状上皮（B）、纤毛上皮（C）和甲状腺滤泡（D），右侧插图对应相应星号区域（A.HE 染色，全景；B 至 D.HE 染色，40×）

鳞状上皮内膜和甲状腺滤泡，后者由于炎症或纤维化很难发现。在这种情况下，可诊断为发育性囊肿伴注释（"符合 TGD 囊肿""倾向于鳃裂囊肿"等）。

常规病例不建议术前 FNA，因为只有中等的敏感性，多数为假阴性结果[6, 13, 14]。最近报道的大宗 TGD 囊肿手术病例中，术前 FNA 仅占13%～21%[6, 13, 15]。Thompson 等的一系列研究提示，根据 Bethesda 甲状腺细胞病理学系统报告，85%的病例诊断为"标本不满意"[6]。TGD 囊肿的FNA 适用于评估可疑囊肿，如实性固定病变或在超声上表现实性成分的囊肿。这些发现可能会增加恶性肿瘤的可能性。据了解，不到 1% 的 TGD可能发展为癌症，通常是甲状腺乳头状癌。强烈建议超声引导下 FNA，特别是儿童病例[14]。囊液的细胞块制备或液基细胞学检查，结合抽液后残余包块的穿刺可以大大提高 FNA 阳性率。

TGD 囊肿的 FNA 涂片细胞少，主要是炎症细胞，其数量超过上皮细胞，这与鳃裂囊肿相似。最常见的细胞群有巨噬细胞（内含泡沫或含铁血黄素）、成熟淋巴细胞和中性粒细胞[13]，后者在感染性囊肿中尤为丰富。鳞状或纤毛柱状上皮并不常见，在报道中占比不到一半，亦可见无核的鳞状上皮或角化不全细胞。良性滤泡上皮少见，仅见于 2%～10% 的抽吸物中，很可能是因为深埋于囊肿壁中。胶体或黏液样背景常见，从浓厚碎片状到稀薄水样，可混有胆固醇结晶。

由于甲状舌管在解剖上从盲孔跨至甲状腺，TGD 囊肿需与多种疾病鉴别。大多数病例根据颈部中线可移动的无痛性肿块的典型临床表现很容易诊断。然而，对于非典型病例，临床诊断、超声诊断和穿刺细胞学或术后组织病理学诊断等方

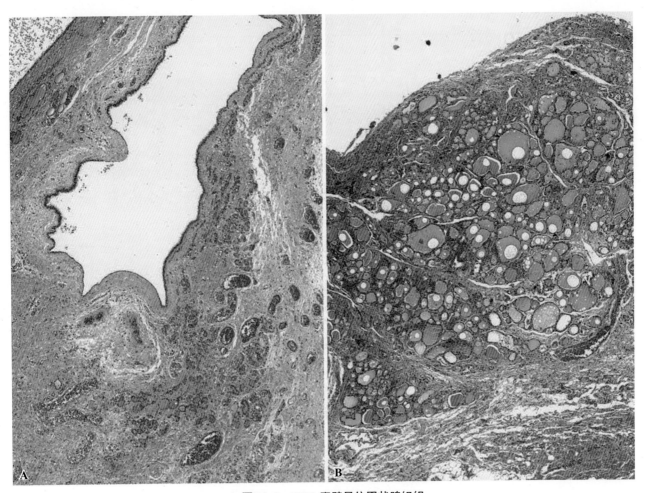

▲ 图 18-5 TGD 囊壁异位甲状腺组织

A. 位于囊肿上皮下的不规则小滤泡；B. 排列有致的正常卵泡"结节"嵌入囊壁（HE 染色，4×）

面均会遇到挑战。我们将所有可能的鉴别诊断分为实性和囊性（表 18-1）。

儿童 TGD 囊肿的术前细胞学诊断由于表现缺乏特异性而敏感性不足，与其他几种颈部中线囊性病变重叠，如舌下囊肿、皮样囊肿等[14]。

在囊壁未发现异位甲状腺组织，是病理学家面临的主要困难。在这种情况下，需要考虑广泛的囊性病变，特别是儿童患者（图 18-6）[14]。我们认为，对手术标本的准确阅片最终可能会发现异位甲状腺残余。这是 TGD 囊肿的唯一病理学特征。Sistrunk 术范围相对广泛，影响美观，不提倡用于其他颈部囊肿，如常见的皮样或表皮包涵体囊肿。因此，外科医生可以关心 Sistrunk 术后 TGD 囊肿以外的其他病理诊断。仔细检查切片、重切蜡块和使用描述性术语（如"符合 TGD 囊肿"

或"倾向于 TGD 囊肿"）可能有助于缺乏甲状腺组织情况下的病理诊断。需要指出的是，甲状腺残余物常在舌骨附近发现，因此舌骨是送检手术标本的必要部分。骨组织处理需要额外的时间，基于 TGD 囊肿软组织标本的镜下初步诊断有时在标本脱钙送检后重新更正。

TGD 囊肿最少见的部位是胸骨上、纵隔和甲状腺内。甲状腺内占所有 TGD 囊肿的 1.5%[6]。这些病变无论组织学还是细胞学诊断都有一定困难。甲状腺内 TGD 囊肿的组织结构与另一种罕见的甲状腺病变相似，即淋巴上皮或鳃裂样囊肿。大多数作者认为甲状腺淋巴上皮囊肿的起源与实体细胞巢有关，在慢性甲状腺炎的基础上，这些细胞巢发生鳞状化生和囊性退变[16, 17]。尽管与 TGD 囊肿具有共同的组织学特征，如鳞状上皮内衬和

表 18-1　TGD 囊肿的鉴别诊断

实体病变	舌部甲状腺	通过临床和放射学方法诊断，正位甲状腺通常缺失
	甲状腺锥叶	组织学上为薄层包膜包裹的大的甲状腺实质片段
	淋巴结反应性增生	镜下可见淋巴结构，无上皮
	鳞状细胞癌	非典型细胞
	脂肪瘤	脂肪组织
囊性病变	皮样囊肿	上颈部，充满皮脂物质，内衬角化上皮，壁上有皮肤附件，很少发炎，抽吸物富含无核鳞状上皮
	表皮样囊肿（表皮包涵体囊肿）	浅表位置，组织学类似于皮样囊肿，但无皮肤附件
	鳃裂囊肿	位于颈侧，壁内有淋巴滤泡；抽吸物细胞较多，鳞状上皮丰富
	甲状腺乳头状癌伴囊性退变的 Delphian 淋巴结转移	典型的乳头状癌；淋巴结构，淋巴样基质和包膜下窦；缺乏 TGD 上皮和甲状腺实质
	胶体结节囊性变性	良性甲状腺实质的背景
罕见的发育性囊肿	淋巴管瘤	淋巴管道，无上皮内衬
	淋巴上皮囊肿	壁中含有具有生发中心的淋巴组织
	胸腺囊肿（胸骨上）	包含 Hassall 的小体或其他胸腺组织
	颈部支气管源性囊肿	囊壁内有平滑肌，黏膜腺常有软骨组织
	中线颈裂	从舌骨到上胸骨切迹的线性裂痕，出生时就存在
	畸胎瘤	手术样本中存在 3 个胚层
罕见的非发育性囊肿	舌下囊肿（上颈部）	颏下起源；纤维组织包绕的黏液池，无内衬上皮
	喉囊肿	与喉的关系密切；临床表现和放射学特点

TGD. 甲状腺舌管

慢性炎症，但淋巴上皮囊肿位于侧叶，缺乏呼吸上皮，并且其囊壁内常见含有生发中心的淋巴滤泡[18]。甲状腺内 TGD 囊肿，由于少见的上皮的存在（鳞状或纤毛），可与原发性甲状腺癌混淆，但上皮细胞缺乏异型性。

三、甲状舌管癌

　　TGD 囊肿最严重的后果是上皮的恶变，约 1% 的 TGD 囊肿会发生恶变（在大型诊断中心高达 5%～7%）。然而，TGD 囊肿随着时间的推移发生恶变的风险可能被低估，因为通常情况下 TGD 囊肿在儿童时期已被常规切除[7]。TGD 癌变的起源有两种理论，即原发和转移[19]。由于缺乏分子研究，准确的发病机制尚未明了。绝大多数病例表现为甲状腺乳头状癌（90%），主要是经典型，但滤泡型和高细胞型也有报道[19]。与早期报道相反，淋巴转移率较高，在颈部清扫的病例中高达 70%[20]。TGD 癌罕见起源于囊肿内衬的鳞状细胞癌（5%）和甲状腺滤泡癌（2%～3%）。特殊病例

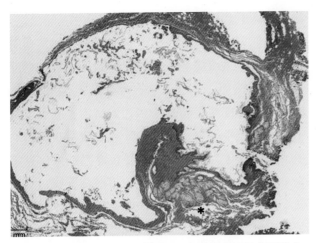

▲ 图 18-6　作为 "TGD 囊肿" 提交的标本显示典型的皮样囊肿组织学表现为角质化上皮，壁内含有皮脂腺（星）（HE 染色，全景）

或少见的癌症（未分化癌、黏液表皮样癌、腺鳞）、混合性癌等也有报道。总之，迄今为止 TGD 癌不到 300 例，包括约 60 例 20 岁以下患者[21, 22]。

与 TGD 囊肿不同，TGD 癌中女性更为常见。患者平均年龄在 40 岁左右[23]。对 TGD 囊肿患者术前诊断为 TGD 癌的可能性不大。多数 TGD 癌无症状，在常规组织学诊断时被发现。在临床上，良性囊肿和恶性肿瘤难以鉴别[1]。有些病例，因原囊肿突然增大或颈部淋巴结肿大而怀疑肿瘤。常规检查与 TGD 囊肿相似，必须包含颈部超声，可辅以 CT、MRI 和 FNA。可疑的超声表现包括钙化、复杂的伴内部回声的囊肿和实性富含血管的疣状赘生物[24]。大多数 TGD 癌最初是按 Sistrunk 治疗处理，进一步可采取甲状腺全切除术、颈部淋巴清扫和放射性碘消融[21, 25]。

组织病理学显示典型的甲状腺癌，在有上皮内衬的 TGD 囊肿的前提下，主要为乳头状癌（核特征和微结构与特定的组织类型相符）。常侵入舌骨和邻近软组织。诊断标准包括癌标本中甲状舌骨残留的组织病理学证据，以及包括正常甲状腺的临床或组织学证据（以排除原发性甲状腺癌的转移）。最近的研究发现，30%～60% 的 TGD 癌患者进行甲状腺切除时，在正位甲状腺内发现伴发癌，主要是微小乳头状癌[23, 25]。最近的研究表明，年龄分段（45 岁）可能有助于 TGD 癌的危险分层，因为

老年患者往往就诊时临床分期较晚，除了常规的 Sistrunk 术，还需要行甲状腺切除术[23]。

对 TGD 囊肿进行 FNA 活检可能有助于证实临床推论，对成人更有效。FNA 所见包含从非特异性的囊性病变到特征性乳头状或鳞状细胞癌，即 Bethesda 系统中 V～Ⅵ类[23, 26]。然而，与良性 TGD 囊肿的情况相似，FNA 细胞学的敏感性相对较低。一些作者建议术中冷冻切片作为一种更可靠的诊断方式[24]。

首要鉴别诊断应考虑 TGD 癌是否为原发性甲状腺癌的转移，无论是隐匿性的还是明显的。这种假设需要甲状腺影像学检查和 FNA 予以排除。除了指导临床工作（手术范围），还可能会对 TGD 癌阐述发病机制有所助益。TGD 相关癌也应与原发性甲状腺锥叶癌或 Delphian 淋巴结转移相鉴别，两者均出现在相似的解剖位置。该鉴别对于分期和治疗至关重要。锥叶原发癌以良性甲状腺实质为背景，无 TGD 上皮（呼吸道或鳞状）和淋巴结结构（图 18-7）。值得注意的是，锥叶的孤立癌是非常罕见的，大多数 "锥体癌" 是从甲状腺叶内其他部位的肿瘤中播散而来，这可以通过超声检查来识别。Delphian 淋巴结转移的鉴别依据是淋巴结结构，包括淋巴间质和包膜下窦，TGD 上皮

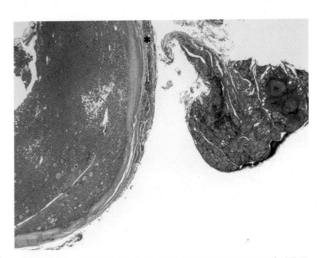

▲ 图 18-7　甲状软骨上方切除的结节被怀疑是起源于 TGD 残余物的滤泡癌（在其他碎片中发现包膜浸润），包膜周围发育良好的甲状腺组织（星）和旁边具有桥本甲状腺炎特征的孤立碎片支持锥叶甲状腺滤泡腺癌的诊断（HE 染色，2×）

缺失，甲状腺实质，加上甲状腺切除术标本中存在隐匿或明显的癌症。最近，建议使用新术语"上颈部甲状腺乳头状癌"以概括鉴别困难的 TGD 囊肿癌、锥叶癌和 Delphian 淋巴结转移 [21]。

四、下颈部异位甲状腺包涵体

上述锥叶甲状腺癌病例（图 18-7）已经很好地说明了罕见部位偶然发现的正常或异常甲状腺组织给诊断带来的严重挑战。这尤其适用于 FNA，这时的组织结构和手术标本中的组织学关系不明显。长久以来，大家熟知的外科术语"颈侧异位甲状腺"也许最好地体现了这种认知混乱。异常甲状腺组织是独立位于正常甲状腺外一定距离、正常或病理性的甲状腺组织 [27]。问题是，这个集合术语并不准确，实际上包含多种情形，包括良性和恶性 [28]。我们建议至少在病理诊断时避免使用这种过时的术语。

以前所谓"颈侧异位甲状腺"可分为恶性和良性。其中大多数恶性病例为甲状腺乳头状癌的淋巴结转移。此外，甲状腺癌种植或特殊情况下的鳃裂合并甲状腺癌也要考虑。良性组包括甲状腺寄生结节和手术或创伤后移位的甲状腺组织。与中线位置相比，真正的侧位异位甲状腺是非常罕见的。总之，颈侧异位甲状腺主要表现为转移癌或良性寄生结节。

甲状腺乳头状癌淋巴结转移的经典表现和诊断陷阱，在大多数头颈部和甲状腺病理书籍中有详细的介绍 [27, 29]。因此，我们仅讨论颈部淋巴结异位甲状腺组织。良性甲状腺包涵体是非甲状腺（如头 / 颈部肿瘤）手术时、颈部淋巴结清扫后，在颈部淋巴结发现的甲状腺组织微小碎片 [30]。几十年来，人们一直认为淋巴结内的所有甲状腺组织都是转移性甲状腺癌；然而，良性包涵体现在已被广泛接受 [30]。头颈部癌行颈部淋巴结清扫术时，意外发现良性甲状腺组织的发生率为 0.6%～1.5% [31, 32]。仔细研究发现，在多达 5% 的随机尸检中存在良性甲状腺包涵体 [33]。

良性甲状腺包涵体常累及颈下内侧淋巴结，而在颈部大血管（颈动脉或颈静脉）外侧发现的任何甲状腺组织应考虑转移性肿瘤，而不是良性异位 [27]。然而，有报道称在外侧（上至第 2 组）淋巴结发现良性包涵体 [30]。人们认为，胚胎甲状腺迁移过程中的异常可能导致其被截留在淋巴结中，最终分化为甲状腺滤泡并在淋巴结中保持静止（异位）。另一种理论推测，甲状腺组织破裂的微小碎片漂入前哨淋巴结（"良性转移"），类似于子宫内膜异位症的机制 [34]。淋巴结甲状腺包涵体并非独有，类似的颈部淋巴结内良性病灶如甲状旁腺、唾液腺组织和痣细胞等亦有报道。良性淋巴结甲状腺包涵体只有在进行大量影像学甚至手术等检查后排除原发性甲状腺癌才能诊断。毫无疑问，形态学支持但甲状腺影像学检查阴性的确诊良性包涵体不需要进一步的处理，推荐结合临床和随访。

包涵体为 0.1～2.3mm，包含多达 100 个（平均 30 个）正常形态的甲状腺滤泡，通常排列成楔形，底部与淋巴结包膜相邻，顶点指向皮质（图 18-8A）。良性包涵体应位于淋巴结包膜内或边缘窦（包膜下）内，且不得超过 2 个颈淋巴结 [30]。辅助检查包括免疫组化和基因突变分析，可以帮助排除恶性肿瘤 [35]。良性包涵体甲状腺癌的分子标记（BRAF 和 RAS 突变、RET/PTC 重排）阴性。与分子技术相比，通常在外科病理实验室更容易获得 CK19、Galectin-3 和 HBME-1 的免疫组化。抗 BRAF V600E（VE1）抗体可用作 BRAF 基因分析的替代方法。几种免疫组化标记物的组合可以可靠地确认偶发性淋巴结甲状腺包涵体的良性或恶性性质（图 18-8B 和 C）。

颈部淋巴结 FNA 获得微小的甲状腺良性包涵体的可能性极低，仅见 1 例报道 [36]。因此，颈部淋巴结抽吸物中甲状腺滤泡应考虑为转移性甲状腺癌或技术性错误，例如穿刺了正位或异位甲状腺结节而不是淋巴结。表中（表 18-2）总结了颈淋巴结良、恶性甲状腺包含物的鉴别要点。

寄生结节是另一种罕见病，被认为是大量的

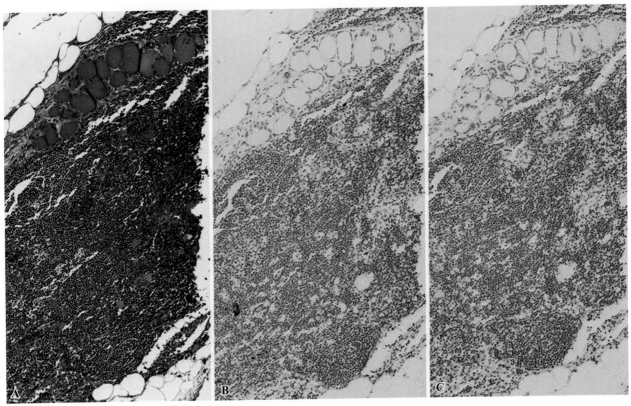

▲ 图 18-8　颈部淋巴结良性甲状腺包涵体

A. 大约 20 个正常形态的甲状腺滤泡排列成楔形病灶，邻近淋巴结包膜；B 和 C. 免疫组化显示 Galectin-3 阴性（B）和 VE1 抗体染色突变 BRAFV600E 蛋白阴性（C）（A.HE 染色；B 和 C. 免疫组织化学，40×）

表 18-2　颈部淋巴结甲状腺包涵体的鉴别诊断

	良性包涵体	转移癌
原发性肿瘤	• 没有证据	• 甲状腺癌（主要为乳头状），常为隐匿性和同侧 • 甲状腺外原发极罕见
颈部淋巴结位置	• 仅颈静脉内侧（基本上在中线）	• 任何部位，主要是下部的 • 不论是否良性外观，颈静脉 / 颈动脉外侧淋巴结的所有甲状腺包涵体均应视为转移性的
程度	• 单灶性的几个滤泡，位于淋巴结包膜内或边缘窦（包膜下） • 1 个，罕见 2 个	• 从少数滤泡到淋巴结的全部（和囊性）替代 • 通常多个淋巴结受累
镜下表现	• 正常形态的甲状腺滤泡 • 无 PTC 特征	• PTC 特征 　- 细胞（核增大，透明等；高的嗜酸性细胞） 　- 结构（乳头形成） 　- 继发改变（砂粒体，间质反应）
辅助检查	• IHC: TTF1+, TG+; CK19−, Galectin-3−, HBME1− • 分子：无异常 • 克隆分析：多克隆	• IHC: CK19+, Galectin-3+, HBME1+（甲状腺癌的免疫表型） • 分子：BRAF+ 或 RET/PTC+ 或 RAS+ • 克隆分析：单克隆

PTC.甲状腺乳头状癌；IHC.免疫组化；TG.甲状腺球蛋白

颈侧异位良性甲状腺病例。它是甲状腺肿的外周结节，在解剖学上与甲状腺主体分离[12]。这种病变也被称为隔离性甲状腺肿或副甲状腺结节。甲状腺组织自发脱落可能发生在结节性甲状腺肿、桥本甲状腺炎，而 Graves 病少见。部分甲状腺结节可能会由于颈部肌肉的机械作用而分离，然后移植于外侧颈部。

寄生结节可以从颌下到纵隔区域，包括锁骨后区域、胸锁乳突肌和胸骨舌骨肌[37]。但是，大多数结节位于甲状腺附近（＜1cm）。寄生结节在临床上类似肿大淋巴结，通常需要切除以排除转移。因此，必须通过组织病理学除外转移性肿瘤后方可诊断。寄生结节的诊断应满足以下标准：与甲状腺在同一筋膜平面内，并与甲状腺主体组织学形态相似，而且没有淋巴结结构的证据[38]。总的来说，这些结节大小在 0.5～6.5cm，与甲状腺分离，80% 以上的病例为单个结节。镜下呈良性甲状腺组织，滤泡充满胶质或增生，有时可伴桥本甲状腺炎（图 18-9）。在主体甲状腺中亦可见相似的特征。完全无异常的良性滤泡细胞的病例报道罕见[39]。

寄生结节应与甲状腺乳头状癌的淋巴结转移相鉴别。鉴别的关键在于癌的细胞学和结构特征。主体甲状腺的原发性肿瘤有助于转移性肿瘤的诊断，但原发癌可能是隐匿性的。当寄生结节伴桥本甲状腺炎形态类似淋巴结组织时，将会给诊断带来困难。此时仔细寻找淋巴结结构有助于做出诊断，例如网状蛋白染色可显示包膜下窦。甲状腺癌标志物（CK19、Galectin-3、HBME-1）的免疫组织化学和分子监测（BRAF 和 RAS 突变）等辅助检查可能会有助于疑难病例的诊断。

本章的核心部分为 TGD 相关的病变，根据定义，这些病变属于异位甲状腺的一部分。该术语涵盖一系列发育异常，其特征是在正常解剖位置以外的任何位置出现甲状腺组织。甲状腺异位的

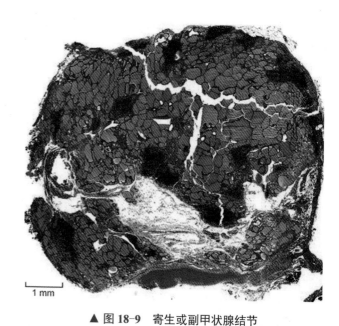

▲ 图 18-9 寄生或副甲状腺结节

这个标本是 1 个 Graves 患者行甲状腺切除术时当中央淋巴结切除送检的，结节的组织学与主体甲状腺类似（HE 染色，全景）

目标区域位于舌根与正常甲状腺位置之间的内侧原基下降的任何位置[29]。临床最常见且最重要的异位甲状腺类型是舌部状甲状腺和 TGD 囊肿内的甲状腺残余。罕见异位甲状腺的部位主要分布在颈部区域，包括中线（喉和气管）和非中线结构（咽后间隙、涎腺和鳃裂囊肿）。需要注意的是，良性甲状腺滤泡常见于甲状腺周围的软组织和肌肉中。这些紧靠腺体（通常在峡部附近）的镜下包涵体通常静止、无害[40]。另一种颈部异位甲状腺滤泡的合理解释是，先前的手术或外伤造成的甲状腺组织的异位或种植[41]。种植性结节通常是多个，位置表浅，如皮下。镜下发现缝线和滑石粉晶体伴有反应性纤维化，可为其他异位甲状腺包涵体的鉴别诊断提供线索。类似于上述异位甲状腺组织的情况，发现种植性甲状腺滤泡应排除转移性甲状腺癌。总之，在颈部意外发现可疑异位甲状腺组织的时，应常规行影像学检查，仔细寻找原发性甲状腺肿瘤。

第19章 甲状腺乳头状癌诊断陷阱
Pitfalls in the Diagnosis of Papillary Thyroid Carcinoma

Xin Jing   Claire W. Michael 著

王志芳 译   张明博 校

一、临床病史

患者，男，10岁，甲状腺肿块致颈部肿大 2 年。无体重改变，无畏寒、发热，无腹泻、便秘，无虚汗、焦虑和心悸。其母诉，患者智力不及兄弟姐妹，易疲劳。

二、临床检查

TSH1.6mU/L（参考值 0.3～5.5mU/L），TPO-Ab35U/ml（参考值 0～30U/ml），fT4 1.39ng/dl（参考值 0.76～1.70ng/dl）。

三、超声所见

甲状腺右叶见 1 个复杂性囊肿，大小 2.1cm（横径）×3.2cm（上下径）×1.3cm（前后径）。彩色多普勒显示外周血流丰富，中央血流不明显。整个囊腔见多个点状回声，不伴声影（图 19-1）。

四、细胞学所见

行超声引导下右甲状腺 FNA，Diff-Quik 和巴氏传统涂片染色。Diff-Quik 染色显示，细胞丰富，包括淋巴细胞和滤泡细胞，呈单个和（或）不规则碎片 / 片状排列（图 19-2）。后者可见合胞体结构，其核不均匀分布（图 19-3）。细胞核呈多形性（圆形、卵圆形或拉长的），核明显增大。部分细胞胞质丰富，类似 Hürthle 细胞（图 19-4）。在巴氏传统涂片染色上能更好地观察到细胞核的细微特征，如不规则核膜、染色质淡染及明显的核仁（图 19-5）。另外，偶见核沟（图 19-6），但未发现假核内包涵体。

五、鉴别诊断

结节性增生（NH）。
淋巴细胞性（Hashimoto）甲状腺炎（LT/HT）。
滤泡性肿瘤 /Hürthle 细胞肿瘤（FN/HCN）。
可疑甲状腺乳突状癌（SPTC）。
甲状腺乳突状癌，包括其亚型。

六、讨论

FNA 作为鉴别甲状腺肿瘤性 / 恶性结节和非肿瘤性 / 良性结节的有用手段，已被广泛认可。据报道，FNA 检出 PTC 的准确率高于 90%[1]。PTC 相关的细胞形态学特征已很明确，甲状腺细胞病理学 Bethesda 报告系统提供了伴有插图和注解的 PTC 诊断标准。简而言之，PTC 的细胞形态学特征包括细胞增生，乳头状突起和（或）合胞体组织碎片，核增大，卵圆形或不规则形，核拥挤 / 重叠 / 融合，纵向核沟和核内假包涵体，粉尘状染色质，边聚小核仁，砂粒体和多核巨细胞[2]。值

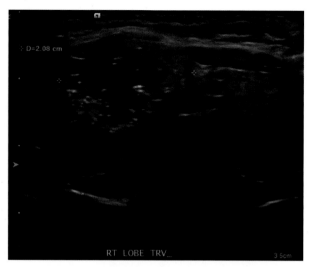

▲ 图 19-1　颈部超声检查提示甲状腺右叶结节

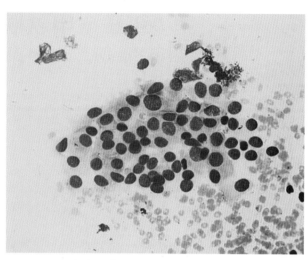

▲ 图 19-3　合胞体片层，核分布不均（Diff-Quik 染色，400×）

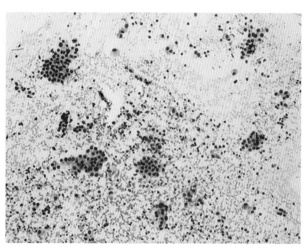

▲ 图 19-2　抽吸物细胞丰富，伴背景淋巴细胞，见单个或不规则片层滤泡细胞（Diff-Quik 染色，100×）

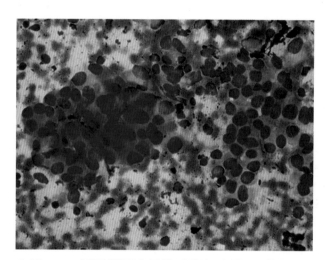

▲ 图 19-4　不同形状的细胞核（圆形、卵圆形、拉长）和核增大明显。部分细胞胞质丰富，类似 Hürthle 细胞（Diff-Quik 染色，400×）

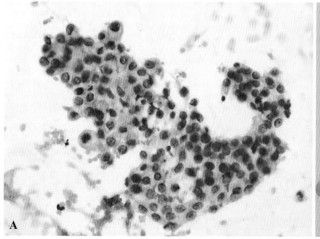

▲ 图 19-5　可见不规则核膜，苍白染色质和明显核仁（巴氏染色，400×）

得注意的是，上述特点没有任何一个本身对诊断 PTC 具有特异性。我们曾经遇到良性增生性结节伴有单层片状和（或）乳头状滤泡细胞片段、核沟和（或）偶见核内假包涵体，可见 Hürthle 细胞结节（即桥本甲状腺炎和 Hürthle 细胞肿瘤）伴核内假包涵体，以及制片不满意的良性增生性结节出现灶状淡染核，类似有粉尘状染色质的淡染细胞核。同样，Kini 报道了 3 例桥本甲状腺炎抽吸物标本，可见核内假包涵体[3]（见第 3 章和第 36

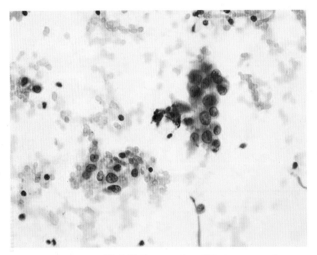

▲ 图 19-6　核内核沟可见（巴氏染色，400×）

章）。Faquin 等在囊肿内衬细胞中观察到核增大、核沟、细染色质和明显的核仁、罕见的细胞拥挤和核内假包涵体[4]（见第 2 章和第 23 章）。其他研究者也建议，偶见的核沟应被解读为非特异性表现[5-7]。总之，在阅片时要特别小心，对于仅有一个或几个 PTC 相关特征的标本，谨防误诊为 PTC。另外，在其他累及甲状腺的肿瘤（如甲状腺髓样癌和甲状腺转移性黑色素瘤）中出现核内假包涵体的情况也并不常见（表 19-1 和表 19-2）。

关于 PTC 细针穿刺活检细胞学诊断陷阱的文献有限。通常，PTC 和非 PTC 细胞学特征重叠和对某些 PTC 相关特征过度解读是造成误诊为 PTC 的因素。我们曾经回顾性复习了 22 例经组织病理学证明误诊为 PTC 的甲状腺抽吸物标本，发现了若干造成误诊的陷阱。陷阱包括将乳头状组织片段和（或）蜂巢样排列的单层片状结构误认为是合胞体片段 / 片层；对不典型核沟或少见的核内假包涵体的过度解读，而 PTC 相关的其他特征细微或缺如；对拉长的或梭形细胞的误读，实际上是非典型囊肿内衬细胞[8]。其他学者则报道了将组织病理学证实的 LT/HT 误诊为 PTC。这些研究的作者提出，导致

表 19-1　PTC 和非肿瘤性甲状腺结节的鉴别要点

鉴别要点	甲状腺乳头状癌	结节性增生	桥本甲状腺炎
乳头状片段	合胞体样排列，核拥挤 / 重叠 / 融合	蜂巢样排列，核分布均匀	蜂巢样排列，核分布均匀
合胞体样片层	中度 – 丰富，弥漫	罕见，局灶	罕见，局灶
微滤泡	滤泡型明显	小部分	小部分
嗜酸性细胞	可有	可有	可有
淋巴细胞	可有	可有	可有
胶质	量不等，可呈泡泡糖外观	量不等，均质，硬或稀薄	量不等，均质，硬或稀薄
砂粒体	可有	可有	可有
多核巨细胞	可有，多核	罕见	可有，少核
细胞核	卵圆形，拉长或不规则，大小不等，异常增大，外形不规则，苍白染色质	均匀的圆形或卵圆形，轻度增大，外形光滑，细腻染色质	均匀的圆形或卵圆形，轻度增大，外形光滑，细腻染色质
核沟	浓 / 纵向，伴其他结构 / 核异型性	孤立，淡和（或）不完整	孤立、淡和（或）不完整
核内假包涵体	核内假包涵体 / 核异型性	罕见，孤立性发现	罕见，孤立性发现

表 19-2　PTC 和其他肿瘤性 / 恶性甲状腺结节的鉴别要点

鉴别要点	PTC	FN/HN	MTC
结构	乳头状和（或）合胞体片状结构，在滤泡中看到单一细胞或微小滤泡结构层，在滤泡型见单细胞微滤泡	微滤泡，小梁状，单细胞。嗜酸性细胞型见血管增生	不定，通常散在单个细胞
细胞	细胞增大，胞质数量不等，可类似组织样或鳞状细胞外观	均一，正常 – 轻度增大。嗜酸性细胞可表现明显多形性	浆细胞样，梭形，小蓝细胞
细胞核	卵圆形，拉长或不规则，大小不等，明显增大，外形不规则，染色质苍白	均一，圆或卵圆形，轻度增大，外形光滑，染色质细腻。嗜酸性细胞可能大小不一，核仁明显	圆形，卵圆形或梭形，胡椒盐样染色质，核仁不明显
核沟	浓 / 纵向，伴其他结构 / 核异型性	孤立、淡和（或）不完整	无
核内假包涵体	伴其他结构 / 核异型性	罕见且为唯一特点	常见
背景物质	可有泡泡糖样胶质	极少量或无	可出现淀粉样物质
阳性免疫染色	TTF1 和 TG	TTF1 和 TG	钙视网膜蛋白，突触素，嗜铬粒蛋白，CD56，CEA

PTC. 甲状腺乳头状癌；FN/HN. 滤泡性 / 嗜酸性细胞肿瘤；MTC. 甲状腺髓样癌

过度诊断为 PTC 的陷阱包括粉尘状细胞质，偶见核沟和假包涵体，以及背景淋巴细胞稀少。而且，有证据表明，识别滤泡上皮细胞群的淋巴细胞有助于避免将 LT/HT 误诊为 PTC [9, 10]。另外，一项研究回顾性复习了 3 例细胞学诊断为可疑 PTC，随后甲状腺切除术提示为孤立性乳头状增生性结节。其可疑的细胞学表现包括宽扁的片层结构，三维簇状结构，伴血管生长的无分支乳头结构，以及轻到中度核多形性和偶见核沟。作者指出，短的无分支乳头、淡的和浓缩的胶质及缺乏核内包涵体可能有助于区分孤立性乳头状增生性结节和 PTC [11]。最后同样重要的是，Pusztaszeri 等报道了 1 例组织病理学确诊的原发性甲状腺朗格汉斯组织细胞增生症，因 FNA 细胞学检查发现核增大、染色质淡染和明显核沟，而被诊断为可疑 PTC [12]。

除了前面提到的过度解读现象，对 PTC 亚型细胞学特点认识不足也是重要原因之一。在所有 PTC 亚型中，滤泡型最常见，其 FNA 涂片可能主要表现为结构异型性，即微滤泡结构，而 PTC 相关核特征不明显。因而常被误诊为滤泡型肿瘤而非 PTC。已对非侵袭性滤泡型 PTC 重新分类进行讨论，但非本章讨论内容。

七、组织学诊断

患者随后行甲状腺全切术。肉眼观：右叶见 1 个 2.6cm 结节，紧邻前部和峡部边缘（图 19-7）。镜下检查提示形态学特征符合 PTC，混合性滤泡和嗜酸性细胞（图 19-8）。

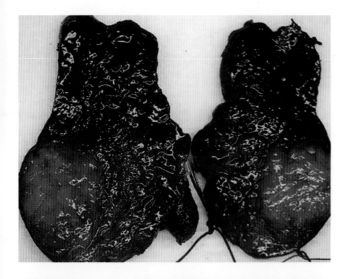

◀ 图 19-7　大体观察：甲状腺右叶见 1 个 2.6cm 结节

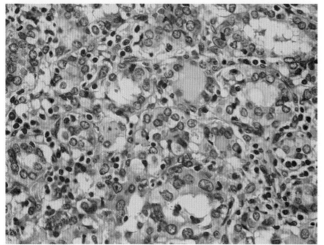

◀ 图 19-8　镜下检查发现 PTC 核形态特征，混合性滤泡和嗜酸性细胞

第 20 章 甲状腺超声的病理基础
Pathologic Basis for Thyroid Ultrasound

Grace C. H. Yang 著

张明博 译 张明博 校

摘 要

◆ 甲状腺超声对于甲状腺细针穿刺活检结果的鉴别非常重要，尤其是近期"非侵袭性滤泡型乳头状癌"更名为"具有乳头样核特征的非浸润性甲状腺滤泡性肿瘤"。本章为细胞病理学医生、放射科医生、内分泌科医生和甲状腺外科医生介绍了甲状腺灰阶超声的病理基础。本章有 2 幅图集，包含了 11 例甲状腺肿瘤的超声图像、细胞病理、大体病理和组织病理学图像，并比较了非侵袭性与侵袭性甲状腺癌，NIFTP 与浸润性和包裹性 FV-PTC 的超声表现、细胞病理和组织病理学特征。彩色多普勒超声与各种肿瘤 FNA 样本的细胞量相关，有助于预测甲状腺 FNA 样本中混入血液的量。

一、概述

2016 年，由甲状腺病理专家、内分泌科医生、甲状腺外科医生及患者的支持者组成的联合会，就应用"具有乳头状核特征的非浸润性滤泡性甲状腺肿瘤"[1] 命名非侵袭性的包裹性（E）滤泡型（FV）甲状腺乳头状癌达成共识，以避免癌症的过度诊断和过度治疗。在更名之前，超声与细胞病理学无关，仅用于细针穿刺活检时针的定位。在后 NIFTP 时代，具有 PTC 核型特征的细胞可能被外科病理学家报道为 NIFTP，因而甲状腺超声变得与细胞病理学相关。最近美国头颈部协会 - 内分泌分会的共识中，认可了甲状腺超声在 NIFTP 时代的重要性[2]。

1992 年，Kim 等提出筛选甲状腺结节进行超声引导下细针穿刺活检的 4 个灰阶超声特征：①微钙化；②边缘不规则或微分叶；③明显低回声；④纵横比大于 1。结节出现上述任何一个超声特征

就归为恶性，如果没有出现上述特征就归为良性[3]。此超声标准在多中心回顾性研究的多元回归分析模型中得到验证[4]，已被国际广泛接受[5]。最近对 4696 个 1～2cm 甲状腺结节的研究结果显示，此超声标准与其他 5 个国际指南相比，具有最高的特异性、阳性预测值和准确性（分别为 83.1%、59.6% 和 84.0%）[6]。另外，此标准也有助于预测生物学行为。在一项对 488 位肿瘤大小平均 1.1cm 的甲状腺乳头状癌患者的研究中，Nam 等[7] 发现有上述任何一种恶性超声特征的患者比没有这些超声特征的患者更容易出现淋巴结转移、甲状腺外侵犯和更高的 TNM 分期。随着恶性超声特征数量的增加，多灶性、甲状腺外侵犯、淋巴结转移和高 TNM 分期的可能性进一步增加。随后，在一项将 FV-PTC 分为具有恶性超声特征组（42 例）和无恶性超声特征组（33 例）的研究中，Rhee 等[8] 证实恶性超声特征组更容易出现小体积、多灶性、甲状腺外侵犯、淋巴结转移和更高的 TNM

分期。作者还指出具有恶性超声特征的病例为浸润性 FVTC，缺乏恶性超声特征的病例为包裹性 FVTC，从而证实了 Yang 等 2012 年的研究结果[9]：大多数包裹性 FVPC 具有良性的超声特征，包裹性 FVPC 比非包裹性 FVPC 在超声上更难识别。

除灰阶超声外，彩色多普勒超声对细胞病理学也很有帮助。结节内无血流信号更加支持恶性的灰阶超声特征。在对 698 例甲状腺肿瘤的回顾性彩色多普勒超声研究中，Yang 和 Fried[10] 发现大多数超声检测到的甲状腺癌内部无血流信号，大多数富血供的甲状腺结节是腺瘤/腺瘤样结节、包裹性 FVTC 或滤泡癌（表 20-1、表 20-2 和图 20-1）。

彩色多普勒超声显示富血供预示 FNA 抽吸样本含血过多，并提示需要进行细胞的离心，以避免 FNA "不能诊断"。此外，由 Heilo 等创造的"轮辐状"血管模式[11] 提示滤泡性腺瘤/腺瘤性结节，因为它与腺瘤周围有序分布的血管进入腺瘤中心的模式有关。

灰阶超声图像（修改自 Yang et al [12]，版权所有）。

二、甲状腺结节的超声检查

1. 边界
● 清晰，锐利。
● 边界模糊。

2. 形状
● 椭圆形。
● 纵横比大于 1（前后径/横径）。
● 不规则。

3. 回声
● 高回声（回声高于周围腺体）。
● 等回声（与周围腺体回声水平相同）。
● 低回声（回声低于周围腺体）。
● 极低回声（介于低回声与无回声之间）。
● 无回声（图像呈完全黑色）。
● 混合回声。

4. 回声分布
● 均匀。
● 不均匀。
● 分叶状。
● 地图状。
● 海绵状。
● 粗大分隔。

5. 钙化
● 微小钙化。

表 20-1　698 例甲状腺肿瘤彩色多普勒血流信号的比较

类型	结节内血流信号				P 值
	0	1+	2+	3+	
	(288)	(88)	(35)	(287)	
良性（273 例）	19	33	7	214	＜ 0.0001
	(6.9%)	(12.1%)	(2.6%)	(78.4%)	
恶性（425 例）	269	55	28	73	＜ 0.0001
	(63.3%)	(12.9%)	(6.6%)	(17.2%)	

Pearson χ^2（6）=263.5834，P＜0.0001，Fisher 精确检验 P＜0.0001（引自 Yang 等[10]，版权所有）

表 20-2　425 例甲状腺恶性肿瘤彩色多普勒血流信号与组织病理学的比较

组织病理学结果	结节内血流信号			
	0	1+	2+	3+
	(269)	(54)	(29)	(73)
未分化癌（2）	2	0	0	0
低分化癌（5）	2	2	0	1
滤泡癌（6）	0	1	1	4
髓样癌（9）	7	1	1	0
Hürthle 细胞癌（12）	2	3	2	5
包裹性 FV-PTC（51）[a]	7	4	6	34
其余 PTC（340）	249	43	19	29

PTC. 甲状腺乳头状癌；FV. 滤泡型
Pearson χ^2（21）=163.9191，P＜0.0001
a. 包裹性 FV-PTC 与乳头状癌相比，肿瘤内部血流信号更多，P＜0.0001。Pearson χ^2（6）=263.5834，P＜0.0001。Fisher 精确检验，P＜0.0001（引自 Yang 等[10]，版权所有）

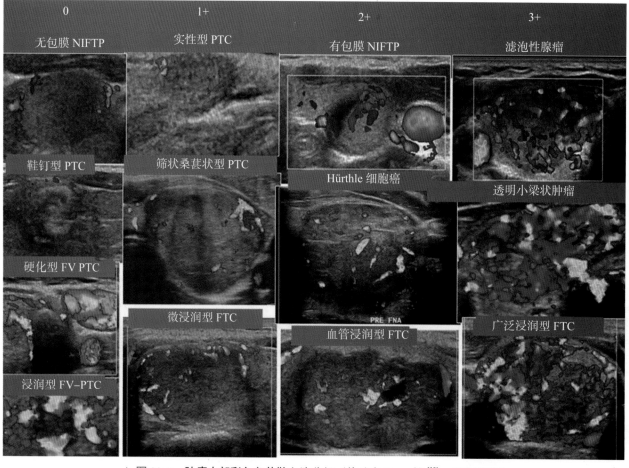

▲ 图 20-1 肿瘤内部彩色多普勒血流分级（修改自 Yang 等 [10]，版权所有）

鞋钉型甲状腺乳头状癌（PTC）、血管浸润和广泛浸润型滤泡癌（FTC）（图 20-4），浸润性滤泡型乳头状癌（图 20-5）

- 粗大钙化。
- 蛋壳样（环形）钙化。

三、甲状腺结节的超声特征

1. 结节性甲状腺肿 / 胶质结节
- 实性、囊实性或囊性为主。
- 内部结构多样：不均匀高回声 / 等回声 / 低回声，囊性或海绵状。
- 边界清晰或呈融合状。
- 蛋壳样边缘钙化或粗大钙化。
- 点状强回声后伴彗星尾征。

2. 滤泡性腺瘤 / 腺瘤样结节及微浸润型滤泡癌
- 卵圆形 – 圆形。
- 薄的低回声晕，极低回声结节除外。

- 高回声、等回声、低回声或混合回声。
- 可出现囊性变。
- 富血供，血流呈"轮辐状"分布。

3. 浸润型滤泡癌及包裹性滤泡型乳头状癌
- 卵圆形 – 圆形。
- 厚的不规则低回声边缘 / 晕，极低回声结节除外。
- 高回声、等回声、低回声或混合回声。
- 回声均匀。
- 可出现囊性变。
- 富血供。

4. NIFTP 与微浸润包裹性滤泡型乳头状癌
- 卵圆形 – 圆形。
- 边界清晰。
- 边缘呈低回声，极低回声结节除外。

- 回声均匀或不均匀。
- 等回声或极低回声。
- 可出现囊性变。
- 常为富血供。

5. 包裹性经典型乳头状癌
- 卵圆形 – 圆形。
- 边界清晰。
- 囊实混合型（5%～99% 实性）。
- 实性部分有微小钙化。

6. 乳头状癌，经典型和浸润性滤泡型
- 纵横比大于 1。
- 边界不清晰，微小分叶或边缘不规则。
- 低回声或极低回声。
- 微小钙化。
- 无血流。

7. 低分化甲状腺癌
- 纵横比大于 1。
- 分叶或边缘不规则。
- 极低回声。
- 钙化（粗大或边缘钙化）。

- 多种血供模式。

四、彩色多普勒预测 FNA 抽吸样本的含血量及细胞量

　　血液可稀释样本，彩色多普勒可以评价结节的血供，因此也可以预测样本的细胞量。血管密度是甲状腺病变的固有属性，胶质结节通常表现为血流信号稀少，抽吸的样本通常富含胶质，无血液稀释（图 20-2）。滤泡性腺瘤组织学上富含细胞且血管丰富，彩色多普勒血流信号丰富。当针穿入滤泡性腺瘤时，大量血液稀释样本，导致大多数情况下细胞量很少。经典型 PTC 和浸润性 FV-PTC 含有的淋巴组织多于血管组织，因此彩色多普勒通常表现为无或少量血流信号。它们抽吸的样本通常细胞含量丰富。组织学证实的经典 PTC、浸润性 FV-PTC、Hürthle 细胞腺瘤和滤泡性腺瘤的 FNA 涂片细胞类型的比较，参见下文中 UFP 染色的溶解血液后的涂片（图 20-3）（来自 Yang[12]，版权所有）。

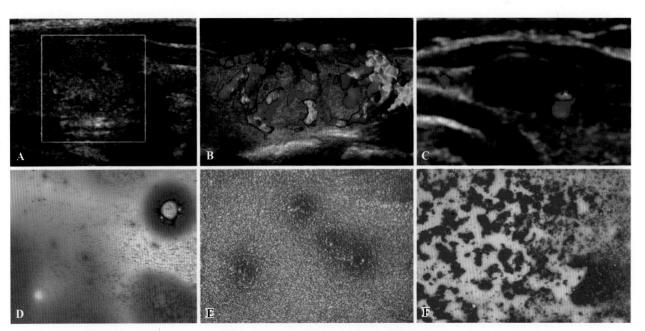

▲ 图 20-2　彩色多普勒与 Diff-Quik 的相关性

A 和 B. 等回声（与周围甲状腺实质回声水平相同），血供稀少，周边少量血流信号，提示结节富含胶质（B）；C 和 D. 结节血供丰富，增多的血流信号提示样本被血液稀释细胞量少（D）；E 和 F. 极低回声结节（几乎无回声）周边少许血流信号提示抽吸的样本富含细胞，因为没有血液稀释样本（F）（引自 Yang[12]，版权所有）

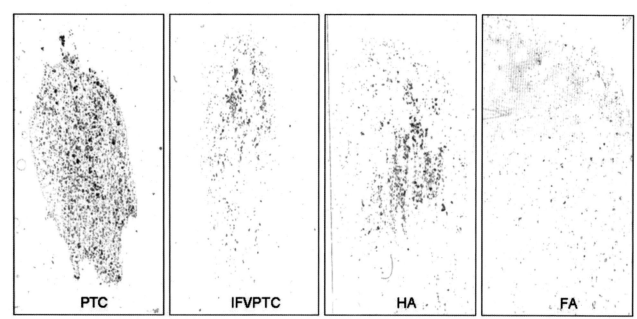

▲ 图 20-3 经组织学证实的经典型甲状腺乳头状癌（PTC）、浸润性滤泡型乳头状癌（IFVPTC）、Hürthle 细胞腺瘤（HA）及滤泡性腺瘤（FA）（巴氏染色）（引自 Yang[12]，版权所有）

五、超声引导甲状腺 FNA 及数据采集

1995—2006 年，A 办公室的放射科医生用一个 27G 针头连接一个 10ml 注射器（3ml 负压），在 ATL HDI 3000 超声仪器（Advanced Technology Laboratory，Bothell，WA）10-5MHz 线阵探头的引导下进行 FNA。2006 年至今，B 办公室的放射科医生用一个 27G 针头（无负压），在飞利浦 IU22 超声仪器（Philips Healthcare，Andover，MA）的 15-7MHz 小型线阵探头的引导下进行 FNA。有诊断资质的超声医生拿探头，引导放射科医生穿刺结节[10, 13]。超声图像通过网络被输入到 FileMaker Pro 数据库（FileMaker，Inc.，Santa Clara，CA）中。标本风干，Diff-Quik®（Dade Behring，Newark，DE）快速染色用来评估背景物质（胶质或血）和细胞含量，超快速巴氏染色用来评价结构和细胞核特征[14]。

外科病理室接收到甲状腺切除的标本后，由住院医生用 3 种不同的颜色标记方位：绿色表示右叶，黑色表示左叶，黄色表示峡部。标本被冠状切开、拍照，将结节切片，整体装入盒内，进行福尔马林固定和石蜡包埋。切片脱蜡，进行 HE 染色。术后，从放射科获取 FNA 前超声图像，并与该结节组织病理学的形状、回声和边界特征相对照。HE 染色的切片置于白色背景上进行肉眼观察。选择与 FNA 超声图像最匹配的部分，然后在 UMAX Powerlook Ⅲ 平板扫描仪（加利福尼亚州弗里蒙特）上以 800dpi 的速度进行扫描。将每个病例 FNA 前的灰阶超声、彩色多普勒超声图像，以及 1×、20×、40×、100×、400×、600× 的组织学图像上传到云端，依据组织学分类存储。

六、甲状腺超声检查的病理基础

灰阶超声图像相当于 1 倍的组织学图像，提供结节形状和边缘特征的信息[15]。由于滤泡细胞的细胞核比胶体或细胞质阻挡更多的声波，甲状腺结节的回声与 HE 切片上甲状腺结节的细胞核密度平行一致。细胞核被染成蓝色，细胞质被染成粉红色。

甲状腺微滤泡结节或实性结节，由于细胞核背对背（即细胞核密度高），HE 染色呈深蓝色，灰阶超声图像上表现为深灰色。由正常大小的滤泡或大滤泡构成的甲状腺结节，HE 染色呈嗜酸性，灰阶超声表现为浅灰色。囊肿没有细胞核表现为黑色。甲状腺结节的包膜阻挡声波，表现为黑色，即低回声晕（晕，影像术语），但在极低回声的甲状腺结节中看不到晕。

两幅整合的图展示了 11 例患者的灰阶超声、DQ 和 UFP 染色的细胞学涂片、大体病理及 1 倍、低倍和高倍 HE 染色石蜡切片。与侵袭性的鞋钉型和高细胞型 PTC、血管侵袭性 FTC 和广泛侵袭性 FTC 相比，惰性的包裹性经典型 PTC 生存率几乎为 100%（图 20-4）[16]。2010 年，在 Yang 等的一项研究中，包裹性经典型 PTC 的组织学特征与囊性 PTC 的细胞学特征相关[17]。这些肿瘤的声像图特征是椭圆形或圆形结节，边缘光滑，轮廓清晰，实性成分中有微钙化（图 20-4，第 1 行）。内部成分根据囊性变的程度，从囊性为主到实性[17]。鞋钉型 PTC 病例有部分微小分叶，部分边缘模糊，边缘粗大钙化，内部微小钙化。此例有少许囊性成分（图 20-4，第 2 行）。高细胞型 PTC 有分叶状边缘和大钙化后伴声影（图 20-4，第 3 行）。血管浸润性 FTC 病例有肉眼可见的侵犯（图 20-4，第 4 行），形态不规则，边缘厚且低回声。广泛侵袭性 FTC 病例（图 20-4，第 5 行）有超声和大体病理可见的卫星结节。

具有 PTC 核型的甲状腺滤泡型肿瘤，其超声特征的病理基础如图中（图 20-5）所示。黑白版本的 HE 染色切面位于超声图像旁边以便比较。局部具有乳头状核型特征的微滤泡型 NIFTP（图 20-5，第 1 行）[18] 和具有大量核内假包涵体的大滤泡型 NIFTP（图 20-5，第 2 行）[19]，镜下可见包膜侵犯（超声或大体标本未见包膜侵犯）的中等滤泡包裹性 FV-PTC 进行比较（图 20-5，第 3 行）。与之相对的是，另一例包裹性 FVTC（图 20-5，第 4 行）有两个恶性超声特征：边缘不规则和极低回声[20]。根据定义，浸润性 FVTC 边缘肿瘤浸润，因此可以被超声检测到。在第 5 行插图的病例中，微小分叶和微钙化是两个超声恶性特征。而在第 6 行插图的病例中，边缘模糊和纵横比大于 1 也是两个超声恶性特征。

11 个病例的灰阶超声特征（包括形状、边界、回声、低回声边缘和钙化）与 ×1 组织病理学的相关性（表 20-3）。

超声特征的病理学基础已被阐明并制成表格，我们提出基于不同细胞类型的甲状腺 FNA 方法，该方法按照超声特征进行分析，并按侵袭性排序（图 20-6）[20]。图中 FTC 和 EFV-PTC 的侵袭分为高度侵袭性和微侵袭性。前者可超声可见，而后者则需要外科病理学家进行显微镜下检查。这种分类与组织学上微浸润性和广泛浸润性不同。一些微浸润性病例可以被超声发现，如图中（图 20-5）所示的第 4 个肿瘤。

惰性甲状腺癌与侵袭性甲状腺癌细胞学涂片和组织学切片的对照见表中（表 20-4）。细胞学涂片检验细胞的黏附因子[21]，与细胞连接的紧密性相关。惰性肿瘤有紧密的连接，侵袭性肿瘤缺乏紧密的连接。例如，惰性的包裹性经典 PTC 与侵袭性鞋钉型 PTC 都有乳头状生长模式。前者有黏附细胞（图 20-4B），后者有不黏附的细胞（图 20-4G）。在对 13 例实性型 PTC 病例的研究中[22]，黏附的合胞组织碎片模式与包裹性和惰性行为有关。与此相反，非黏附的单细胞模式与肿瘤浸润性生长和侵袭性相关。广泛侵袭性 FTC 患者的肿瘤细胞，在细胞学标本中细胞核大小不等（图 20-4V），在组织学切片中不明显（图 20-4Y）。

细胞学涂片和组织学切片的乳头状核型特征的相关性见表中（表 20-5）。Romanowsky 染色，如 Diff-Quik® 染色，对显示稀薄的胶质是必不可少的（对应组织学上管腔内的浅粉红色）。NIFTP 病例可以在次大滤泡中出现少量的稀薄胶质，在大滤泡中出现大量胶质。细胞学涂片上大块厚胶体（Diff-Quik® 上为蓝色，UFP 上为橙色）是由于涂片是用力弹出的，与组织学上的深粉红色管腔内胶质相对应。因此，在组织学上，块状厚胶体的大小和形状与滤泡的大小和形状有关。PTC 细胞核散落在滤泡状排列的良性细胞核周围（图 20-5O，右图）与壁厚胶体压平肿瘤细胞相

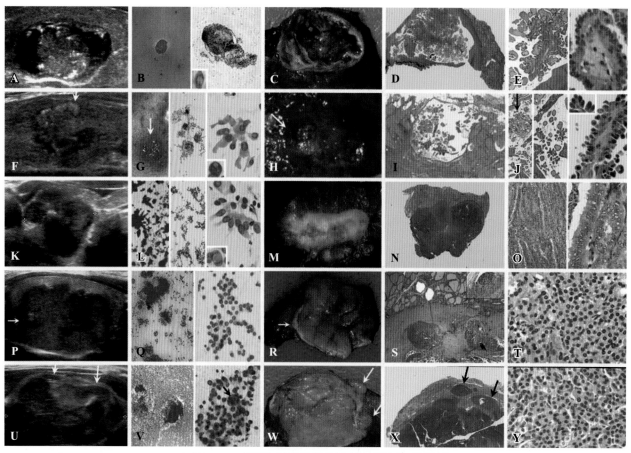

▲ 图 20-4　惰性和侵袭性甲状腺癌病理超声对照研究

A 至 E. 第 1 行，包裹性经典型甲状腺乳头状癌（45 岁男性，2.3cm，0/9 无淋巴结转移）。A. 超声表现为边界清晰，椭圆形 - 圆形囊性实性结节，实性部分有微小钙化。其成分中 40% 为囊性，60% 为实性。B. 实性部分取样可见大量稀薄胶质，少许漩涡和乳头。深色细胞核内有假包涵体（插图）（左图 .DQ 染色，40×；右图 .UFP 染色，100×）。C. 切面显示充满液体的囊性结构，大量肉眼可见的乳头从纤维性厚壁上突出，与周围甲状腺组织分界清晰。D. 纤维性厚包膜包裹分支乳头，组织学上与周围甲状腺分离（HE 染色，1×）。E. 分支状乳头结构从一个厚的茎上发出，外面被覆细胞，细胞中间是卵圆形细胞核，核内有假包涵体和核沟（HE 染色，40×，400×）。F 至 J. 第 2 行，鞋钉型甲状腺乳头状癌（28 岁男性，1.4cm，8/11 淋巴结转移）。F. 灰阶超声表现为等回声结节内有微小囊性成分，部分呈微小分叶，部分边界不清，可见微小钙化和粗大钙化。彩色多普勒超声示结节内血流为 0 级（图 20-1）。G. 抽吸物为大量稀薄胶质，含有一大簇可折光的钙化（左图），肿瘤细胞聚集在钙化周围（中图），单极细胞核的鞋钉样细胞（右图）。深色细胞核内有假包涵体（插图）（DQ 染色，40×；UFP 染色，100×，600×）。H. 大体标本边界不清，黄褐色"溃疡样"病变，表面凹凸不平，有微小的反光点。黑色区域是钙化（箭）。I. 包膜很薄，含有肿瘤的囊性部分侵犯至甲状腺右叶上部（HE 染色，1×）。J. 一个含有大量钙化的大乳头（箭），与 DQ 染色涂片一致（左图）；微小乳头（中图）。肿瘤细胞核深染，松散地附着于一个薄乳头上。鞋钉样细胞及细胞核（插图）（HE 染色，20×，40×，400×）。K 至 O. 第 3 行，高细胞型甲状腺乳头状癌（58 岁女性，2.4cm，16/50 淋巴结转移）。K. 超声表现为分叶状低回声结节，内有一个大钙化后方伴声影。L. 大量高细胞松散地分布在黏液中，在涂片过程中被分开。高细胞中央有椭圆形细胞核，染色质较细。淡染的细胞核内有假包涵体（插图）（DQ 染色，40×；UFP 染色，100×，600×）。M. 大体标本切面观察，可见一个白棕色的分叶状肿瘤。N. 分叶状肿瘤从中央含钙化的瘢痕处放射状生长，将甲状腺推向上方，取代下方甲状腺的位置（HE 染色，1×）。O. 平行分布的高细胞，中央有椭圆形透明的细胞核，呈单纯柱状排列（HE 染色，100×，400×）。P 至 T. 第 4 行，血管浸润型甲状腺滤泡癌，肉眼可见明显侵犯（27 岁女性，3.3cm，包膜和 4 处血管侵犯）（引自 Yang 等[15]，版权所有）。彩色多普勒超声显示结节内部 2 级血流信号（图 20-1）。P. 超声表现为圆形 - 椭圆形、均匀低回声、实性为主的结节，边缘不规则，部分边缘增厚呈低回声。Q. 无血管区取样，可见大量微滤泡，细胞小而圆，核深染（DQ 染色，100×；UFP 染色，400×）。R. 大体标本切面显示一个隆起的肉样黄褐色肿瘤，边缘不规则，包膜增厚（箭）。S. 组织学上可见包膜增厚受侵犯和血管侵犯（插图）（HE 染色，20×）。T. 微滤泡肿瘤，细胞小而圆，核深染（HE 染色，400×）。U 至 Y. 第 5 行，广泛浸润的甲状腺滤泡癌（77 岁女性，3.2cm，包膜侵犯和 3 处血管侵犯）。U. 超声表现为圆形 - 椭圆形、等回声 - 极低回声结节，周围伴卫星结节（箭）边缘分叶状。彩色多普勒超声结节内 3 级血流信号（图 20-1）。V. 血液稀释的抽吸物，含有稀疏的组织碎片，由含有颗粒状染色质的小圆细胞核组成。罕见的片段显示最大的细胞核（箭）大小是最小细胞核的近 10 倍（DQ 染色，100×；UFP 染色，400×）。W. 切面显示一个隆起的黄褐色结节，切面凹凸不平，可见小结节凸出（箭）。X. 组织学可见实性结节，包膜薄，包膜外有卫星结节（箭）（HE 染色，1×）。Y. 实性细胞巢细胞核小而圆（HE 染色，400×）

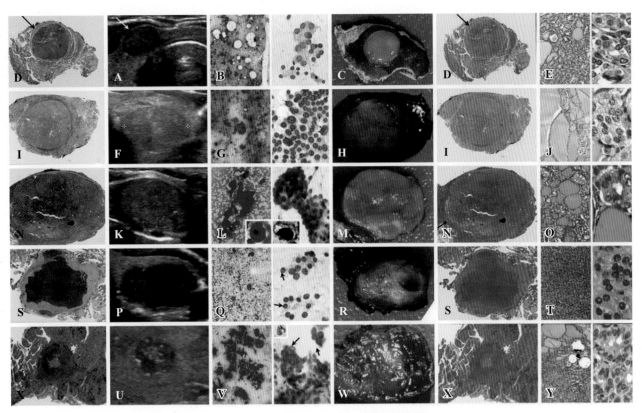

▲ 图 20-5　具有乳头状核型的甲状腺滤泡性肿瘤的病理与超声相关性研究

A 至 E. 第 1 行，微滤泡排列的 NIFTP（45 岁女性，1cm）（改编自 Pusztaszeri[18]，版权所有）。A. 超声显示峡部椭圆形、低回声结节，边缘呈低回声（箭）。B. 微滤泡含有稀薄胶质，卵圆形透明大细胞核和圆形深色小细胞核（DQ 染色，40×；UFP 染色，600×）。C. 大体切面为边缘光滑的黄褐色圆形结节，表面有光泽。箭头所指为薄的包膜。D. 有包膜的圆形蓝色结节，无组织学侵犯。箭指向薄的包膜（HE 染色，1×）。黑白图片，第 1 列。E. 微滤泡内含大而透明、不规则的乳头状细胞核（HE 染色，100×，600×）。F 至 J. 第 2 行，大滤泡排列的 NIFTP，细胞核内含大量假包涵体（65 岁女性，1.6cm）（改编自 Yang[19]，版权所有）。F. 边界清晰、卵圆形、等回声结节，超声可见薄的低回声边缘。G. 大量稀薄胶质内含有抽吸出的单层上皮。在高倍镜下，细胞核大小不一，常可见假包涵体（DQ 染色，40×；UFP 染色，600×）。H. 大体切面为一个边界清晰的棕褐色结节。I. 组织学上可见薄包膜、嗜酸性、富含胶质的结节，超声表现为等回声结节。在对边缘进行彻底取样后，未发现侵犯（HE 染色，1×）。黑白图片，第 1 列。J. 在充满胶质的大滤泡周围，可见有核沟的、细长的乳头状核（HE 染色，100×，600×）。K 至 O. 第 3 行，中等大小滤泡的包裹性滤泡型乳头状癌，镜下可见侵犯（29 岁男性，1.4cm，包膜侵犯）。K. 超声表现为椭圆形，稍高回声，边界清楚，边缘规则，周围为低回声，有一个粗大钙化点。L. 厚胶体块（插图），上皮组织呈分支状，可见中等大小的滤泡，重叠的透明卵圆形细胞核（DQ 染色，40×；UFP 染色，600×）。M. 大体切面可见椭圆形结节，局部边缘不规则（箭），有点状纤维化。N. 超声可见有包膜的椭圆形结节，推挤周围甲状腺组织（箭）。侵袭性成分有纤维化带，组织学上有一个大钙化（黑三角），与超声上的单一粗钙化相对应（HE 染色，1×）。黑白图片，第 1 列。O. 由具有乳头状特征的细胞排列成小滤泡，在含有良性细胞构成的大滤泡的致密胶质中呈 "喷射" 样分布，细胞学形态与肿瘤细胞被管腔内厚胶体压平有关，胶质中含有良性细胞排列成的大滤泡（左图和右图）（HE 染色，100×，600×）。P 至 T. 第 4 行，在透明基质中呈微滤泡状排列的包裹性滤泡型甲状腺乳头状癌，具有肉眼可见的侵犯（29 岁女性，1.2cm，包膜侵犯）（改编自 Yang 等[20]，版权所有）。P. 超声表现为极低回声结节，边缘呈锯齿状。Q. 吸出物细胞量少，含有单个细胞和微滤泡，细胞核深染呈椭圆形，内含模糊的假包涵体（箭）（DQ 染色，100×；UFP 染色，600×）。R. 大体切面呈质硬结节，边缘不规则，切割表面粗糙。S. 透明的基质上布满了微滤泡，阻挡了声波，导致明显的低回声。锯齿状的边缘是肿瘤侵犯厚包膜的结果，包膜呈明显的低回声，因此在超声上看不明显（HE 染色，1×）。黑白图片，第 1 列。T. 椭圆形深染的细胞核中常出现假包涵体，形成微滤泡。抽吸物细胞量少，呈玻璃样基质（HE 染色，100×，600×）。U 至 Y. 第 5 行，浸润性滤泡型微小乳头状癌有纤维中心和微钙化（25 岁女性，0.8cm）（改编自 Yang 等[15]，版权所有）。U. 超声表现为低回声结节，边缘微小分叶，中心有散在的微小钙化。V. 抽吸物含有中等量细胞，纤维组织碎片上有微滤泡，细胞核大而拥挤，呈椭圆形，染色质呈粉末状，伴有钙化斑点（插图）（DQ 染色，100×；UFP 染色，600×）。W. 大体切面为坚硬的棕褐色结节，切割面不光滑。X. 蓝色结节，中心粉红色，边缘模糊。粉红色是由纤维化引起的。蓝色区域由于背对背排列的微滤泡而具有较高的核密度（HE 染色，1×）。黑白图片，第 1 列。Y. 肿瘤边缘不连续，有微滤泡浸润。在切片过程中，可见三个孔包围的残余钙化。微滤泡细胞核呈椭圆形，核内染色质呈粉末状（HE 染色，40×，600×）。

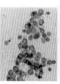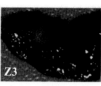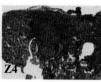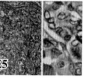

▲ 图 20-5（续） 具有乳头状核型的甲状腺滤泡性肿瘤的病理与超声相关性研究

Z1 至 Z5. 第 6 行，呈微滤泡排列的浸润性滤泡型微小乳头状癌（59 岁女性，1cm）。彩色多普勒图（图 20-1）显示无血流信号（改编自 Yang 等 [20]，版权所有）。Z1. "纵横比大于 1" 低回声结节，灰阶超声边缘模糊。彩色多普勒显示结节内无血流信号（图 20-1）。Z2. 抽吸物中富含细胞，有许多成串分布的微滤泡，细胞核呈透明状，如 "孤儿安妮的眼睛"（DQ 染色，100×；UFP 染色，600×）。Z3. 大体切面呈棕褐色结节，边缘模糊。Z4. 组织学上肿瘤微滤泡隐匿地侵入周围甲状腺组织，与超声边缘模糊的表现相关（HE 染色，1×）。黑白图片，第 1 列。Z5. 背对背的微滤泡，细胞核透明，如 "孤儿安妮的眼睛"（HE 染色，100×，600×）

表 20-3 甲状腺肿瘤灰阶超声图像的病理基础

	灰阶超声	组织病理学（1×）	病 例	插 图
形状	卵圆形或圆形	卵圆形或圆形	FTC NIFTP EFV–PTC IFV–PTC	图 20-4P 和 U 图 20-5A 和 F 图 20-5K 和 P 图 20-5U
	纵横比大于 1	垂直生长	IFV–PTC	图 20-5Z1
边界	清晰光滑	无侵犯 无侵犯 微小镜下侵犯	包裹性经典型 PTC NIFTP EFV–PTC	图 20-4A 图 20-5A 和 F 图 20-5K
	分叶状	膨胀性生长，肿瘤 "推挤" 周围甲状腺组织	高细胞型 PTC FTC	图 20-4K 图 20-4P 和 U
	微小分叶 微小分叶 边缘模糊	肿瘤细胞向周围甲状腺浸润	鞋钉型 PTC IFV–PTC IFV–PTC	图 20-4F 图 20-5U 图 20-5Z1
	不规则	肉眼可见的侵犯	FTC EFV–PTC，明显侵犯	图 20-4P 和 U 图 20-5P
回声	无回声（黑色）	充满液体的囊腔	包裹性经典型 PTC 鞋钉型 PTC 血管侵犯的 FTC 中的小囊性部分	图 20-4A 图 20-4F 图 20-4P
	极低回声 （近乎黑色）	微滤泡结节 + 透明基质	EFV–PTC，明显侵犯	图 20-5P
	低回声（深灰色）	实性 微滤泡结节 微滤泡结节 中等滤泡结节	高细胞型 PTC FTC NIFTP、IFV–PTC EFV–PTC，微侵犯	图 20-4K 图 20-4P 和 U 图 20-5A、U 和 Z1 图 20-5K
	等 / 高回声（浅灰色）	大滤泡结节 正常甲状腺	NIFTP 肿瘤周围的甲状腺	图 20-5F 所有病例
	混合回声	细胞核密度不均匀	鞋钉型 PTC 广泛侵犯的 FTC	图 20-4F 图 20-4U
低回声边缘（声晕）	可见	微小滤泡、大滤泡、中等大 小滤泡周边的包膜	明显血管侵犯的 FTC NIFTP EFV–PTC，微侵犯	图 20-4P 图 20-5A 和 F 图 20-5K
	不可见	包裹性囊肿 有包膜的高细胞核密度肿瘤	包裹性经典型 PTC EFV–PTC，明显侵犯	图 20-4F 图 20-5P
钙化	微小	小钙化	包裹性经典型 PTC 鞋钉型 PTC IFV–PTC	图 20-4A 图 20-4F 图 20-5Z1
	粗大	大钙化	高细胞型 PTC EFV–PTC，微侵犯	图 20-4K 图 20-5K

NIFTP. 具有乳头状核特征的非浸润性滤泡性甲状腺肿瘤；E. 包裹性；I. 浸润性；FV. 滤泡型；PTC. 乳头状癌；FTC. 甲状腺滤泡癌

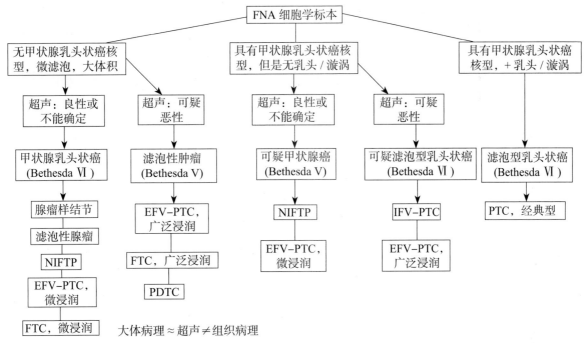

▲ 图 20-6　提出一种细胞学与超声特征相结合的甲状腺细针穿刺分类方法

PTC. 甲状腺乳头状癌；NIFTP. 具有乳头状核特征的非浸润性滤泡性甲状腺肿瘤；EFV-PTC. 包裹性滤泡型乳头状癌伴包膜 / 血管侵犯；IFV-PTC. 无包膜的浸润性滤泡型乳头状癌；FTC. 甲状腺滤泡癌；PDTC. 低分化甲状腺癌。可疑超声表现：存在一个或多个 Kim 恶性标准为纵横比大于 1，极低回声，边缘不规则或微小分叶，微小钙化；良性或不能确定的超声表现：缺乏 Kim 恶性标准（改编自 Yang 等 [20]，版权所有）

表 20-4　惰性和侵袭性甲状腺癌的细胞学 – 组织学对照

病　例	细胞学涂片	组织学切片	图 20-4
包裹性经典型 PTC	DQ 染色可见大量稀薄胶质	囊性液体	B（左图）至 C
	UFP 染色可见乳头	乳头	B（右图）至 E（右图）
鞋钉型 PTC	DQ 染色可见大量簇状可折射的钙化	含有大量钙化的大乳头	G（左图）至 J（左图）
	钙化周围疏松分布的细胞	钙化核心的乳头	G（中图）至 J（中图）
	被涂片分离的细长单个细胞	鞋钉样细胞松散地附着在乳头上	G（右图）至 J（右图）
PTC 的高细胞变异体	抽吸物富含细胞	成排的肿瘤细胞	L（左图）至 O（左图）
	被涂片分离的部分附着高细胞	单纯呈柱状排列的高细胞	L（右图）至 O
血管侵犯型 FTC	微滤泡	微滤泡肿瘤	Q 至 T
广泛侵犯型 FTC	合胞碎片	实体瘤巢	V 至 Y
PTC	椭圆形细胞核	椭圆形细胞核	B 至 E，G 至 J，L 至 O
FTC	圆形细胞核	圆形细胞核	Q 至 T，V 至 Y
高细胞型 PTC	染色质淡	染色质淡	L（插图）至 O（右图）
包裹性经典型 PTC 和鞋钉型 PTC FTC	染色质深	染色质深	B（插图）至 E 和 G（插图）至 J Q（插图）至 T 和 V（插图）至 Y

对应（图 20-5L，插图）。UFP 染色的具有乳头状核型的微滤泡呈深色、粉状或"孤儿安妮的眼睛"状的透明染色质，与 HE 染色的切片相对应（图 20-5，第 4 行、第 5 行和第 6 行）。这是由于福尔马林是细胞学固定剂的一种成分。这一特征对于 FNA 诊断 FV-PTC [23] 和辅助冰冻切片的术中细胞学检查 [24, 25] 特别有用。低倍镜下细胞学涂片可以识别经典型 PTC，但 FV-PTC 需要在高倍镜下识别核沟或假包涵体。"孤儿安妮的眼睛"状的透明染色质是低倍镜下石蜡切片可观察到的一种有用的特征，在冰冻切片或细胞学标本中看不到，除非用 UFP 处理。

在风干标本中，扁平细胞看起来更大，因为风干细胞中观察到的细胞核面积反映了细胞核体积 [26]。Chan 和 Kung 在 1988 年 [27] 发明的生理盐水中的再水化，允许水通过渗透作用进入风干细胞，恢复透明度。由于核膜和染色质结构的改变，UFP 处理的 PTC 细胞的细胞核会膨胀，很多核沟变平。在涂片中，它们的细胞核变得水样透明，呈"葡萄状"（密集成簇的三维椭圆形结构）[28]。乙醇福尔马林固定 UFP 染色的涂片中 PTC 核发生该伪影的可能性与福尔马林固定 HE 染色的石蜡切片相似。UFP 的步骤和基本原理如表 20-6 所示。

表 20-5　乳头状核型特征甲状腺肿瘤的细胞学 – 组织学对照

病　例	细胞学涂片	组织学切面	图 20-5
两个 NIFTP	稀薄的蓝色胶质（DQ 染色）	淡粉色稀薄胶质	B 至 E, G 至 J
第 1 个 EFV-PTC	大块厚胶质，涂片时从滤泡中弹出	深粉色的管腔内胶质 挤压周围滤泡细胞	L 至 O
第 2 个 EFV-PTC	抽吸物细胞量少	玻璃样基质	Q 至 T
第 2 个 IFV-PTC	抽吸物细胞量多	细胞背对背排列	Z5（左图）
第 2 个 NIFTP	平滑的薄片	大滤泡肿瘤	G 至 J
第 1 个 NIFTP 第 2 个 EFV-PTC 两个 IFVPTC	微滤泡	微滤泡肿瘤	B 至 E, Q 至 T, V 至 Y, Z2 至 Z5
第 1 个 IFV-PTC	微小钙化	微小钙化	V（插图）至 Y（左图）
第 1 个 IFV-PTC	抽吸物纤维状	中央纤维化	V 至 X
第 2 个 EFV-PTC	细胞核深染，核内假包涵体	细胞核深染，核内假包涵体	Q（右图）至 T（右图）
第 1 个 IFV-PTC	细胞核内染色质呈粉末状	细胞核内染色质呈粉末状	V（右图）至 Y（右图）
第 2 个 IFV-PTC	透明细胞核呈"孤儿安妮的眼睛"状	透明细胞核呈"孤儿安妮的眼睛"状	Z2（右图）至 Z5（右图）

表 20-6　超快速巴氏染色（改编自 Yang[12]，版权所有）

	现　场	实验室	理论基础
1. 生理盐水	30s	30s	将红细胞溶解，再水化风干细胞以恢复三维排列
2. CytoRich 红®		缓慢浸 6 次	溶解血红蛋白颗粒使背景更干净
3. 95% 乙醇	浸 1 次	缓慢浸 6 次	过渡到下一步
4. 乙醇福尔马林 b	10s	10s	福尔马林固定细胞，使核特征与福尔马林固定的永久性切片一致

（续表）

	现　场	实验室	理论基础
5. 水	缓慢浸 6 次	缓慢浸 6 次	向水基的细胞核染料过渡
6. 苏木精 2（#7231）[a]	缓慢浸 2 次	2s（新标本） 15s（2 周以上旧标本）	细胞核快速染色 这一步过度染色防止细胞核染红
7. 水	缓慢浸 6 次	流水	无残留的细胞核染料干扰细胞质的染色
8. 95% 乙醇	缓慢浸 6 次	1min	向乙醇基的细胞质染料过渡
9. Cytostain[a]	缓慢浸 4 次	2min	混合细胞质染色（橘红色 G 和 EA）
10. 95% 乙醇	缓慢浸 6 次	换 2 次	去除残留的细胞质染料
11. 100% 乙醇	缓慢浸 6 次	换 2 次	去除残留的、不与二甲苯相溶的水分子
12. 二甲苯	缓慢浸 10 次	换 2 次	去除不与介质相溶的乙醇
13. 盖上盖玻片			
总时间	90s		

CytoRich 红[®]：BD
a. Richard–Allan Scientific, Inc., Kalamazoo, Michigan, USA
b. Stock 溶液 =300ml 38%～40% 甲醛 +2053ml 95% 乙醇 +647ml 水
警告：将所有贴有标签、完全干燥的涂片放在塑料架（5 个涂片 / 架）内，放入塑料标本运输袋中并密封，直到准备好进行第 1 步。过早解封，有可能将其暴露于环境的湿气中，导致细胞不可逆地破坏，影响 UFP 染色

第21章 甲状腺乳头状癌（BRAF样肿瘤）、具有乳头状核特征的非浸润性滤泡性甲状腺肿瘤（RAS样肿瘤）和甲状腺滤泡性腺瘤/癌（RAS样肿瘤）的核特征

Nuclear Features of Papillary Thyroid Carcinoma (BRAF-Like Tumors), Noninvasive Follicular Thyroid Neoplasm with Papillary-Like Nuclear Features (RAS-Like Tumors), and Follicular Adenoma/Follicular Thyroid Carcinoma (RAS-Like Tumors)

Kennichi Kakudo   Zhiyan Liu   Andrey Bychkov   Chan Kwon Jung   著

余　方　译　　殷德涛　校

摘 要

◆ 在具有乳头状核特征的非浸润性滤泡性甲状腺肿瘤最初的文献和WHO分类（第4版）中，NIFTP被定义为以下四个特征：①非浸润性；②包裹性；③滤泡模式；④甲状腺乳头状癌核特征（PTC-N）。但是大多数亚洲病理学家很难诊断NIFTP，他们通常无法区分以滤泡模式为主的非浸润性包裹性典型甲状腺乳头状癌和NIFTP。这是因为大多数亚洲病理学家仅仅将那些在经典PTC出现的核特征视为PTC-N。这一点可以从亚洲系列的一些NIFTP病例得到证实，这些病例被报道为NIFTP伴有淋巴结转移和（或）BRAF V600E突变。NIFTP的核特征（乳头状癌核特征或RAS样肿瘤的非典型的核特征）与在经典PTC中观察到的核特征（十足的核特征或BRAF样肿瘤中典型的核特征）完全不同，尽管按照核评分指南它们都被评为3分。PTC-N可分为两种类型：典型PTC（BRAF样肿瘤中的真PTC-N）和NIFTP（RAS样肿瘤的非典型的核特征）中的核特征。这一差异特别为亚洲读者所强调，以便认识到在RAS样肿瘤中出现的以下微妙的核变化：①轻度核增大；②轻度核不规则；③不明显的核沟；④染色质淡染；⑤核内假包涵体非常罕见或没有。在西方临床工作中，PTC-N的定义广泛包括经典PTC（BRAF样肿瘤）和NIFTP（RAS样肿瘤）的核特征，而在亚洲临床工作中则是仅定义为在经典PTC发生浸润时的核特征。

一、甲状腺乳头状癌核特征的诊断

甲状腺乳头状癌与滤泡性腺瘤和甲状腺滤泡性癌的区别在于PTC具有独特的核特征（被称为PTC-N）。PTC-N由一组独特的核形态特征组成：①核增大；②核重叠和拥挤；③核伸长；④核膜不规则（核沟及核内假包涵体）；⑤染色质淡染（毛玻璃样染色质和染色质与核膜的结合）[1]（图21-1）。在伴有乳头状生长的经典PTC（图21-2）和浸润性滤泡模式的PTC中（图21-3）可以见到这些

核特征。1973 年，Franssila 证明了所谓的毛玻璃样核是 PTC 型恶性肿瘤的诊断标准，并将毛玻璃样核的单纯滤泡型肿瘤归类为 PTC 而不是 FTC[2]。1977 年，Chen 和 Rosai 报道了 6 例浸润性滤泡性癌，强调毛玻璃样核特征的存在，他们提出滤泡型 PTC（FV-PTC）一词[3]。在美国，根据核特征的诊断趋势改变了甲状腺癌组织学类型的比例，其中 FV-PTC 是传统 PTC 之后最常见的变异型（图 21-4）。结果，FTC 诊断明显减少而成为一种罕见的癌（在美国约为 2%），因为 PTC-N 特征模棱两可的病例（1970 年之前被诊断为 FTC）更常被归类为浸润包膜的 FV-PTC[4-11]。在 Cipriani 等的研究中，24/66（34%）FTC 病例在复查时被重新归类为 PTC，从而证实了先前的研究[4-11]。即使是非浸润性包裹性滤泡性肿瘤，在 2004 年出版的 WHO 内分泌器官肿瘤分类第 3 版中，PTC-N 病例也被归类为恶性（非浸润性包裹性 FV-PTC）[4]。

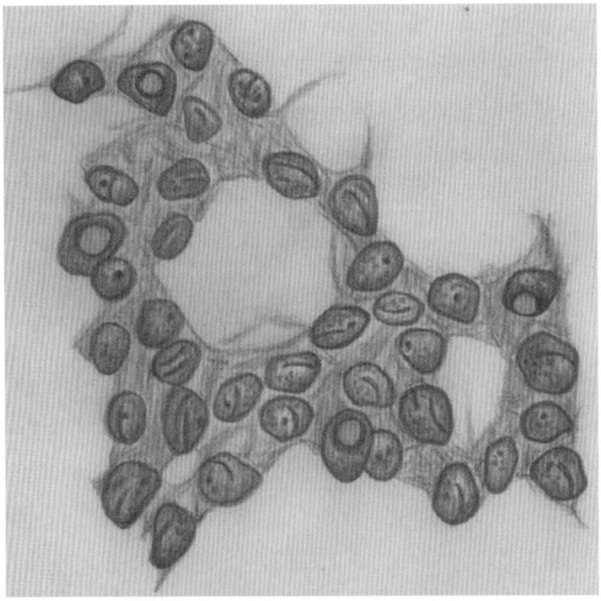

二、为什么 PTC-N 有不同的诊断阈值

Ohori 在他的经典的综述中谈到，对于模棱两可的病例，良性（FA）或恶性（FV-PTC）的判定在一定程度上与外科病理学家主观上是否愿意承担假阴性诊断的风险有关，因为包裹性 FV-PTC 引起远处转移的罕见病例已有报道[9]。考虑到这些

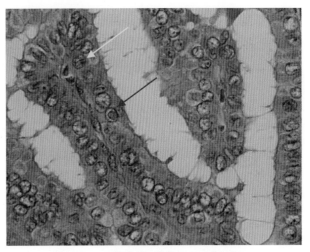

▲ 图 21-2　传统型甲状腺乳头状癌的核特征

显示伴有纤维血管核心的乳头状结构，表面被覆肿瘤性滤泡细胞。这些滤泡细胞表现出：①核增大；②核重叠和拥挤；③核伸长；④核膜不规则，核沟（黄箭）和核内假包涵体（蓝箭）；⑤染色质淡染（毛玻璃样染色质和染色质与核膜的结合）（HE 染色，400×）

▲ 图 21-1　典型的甲状腺乳头状癌核特征

在长形不规则的核中突出显示了纵向核沟和核内假包涵体。当在细胞量足够的涂片样本中频繁而明确地出现该种特征时，就可以做出 PTC 型恶性肿瘤的结论性诊断。核染色质呈细颗粒状或毛玻璃样，核仁不明显（Characteristic nuclear features of classic papillary thyroid carcinoma, by Emiko Taniguchi, CTJSCC, CTIAC, from the first edition of *Thyroid FNA Cytology: Differential Diagnoses and Pitfalls*）

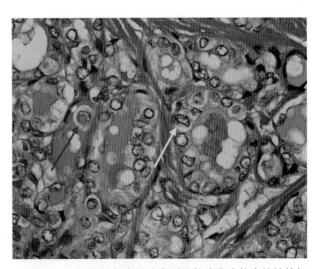

▲ 图 21-3　浸润性包裹性滤泡型甲状腺乳头状癌的核特征

细胞核增大，核膜不规则，染色质淡染。注意核不规则，核沟（黄箭）和核内假包涵体（蓝箭）（HE 染色，400×）

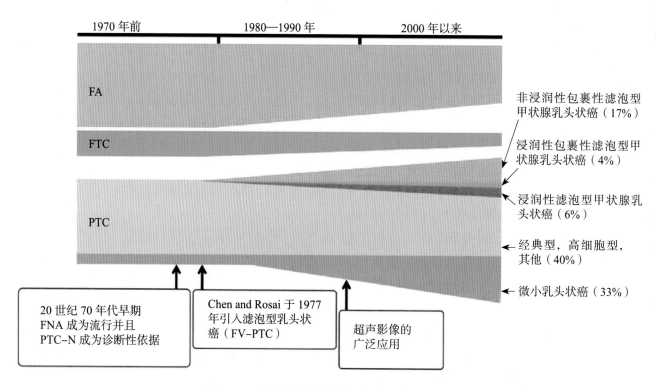

▲ 图 21-4　美国滤泡细胞源性甲状腺肿瘤的发展趋势

滤泡性腺瘤和滤泡性甲状腺癌是 1970 年以前流行的诊断，但 1980 年以后这一比例下降。另一方面，Chen 和 Rosai 在 1973 年介绍了滤泡型乳头状癌后，FV-PTC 成为美国的流行诊断 [3]。在 21 世纪，FV-PTC 在甲状腺乳头状癌中的比例增加到 30%，直到 Nikiforov 等引入具有乳头状核特征的非浸润性滤泡性甲状腺肿瘤的诊断 [26]。同时，高分辨率超声成为甲状腺检查中流行的临床检测后，微小乳头状癌的发病率增加。Franssila 于 1973 年提出将伴有毛玻璃样核（PTC-N 之一）的纯滤泡模式的肿瘤归为 PTC [2]。Chen 和 Rosai 在 1977 年报道了 6 例侵袭性 FV-PTC [3]。在 20 世纪 70 年代，细针穿刺细胞学检查成为一种流行的临床检测，这也突出了 PTC-N 在甲状腺肿瘤诊断中的作用（关于甲状腺乳头状癌型在美国发病率的信息，引自 Fagin 等 [11]）

罕见的转移病例和潜在的医学法律问题，PTC-N 诊断 FV-PTC 的阈值，即使是包裹性和非浸润性的，在美国也变得相当低（图 21-4），Renshaw、Gould [12] 和 Chan [13] 指出了这一点，Mehrzad[14] 和 Tallini 等 [15] 进一步强调了这一点。然而，在医疗事故诉讼相对较少的亚洲国家，病理学家的这种考虑可能并不常见。

因此，PTC-N 的诊断阈值因临床实际而异，尽管所有病理学家都遵循 WHO 内分泌器官肿瘤分类（第 3 版）[4]，但 PTC-N 的诊断标准在大多数亚洲国家最为严格，在欧洲其次，在美国大多数较低。结果导致 NIFTP 在非亚洲地区的患病率很高（平均 13.3%），而在亚洲地区仅为 1.6% [16-18]。正如韩国病理学家 CK Jung [19] 所报道的，当一位亚洲病理学家在美国接触到所谓的 PTC-N 宽松标准时，NIFTP（非浸润性包裹性 FV-PTC）的

诊断率从 0.3%（2008—2011 年）增加到 3.4%（2012—2014 年），这进一步证实了 PTC-N 诊断阈值的不同。我们的实践经验同样可以证实这一点，1999—2009 年在日本时的非浸润性包裹性 FV-PTC（NIFTP）的诊断率为 0.4% [20]，但 2015 年加入美国匹兹堡大学 Nikiforov 教授主持的国际 NIFTP 工作组后增长至 3.1% [16]。文献中对 PTC-N 的解释存在显著差异：芬兰作者 [2] 将 Frassila 在 1973 年发表的论文图 6 中的肿瘤解释为 FTC，但在黑白照片中依然可以看到染色质淡染的模式。本章作者认为如果采用美国 PTC-N 的标准阈值时，许多美国病理学家会将其归类为 FV-PTC，而不是 FTC。再列举一个在西方临床中 PTC-N 的例子，由 Seethala 等发表于 2017 年的现代病理学杂志 [21]他们在图 4C 中显示了 NIFTP 的浸润性区域，在图 7B 中显示了核分裂数量的增加，以解释 NIFTP

的排除标准。然而,作者对这一特殊病例的诊断是一种广泛浸润性 FTC 背景下的低分化癌,因为它是一种核分裂增加的实体 / 小梁状肿瘤,而且核特征不足以用于 PTC 类型。他们的解释和我的不同,他们认为这个肿瘤有 PTC-N,并将其归类为浸润性包裹性 FV-PTC。我相信 PTC-N 的不同解释是导致西方 FTC 发病率降低和 PTC RAS 突变率升高的原因之一。另一方面,亚洲保守的 PTC-N 诊断标准导致 PTC 中 BRAF V600E 突变的发生率非常高 [22-24]。最近,日本 Kuma 医院的 Higuchi 等用 Bethesda 2 标准回顾性检查了他们的 10399 个 FNA,仅 56 个 AUS/FLUS、16 个 SM 和 8M 结节被重新归为 FN/SFN(占所有 FNA 的 0.7%) [25]。本章作者认为,亚洲(NIFTP 诊断率低)实际工作中使用的 PTC-N 诊断标准已经很严格,几乎等同于 Bethesda 标准(第 2 版)。当应用第 2 版标准时,影响不会太大,这与 Higuchi 等报道的一致 [25]。但在比较不同临床工作中的数据时,这是一个严重的问题。在本章中,作者讨论了两个不同的主题:①完善 NIFTP 的诊断标准尽量减少实际工作之间的不一致;②哪些核特征在西方构成 PTC-N,而在亚洲则没有。

三、完善 NIFTP 的诊断标准以尽量减少实际工作之间的不一致

在 2016 年,具有乳头状核特征的非浸润性滤泡性甲状腺肿瘤作为一种新的形态肿瘤实体被引入并取代了非浸润性包裹性 FV-PTC(一种低风险的甲状腺肿瘤)(图 21-5) [26]。作者注意到这些 PTC-N 诊断中存在显著的观察者差异性,并在他们的开创性论文中提供了核评分指南,以尽量减少 NIFTP 的不一致诊断 [1, 21, 26]。然而,在 NIFTP 诊断中西方和亚洲仍然存在显著的观察者差异(见第 2 章)。另外,一些研究报道了在归类为 NIFTP 的病例中发现 BRAF V600E 突变和(或)淋巴结转移 [27-33]。

为了尽量减少 NIFTP 诊断中的观察者差

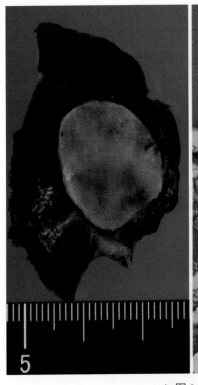
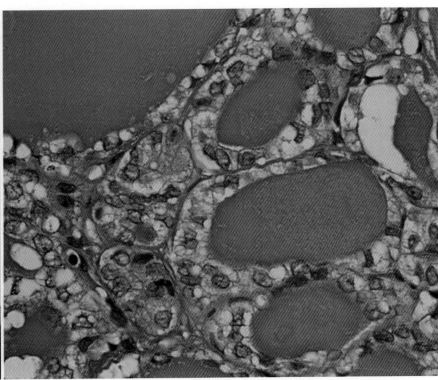

▲ 图 21-5　41 岁女性,包裹性滤泡性甲状腺肿瘤伴实性生长
核评分 3 分:核增大,明显的核不规则,毛玻璃样核,确认没有浸润后符合 NIFTP 的诊断

异，并从 NIFTP 中排除真正的癌（典型的 PTC 和 BRAF 样肿瘤），NIFTP 工作组修改了排除标准 [21, 34-36]。强调了两个特征不能在 NIFTP 中被观察到："真正的乳头结构"和足够的"PTC 核特征"。最初 NIFTP 可存在小于 1% 的乳头样结构，但根据 Cho 等的建议，取而代之的是"没有真正的乳头结构" [33]。虽然足够的 PTC 核（典型核）特征在核评分指南中被评为 3 分，并不是 NIFTP 的排除标准，但这些作者强调如果没有真正的乳头结构、砂粒体或浸润性等其他排除标准，在 NIFTP 中很少出现 3 分的核 [21, 34-36]。如果出现这种核特征，建议对整个肿瘤进行检查以排除经典的 PTC。必要时可以选择用 BRAF V600E 的突变检测来排除经典 PTC [21, 34-36]。

通过研究如何排除具有 BRAF 突变和（或）转移的经典 PTC，作者认识到西方和亚洲病理学家之间对 PTC-N 的定义或理解是不同的。在大多数西方实际工作中，PTC（BRAF 样肿瘤）和 NIFTP（RAS 样肿瘤）的核特征都被称为 PTC-N（PTC-N 的广泛定义），而只有经典 PTC（BRAF 样肿瘤）中出现的核特征被大多数亚洲病理学家接受为 PTC-N（PTC-N 的狭义定义）。因此，在亚洲大多数具有微妙核变化的 NIFTP 被归类为良性 FA，因为其核特征（图 21-6）对于亚洲病理学家来说是不够 PTC-N 的标准。然而，亚洲病理学家会错误地将 PTC 核特征足够的病例归类为 NIFTP。由于最初的 NIFTP 定义是在没有考虑亚洲病理学家对 PTC-N 高阈值的情况下提出的，因此作者希望通过改进排除标准，特别是排除经典型 PTC 和 BRAF 样肿瘤的典型的核特征，能够解决这一误差且最大限度地减少 NIFTP 诊断的不一致。

四、哪些核特征在西方属于 PTC-N，而在亚洲不属于 PTC-N？RAS 样肿瘤谱系中滤泡细胞的非典型核改变的研究

正如上一节所解释的，在包裹性滤泡模式的肿瘤中有大量病例具有令人担忧的 PTC 核特征（图 21-6）。它们的核评分是 3，但仅仅伴有非常微妙的核变化如轻微的核增大，核不规则和核淡染（图 21-6），这需要与经典 PTC 典型的核特性（图 21-1 和图 21-2）相区别。为此可能需要进一步完善核评分指南，因为目前可能无法区分它们。

本章的作者感兴趣的是哪一种核特征在西方属于 PTC-N，而在亚洲不是。如果我们能将 PTC-N 亚洲的狭义定义从西方的广义定义中排除，则可能更准确地描述仅在交界性肿瘤中可见的不典型的核改变。尽管没有足够的数据单独从核形态上区分交界性肿瘤和真正的癌，我们至少可以从我们的 NIFTP 研究中确定两个不同的组：一组是西方和亚洲病理学家都接受的伴有 PTC-N 的病例（图 21-5），另一组是病理学家采用 PTC-N 低阈值诊断的 NIFTP 病例（图 21-6）。下一步是发现交界性 / 肿瘤前驱病变的核改变，这是甲状腺肿瘤分类中缺失的环节 [37-40]。

本文作者认为，大多数亚洲病理学家不接受的 PTC-N 应被称为 RAS 样甲状腺肿瘤谱系中不典型的核改变，因为据报道 NIFTP 存在 RAS 突变 [26, 41-43]。尽管过去有这种核改变的病例在西方被归为滤泡型 PTC，但分子研究表明这是一种被误诊的 RAS 样肿瘤 [42]。综上所述，PTC-N 并不是描述这些核改变的恰当的术语，这就是为什么作者提出 RAS 样肿瘤的不典型的核改变一词。

此外，作者认为 NIFTP 是 RAS 样恶性肿瘤的前体，如原发性 FTC 或非特指的高分化癌（WDC-NOS）这种肿瘤通常是 RAS 样肿瘤，可能不是浸润性 FV-PTC（BRAF 样肿瘤）。

这种 PTC-N 诊断阈值的转换也可以解释为什么大量的 NIFTP 在细胞学上被归为 FN/SFN 范畴，而不是 SM 或 M 范畴，尽管它们的核特征被称为 PTC-N [44-54]。作者相信大多数细胞病理学家已经意识到 NIFTP（以前称为非浸润性包裹性 FV-PTC）的核特征在形态学上属于 FA/FTC 肿瘤谱系，而不是经典的 PTC 谱系（见第 22 章）。

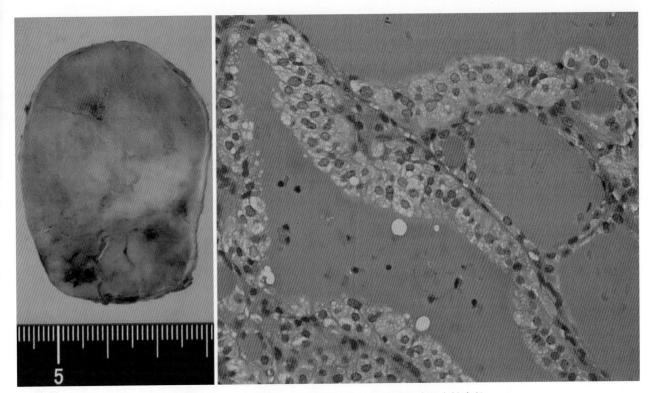

▲ 图 21-6　**76 岁女性，包裹性滤泡性甲状腺肿瘤伴实性生长**

可观察到轻度核增大、核不规则和毛玻璃样染色质的模式（核评分 3）。然而，这些核变化并不被亚洲甲状腺 FNA 细胞学工作组的 7 位病理学家中的 5 位接受为甲状腺乳头状癌类型的核特征（NIFTP 或恶性包裹性 FV-PTC）

第22章 甲状腺乳头状癌核特征分为低风险、高风险（可疑PTC）和明确恶性肿瘤的危险分层

Risk Stratification of Cases with Papillary Thyroid Carcinoma (PTC) Nuclear Features into Low–Risk, High–Risk (Suspicious for PTC), and Definitive Malignancy

Kennichi Kakudo Yaqiong Li Yanhua Bai Shinya Satoh **著**

余 方 **译** 殷德涛 **校**

一、伴有非典型性核病例的危险分层

大多数国际报告体系中将核异型性伴或不伴结构异型性的病例分为低风险不确定型（AUS/FLUS、Thy 3a 或 TIR 3A）、高风险不确定型（FN/SFN、Thy 3b 或 TIR 3B）、可疑恶性肿瘤或明确（确定性）恶性肿瘤（M）[1-3]。但是，作者认为尤其是在交界性/不确定病例中，对风险进行分层的详细的形态学标准还没有建立好。尽管所有报告系统都在努力将诊断标准化，AUS/FLUS、FN/SFN 和 SM 类别在手术随访中的实际恶性风险（ROM）的显著差异证明了这一点[4-6]。即使使用相同的报告系统（Bethesda 系统），这些 ROM 在亚洲实际工作中通常也很高[7-9]。在五个亚洲地区（印度、日本、韩国、中国台湾和泰国）的六个研究所中，AUS/FLUS 的 ROM 平均为44.0%（范围为 14.3%～75%），FN/SFN 的 ROM 平均为44.0%（范围为 20.9%～73.3%），SM 的 ROM 平均为87.4%（范围为 75%～94.1%）[7-10]，它们都显著高于 Bethesda（第 1 版）作者（AUS/FLUS为 5%～15%，FN/SFN 为 15%～30%，SM 结节为60%～75%）[11] 和 Bethesda 系统（第 2 版）（NIFTP

为 6%～18%，FN/SFN 为 10%～40%，SM结节为45%～60%）[1] 估计的 ROM。导致这些差异的可能因素可能是多因素的，如不同的患者、报告系统和临床管理[7, 9]。另一个重要的影响因素是西方和亚洲的 PTC-N 的定义和诊断标准不同（见第21 章）。在不同的 PTC-N 的定义和阈值下，我们不能期望甲状腺 FNA 细胞学具有可比性。甲状腺FNA 和外科病理学家选择 PTC-N 的诊断标准和阈值是决定病理实际工作中具有乳头状核特征的非浸润性滤泡性甲状腺肿瘤的组织学 ROM 和发病率的重要因素[7]（见第 21 章）。

二、日本系统如何处理伴有 PTC-N 的不确定性结节

因为大多数亚洲病理学家认可的是 PTC-N 的狭义定义（即经典的 PTC 出现浸润时的典型核特征），日本系统根据 PTC-N 的狭义定义将伴有核非典型性的病例分为两个不同的谱系，PTC 谱系（存在 PTC-N）和 FA/FTC 谱系（不存在 PTC-N）（见第 2 章，表 2-1）。在日本系统中，PTC-N 患者的风险进一步分层为低风险不确定型（不确定型 B）、高风险（PTC 可疑）或恶性肿瘤诊断（M）

（图 22-1）。日本系统中的 PTC-N 仅指在经典型 PTC 出现浸润时的核特征（即 PTC 典型的核特征）（图 22-2），而仅具有细微核特征（轻度核增大、轻度核不规则、不明显的核沟、染色质稍淡染、核内假包涵体罕见或没有）的病例（图 22-3）

被排除在明确的恶性肿瘤之外。在日本系统中，具有这些细微核特征（乳头状核特征）的 NIFTP 的病例被分为 FA/FTC。然而，在现实中并不总是能够有一个明确的区分，在日本系统中，相当数量的 NIFTP 被归到了不确定的 B 或 SM 类别（图 22-4）。事实上，在应用 Bethesda 系统时，除

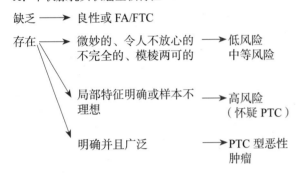

A：甲状腺乳头状癌型核特征

缺乏 ⟶ 良性或 FA/FTC

存在 ⟶ 微妙的、令人不放心的 ⟶ 低风险
　　　　不完全的、模棱两可的　　　中等风险

　　　⟶ 局部特征明确或样本不 ⟶ 高风险
　　　　理想　　　　　　　　　　（怀疑 PTC）

　　　⟶ 明确并且广泛 ⟶ PTC 型恶性
　　　　　　　　　　　　　　肿瘤

B：与其他恶性肿瘤有关的非 PTC 型核特征
1. 髓样（C 细胞）癌的胡椒盐样染色质
2. PDC 和 UC 的高级核特征
3. 恶性淋巴瘤的非典型淋巴细胞

▲ 图 22-1　日本系统中的非典型性核的分类图

对甲状腺乳头状癌型的核特征进行评估和分层，分为四个类别（阴性、让人不放心的、仅局部特征明确和明确）。与甲状腺恶性肿瘤相关的其他类型的核特征也可以在这里进行评估。它们是：①髓样（C 细胞）癌的胡椒盐样染色质；②低分化癌（PDC）和未分化癌（UC）的高级核特征；③恶性淋巴瘤的非典型淋巴细胞

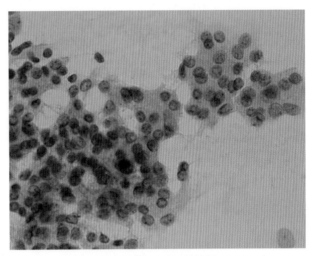

▲ 图 22-3　NIFTP 的核特性（一）

一个大的滤泡细胞簇呈松散的小梁状排列，可见核重叠和轻度核不规则。可以选择 FN/SFN，但细颗粒状染色质和不明显的小核仁需要怀疑甲状腺乳头状癌或伴有乳头状（不典型）核的 NIFTP。核沟罕见，无核内假包涵体（常规涂片，巴氏染色，400×）

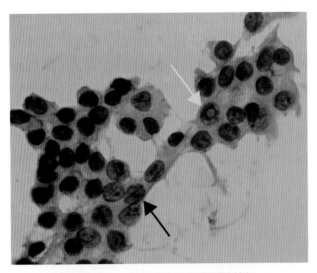

▲ 图 22-2　甲状腺乳头状癌型核特征

典型的 PTC 型核特征如纵形核沟（蓝箭）和核内假包涵体（黄箭）。如果在细胞充足的涂片样本中明显地看到这些特征，可以对 PTC 型恶性肿瘤做出肯定的诊断（常规涂片，巴氏染色，1000×）

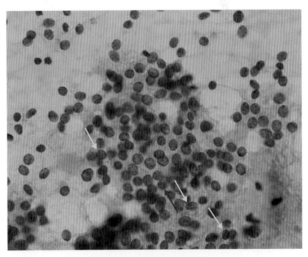

▲ 图 22-4　NIFTP 的核特性（二）

大量滤泡细胞排列松散、核重叠。核沟（黄箭）和核内假包涵体（红箭）是令人担忧的 PTC 核特征。细胞核呈圆形或椭圆形，染色质呈粉末状，背景中可见大量单个孤立的细胞。对整个涂片进行检查后，可选择 Bethesda 系统中可疑的恶性肿瘤或 FN/SFN（常规涂片，巴氏染色，400×）

了 FN/SFN [9, 10] 之外，在亚洲还将很多病例报道为 AUS/FLUS、SM 和 M（见第 24 章）。尽管还缺乏对于如何处理 PTC-N（BRAF 样肿瘤）和 RAS 样肿瘤的核非典型改变（如滤泡性腺瘤、滤泡性甲状腺癌和 NIFTP）综合性的指导意见，《甲状腺 FNA 细胞学：鉴别诊断和陷阱（第 2 版）》一书试图在分子诊断时代建立一个新的和有用的甲状腺 FNA 细胞学的分类。此外，文中其他章节也介绍了相关内容［见第 22 章和第 21 章，PTC（BRAF 样肿瘤）谱系甲状腺结节分类的概念性的思路；见第 43 章和第 44 章，FA/FTC 谱系中甲状腺结节的危险分层］。巧合的是，Bethesda 系统（第 2 版）显著地修改了 PTC-N 被诊断为 M 的诊断标准 [1, 12, 13]。它将 RAS 样肿瘤谱系的 NIFTP 和 FV-PTC 排除在明确的恶性诊断之外（见第 7 章）[1, 12, 13]，这几乎等于亚洲 PTC 的诊断原则。

三、Bethesda 系统（第 2 版）中关于 PTC-N 病例分类的修改

PTC-N 的诊断标准及其细胞学分类受到 NIFTP 重新分类 [14, 15]（见第 24 章、第 25 章和第 26 章）和透明变梁状肿瘤 [16]（见第 34 章和第 35 章）的影响较大。由于 HTT 具有发育良好的 PTC-N 和 NIFTP 具有不放心的 PTC 核特征，这两种生物学良性的肿瘤在甲状腺 FNA 细胞学诊断中均有显著的假阳性（见第 3 章、第 7 章和第 19 章）。Bethesda 系统（第 2 版）修改了属于恶性肿瘤的 PTC 诊断标准 [1]。为了避免因 NIFTP 重新分类而导致的假阳性诊断，Bethesda 系统（第 2 版）建议只有具有典型核特征的经典 PTC 病例才能明确诊断为恶性，这些核特征至少需要包括以下一项：真正的乳头结构、砂粒体或核内假包涵体 [1, 12, 13, 17]。这与当前亚洲（包括日本系统）中采用的策略完全相同，只有在经典 PTC 中发现的典型核特征的病例才被归类为明确的恶性（图 22-2），而具有不典型核特征的 NIFTP 病例被归为 FA/FTC，因为这些核特征在亚洲不认为是 PTC-N。

先前一项关于包囊滤泡型肿瘤观察者差异的研究报道了西方和亚洲病理学家对 PTC 的不同诊断阈值，美国病理学家对 PTC 的诊断多于日本病理学家 [18-20]。因此，很明显 Bethesda 系统（第 2 版）的这种修改将弥合西方和亚洲在细胞学和外科病理学中对 PTC 的诊断差异。在西方中，AUS/FLUS 和 SM 的 ROM 略低，但很快就会与亚洲的 ROM 相当（六个亚洲系列的平均值：AUS/FLUS 为 44.0%，SM 为 87.4%）。

四、Bethesda 系统（第 2 版）中的 FN/SFN 的修改

与 NIFTP 重新分类类似，Bethesda 系统（第 2 版）进一步修改了 FN/SFN 结节的诊断标准如下：在缺乏真乳头、砂粒体和核内假包涵体时，滤泡样抽吸物伴有轻度的核改变，如核增大、核膜不规则和（或）轻微的染色质淡染（图 22-3）可被归类为 FN/SFN [1, 12]。由于 NIFTP 和其他良性病变有时会出现罕见的少量核内假包涵体（图 22-4），报道时可以选择 SM。尽管 NIFTP 的核特征在西方被称为 PTC-N，但超过 2/3 的 NIFTP 被分为 AUS/FLUS、FN/SFN 和 SM，分为 M 还是少数 [21-28]。从这些观察结果来看，对 PTC-N 有广义定义的西方细胞病理学家和对 PTC-N 有较高阈值的亚洲病理学家已经认识到在 NIFTP 中这些轻微的核变化［如轻度核增大、轻度核轮廓不规则和（或）轻度的染色质淡染］不是经典 PTC 中见到的典型的 PTC-N，因此将其排除在确定的 M 外并降级为 AUS/FLUS、FN/SFN 或 SM（见第 24 章、第 25 章和第 26 章）。

五、NIFTP 的核特征与经典 PTC 不同，与滤泡性腺瘤 / 滤泡性癌有一定的相似性

Bethesda 系统进一步建议将具有 NIFTP 型的轻微核特征的病例分为 FN/SFN，因为这是 FN/

SFN 的定义之一，即具有可疑或明确 PTC 核特征的病例被排除在 FN/SFN 之外，并且大多数 NIFTP 病例不具有此类特征[1, 14, 15, 28]（见第 26 章）。本章作者想指出，NIFTP 的核变化与 FA/FTC 的核变化有相似之处（图 22-5 和图 22-6），因为 NIFTP 和 FA/FTC 可能在其肿瘤发生中具有相同的 RAS 突变的分子机制（见第 25 章）。然而，在 FA/FTC 谱系中，从早期良性的 FA（图 22-5）到晚期广泛浸润的 FTC（图 22-6）的核特征存在明显的形态学异质性，这使得日本系统中对 FN/SFN 结节病例进行风险分层成为可能（见第 43 章和第 44 章）[29]。请比较文中图片（图 22-3、图 22-4、图 22-5 和图 22-6），并注意它们之间的形态学相似性，例如：①核大小略有增加；②核轮廓不规则（圆形或椭圆形核）；③非常纤细的核沟；④没有或罕见核内假包涵体；⑤染色质细颗粒状；⑥小而不明显的核仁。其他一些甲状腺疾病也表现出类似的轻度核异型性，如桥本甲状腺炎的核异型性（图 22-7）（见第 3 章、第 19 章、第 23 章和第 36 章）。

　　总之，虽然 Bethesda 系统和日本系统都认为将 NIFTP 归类为 FN/SFN 是最合适的诊断类别，但这种分类的依据不同。日本系统更多地将 NIFTP 分类为 FN/SFN，因为它们被认为是来自 FA/FTC（RAS 样肿瘤）谱系，而 Bethesda 系统则使用更严格的 PTC-N 诊断标准，将 NIFTP 从恶性类别降级为 FN/SFN 类别，以减少假阳性诊断（见

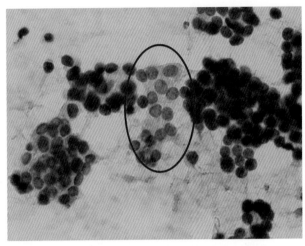

▲ 图 22-6　滤泡性肿瘤，在日本系统中倾向于恶性（Bethesda 系统中被分为 FN/SFN）
细胞涂片中见含胶质的微滤泡和重叠、拥挤且细胞核深染的细胞簇。尽管大多数肿瘤细胞胞核深染，但请注意在图片中心（红圈）的细胞中，圆形细胞核中的细颗粒染色质模拟了经典 PTC 中经常出现的核淡染。随后的手术证实为广泛浸润型甲状腺滤泡性癌（常规涂片，巴氏染色，400×）

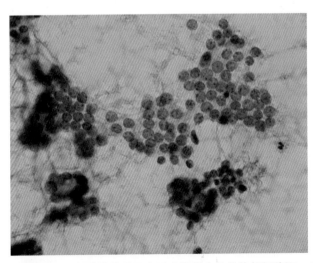

▲ 图 22-5　细胞涂片显示在干净背景中的单片状细胞和微滤泡
请注意均匀一致的圆形细胞核，细胞极性和黏附性保持良好。尽管肿瘤细胞核染色质细颗粒状，但未发现 PTC 型核异型性。在检查了整个涂片后，在日本系统中可能会推荐良性或倾向良性 FN（Bethesda 系统中的 FLUS）。随后的手术证实为滤泡性腺瘤（常规涂片，巴氏染色，400×）

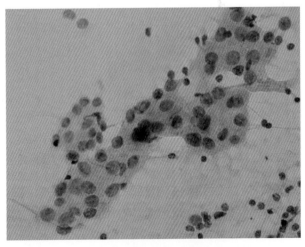

▲ 图 22-7　富含淋巴细胞背景中的滤泡细胞来自桥本甲状腺炎患者
这些滤泡细胞具有宽的嗜酸性胞质和大的不规则形状的核，细胞核具有细颗粒状染色质，核仁不明显。整个标本中可见一些纤细的核沟，未见核内假包涵体。良性（桥本甲状腺炎）和 AUS/FLUS（PTC 无法排除）之间的区别取决于评估整个样本后细胞病理学家的判断（常规涂片，巴氏染色，400×）

第 2 章、第 7 章和第 21 章 ）。

六、组织学型分类是选择更明确诊断的分子检验的关键

虽然约 30% 的 FNA 诊断结果不确定，但当细胞病理学家能够明确肿瘤谱系时，为患者选择下一步的临床治疗有很大帮助。是 PTC（BRAF 样）肿瘤谱系还是 FA/FTC（RAS 样）肿瘤谱系是选择分子检测以明确诊断的关键（见第 59 章、第 60 章、第 61 章和第 62 章 ）。当提示 C 细胞肿瘤时，可以通过测定血清降钙素或癌胚抗原来确定 C 细胞的性质，FNA 冲洗也很有用（见第 58 章 ）。当怀疑淋巴瘤时，可用淋巴细胞表面标志物以确认或否认恶性淋巴瘤（见第 36 章、第 37 章和第 38 章 ）。一些高风险的癌（低分化、间变、鳞状细胞或转移）可通过免疫组织化学和分子检测确诊或排除（见第 47 章、第 48 章、第 49 章、第 50 章和第 51 章 ）。有利于辅助检查的诊断类别和组织学类型分类见表 22-1。相反，当组织学类型不确定时，可

采用基于结构异型性和（或）核异型性的更客观的风险分层，这是 Bethesda 系统和西方国家其他报告系统的基本原则（见第 7 章和第 23 章 ）。然而日本的系统是两者的混合体，结构异型性和核异型性的风险分层分别应用于 PTC 和 FA/FTC（见第 2 章 ）。

表 22-1　用于辅助检查的甲状腺 FNA 细胞学诊断分类

- 样本不足（无法诊断）
- 合格样本
- 正常或良性
- RAS 样（FA/FTC）肿瘤
  - A_1：倾向良性（低风险）
  - A_2：交界性（中等风险）
  - A_3：倾向恶性（高风险）
  - A_4：可疑恶性（应注明 FTC、PDC 等的可能性）
- BRAF 样（PTC）肿瘤
  - B_1：低风险
  - B_2：中等风险
  - B_3：高风险（PTC 可疑）
  - B_4：确定的 PTC 型恶性肿瘤
- 其他类型（A 和 B 类型以外的未指定谱系）
  - C_1：低风险
  - C_2：中等风险
  - C_3：高风险（应注明 C 细胞癌、UC、ML 和转移癌的可能性）

第 23 章　甲状腺细胞病理学 Bethesda 报告系统（第 2 版）AUS/FLUS 诊断标准

Diagnostic Criteria for AUS/FLUS in the Second Edition Bethesda System for Reporting Thyroid Cytopathology

Kennichi Kakudo　Zhiyan Liu　Yubo Ren　Tomoko Wakasa　著

余　方　译　　殷德涛　校

一、概述

由 Bethesda 报告系统提供的甲状腺滤泡细胞肿瘤的综合诊断包括滤泡性腺瘤、甲状腺滤泡性癌、甲状腺乳头状癌和具有乳头状核特征的非浸润性滤泡性甲状腺肿瘤，它还涵盖了其他组织学类型（C 细胞癌、恶性淋巴瘤、甲状旁腺肿瘤和转移性癌）和高危（低分化和间变性）滤泡细胞癌。当组织学类型不确定时，基于细胞异型性和结构异型性的风险分层是涵盖所有原发性甲状腺癌的所有组织学类型和其他良性疾病的最客观的方法和基本分类方案（见第 22 章）。Bethesda 系统的风险分层将不确定的细胞学类别在形态上分为三个亚类：低风险、中风险和高风险[1、2]（见第 7 章）。

AUS/FLUS 是不确定类别中的低风险，所有组织学类型的恶性肿瘤都是在组织学上发现的。此外，当 NIFTP 被排除在恶性肿瘤之外时，恶性肿瘤的风险（ROM）估计为 6%～18%，当 NIFTP 被认为是 PTC 型恶性肿瘤时，则为 10%～30%[2]。自 Bethesda 报告系统（第 1 版）问世以来，AUS/FLUS 一直是最具争议的类别并得到了广泛研究，但测量 AUS/FLUS 的精确 ROM 具有挑战性。这是因为只有少数 AUS/FLUS 结节接受手术随访，而仅基于手术随访的 ROM 可能会由于选择偏倚而高估真正的 ROM[2]。当严格的风险分层应用于 AUS/FLU 并进行手术时，在 6 个亚洲患者系列中的外科随访患者中 ROM 平均高达 44.0%（范围 14.3%～75%）[3,4]。

Bethesda 系统认为，AUS/FLUS 结节的亚分类信息丰富，并且通常是合适的，但这取决于细胞病理学家的判断。的确，对于 AUS/FLUS，各亚型的 ROM 差异显著，并且在存在细胞异型性或令人担忧的 PTC 核特征的病例中 ROM 较高，但在伴有结构异型性的病例中 ROM 较低[5-9]。这项观察证实 AUS/FLUS 是一个涵盖多种疾病的异质性类别，即使在涂片的性质和组织学类型不确定的情况下，它也是有用的。

二、AUS/FLUS 的定义

根据 Ali 和 Cibas 的 Bethesda 系统（第 2 版），AUS/FLUS 诊断类别适用于标本内细胞（包括滤泡细胞、淋巴样细胞或其他细胞）具有结构和（或）核异型性，但不足以诊断为滤泡性肿瘤/可疑滤泡性肿瘤、可疑恶性肿瘤或恶性肿瘤[1,2]。然而，其异型性又比明确的良性改变更为明显[1,2]。Bethesda 系统（第 2 版）对 AUS/FLUS 的定义没有重大变化（见第 7 章）。

三、注释

AUS/FLUS 诊断是通过排除四个其他类别（良性、FN/SFN、SM 和 M）得出而不是根据任何特定的形态学标准。导致病例必须从其他类别中排除并纳入 AUS/FLUS 类别有两个主要影响：①样本不理想（细胞稀疏、血性样本和风干或挤压的人工假象）妨碍更明确的诊断；②形态变化不满足任何一个诊断标准：良性、FN/SFN、SM 或 M [1, 2]。

AUS/FLU 的比例因研究而异，据报道与 Bethesda 其他类别有重叠 [10]，并且可重复性不高 [11]。Bethesda 系统（第 1 版）建议将 AUS/FLU 限制在所有 FNA 的 7% 以减少其过度使用，在第 2 版中可以达到 10% [1, 2]。

这是一个具有异质性的细胞学分类，在 Bethesda 系统（第 2 版）中鼓励亚分类，这会加强与其他病理学家和临床医生的沟通，以促进属于这个类别的进一步细化。如果将 AUS/FLUS 结节进行亚分类将会有助于临床同事选择下一步的临床处理。AUS/FLUS 结节有三种以上的组织学类型：①滤泡型肿瘤（FA、FTC 和 FV-PTC）；② PTC；③其他（C 细胞癌、恶性淋巴瘤、转移癌和其他罕见肿瘤）。因此，这三种肿瘤谱系的分类可称为 #1 "排除 FN/SFN"，#2 "排除 PTC 型恶性肿瘤"。第三组为非典型性，提示 C 细胞、淋巴细胞、转移癌或高危癌。这些细胞学亚分类有助于临床同事选择最有用的临床试验，如分子试验、淋巴细胞表面标记研究或激素测定，以便在方案 3 中提供更具结论性的诊断，这与其他章节（见第 2 章和第 22 章）中提出的以组织学类型为导向的分类策略类似。

四、AUS/FLUS 的诊断标准

由于这个类别是一个异质性细胞学类别，

Bethesda 系统列出了 AUS/FLUS 所有可能的情景。

Bethesda 系统（第 2 版）提出的情景（稍作修改）

1. 核异型性（让人不放心的 PTC 核特征）

（1）局灶核的异型性：片中罕见的细胞核增大、染色质淡染、良性背景下细胞核轮廓不规则是诊断 AUS/FLUS 最合适的方案（图 23-1）。在这种情况下，NIFTP 是最有可能的组织学结果，但不能完全排除 PTC 的可能性。对于具有乳头状癌局灶性特征的细胞吸取物，AUS/FLUS 和 SM 类别之间的区别是困难的 [10]。如果它们伴随着 PTC 的其他引人注目的特征，ROM 是高的 [5, 6]，就应该在检查整个样本之后选择 SM（图 23-2）。

（2）弥漫性轻度核异型性：大多数肿瘤细胞有让人不放心的 PTC 核特征，包括轻微的细胞核增大且染色质稍淡，有限的核轮廓不规则（见第 22 章，图 22-3）。核内假包涵体通常不存在，这也是一个提示 NIFTP 的细胞学特征，应从 SM 或明确恶性诊断中降级，并根据其他细胞学特征分为 AUS/FLUS 或 FN/SFN。

（3）囊壁被覆细胞：良性囊壁被覆细胞可能有轻

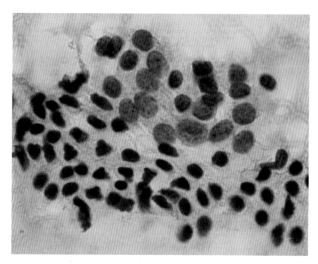

▲ 图 23-1 意义不明的非典型病变

在这些滤泡细胞中可见两种不同的核特征。视野上方的核较大，有轻微的核轮廓不规则和细颗粒染色质。在视野下方均匀分布的细胞核小而浓缩（常规涂片，巴氏染色，1000×）

微的核异型性，类似于 PTC 型核异常（图 23-3）。可能出现核沟、明显的核仁，细胞核变长和（或）罕见的核质包涵体（图 23-3）[12]。良性（非典型囊壁被覆细胞）和 AUS/FLUS 之间的区别取决于细胞病理学家对整个样本和细胞的评估。

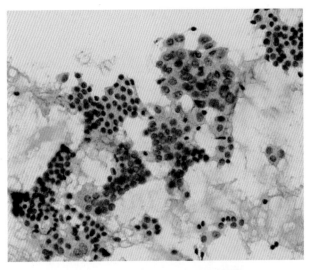

▲ 图 23-2 可疑 PTC 型恶性肿瘤

在这一视野中，滤泡细胞有两种类型：一种是良性滤泡细胞，呈片状排列，细胞核小而圆；另一种是滤泡细胞排列拥挤 / 重叠呈合胞体样。注意后一组的细胞核增大、核膜不规则和染色质淡染、细颗粒状（常规涂片，巴氏染色，200×）

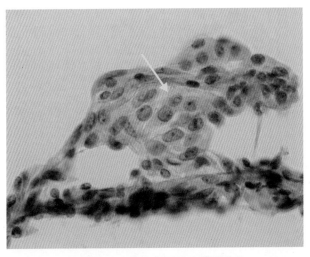

▲ 图 23-3 意义不明的非典型病变

囊壁被覆细胞单片状排列，具有宽胞质，细长且不规则的核伴有明显的核仁。注意可能的核内假包涵体（黄箭）。紧密结合的单层片状结构，缺乏核拥挤 / 重叠，应保守诊断 AUS/FLUS（低风险不确定）而不是诊断恶性或可疑恶性。随后的手术证实为腺瘤结节伴有囊性变（常规涂片，巴氏染色，400×）

（4）囊性 PTC 中的组织细胞样细胞：组织细胞样细胞是囊性乳头状癌的孤立癌细胞，但 PTC 型核特征并非总是可识别的[13]。囊液中含有大量的良性组织细胞，少量的良性滤泡细胞，以及罕见的退变的癌细胞（图 23-4）。与良性组织细胞相比，组织细胞样癌细胞通常较大，细胞核圆形，胞质致密（玻璃状），不含铁血黄素，通常细胞角蛋白和甲状腺球蛋白阳性。

2. 结构异型性

（1）少量的微滤泡结构：在细胞稀疏的标本中，具有少量微滤泡的病例因为不符合 FN/SFN 诊断标准可归为 AUS/FLUS（图 23-5）。考虑到细胞量较少，AUS/FLUS 的诊断比较合适，若标本中细胞量较多则可诊断为 FN/SFN。

（2）局部明显的微滤泡结构，核异型性极小：在其他良性背景下可以看到明显突出的微滤泡结构（图 23-6），在这种情况下，微滤泡的总体比例不足以进行 FN/SFN 的诊断，AUS/FLUS 可能更合适一些。当在涂片中微滤泡结构弥漫为主时才能诊断 FN/SFN。

3. 伴有核和结构异型性的病例

核异型性与结构异型性并不是相互排斥的。在滤泡型涂片中这两种类型的存在可能在 NIFTP 中更为常见，前提是缺乏完全的 PTC 的核特征（常

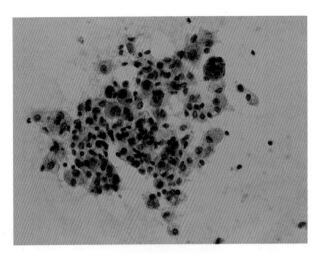

▲ 图 23-4 组织细胞样癌细胞，细胞核大，胞质致密

良性组织细胞胞质丰富，含有色素和空泡。随后的手术证实为囊性甲状腺乳头状癌（常规涂片，巴氏染色，200×）

见的核内假包涵体和核沟）（图 23-7）[2]（见第 24 章、第 25 章和第 26 章）。

4. Hürthle 细胞抽吸物

(1) 完全由 Hürthle 细胞组成的稀疏的细胞抽吸物（图 23-8）。鉴别诊断包括 Hürthle 细胞肿瘤和 C 细胞癌，但当对病灶的有限取样有顾虑时，AUS/FLUS 是适当的诊断。

(2) 仅由 Hürthle 细胞组成的细胞样本，但临床背景表明良性的 Hürthle 细胞结节，如桥本甲状腺炎或多结节甲状腺肿。

这是一个嗜酸性滤泡细胞群，细胞核密集、重叠，中等核异型性提示肿瘤性病变，AUS/FLUS 可能是合适的诊断（图 23-9）。良性（桥本甲状腺炎）与 AUS/FLUS 之间的区别取决于细胞病理学家对整个样本和细胞的评估（见第 36 章、第 46 章和第 47 章）。

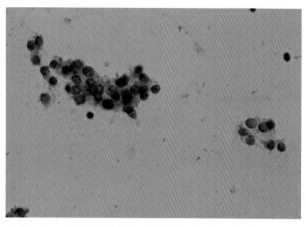

▲ 图 23-5　涂片背景干净，细胞稀疏，显示少量的微滤泡

中度挤压的人工假象使详细评估变得困难。核重叠和细胞极性丧失令人担心是高风险的 FN/SFN，但因为细胞稀疏诊断 AUS/FLUS 是适合的（常规涂片，巴氏染色，400×）

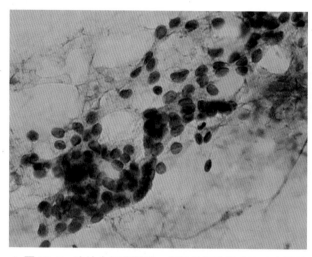

▲ 图 23-7　涂片中细胞稀疏，拥挤的细胞簇内可见广泛的中等程度的核不规则和染色质细颗粒状，这是令人担忧的 PTC 核特征

核沟很少，没有核内假包涵体。随后的手术证实是 NIFTP（常规涂片，巴氏染色，400×）

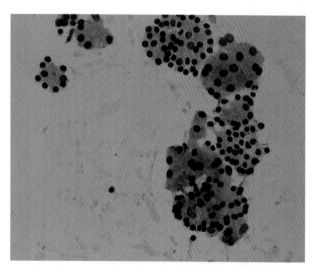

▲ 图 23-6　涂片背景干净，可见两种类型的滤泡细胞，核大的嗜酸性滤泡细胞和形成微滤泡结构的小的滤泡细胞

尽管微滤泡结构提示 FN/SFN，但在整个样本中占少数，因此 AUS/FLUS 可能更合适（常规涂片，巴氏染色，200×）

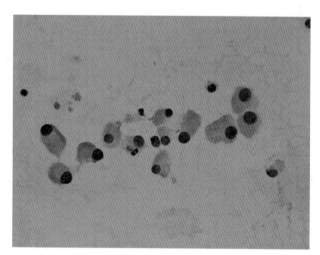

▲ 图 23-8　涂片中细胞稀疏，可见孤立的 Hürthle 细胞

细胞黏附性丧失是神经内分泌（C 细胞）癌的特征，但核特征倾向 Hürthle 细胞肿瘤。可选择诊断 AUS/FLUS，鉴别诊断包括髓样癌和 Hürthle 细胞型 FN（常规涂片，巴氏染色，400×）

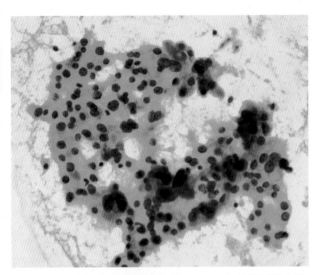

▲ 图 23-9　桥本甲状腺炎患者的 **Hürthle** 细胞型滤泡细胞群，表现为中等程度的核大小不等和深染

核轮廓不规则和少量的核沟是令人不放心的 PTC-N 核特征，因此 AUS/FLUS 是诊断的首选（常规涂片，巴氏染色，200×）

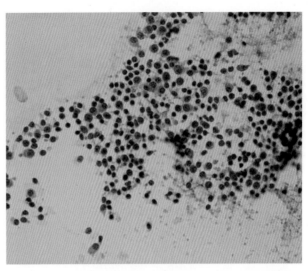

▲ 图 23-10　样本完全由淋巴细胞组成，未发现滤泡细胞团

这些淋巴细胞由小的成熟淋巴细胞、浆细胞和大的未成熟淋巴细胞组成。建议使用 FNA 样本进行淋巴细胞表面标记研究（常规涂片，巴氏染色，200×）

5. 提示非滤泡细胞谱系的非典型细胞

如果存在来源不明的或非滤泡细胞的非典型细胞，其中许多如转移癌、鳞状细胞癌、甲状腺内胸腺癌和未分化癌，即使组织学类型不确定，也可以明确诊断为恶性。以下情况可能需要进行 AUS/FLUS 诊断。

(1) 排除了恶性淋巴瘤的非典型淋巴样细胞：当存在不典型的淋巴样细胞浸润，但是其异型性不够诊断 SM 或恶性肿瘤时（图 23-10），为进一步明确诊断恶性淋巴瘤或良性炎性病变，推荐重复 FNA 后进行流式细胞检测（见第 37 章和第 38 章）。

(2) 神经内分泌（C 细胞）癌型的异型性：大多数的 C 细胞癌在细胞学制片中可以被识别（见第 39 章和第 40 章），这些样本通常伴随着临床 C 细胞癌的诊断和（或）多发性内分泌肿瘤 2 型综合征。然而，有些病例并没有这个重要的临床信息。文中展示了这样一个患者，AUS/FLUS 可能是合适的诊断，因为不能排除非常罕见的组织学类型不确定的肿瘤和转移性神经内分泌癌的可能（图 23-11）。

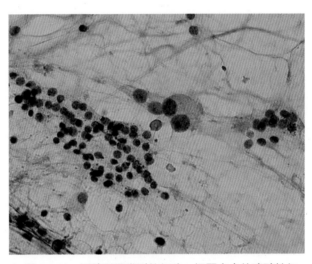

▲ 图 23-11　两种不同类型的细胞：视野中央的嗜酸性细胞非典型细胞和左侧视野中的良性滤泡细胞

这些嗜酸性细胞的宽胞质中见嗜蓝色颗粒，核大而圆，染色质细颗粒状，提示 C 细胞癌。患者的结节小于 1cm，仅能见到少数有代表性的肿瘤细胞。涂片中未见淀粉样物质或钙化。这个病例因为这些极少量的非典型细胞和没有提示 C 细胞癌的临床信息，最后选择诊断 AUS/FLUS（常规涂片，巴氏染色，1000×）

6. 差质量标本中的非典型细胞

(1) 血性样本：过多的血液在涂片背景下使细胞学评估困难。血液和血凝块太多导致了滤泡细胞排列变形，使它们看起来像核拥挤、重叠（图 23-12）。

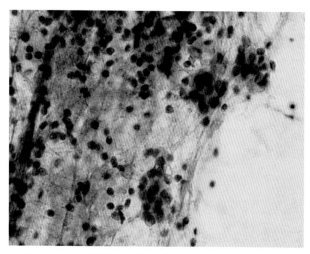

▲ 图 23-12　过多的血液和血凝块的伪影导致细胞学评估变得困难

来自桥本甲状腺炎患者的涂片，在淋巴细胞丰富的背景下可见 3 个滤泡细胞团形成微滤泡结构。中度核不规则和重叠让人怀疑是滤泡性肿瘤或 PTC 型恶性肿瘤。最终诊断 AUS/FLUS 并要求重复 FNA 检查（常规涂片，巴氏染色，400×）

（2）风干的人工假象：巴氏染色适用于湿酒精固定涂片。当样品制备不理想时，无法进行细节的评估（图 23-13A）。在这种情况下，重复检查是最好的方法。当通过重复 FNA 获得质量较好的标本时可以做出肯定的诊断（图 23-13B）。

五、AUS/FLUS 结节的临床治疗

对 AUS/FLUS 结节患者的临床治疗是基于对细胞学、分子、临床和影像学表现及患者意愿的全面评估。ATA 管理指南建议对初次诊断为 AUS/FLUS 的患者进行保守的临床治疗，包括重复的 FNA 或分子检测[14]。当在受损标本中发现令人担忧的细胞学特征时，考虑到标本的局限性通常诊断为 AUS/FLUS。在这种情况下，重

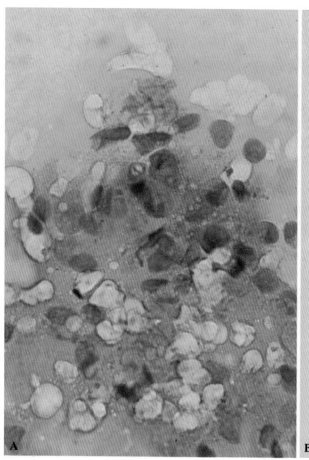
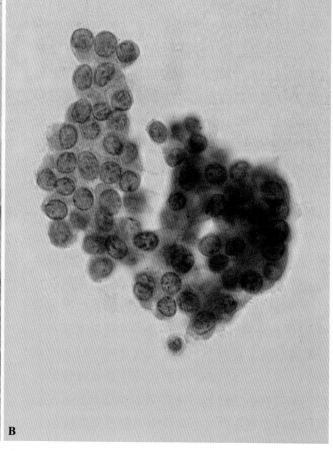

▲ 图 23-13　A. 风干假象导致样本不佳，在该样本中很难对核变化进行详细评估。因为存在非典型细胞，即使核细节无法评估，也要选择诊断 AUS/FLUS，而不是无法诊断。需要重复 FNA 检查。B. 重复 FNA 检查提供了更好的细胞学涂片，并选择诊断为明确的 PTC 型恶性肿瘤（常规涂片，巴氏染色，400×）

复 FNA 是解决问题的最佳方法，当获得质量更好的标本时，可能会得到更肯定的诊断。这在临床实际中特别重要，因为分子检测不包括在健康保险范围内，而且对患者来说负担不起。在没有分子测试的情况下，亚洲国家报道了 AUS/FLUS 结节的低切除率和高 ROM [3, 4]。只有 10%～30% 的病例在重复 FNA 后得到第二次 AUS/FLUS 诊断 [15-20]。另一种方法是对 AUS/FLUS 的样本进行分子检测，以获得更明确的诊断 [14]。有关分子检测请参阅其他章节（见第 59 章、第 60 章、第 61 章和第 62 章）。

第 24 章　NIFTP 在亚洲的实践：病理学家的观点

NIFTP in Asian Practice: A Pathologist's Perspective

Andrey Bychkov　Chan Kwon Jung　Zhiyan Liu　Kennichi Kakudo　**著**

魏　刚 **译**　　宋牧野 **校**

摘　要

◆ 具有乳头状核特征的非浸润性滤泡性甲状腺肿瘤是由病理学家引入并推广的。最近的亚洲研究为现有文献增加了新知识，以帮助更好地了解 NIFTP。我们的原始数据和 Meta 分析的结果表明，NIFTP 的初始比例被高估了，平均占全世界所有甲状腺乳头状癌的 8.0%（95%CI 5.4%～11.1%）。在亚洲人口中，NIFTP 的发病率（1.2%，95%CI 0.8%～1.8%；9 个研究）显著低于非亚洲人的比例（13.3%，95%CI 9.0%～18.3%；18 个研究）。这种差异可能归因于对组织学诊断阈值的各种理解、甲状腺乳头状癌的不同性质及甲状腺结节的治疗方法不同。由日本机构推动的对不确定结节和 NIFTP 的主动监测（主要体现在不确定细胞学类别中）建立了一种新范例，从而减少这些患者过度治疗。NIFTP 在亚洲人中的患病率较低，表明对细胞病理学恶性风险的影响较小，正如我们最初在甲状腺结节的多机构队列研究中所证实的那样，并且可以预测其对商业分子检测性能的影响较小。多项韩国研究解决了 NIFTP 中的 BRAF 突变问题，这促使对 NIFTP 的诊断标准进行了改进。我们对亚洲病理学家的调查发现，NIFTP 一词在本地实践中并未得到普遍采用。内分泌病理学家在通过提供教育活动以促进新实体的发展中起着关键作用。

一、概述

病理学家发起并引入推广具有乳头状核特征的非浸润性滤泡性甲状腺肿瘤来代替非侵袭性包裹性滤泡型甲状腺乳头状癌[1]。目前，采用新术语的 2 年后，NIFTP 仍然是该领域的主题，甲状腺病理学家和细胞病理学家撰写的许多出版物也对此有所回应。但是，这种重新分类的影响超出了病理学领域。先前的研究表明，NIFTP 的引入对患者和临床医生具有重要意义。实际上，NIFTP 的主要目的是减少惰性甲状腺癌（即非侵袭性的 EFVPTC）的过度诊断和过度治疗[1]。管理策略和指南已进行调整，以便采用新术语[2, 3]。因此，

NIFTP 患者不再得到积极治疗，也不再被视为癌症患者。最后，由于现在治疗的积极性和价格降低，医疗系统有望节省大量成本[1]。

NIFTP 在内分泌病理学中被誉为"实践改变者"[4]。病理学的一系列调整涉及外科病理学、细胞病理学和分子病理学。严格遵守诊断标准对手术标本进行彻底取样和评估是确诊 NIFTP 的必要条件[1]。术前甲状腺细针穿刺细胞学检查在诊断 NIFTP 方面作用有限。因此，最近提出了改进细胞学标准以将 NIFTP 纳入低风险诊断分类的建议[5]。将 NIFTP 标记为非癌症不可避免地影响了细胞学报告系统的主要输出，即恶性肿瘤风险。报告系统中的 ROM 是决策的关键标准，如用于报告甲

状腺细胞病理学的 Bethesda 系统。低 ROM 表示可采取保守的方法，而高 ROM 提示根治性手术。每种细胞学诊断类别的 ROM 最初将非侵袭性 EFV-PTC 视为癌症 [6]。但是，采用"NIFTP"这一术语应该可以改变恶性风险并改变与 Bethesda 系统的每个诊断类别相关的管理算法 [7]。此外，NIFTP 作为非恶性肿瘤的引入改变了甲状腺结节术前分诊中分子检测的性能。例如，对 NIFTP 的调整显著降低了基因表达分类器 Afirma 和突变融合组 ThyroSeq v2 对不确定的甲状腺结节的阳性预测值 [8-10]。

本文总结了亚洲甲状腺细胞学工作组主导的 NIFTP 项目的成果。该小组成立于 2016 年，是一项自愿性工作，旨在促进亚洲病理学家和细胞病理学家之间的交流，分享亚洲活动并进行多机构研究 [11, 12]。目前，这个不断扩大的亚洲甲状腺病理学家网络包括来自中国、印度、日本、韩国和几个东盟国家的代表。

二、NIFTP 的发病率

与 NIFTP 重新分类有关的所有变化的程度显然取决于特定人群中 NIFTP 的发病率 [2, 13]。Nikiforov 等在原创性论文中评估非侵袭性 EFVPTC 重分类为 NIFTP 每年将影响全球超过 45000 名患者 [1]。这些预测是基于一家美国机构和三家意大利机构进行的 3400 多例 PTC 病例中 NIFTP 18.6% 的发病率得出的 [1]。来自美国，巴西和欧洲的独立回顾性队列研究进一步报道了相似的比例，范围为 15%～28% [13-16]。

亚洲是全球甲状腺癌流行的主要因素。GLOBOCAN 数据库估计，2012 年所有新发甲状腺癌病例中有 48% 在亚洲被诊断 [17]。与美国相比，亚洲人 NIFTP 的发病率尚未得到广泛报道。截至 2018 年 3 月，只有韩国几家、日本一家、中国一家和土耳其一家机构发布了其原始的单中心研究 [18-27]。

为了评估亚洲研究中 NIFTP 的发病率，我们回顾性地收集了来自代表六个亚洲国家的 9 个三级甲状腺癌中心的数据 [28]。简而言之，从机构外科病理学数据库中收集了所有原发性 PTC 患者的数据。所有诊断为 FV-PTC 的报道均经过回顾并重新归类为浸润性 FV-PTC，侵袭性 EFV-PTC 和 NIFTP（即非侵袭性 EFV-PTC）。在 26604 例 PTC 病例中仅发现 206 个 NIFTP（表 24-1）。因此，FV-PTC 的平均发病率（6.3%，范围为 2.2%～9.8%）远低于 Nikiforov 等进行的国际多中心队列研究的平均发病率（37.9%）[1]。NIFTP 占本研究所有 FV-PTC 的 19.3%，但是观察到这九家机构之间的差异很大（0～82%）。

接下来，在亚洲国家（n=11372）的甲状腺结节大队列中，我们进行了一项独立的研究，评估 NIFTP 对每个 Bethesda 诊断类别 ROM 的影响，其中 2044 个结节进行了手术随访 [29]。作为次要结果，在印度、日本、韩国、中国台湾和泰国证实了 NIFTP 的低发病率（表 24-1）。

我们进一步从可及出版物中收集了报告机构的 NIFTP 发病率的数据（表 24-1）。迄今为止，在美国、欧洲和亚洲已经进行了 27 项相关研究 [1, 13-16, 18, 19, 21, 23-41]。一项 Meta 分析评估了不同国家 PTC 或甲状腺恶性肿瘤中 NIFTP 的总体患病率（图 24-1）。我们发现，全球所有 PTC 的 NIFTP 平均发病率为 8.0%（95%CI 5.4%～11.1%）。亚洲研究表明 NIFTP 发病率（1.2%，95%CI 0.8%～1.8）低于非亚洲国家（13.3%，95%CI 9.0%～18.3；P < 0.001，卡方检验）。来自土耳其伊斯坦布尔的一项研究 [18] 被归类为非亚洲群体，因为土耳其在地理上不是的纯粹亚洲国家。此外，在 NIFTP 提出之后立即出版的西方出版物报道，NIFTP 的发病率（平均为 20.9%，95%CI 14.4～27.4）是 2017 年研究的 2 倍（平均为 10.4%，95%CI 5.5～15.3）。这一发现可以用 NIFTP 诊断标准的不断发展来解释。例如，现在建议对核评分进行更严格的规定，以避免对 NIFTP 的过度诊断 [19, 36]。

与数据收集相关的多个因素可能会影响 NIFTP 发病率，其中重要因素包括前瞻性和回顾性研究设计。为了诊断 NIFTP，必须在整个肿瘤包膜上进行足够的采样 [1]。但是，以前不认为它

表 24-1　各个机构报道的 PTC 患者中 NIFTP 发病率（按发表年份排序）

来源	国家及地区	城市 / 机构	数据库	设计	NIFTP	原始数据
Strickland 等，2015 [13]	美国	Boston, MA (MGH)	细胞学	Retro	28.0%	85/304
Nikiforov 等，2016 [1]	意大利	Bologna	外科病理学	Retro	13.6%	71/523[a]
	意大利	Turin	外科病理学	Retro	25.0%	102/409[a]
	意大利	Pisa	外科病理学	Retro	18.7%	411/2197[a]
	美国	New York, NY (MSKCC)	外科病理学	Retro	18.8%	57/303[a]
Thompson, 2016 [16]	美国	South California, 11 hospitals	外科病理学	Retro	25.0%	81/324
Rosario 等，2016 [15]	巴西	Belo Horizonte	外科病理学	Retro	15.0%	129/860[a]
Faquin 等，2016 [14]	美国 - 瑞士	Multicenter (4 institutions): Boston, MA (MGH); Philadelphia, PA; Baltimore, MD; Lausanne	细胞学		22.9%	173/756
Canberk 等，2016 [18]	土耳其	Istanbul	细胞学	Retro	27.6%	94/341
Godley 等，2016 [30]	美国	Boston, MA (BMC)	外科病理学	Rro	9.1%	8/88
Pusztaszeri 等，2017 [38]	瑞士	Geneva	外科病理学	Retro	13.8%	86/625
Lee 等，2017 [25]	韩国	Seoul (Konkuk University)	外科病理学	Retro	2.7%	21/769
Liu 等，2017 [26]	中国	Shandong	外科病理学	Retro	0.4%	20/5561
Saglietti 等，2017 [39]	瑞士	Lausanne	外科病理学	Retro	4.2%	9/216[b]
Song 等，2017 [27]	韩国	Seoul (Chung-Ang University)	外科病理学	Retro	1.8%	26/1444
Cho 等，2017 [19]	韩国	Seoul (Catholic University)	外科病理学	Retro	1.5%	95/6269
Layfield 等，2017 [34]	美国	Columbia, MO	细胞学	Retro	15.4%	16/104[a,b]
Golding 等，2017 [31]	美国	Gainesville, FL	外科病理学	Retro	6.3%	50/796[b]
Bychkov 等，2017 [28]	日本	Kobe	外科病理学	Retro	0.5%	50/9727
	日本	Fukuoka	外科病理学	Retro	3.1%	12/386
	韩国	Seoul (Catholic University)	外科病理学	Retro	1.5%	95/6269
	韩国	Seoul (Yonsei University)	外科病理学	Retro	0.2%	5/2111
	中国	Shandong	外科病理学	Retro	0.3%	16/5113
	中国	Wuxi	外科病理学	Retro	0.3%	6/2190
	中国台湾	Taipei	外科病理学	Retro	4.74%	18/380
	泰国	Bangkok	外科病理学	Retro	2.5%	4/163
	越南	Ho Chi Minh	外科病理学	Retro	0%	0/265
Singh 等，2017 [40]	美国	Sacramento, CA	外科病理学	Retro	12.1%	21/174
Parente 等，2017 [37]	加拿大	Toronto	外科病理学	Retro	2.1%	102/4790
Hirokawa 等，2017 [21]	日本	Kobe	外科病理学	Retro	0.5%	54/10076
Jaconi 等，2017 [32]	意大利	Monza	细胞学	Rro	27.5%	14/51
Zhou 等，2017 [41]	美国	Philadelphia, PA	外科病理学	Retro	4.8%	66/1368
	意大利	Rome	外科病理学	Retro	17.9%	69/386
	美国	Chicago, IL	外科病理学	Retro	2.8%	15/529
Kiernan 等，2017 [33]	美国	Nashville, TN	细胞学	Retro	5.3%	17/321[a]
Mainthia 等，2017 [36]	美国	Boston, MA (MGH)	外科病理学	Retro	14.5%	194/1335
Li 等，2017 [35]	美国	Ann Arbor, MI	细胞学	Retro	6.7%	17/252
Bychkov 等，2018 [29]	印度	New Delhi	细胞学	Retro	10.2%	15/147[a]
	日本	Fukuoka	细胞学	Retro	4.0%	9/223[b]
	韩国	Seoul (Catholic University)	细胞学	Retro	3.4%	6/178[b]
	韩国	Seoul (Yonsei University)	细胞学	Retro	2.4%	6/248[b]
	中国台湾	Taipei	细胞学	Retro	6.1%	11/180[b]
	泰国	Bangkok	细胞学	Retro	8.9%	12/135[b]
Kim 等，2018 [24]	韩国	Seoul (Seoul National University)	外科病理学	Retro	0.7%	45/6548
Kim 等，2018 [23]	韩国	Busan	外科病理学	Retro	0.1%	2/1411

Retro. 回顾性研究；Pro. 前瞻性研究
a. 估计值，原始数据未提供
b. 所有甲状腺恶性肿瘤中

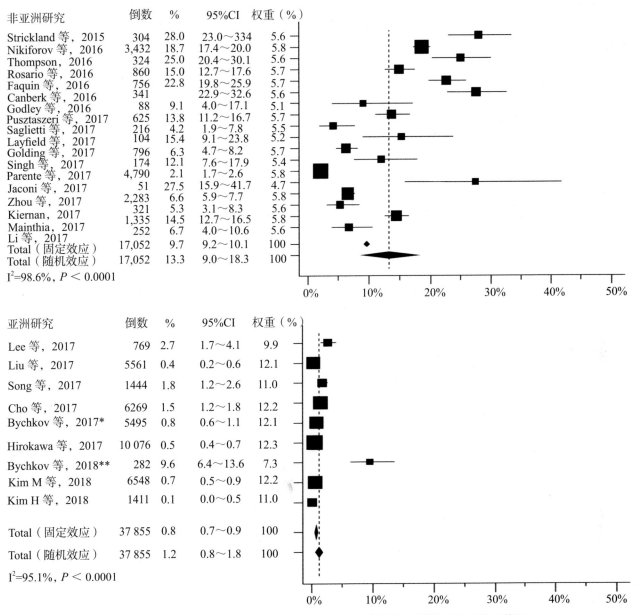

▲ 图 24-1　亚洲及非亚洲人群中 NIFTP 在 PTC 或甲状腺恶性肿瘤中占比森林图

方框表示每个研究估计点数，方框大小表示每个研究的权重，横线表示 95%CI，菱形表示估计平均值，菱形宽度表示总体均值的 95%CI。* 为避免重复，三个机构（Cho 等 2017[19]，Liu 等 2017[26]，和 Hirokawa 等 2017[21]）被排除在 Bychkov 等 2017 年的研究之外，因为他们的队列研究有进一步扩展并且发表于各自独立的单中心研究中。** 为避免重叠，仅展示了印度和泰国的数据

是标准方法。因此，从非侵袭性 EFV-PTC 回顾性重新分类为 NIFTP 的某些情况可能不符合 NIFTP 标准，这可能导致高估机构的 NIFTP 发病率。到目前为止，几乎所有出版物都是以回顾性方式完成的，考虑到 NIFTP 的引入是在 2016 年初完成的，这不足为奇。

与数据收集有关的另一个问题是搜索的主要

来源，可能是外科手术或 FNA 数据库。从机构 FNA 数据库收集的有关 NIFTP 患者的数据要求在同一医疗中心进行 FNA 细胞学检查和手术切除，这通常会导致转诊病例的流失。与准确追踪患者的综合卫生系统的数据库相比，类似的偏差可能源自单个机构的数据库。根据我们的经验，与从 FNA 数据库收集的数据相比，从外科手术数据库

收集的 NIFTP 患者数据产生的 NIFTP 发病率较低。然而，细胞学数据库的覆盖率低了 1.5～2 倍（如中国台湾的 4.7% 或 18/380 vs. 6.1% 或 11/180 ）[28, 29]。因此，通过外科病理数据库对 NIFTP 进行初步搜索可提供更准确的发病率，而通过 FNA 数据库进行初步搜索的研究报告的 NIFTP 发病率可能高估了该肿瘤的真实发病率，至少在我们的研究中是这样。

以下是影响 NIFTP 发病率的其他因素：在肿瘤总数中纳入或排除偶发微癌与根据所有甲状腺恶性肿瘤或仅 PTC 病例的数量计算 NIFTP 发病率。研究设计中的这些变化很重要，但并非至关紧要，这是因为 PTC 是甲状腺癌的主要类型，占所有甲状腺恶性肿瘤的 85%～90%[40]。如表 24-1 所示，研究设计存在巨大差异，这意味着需要在全球范围内统计 NIFTP 的准确发病率。但是，我们的初步评估表明，全球范围内 NIFTP 的初始发病率（占所有 PTC 的 18.8%）可能被高估了，而且亚洲人群中 NIFTP 的发病率远低于非亚洲人群。后一个事实也适用于整个 FV-PTC 组（图 24-2）。

西方和亚洲研究中不同的 NIFTP 发病率

西方和亚洲人群之间存在差异的原因是多方面的。滤泡状甲状腺病变的组织学解释可能存在

差异，这可能是主要原因之一。尽管建立了明确的诊断标准，但病理学专家对 PTC 细胞核和 FV-PTC 其他特征的评估仍有很大的分歧[43-45]。据报道，美日专家之间未达成一致。特别是，日本病理学家更倾向于良性诊断而不是恶性肿瘤[44]。最近的报道表明，韩国病理学家比西方同事识别 PTC 细胞核的阈值更高[46]。实际上，在最近 10～15 年，这一阈值在美国病理学家中持续下降，一方面导致 FV-PTC 的发病率增加，另一方面导致滤泡性腺瘤的减少[47]。

关于亚洲国家 NIFTP 发病率的研究（表 24-1）表明各机构间 NIFTP 发病率的差异显著（$P < 0.001$，卡方独立性检验）[28]。因此，这促使我们着眼于潜在的观察者间差异来评估 PTC 细胞核，这是 NIFTP 和 FV-PTC 的主要诊断特征。这项研究招募了 8 名来自亚洲国家的内分泌病理学家（Z.Liu，未公开数据）。这些病理学家被告知了诊断标准，但是没有进行全面的培训。按照 Nikiforov 等的建议，使用虚拟切片和核计分方法（总分 1～3 分）对总共 30 例 NIFTP 原始病例进行了回顾[1]。观察者之间就 NIFTP 的核定级评分一定程度上达成共识，尤其在染色质特征方面有较高的一致性。在评估细胞核的拉长、核重叠、细胞膜不规则及甲状腺乳头状癌核特征的分布时，

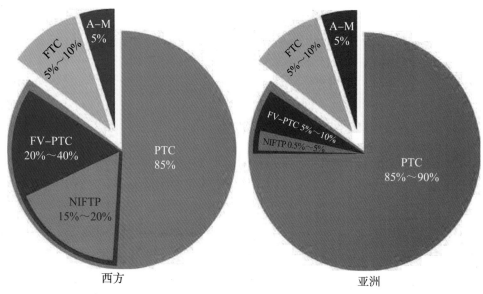

▲ 图 24-2　西方及亚洲实践中 FV-PTC 及 NIFTP 发病率

观察者之间的共识为中度。而针对核扩散的评价仍未广泛达成共识。这些发现表明，在评估 PTC 细胞核的微观特征时亚洲病理学家之间存在观察者间的差异。来自同一城市（韩国首尔）的两个中心的情况可以很好地说明这一点，显示出 EFV-PTC 和 NIFTP 的发病率不同（表 24-1），这与当地病理学家对组织学特征的理解不同有关。

如上所述，自 2016 年以来，NIFTP 患病率呈时间依赖性下降趋势，因此严格遵守诊断性纳入和排除标准对于避免高估 NIFTP 发病率很重要。韩国病理学家提倡"无乳头结构"以正确诊断 NIFTP [19]。在加拿大人群中采用相同的严格标准时，NIFTP 的发病率为 2.1% [36]，这一结果与亚洲的评估非常相似。这意味着，对于 NIFTP 发病率的关键评估，不仅需要对 PTC 细胞核特征进行统一解释，而且对 NIFTP 的其他组织学标准也必须进行统一解释。

在现代研究中很少被认识到的另一种组织学概念可能被误解为 NIFTP，即恶性潜能未定的高分化肿瘤。在引入 NIFTP 之前，WDT-UMP 及 FT-UMP 是甲状腺交界性肿瘤的诊断手段 [48]。但是，标题中使用混乱的术语使病理学家和临床医生无法采用这一概念。尽管如此，WDT-UMP 被纳入了世界卫生组织最新版的甲状腺肿瘤分类 [42]，尽管它很少见，但在亚洲机构的诊断中仍被采用 [49]。而大多数美国病理学家在日常研究中避免使用 WDT-UMP 和 FT-UMP。

我们推测，对 FV-PTC 的微观特征的不同理解，尤其是评估 PTC 细胞核的更高阈值可能是了解亚洲和西方研究之间不同发病率的线索。但是，可变的组织学理解不能解释 5～10 倍的差异。另一个主要原因是地理位置（如碘含量）和种族（遗传特征）背景可能会影响亚洲人 PTC 的独特突变谱和分子机制 [50-52]。在韩国和日本患者中，BRAF V600E 突变的患病率增加，使得经典 PTC 相比于 FV-PTC 更多见 [50]。

另一个重要的影响因素是在细胞学上不确定的甲状腺结节的治疗中采用了不同的方法，这些结节通常为 NIFTP [13, 14, 53, 54]。这些患者通常在西方国家需要手术，而在亚洲，不进行手术干预的积极监测则更受欢迎 [2, 55-57]。结果，非进展性 NIFTP 可能终生未被切除，从而减少了亚洲人群的发病率。另一方面，受监测的 NIFTP 可能进一步演变为侵袭性 EFV-PTC 或浸润性 FV-PTC。亚洲研究中所有 FV-PTC 中 NIFTP 的发病率（19%）均低于西方研究（61%）[9, 28]，从而印证了上述猜想。

总之，我们认为，多种因素的组合，包括不同的诊断阈值、PTC 的不同性质及不同的既定临床实践，可以解释亚洲研究中 NIFTP 发病率较低。

三、NIFTP 对手术病理学实践的影响

病理学家必须严格遵守 NIFTP 的组织学标准，以便准确诊断肿瘤（图 24-3）与排除其他滤泡样病变，其中某些是真正的癌症 [1]。关于应该从肿瘤中取出的切片数量的问题经常出现。NIFTP 的诊断标准要求对整个肿瘤包膜和包括邻近组织在内的肿瘤边缘进行详细的组织学检查，以排除肿瘤的包膜或血管浸润。尽管对肿瘤内部成分应取多少切片方面尚无共识，但作者认为应将肿瘤的所有成分都进行组织学检查，以确定是否存在浸润、真乳头、核分裂、砂粒体、实性 / 梁状 / 岛屿状生长模式和肿瘤性坏死。尽管它具有重大的作用，但整个组织采样可能造成外科病理实验室资源的巨大损失。

2017 年 8 月 23 日—2017 年 9 月 20 日，亚洲甲状腺细胞学工作组进行了一项调查，以查明意见、做法的变化及 NIFTP 对外科病理学的影响。我们从 6 个亚洲地区（中国大陆、印度、日本、韩国、中国台湾和泰国）招募了甲状腺病理学家，以通过电子邮件填写在线问卷。每个病理学家代表一个机构。我们总共收到了 69 份问卷答复，其中 59 份根据其实践提供了基准数据（表 24-2）。

问卷调查结果总结于图 24-4 中。中国台湾的结果被排除在外，因为只有 1 名受访者。关于

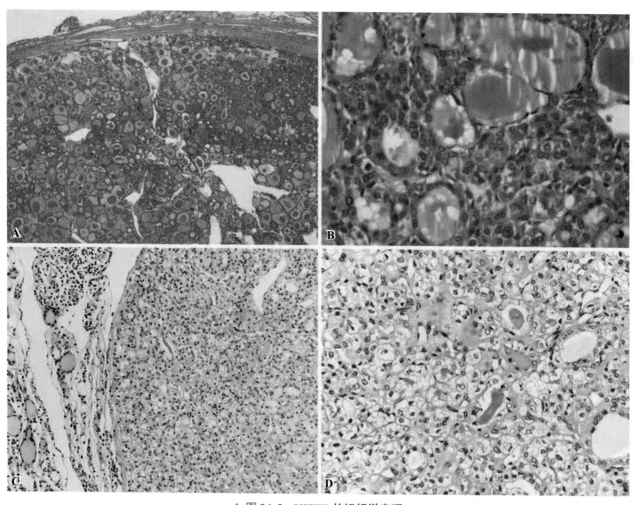

▲ 图 24-3　NIFTP 的组织学表现

A. 1 名 37 岁韩国女性的包裹性肿瘤镜下表现为大小不等的滤泡结构，未见乳头结构；B. 具有中度表达乳头样细胞核特征的肿瘤细胞排列而成的微小滤泡分散在由正常细胞排列成的大滤泡之间；C. 一个 25 岁中国患者的包裹性肿瘤；D. 具有清晰且不规则核膜的 PTC 样细胞核（HE 染色；A. 40×；B. 400×；C.×60；D.×250）

表 24–2　受访者提供的基线特征及 NIFTP 相关的学习项目

	合　计	日　本	中国大陆	韩　国	泰　国	印　度	中国台湾
参与者	59	20	11	13	8	6	1
从属关系							
学术	43	11	11	12	3	5	1
其他	16	9	0	1	5	1	0
每年由参与者签发的甲状腺手术病例的大约数量							
平均	455	242	956	580	265	165	800
中位数	250	67	600	315	255	130	800
你是否举办过一个关于 NIFTP 介绍和诊断标准的本地研讨会？							
	30/59	5/20	9/11	8/13	4/8	4/6	0/1
你是否对你们部门的 PTC 核评分进行内部审计？							
	14/59	3/20	5/11	4/13	2/8	0/6	0/1

"NIFTP" 一词的使用，来自 5 个国家的 31% 的受访者在其病理报告中单独使用了 NIFTP。但是，有 34% 的病理学家联合使用 NIFTP 和非侵袭性 EFV-PTC 来更好地解释该术语。其余 35% 的人仍然更喜欢使用术语 "非侵袭性 EFV-PTC" 来代替 NIFTP。我们还根据同一多学科团队对病理学家的看法，调查了临床医生对 NIFTP 的观点。在这 56 所医院中，13% 的医院采用了 NIFTP 的概念，43% 的医院由于某些不确定性而混合使用，而 45% 的医院在临床实践中尚未开始使用 NIFTP 的概念。有趣的是，来自中国和印度几家医院的病理学家和临床医生都对 NIFTP 一词不熟悉。

在实施 NIFTP 之后，有 26% 的受访者改变了包裹性甲状腺肿瘤的全部技术。在 58 位受访者中，52% 的人曾经在引入 NIFTP 之前对整个包膜取样，而 22% 的人回答是他们有一定的局限性，只能对部分包膜取样。仅 5% 的受访者在病理报告中常规提供 PTC 细胞核评分。在 40% 的受访者中，PTC 细胞核评分用于诊断目的，但在报告中很少被提及。应当指出，我们在亚洲国家中进行的调查结果适用于 "NIFTP 引入后 1.5 年" 的调查点。预计在采用新术语方面会取得更多进展，在未来几年中需要对其进行监测。

根据是否存在 PTC 核特征，可将具有可疑被膜或血管浸润的包裹性滤泡型甲状腺肿瘤进一步分为 WDT-UMP 和 FT-UMP。在 58 位受访者中，26% 根据侵袭程度分别使用 NIFTP 和 WDT-UMP，另有 26% 倾向于用 NIFTP 或 WDT-UMP/FT-UMP 区分所有交界性甲状腺肿瘤。但是，47% 的受访者避免使用这些术语，对于不具有完

Q1. 您在日常实践中是否采用 NIFTP 这一术语？

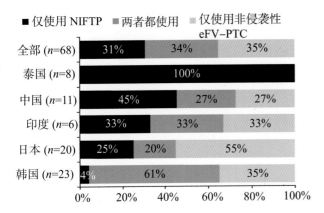

Q2. 您作为临床医生如何认识 NIFTP？

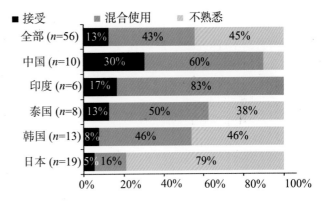

Q3. 在实施 NIFTP 后您是否改变了包裹性肿瘤的制片技术

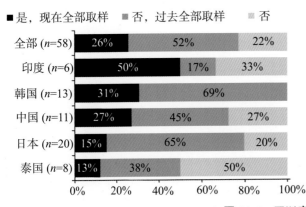

Q4. 您是否使用 NIFTP 工作组提出的 PTC 细胞核评分

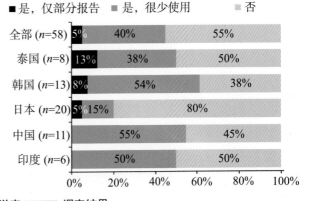

▲ 图 24-4　亚洲病理学家 NIFTP 调查结果

整 PTC 样核特征的病例仍使用良性（滤泡性腺瘤或非典型腺瘤），而对于具有完整 PTC 细胞核的病例则使用恶性（非侵袭性 EFV-PTC）。Nikiforov 等的原创论文不包括小于 1.0cm 的 NIFTP [1]。有关不足 1cm 的 NIFTP 的数据是有限的。在我们的调查中，90% 的受访者无论肿瘤大小如何均采用相同的 NIFTP 组织学标准，10% 的受访者觉得应将微小 NIFTP 诊断为乳头状微小癌滤泡型。

在根据受访者的回忆粗略估计亚洲 6 个国家中 NIFTP 的患病率时，1 年内所有甲状腺手术病例中 NIFTP 的预计平均发病率为 139（0.6%）。考虑到所有甲状腺外科手术标本中 PTC 的患病率至少为 20%～40%，因此 NIFTP 占所有 PTC 病例的 1%～3%，这与我们之前的发现相符（表 24-1）。NIFTP 的患病率存在很大的地理差异，从日本的 0.04% 到印度的 3.2% 不等。

尽管该调查仅针对少数亚洲国家进行，但显示了采用 NIFTP 的不同模式。来自中国、印度、韩国和泰国的大多数受访者提供了与引入 NIFTP 相关的教育计划，如本地研讨会（表 24-2）。结果是，这些国家的大多数病理学家在日常工作中都使用了 NIFTP 一词。另一方面，在接受调查的日本内分泌病理学家中，有 55% 的人没有使用 NIFTP 这一术语来诊断，但仍倾向于将这类肿瘤称为非侵袭性 EFV-PTC。因此，相当多的日本（79%）和韩国（46%）临床医生对 NIFTP 不熟悉。因此，病理学家是甲状腺多学科团队中的关键人物，负责通过提供教育计划来采用和推广 NIFTP 术语。

四、NIFTP 的分子图谱

分子研究表明，NIFTP，非侵袭性 EFV-PTC 和侵袭性 EFV-PTC 显示出相似的分子图谱，并指出了包裹性滤泡型肿瘤的常见进展途径 [1, 19, 58]。NIFTP 主要为 RAS 点突变和涉及 PPARG 和 THADA 融合基因，但缺少 BRAF V600E [1]。但是，韩国最近的研究报告了 BRAF V600E 阳性的 NIFTP。Cho 等

报道说，在 105 例非侵袭性 EFV-PTC 病例中，有 10 例（10%）检出了 BRAF V600E，这些病例根据滤泡生长模式伴有 ≤ 1% 的乳头而分类，但在不含乳头结构（严格的诊断标准）的肿瘤中未检出 BRAF V600E [19]。这些发现与韩国最近的另一项研究类似，后者在 74 例非侵袭性 EFV-PTC 病例中有 9 例（占 12%）检出了 BRAF V600E，但在无乳头结构定义下未发现 BRAF V600E [58]。Li 等在韩国的 NIFTP 患者中，BRAF V600E 的发病率最高（29%，6621）；但是，由于没有提供关于 NIFTP 的组织学解释和纳入 / 排除标准的明确细节，可能会高估了真实的突变率 [25]。在两项韩国研究中发现，BRAF 基因的非 V600E 突变为 4%（4495）和 3%（2274）[19, 58]。根据三项韩国研究的报道，NIFTP 中的 RAS 突变率分别为 47%（42289）、49%（36674）和 57%（12221）[19, 23, 58]。到目前为止，尚无关于亚洲 NIFTP 综合基因型的数据，包括 THADA 和 PPARG 的融合及 EIF1AX 和 TERT 启动子中的点突变。

NIFTP 最初被认为没有淋巴结转移与 BRAF V600E 突变。然而，韩国的研究报道了 NIFTP 中的区域淋巴结转移 [19, 23, 58]。在我们的调查问卷中，4 名韩国和 1 名印度受访者提到了伴有淋巴结转移的 NIFTP。3 名韩国和 1 名泰国受访者提到他们患有 BRAF V600E 阳性的 NIFTP。这些结果表明，当前对 NIFTP 进行组织学诊断的标准可能还不足以排除具有恶性行为的真实 PTC，因此需要进一步完善。Cho 等提示当从 NIFTP 中排除 BRAF V600E 阳性肿瘤时，不存在乳头状结构是一个重要的标准，而不是最初提出的 1% 的临界值 [19]。我们的调查结果重申，应修改 NIFTP 的诊断标准，使其对排除标准的要求更加严格。

由于 NIFTP 从定义上说是交界性肿瘤，任何具有癌症特异性突变（如 BRAF V600E、RETTPTC 重排和 TERT 启动子突变）的肿瘤均不被诊断为 NIFTP。如果怀疑常规 PTC 的微观形态，例如呈核状（核评分 3）、存在细小乳头或纤维化增加，则建议对 BRAF V600E 进行免疫组织化学染色或

分子检测，以区分真正的 PTC 和 NIFTP。当无法对突变蛋白进行免疫染色或进行分子检测时，根据严格的诊断标准应通过对整个肿瘤进行细致的组织病理学检查从而诊断 NIFTP。

五、NIFTP 的细胞病理学和术前诊断

我们的小组回顾性分析了来自 6 个机构的连续甲状腺 FNA 样本，这些机构代表了亚洲三个不同的地区，包括东部（日本、韩国、中国台湾）、南部（印度）和东南部（泰国）[29]。在 6 个机构中纳入的 11372 个甲状腺结节中，有 2044 个可以进行手术随访（表 24-1）。回顾了诊断为 EFV-PTC 的手术病理切片，并将结节重新分类为侵袭性 EFV-PTC 和 NIFTP。NIFTP 被诊断出 59 例，占所有切除的甲状腺结节的 2.9% 和恶性结节的 5.3%[29]。NIFTP 病例的术前细胞学诊断为非诊断性（10.2%）、良性（18.6%）、意义不明的非典型性病变 / 意义不明的滤泡性病变（AUS/FLUS，22.0%）、滤泡性肿瘤 / 可疑滤泡性肿瘤（FN/SFN，32.2%）、可疑恶性（11.9%）和恶性（5.1%）。因此，2/3 的 NIFTP 病例（66.1%）属于不确定的 FNA 类别（图 24-5）。

这一发现与先前的研究一致，该研究发现大多数 NIFTP 病例都集中在 AUS/FLUS，FN/SFN 类别中，并且可疑为恶性肿瘤[13, 14, 18, 38, 39, 53, 54]。最近有大量的 NIFTP 细胞学诊断为非诊断性（14%）、良性（15%～17%）和恶性（9%～13%）[13, 14, 18]。在我们的研究中，将 33.9% 的 NIFTP 病例归类为不确定类别，并占据了良性、恶性和非诊断性类别，这意味着该肿瘤可以被归类于任何 Bethesda 类别。

最近基于四个系列的 Meta 分析表明，将非侵袭性 EFV-PTC 重新分类为非恶性 NIFTP 会严重影响 ROM 的不确定诊断类别[33]。在我们的多机构队列研究中，对于 FN/SFN，可观察到 ROM 的最大相对减少（24.4%）[29]。其他诊断类别，包括

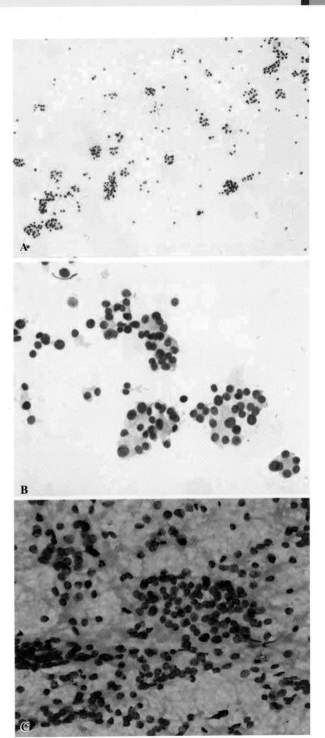

▲ 图 24-5　**NIFTP 的 FNA 细胞学**

A. 包含微滤泡结构的含大量细胞的抽吸样本；B. 滤泡细胞可见核增大、核重叠及局部核异型性。细胞核增大，核沟罕见（传统涂片；A 和 B. 巴氏染色；C.HE 染色；A.100×；B 和 C.400×）

AUS/FLUS 和可疑恶性肿瘤，均未显示相对 ROM 降低超过 20%。图 24-6 显示了我们与以前的研究之间的比较结果[13, 14, 18, 29, 33, 38, 59]。与西方研究

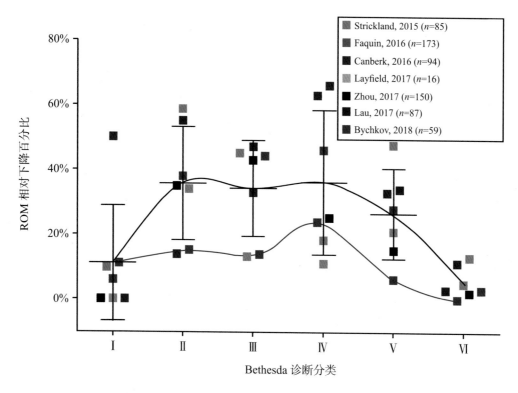

Strickland, 2015 (n=85)
Faquin, 2016 (n=173)
Canberk, 2016 (n=94)
Layfield, 2017 (n=16)
Zhou, 2017 (n=150)
Lau, 2017 (n=87)
Bychkov, 2018 (n=59)

▲ 图 24-6　NIFTP 对 Bethesda 诊断分类的 ROM 相对下降的影响

中位以及四分位分别用中央的水平线和垂直线表示，曲线表示亚洲研究和全部研究中位线的差异

系列相比，我们队列中每个 Bethesda 诊断类别的 NIFTP 的 ROM 绝对和相对减少的影响均较低，这直接归因于 NIFTP 的发病率较低。

NIFTP 的病理诊断需要对包膜进行评估，因此只能在手术样本上进行。然而，一些作者报道可建议在甲状腺 FNA 上建议进行 NIFTP 的术前诊断[31, 53, 54, 60]。在我们的系列文章（59 例 NIFTP 与 48 例侵袭性 EFV-PTC）中，NIFTP 在 Bethesda 分类量表上表现出向良性的左移，而侵袭性 EFV-PTC 表现出向恶性类别的右移[29]。这符合滤泡状甲状腺肿瘤逐步发展的概念[1, 4]。然而，没有确定的独特细胞学特征。一个韩国的研究小组提出，最好使用粗针穿刺活检而不是 FNA 对 NIFTP 进行分类[20]。这可能不是单个标记物或技术，而是分子检测与超声检查和细胞学检查结果的组合，可能为建立用于 NIFTP 和真正的甲状腺恶性肿瘤术前分化的诊断算法提供了最佳机会[20, 22, 60]。

六、在亚洲实践中处理 NIFTP

NIFTP 一词意味着该肿瘤不是恶性肿瘤而是交界性肿瘤。当对接受甲状腺叶切除术的患者的组织学诊断为 NIFTP 时，不需要进一步的治疗，如额外的手术和放射性碘消融术[1, 2]。患者将受益于减少潜在过度治疗的危害，减轻癌症诊断的心理负担，减少进一步治疗可能引起的并发症，以及降低医疗费用。尽管如此，大多数当局仍将 NIFTP 视为外科疾病，需要切除以达到诊断目的并防止其发展为侵袭性表型[1, 2]。

日本机构开发了一种交界性甲状腺肿瘤的替代方法，包括 NIFTP[55]。它通常适用于术前诊断为 FN/SFN 的甲状腺结节，其主要表现为 NIFTP。根据日本甲状腺协会的临床指南，当 FN/SFN 结节的患者有良性临床结果时，不建议对其进行诊断性手术，而是应该对 FN/SFN 结节的患者进行积极监测，直到出现可疑的发现为止 [55-57, 61]（见第 10 章、第 43 章和第 44 章）。结果，与西方医学实践相比，这种针对细胞学 FN/SFN 结节患者的保守临床治疗在该细胞学类别中确定了较低的切除率。此外，据一些亚洲研究报道，这使得有可疑临床和影像学表现的 FN/SFN 结节中，接受手术治疗的患者 ROM 更高。因此，在经过超声和 FNA 细胞学检查的严格风险分层后进行手术的患者中，体积较大，晚期和侵袭性组织类型癌的比例增加；另一方面，小型早期癌症，低危癌症和交界性肿瘤的比例降低了 [57]。此外，高 ROM 是所有切除结节的常见特征（50%～80%）[57]。主动监视的开创性临床策略成功地减少了交界性甲状腺肿瘤（NIFTP、WDT-UMP 和 FT-UMP）患者的侵入性诊断手术。

七、结论

最近的亚洲研究为进一步了解 NIFTP 提供了更多的知识。我们的原始数据和 Meta 分析的结果表明，全球范围内 NIFTP 的最初发病率（占所有 PTC 的 18.8%）可能被高估了，亚洲人群中 NIFTP 和 FV-PTC 的发病率远低于非亚洲人群。这种差异是由于对组织学诊断阈值的各种理解、PTC 的不同性质及甲状腺结节的治疗方法不同而引起的。由日本机构倡导的对不确定结节和 NIFTP 进行主动监测的概念（主要代表不确定的细胞学类别）建立了新的范例，以减少对这些患者的过度治疗。在亚洲人群中，NIFTP 的患病率较低表明细胞病理学对 ROM 的影响较小，并且可以预测对商业分子检测性能的影响较小。多项韩国研究解决了 NIFTP 中 BRAF 突变的问题，这促使了当前对 NIFTP 诊断标准的完善。最后，我们的调查发现，NIFTP 一词在亚洲实践中并未得到广泛采用。必须通过提供教育计划进一步激励内分泌病理学家以促进新术语的应用。

致谢：我们要感谢 Deepali Jain 博士（印度新德里的全印度医学科学研究所）、Somboon Keelawat 博士（泰国曼谷楚拉隆功大学）和 Jen-Fan Hang 博士（中国台湾台北退伍军人总医院）在各自国家进行了 NIFTP 调查。我们要感谢亚洲甲状腺细胞学工作组的所有成员，他们参加了 NIFTP 项目和相关讨论。

第 25 章　NIFTP 在西方的实践
NIFTP in Western Practice

Esther Diana Rossi　Zubair Baloch　**著**

李金朋　**译**　　宋牧野　**校**

摘 要

◆ "滤泡型甲状腺乳头状癌"的诊断，尤其是其包裹性肿瘤的诊断，一直是内分泌病理学专家及临床医生争论的焦点。正如我们所知，FVPC 是一类异质性的癌，包括包裹性和浸润性 FVPC。它们在预后上并不相似，也不具有相同的分子结构。

◆ 在 2015 年波士顿 USCAP 会议上，内分泌病理学会工作组质疑，E-FVPC 是否应该继续被归类为"癌"，并且被当作癌来治疗。基于多机构的组织学回顾得到的序列和长期随访得到的证据，内分泌工作组建议将 E-FVPC 重新分类为"具有乳头状核特征的非浸润性滤泡性甲状腺肿瘤"。

◆ 本章重点阐述并总结了 E-FVPC 的发展和再归类，根据 NIFTP 在内分泌诊断病理中（尤其是在西方国家）的现状，重点介绍了新术语"NIFTP"的应用。结合辅助技术的发展，回顾了 NIFTP 的基本形态特征及其应用的新颖性。

缩略语

AUS	Atypia of undetermined significance	意义不明确的细胞非典型病变
BRAF 突变	v-Raf murine sarcoma viral oncogene homolog B mutation	鼠类肉瘤滤过性毒菌致癌同源体 B1
CNB	Core needle biopsy	空芯针穿刺活检
E-FVPC	Encapsulated follicular variant of papillary thyroid carcinoma	包裹性滤泡型甲状腺乳头状癌
FA	Follicular adenoma	滤泡腺瘤
FLUS	Follicular lesion of undetermined significance	意义不明确的滤泡性病变
FN	Follicular neoplasm	滤泡肿瘤
I-FVPC	Invasive follicular variant of papillary thyroid carcinoma	浸润性滤泡型甲状腺乳头状癌
NIFTP	Noninvasive follicular thyroid neoplasm with papillary-like nuclear features	具有乳头状核特征的非浸润性滤泡性甲状腺肿瘤

PAX8/PPARg	Paired box transcription factor 8/peroxisome proliferator–activated receptor gamma	配对盒转录因子 8/ 过氧化物酶体增殖物激活受体 γ
PTC	Papillary thyroid carcinoma	甲状腺乳头状癌
RAS mutation	rat sarcoma viral oncogene homolog mutation	大鼠肉瘤病毒癌基因同源突变
SM	Suspicious for malignancy	可疑恶性病变
THADA	Thyroid–associated adenoma	甲状腺相关腺瘤
USCAP	United States and Canadian Academy of Pathology	国际病理学会美国及加拿大分会
WDT–UMP	Well–differentiated tumor of uncertain malignant potential	甲状腺恶性潜能未定的高分化肿瘤

一、概述

由于甲状腺恶性病变的早期组织学定义，乳头状癌和滤泡癌的区分主要基于肿瘤的生长模式（也称为结构特征）[1-3]。然而，一些作者强调甲状腺乳头状癌的特征性核改变也存在于一些滤泡样病变中，这些病变被归类为滤泡癌[4-6]。因此，人们一致认为，无论生长模式如何，特征性核改变都是 PTC 及其亚型的标志性诊断特征。基于这些标准，PTC 的两个主要亚型（经典或传统型和滤泡型）在临床实践中通常被诊断[7-10]，前者表现出典型的乳头状结构，后者表现出显著或独特的滤泡生长模式。

FVPC 被进一步细分为两种类型：包裹性和浸润型[7-18]。在过去的 20 年里，一些长期随访研究和个人经验显示，这两种类型的 FVPC 有不同的预后行为。包裹性 FVPC 表现为良性，类似于滤泡腺瘤（FA），而浸润型 FVPC 具有临床侵袭性，类似于癌。可以很容易地预见到，包裹性 FVPC（E-FVPC）的惰性导致了同行之间的争议，也就是如何更好地管理这些惰性的 E-FVPC。事实上，在过去的 10 年中，一些临床病理研究已经证实，E-FVPC，尤其是非浸润型常被过度治疗[7-20]。为了证实这些发现，分子分析显示，这种 FVPC 的惰性变异包含一种特殊的遗传改变，这与浸润性肿瘤所的遗传改变不同[21-31]。

考虑到这些，一个多学科小组——由甲状腺病理学家、内分泌学家和内分泌外科医生组成的内分泌病理学会（EPS）工作组致力于解决 E-FVPC 和 I-FVPC 诊断的问题和争议。专家小组的审议是基于对大量 FVPC 患者的评估，这些患者进行了 10～26 年的长期随访，确诊为非浸润性的 E-FVPC，无复发和任何转移性病灶[31]。EPS 建议对非浸润性 E-FVPC 癌的诊断进行修订，将其重新命名为"具有乳头状核特征的非浸润性滤泡性甲状腺肿瘤"。这一定义是一套形态学特征组成的，在非浸润性（可认为是包膜型）滤泡型的肿瘤，含有 PTC 的核细胞学改变，即不规则核膜改变、细胞核毛玻璃外观和核增大[31]。可以预测的是，这一新诊断的重新分类将显著影响未来甲状腺肿瘤的分类和管理，可能将对甲状腺结节的细胞学诊断分类和手术随访有显著的后续影响。

二、NIFTP 的定义

现在，术语 NIFTP 已包含在 WHO 甲状腺肿瘤的分类（2017 版）中（见第 4 章、第 24 章、第 25 章、第 26 章），它被定义为具有 PTC 细胞核特征的非浸润性滤泡生长模式的甲状腺滤泡性肿瘤，具有极低度恶性潜能（见第 4 章）[32]。

（一）诊断标准

NIFTP 是一种外科疾病，且只能在组织病理学样本上做出这种诊断。Nikiforov 等在其关于 NIFTP 的开创性论文中明确强调，该诊断是基于严格的纳入和排除标准，如表 25-1、图 25-1 至图 25-3 所示。

术语"具有乳头状核特征的非浸润性滤泡性甲状腺肿瘤"的定义很清楚，并概述了该诊断的基本要素。

病变的组织学特征即独特的滤泡生长模式以及无任何浸润性特征对 NIFTP 的诊断至关重要。在这方面，纳入标准中最重要的是对包膜进行完整的评估及仔细检查排除任何乳头状结构。

PTC 的特征性核改变存在是区分 NIFTP 和 FA 的一个重要特征。Nikiforov 等提出了。这经评议小组一致认定的六个特征性核改变。这些特

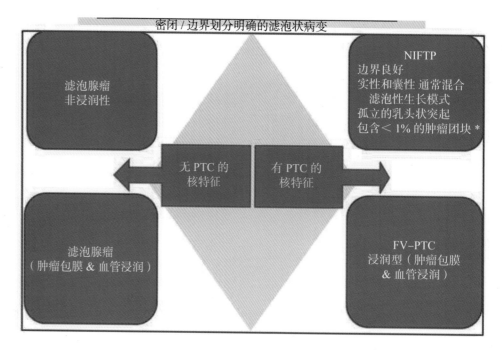

▲ 图 25-1　目前甲状腺包膜型滤泡状病变的诊断标准

NIFTP. 具有乳头状核特征的非浸润性滤泡性甲状腺肿瘤；*. 根据目前文献，NIFTP 的诊断可以没有乳头状突起

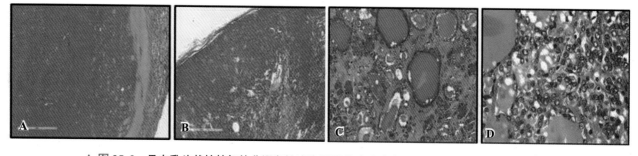

▲ 图 25-2　具有乳头状核特征的非浸润性滤泡性甲状腺肿瘤诊断"纳入标准"的形态学说明

肿瘤包膜边界清晰（A）或非密闭但边界良好（B）需要肿瘤外围的完整或全部的标本。非浸润型（A 和 B）：肿瘤包膜完全未浸润，周边甲状腺和（或）血管浸润。C. 滤泡性生长模式：通常混合巨型和微型滤泡性生长模式或明显跟另一个不一样。D. 甲状腺乳头状癌的核特征：广泛分布在肿瘤中。多灶性或零星分布，主要在微型滤泡状区域。微型滤泡内胶体致密，巨型滤泡内胶体水状 / 稀薄（C 和 D）

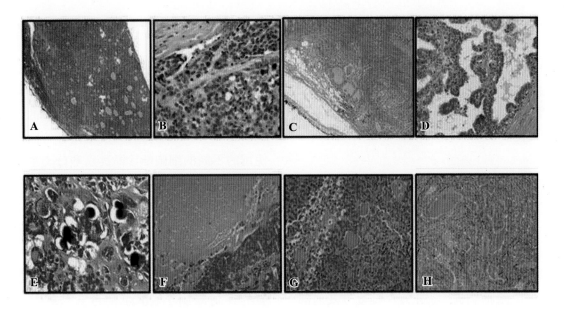

▲ 图 25-3 具有乳头状核特征的非浸润性滤泡性甲状腺肿瘤诊断 "排除标准" 的形态学说明

A. 肿瘤包膜浸润；B. 血管侵犯；C. 甲状腺外浸润；D. 乳头状生长（最初允许 1%，但是目前在诊断 NIFTP 的研究中推荐乳头状突起为 0）；E. 砂粒体；F. 肿瘤坏死；G. 实性生长模式；H. 侵袭性甲状腺乳头状癌（PTC）形态，如高细胞变异

表 25-1 形态学纳入标准（NIFTP 的诊断）

	纳入标准	排除标准
病变部位的包膜	密闭和（或）边界划分明确	浸润性边界
生长模式	滤泡性（包括微滤泡性、正常滤泡性和巨滤泡性结构）	大于 1% 的乳头状突起 大于 30% 实质性生长 高细胞成分 鞋钉样成分 柱状细胞成分
核特征	乳头状核特征 [a]	其他变异的细胞形态学特征
胶质	深染胶质	/
砂粒体	无	有
坏死和有丝分裂象	无	有

a. 核特征 3 分制的评分方案［见二（一）部分］

征被分为三类，包括：①大小和形状（核增大/重叠/拥挤）；②核膜不规则（不规则轮廓）、核沟、核内假包涵体；③染色质特征（染色质透明伴边集/毛玻璃核）。这得出了一个 3 分制的评分方案，其中每一类核特征的评分为 0 或 1，产生

了 0~3 的评分范围。该评分方案显示出较高的敏感性（98.6%）、特异性（90.1%）和诊断准确性（94.3%）。

PTC 的特征性核改变可以是局灶性的，也可以是弥漫性的，在病灶的不同区域有不同的分级。然而，核内假包涵体在 FVPC，尤其是 NIFTP 中较为少见，且细胞形态上多呈圆形而非椭圆形。

(1) 专家组强调，不应有乳头状结构（除非乳头状结构少于 1%）。

(2) 允许实性生长，但不应超过 30% 的病灶。然而，需要注意的是，实性形态的存在应引起工作人员进一步关注相关坏死和有丝分裂象，以排除向低分化癌的转变。

有趣的是，Cho 等最近的一项研究表明，即使 1% 的乳头状突起也可能与淋巴结转移有关[33]。因此，在 NIFTP 工作组最近的一次审查中，建议不应将乳头状突起作为 NIFTP[34] 的诊断标准之一。额外的排除标准包括存在砂粒体、生长模式如高细胞、柱状细胞和鞋钉型及任何淋巴管侵犯和（或）淋巴结转移。

新采用的术语"肿瘤"而不是"癌"清楚地指出了这一术语的新特点。这些 NIFTP 表现为肿瘤，应根据明确的形态学特征与增生性和（或）腺瘤性结节进行鉴别。此外，最近的研究表明 NIFTP 可使 RAS 基因发生体细胞突变，尤其是 NRAS 基因突变与甲状腺的良性和恶性滤泡样病变相似 [35-37]。

（二）预后意义

如上所述，NIFTP 这一术语的推荐是基于 Nikiforov 等在其第一个定义中所述的惰性的临床行为。因此，大部分 NIFTP 是低风险的肿瘤，保守的手术切除足以处理。事实上，经病理专家共识确定为 NIFTP 的病例均未出现肿瘤复发及局部或远处转移 [31]。在中位随访 13 年后，大多数非浸润性 FVPC 患者依然存活，没有任何疾病和（或）转移的证据（尽管具体随访标准尚未完全报道）。同时作者强调，在英语文献中，只有 0.6% 的非浸润性 FVPC 有复发。尽管如此，Thompson 对 77 例 NIFTP 患者的文献进行了回顾，在中位随访 11.8 年 [38] 后，未发现任何复发和（或）转移。

因此，要正确诊断 NIFTP，关键是要完整评估肿瘤与周围组织的界线（包裹性肿瘤的包膜情况）。事实上，有少数报道已有复发和转移的病例，回顾性研究发现符合 NIFTP 的诊断标准；然而，病例尚未对包膜进行完整的镜下评估 [39, 40]。Baloch 等报道了一例具有骨转移的包裹性非侵袭性 FVPC 的独特病例；然而，尚未对肿瘤包膜进行完整的评价 [41]。此外，Vivero 等发现包膜不完整的非侵袭性 FVPC 的复发病例 [42]。最近，Valderrabano 等报道了小部分 NIFTP 的淋巴结和远处扩散转移，但是他们没有提到病变包膜取样分析 [39] 的充分程度。

基于对多项非随机研究的总结，美国甲状腺协会和美国临床内分泌医生协会认为包裹性 FVPC 是一种低风险肿瘤，NIFTP 是一个可以采用的合理术语。此外，ATA 和 AACE 建议可以考虑行甲状腺叶切除术，而不需要行残余消融 [40, 43]。

三、NIFTP 对甲状腺结节细胞学分类的意义

可以理解的是，手术病理诊断"NIFTP"将影响基于细针穿刺细胞学对甲状腺结节的诊断、分类和管理 [44-46]。它将大大改变世界各国病理学家使用的不同的细胞学诊断类别和分类系统的恶性肿瘤风险 [47-51]。此外，NIFTP 的细胞学诊断将采用可重复的细胞学标准，由多机构进行评估和验证（即使一些作者回避了一个事实，即 NIFTP 的诊断可以在 FNA 标本中进行）。

基于细胞学诊断的结论，我们有理由认为包膜的评估限制了 NIFTP 的诊断。事实上，正如 LiVolsi 等报道的，在目前可用的诊断模式和辅助技术 [52] 下，NIFTP 的术前诊断是不可能的。

一些回顾性的系列报道称，大多数 NIFTP 属于 Bethesda 甲状腺细胞病理学报告系统的不确定类别的"灰色地带"，包括"AUS""意义不明确的滤泡性病变""滤泡肿瘤"或可疑恶性病变 [44-51]。多项研究表明，大多数 NIFTP 常被诊断为非典型性 / 滤泡性病变（31.2%）、滤泡肿瘤 / 可疑滤泡肿瘤（26.6%）和可疑恶性肿瘤（24.3%）[14, 35-38]。如果将 NIFTP 排除在恶性肿瘤随访之外，那么对于不确定的 TBSRTC 类别，ROM 会显著降低，这并不奇怪。据报道，NIFTP 重新分类的最大影响将导致 AUS/FLUS 的 ROM 下降 13.6%~23.5% [20]。

研究者致力于使在 FNA 标本中重现 NIFTP 的细胞学特征成为可能 [53-56]。Maletta 等将 Nikiforov 提出的核评分应用于细胞学样本 [53]。结果发现，三个特征中包括核染色质透明化和不规则核膜都可以在 FNA 载玻片上得以识别。因此，NIFTP 病例的核评分与 FA 有显著性差异，但与 I-FVPC 比较无差异。Bizzaro 等研究表明 NIFTP 和 I-FVPC 均有微滤泡生长模式，但 NIFTP 核更小，不规则的更少 [54]。根据文献，这些形态学特征可以在不同的细胞学和空芯针穿刺活检 [51] 上进行分析。

四、NIFTP 诊断的全球影响，西方经验 vs. 东方经验

根据国际病理学和内分泌会议的出版物和会议记录，NIFTP 的新诊断模式已经产生了世界性的影响。回顾过去，我们可以清楚地注意到病理医生之间的 E-FVPC 诊断率的地区和国际差异[31-34, 57-59]。基于这些研究，E-FVPC 占所有 FVPC 的 1/2 到 2/3。Elsheikh 等报道 PTC 核特征的诊断阈值在病理学家之间存在差异，这导致了 E-FVPC 的诊断在不同观察者间的重现性较低[19]。在美国，报道的 FVPC 发病率在过去 10 年中增加到所有 PTC 的 20%～30%。Nikiforov 等认为，E-FVPC 发病率占所有 PTC 的 18.6%。

尽管如此，从报道东方经验的出版物中获得的结果也报道了一些改变。亚洲人口的 NIFTP 发病率低于西方人口（见第 24 章）[57-60]。Jung 等建议使用严格的标准诊断 E-FVPC。在 2008—2011 年，在作者所在的机构中 NIFTP 的报道发病率占所有 PTC 的 0.3%，而在 2012—2014 年，NIFTP 的报道发病率略有上升，为 3.45%。然而，尽管如此，在韩国 NIFTP 的报道比例明显低于西方出版物的比例（3～6 倍）[57]。然而，NIFTP 的新诊断术语影响仍有待于进一步研究所谓的过度诊断和过度治疗的"问题"（这有待进一步研究）。值得注意的是，根据韩国文献，甚至在 NIFTP 引入之前，E-FVPC 的管理是行甲状腺叶切除术，没有额外的治疗（如 RAI）[57]。

一项来自中国主要教学医院的回顾性研究回顾了 5561 例甲状腺恶性肿瘤，包括 5412 例 PTC[58]。第一个值得关注的数据是 2007—2016 年 PTC 发病率的持续增加。Liu 等诊断了 132 例（2.43%）FVPC，其中 NIFTP 仅为 20 例（0.37%）。一些作者将这些数字归因于亚洲病理学家在评估 PTC 和 NIFTP 的核特征时使用了比西方病理学家更严格的标准[57, 58]。Liu 等在日本的一项研究也证实了同样的结果。作者使用"甲状腺恶性潜能未定的高分化肿瘤"这一术语来识别 30 例 E-FVPC。

他们的结果表明，这些 WDT-UMPs 中没有一个发生 BRAF V600E 突变，只有两个发生 RET/PTC1 重排。因此，WDT-UMP 患者平均随访 80 个月均未发现复发和（或）转移的证据，再次证实 WDT-UMP 的良好预后，以及其在形态学、免疫组织化学和分子分析上与 PTC 的区别。

值得注意的是，WHO 分类方案（2017 版）包括"不确定恶性潜能的肿瘤"一词，其定义为"无论是否存在乳头状癌类型的核特征，存在可疑的包膜或血管侵犯，且包膜的甲完整状腺肿瘤"[32]。

五、未来 NIFTP 的分子概述

FVPC 的分子结构与经典 PTC 不同的证据已经在文献[21-31, 61-63]中得到了很好的证明。在相当多的病例（约 45%）中，FVPC 存在 RAS 突变，这一证据似乎将 FVPC 与甲状腺的其他滤泡样病变、滤泡腺瘤和癌放在一起。Rivera 等和 Howitt 等证明，E-FVPC 的特点是缺乏 BRAF 突变，RAS 突变和（或）PAX8/PPARG 重排的发生率很高[15, 48]。Rivera 等发现 FVPC 中没有 BRAF 突变，而 36% 的包膜型 FVPC 中有 RAS 突变[15]。Eslinger 等观察到 50% 的 I-FVPC 存在 BRAF 突变的类似结果[64]。所有这些结果证实，基于分子分析的 35 项研究，NIFTP 可以与 PTC 和 I-FVPC 区分[61-65]。

这一研究突破及其证实源自癌症基因组图谱（TCGA）研究网络的一项研究，该研究证实了 FVPC（包膜型和浸润型）有一个特定的 RAS 样分子标记[21]。

如前所述，最近的研究证实，E-FVPC/NIFTP 与 RAS 突变的高频率有关。Nikiforov 等报道了一项 27 例 NIFTP 患者分子资料的队列研究，其中 RAS 突变（30%）和 PPARG 融合（22%）[31]的频率很高。其他分子事件（使用 ThyroSeq®V2 下一代测序平台）检测到包括 THADA（甲状腺腺瘤相关）融合（22%）、EIF1AX 融合（7%，与 RAS 突变共存）和 BRAF K601E 突变（4%）。此外，ATA 指南（2015 版）建议，对于细胞学不确定 [主要为

AUS/FLUS 和（或）FN/SFN] 的甲状腺结节，可采用包括多种分子分类器在内的分子检测[66]。

一些作者研究了一系列甲状腺结节细胞学样本的分子分析，以识别 NIFTP，特别是在不确定的类别[22, 35, 36, 54]。Wong 等发现，NIFTP 可以通过 Afirma® – 基因表达分类器检测到与可疑结果相关的最常见的癌症[35]。

六、病理学日常实践中 NIFTP 的实用方法

大多数病理学家和临床医生认为，NIFTP 的诊断范例将改变甲状腺肿瘤诊断（甲状腺细胞学和组织病理学）及其管理的日常实践。Krane 等最近在现有的 TBSRTC 框架下提出了一种临时方法和修改后的报告建议[67]。这些作者建议在甲状腺 FNA 报告中增加关于 NIFTP 可能性的评论，特别是对于不确定的类别。此外，这些作者还建议限制细胞学涂片的恶性诊断，除非具有明确的乳头状结构、砂粒体和核假包涵体。但同时也应该注意到，这种方法相反可能会显著增加不确定诊断的数量并限制恶性诊断。因此，在着手改变 FNA 标本中甲状腺乳头状癌的诊断标准之前，还需要更多的前瞻性循证研究。此外，NIFTP 的定义和组织学诊断需要严格依据上述标准，以确保正确的细胞学 – 外科病理学相关性[68]。

NIFTP 的最初描述和定义是基于大于 1.0cm 的病灶，即甲状腺微小乳头状癌显示滤泡生长模式被排除。Thompson 报道了 7 例甲状腺微小乳头状癌，可归类为 NIFTP，临床表现与大细胞癌相同。然而，大多数建议认为除非有更大的系列文献发表，否则这些肿瘤被诊断为甲状腺微小乳头状癌滤泡型。另一方面，最近的一些论文已经证明，大的 NIFTP（至少 4cm 或更大）确实存在，并表现出惰

性的临床行为[69]。在采用 NIFTP 之前，这些病变将分期为 pT3。根据 ATA 指南，他们的治疗方法是甲状腺全切术和可能的淋巴结清扫术，术后进行放射性碘治疗。Xu 等最近的一项研究分析了 74 个大于 4.0cm 的 NIFTP；其中 32% 的患者仅接受了甲状腺叶切除术，43% 的患者未接受术后 RAI 治疗[69]。所有患者随访至少 4 年后均无复发。这些结果强调了在大的甲状腺结节中正确地诊断 NIFTP（完整的包膜评估排除浸润）可以通过单独的手术治疗安全地处理。然而，这些结果需要进一步的大队列研究和延长中位随访时间来验证。

有研究讨论了同一腺体中是否存在多个 NIFTP。Thompson 报道说，在他的系列病例中，20% 的病例有多个 NIFTP[38]。如前所述，每个肿瘤都需要充分和完整的显微镜下包膜评估，以诊断为单独的 NIFTP。对这些多灶性病例的分子分析可以明确它们是否是独立的克隆增殖。到目前为止，还不清楚 NIFTP 的定义是否适用于具有肿瘤细胞特征的非浸润性 FVPC，需要进一步的研究来解决和调查这个有趣的诊断问题。

有趣的是，经过多年的讨论和争议，病理学家终于同意将非侵袭性 E–FVPC 标记为非癌性。这与我们的临床同事意见完全一致，他们是基于风险分类来管理甲状腺肿瘤，以避免过度治疗。尽管未来的大多数验证性研究将强调这一诊断的重要性，但也有一些研究将描述其相关的轶事病例，即被诊断为 NIFTP 与出现相关的转移[39, 41]。无论如何，重要的是要接受这样一个事实，即国际病理学发展的努力使非浸润性 FVPC 降至 NIFTP，从而减轻或消除被诊断为"癌症"的患者所感受到的心理和情绪压力[70]。此外，该诊断还将减少因恶性诊断相关健康费用的管理和随访而带来的财务负担[70]。

第26章　NIFTP 的术前细胞学诊断

Preoperative Cytologic Diagnosis of NIFTP

Howard H. Wu　著

刘　平　译　　殷德涛　校

摘　要

◆ 大多数具有乳头状核特征的非浸润性滤泡性甲状腺肿瘤的术前细胞学诊断在 Bethesda 甲状腺细胞病理组织学报告系统中属于不确定类别。NIFTP 在细针穿刺活检涂片中的特点为：低至中等细胞量，细胞排列以微滤泡为主，或者至少是细胞团片和微滤泡混合的局灶性滤泡生长模式。在 NIFTP 中，乳头状癌核特征往往比浸润性甲状腺乳头状癌更为轻微和局灶。NIFTP 和浸润性 PTC 均显示核透明。然而，与浸润性 PTC 相比，NIFTP 的细胞核偏小，偏圆，轻度拉长。NIFTP 的核也不如 PTC 那样拥挤，并且核沟纤细或局灶可见。NIFTP 通常无乳头、砂粒体和核内假包涵体。

2015 年，内分泌病理学会工作组提出了"乳头状核特征的非浸润性滤泡性甲状腺肿瘤"的概念。它是指以滤泡结构为主、细胞核具有乳头状癌核特征的非浸润性甲状腺肿瘤。这类肿瘤被归类为非浸润性包裹性滤泡型甲状腺乳头状癌或恶性潜能未定的高分化肿瘤。它是一种高度惰性的肿瘤，在先前发表的 300 多例随访病例中，其复发风险小于 1%。尽管该肿瘤显示了乳头状癌的核特征，但与其他类型的乳头状癌相比，其 RAS 突变率高，而不是 BRAF 突变。与 PTC 或滤泡癌相比，对于 NIFTP 患者建议采取更保守的治疗方法，如单纯的部分甲状腺切除术，不进行放射性碘治疗[1]。诊断 NIFTP 所需的四个主要组织学特征包括：①肿瘤包膜完整或与周围正常甲状腺组织界限清楚；②无包膜或脉管侵犯；③滤泡生长模式；④乳头状癌细胞核特征。但出现以下形态学特征，不能诊断为 NIFTP：> 1% 的真性乳头结构，浸润边界，砂粒体，肿瘤性坏死，高核分裂象活性（每

10 个高倍视野 ≥ 3 个核分裂象），> 30% 实性、梁状或岛屿状生长模式。滤泡生长模式通常由大小不等的滤泡（微滤泡、正常滤泡或大滤泡）组成。可见发育不良的乳头状结构或上皮折叠形成的乳头，但缺乏含纤维血管轴心的真性乳头。乳头状癌的细胞核特征可细分为三点：①细胞核的大小和形状（增大、重叠/拥挤、拉长）；②核膜不规则（核沟、核内假包涵体）；③染色质特点（透明）。这三点中至少出现两个核特征（2～3 分），才能满足 NIFTP 细胞核诊断标准。这种细胞核特征可能是局灶性的、斑片状的、弥漫性的或多灶性的（喷洒样分布）[1]。

在 NIFTP 的主要组织学特征中，局限与浸润无法在 FNA 标本中区分（见第 20 章），而生长模式和乳头状癌核特征则很容易用 FNA 细胞学来阐明（见第 21 章至第 25 章）。通过 FNA 直接涂片或液基细胞学检查，细胞变化至少包括一种局灶性滤泡生长模式，混合了细胞团片和微滤泡也可

以是以特征性的微滤泡为主。NIFTP 中核异型性比浸润性 PTC 更为轻微和局灶，NIFTP 和浸润性 PTC 均显示核透明。然而，与浸润性 PTC 相比，NIFTP 的细胞核偏小，偏圆，拉长较轻。NIFTP 的核也不如 PTC 的核那样拥挤，且核沟更纤细或局灶可见（图 26-1 和图 26-2）。

Bethesda 甲状腺细胞病理学报告系统广泛应用于甲状腺细胞病理学报告。该系统由多个分类组成，这些分类旨在对甲状腺病变的恶性风险进行分级，并且每个分类都有相应的临床处理指南[2]。如预期的那样，将非浸润性包裹性 FVTC 重新归类为 NIFTP 对 TBSRTC 各个分类的恶性率都有影响（见第 7 章）。在五个学术中心的多机构

研究中，对 6943 例甲状腺 FNA 病例进行了研究，确定这种重新分类对三种不确定类别的 TBSRTC 影响最大。意义不明确的细胞非典型病变或滤泡性病变（AUS/FLUS）的恶性风险从 13.6% 降低到 5.2%；滤泡性肿瘤或可疑滤泡性肿瘤（FN/SFN）的恶性风险从 15.1% 降至 9.9%；可疑恶性肿瘤的恶性风险也从 23.4% 降至 17.6%。尽管这三个不确定类别受重新分类的影响最大，但恶性类别也受到影响，恶性风险从 3.3% 降低到 2.5%[3]。我们分析了以前发表的 5 个大宗病例报道，发现大多数 NIFTP（87%）的细胞学诊断为不确定（AUS/FLUS、FN/SFN 或怀疑恶性），大多数 NIFTP（56%）的术前 FNA 诊断分为两类（AUS/FLUS 或 FN/

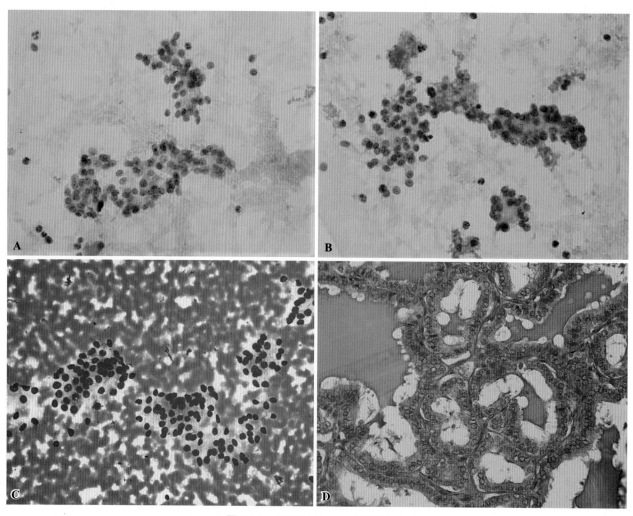

▲ 图 26-1　NIFTP 的 FNA 细胞学（一）

A 至 C. 涂片显示滤泡生长模式，核稍大，圆形至椭圆形，染色质细腻，罕见核沟，轻度核重叠；D. 符合 NIFTP 的组织学（A 和 B. 巴氏染色，400×；C. Diff-Quik 染色，400×；D. HE 染色，400×）

SFN）；同时，只有大约 5% 的病例术前 FNA 做出
了恶性诊断[4-8]（表 26-1）。有趣的是，在两项均
采用 ThinPrep 方法制备 FNA 样本的研究中，发现
诊断为"可疑恶性肿瘤"的病例比例更高（48.6%

和 35.1%）[5,6]。

据估计，NIFTP 占欧洲和北美所有甲状腺癌
的 10%～20%，这一统计数字在亚洲可能更低。在
美国的一些机构，对细胞学诊断为恶性或可疑恶

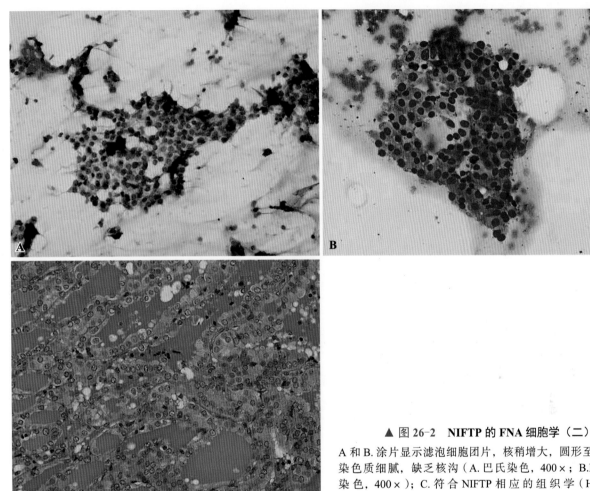

▲ 图 26-2　NIFTP 的 FNA 细胞学（二）
A 和 B. 涂片显示滤泡细胞团片，核稍增大，圆形至椭圆形，
染色质细腻，缺乏核沟（A. 巴氏染色，400×；B.Diff-Quik
染色，400×）；C. 符合 NIFTP 相应的组织学（HE 染色，
400×）

表 26-1　NIFTP 患者术前 FNA 诊断

	制片方法	染色方法	B	AUS/FLUS	FN/SFN	SM	M	ND
Ibrahim 和 Wu[4]n=23	涂片	DQ/ 巴氏	4（17%）	14（61%）	4（17%）	1（4%）	0	0
Howitt[5]n=72	Thin Prep	巴氏	9（12.5%）	13（18%）	7（9.7%）	35（48.6%）	5（6.9%）	3（4.2%）
Bizzarro[6]n=37	Thin Prep	巴氏	0	5（13.5%）	15（40.6%）	13（35.1%）	4（10.8%）	0
Maletta[7]n=96	涂片	HE/ 巴氏 / 吉姆萨	0	14（15%）	54（56%）	26（27%）	2（2%）	0
Brandler[8]n=56	涂片	DQ/ 超声巴氏	6（10.7%）	21（37.5%）	15（26.8%）	10（17.9%）	4（7.1%）	0
总例数 n=284			19（6.7%）	67（23.6%）	95（33.5%）	85（29.9%）	15（5.3%）	3（1.1%）

B. 良性病变；AUS/FLUS. 意义不明确的细胞非典型病变或滤泡性病变；FN/SFN. 滤泡性肿瘤或可疑滤泡性肿瘤；SM. 可疑恶性肿瘤；M. 恶
性肿瘤；ND. 无法诊断

性的患者进行甲状腺全切除术。回顾性分析发现，这可能导致 4%～56% 的术前细胞学诊断为恶性或可疑恶性的 NIFTP 患者过度治疗[3]（表 26-1）。

在这些发现之后，许多病理学家和内分泌学家提出了一个共同的问题："我们还能用 FNA 来诊断甲状腺乳头状癌吗？"我们的回答是："能。"在我们的研究所，我们使用 Diff-Quik 和巴氏染色的涂片来评估甲状腺细胞病理学，并且诊断 PTC 的标准非常严格。PTC 的细胞学诊断必须具备以下特征：①必须是含有弥漫的非典型细胞的细胞学标本；②非典型细胞必须含有椭圆形的、拉长的核，核增大的程度大于红细胞的 2 倍；③核膜通常不规则，并且必须有显著的核沟；④核染色质细腻；⑤必须存在核内假包涵体（图 26-3 和图 26-4）。我们研究所对 2531 例患者进行了 5 年回顾性调查，没有发现假阳性诊断。此外，细胞学诊断为可疑恶性肿瘤的病例在随后的手术切除中恶性风险为 93%。我们的 NIFTP 病例（23 例）术前 FNA 均未诊断为恶性，只有 1 例（4%）诊断为可疑恶性。NIFTP 最常见的细胞学诊断是 AUS/FLUS（14 例，61%），其次是 FN（4 例，17%）和良性（4 例，17%）。相反，浸润性 FV-PTC（27 例）最常见的细胞学诊断是可疑恶性肿瘤（12 例，44%），其次是 PTC（8 例，30%）[4]。与更常显示 PTC 特

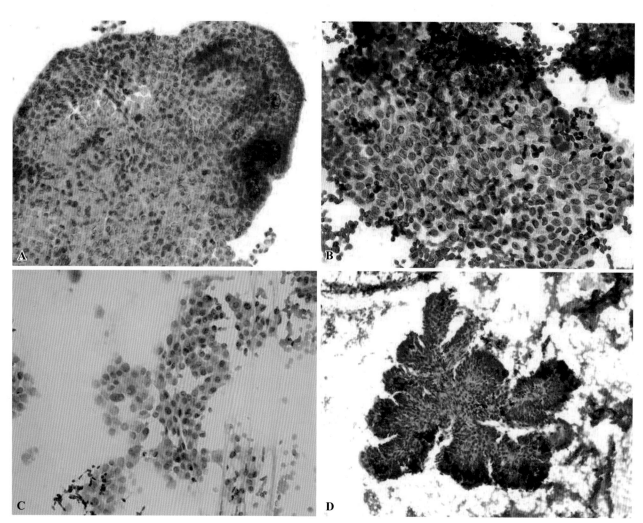

▲ 图 26-3　经典型甲状腺乳头状癌的 FNA 细胞学

A. 肿瘤细胞团片状排列，局灶见漩涡状结构，核增大、卵圆形，排列拥挤，常有核沟（巴氏染色，400×）；B. 肿瘤细胞团片，核沟明显（巴氏染色，400×）；C. 明显的核内假包涵体；D. 具有乳头状癌核特征的乳头状结构，是诊断甲状腺乳头状癌一个特异性的特征，而 NIFTP 中不存在这种结构（巴氏染色，400×）

征的浸润性 FV-PTC（图 26-4）相比，NIFTP 仅显示轻微的细胞核改变，并且细胞量较少。需要通过更彻底、仔细的检查，才能确定核的异常。核异常通常包括纤细的核沟和（或）轻微的核增大。通常不存在明确的核内假包涵体。与浸润性 FV-PTC 和经典 PTC 相比，NIFTP 的细胞核较圆、较规则（图 26-1 和图 26-2）。同样，Nishigami 等也观察到，与浸润性 PTC 相比，WDT-UMP（相当于 NIFTP）表现出较小的核异型性（体积偏小、更圆的核、纤细的核沟），通常没有明确的核内假包涵体[9]。Krane 等提出，除其他特征外，至少表现出以下一种特征才能明确诊断 PTC：乳头状结构、砂粒体或至少 3 个核内假包涵体[10]。

Renshaw 等也发现乳头状结构和漩涡状排列的存在对乳头状癌的细胞学诊断具有特异性。Ohori 等的研究结果表明，NIFTP 重新分类前后，细胞学诊断为恶性肿瘤的病例，其恶性风险维持不变（99.4% vs. 99.1%）。他们将此归因于他们对乳头状癌严格的细胞学诊断标准，特别是存在 ≥ 3 个核内假包涵体[11]。与经典的 PTC 相比，FV-PTC 和 NIFTP 中更常观察到微滤泡结构和稠厚的胶质[8, 12, 13]。Chandler 等发现，显著的微滤泡和假包涵体的缺乏是 NIFTP 的独立细胞学预测因子，有助于将 NIFTP 与浸润性病变区分开来[14]。Howitt 等比较了 28 例经典 PTC 和 11 例 NIFTP 的形态学特征，其中 11 例 NIFTP 的 FNA 标本经 ThinPrep

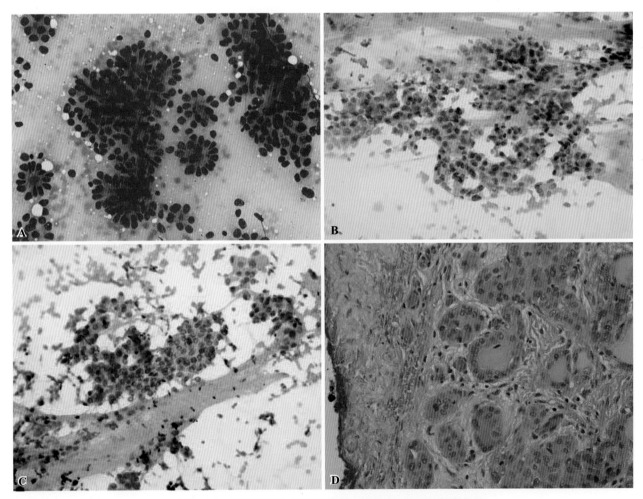

▲ 图 26-4　浸润性滤泡型甲状腺乳头状癌的 FNA 细胞学检查

A 和 B. 肿瘤细胞呈微滤泡和片状混合排列，细胞核增大、卵圆形、排列拥挤，核膜不规则，常有核沟（A.Diff-Quik 染色，400×；B. 巴氏染色，400×）；C. 背景内见胶质（巴氏染色，400×）；D. 浸润性滤泡型甲状腺乳头状癌相应的组织学切片（HE 染色，400×）

制备，术前诊断为恶性或可疑恶性。他们发现，与 NIFTP 相比，经典 PTC 更常与显著的肿瘤团片、乳头和假包涵体相关（P 值分别为 0.0002、0.003 和 < 0.0001）[5]。Brandler 等比较了 56 例 NIFTP 和 67 例经典 PTC 的术前 FNA 细胞学特征，发现经典 PTC 更常表现为核内假包涵体、乳头、核拥挤、核增大、核膜不规则、核沟明显、核透明、钙化及巨细胞[8]。Bizzarro 等观察到，在液基细胞学上显示以滤泡结构为主的病例中，显著的核沟和明显的核增大提示恶性诊断，其恶性风险估计为 80%[6]。

总之，应用严格的形态学标准可以对 PTC 做出明确的细胞学诊断。这些标准包括细胞量丰富、以含乳头状或漩涡状结构为主的肿瘤细胞团片、显著增大拉长的核、明显的纵行核沟、细腻的染色质、核拥挤、存在至少 3 个核内假包涵体。相反，如果细胞学标本具有低到中等的细胞量、微滤泡结构、轻度增大的核和纤细的核沟，但缺乏乳头、砂粒体或明确的核内假包涵体，则可做出 NIFTP 的鉴别诊断。与浸润性 PTC 相比，NIFTP 的细胞学异型性较轻微，其术前细胞学诊断通常属于 Bethesda 系统中的不确定分类。诊断为 AUS/FLUS 或 FN/SFN 的患者采取保守的甲状腺腺叶切除术即可，应防止过度治疗。用 ThinPrep 方法制备 FNA 标本时，NIFTP 易诊断为可疑 PTC。为了避免包括甲状腺全切除术在内的过度治疗，我们建议在术前 FNA 中发现有滤泡结构和 PTC 核特征的病变时，应加上一条注释或解释性说明，以描述包括 NIFTP 在内的鉴别诊断。虽然需要更多的研究来验证 NIFTP 细胞学标本的形态学特征，但我们认为，利用严格的形态学标准，FNA 细胞学可以对 PTC 做出明确的诊断。

第27章 高细胞型甲状腺乳头状癌
Tall Cell Variant of Papillary Thyroid Carcinoma

Miyoko Higuchi　Mitsuyoshi Hirokawa　Seiji Kuma　**著**

郎博娟 **译**　殷德涛 **校**

一、概述

高细胞型（TCV）是一类具侵袭性的甲状腺乳头状癌，由柱状癌细胞组成，细胞高度是宽度的2～3倍[1]。高细胞的形态经常出现在普通型PTC，柱状癌细胞必须超过癌细胞总量的30%，才能诊断为高细胞型[2]。Ghossein 和 Livolsi 提议，PTC 由50%以上（≥ 50%）的高细胞组成，才能诊断为高细胞型[3]。柱状癌细胞通常有丰富嗜伊红的胞质和乳头状结构。细胞核有经典型PTC核的特征，如核内假包涵体、核沟和毛玻璃样核外观。此亚型约占PTC 的10%[4]，多见于年龄较大的患者[5]。肿瘤常侵犯甲状腺外组织[6]。由于TCV具侵袭性，TCV术前细胞学诊断对临床非常重要，但细针穿刺细胞学并不易识别TCV，因为TCV和经典的PTC细胞形态存在重叠，经典型PTC细胞形态可以出现在TCV中。本文中，我们展示了1例TCV，并描述了其细胞学特征。

二、病例

62岁的女性因颈部包块来医院就诊。6年前，因PTC行全甲状腺切除及左侧中央区淋巴结切除。超声显示肿物位于皮下组织内，大小8.2mm×7.8mm×5.1mm（图27-1）。肿物呈低回声，略分叶，边界不清、不规则，显示浸润性生长。细针穿刺细胞学提示为PTC。涂片后，针筒

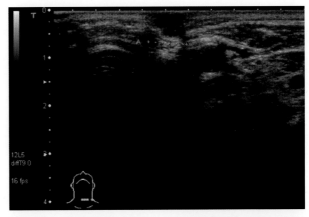

▲ 图 27-1　皮下组织内见一个边界不清的低回声肿物（B 超）

用0.5ml生理盐水溶液冲洗后，经检查甲状腺球蛋白浓度为1335.0ng/ml。提示针道种植可能，切除肿物。

三、细胞学发现

吸出物表现为柱状的细胞，背景中没有炎症细胞、砂粒体或胶样物质。异型细胞呈实性、梁状、乳头状和单层片状生长方式（图27-2）。在细胞簇的外围细胞核排列成线状（图27-3）。没有滤泡结构。异型细胞呈圆形、柱状或梭形，核质比例不高。细胞质丰富，染成浅绿色。可见细胞质朝细胞簇外延伸（图27-4）。核内假包涵体和核沟可见，但未见粉尘状的染色质。

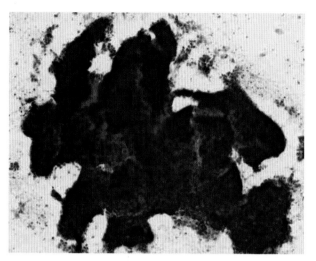

▲ 图 27-2　异型细胞呈乳头状生长（巴氏染色，40×）

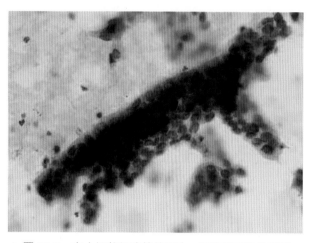

▲ 图 27-3　在小梁状细胞簇的周边，细胞核呈线性排列（巴氏染色，400×）

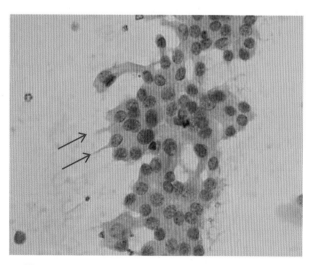

▲ 图 27-4　细胞质朝细胞簇外延伸（箭）（巴氏染色，400×）

四、组织学结果

乳头状癌位于真皮及皮下脂肪组织内（图 27-5）。癌细胞呈小梁状、乳头状生长。癌细胞大部分为柱状细胞，高是宽的 3 倍以上（图 27-6）。细胞质丰富，中度嗜伊红。细胞核略拉长，并具有除毛玻璃样核以外的乳头状癌核的特征。显微镜放大 400 倍，Ki-67 标记指数热点区域为 10%。

五、讨论

TCV 涂片通常仅由肿瘤细胞组成，胶质、淋

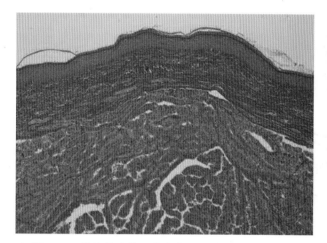

▲ 图 27-5　乳头状癌位于真皮内，呈乳头状、小梁状生长（HE 染色，40×）

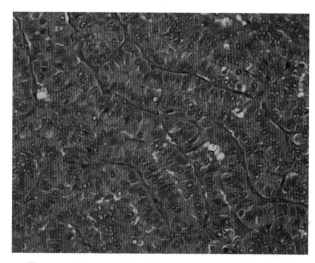

▲ 图 27-6　乳头状癌细胞呈柱状，细胞质嗜伊红（HE 染色，400×）

巴细胞和泡沫细胞等炎症细胞难以见到[4]，砂粒体罕见。癌细胞主要呈乳头状、小梁状生长模式，在经典型 PTC 中常见的分支乳头和单层片状生长模式则很少见，滤泡模式不常见。

提示为 TCV 最重要的线索是形态上呈柱状的细胞（表 27-1）。拉长的和圆柱形癌细胞胞质朝细胞簇外伸出，称之为"尾巴细胞"或"蝌蚪细胞"[7-9]，它们偶尔看起来像梭形细胞。细胞质被深染成浅绿色，细胞边界清楚[4]。因癌细胞胞质丰富，细胞核质比较经典型 PTC 低。Lee 和 Suzuki 等描述在液基细胞学中，高细胞形态比传统的涂片更容易识别（图 27-7）[10, 11]。

癌细胞具有经典型 PTC 核的特征，细胞核染色质很少呈粉尘状，多呈颗粒状[7]。细胞核更大、被拉得更长（图 27-7）。细胞核内假包涵体更常见，一个核内常见多个，使细胞核呈现"肥皂泡样"外观（图 27-8）[9, 12]。核分裂象可见。

甲状腺细针穿刺细胞学中，由柱状细胞组成的癌，鉴别诊断包括沃辛瘤样型 PTC、筛状变异型 PTC、柱状细胞型 PTC 和转移性结肠腺癌。在沃辛瘤样型 PTC 中，细胞质更丰富、更红，背景中可以看到大量淋巴细胞。筛状变异型 PTC 发生于年轻人，肿瘤在超声显像上界限清楚[13]。在细胞学上，细胞簇内可见由梭形或卵圆形细胞形成的圆形或卵圆形空隙（筛状模式）、呈漩涡形状的细胞簇、泡沫样或充满含铁血黄素的组织细胞及透明物质，均提示为筛状变异型 PTC[14]。柱状细胞型 PTC 细胞核拉的更长或呈梭形，细胞核呈假复层，并可见粗颗粒状的染色质[15]。

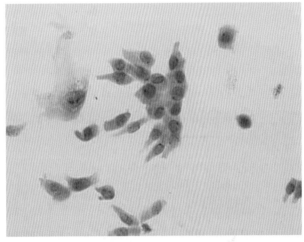

▲ 图 27-7　异型细胞呈柱状，部分呈梭形（沉降式 LBC，巴氏染色，400×）

表 27-1　高细胞型甲状腺乳头状癌的细胞学特征

- 细胞结构
  - 通常瘤细胞非常丰富
- 排列
  - 主要呈乳头状和小梁状模式
  - 分支乳头状模式和单层片状模式罕见
  - 滤泡模式罕见
- 细胞
  - 具有低核质比
  - 拉长呈柱状（尾巴细胞或蝌蚪细胞）
  - 梭形，多边形
- 细胞核
  - 怪异的核
  - 圆形或卵圆形
  - 一个细胞核内有多个核内假包涵体（肥皂泡样外观）
  - 核沟，核膜不规则
  - 较多颗粒状染色质（罕见粉尘状染色质）
  - 核分裂象偶见
- 细胞质
  - 丰富，染色致密
  - 细胞边界清晰
- 背景
  - 缺乏胶质
  - 炎症细胞罕见（淋巴细胞、泡沫细胞）
  - 砂粒体罕见

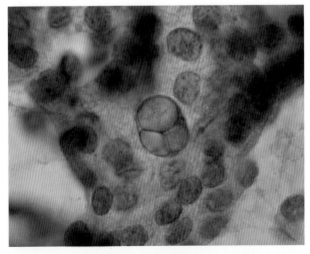

▲ 图 27-8　癌细胞有 3 个核内假包涵体，细胞核呈"肥皂泡样"外观（巴氏染色，1000×）

第 28 章　甲状腺乳头状癌筛状桑葚状型
Cribriform-Morular Variant of Papillary Thyroid Carcinoma

Ayana Suzuki　Mitsuyoshi Hirokawa　Nami Takada　著
王满香　译　　殷德涛　校

一、概述

甲状腺筛状桑葚状型乳头状癌（CMV-PTC）罕见，在乳头状癌中占比不足 0.5%[1]。CMV-PTC 常见于年轻人，女性多见，女性与男性比例为 17 : 1[1]。通常与家族性腺瘤性息肉病（FAP）相关，具有 APC 基因胚系突变[2, 3]。当然，与 FAP 无关的散发病例也有报道。

CMV-PTC 的术前诊断非常重要。FAP 相关的 CMV-PTC 通常为多灶性，需进行全甲状腺切除。而散发性病例多为孤立病灶，预后很好，只需腺叶切除即可。此外，诊断为 CMV-PTC 后，患者常可检查到结肠息肉病，表明此类患者有必要进行术前结肠镜检查和（或）APC 基因检测[1]。因此，在这一乳头状癌亚型中，细针穿刺细胞学起着重要作用。本文中，我们描述了 CMV-PTC 的诊断线索。

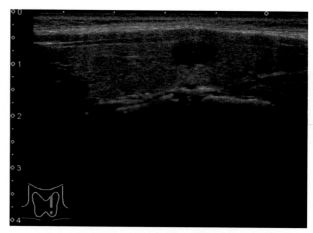

▲ 图 28-1　可见边界清晰的低回声肿块（B 超图片）

查考虑为良性结节。患者进行了左甲状腺叶及峡部切除术，加颈中央区清扫。病理诊断为 CMV-PTC 后，行结肠镜检查未发现任何异常。患者拒绝进行 APC 基因突变检测。其父母均没有结肠息肉病和甲状腺肿瘤病史。

二、病例

21 岁女性患者，体检发现颈前结节。细针穿刺细胞学疑为恶性，转入我院行手术治疗。超声检查发现甲状腺有 2 个结节。左叶结节大小为 8mm×5mm×7mm，呈均匀的低回声，未见强回声点。肿块边界清晰可见（图 28-1）。彩色多普勒超声显示肿块低血供。超声诊断为恶性肿瘤，细针穿刺细胞学疑为 CMV-PTC。另一结节位于右叶，大小为 11mm×3mm×6mm，超声及细胞学检

三、细胞学表现

细针穿刺细胞学标本细胞丰富。背景中见少量泡沫样组织细胞，未见胶质。癌细胞形成乳头状或筛状细胞簇。筛状细胞簇呈相互吻合的条索和裂隙状空腔（图 28-2）。乳头状细胞簇部分核呈栅栏状排列（图 28-3）。有些细胞簇含有小灶透明物质。可见散在分布的旋涡状癌细胞巢（图 28-4）。多数癌细胞为柱状细胞，核质比（N/C）低。单个散在的癌细胞呈梭形或拉长的细胞。胞质染色

较淡，呈浅绿色，即使在桑葚状细胞巢中也是如此。少数癌细胞呈空泡状胞质（胞质内脂质聚积，CLIA）（图28-5）。未见致密的化生性胞质。在细胞簇周边可见拖尾状拉长的胞质（图28-6）。核圆形、卵圆形或短梭形，可见核沟和核内假包涵体。核染色质呈细颗粒状，而不是毛玻璃样（图28-7）。部分桑葚状细胞呈现独特的透明核，细胞核大部分透明并直接被胞质所包绕（图28-8）。

四、病理表现

肿瘤位于甲状腺左叶，大小为 7mm×5mm。

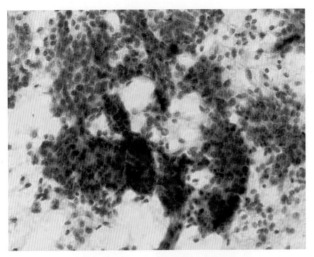

▲ 图 28-2 筛状细胞簇，显示裂隙状空腔和吻合的条索状结构，空腔内及背景中无胶质（巴氏染色，100×）

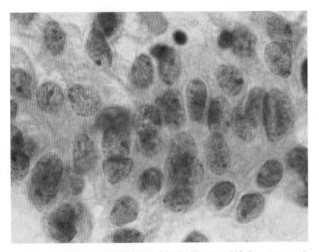

▲ 图 28-3 部分细胞核排列成栅栏状（巴氏染色，1000×）

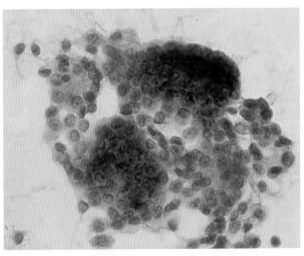

▲ 图 28-4 两个旋涡状排列的"桑葚状"癌细胞巢（巴氏染色，400×）

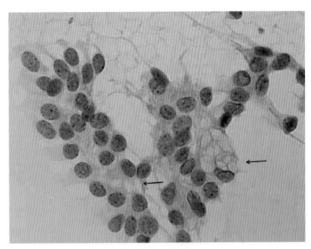

▲ 图 28-5 少数癌细胞由于脂质聚积而出现胞质内空泡（箭）（巴氏染色，400×）

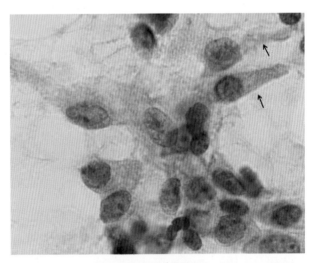

▲ 图 28-6 癌细胞拖尾状拉长的胞质（箭）（巴氏染色，1000×）

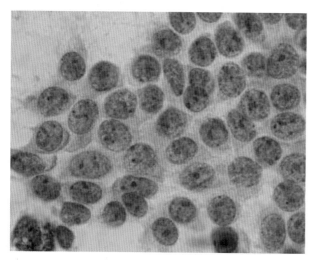

▲ 图 28-7　核染色质不呈毛玻璃样（巴氏染色，1000×）

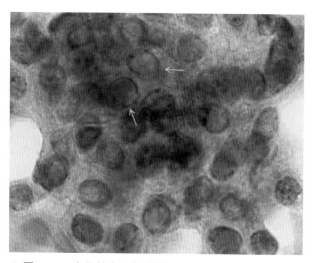

▲ 图 28-8　有些核表现为独特的透明核，核大部分区域透明，直接被核质包绕（箭）（巴氏染色，1000×）

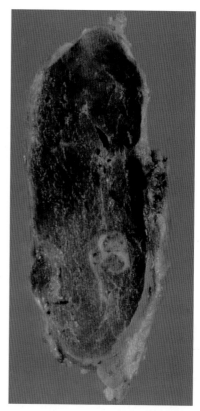

▲ 图 28-9　甲状腺内可见包膜清楚的分叶状肿瘤

切面实性、分叶状（图 28-9）。肿块呈包裹性，未侵犯周围甲状腺组织。镜下，癌细胞形成筛状（图 28-10）、乳头状、实性和滤泡结构。筛状结构由条索状和拱形排列的癌细胞吻合而成，其内无间质成分。腔内未见胶质。实性区见散在桑葚状细胞巢。乳头状区由柱状癌细胞构成。胞质轻度嗜酸。核圆形至梭形，可见核内假包涵体（图 28-11）。在一些桑葚状细胞中可观察到独特的透明核（图 28-12）。染色质呈颗粒状。未见经典乳头状癌的毛玻璃样核，无砂粒体，未见淋巴结。免疫组织化学示癌细胞核及胞质 β-catenin 阳性（图 28-13）。甲状腺球蛋白基本不表达（图 28-14）。除桑葚状细胞外，

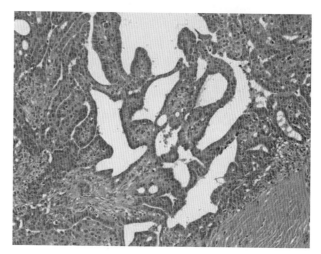

▲ 图 28-10　筛状结构由条索状和拱形排列的癌细胞吻合而成，腔内无胶质（HE，200×）

其余癌细胞 ER 阳性（图 28-15）。

五、讨论

　　CMV-PTC 被认为是甲状腺癌的一个特殊类型。可以散发，也可以作为 FAP 的表现形式出现。

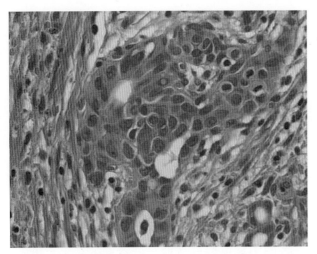

▲ 图 28-11 细胞核深染，核内可见胞质包涵体（HE，400×）

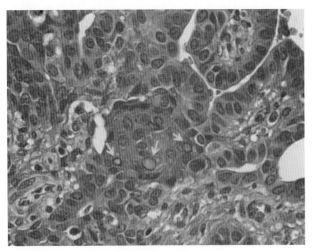

▲ 图 28-12 三个癌细胞可见独特的透明核（箭）（HE，400×）

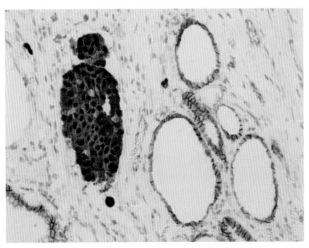

▲ 图 28-13 β-catenin 在正常滤泡细胞为膜阳性（右），而癌细胞为核和胞质阳性（左）（β-catenin 免疫染色，400×）

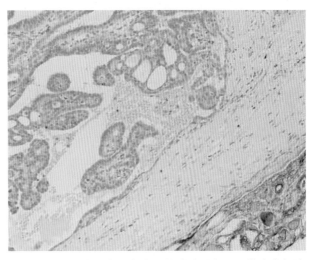

▲ 图 28-14 癌细胞不表达甲状腺球蛋白，正常滤泡细胞阳性（右下）（甲状腺球蛋白免疫染色，200×）

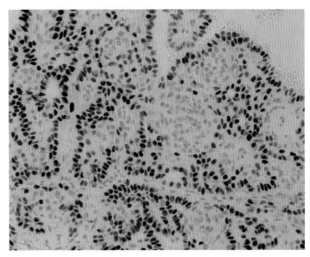

▲ 图 28-15 除桑葚状细胞外，癌细胞 ER 阳性（ER 免疫染色，400×）

几乎只发生在年轻女性。散发型病例见于未携带 APC 基因胚系突变的患者。散发病例通常为单发病灶，而 FAP 相关的病例通常为多灶性[4]。预后良好，淋巴结转移相对少见（表 28-1）[5]。

这种亚型的组织学特征表现为筛状、滤泡、乳头、小梁、实性和桑葚状结构的复杂混合（表 28-2）。筛状结构由条索状和拱形排列的癌细胞吻合而成，其内无间质成分，类似于乳腺导管癌。筛状结构腔内通常没有胶质。乳头状结构的癌细胞呈柱状，核常呈假复层排列。小梁状排列者可能使人想起透明变梁状肿瘤（见第 34 章）。在甲状腺癌中，桑葚状结构似乎仅见于这种亚型。核

表 28-1　甲状腺筛状桑葚状型乳头状癌的临床特征

年龄	年轻成人
性别	女性为主（女性与男性比例约 17：1）
遗传背景	APC 基因异常（并非全部）
重点	FAP 相关病例为多灶性
	FAP 不相关病例为单发病灶
预后	好
淋巴结转移	10%～20%

表 28-2　甲状腺筛状桑葚状型乳头状癌的病理特征

大体		界限清楚或有包膜
		实性，局部可囊性
镜下	生长模式	筛状、梁状、实性、乳头状、桑葚状（特征性）
	细胞形态	高柱状、立方状、圆形、梭形
	细胞质	中等丰富，嗜酸性
	细胞核	独特的透明核（特征性）
		染色质细颗粒状，毛玻璃样核
	胶质	无
	砂粒体	罕见
免疫组织化学	TG	基本阴性
	β-catenin	细胞核及胞质阳性
	ER	阳性（除桑葚状结构外）
	PR	阳性（除桑葚状结构外）

染色质呈细颗粒状，模糊的毛玻璃样。往往可以在桑葚状细胞中观察到其独特的透明核特征[6]。根据 Hirokawa 等的报道，CMV-PTC 的细胞学特征包括：①富于细胞；②柱状细胞排列成乳头状；③筛状结构；④桑葚状细胞；⑤梭形细胞；⑥模糊的毛玻璃样核；⑦核膜增厚，核浅染（独特的透明核）；⑧泡沫样或含有含铁血黄素的组织细胞；⑨透明物质；⑩背景无胶质[7]。

CMV-PTC 中常见乳头状结构。但是，这种结构对于诊断 CMV-PTC 并没有多大作用，因为这是经典型 PTC 的共同特征。筛状结构的特征为相

互吻合的细胞条索和裂隙状空腔[8]。岛状癌和滤泡性肿瘤也可能有筛状结构，其腔隙小而圆，可能含有胶质。相反，CMV-PTC 的腔隙更大，不圆，不含胶质。在 CMV-PTC 中，柱状细胞很容易识别，核质比低，核呈栅栏状排列。拖尾样拉长的细胞质也与柱状细胞一致[9]。在 PTC 的高细胞型和柱状细胞型中，也可以看到柱状细胞（见第 27 章和第 29 章）。细胞核假复层排列、深染和核异型有助于区分柱状细胞型和 CMV-PTC。区分 CMV-PTC 和高细胞型中的柱状细胞是困难的，患者的年龄可能有帮助，后者发生在年长患者。桑葚状结构是呈涡旋状排列的细胞簇[8, 9]，可能类似于鳞状上皮化生。与鳞状上皮化生相比，桑葚状癌细胞胞质染色较浅。背景中可单独出现梭形细胞[10]。最近，Takada 等报道了 CLIA（胞质脂质蓄积）是 CMV-PTC 的一个特征[11]。空泡多分布于乳头状结构癌细胞的核下区，油红 O 染色和 Pdipophilin 染色呈阳性（图 28-16）。

与经典型 PTC 相似，CMV-PTC 具有核内胞质性假包涵体和核沟。但是，毛玻璃样核不太明显（表 28-3）。CMV-PTC 的核染色质呈颗粒状，类似于滤泡性肿瘤或髓样癌。核内假包涵体较经典型 PTC 少见（58% 的病例）[12]。独特的透明核对 CMV-PTC 的诊断非常有用[9]。细胞核的大部分淡染，常伴有染色质浓缩、边集。透明核与核

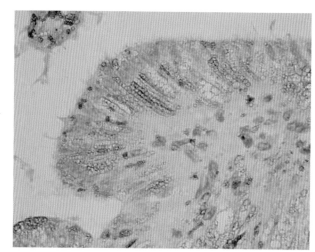

▲ 图 28-16　Adipophilin 在癌细胞呈阳性表达，尤其是在核下区（Adipophilin 免疫染色，400×）

内胞质性假包涵体的区别点在于，后者与胞质染色一致且与核膜界限分明。

免疫组织化学染色对诊断 CMV-PTC 非常有帮助。当怀疑为这种亚型时，我们常规染 β-catenin（图 28-17）、ER（图 28-18）和 PR。β-catenin 为癌细胞核和胞质阳性[13, 14]。但在普通型 PTC，则为细胞膜阳性。除了桑葚状细胞外，CMV-PTC 表现为 ER 和 PR 核强阳性[15]，而普通型 PTC 则为阴性。

表 28-3　甲状腺筛状桑葚状型乳头状癌与普通型乳头状癌的细胞学鉴别诊断

		筛状桑葚状型	普通型
排列方式		乳头、筛状	乳头、滤泡
		核呈栅栏状	
桑葚状结构		偶尔可见	无
细胞形态		高柱状、立方状、梭形	圆形、立方状、柱状
细胞质		中等丰富	不等
		拖尾样拉长	
细胞核	独特的透明核	存在	无
	毛玻璃样外观	模糊	存在
	胞质包涵体	存在	存在
背景	胶质	无	线状胶质
	淋巴细胞	无	偶尔可见
	泡沫细胞	存在	偶尔可见
	透明物质	存在	无

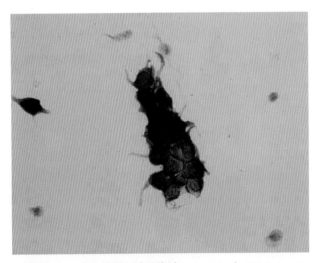

▲ 图 28-17　癌细胞核及胞质表达 β-catenin（LBC, β-catenin 免疫染色，400×）

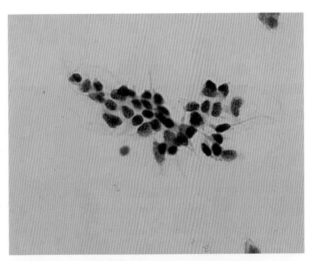

▲ 图 28-18　癌细胞 ER 阳性（LBC, ER 免疫染色，400×）

第29章　甲状腺乳头状癌柱状细胞型：诊断陷阱和鉴别诊断

Papillary Carcinoma, Columnar Cell Variant: Diagnostic Pitfalls and Differential Diagnoses

Chiung-Ru Lai　**著**

王满香　**译**　　殷德涛　**校**

一、病例报道

一名32岁健康女性，否认有任何全身性疾病。在例行体检中偶然发现甲状腺多个结节。超声检查发现双侧甲状腺多发结节，其中左叶见1个直径0.8cm低回声结节。甲状腺功能检查正常。头颈部未发现其他病变。对结节进行细针穿刺活检（图29-1），将穿刺样本送至细胞实验室，一张涂片用乙醇固定、巴氏染色，一张涂片风干、刘氏染色，另一部分样本置于SurePath BD CytoRich™小瓶用于液基制备（Becton, Dickinson and Company, Franklin Lakes, NJ）。

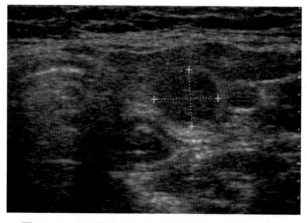

▲ 图 29-1　对甲状腺左叶低回声结节（7.8mm×6.6mm）进行穿刺活检

二、细胞学 / 病理表现

涂片背景干净，无胶质和血液，细胞量适中，可见松散结合的三维结构或单层细胞簇（图29-2）。偶见具有血管轴心的乳头状碎片（图29-3）。雪茄状、拉长、深染的细胞核呈栅栏状排列，形成明显的假复层上皮（图29-4至图29-6）。在非常有限的区域，可发现核沟和核内假包涵体（图29-7）。使用液基标本进行CDX2和BRAF免疫细胞化学染色，结果均为阴性。最后，FNA报告为甲状腺乳头状癌，支持柱状细胞型。患者行甲状腺全切除术，病理证实为甲状腺乳头状微小癌，柱状细胞型（图29-8和图29-9），BRAF V600E无突变。

三、鉴别诊断

1. 恶性：PTC，高细胞型。
2. 恶性：PTC，柱状细胞型。
3. 恶性：转移性子宫内膜样癌或结直肠腺癌。
4. 良性：增生结节（乳头状增生结节）。
5. 良性：穿刺过程中上呼吸道上皮细胞污染。

最近，高细胞型PTC的诊断标准已经降低为超过30%的肿瘤细胞高/宽比为（2~3）∶1（见

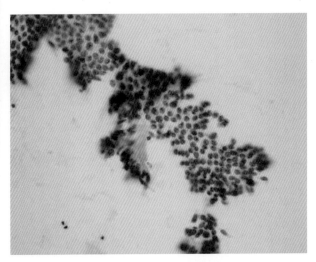

▲ 图 29-2 细胞量适中的涂片显示松散结合的三维结构或单层细胞簇（巴氏染色，200×）

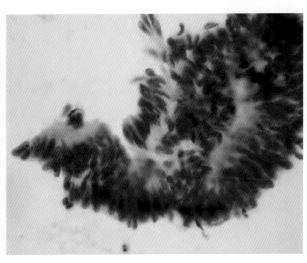

▲ 图 29-5 假复层柱状上皮细胞核呈雪茄状、拉长、深染，排列成栅栏状（巴氏染色，400×）

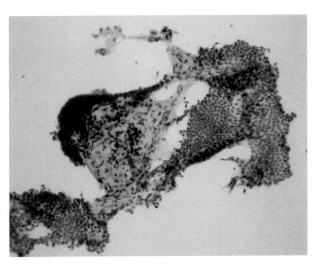

▲ 图 29-3 具有血管轴心的模糊乳头状碎片（巴氏染色，200×）

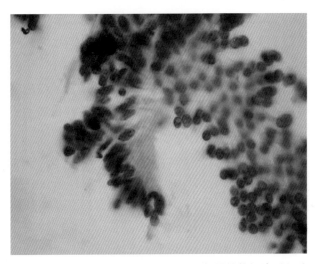

▲ 图 29-6 注意细胞簇左半部分的假复层柱状细胞（巴氏染色，400×）

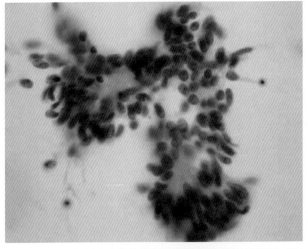

▲ 图 29-4 致密细胞簇伴假复层细胞核呈放射状排列（巴氏染色，400×）

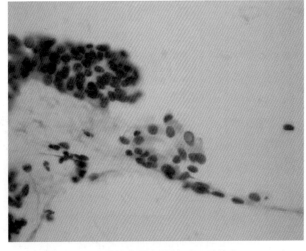

▲ 图 29-7 少量核内假包涵体（巴氏染色，400×）

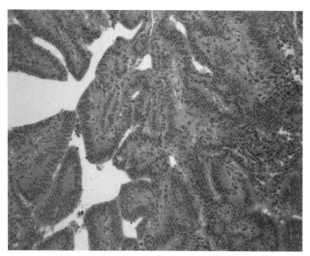

▲ 图 29-8　甲状腺全切除术标本组织学切片显示，具有纤维血管轴心的乳头状结构，表面衬附假复层柱状上皮细胞，TTF-1 阳性，CDX2 阴性（HE 染色，100×）

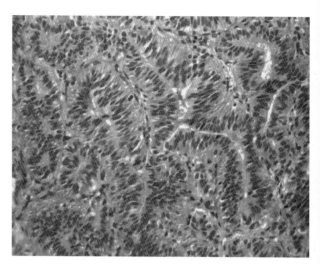

▲ 图 29-9　特征性假复层柱状上皮，细胞核拉长、深染，偶见核下空泡（HE 染色，200×）

第 27 章）[1]。细胞核通常具有经典型 PTC 的核特征，卵圆形透明核，有核沟和 NCI [2]。因此，很容易诊断为 PTC。然而，可以发现松散结合的细胞簇内高细胞排列成行或平行的细胞索，这使诊断高细胞型的可能性增加（图 29-10）（见第 27 章）。相反，特征性 PTC 核在柱状细胞型中并不明显[3-5]。尽管两种类型都有高细胞或柱状细胞特征，但两者的鉴别诊断并不是很难。柱状细胞型和高细胞型 PTC 的比较见表 29-1。

柱状细胞型 PTC 的细胞核拉长、重叠、分层排列，偶见核上和（或）核下胞质空泡，可能类似于转移性子宫内膜样癌或结直肠腺癌。然而，后者很少转移到甲状腺。如果是甲状腺的转移性病变，通常发生在疾病晚期。因此，通过临床表现和病史可以很容易地做出鉴别诊断。ER 和 CDX2 的免疫组织化学染色对鉴别诊断没有帮助，因为它们在柱状细胞型 PTC 中的阳性率分别高达 2/3 和 55%[6,7]。

柱状细胞型 PTC 的假复层模式可能类似于上呼吸道上皮细胞，这些细胞有时会在甲状腺穿刺过程中被无意间抽吸到[8]。然而，在所有细胞中都没有发现纤毛。此外，模糊的 PTC 核特征或背景胶质的存在对鉴别诊断有很大帮助。要排除增生性腺瘤样结节中的良性乳头状增生，请参阅其

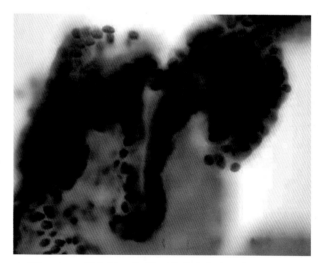

▲ 图 29-10　特征性平行排列的单层柱状细胞 [高 / 宽比为（2～3）:1]，核居中（巴氏染色，400×）

表 29-1　柱状细胞型和高细胞型 PTC 的鉴别诊断

	柱状细胞型	高细胞型
发生率	0.2%（极为罕见）	3.2%～19%
年龄	任何年龄	儿童和年轻患者罕见
高 / 宽比	（4～5）:1	（2～3）:1
细胞排列	假复层栅栏状排列	单层柱状细胞平行排列
核沟或核内假包涵体	无	常见
细胞核位置	分层	中央或基底

他章节（见第 3 章和第 4 章）。

四、讨论

　　柱状细胞型 PTC 是一种罕见的甲状腺癌（占所有 PTC 的 0.2%），其特征是柱状细胞呈假复层排列，细胞核深染、拉长 [5]。经典型 PTC 的核特征并不常见。结合临床表现、既往病史和整体细胞形态，与高细胞型 PTC、转移性子宫内膜样癌或结直肠癌及污染的呼吸道上皮细胞之间的鉴别诊断不难。

　　以前认为柱状细胞型比经典型 PTC 更具侵袭性 [9]。然而，最近的研究表明，柱状细胞型的行为与肿瘤大小和甲状腺外受累相关性更大，而非组织学类型本身。年轻女性患者、局限性或包裹性小肿瘤具有更好的预后 [6, 10]。大约 1/3 的病例中发现有 BRAF V600E 突变，这与经典型 PTC 相似 [5]。将来需要更多的研究来进一步评估该肿瘤的预后和行为。

第30章 甲状腺乳头状癌鞋钉型

Hobnail Variant of Papillary Thyroid Carcinoma

Andrey Bychkov　Chan Kwon Jung　著

王满香　译　　殷德涛　校

摘 要

◆鞋钉型甲状腺乳头状癌（HV-PTC）最近被描述为一种中分化PTC的罕见亚型，具有侵袭性行为且预后相对较差。迄今为止已报道了100多例。HV-PTC显微镜下特征主要呈微乳头状生长模式，核位于细胞顶部，膨大突出，呈鞋钉样外观。HV-PTC的诊断要求至少30%的肿瘤细胞呈现鞋钉样微乳头状特征。出现少量的鞋钉样微乳头状结构也有重要意义，应在病理报告中注明。细胞学制片显示HV-PTC为微乳头状结构，极性丧失，黏附松散，鞋钉样细胞具有泪滴样外观和肥皂泡状核内假包涵体。所有这些发现为术前诊断HV-PTC提供了线索，这可能有助于决定甲状腺切除的范围。与经典型PTC患者相比，HV-PTC常常出现甲状腺外扩散、淋巴结转移或远处转移，对放射性碘治疗反应差，这些因素导致该组患者死亡增加。本章通过一个HV-PTC病例，结合实际情况对该肿瘤实体进行全面回顾，特别强调了外科病理学、细胞病理学、免疫组化和鉴别诊断。

一、病例报道

（一）临床病史及超声表现

54岁男性，体检时超声检查偶然发现甲状腺结节。没有其他症状，也没有甲状腺疾病家族史。超声检查显示甲状腺右叶有1个直径1.6cm的低回声、不均匀结节伴大钙化（图30-1A）。甲状腺功能正常（TSH，1.62mU/L；游离T_4，1.36ng/dl；T_3，0.83ng/ml）。计算机断层扫描显示病变有大钙化灶，颈部淋巴结未见肿大（图30-1B）。

（二）细胞学发现

细针穿刺细胞学涂片显示细胞丰富，非典型滤泡细胞呈单个或微乳头状排列，或为无滤泡结构的合胞体样组织碎片（图30-2）。乳头表面被覆的肿瘤细胞表现为位于顶部的细胞核和拖尾的细胞质。这种鞋钉特征常见于乳头、微乳头或松散的细胞簇（图30-3），在细胞蜡块中尤为明显（图30-3B）。肿瘤细胞黏附松散，极性丧失（图30-4）。通常可见皂泡样核内包涵体（图30-4B）。单个细胞呈彗星状或泪滴状（图30-4C）。微乳头状结构是由肿瘤细胞形成的无纤维血管核心的小乳头（图30-4D）。

（三）大体和组织学发现

患者接受了甲状腺全切除术。大体标本甲状腺右叶见1个1.6cm×1.5cm界限不清的实性结节。切面灰白色，质实，伴钙化。左叶见1个0.7cm×0.6cm边界清楚的结节，伴囊性变。

组织学上，右叶肿瘤呈浸润性生长，侵及甲

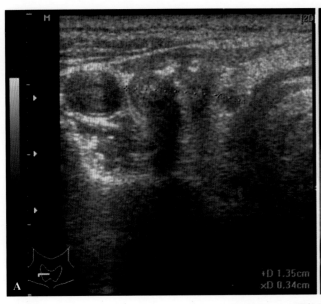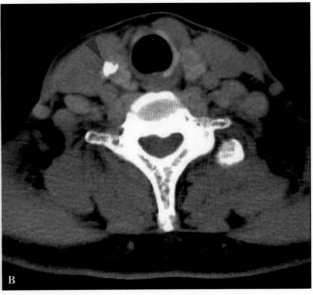

▲ 图 30-1　甲状腺结节影像学检查

A. 超声显示实性结节，边界不规则，有大钙化；B. 轴向 CT 图像显示大钙化（箭头）

状腺外邻近的带状肌（图 30-5A）。乳头和微乳头结构被覆的肿瘤细胞呈现鞋钉样特征，细胞核位于顶端，极性消失，黏附性差（图 30-5B 和 C）。镜下见灶性肿瘤坏死（图 30-5D）。免疫组化（图 30-6）示 p53、β-catenin（膜）和 CK19 阳性。Ki-67 标记指数为 15%。鞋钉样细胞 E-cadherin 表达缺失。右、左叶病灶分别诊断为 HV-PTC 和结节性增生。

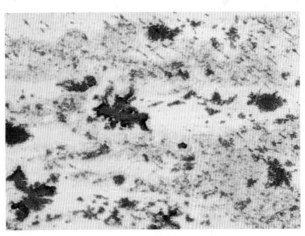

▲ 图 30-2　低倍镜下常规涂片显示细胞丰富，可见乳头、松散的细胞簇和孤立的细胞（HE 染色，40×）

二、讨论

（一）常规 / 基础

HV-PTC 是 PTC 的一种侵袭性亚型，其特征是以鞋钉样细胞为主，常呈微乳头状排列[1, 2]。鞋钉样细胞是一种极性丧失的细胞，核位于细胞顶端。微乳头状结构由鞋钉样、立方状或扁平上皮细胞呈小簇状松散排列，缺乏纤维血管轴心，通常丧失极性和黏附性。微乳头状生长模式见于多个器官的肿瘤包括乳腺、肺、胃肠道、胆囊、胰腺、卵巢、膀胱和腮腺，与较差的临床预后相关[3]。

HV-PTC 最初是由 Asioli 等在 2010 年提出的一个独特的 PTC 亚型[4]，最近被收录在 WHO 内分泌器官肿瘤分类（第 4 版）中[5]。由于观察者们对鞋钉样特征的认识一致性较微乳头状结构更高，因此后者在这种组织学亚型的名称中并未体现[6]。此外，"微乳头状癌"一词易与微小乳头状癌混淆，后者是一种惰性甲状腺肿瘤，因此，首选名称是"鞋钉样"[7, 8]。在 2010 年之前，已有多种组织学术语对 HV-PTC 进行了描述，包括具有微乳头特征的 PTC、微乳头状癌、微乳头 – 鞋钉样型和细胞极性 / 黏附性丧失的亚型。例如，Kakudo 等（日本）从 21 世纪初开始报道细胞极性 / 黏附性丧失的 PTC[9-11]。

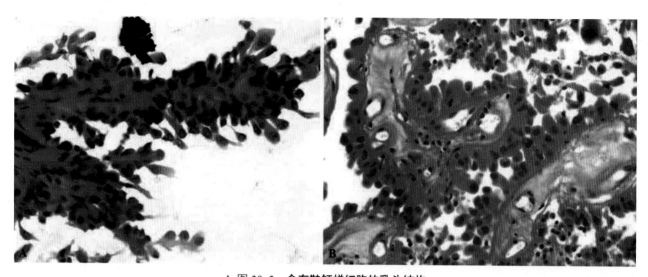

▲ 图 30-3　含有鞋钉样细胞的乳头结构

A. 肿瘤细胞核偏位，胞质泪滴状，导致表面隆起，形成鞋钉样外观；B. 细胞蜡块切片形态相似（HE 染色，400×）

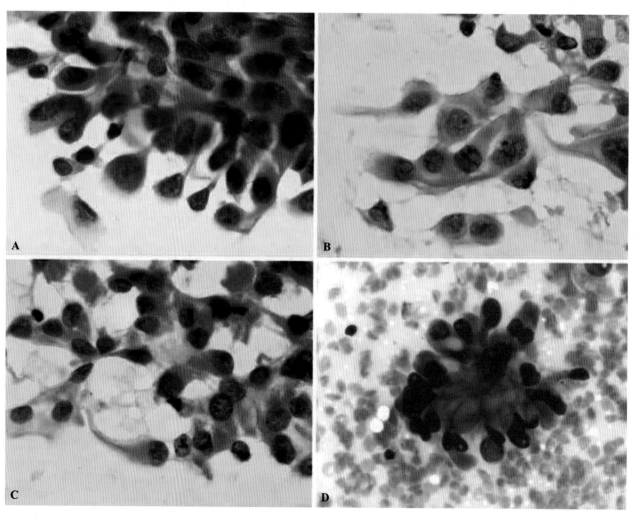

▲ 图 30-4　位于细胞簇外围的鞋钉样细胞黏附性丧失

A. 核位于顶端，并具有典型的 PTC 核特征；B. 可见多个皂泡样核内包涵体；C. 彗星状细胞；D. 微乳头结构常见（常规涂片）A 至 C. HE 染色；D. 迈格吉染色；400×）

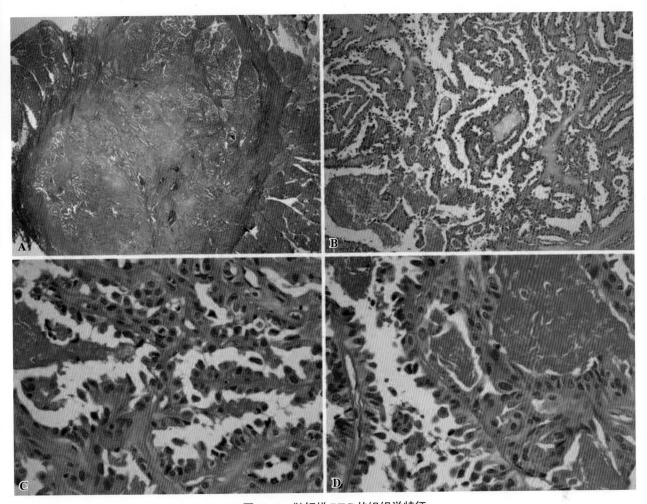

▲ 图 30-5　鞋钉样 PTC 的组织学特征

A. 肿瘤显示纤维化、钙化，并浸润至甲状腺外带状肌；B. 乳头和微乳头结构明显；C. 乳头被覆鞋钉样细胞；D. 肿瘤坏死，鞋钉样细胞极性丧失，黏附松散（HE 染色；A. 12×；B. 100×；C 和 D. 400×）

最近一项关于 HV-PTC 的分子谱系研究发现，BRAF 突变是主要的驱动因素，其次是 TERT 启动子、TP53、PIK3CA 或 CTNNB1 基因的二次打击[12-14]。这些研究结果、侵袭性临床行为和相对较差的预后，提示 HV-PTC 应被视为介于高分化经典型 PTC 和低分化癌之间的中分化甲状腺癌[6, 15]。

HV-PTC 是一种罕见的肿瘤，占所有 PTC 中不到 1%。迄今为止，已经报道了 100 多例，其中，只有 6 组报道超过 10 例[12-14, 16-18]。在 PTC 系列报道中，其发病率从 0.3%（韩国）到 2.7%（意大利南部）不等[3, 17]。HV-PTC 好发于年龄较大的患者（平均年龄 53 岁；范围为 17—87 岁）[1, 3]。与所有 PTC 类似，女性与男性的比例约为 3∶1[3]。HV-PTC 通常表现为颈部肿块，有时伴有颈部淋巴结

肿大或压迫症状，如呼吸困难、吞咽困难和声音嘶哑[4]。然而，几乎一半的新发病例是偶然发现的[17]。诊断性检查与其他甲状腺结节一样，包括超声检查和 FNA 细胞学检查。超声检查显示 HV-PTC 为椭圆形、实性、不均一、粗糙、低回声、高血供的肿块，边缘不规则，常伴有同侧颈部淋巴结肿大[2, 19]。对于局部进展期病变，CT 扫描可能有助于评估甲状腺外扩散和淋巴结转移。

HV-PTC 的侵袭性表现为高甲状腺外扩散率。大约 1/4 的病例出现局部复发[17]。60%～75% 的病例有淋巴结转移，25%～40% 的病例有肺、骨或脑的远处转移[1, 17]。与经典型 PTC 相比，HV-PTC 患者的肿瘤更大，淋巴结和远处转移率更高，更易发生结构 / 生化复发[14]。因此，患者往往处于

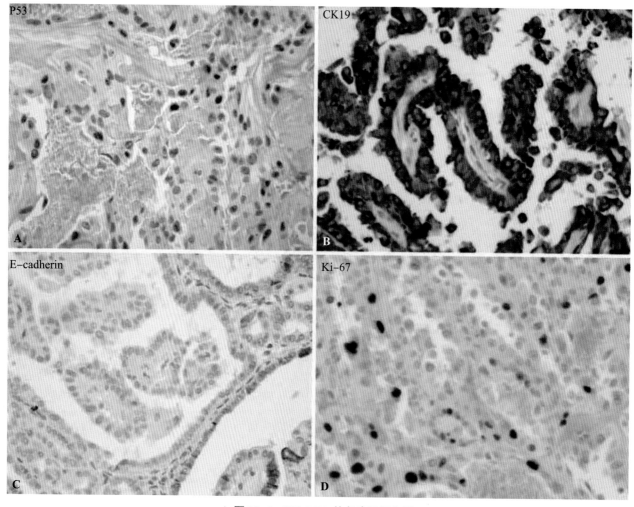

▲ 图 30-6　HV-PTC 的免疫组织化学

肿瘤细胞 p53 和 CK19 阳性，E-cadherin 局灶表达缺失，Ki-67 在许多细胞中表达表明细胞增殖加快（免疫染色，400×）

临床晚期，根据 AJCC 第 7 版的分期系统，即为 Ⅲ 期或 Ⅳ 期。在最新的美国甲状腺协会风险分层系统中，HV-PTC 被列为中度风险[20]。HV-PTC 本身具有向高级别转化的倾向，并可能发展为低分化癌甚至未分化癌[6, 15]。因此，常规行全甲状腺切除及颈部淋巴结清扫，术后进行 TSH 抑制治疗和放射性碘消融治疗[21]。值得注意的是，HV-PTC 对放射性碘治疗反应较差[1]。在 Morandi 的报道中，仅 1/3 的患者（6/18）对放射性碘治疗有反应[12]。这可能意味着 HV-PTC 也许是靶向治疗的潜在候选者。

与经典型 PTC 相比，HV-PTC 的预后相对较差，在多数情况下（但不是所有病例），其死亡率增加[18]。Lee 等报道术后 5 年、10 年和 20 年的疾病特异性生存率分别为 83%、71% 和 54%[17]。另一项研究发现 5 年和 10 年的总生存率分别为 69% 和 64%[12]。

（二）外科病理学

HV-PTC 是基于手术标本做出的组织病理学诊断。明确诊断要求至少 30% 的肿瘤呈鞋钉样 - 微乳头状模式。由于这类肿瘤具有潜在侵袭性，即使只有少量细胞具有鞋钉样 - 微乳头特征（5%～30%），也应该正确识别出来并在病理报告中注明[22]。

大体上，HV-PTC 比一般 PTC 大，平均大小为 3.5cm（范围为 0.5～11.0cm）[17]。在一侧或双侧甲状腺叶中可见多个结节[4]。通常呈浸润性外观，很少见单个包裹性结节。

组织学上，HV-PTC 具有三个鲜明的特征：

①微乳头缺乏真正的纤维血管轴心；②鞋钉样细胞胞质嗜酸，核突出，位于细胞顶端；③细胞黏附性明显丧失[15]。Asioli 等描述的主要结构模式包括乳头状、簇状和滤泡状[4]。乳头状结构最常见，水肿的乳头大小不一，具有血管轴心（图 30-5B），偶见砂粒体，乳头衬附 1～4 层松散排列的鞋钉样细胞（图 30-5C 和 D）。无纤维血管轴心的微乳头形成簇状结构，被覆鞋钉样细胞。滤泡结构罕见，大小不等的滤泡内衬鞋钉样细胞，很少或没有胶质。对于 HV-PTC 来说，实性结构不常见，最初也是该亚型的排除标准之一[4, 23]。

鞋钉样细胞大小不等，细胞核位于顶端、突出于表面，呈现鞋钉样外观。鞋钉样外观包括一系列同义组织学描述，如簇状、突起、顶浆分泌状突起、火柴棒、彗星尾和泪滴样外观。鞋钉样细胞核质比增加。核位于顶端（极性倒置或丧失），通常伴上皮细胞疏松、脱落（图 30-5D）。与经典型 PTC 相比，其 PTC 核特征不太明显。细胞边界清楚，胞质通常致密、嗜酸，类似于 Hürthle 细胞。这些嗜酸性细胞通常有一个突出的核仁。

根据目前的定义，HV-PTC 的诊断要求至少有30% 的细胞具有鞋钉样 - 微乳头状特征[5]。通常伴有经典型、高细胞型和嗜酸性细胞型 PTC，很少伴有滤泡型和实性 PTC，所有这些可以被认为是前驱病变。最初报道的 8 例 HV-PTC 有 50%～100% 的鞋钉样细胞[4]。进一步的研究表明，如果只存在少量鞋钉样 - 微乳头状成分（5%～30%），也应正确识别出来并在病理报告中注明，因为它具有不良预后意义[9, 15, 16, 22, 24, 25]。从这一点来说，切片数量对于正确评估鞋钉样细胞含量至关重要。增加切片数量，特别是肿瘤浸润边缘的取材数，很可能导致HV-PTC 检出率更高[16]。

HV-PTC 是一种广泛浸润性癌，常见甲状腺外扩散（图 30-5A）和多处血管侵犯。细胞水平的侵袭性形态表现为中度至显著的细胞多形性；核分裂象增加（即≥ 3 个 /10HPF，平均 2.1 个，范围为 0～9 个），包括非典型核分裂；局灶转化为低分化癌甚至甲状腺未分化癌[6, 15, 17]。坏死不常见（图 30-5D）。

在淋巴结转移和远处转移中通常保留鞋钉样细胞形态，有时可能进展为未分化癌[6]。

HV-PTC 的免疫表型不特异，与其他甲状腺肿瘤亚型，尤其是侵袭性 PTC 亚型一样。癌细胞表达甲状腺特异性标记物 TTF-1 和 TG（TG 可能呈现不同强度的局灶表达），也表达甲状腺肿瘤性标志物 CK19 和 HBME-1。Ki-67 指数升高（约 10%，范围为 2%～20%）和 p53 免疫表达（> 25% 细胞）突显了肿瘤的侵袭性（图 30-6）[12]。MUC1 特征性的"反转"阳性染色模式、E-cadherin 表达降低和β-catenin 异常表达显示细胞极性丧失[16]。

（三）细胞学

FNA 细胞学可疑 HV-PTC，会影响手术策略采取更积极的方式处理。大多数病例符合 Bethesda Ⅵ类[18]。细胞涂片细胞含量非常高，背景很少有胶质和血细胞[18]。细胞排列模式包括具有血管轴心的乳头状细胞簇（图 30-3A），有时可见砂粒体样钙化和没有纤维血管轴心的微乳头簇（图 30-2）[26]。孤立肿瘤细胞与细胞簇的比例可能不等。罕见明显的滤泡结构。

鞋钉样细胞中等大小，核位于顶端，突向表面或呈鞋钉样（图 30-4）。逐渐变细的细胞质形成泪滴状或彗星状外观[27, 28]。典型的细胞学特征包括细胞明显拥挤，核质比高和胞质致密、嗜酸。涂片中通常超过 50% 的肿瘤细胞具有鞋钉样形态。其他核特征包括多个皂泡样核内包涵体（图 30-4B），偶见核沟和核内假包涵体（图 30-4A），不同程度的非典型性，有时可见核分裂象[29]。有病例报道描述了 1 例 HV-PTC 具有广泛的透明细胞质[19]。

经液基细胞学处理的 FNA 样本常出现核偏位的合胞体样细胞团，而乳头状和微乳头状结构较常规涂片少见[17]。彗星样鞋钉细胞含有多个皂泡样核内假包涵体。如果存在典型的 PTC 核特征，在涂片中很容易识别。

（四）鉴别诊断

根据定义，大多数 PTC 类型都有乳头状结构，有时形成微乳头状形态。这在经典型 PTC、高细胞型 PTC 和柱状细胞型 PTC 中都可以看到（表 30-1）。然而，缺乏鞋钉样形态是排除 HV-PTC 的线索。嗜酸性细胞型 PTC 具有嗜酸性细胞特征（细胞边界清楚，胞质嗜酸、颗粒状），有时具有 HV-PTC 的微乳头状结构，但没有明显的鞋钉样特征（> 30% 的病变）和黏附性丧失[30]。Hürthle 细胞肿瘤（腺瘤和罕见的癌）可表现为细胞松散，但未见 HV-PTC 独特的细胞学特征[1]。另外，Hürthle 细胞肿瘤可见实性或微滤泡结构，这与 HV-PTC 不同。囊性 PTC 也可能出现表面上皮脱落，类似黏附性丧失或鞋钉样特征，但是没有微乳头状结构；囊性 PTC 通常表现为低侵袭性肿瘤，侵袭能力有限。在 PTC 中，即使少量的鞋钉样细胞 / 微乳头状成分都具有预后意义，因此，在肿瘤浸润边缘应仔细寻找鞋钉样细胞，根据我们的经验，在含有嗜酸性细胞的水肿乳头结构中也应该寻找鞋钉样细胞。

在 FNA 样本中，鉴别诊断不仅包括上述 PTC 亚型，还包括其他类型（表 30-1）。据报道，在弥漫硬化型 PTC 的细胞涂片中，常可在细胞簇中看到鞋钉样细胞[31]。然而，弥漫硬化型 PTC 常见显著的鳞状上皮化生、纤维化、大量砂粒体，并具有独特的临床 / 影像学表现。甲状腺髓样癌细胞排列松散，其细胞学特征可能与 HV-PTC 有重叠（见第 39 章和第 40 章）。降钙素或广谱神经内分泌标记物免疫染色可明确诊断髓样癌。甲状腺转移癌可能出现鞋钉样细胞或微乳头状生长模式，特别是起源于女性生殖道的浆液性癌和透明细胞癌、具有微乳头状结构和鞋钉样特征的肺腺癌，以及

表 30-1 鞋钉型 PTC 的鉴别诊断

	与鞋钉型 PTC 共有的显微镜下特征	
	微乳头状结构	失黏附性
手术标本	• 经典型 PTC • 高细胞型 PTC • 柱状细胞型 PTC • 嗜酸性细胞型 PTC	• Hürthle 细胞腺瘤 • Hürthle 细胞癌
FNA 细胞学	• PTC 各亚型（同上） • 旺炽性乳头状增生 • 甲状腺转移癌：肺、乳腺、结肠、卵巢、膀胱	• 甲状腺髓样癌

PTC. 甲状腺乳头状癌；FNA. 细针穿刺活检

乳腺、结肠和膀胱的微乳头状癌[16]。组织和肿瘤特异性标记物的免疫细胞化学染色有助于正确诊断（TTF-1、TG、PAX8 与 CK20、WT1、Napsin A、GATA3、CDX2 等）[32]。最近的一项研究报道了 Napsin A 在 HV-PTC 的微乳头状成分中常出现异常表达，这可能是与微乳头状肺腺癌鉴别的一个陷阱[7]。除了肿瘤性病变，甲状腺旺炽性乳头状增生的某些细胞学特征可能与 HV-PTC 相似，但无 PTC 核特征及鞋钉样细胞。

三、结论

HV-PTC 是 PTC 的一种侵袭性变型，与经典型 PTC 相比，临床预后相对较差。HV-PTC 的细胞学诊断可基于以下特征：微乳头状结构、极性丧失、黏附性丧失、呈泪滴状或彗星样外观的鞋钉样细胞、皂泡样核内假包涵体和典型的 PTC 核特征。HV-PTC 的术前诊断有助于对患者进行风险分层，并指导甲状腺切除的范围。

第31章 实性/梁状型甲状腺乳头状癌
Solid/Trabecular Variant of Papillary Thyroid Carcinoma

Ryuji Ohashi **著**

曹 宏 **译**　陈琼荣 **校**

一、病例报道

一位 68 岁的日本女性来我院就诊，自述近 10 个月以来颈部肿块进行性增大。甲状腺功能检查均在正常范围，甲状腺球蛋白抗体、甲状腺氧化酶抗体、甲状腺球蛋白受体抗体均为阴性。超声检查在左侧甲状腺中叶发现一个 19mm×14mm×10mm 实性、均匀的低回声肿块，局部边界不规则。彩色多普勒超声显示有高血流。超声检查报告提示肿块为恶性。为明确细胞学诊断进行细针穿刺活检。细胞学检查高度怀疑甲状腺乳头状癌，低分化甲状腺癌不能排除。随后，她接受了甲状腺全切术及左侧淋巴结改良清扫术。

二、细胞学结果

细针穿刺组织细胞丰富，少至轻度炎性细胞的背景中有散在砂粒体、胶质，可见排列成三维立体结构、边界规整的强黏附力的实性肿瘤细胞巢（图 31-1），另见排列松散或无黏附性的细胞，未见明显坏死（图 31-2）。此外，有些肿瘤细胞簇边缘不规整，局灶细胞核增大，细胞学特征如核沟及核内假包涵体（图 31-3 和图 31-4）提示甲状腺乳头状癌。此外还可看到核轻度增大及核重叠的细胞排列成滤泡结构（图 31-5）。

三、组织学特点

大体检查，甲状腺左侧中叶发现 1 个 18mm×12mm×10mm 肿块，切除标本切面呈白色、实性、未见出血及坏死，边界不规则（图 31-6）。显微镜下，超过 90% 的肿瘤细胞呈实性巢状生长，其余肿瘤区域可见乳头状结构（图 31-7）。肿瘤内未见出血、坏死。实性巢状结构的细胞具有甲状腺乳头状癌细胞核特征，如核内假包涵体（图 31-8），显著的细胞异型性及核分裂象并不多见。此患者被诊断为实性/梁状型的甲状腺乳头状癌[1, 2]（SVPTC）。肿瘤侵及包膜外纤维脂肪组织，未见淋巴结转移。

免疫组化显示，HBME-1 在乳头状结构细胞

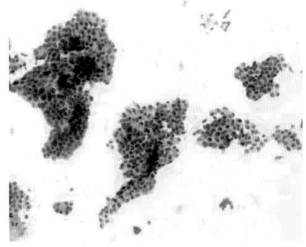

▲ 图 31-1　肿瘤细胞形成边界圆整的三维立体的实性巢状结构（巴氏染色，200×）

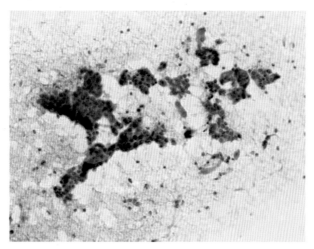

▲ 图 31-2　细胞学背景无坏死，可见大小不一、边界不规整的细胞簇和碎片（巴氏染色，400×）

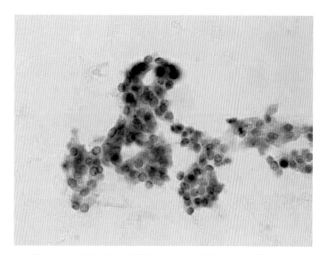

▲ 图 31-5　癌细胞构成滤泡结构，局部可见核增大、核重叠（巴氏染色，600×）

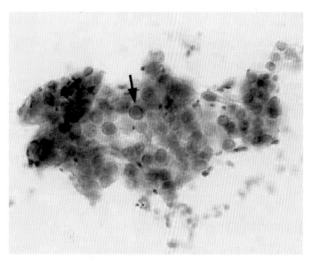

▲ 图 31-3　一团成簇的肿瘤细胞，细胞核轻度增大，偶见核内假包涵体（箭）（巴氏染色，600×）

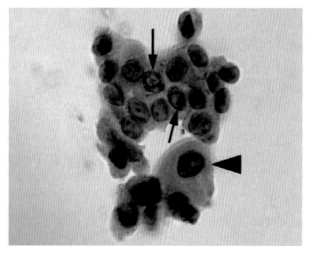

▲ 图 31-4　局灶性核增大（箭头）及核内假包涵体（箭）（巴氏染色，600×）

强表达，而在实性区细胞不表达（图 31-9）；乳头状结构细胞弥漫性强阳性表达 CK19，实性区细胞呈弱阳性表达（图 31-10）。正如我们之前报道的一样[3]，免疫组化特征支持 SVPTC 的诊断。

患者术后 6 个月超声和 CT 检查未发现复发。

四、讨论

SVPTC 是一种罕见肿瘤，仅占甲状腺癌 3%[4]，由 Carcangiu 等最先报道。他们将 SVPTC 定义为一种主要为实性或小梁状结构的肿瘤，同时保留了经典型甲状腺乳头状癌核的特征，但没有明显的核分裂、细胞异型性及坏死（图 13-11 和图 13-12）。关于肿瘤内实性和小梁状结构成分的比例，目前文献还有争论。早期研究将 SVPTC 定义为具有 50% 以上实性成分的肿瘤，最新出版的 WHO 内分泌肿瘤分类（2017 版）规定，当所有或几乎所有肿瘤呈实性、小梁状或巢状生长模式时，才能归类为"实性型"[1, 2, 4]。最近我们发现，即使实性成分占比不到 50% 的病例，也具有更差的临床预后，这表明无论实性成分的比例如何，都具有临床指导意义[5]。

由于肿瘤罕见，因此关于 SVPTC 的细胞学特征的报道很少。Giorgadze 等描述了 SVPTC 细针穿刺活检的细胞学特征，表现为具有黏附性的合

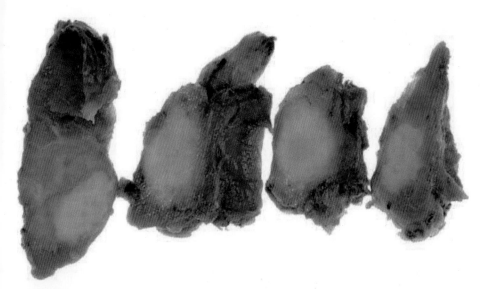

◀ 图 31-6 甲状腺左叶，可见一个直径 **19mm** 的实性白色肿块，局部边界不规则，无出血、坏死

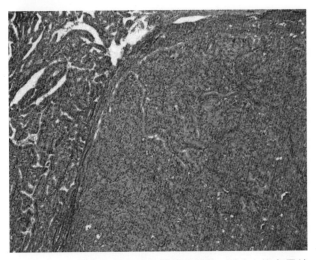

▲ 图 31-7 肿瘤大部分是实性巢状结构（右），伴有局灶乳头状结构区域（左），两者由薄纤维带分隔（HE 染色，**100×**）

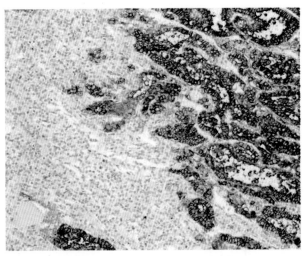

▲ 图 31-9 HBME-1 在乳头状结构区域强表达（右），实性区域几乎失表达（左）（免疫染色，**400×**）

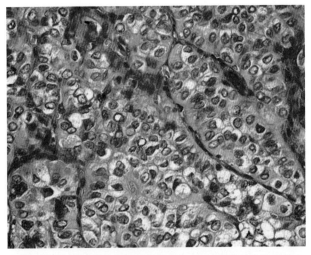

▲ 图 31-8 实性巢状肿瘤细胞保留了甲状腺乳头状癌的细胞学特征，如核淡染、核内假包涵体（HE 染色，**600×**）

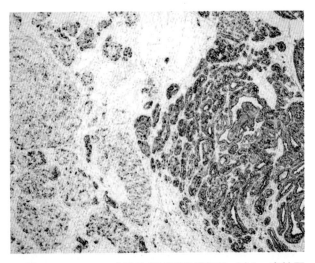

▲ 图 31-10 CK19 在乳头状区域弥漫阳性（右），实性区域呈阳性表达减弱（左）（免疫染色，**400×**）

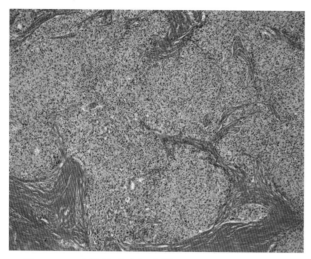

▲ 图 31-11 大片的肿瘤细胞巢呈地图状在周围纤维间质中侵袭性生长（HE 染色，100×）

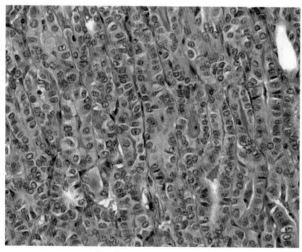

▲ 图 31-12 小梁状结构的肿瘤细胞具有甲状腺乳头状癌的细胞学特征（HE 染色，600×）

体细胞碎片，伴有微滤泡、小梁结构或低黏附性结构[6]。Higuchi 等认为，细针的穿刺活检涂片中，具有经典型甲状腺乳头状癌核特征的细胞排列成簇状的小乳头结构，并且缺乏核分裂及坏死现象则提示 SVPTC[7]。最近我们将 SVPTC 和高分化的甲状腺乳头状癌的 FNA 细胞学特点做了比较，相比于 WDPTC，SVPTC 以下特征更常见，如具有黏附性的实性巢状、小梁状结构，细胞重叠、核增大及多形性，核仁明显并缺乏胶质及砂粒体等。SVPTC 也保留了甲状腺乳头状癌的典型核特征（图 31-1）[8]。我们进一步研究发现，FNA 涂片中的实性巢状或小梁状结构及细胞核重叠的特征与

SVPTC 的高复发率相关，说明这些细胞学特点具有临床意义。

SVPTC 最主要的鉴别诊断是低分化甲状腺癌（PDTC）（见第 48 章和第 49 章）。PDTC 是一种由 PTC 或滤泡性甲状腺癌演变的含有低分化成分的肿瘤，其临床预后比 WDPTC 差[9]。虽然 PDTC 和 SVPTC 有着共同的形态学特点，如实性、小梁状、岛状结构，但 PDTC 更有可能表现为肿瘤坏死、明显的核异型性以及高核分裂指数。细胞学上，PDTC 可展现细胞核重叠及多形性，这两点也可出现在 SVPTC 中（表 31-1）[10-12]。在日本患者中，PDTC 的细胞核往往大于 SVPTC，而其他报道 PDTC 则可有小细胞核（见第 48 章）。甲状腺细针穿刺细胞涂片中，SVPTC 具有典型的甲状腺乳头状癌核特征，如核沟、核内假包涵体，但与

表 31-1　高分化甲状腺乳头状癌、实性 / 梁状型甲状腺乳头状癌、低分化甲状腺癌的细胞学特征

	WDPTC	SVPTC	PDTC
细胞密度	高低不等	高	高
胶质	有	少见	少见
砂粒体	有	少见	少见
实性巢状	罕见	有	有
小梁状	罕见	有	有
失黏附性	轻度	中度	重度
乳头状细胞簇	丰富	中度	罕见
核重叠	少见	有	有
核体积	小至中等	中等至大	大
核质比	低至中等	中等至高	高
细胞多形性	轻度	中度	中度至高度
细胞形状	圆形	圆形至梭形	圆形至梭形
染色质	细腻	粗糙	粗糙
核沟	有	有	无
包涵体	有	有	无
核仁	不清	明显	明显
核分裂象	无	无	有

之相反，这些在 PDTC 中几乎是见不到的。基于以上事实，我们可以推测，在 FNA 标本中，当细胞核异型性和典型核特征都很突出时，应该考虑 SVPTC。本例中，我们发现了一种让人考虑滤泡型甲状腺乳头状癌的局灶性滤泡结构，但也发现了异型核和核重叠[13]。此外，FV-PTC 的细胞簇倾向平面结构，而 SVPTC 细胞簇常呈三维立体结构。总而言之，在 FNA 细胞涂片中，如果出现三维立体的滤泡样细胞簇，且出现核异质性、核重叠，相比 FV-PTC，应更倾向于诊断 SVPTC。

最初报道的 SVPTC 是一种发生于有辐射暴露的青年或儿童的肿瘤，但后来的研究报道，

SVPTC 和经典型甲状腺乳头状癌一样，也可发生于非辐射暴露人群[1, 6, 14-17]（见第 70 章）。本例患者 60 多岁，无辐射暴露史。根据这些发现，我们可以假设，有或无辐射暴露史的 SVPTC 患者有着不同的潜在发病机制。Nikiforov 等报道了辐射诱导型 SVPTC 发生 RET/PTC3 基因重排，在非辐射暴露的 SVPTC 患者中却没有[1, 18]。其他学者研究发现，在没有辐射暴露史的 SVPTC 患者存在 BRAF 基因突变[16, 19]，包括 BRAF VK600-1E 和 BRAF V600delinsAL。这些事实表明 SVPTC 可能是由不同病因引起的一组异质性疾病。

第32章 非侵袭性/侵袭性嗜酸性细胞/非嗜酸性细胞型甲状腺乳头状癌

Aggressive/Non-aggressive Oncocytic/Non-oncocytic Variants of Pap llary Thyroid Carcinoma

Sule Canberk 著

刘剑华 译 张明博 校

概述

甲状腺癌的增幅大于包括子宫颈癌、乳腺癌、结肠癌和前列腺癌在内的恶性肿瘤。其中，甲状腺乳头状癌是最常见的甲状腺恶性肿瘤，其亚型与过去几十年相比有所增加。其中预后不良的亚型被定义为侵袭性，并被纳入最新的国际治疗共识中以引起重视。为了决定合适的手术方式，进行细胞学检查区分侵袭性和非侵袭性亚型非常必要。本章旨在强调并对不同亚型的细胞学和病理学特点进行阐述。

（一）识别亚型的重要性

甲状腺乳头状癌是最常见的内分泌系统恶性肿瘤，占所有甲状腺癌的85%以上，其典型临床特征为病程缓慢，远期生存率高[1, 2]。尽管甲状腺乳头状癌具有惰性，但仍发现相当数量的侵袭性甲状腺乳头状癌，其生存率较低，临床预后较差[3]。

PTC的组织学表现通常保存较好，具有典型的形态学特征[4]。与细胞学表现不同，在病理标本上鉴别PTC的亚型不难。然而，由于多种原因，在实践中易忽视PTC亚型。标本的高度异质性和多种亚型重叠的组织形态学表现导致诊断较为谨慎。病理标本中肿瘤大小、淋巴结转移和甲状腺被膜侵犯等

临床相关的形态学特征优先于亚型的诊断[5]。

由于肿瘤的侵袭性表现常导致预后不良[6]，2015年修订的美国甲状腺协会分化型甲状腺癌管理指南强烈推荐鉴别并报告甲状腺乳头状癌的组织细胞学亚型。与PTC非侵袭性亚型相比，侵袭性亚型通常与晚期转移和复发率增加有关，需要对患者进行补充治疗[7]。

（二）识别FNA上亚型的重要性

根据2002—2011年的SEER（the US Surveillance, Epidemiology, and End Results）研究，甲状腺癌增幅大于包括子宫颈癌、乳腺癌、结肠癌和前列腺癌在内的恶性肿瘤。基于这一流行病学事实，FNA指南中指出：与过去几十年相比，对近年来频繁观察到的PTC亚型做出正确诊断是FNA的主要目标。除了准确诊断外，ATA指南（2015版）推荐，应可能区分侵袭性与非侵袭性亚型[6, 8]。

甲状腺细针穿刺鉴别肿瘤亚型一定程度上决定了患者的临床治疗，且因其罕见，而具有挑战性。晚期转移可能是治疗不当所致。术前对PTC的准确分型对于决定手术类型和范围以及避免不规范手术至关重要[9]。

迄今为止，文献中已报道了9种以上的亚型

（图 32-1）[9-11]。PTC 的典型核特征是鉴别这些亚型并仔细判断细胞类型和组织结构的形态学变化的关键。

　　文献中不区分亚型时的 PTC 诊断准确率约为 96%[6]。一旦涉及亚型时，由于多种原因，FNA 诊断可靠性大大降低（图 32-2）。然而，在 PTC 中，可靠的风险分层仅能鉴别 FNA 标本中每个亚型的组织形态学表现。因此，本章在对每个亚型进行细胞形态学检查前强调特征性的病理学发现，并强调了利用统计分析鉴别 PTC 亚型的重要性，还补充了免疫组化染色结果，以证明特殊标记物在临床实践中的价值。

（三）如何识别 FNA 上 PTC 的亚型

　　要进行准确的分型，规范流程非常重要。然而，即使是最有经验的细胞病理学家，也不可能

识别出 FNA 上的所有亚型。分步流程需有明确的系统归纳。简而言之，第一步需区分嗜酸性细胞与非嗜酸性细胞亚型（图 32-3）。

　　在将嗜酸和非嗜酸性细胞进行区分后[12]，必须分析单个细胞特征。在第二步中，需格外注意，不要仅根据某一结构或单个细胞形态而做判断。与结构特征相比，某些亚型需要着重分析细胞形态特征（图 32-4），而有的亚型需要更多的时间来分析结构特征和（或）细胞基质的细节特征（图 32-5）。

（四）具有嗜酸性细胞表型的 PTC 侵袭性和非侵袭性亚型

　　具有嗜酸性细胞表型的侵袭性亚型的一般特征

　　在嗜酸性细胞表型的 PTC 侵袭性亚型中，PTC 嗜酸性细胞型的主要核特征表现明显，例如

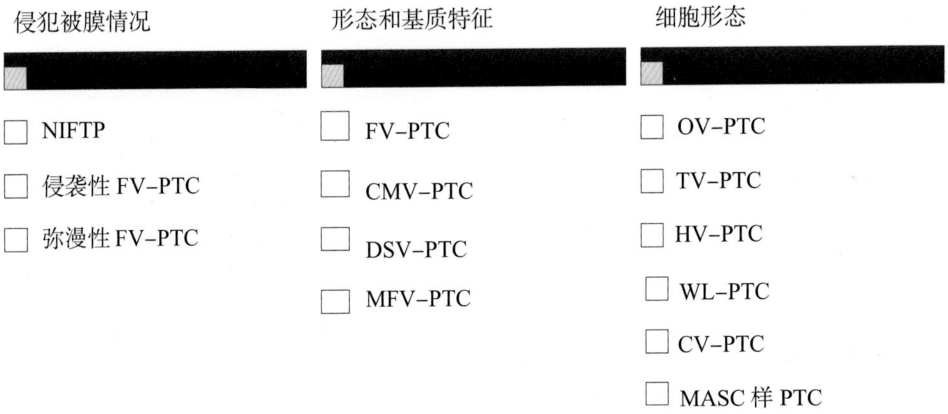

侵犯被膜情况	形态和基质特征	细胞形态
☐ NIFTP	☐ FV-PTC	☐ OV-PTC
☐ 侵袭性 FV-PTC	☐ CMV-PTC	☐ TV-PTC
☐ 弥漫性 FV-PTC	☐ DSV-PTC	☐ HV-PTC
	☐ MFV-PTC	☐ WL-PTC
		☐ CV-PTC
		☐ MASC 样 PTC

▲ 图 32-1　甲状腺乳头状癌亚型：根据侵犯被膜情况（侵犯与未侵犯）、形态和基质特征及细胞形态进行分类

PTC. 甲状腺乳头状癌；NIFTP. 具有乳头状核特征的非侵袭性滤泡状甲状腺肿瘤；FV. 滤泡型；CMV. 筛状型；DSV. 弥漫硬化型；MFV. 大滤泡型；OV. 嗜酸性细胞型；TV. 高细胞型；HV. 鞋钉样型；WL. 沃辛瘤样型；CV. 柱状细胞型；SV. 实体型

FNA 鉴别 PTC 亚型可靠性差的原因	PTC 的高异质性
	FNA 上缺乏肿瘤的结构特征
	对某些罕见亚型经验不足
	缺乏前瞻性研究明确这些亚型的特异性表现
	过重的工作负荷不利于细胞病理学家和病理学家的判断

▲ 图 32-2　细针穿刺细胞学对甲状腺乳头状癌亚型鉴别困难

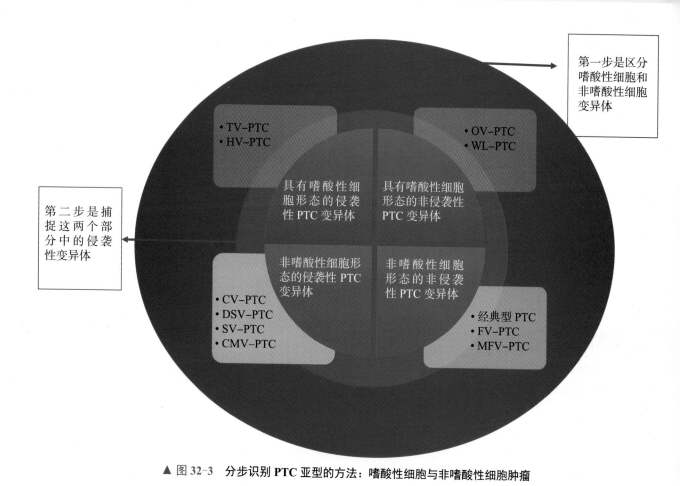

▲ 图 32-3　分步识别 PTC 亚型的方法：嗜酸性细胞与非嗜酸性细胞肿瘤

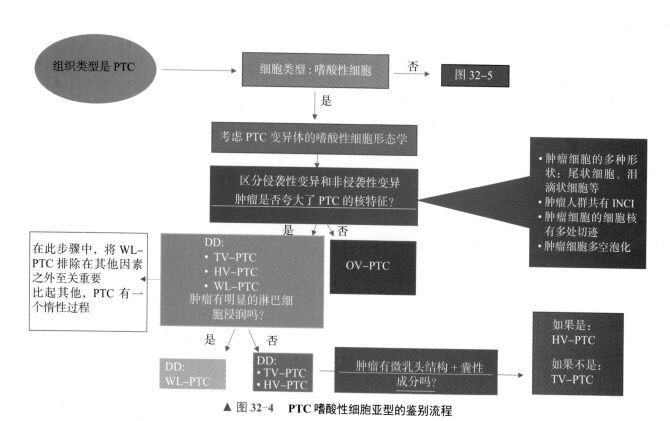

▲ 图 32-4　PTC 嗜酸性细胞亚型的鉴别流程

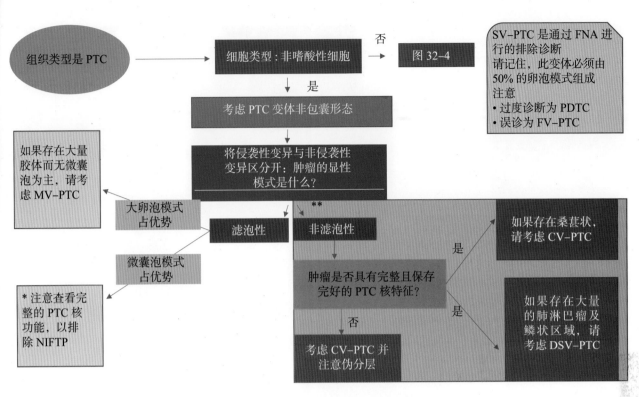

▲ 图 32-5　PTC 非嗜酸性细胞亚型的鉴别流程

*. 通过 FNA 将 IFV-PTC 从广泛的 IFV-PTC 中区分是不可能的；**. 该区域代表侵袭性变体和预后较差的变体

细胞质的肥皂泡样空泡化，导致胞质体积增大，呈现不同细胞形态，如尾状细胞或泪滴状细胞，以及存在多个核内假包涵体。常见明显核仁，而核仁的位置和类型与经典的 PTC 不同。癌细胞通常具有中心位置的大核仁，而不是偏心位置的小核仁。在许多 PTC-W 肿瘤细胞中，可能看不到典型嗜酸性细胞呈大胞质的重叠表现（图 32-6）。由于嗜酸性细胞典型的生化改变，一些梁状、实性巢状和索状结构在嗜酸性细胞类型中非常常见，包括 PTC-W。因此，与结构特征相比，细胞形态对 PTC 的嗜酸性型的鉴别尤为重要。

（1）高细胞型：高细胞型甲状腺乳头状癌是最常见的侵袭性亚型之一，于 1976 年被 Hawk 和 Hazard 描述。大多数具有嗜酸性细胞特征，占所有 PTC 的 10% 以上[13]。TV-PTC 发病率上升，主要是由于 PTC 微小癌的检出率增加，也因为缺乏统一标准而导致过度诊断[7]。TV-PTC 多发生在老年患者，肿瘤体积较大，常侵犯甲状腺被膜，并有淋巴结转移[14]。

这种亚型的组织学形态缺乏高宽比（H/W）的统一标准。虽然 WHO 建议 H/W 为 3∶1，但仍有研究设计 H/W 为 2∶1 或 3∶1。混淆的原因主要是形态学评价具有主观性，而不全是定量测量。规定至少 30% 的肿瘤由 H/W 为 3∶1 的细胞组成[9, 13-15]。

乳头状结构是常见的，在 TV-PTC 中常会出现类似有轨电车样外观的典型核特征，在低倍镜下可以观察到[13, 15]。但在 FNA 标本中，乳头状结构不如上述常见。细胞呈嗜酸性，胞质丰富，呈大多边形或细长形，胞质边界清晰，类似"鳞状外观"。细胞核大，偏心排列，有明显的核构和多个核内假包涵体（单个核内多个）（见第 27 章）。背景中可见淋巴细胞。在某些情况下，可见胞质细长、胞核偏心的"尾状细胞"。背景中有厚薄不一的胶质，其中含有不同比例的淋巴细胞[8, 13]（图 32-7）。

PTC 的某些亚型，特别是沃辛瘤样型，常表现出局灶性高细胞特征（占肿瘤的 5%~10%）；这种类型不应被诊断为 TV-PTC，但应在病理报告中提及这一发现，因为这些肿瘤的转移或复发

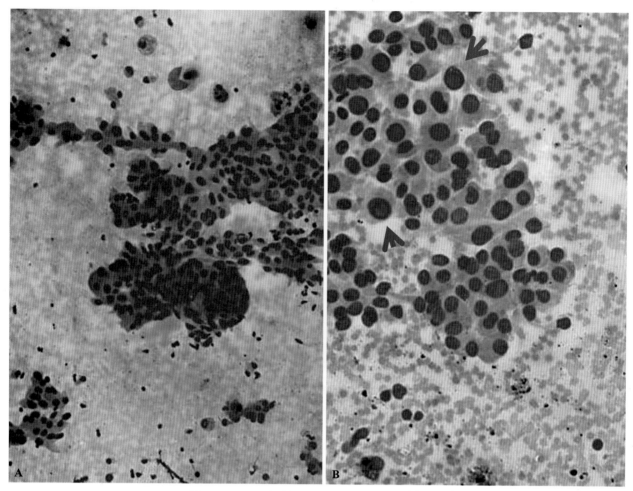

▲ 图 32-6　PTC 嗜酸性细胞型呈大滤泡状，排列无重叠

可能进展为 TCV-PTC[3, 13]。

(2) 鞋钉样型：Asioli 等[16] 在 2010 年提出 PTC 的鞋钉样型，Kakudo 和 Tang 等在 21 世纪初也有类似的描述[17, 18]。这种罕见的侵袭性亚型有嗜酸性细胞的特征，通常见于老年女性，广泛侵犯甲状腺被膜，伴血管和（或）淋巴管侵犯，常有淋巴结转移[3, 13, 16]。HV-PTC 具有三个独特的组织学特征：①无真性纤维血管核心的微乳头，嗜酸性细胞胞质；②胞核位于顶端，核质比增加，描述为"鞋钉""彗尾状""泪滴"或"火柴棒"等；③细胞内结构紊乱[8]。尽管鞋钉样型通常被认为是 PTC 的一种亚型，但最近的研究表明，鞋钉样型可能是 PTC 其他侵袭性亚型的高分化表现[19]。此外，鞋钉样型通常与 PTC 其他侵袭性亚型相关。因此，少有仅由鞋钉样细胞组成的肿瘤，有少量鞋钉样细胞（约 5%）

存在即可预测临床预后不良[14, 19, 20]。

在细胞学中，鉴别出具胞核朝向顶端的肿瘤细胞至关重要，这意味着核质比高，有表面隆起，彗星样或鞋钉样外观（见第 30 章）。这些细胞形成微乳头状结构，细胞内结构明显紊乱；除这些特征鉴别外，可观察到细胞质中有多个"肥皂泡状"假包涵体、典型的核特征，伴 INCI。砂粒体、坏死和淋巴细胞浸润不常见，囊性成分较为明显[13, 19, 20]。与 TV-PTC 和经典 PTC 相比，HV-PTC 中的核沟和核内假包涵体不太常见，常可见核分层和核重叠[21]（图 32-8）。

如上所述，PTC 的其他侵袭性亚型如 TV、柱状型和弥漫硬化型具有重叠的形态学表现，在嗜酸性细胞、囊性细胞和透明细胞背景下也可能出现鞋钉样型表现。

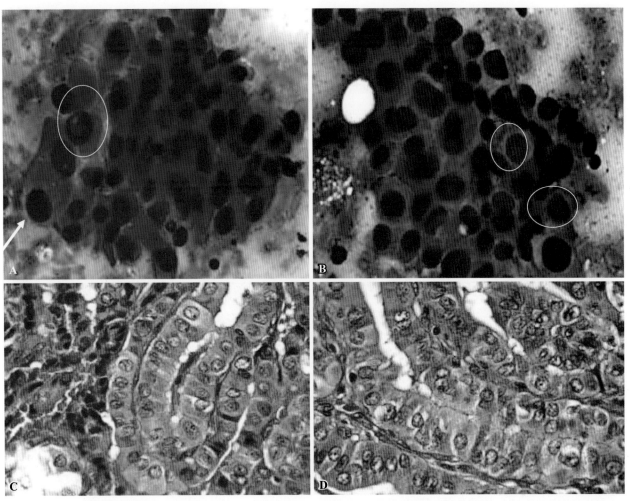

▲ 图 32-7　A. 形状和形态夸张的尾状细胞；B. 由嗜酸性细胞组成的一组中的多个核内假包涵体；C 和 D. 注意肿瘤细胞的高度是宽度的 2~3 倍

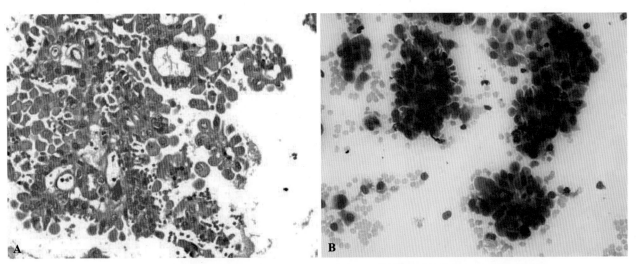

▲ 图 32-8　细胞病理学标本中的微乳头结构和鞋钉样型细胞

有研究表明，膜 MUC1 和核 p53 阳性可能是鞋钉样型具有侵袭性的标记物，且与经典 PTC 相比，BRAF 突变率高。然而，用于鉴别 PTC 鞋钉样型的特异性分子标记尚不明确。TTF-1 和 PAX8 是区分 PTC 鞋钉样型与其他甲状腺癌的可选标记物，但其鉴别作用有限[21]。

(3) 沃辛瘤样型：WL-PTC 于 1995 年首次被描述。WL-PTC 亚型中肿瘤及周围区域有淋巴细胞浸润。WL-PTC 的乳头柄有丰富的淋巴间质，与腮腺的沃辛瘤类似[22]。主要表现为显著 PTC 核特征，但这是唯一具有嗜酸性细胞表现的非侵袭性亚型，易与 TV-PTC 混淆[8, 12, 20]（图 32-9）。

（五）具有非嗜酸性细胞表型的 PTC 侵袭性和非侵袭性亚型

具有非嗜酸性细胞表型的侵袭性亚型的一般特征

无论其生物学行为如何，与 PTC 非嗜酸性细胞型相比，嗜酸性细胞型易于识别。与 PTC-W 侵袭性亚型的嗜酸性细胞类型不同，本节中的非嗜酸性细胞类型共同点不多（图 32-5）。

(1) 柱状细胞型：柱状细胞型甲状腺乳头状癌具有侵袭性，1986 年 Evans 描述了这种亚型[23]，广泛转移且预后差[13, 24]。CV-PTC 多见于男性患者，

常转移至肺和骨骼。肿瘤为局限性或浸润性，表现出不同的生长方式，如乳头状、滤泡状、实性、筛状或梭形。通常可见明显伸长的滤泡，细胞核排列成索状[25]。常见核下空泡，可能类似于分泌型子宫内膜。另一个常见的表现是核假层化，类似结肠癌。也可见柱状细胞的合体细胞，细胞边界不清，细胞核深染。细胞通常很大，细胞核呈椭圆形或细长形，染色质呈粉状[26, 27]。未见 PTC 的典型核特征，表现为假层状椭圆形或细长的细胞核，核内有粉状染色质（图 32-10）。核沟和假包涵体不常见，形成乳头状、片状和玫瑰状微小滤泡[8, 27]（见第 29 章）。其独特的形态通常能在 FNA 上被识别，但由于缺乏完整的 PTC 核特征，可被误诊为滤泡性肿瘤或恶性肿瘤（但无法确诊为 PTC）。此时应与转移癌特别是结肠癌、子宫内膜样腺癌和其他甲状腺恶性肿瘤如髓样癌相鉴别。在转移癌和 PTC 中坏死背景不常见。免疫组化、实验室检测和临床表现对鉴别诊断很重要。TTF-1 强阳性有助于排除转移性结肠癌[8, 27]。

PTC-CCV 的细胞学诊断仍然具有挑战性，其罕见性导致相关经验不足。根据 Bongiovanni 等的研究，细胞涂片发现几乎完全由乳头状结构组成，可见假层化细胞核，罕见核沟，多个核内假包涵体，高度提示 CV-PTC[27]。

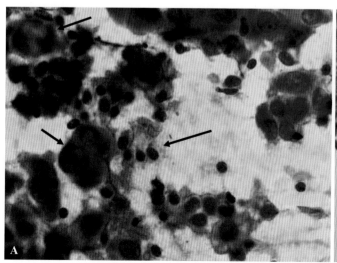
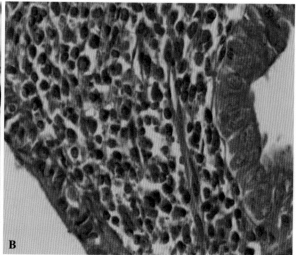

▲ 图 32-9 A. 嗜酸恶性甲状腺细胞呈夸张的几何形状，背景为胞质空泡化和淋巴细胞；B. 细胞团呈乳头结构，注意乳头柄上有丰富的淋巴细胞

(2) 弥漫硬化型：1985 年，Vickery 等首次描述了 PTC 弥漫硬化型[28]。少儿和年轻人多见，女性发病率较高。肺和淋巴结转移并不少见[13, 27]。由于这种亚型的罕见性，临床转归及预后仍有争议。然而，许多学者及 WHO 分类（第 4 版）都报道了较短的无疾病生存期[29]。

DSV-PTC 通常累及甲状腺的双侧叶，临床上类似于无肿块形成的甲状腺肿或桥本甲状腺炎。组织学上，DSV 表现为一侧或两侧腺叶的弥漫性受累，常见广泛的淋巴血管侵犯、鳞状化生的大量砂粒体和明显的纤维化。

弥漫硬化型在细胞学鉴别上也具有挑战性。临床表现类似桥本甲状腺炎，细胞学上也可能表现为甲状腺炎，因为它是一种广泛浸润性肿瘤，

通常累及双侧腺叶，以背景中显著的淋巴细胞浸润为特征。然而，关注核特征可防止误诊甲状腺炎。肿瘤细胞通常为圆形或多角形，胞质致密，细胞边界清晰。

与经典的 PTC 相比，染色质更粗大。可见核沟和 INCI，大量砂粒体、鳞状化生、多核巨细胞和大的单个／间隔的细胞质空泡的出现有利于鉴别本亚型[8, 9, 13]。

(3) 实体型：是一种最少见的亚型，少儿多见，特别是在辐射暴露后（切尔诺贝利核事故幸存者中所有 PTC 的 34%）。这种亚型主要表现为 50% 以上为滤泡性生长。这种亚型在成人中也可见，通常伴有自身免疫疾病[3, 13]。女性多见，通常表现为实性结节形成，常侵犯甲状腺被膜、淋巴管，

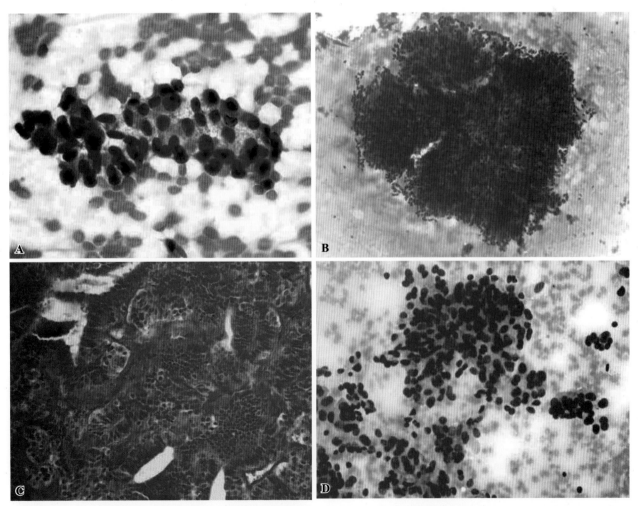

▲ 图 32-10　A. 注意甲状腺恶性细胞粗大而深染的染色质；B 和 C. 可见乳头状结构内的合体细胞，胞核假层化，细胞膜边界不清；D. 注意不同形态肿瘤细胞，无嗜酸性细胞表现

有淋巴结转移 [9, 13]。

即使在常规病理标本中，由于实性生长和斑块状 PTC 核特征（核呈圆形而不是椭圆形），诊断实体型甲状腺乳头状癌较为困难。在 FNA 标本上诊断 SV-PTC 更不可靠。然而，从临床和影像学的相关性来看，仍有一些细胞形态学特征有助于发现这种亚型（见第 31 章）[3, 13]。乳头状细胞团在 SV-PTC 中很常见，但缺乏分支和纤维血管核心。细胞病理学上易与低分化甲状腺癌混淆。然而，无坏死和核分裂，以及 PDTC 中致密的颗粒状染色质、稀疏的细胞质和较高的核质比可能有助于鉴别。有些情况 SV-PTC 可见大量微小滤泡而被误诊为 FV-PTC [9, 13]。

(4) 筛状桑葚状型：除了不携带 APC 家族基因突变的散发型外，这种罕见的 PTC 亚型通常见于加德纳综合征或家族性腺瘤性息肉病患者。家族基因突变的筛状桑葚状型 PTC 通常表现为多灶性，而散发性通常是孤立结节。第 1 个被详细描述的病例为 1999 年中国香港的陈氏和罗氏 [30]。

在组织学上，典型的叠瓦状滤泡呈筛状条索、鳞状桑葚胚状，缺乏细胞间质。可见细胞核排列拥挤，假分层，细胞核深染，核沟，INCI 等。一些细胞核表现出一种特殊核透明效果，这种透明效果是由生物素的积累引起的，可导致错误的免疫染色结果 [9, 13]。通常无核分裂和坏死。然而，在 CMV-PTC 中，砂粒体罕见或无，局部可见高细胞或嗜酸性细胞。尽管弥漫硬化型可能有许多砂粒体 [31, 32]，CMV-PTC 的主要鉴别是弥漫硬化型，由于鳞状上皮的突出而类似于桑葚样病变。与之相对应的是，特殊的组织学、细胞学也可以表现为乳头状，有桑葚状和筛状（伴一些高细胞或嗜酸性细胞）。背景中无胶质，但可见大量含铁血黄素的组织细胞。核特征是 PTC 的典型特征（见第 28 章）。这些典型的细胞学表现及 β-catenin 核免疫染色的异常阳性可在术前提示 CMV，并排除

更具侵袭性的亚型，如 TV-PTC。此外，术前可通过结肠镜和（或）APC 基因突变分析诊断这种特异性亚型，为 FAP 的早期诊断提供依据。对于 FAP 相关的 CMV，建议行甲状腺全切除术，而对于散发型可仅行侧叶切除术 [9, 13]。

(5) 滤泡型：滤泡型甲状腺乳头状癌是 PTC 最常见的亚型 [33, 34]。它由缺乏乳头状结构的中小型滤泡组成 [33]。肿瘤细胞呈椭圆形，可见核构。核内假包涵体的数量少于经典型。在某些情况下，与新提出的非恶性分型：NIFTP、WT-UMP 和 FT-UMP，FV-PTC 的鉴别诊断较为困难 [34, 35]。侵袭性 FV-PTC 通常具有更显著的 PTC 核特征，NIFTP、FT-UMP 和 WT-UMP 中肿瘤细胞仅显示 PTC 的少数核特征 [9, 13, 33-36]。

因此，关键的是不要漏诊弥漫性侵袭性 FVTC（DIFV-PTC）。Sobrinho-Simoes 首次提出 DIFV-PTC [3, 37]，其临床特征更具侵袭性。然而，单凭细胞学无法区分 IFV-PTV 和 DIFV-PTC。FVTC 通常是多中心，累及一个或两个腺叶，侵犯甲状腺被膜，有淋巴结转移及侵犯血管。诊断 IFV-PTC 的最佳方法是确保所有 FNA 标本中都有 PTC 的完整核特征。滤泡状病变有轻微的 PTC 核特征，必要时可在其上注明"不能排除 IFV-PTC"，以避免过度治疗 [3, 9, 13, 34, 35]。

(6) 大滤泡型：这种极其罕见的亚型主要（> 50%）由大滤泡组成，具有典型的 PTC 核特征 [9, 14, 38]。文献报道的病例预后通常与 FV-PTC 相似。有些病例有广泛的淋巴结转移。由于原发灶或转移灶的斑片状核特征，MFV 在组织学和细胞学上常被误诊为良性。在细胞学上，多数可见丰富的胶质。低倍镜下，MFV-PTC 易被误诊为良性胶质结节。在高倍镜下，肿瘤细胞相互重叠，可见核沟，偏心核呈圆形或椭圆形，核仁明显，染色质淡染。INCI 并不常见，尚未有 MFV 可见砂粒体或乳头状结构的报道 [9, 14, 38, 39]。

第33章　亚急性甲状腺炎或乳头状癌
Subacute Thyroiditis or Papillary Carcinoma

Tiesheng Wang　著

余　露　译　　殷德涛　校

摘　要

- 亚急性或肉芽肿性甲状腺炎的一些特征与甲状腺乳头状癌重叠，特别是巨细胞的存在。重要的是要意识到大量多核巨细胞的存在并不能排除甲状腺乳头状癌的诊断。在这种情况下，鉴别诊断的关键是不要遗漏罕见存在的具有甲状腺乳头状癌特征性核特征的滤泡细胞组织碎片。几乎没有炎性细胞掺杂的干净背景，"泡泡糖"样的胶质及两种类型的多核巨细胞的存在均不支持亚急性甲状腺炎的诊断。

- 亚急性甲状腺炎是一种良性炎症。相反，甲状腺乳头状癌属于恶性肿瘤。这两种疾病在临床病理上是截然不同的，通常很容易区分。然而，在临床实践中仍有少数不典型病例，可能引起超声和（或）细胞病理学上的困惑，导致误诊[1-3]。在这一章中，我们将讨论3个临床病例。

一、病例1：非典型"无痛"亚急性甲状腺炎

（一）病史简介

患者为一名接受体检的38岁女性。颈部超声在甲状腺右叶偶然发现一个大小为0.4cm×0.4cm×0.5cm的单发低回声结节，结节边缘模糊不规则（图33-1A）。超声怀疑甲状腺微小乳头状癌。因此，我们进行了超声引导下细针穿刺活检，细胞病理学显示亚急性甲状腺炎的特征性表现。滤泡细胞未见PTC核特征[4]（图33-1B至D）。因此，排除了PTMC，诊断为亚急性甲状腺炎。

（二）讨论

亚急性甲状腺炎作为一种独特的临床病理诊断，在临床和实验室检查中有其独特的表现，很少需要FNA活检。但部分亚急性甲状腺炎患者无痛感和压痛，超声表现为与PTMC相似的单发无痛、无压痛结节。重要的是要认识到，这种非典型的"无痛"亚急性甲状腺炎确实存在，仅根据临床和超声评估可被误诊为PTMC[1-3]。对于这些病例，FNA样本的细胞病理学检查对于可靠诊断来说是必要的。

二、病例2：PTMC在FNA上有大量多核巨细胞

（一）病史简介

患者为34岁女性。甲状腺超声扫描在甲状腺左叶发现1个直径0.5cm的单发低回声结节，结节轮廓不规则，边界不清（图33-2A和B）。超声怀疑PTMC，随后行超声引导下FNA。FNA标

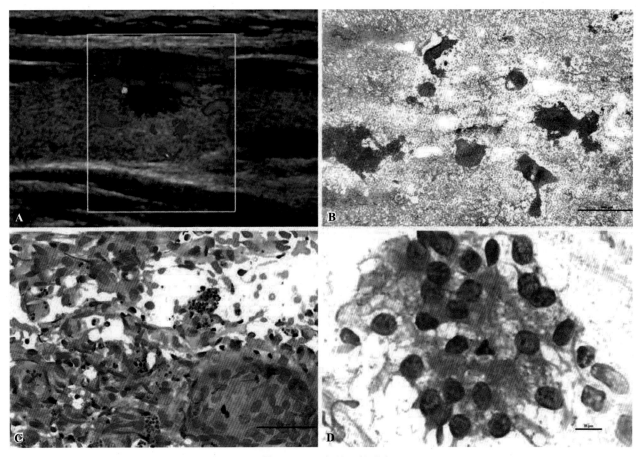

▲ 图 33-1 亚急性甲状腺炎

A. 甲状腺右侧叶横切面可见一低回声实性结节，结节边界不清、形状不规则、血管分布减少；B. 低倍镜下在细胞碎片和炎症的背景上可见大量组织细胞型多核巨细胞；C. 上皮样组织细胞及多核巨细胞呈肉芽肿样排列，上皮样组织细胞细胞核折叠，具有丰富的颗粒状至泡沫状细胞质。高倍镜下与中性粒细胞、淋巴细胞、巨噬细胞、滤泡细胞混合；D. 出现退行性改变的滤泡细胞具有反应性异型性，但缺乏甲状腺乳头状癌特有的细胞核特征（B 至 D. HE 染色）

本在低倍镜下可见大量多核巨细胞（图 33-2C），增加了亚急性甲状腺炎诊断的可能。然而，经过仔细检查，在几乎没有炎症细胞混杂的干净背景中发现了一些滤泡细胞的组织碎片。滤泡细胞的细胞核增大，大小不一，形状不规则，有细颗粒状染色质、细小核仁、核沟和核内假包涵体（图 33-2D 至 H）。经 FNA 评估证实诊断为 PTMC。甲状腺左叶切除标本的大体检查上可见 1 个单发直径为 0.5cm 的边界不清灰白结节（图 33-3A 和 B）。组织病理学检查显示有着 PTC 核特征的肿瘤细胞排列成典型的乳头状结构（图 33-3C 和 D）。可以看到两种多核巨细胞，即：组织细胞型和滤泡细胞型。后者免疫组化显示 TG 和 TTF-1 阳性，与未分化癌中的破骨细胞样多核巨细胞有很大不

同（图 33-3E 至 H）。组织病理学上未见明确的亚急性甲状腺炎组织学特征，除了在乳头间隙有少量多核组织细胞型巨细胞，但未见其他炎症细胞（图 33-3E 和 F）。确诊为 PTMC。

（二）讨论

从流体力学的角度来看，流体阻力小的材料更容易进入毛细管腔。在甲状腺的 FNA 样本中，流体阻力最小的物质是组织液、血液、悬浮脱落细胞和可能存在的炎症细胞群，其次是滤泡上皮细胞，后者似乎更容易从乳头表面或被针穿破坏的纤细乳头结构上分离。间质成分更难被细针带出，这在一定程度上解释了为什么在 FNA 标本中间质成分的展示不如在组织学切片中好。因此，

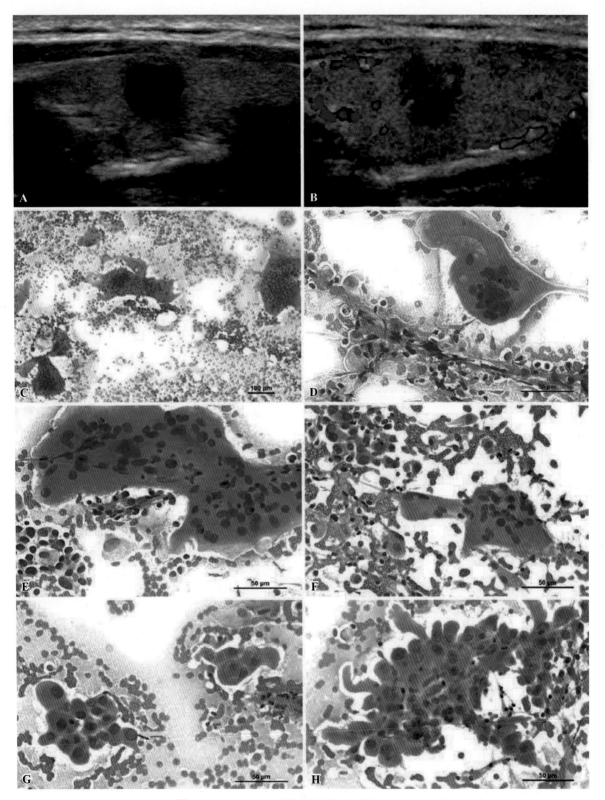

▲ 图 33-2　FNA 标本有许多多核巨细胞的 PTMC（一）

A 和 B. 甲状腺超声示甲状腺左侧叶可见一直径 0.5cm 单发低回声结节，结节外形不规则、边界不清、血管分布减少；C. 低倍镜下可见大量多核巨细胞；D 至 F. 注意在几乎没有炎症细胞混合的干净背景上的滤泡细胞组织碎片；G 和 H. 高倍镜下可见滤泡细胞的细胞核增大、大小不一、形态不规则，染色质呈细颗粒状、微核仁，可见核沟和核内假包涵体（黄箭）（C 至 H. HE 染色）

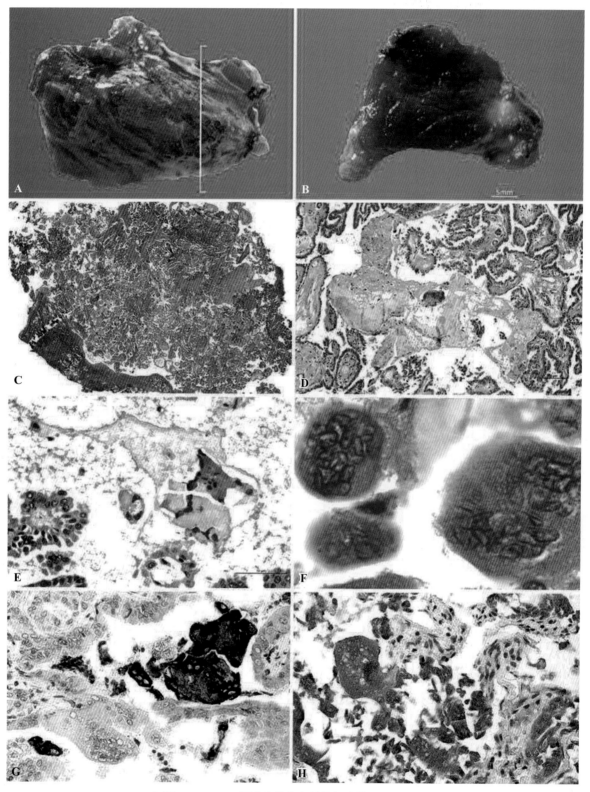

▲ 图 33-3　FNA 标本有许多多核巨细胞的 PTMC（二）

A 和 B. 新鲜的甲状腺左侧叶切除标本内可见一直径 0.5cm 的灰白结节，边界不清、形状不规则；C 和 D. 典型的乳头状结构具有分化良好的纤维血管轴心；E. 乳头间隙可见伴有核固缩的组织细胞型多核巨细胞；F. 伴有 PTC 核特征的一些多核巨细胞是滤泡细胞型多核巨细胞；G. 组织细胞型多核巨细胞 CD68 免疫染色强阳性；H. 滤泡细胞型多核巨细胞 TG 免疫组化染色阳性（C 至 F. HE 染色；G 和 H. 分别显示 CD68 和 TG 的免疫组化染色）

甲状腺 FNA 涂片中各种细胞和间质成分的比例可能与甲状腺组织切片有显著差异[5]。

当低倍镜下显示大量多核巨细胞时，可能会给诊断医生亚急性甲状腺炎的初步印象，并导致对 FNA 样本的误判[4, 6]。然而，几乎没有炎性细胞掺杂的干净背景，"泡泡糖"样胶质及两种多核巨细胞的存在均不指向亚急性甲状腺炎的诊断（表 33-1）[4]。重要的是，要认识到大量多核巨细胞的存在并不排除 PTC 的诊断。在这种情况下，鉴别诊断的关键是不要错过具有 PTC 特征性核特征的罕见滤泡细胞组织片段。仔细观察整个涂片对于给出合适的细胞病理学诊断是必要的。

三、病例 3：PTMC 与亚急性甲状腺炎并存

（一）病史简介

患者为有 3 年亚急性甲状腺炎反复发作病史的 42 岁女性。超声图像显示甲状腺双侧叶可见多个大小不等的低回声区，其中于左侧叶可见 1 个 15mm×6mm 边界不清低回声区（图 33-4A），于右侧叶可见 1 个 7.1mm×7.6mm×6.4mm 部分包裹的低回声结节（图 33-4B）。甲状腺左侧叶病变被强烈怀疑为亚急性甲状腺炎，甲状腺右侧叶结

节显示可疑的 PTMC 超声特征。因此行 FNA 检查。首先，取甲状腺左侧叶可触及的疼痛结节，其细胞病理学特征与亚急性甲状腺炎一致。甲状腺右侧叶结节超声引导下 FNA 检查细胞病理学显示为上皮样细胞、多核巨细胞、中性粒细胞、淋巴细胞、巨噬细胞、间质组织碎片和多个具有完整的 PTC 核特征的滤泡细胞碎片的混合物（图 33-5A 至 D）。鉴于患者的细胞病理学表现和难以忍受的严重颈部疼痛，为患者行甲状腺全切术。手术切除标本的组织病理学检查诊断为亚急性甲状腺炎背景下的 PTMC 病变（图 33-5E 至 H）。

（二）讨论

这是亚急性甲状腺炎与 PTMC 并存的罕见

表 33-1　SAT 和 PTC 中多核巨细胞的鉴别诊断线索

巨细胞类型	存在于	免疫组化阳性标记	病理特征
组织细胞型	SAT、PTC	CD68、MAC387	参与吞噬作用的组织细胞的融合
滤泡细胞型	偶尔见于 PTC	TG、TTF-1	甲状腺滤泡上皮细胞的增殖与融合
横纹肌细胞型	非常少见于 PTC	MSA、肌红蛋白	PTC 的甲状腺外扩张破坏了横纹肌细胞的再生

SAT. 亚急性甲状腺炎；IHC. 免疫组化

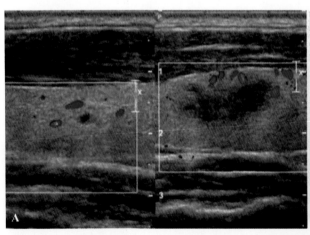
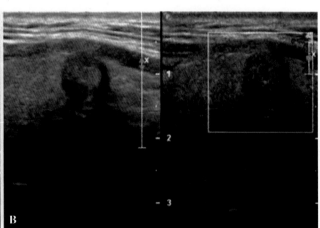

▲ **图 33-4　PTMC 与亚急性甲状腺炎并存（一）**

超声显示甲状腺双侧叶大小正常，但分别检测出一 15mm×6mm（A）和 7.1mm×7.6mm×6.4mm（B）的灶性低回声病灶位于甲状腺左侧叶和右侧叶下极。前者为椭圆形、边缘不清；后者无血流，部分包裹

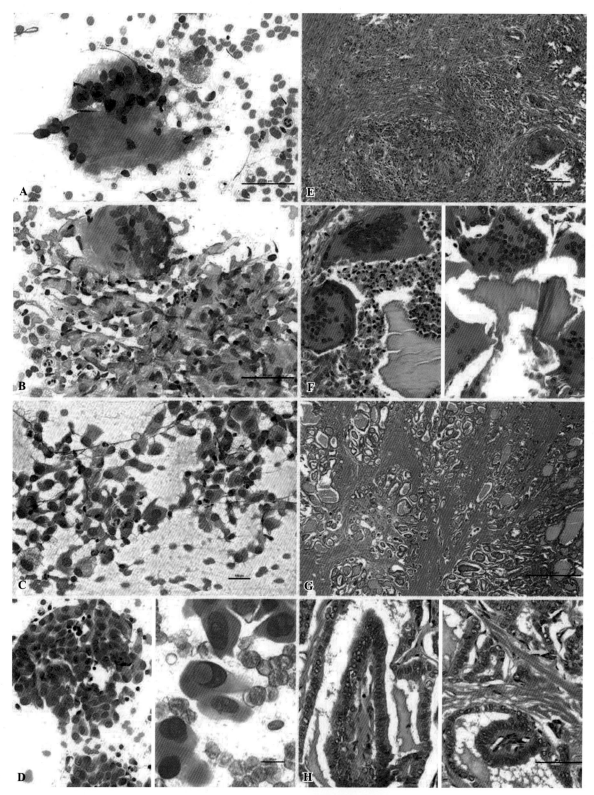

▲ 图 33-5　PTMC 与亚急性甲状腺炎并存（二）

A 和 B. 中倍镜显示上皮样细胞、组织细胞型多核巨细胞和炎性细胞的聚集；C. 混杂有中性粒细胞、淋巴细胞和巨噬细胞的滤泡细胞聚集物；D. 滤泡细胞的组织碎片为合胞体样（左），可见多个核内假包涵体（右）；E. 低倍镜显示纤维化背景下的肉芽肿性炎症；F. 中倍镜显示甲状腺滤泡被组织细胞型多核巨细胞和含有大量中性粒细胞的急慢性炎症细胞的混合物围绕，以致甲状腺滤泡变得不明显；G. 乳头和形状不规则的滤泡被增生的纤维组织包绕分隔；H. 中倍镜显示典型的乳头状结构具有纤维血管轴心，其表面被覆的滤泡细胞具有 PTC 的重要核特征。核内假包涵体（黄箭）（A 至 D. FNA 涂片；E 至 H. HE 染色）

病例，很可能掩盖 PTMC 的共同存在[7]。临床表现、超声图像及细胞学评估显示甲状腺双侧叶均有弥漫性多发性亚急性甲状腺炎病灶。在对怀疑为 PTC 的靶结节行 FNA 检查过程中，细针不可避免地要穿过病变周围炎症性区域，因此 FNA 细胞学表现为炎症性和肿瘤性成分的混合物。鉴别诊断的关键是寻找具有 PTC 特征性核特征的滤泡细胞的合胞组织碎片。

选择一个可触及的大结节进行 FNA 活检通常是很容易的，然而关键的小病灶可能会被遗漏。

因此我们提出超声引导下 FNA 活检，因为它不仅能够确保样本取自关键病变也有助于选择超声最可疑的病变，从而增加收集基本诊断所需样本的可能性。与本例相同，第 1 个活检样本取自甲状腺左侧叶 1 个可触及的疼痛结节，其细胞学检查结果仅显示亚急性甲状腺炎的改变。超声引导下取甲状腺右侧叶疑为 PTC 结节的标本，诊断为PTMC 伴亚急性甲状腺炎，为患者的合理治疗提供依据。

第 34 章　透明变梁状肿瘤
Hyalinizing Trabecular Tumor

Mitsuyoshi Hirokawa　Ayana Suzuki　Seiji Kuma　著

刘梦丽　译　陈琼荣　校

一、概述

透明变梁状肿瘤是一种罕见的滤泡源性的甲状腺肿瘤，以小梁状的生长方式和间质内及小梁间的玻璃样变为特征[1]。HTT 于 1987 年被 Carney 等诊断为甲状腺良性滤泡肿瘤[2]。HTT 具有甲状腺乳头状癌的多种组织学特征，包括核内假包涵体、核沟和砂粒体。以上特征和其他的发现，如分子生物学证据，都与 PTC 类似，于是有人认为 HTT 与 PTC 的关系很密切[3]。HTT 的细针穿刺细胞学和细胞学特点，如核沟和核内假包涵体，可能提示 PTC。此处，我们介绍一下 HTT 的细胞穿刺学发现和 HTT 与 PTC 之间的鉴别诊断。

二、病例

48 岁女性患者，体检时发现血脂异常，于外院就诊发现左侧甲状腺叶有一个结节。到我院做进一步检查，我院彩超发现甲状腺有两个结节，一个结节位于左侧甲状腺叶，大小 26mm×17mm×24mm，呈稍低回声，内部回声均匀，形状稍不规则，但边界清楚，伴多发点状高回声灶（图 34-1）。彩色多普勒超声显示结节内及周边血流信号丰富，即"火海征"（图 34-2）。彩超提示甲状腺乳头状癌或透明变梁状肿瘤。另一结节位于甲状腺右侧叶，大小 10mm×6mm×6mm，彩超提示良性结节。细胞穿

刺学检查提示左侧甲状腺结节为透明变梁状肿瘤，右侧甲状腺结节为嗜酸性细胞腺瘤。患者最终进行了甲状腺全切手术。

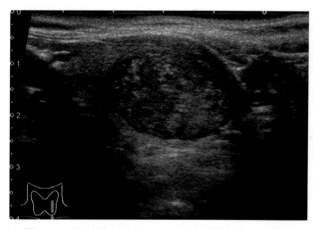

▲ 图 34-1　甲状腺左叶内可见一个低回声的均匀肿块，伴多发点状高回声（B 超）

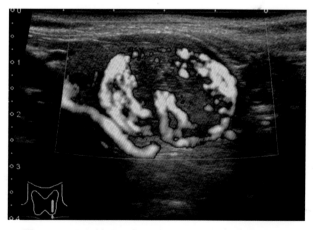

▲ 图 34-2　甲状腺肿块显示瘤内及瘤周血流信号丰富，即"火海征"（超声彩色多普勒图像）

三、细胞穿刺学表现

肿瘤细胞周围围绕透明物质，类似乳头状结构（图 34-3）。透明样物质位于癌细胞簇中间，癌细胞呈放射状排列（图 34-4），一些细胞簇的核呈栅栏样排列。细胞穿刺学中肿瘤无乳头状、滤泡状或片状排列方式。肿瘤细胞胞质淡染，细胞边界不清（图 34-5），细胞核内可见核内假包涵体和核沟（图 34-6），黄色小体不可见。

四、病理性表现

位于左侧甲状腺下叶的 2.3cm×2.2cm 实性肿瘤，切面呈实性，灰白或灰黄，部分有薄纤维结缔组织包绕（图 34-7）。镜下，肿瘤细胞主要呈小梁状结构（图 34-8），也可见含胶质的滤泡性结构或微钙化。肿瘤细胞内可见核内假包涵体、核沟和黄色小体（图 34-9）。透明样物质不仅存在于小梁状细胞巢周围，还存在于肿瘤细胞之间。肿瘤细胞间质有丰富的血管。免疫组化，肿瘤细胞胞膜呈现 Ki-67（MIB-1）阳性（图 34-10）。

五、讨论

HTT 以小梁内和小梁间透明质膜过度生成为特征[4]。肿瘤细胞呈多角形或细长形，细胞核内

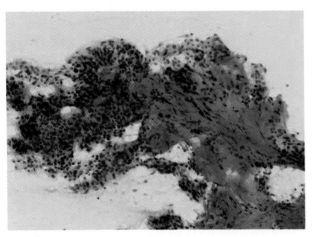

▲ 图 34-3　肿瘤细胞周围围绕透明物质，类似乳头状结构（巴氏染色，20×）

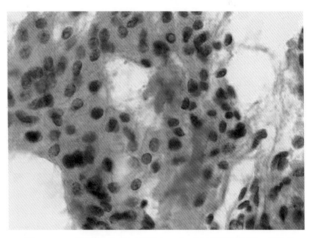

▲ 图 34-5　肿瘤细胞胞质淡染，细胞边界不清（巴氏染色，40×）

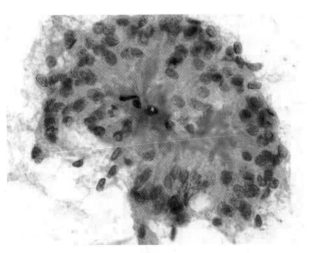

▲ 图 34-4　透明样物质位于癌细胞簇中间，癌细胞呈放射状排列（巴氏染色，40×）

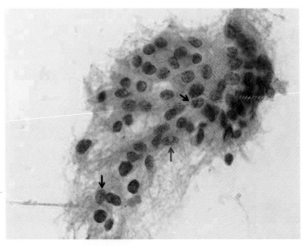

▲ 图 34-6　核内假包涵体（红箭），核沟（黑箭）可见（巴氏染色，40×）

235

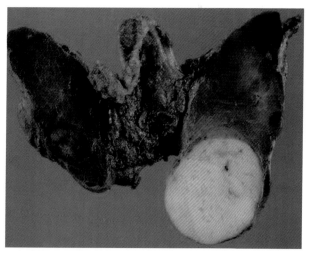

▲ 图 34-7 肿瘤呈实性，灰白灰黄，部分由薄纤维结缔组织包绕

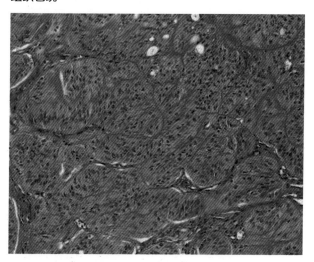

▲ 图 34-8 肿瘤细胞呈小梁状排列，上方可见滤泡形态（HE，20×）

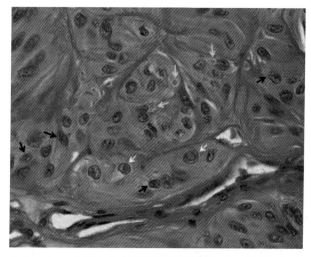

▲ 图 34-9 小梁内和小梁间可见透明样物质，肿瘤细胞内可见核内假包涵体（白箭）、核沟（黑箭）和黄色小体（黄箭）（HE，40×）

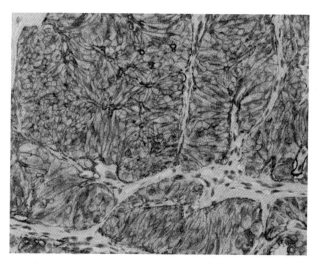

▲ 图 34-10 免疫组化，肿瘤细胞胞膜表达 Ki-67（MIB-1）（免疫组化，20×）

可见 PTC 的核特征，如核内假包涵体、核沟和核膜不规则 [1, 2]。Rothenberg 等报道在他们回顾的 75 例 HTT 组织学检查中均发现了胞质内嗜酸性小体（即黄色小体），但在 PTC 中未发现 [5]。黄色小体与巨大的溶酶体一致，很可能是该肿瘤的普遍特征。偶见微钙化，其形态与 PTC 中所见的砂粒体相似 [6]。然而，它出现在肿瘤细胞的滤泡中，应与真正的砂粒体区分开来。PTC 中所见的砂粒体形成于伴有乳头状生长的间质或淋巴管内。

HTT 具有甲状腺滤泡细胞的免疫组化的特性：TG 阳性、Calcitonin 阴性。免疫组化染色 CK19 和 Ki-67（MIB-1）对区别 HTT 和 PTC 有用 [7-9]。PTC 的 CK19 阳性，而 HTT 阴性。Ki-67 是一种增殖相关抗原，存在于细胞周期的所有活动阶段，并在细胞核中表达。在 PTC 中，肿瘤细胞核呈低标记指数，在 HTT 中，肿瘤细胞胞膜强表达 Ki-67。Ki-67 的独特染色模式有助于区分 HTT 和 PTC。然而，全自动染色通常并不能证实免疫反应性（见第 57 章）。Takada 等提出 HTT 的诊断需要人工进行抗原提取 [10]。

在细针穿刺涂片上，HTT 容易与 PTC 相混淆，因为它们都具有核沟和核内假包涵体。核内假包涵体在所有的 HTT 均可见，但在 PTC 中并不总是存在。HTT 与 PTC 的鉴别诊断见表中（表 34-1）（见第三十五章）。从 HTT 中吸取的涂片呈微细胞状，肿瘤细胞簇成假乳头状，细胞簇中心或周围有透明物质围绕（见第 3 章，图 3-6）。透明物质呈放射状延伸[11]。肿瘤细胞与透明物质之间的界限极为不规则或模糊。HTT 不形成 PTC 中看到的乳头状、滤泡状或片状排列结构，可见模糊的或栅栏样结构。肿瘤细胞呈纺锤形、细长形和多边形，星状细胞也可见[12]，可见细胞质凸起[6]，胞质淡染、呈丝状，细胞边界不清。相反，PTC 胞质染色深，细胞边界清晰（图 34-11）。在 HTT 中黄色小体常被认为是有晕环的透明样物质（图 34-12），但在 PTC 中不可见。因此，黄色小体的出现可认为是诊断 HTT 的可靠线索。Ki-67 的免疫组化染色也有助于诊断（图 34-13）[13]。

根据 Bethesda 系统报告分类（2017 版）甲状腺细胞病理学，HTT 被列入相关肿瘤（见第 8 章）[14]。然而，在绝大多数情况下，患有 HTT 的患者遵循一个良性的临床过程[2]，全甲状腺切除术和（或）放射性碘治疗通常不适用于 HTT。因此，我们认为诊断出 HTT（有黄色小体或异常表达 MIB-1）的病例应该被归类为"滤泡肿瘤"或"可疑的滤泡肿瘤"。

表 34-1　HTT 与 PTC 的鉴别诊断

	HTT	PTC
• 排列方式 　– 栅栏样的细胞核	• 放射状 　– 模糊的，弯曲的（透明样物质包绕）	• 乳头状，滤泡状 • 界清、笔直
• 细胞形状	• 纺锤形、细长形 • 胞质凸起	• 圆形、椭圆形
• 细胞核	• 核内假包涵体（所有病例）、核沟、核周空晕	• 核内假包涵体（并非总是出现）、核沟、核周空晕、粉状染色质
• 细胞质	• 淡染、丝状，黄色小体	• 深染、均质，有隔膜的液泡
• 细胞边界	• 不清	• 清晰
• 背景	• 透明样物质（基膜）	• 黏稠胶体 • 砂粒体 • 泡沫细胞 • 淋巴滤泡 • 多核巨细胞
• 免疫组化： 　–CK19 　–Ki-67	• 阴性 • 细胞膜表达	• 阳性 • 细胞核表达

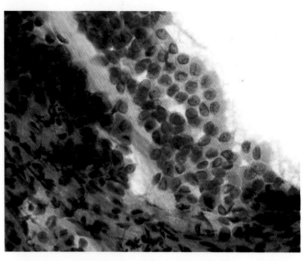

▲ 图 34-11　甲状腺乳头状癌：细胞边界清晰，胞质深染（巴氏染色，400×）

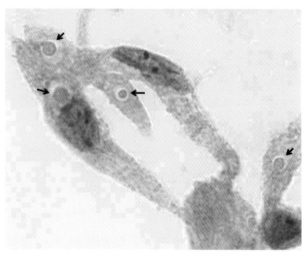

▲ 图 34-12　玻璃样梁状肿瘤：黄色小体（箭头）被认为是有晕环的透明样物质（LBC，巴氏染色，1000×）

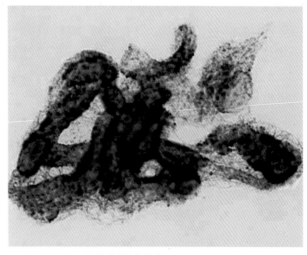

▲ 图 34-13　玻璃样梁状肿瘤：肿瘤细胞胞膜表达 Ki-67（MIB-1）（LBC，免疫组化染色，1000×）

第 35 章　甲状腺透明变梁状肿瘤：HE 染色的细针穿刺标本

Hyalinizing Trabecular Tumor of the Thyroid: FNA Samples Using HE Staining

Zhiyan Liu　Xiaofang Zhang　Peng Su　Yaqiong Li　Kai Liang　Ling Jiang　**著**

吴　娟　**译**　陈琼荣　**校**

一、病例

患者，女，52 岁，因甲状腺右叶结节来我院就诊。超声检查发现左侧甲状腺有一边界清楚的 nuclear lesion 病变。行甲状腺细针穿刺检查，发现一枚直径 1.2cm 结节，无明显纤维包膜。

二、细胞学特征

行甲状腺细针穿刺后，细胞涂片行 HE 染色。细胞涂片富含非典型肿瘤细胞（图 35-1）。肿瘤细胞呈巢状和小梁状排列，没有典型的乳头状结构（图 35-1）。细胞核大小不一，胞质丰富，核质比低。未发现毛玻璃核，但可见明显的假包涵体（图 35-2，蓝箭），偶见核沟（图 35-2，黄箭），细胞核形不规则。虽然可见一些浆细胞样的肿瘤细胞，但与图 35-3 中的甲状腺髓样癌相比，本例肿瘤细胞并不分散，且缺乏粗颗粒状的染色质。在肿瘤细胞簇的中心和分散的肿瘤细胞之间可见界限不清的透明样物质（图 35-1，蓝箭）。肿瘤细胞间也可见粉红色的丝状结构。这些特征有助于与图 35-3 所示的甲状腺髓样癌的淀粉样变物质进行鉴别：淀粉样变物质均匀一致、边界清楚，无丝状结构。肿瘤细胞边界不清。胞质淡染，隐约可见丝状结构，无透明变梁状肿瘤细胞中的嗜酸性颗粒。与手术标本相比，细胞涂片更易见到黄色小体，即圆形、粉红至红色的球状物（图 35-2，红箭）。最后诊断甲状腺透明变梁状肿瘤（见第 34 章）。

三、鉴别诊断

恶性肿瘤：甲状腺乳头状癌，鞋钉样变异型。
恶性肿瘤：转移性腺癌。
恶性肿瘤：甲状腺髓样癌。
交界性肿瘤：甲状腺透明变梁状肿瘤。

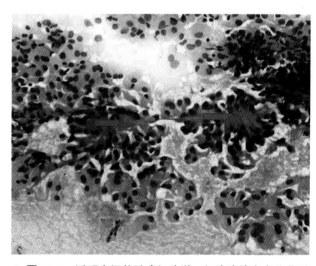

▲ 图 35-1　透明变梁状肿瘤细胞学：细胞涂片富含非典型肿瘤细胞，肿瘤细胞呈巢状和小梁状排列，没有典型的乳头状结构。透明变物质可在细胞簇的中心和散在的肿瘤细胞之间找到（蓝箭）（HE 染色，400×）

良性：Hürthle 细胞腺瘤。

四、病理特征

大体：直径 1.2cm 的实体肿瘤，切面呈淡黄色，无纤维包膜。低倍镜下：肿瘤细胞呈巢状、滤泡状或小梁状排列，间质富含血管（图 35-4）。小梁状细胞巢的外围及肿瘤细胞之间均可见透明

样物质（图 35-4 至图 35-6），可通过 PAS 染色（图 35-7）和Ⅳ型胶原的免疫组化染色（图 35-8）证实。免疫组化 Ki-67（MIB-1）染色显示瘤细胞呈细胞膜阳性（见第 34 章，图 34-10）。

五、讨论

甲状腺细针穿刺最初是在内分泌科发展起来

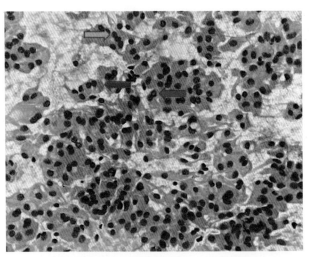

▲ 图 35-2　透明变梁状肿瘤细胞学：无毛玻璃样细胞核，但可见明显的假包涵体（蓝箭），偶见核沟（黄箭），细胞核形不规则。与手术标本相比黄色小体更易见（红箭）（HE 染色，400×）

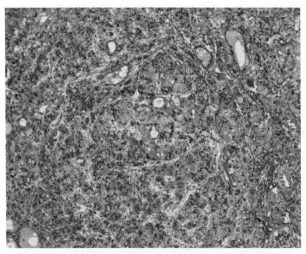

▲ 图 35-4　透明变梁状肿瘤组织病理学：组织学上，低倍镜下肿瘤细胞呈小梁状、巢状排列，背景毛细血管丰富，低倍镜下未见乳头状生长模式（HE 染色，200×）

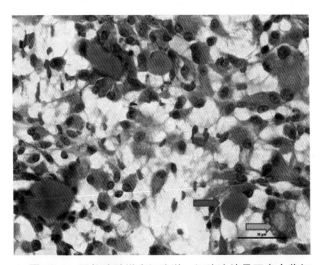

▲ 图 35-3　甲状腺髓样癌细胞学：细胞涂片是否富含浆细胞样瘤细胞，细胞核染色质粗颗粒状，核仁明显。淀粉样变物质表现为均质的粉红色物质，边界清楚，无丝状结构（蓝箭），但这种粉红色比甲状腺胶质的染色深一些（黄箭）（HE 染色，400×）

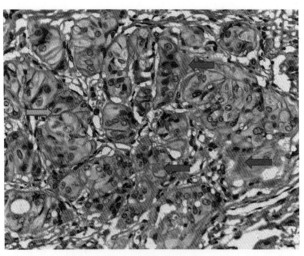

▲ 图 35-5　透明变梁状肿瘤组织病理学：高倍镜下，肿瘤细胞及癌巢周围可见透明样物质（蓝箭）。核不规则形明显，可见核沟（黄箭），但未见毛玻璃样核及核重叠

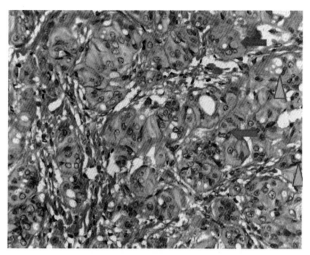

▲ 图 35-6　透明变梁状肿瘤组织病理学：高倍镜下，肿瘤细胞形态多样，大小不一，胞质丰富。可见黄色小体（红箭）、假包涵体（蓝箭）、胞质内透明空泡（黄箭）（HE 染色，200×）

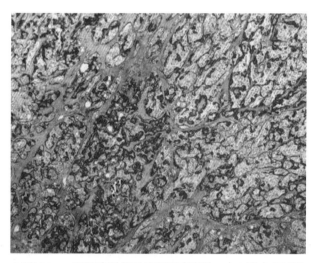

▲ 图 35-7　透明变梁状肿瘤组织病理学：PAS 染色显示肿瘤细胞巢周围的粉色均质物质

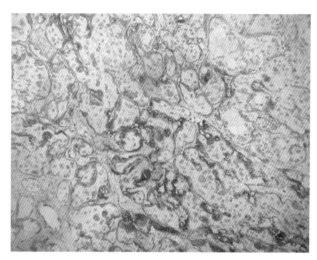

▲ 图 35-8　透明变梁状肿瘤组织病理学：Ⅳ型胶原免疫组化显示肿瘤细胞巢周围的棕色均质物质

的，在 1970—1980 年开始在中国流行起来。起初 Wright 染色法是最流行的染色方法，而这种染色是由血液病学家和细胞学家创立的。甲状腺细针穿刺于 1987 年开始在一些病理科流行起来，而运用 HE 染色是为了便于与组织学切片进行比较 [1]。

　　甲状腺透明变梁状肿瘤是一种来源于甲状腺滤泡上皮的罕见肿瘤 [2-3]。自从 Casey 等首次报道以来，HTT 就成为细胞病理学家面临的一种真正的挑战。此肿瘤与甲状腺乳头状癌有几个共同的组织学特征，如核沟、核内假包涵体和砂粒体。但新版

WHO 甲状腺肿瘤 [4] 的分类将其列为交界性肿瘤。2004 年，Casey 等总结了 29 例 HTT 详细的细胞学特征，比较了 HTT、甲状腺乳头状癌和甲状腺髓样癌的差异 [5]，并进一步提出 HTT 几乎总是良性肿瘤 [6, 7]。如 Hirokawa 博士在文中（见第 34 章）[8] 所述，甲状腺细针穿刺样本中见到透明样物质是明确诊断 HTT 的线索。肿瘤细胞呈多形性、梭形、拉长形或多角形，也可见双核细胞，而黄色小体是 HTT 的特征性形态 [7]（图 35-2）。

　　然而，细针穿刺标本中透明变梁状肿瘤的诊断仍是一个令人担忧的问题。我们从文献中了解到，细胞学涂片中大约 80% 的 HTT 结节被误诊为甲状腺乳头状癌或甲状腺髓样癌 [9-11]。例如，Hyunsik Jang 报道了 12 例经手术证实的透明变梁状肿瘤，其中只有 3 例被诊断为 HTT 或可疑 HTT [3]。细胞学误诊 HTT 的主要原因是 HTT、PTC 和 MTC 三者具有相似的病理特征。与 PTC 相比，HTT 在细胞学涂片中常可见细胞明显拥挤、重叠、不规则核、明确的假包涵体、核沟和微小钙化，其中微小钙化常被认为是 PTC 的砂粒体。而透明样物质类似淀粉样变物质和多形性细胞，特别是浆细胞样细胞和双核细胞，这些形态与 MTC 相似。但是，MTC 的肿瘤细胞几乎都是分散的，很少呈巢状或小梁状排列。MTC 细胞核的染色质通常呈胡椒盐样的粗细不等的颗粒状，核

仁通常不明显，而 HTT 细胞的核仁往往明显，染色质往往密集或透亮。另外，染色方法也是导致误诊的原因之一。细针穿刺涂片最常用的染色方法是巴氏染色法，该染色能清晰显示细胞核的特征[7]。正如第一部分所述，中国的 HE 染色比巴氏染色更普遍，HE 染色更容易识别 HTT 的细微特征。这样黄色小体在细胞学和组织学上很容易比较（图 35-2 和图 35-6，红箭[1]）。

对于手术标本，HTT 的所具有的实性小梁状生长模式和部分 PTC 形态特征，使其有必要与实体型 PTC 和副神经节瘤变异型的 MTC 等多种肿瘤进行鉴别。然而，PAS 染色有助于证实 HTT 的透明变物质，而刚果红染色可证实 MTC 背景中的淀粉样变物质。此外，免疫组织化学染色也有助于鉴别诊断（如第 34 章所述）。

第36章 桥本甲状腺炎或乳头状癌
Hashimoto's Thyroiditis or Papillary Carcinoma

Yun Zhu Tiesheng Wang **著**

余 露 **译** 陈琼荣 **校**

摘 要

◆ 桥本甲状腺炎嗜酸性或非嗜酸性的滤泡上皮的细胞核常表现出相当明显的核非典型性，这些特点与甲状腺乳头状癌核的改变相似。甲状腺乳头状癌细胞学诊断的最低标准包括：伴或不伴结构的合胞体状组织碎片，细胞核增大伴细小的颗粒状、粉末状或水状的染色质，细胞核轮廓不规则，核内假包涵体，核沟，多个微小或较大的核仁。但当甲状腺穿刺细胞学不满足这些最低标准的时候，我们必须保守的做出诊断（不能激进的诊断为乳头状癌）。由于桥本甲状腺炎与乳头状癌具有许多交叉的形态特征，因此，仅依据某一个乳头状癌的细胞学特征来诊断桥本甲状腺炎的恶变是毫无意义的。

桥本甲状腺炎的滤泡上皮可能表现出类似于甲状腺乳头状癌的一系列核的特征，这是重要的诊断陷阱。甲状腺细针穿刺标本怀疑为 PTC 而实际是桥本甲状腺炎，这样的例子在我们的实践中屡见不鲜。在本章中，我们将展示 3 个被误诊的病例，旨在确定导致桥本甲状腺炎误诊的细胞学特征，并探讨如何避免这种过度诊断（见第 3 章、第 19 章和第 23 章）。

一、滤泡癌，微浸润型

临床病史

一名有 PTC 家族史的 23 岁女性来我院体检。超声检查发现一个 8mm × 8mm × 9mm 伴峡部薄晕的异质性等回声甲状腺结节，结节形状规则，有部分包膜。患者强烈要求行超声引导下 FNA。

抽吸细胞学检查显示细胞丰富，有大量乳头状的组织碎片（图 36-1），分散在稀疏分散的淋巴细胞（图 36-1 和图 36-2）和一些多核巨细胞（图 36-3）之中。细胞核增大，稍拥挤，可见颗粒状染色质和不明显的核仁（图 36-2），显示模棱两可的经典 PTC 特征。滤泡细胞的乳头状碎片占绝大多数，背景淋巴细胞很少，少数细胞表现出令

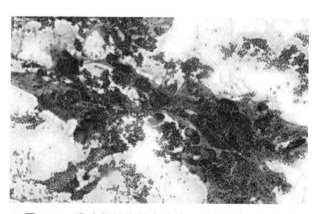

▲ 图 36-1 乳头状结构的中倍镜，滤泡细胞最低程度增大，呈圆形，染色质呈颗粒状。除了结构外乳头状癌的核特征很少被观察到

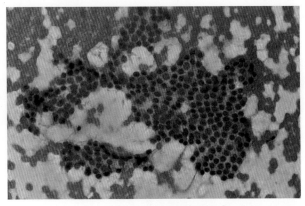

▲ 图 36-2　高倍镜显示呈合体样排列的滤泡细胞小梁与小梁吻合，细胞核增大，稍拥挤，极性改变，染色质和核仁颗粒状。背景干净，没有胶体

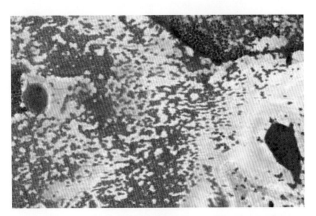

▲ 图 36-3　注意细针穿刺标本中两个分离的多核巨细胞，这种抽吸标本被认为是"不确定 - 不排除乳头状癌"

人担忧的 PTC 的核特征，加之患者的家族史，细胞学诊断为"不确定 - 不排除 PTC"。

手术切除标本大体检查发现甲状腺峡部有一个直径 0.8cm 的红褐色孤立性结节，其边界清楚，且带有厚包膜。组织病理学检查显示肿瘤细胞分割、穿透厚纤维包膜，因此诊断为微浸润型滤泡癌（图 36-4）。这例滤泡癌的大多数滤泡细胞表现为细胞核稍拥挤、重叠，有致密的或粗颗粒状染色质，未表现出令人担忧的 PTC 核特征（见第 1 章、第 21 章和第 22 章），与一些大的滤泡细胞分枝状组织结构相比，真正的 PTC 的乳头结构具有中央纤维血管轴心（见第 1 章，图 1-13A）和典型的 PTC 核特性，即在干净的背景上见肿瘤细胞具有淡染的、粉末状染色质（见第 1 章，图 1-29），有核仁、核沟（见第 1 章，图 1-31）和核内胞质包

涵物（见第 1 章，图 1-30）。

二、桥本甲状腺炎伴有显著的 Hürthle 细胞化生

临床病史

这是一位接受体检的 49 岁女性，颈部超声扫描发现甲状腺弥漫性肿大伴纤维化，右侧叶可见 1 个 3mm×3mm4×mm 边缘模糊不规则的低回声病灶。超声怀疑甲状腺微小乳头状癌，因此行超声下 FNA。

细胞学检查发现细针穿刺标本细胞丰富，不同比例的滤泡细胞、Hürthle 细胞和炎症细胞混合在一起（图 36-5 和图 36-6）。肿瘤细胞轻度

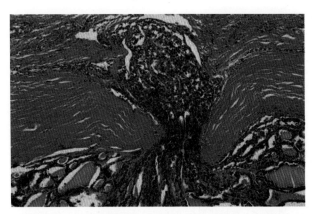

▲ 图 36-4　这种浸润被认为穿破了整个包膜，滤泡癌中的滤泡细胞细胞核轻微拥挤、重叠，染色质致密或粗颗粒状，但不显示令人担忧的 PTC 核特征

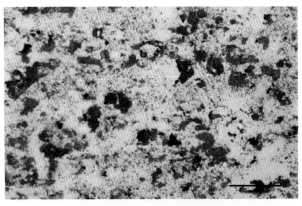

▲ 图 36-5　低倍镜下可见桥本甲状腺炎的背景下有大量细胞。中倍镜下可见滤泡细胞，Hürthle 细胞和炎症细胞不同比例地混合

增大、重叠，细胞边界不清，呈合胞方式排列（图 36-7）。细胞核有非典型性，染色质细颗粒状，有小核仁，偶可见核沟（图 36-8）。另可见砂粒体样物（图 36-6）、多核巨细胞（图 36-7）和三维排列的极度拥挤的细胞（图 36-8）。因此，诊断为可疑 PTC。组织学切片证实为桥本甲状腺炎伴有显著的 Hürthle 细胞化生和核异型性（图 36-9 和图 36-10），未见肿瘤细胞。

三、桥本甲状腺炎伴有非典型增生结节

临床病史

这是一名 45 岁女性患者，有超过 10 年的桥本甲状腺炎病史。超声图像显示在甲状腺双侧叶可见多个大小不等的低回声区域。其中，甲状腺右侧叶内见 1 个 13mm×11mm×10mm 局灶性低回

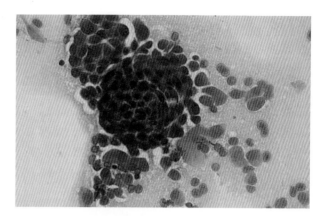

▲ 图 36-8　一个具有三维外观的合体样细胞碎片，其外部轮廓光滑，内部细胞核非常拥挤。周围散在的滤泡细胞显示细颗粒状染色质和偶可见的核沟。此细针标本被怀疑是乳头状癌

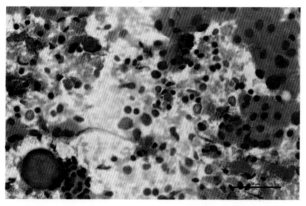

▲ 图 36-6　高倍镜显示了组织碎片中伴有奇异核的 **Hürthle** 细胞显著的多形性，这种排列方式与许莱特细胞肿瘤不一致，左下角的区域显示了一个可能的砂粒体

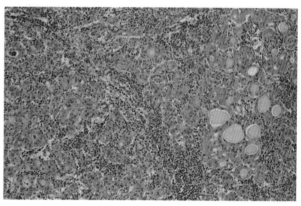

▲ 图 36-9　随后的甲状腺切除标本显示为桥本甲状腺炎，不是一个肿瘤结节

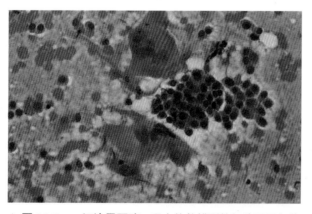

▲ 图 36-7　一组边界不清，呈合体状排列的细胞可见细胞轻度增大、重叠，细胞核有非典型性。细胞核染色质细颗粒状、可见微核仁，偶可见核沟。多核巨细胞也可见

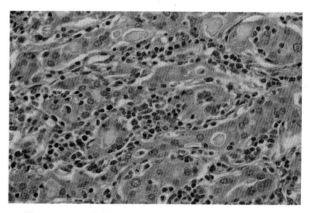

▲ 图 36-10　高倍镜显示具有轻度核异型性的化生性许莱特细胞排列轻度拥挤，滤泡间淋巴细胞浸润

声病灶，病灶边缘不清伴有微小钙化（图 36-11），提示 PTC 可能。随后行 FNA 检查。细胞学检查显示少数滤泡上皮的合体样或单层组织碎片，其细胞核明显拥挤、重叠，核外形不规则（图 36-12 和图 36-13），核染色质细颗粒状至粉末状，可见

核仁和核沟（图 36-14），因此诊断为 PTC。组织学切片显示为桥本甲状腺炎背景下的滤泡型肿瘤，有完整外包膜（图 36-15）。该肿瘤的某些区域细胞核轻度增大、核轮廓不规则，染色质苍白，令人想起 PTC（图 36-16）和甲状腺乳头状癌滤泡型

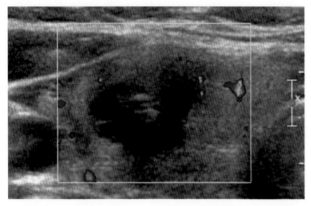

▲ 图 36-11　超声图像显示局灶性低回声病灶，病灶边界不清伴有微小钙化

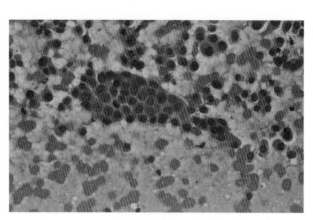

▲ 图 36-14　染色质呈细颗粒状，可见核仁及核沟

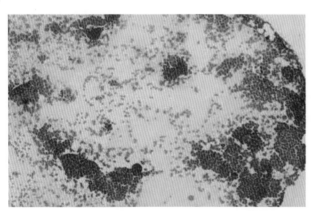

▲ 图 36-12　未显示滤泡或乳头形态的滤泡细胞合体样或单层组织碎片

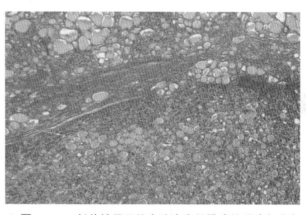

▲ 图 36-15　低倍镜显示伴有滤泡生长模式的肿瘤部分包裹与桥本甲状腺炎共存

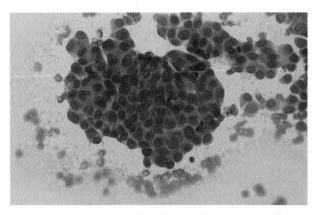

▲ 图 36-13　细胞核明显拥挤、重叠，核外形不规则

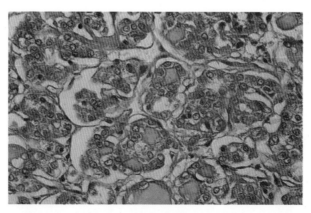

▲ 图 36-16　轻度增大的细胞核染色质细微分散，空泡状，核膜突出

的鉴别诊断。然而，对该亚型的诊断标准存在争议；据报道，对这种病变有的观察者诊断为良性滤泡腺瘤，有的诊断为恶性 FV-PTC，这种诊断差异很明显[1]。中国病理学家对具有可疑 PTC 型核特征的非浸润性滤泡型肿瘤采用更严格的诊断标准，因此，我们最后诊断为桥本甲状腺炎伴有非典型增生结节，这可能相当于西方病理医生诊断的 FV-PTC，或 Nikiforov 等最近提出的 NIFTP，即甲状腺具有乳头状核特征的非浸润性滤泡性肿瘤[2]（见第 21 章、第 24 章和第 25 章）。

四、讨论

许多文献报道桥本甲状腺炎是甲状腺细胞学中过度诊断为 PTC 的一个主要陷阱[3-9]（见第 3 章），因为桥本甲状腺炎中存在多种类似于 PTC 的细胞学特征（见第 3 章、第 19 章、第 23 章、第 24 章和第 25 章）。当穿刺标本有足够多的细胞时，我们一般不会对桥本甲状腺炎的诊断感到困惑，但当桥本甲状腺炎中滤泡上皮嗜酸性或非嗜酸性的细胞核表现出明显的细胞核非典型性时，甚至可见几个滤泡聚集在一起，这时的细胞与 PTC 中的细胞就很难区分了（图 36-6、图 36-8 和图 36-10）[8-10]。尤其是当细针穿刺标本细胞较少时（如病例 1），就更难区分了，是最重要的陷阱之一[6, 7]。区分桥本甲状腺炎和 PTC 的几条有用的细胞学特征参见其他章节（见第 19 章，表 19-1）。Kini 等认为诊断 PTC 的最低标准应包括如下：滤泡上皮的合体样组织碎片，其细胞无论如何也会显示典型的细胞核特征，即细胞核增大、淡染，有细小或粉末状染色质，染色质皱褶或形成核沟，单个或多个小和（或）大的核仁，核内细胞质包涵体（表 36-1）等[6]。在我们的临床经验证实，这些都是非常有效的标准。

Harvey 等对甲状腺 FNA 标本中被怀疑或诊断为甲状腺肿瘤但随后的甲状腺切除标本显示为桥本甲状腺炎的病例进行回顾性分析，发现淋巴细胞浸润上皮细胞簇是鉴别甲状腺肿瘤和桥本甲状

表 36-1　PTC 细胞学诊断的最低标准

- 有或无任何结构的合体样组织碎片
- 核增大，细颗粒状、粉尘状或水样染色质，细胞核轮廓不规则
- 核内假包涵体
- 核沟
- 多个微小和（或）大的核仁

腺炎的一个非常重要的特征[7]。在细胞学标本中，淋巴样细胞密切浸润在滤泡细胞组织碎片的特征更常见于桥本甲状腺炎中。当然，PTC 同时合并桥本甲状腺炎时也可见这种特征，但这种情况比前者少见的多。然而，细胞学诊断很大程度取决于活检针取样的区域。当增大的结节分散、有或无包膜，伴很少的淋巴细胞、浆细胞浸润时，就容易忽略合并存在的桥本甲状腺炎，这是由于细胞学涂片中淋巴细胞非常少或未被抽取出来。相反，桥本甲状腺炎伴有非肿瘤性的滤泡或 Hürthle 细胞结节时，通常有丰富的淋巴细胞浸润。因此，病例 2 细针穿刺细胞学涂片展示了不同比例的滤泡细胞、Hürthle 细胞和炎症细胞，这表明其非肿瘤的特点（图 36-6 和图 36-10）。

在细胞较少的情况下，稀疏散在的滤泡细胞表现出似乎符合 PTC 最低诊断标准的多种特征，这时确诊就很困难了[6]。幸运的是，重复的 FNA 或细针组织活检常常可以解决这个问题，并且在我们的经验中很少发生这种情况。

五、结论

在达到 PTC 的最低标准之前，保守诊断是至关重要的。出现单一支持 PTC 的细胞学特征没有价值，因为桥本甲状腺炎与 PTC 的几个形态特征有重叠。当出现支持 PTC 的主要特征时，应非常谨慎地给出诊断，我们建议应用 Bethesda 诊断术语中"AUS"来诊断这些标本，这相当于英国体系中的 Thy 3a、意大利体系中的 TIR 3A 或日本体系中的不确定 B（其他）。因此，这种标本不能诊断为恶性或可疑恶性（见第 5 章至第 9 章和第 23 章）。

第37章 黏膜相关淋巴组织结外边缘区淋巴瘤（MALT淋巴瘤）
MALT Lymphoma

Mitsuyoshi Hirokawa　Ayana Suzuki　Toshitetsu Hayashi　**著**

敖俊文　**译**　陈琼荣　**校**

摘 要

◆ 原发性甲状腺淋巴瘤是罕见的肿瘤，估计占所有甲状腺恶性肿瘤的 5%。这类肿瘤往往发生在中老年女性中，通常与桥本甲状腺炎有关。几乎所有甲状腺的淋巴瘤都是 B 细胞起源，最常见的是弥漫性大 B 细胞淋巴瘤（DLBCL），其次是黏膜相关淋巴组织淋巴瘤（MALT 淋巴瘤）。DLBCL 表现出侵袭性的临床进程，应考虑多模式治疗。相比之下，MALT 淋巴瘤表现出惰性的临床过程，其治疗更为保守。抽吸细胞学对原发性甲状腺淋巴瘤的诊断准确性不够高，不能仅依此确诊。多个系列的报道表明，通过抽吸细胞学可以诊断 50 %～90% 的原发性甲状腺淋巴瘤患者。这主要是因为桥本甲状腺炎与原发性甲状腺淋巴瘤（尤其是 MALT 淋巴瘤）在形态上有相似之处。在此，我们将展示 1 例 MALT 淋巴瘤，并讨论 MALT 淋巴瘤与桥本甲状腺炎的鉴别诊断。

一、概述

原发性甲状腺淋巴瘤的定义是在甲状腺内产生的淋巴瘤，不包括因转移或直接蔓延而侵入的淋巴瘤。原发性甲状腺淋巴瘤是罕见的肿瘤，估计占所有甲状腺恶性肿瘤的 5%[1]，好发于中老年女性，常与桥本甲状腺炎有关，几乎都是 B 细胞起源，包括弥漫性大 B 细胞淋巴瘤、黏膜相关淋巴组织淋巴瘤和滤泡性淋巴瘤[2-4]。最常见的亚型是 DLBCL，其次是 MALT 淋巴瘤[1-4]。DLBCL 表现出侵袭性的临床进程，应考虑多模式治疗。相比之下，MALT 淋巴瘤进程缓慢，治疗更为保守[1-4]。抽吸细胞学对原发性甲状腺淋巴瘤的诊断准确性不够高，不能完全依靠它。多个系列的报道表明，50%～90% 的原发性甲状腺淋巴瘤患者的诊断是通过抽吸细胞学完成的[3, 5, 6]。这主要是因为桥本甲状腺炎与原发性甲状腺淋巴瘤（尤其是 MALT 淋巴瘤）在形态上有相似之处。在此，我们展示 1 例 MALT 淋巴瘤，并讨论 MALT 淋巴瘤与桥本甲状腺炎的鉴别诊断（见第 35 章和第 37 章）。

二、病例

患者是 1 名 68 岁的女性。1 年前，她因发现颈部肿胀去医院做了体检，超声检查结果显示其甲状腺有多枚结节。血清 TSH 升高（8.14μU/ml）。患者被转到我院作详细检查。血清 TSH、甲状腺球蛋白和甲状腺球蛋白抗体分别为 5.155μU/ml、880.00ng/ml 和 40.6U/ml。血清甲状腺过氧化物酶抗体阴性。超声显示双侧甲状腺叶多发结节（图 37-1），其中最大的结节大小为 28mm×22mm×10mm。结节呈不均质的低回声，边界不规则，模糊不清。超声和抽吸细胞学检查均怀疑淋巴瘤。采用抽吸法获取的细胞进行 CD45 设门流式细胞术检测，发现瘤细胞轻链限制（κ/λ 之比为 10.9）（图 37-2）。为了证实淋巴瘤的诊断，患者接受了甲状腺全切术。

三、细胞学表现

细针穿刺吸出物细胞含量丰富，主要由淋巴样细胞构成（图 37-3），另可见一些嗜酸性的滤泡上皮细胞（图 37-4）。大部分淋巴细胞体积小至中等，但有少量大淋巴细胞混杂其间。不论细胞大小的差异，淋巴样细胞具有相似的染色质构象（图 37-5）。即使在体积小的淋巴样细胞中也可以观察到小核仁，而淋巴小体不明显。

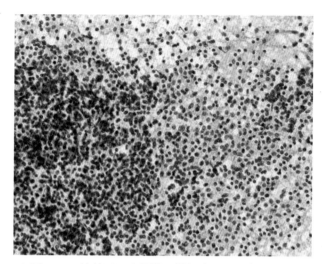

▲ 图 37-3　涂片可见大量淋巴样细胞（巴氏染色，20×）

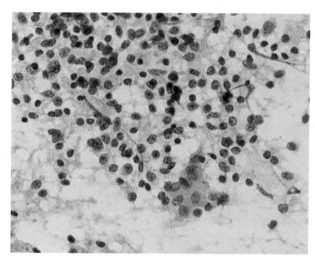

▲ 图 37-4　显示一小团滤泡上皮细胞具有嗜酸性（巴氏染色，40×）

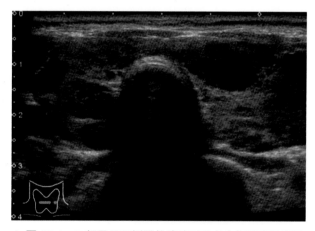

▲ 图 37-1　B 超显示双侧甲状腺叶可见多个低回声异质性结节

	门流式(1)%	20	40	60	80	(%)100
CD 19	95.6					
CD 19	95.0					
κ - ch.	86.2					
λ - ch.	7.9					

▲ 图 37-2　CD45 设门流式细胞学检测显示轻链限制

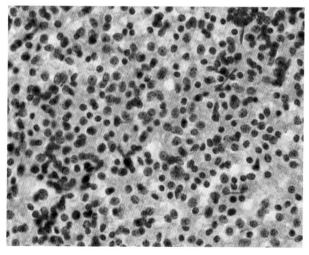

▲ 图 37-5　无论细胞大小，淋巴样细胞具有相似的染色质模式（巴氏染色，40×）

四、病理学发现

大体：切除的甲状腺因多发结节性病变而肿大（图 37-6），结节呈黄褐色至淡黄色，边界模糊不清，有相互融合的趋势。镜下：结节由大小不一的淋巴样细胞组成（图 37-7），大多数细胞小至中等大，增生的滤泡上皮细胞和淋巴样细胞紧密混合成巢状（形成淋巴上皮病变）（图 37-8），甲状腺滤泡内可见淋巴细胞聚集（填塞）（图 37-9）；

淋巴样瘤细胞未侵及甲状腺外组织，而非肿瘤性成分与桥本甲状腺炎形态一致。

免疫组化检测显示大多数淋巴细胞 CD20 阳性，而单克隆性（轻链限制）未被证实。CD23 染色显示淋巴滤泡生发中心的滤泡树突细胞网增大而且被破坏呈不规则形态（即滤泡植入）（图 37-10）。细胞角蛋白 AE1/AE3 免疫组化染色凸显"淋巴上皮病变"和"填塞"的特性（图 37-11）。在流式细胞术 CD45 设门检测，发现淋巴细胞的 κ/λ 之比为 15.3。G 显带染色体检查显示染色体异常，46，XX，der（2）add（2）（p11.2）del（2）（q?）。免疫球蛋白重链 JH DNA 重排分析未发现 IGH 基

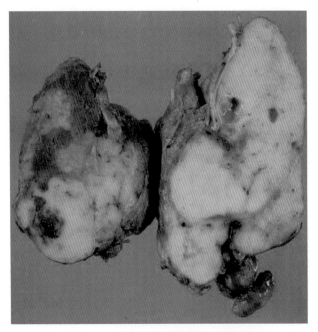

▲ 图 37-6　肿大的甲状腺具有多发结节

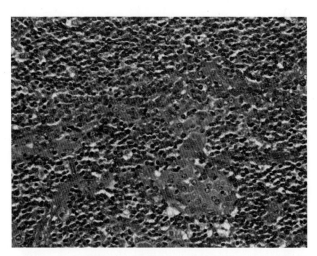

▲ 图 37-8　"淋巴上皮样病变"由增生滤泡上皮细胞和淋巴细胞组成（HE 染色，20×）

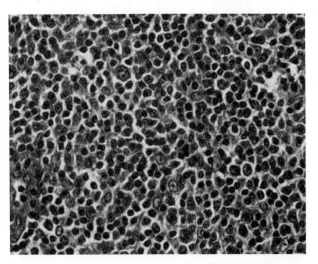

▲ 图 37-7　结节主要由小到中等大的淋巴细胞组成（HE 染色，40×）

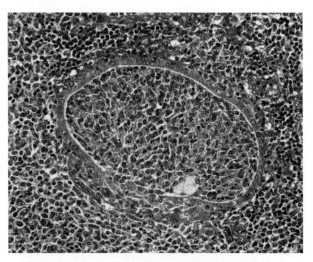

▲ 图 37-9　甲状腺滤泡内聚集的淋巴细胞（填塞）（HE 染色，20×）

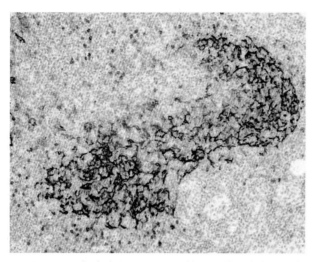

▲ 图 37-10　免疫染色 CD23 显示扩大的淋巴滤泡中滤泡树突细胞网的结构被破坏（CD23 免疫染色，10×）

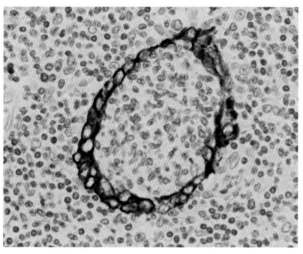

▲ 图 37-11　免疫染色细胞角蛋白 AE1/AE3 凸显 "填塞" 现象（细胞角蛋白 AE1/AE3 免疫染色，40×）

因克隆重排。

五、讨论

　　甲状腺 MALT 淋巴瘤呈模糊结节状或滤泡状，与周围桥本甲状腺炎之间界限不清。肿瘤有异质性，由体积小的非典型淋巴细胞、中心样细胞、单核细胞样 B 细胞和大的非典型淋巴细胞和浆细胞组成 [1-3]。有些病例显示过度的浆细胞分化 [7]，此类病例曾被称为髓外浆细胞瘤，但目前认为这其实是一种 MALT 淋巴瘤。MALT 淋巴瘤可能与淀粉样蛋白沉积有关 [7]。滤泡植入（瘤细胞

浸润到淋巴滤泡的生发中心）、填塞（瘤细胞浸润到保存完好的甲状腺滤泡腔内）和淋巴上皮病变（滤泡上皮和淋巴瘤细胞增生成巢）也是 MALT 淋巴瘤的组织学特征。

　　抽吸细胞学是一种被广泛接受的甲状腺诊断技术，在细胞学上诊断 DLBCL 并不困难。DLBCL 的涂片细胞丰富，主要由大量非典型淋巴细胞组成（图 37-12）（见第 38 章）。这些淋巴细胞体积大，均匀一致，核分裂象易见，核仁明显，核膜不规则，背景可见淋巴小体。而非肿瘤性淋巴细胞体积较小，因此可以看到两种类型的细胞（见第 1 章，图 1-10）。

　　MALT 淋巴瘤由小到中等大的异型淋巴细胞（大约是成熟小淋巴细胞的 2 倍）、单核细胞样 B 细胞、免疫母细胞和浆细胞混合构成。因此，很难将 MALT 淋巴瘤与淋巴细胞增生明显的桥本甲状腺炎区分开。表中（表 37-1）展示了 MALT 淋巴瘤与桥本甲状腺炎伴淋巴细胞明显增生的鉴别诊断。我们认为，关注染色质模式很重要。非肿瘤性淋巴细胞增生中所见的淋巴细胞的染色质模式因细胞大小而异：小淋巴细胞染色质丰富且呈粗颗粒状，大淋巴细胞染色质减少且呈细颗粒状。相比之下，MALT 淋巴瘤的淋巴细胞，无论体积大小，其染色质模式都相似。怀疑 MALT 淋巴瘤

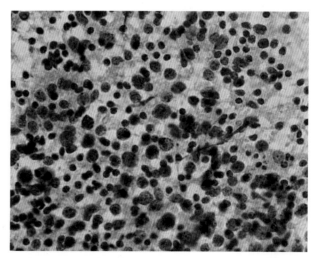

▲ 图 37-12　弥漫性大 B 细胞淋巴瘤。由大的异型淋巴细胞和非肿瘤性的小淋巴细胞组成的双细胞模式（巴氏染色，40×）

表 37-1　MALT 淋巴瘤与桥本甲状腺炎的鉴别诊断

	MALT 淋巴瘤	桥本甲状腺炎伴显著淋巴细胞增生
细胞丰富度	明显	中等 – 明显
淋巴样细胞	主要为中等大小的单形性或多形性细胞	主要为小的淋巴细胞，有多形性
染色质模式	单一	多样
小淋巴细胞中的小核仁	出现	不见
核膜不规则	出现	不见
细长的核	出现	不见
滤泡上皮细胞嗜酸性变	不见或少见	少见或出现
结缔组织	不见	可见
淋巴小体	可见	不见

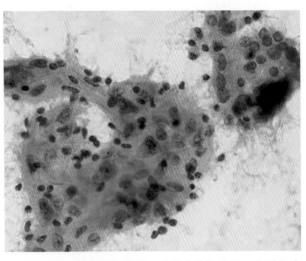

▲ 图 37-13　桥本甲状腺炎，滤泡上皮细胞显示典型的嗜酸性特征（巴氏染色，40×）

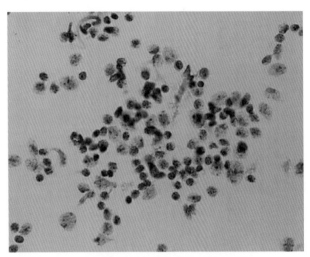

▲ 图 37-14　在液基细胞学标本中，淋巴瘤细胞核大、肿胀且裸核，染色质破碎（LBC，巴氏染色，100×）

的另一个线索是小淋巴细胞中存在小核仁，核伸长且核膜不规则。Kaba 等 [8] 曾经描述了 MALT 淋巴瘤的细胞学线索：肿瘤细胞小到中等大小，核不规则，核仁明显，可见淋巴上皮样细胞簇和山峦状细胞簇。在 MALT 淋巴瘤的淋巴上皮样细胞簇中所见的滤泡上皮细胞并不嗜酸性，但桥本甲状腺炎的滤泡上皮细胞胞质嗜酸性（图 37-13）。液基细胞学标本中，观察到大的、肿胀的裸核伴破碎的染色质有助于在 LBC 标本中区分甲状腺淋巴瘤细胞和非肿瘤性淋巴细胞（图 37-14）[9]。

　　仅从细胞形态学很难区分 MALT 淋巴瘤和桥本甲状腺炎 [10, 11]（见第 23 章）。空芯针穿刺活检虽然不是诊断淋巴瘤的首选，但文献报道这种方法有更高的诊断准确性 [12, 13]（见第 65 章）。已有研究表明，借助辅助技术可提高原发性甲状腺淋巴瘤的细胞学诊断水平 [14, 15]。当超声检查怀疑甲状腺淋巴瘤时，我们可以使用抽吸材料做 CD45 设门流式细胞术检查进一步确诊。为了鉴定淋巴细胞的单克隆性，可计数淋巴细胞的 κ/λ 比值，如果比值大于 3.0 或小于 0.33 时，我们定义为轻链限制 [11]。本例在抽吸细胞样本和切除的甲状腺组织中均证实了轻链限制。

　　我们通过联合使用三种诊断工具，即超声、穿刺细胞学和流式细胞术，建立了原发性甲状腺淋巴瘤的术前诊断规范 [11]。评分系统如下：超声检测，低怀疑度评分为 0，中怀疑度为 1，高怀疑度为 2；穿刺细胞学检查，良性评分为 0，未定类评分为 1，恶性为 2；流式细胞术，κ/λ 之比 > 0.33 且 < 3 为 0，κ/λ 之比 ≤ 0.33，评分为 1，κ/λ 比 ≥ 3 为 2。我们建议这三项之和的总评分 ≥ 4 时，表明需对患者行甲状腺切除术以便明确诊断原发性甲状腺淋巴瘤，但不能排除具有侵袭性的弥漫性大 B 细胞淋巴瘤。可能有大约 1/5 的 MALT 淋巴瘤被漏诊了，但由于病程进展缓慢，患者可以接受随访。

第38章 恶性淋巴瘤和转移性上皮性肿瘤
Malignant Lymphoma or Metastatic Epithelial Tumors

Tomomi Katoh   Masanori Yasuda   **著**

曹宏 **译**   陈琼荣 **校**

一、病例

一位 50 岁老年女性在右颈部发现 1 个进行性增大的包块，磁共振显像发现在右颈内上淋巴结和颈中淋巴结处可见 1 个融合性肿块，大小约 63mm×26mm（图 38-1A）。在对全身（包括咽部和喉部）进行仔细检查后，未发现可疑的病灶。血清肿瘤标志物为 LDH，256U/L（106.0～211.0U/L）；sIL-2R，758U/ml（127～582U/ml）；SCC，0.5ng/ml（＜1.5ng/ml），遂实行 FNA 细胞学检查。

二、细胞学结果

右颈部肿块的细针穿刺细胞学检查显示小淋巴细胞背景中可见簇状肿瘤细胞（图 38-1B），这些肿瘤细胞大小不一，具有黏附性，细胞核大且多形，核染色质粗糙、核仁明显（图 38-1C）。肿瘤细胞的核大小约为正常小淋巴细胞的 3 倍，平均直径为 15.5μm，细胞边界清晰。细胞簇小到中等大小，伴轻度复层结构。最可能的诊断考虑是转移性未分化癌，无明显鳞状分化或腺管状结构。吉姆萨染色显示胞质内小空泡（图 38-1C，小图）。

三、鉴别诊断

1. 良性病变（涎腺炎）。

2. 恶性肿瘤（转移性癌，不明来源）。

3. 恶性肿瘤（头颈部癌，淋巴上皮瘤样癌）。

4. 恶性肿瘤（恶性淋巴瘤）。

5. 恶性肿瘤（未分化癌）。

四、阐述

基于术前 FNAC 诊断为原发灶不明的转移性癌，患者接受了右侧颈部包块根治性切除术，范围包括 Ⅱ、Ⅲ 和 Ⅳ 区淋巴结（即颏下淋巴结、上颈内区和中颈内区淋巴结），下颌下腺，颈内静脉，胸锁乳突肌和副神经。肿瘤组织学诊断为间变型的弥漫性大 B 细胞淋巴瘤（A-DLBCL），分期为 Ⅱ A 期。在临床方面，根据国际预后指数[1]，将患者分为低风险组（1 分）。6 个周期的 R-CHOP（利妥昔单抗、环磷酰胺、羟基柔红霉素、肿瘤坏死因子、泼尼松）化疗后,MRI 显示肿瘤完全缓解。这位患者在化疗后 2 年多没有复发。

五、病理学结果

大体上，手术切除标本由多个肿块组成，总共大小约 9cm×6cm×2cm。形态上，肿瘤细胞排列成大小不等的融合性的实性巢状结构，周围有小淋巴细胞围绕，未见坏死灶（图 38-2A）。肿瘤细胞有丰富的嗜酸性胞质，核多形性且核仁明显。细胞边界清晰，细胞具有黏附性但细胞之间

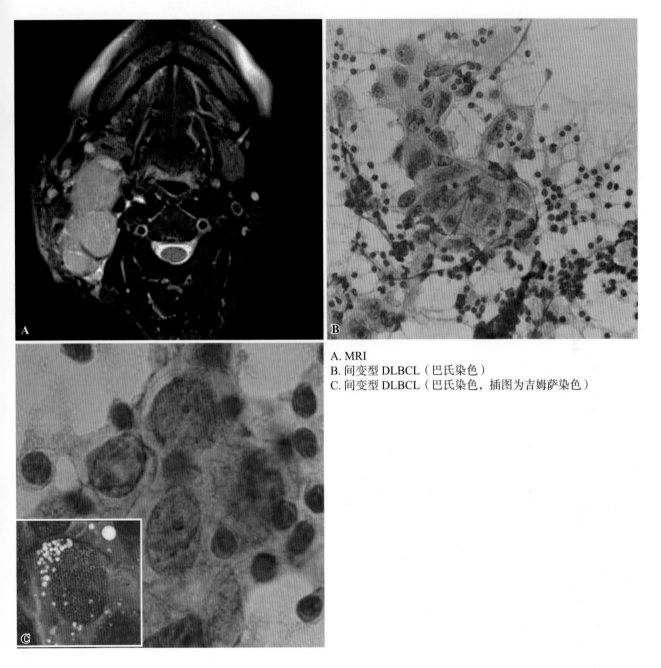

A. MRI
B. 间变型 DLBCL（巴氏染色）
C. 间变型 DLBCL（巴氏染色，插图为吉姆萨染色）

▲ 图 38-1　**A.** 颌下腺水平轴性压脂 T₂ 加权像显示右颈动脉间隙、右颈后间隙及右颌下腺包绕的多个淋巴结肿大；**B.** 肿瘤细胞和背景中的小淋巴细胞混合存在；**C.** 肿瘤细胞核增大，细胞质相对丰富（小淋巴细胞核直径为 **5μm**）。瘤细胞的胞质中可见脂质空泡（插图）

连接并不紧密（图 38-2B）。值得注意的是，肿瘤细胞既没有角化，也没有形成管状结构。基于免疫组化结果（表 38-1 和图 38-2C），肿瘤诊断为间变型的弥漫大 B 细胞淋巴瘤，非生发中心细胞来源。

六、讨论

弥漫大 B 细胞淋巴瘤，是成人非霍奇金淋巴瘤中最常见类型，包括 3 类亚型：中心母细胞型、免疫母细胞型、间变型[2]。除了这些形态亚

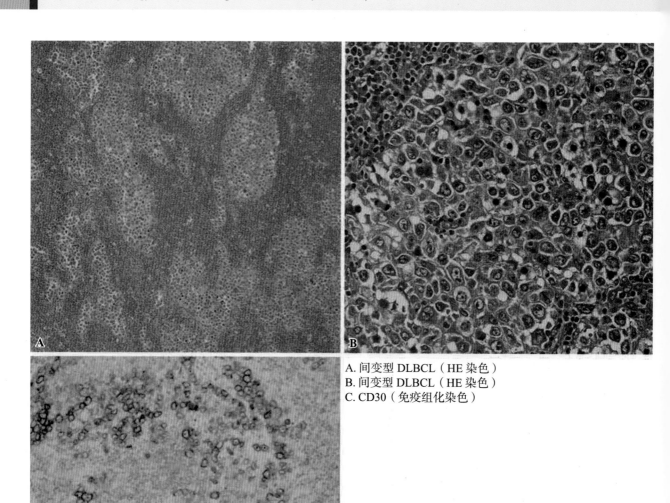

A. 间变型 DLBCL（HE 染色）
B. 间变型 DLBCL（HE 染色）
C. CD30（免疫组化染色）

▲ 图 38-2　A. 淋巴结由亮区和暗区组成，前者是由肿瘤细胞组成，后者由正常的小淋巴细胞组成；B. 肿瘤细胞呈密集的片巢状排列，显示未分化癌的特征；C. 免疫组化 CD30 显示瘤细胞阳性

型外，它还被分为不同的分子和免疫亚型及不同的疾病实体 [3, 4]。间变型约占 DLBCL 的 3.4%，好发于男性 [3, 5, 6]，其特征是细胞核体积增大且多形性明显，部分类似于霍奇金细胞或 R-S 细胞 [2]。肿瘤细胞呈窦样和（或）黏附性生成，看起来像淋巴窦内浸润生长 [2]。这些特征与转移性未分化癌很相似 [7, 8]，且本例的细胞学检查也证明

了这一点。大多数 A-DLBCL 患者临床过程凶险，预后差 [3]。

颈部淋巴结肿大需要与多种疾病鉴别，如炎症、原发或继发性肿瘤。原发性肿瘤主要是恶性淋巴瘤，继发性肿瘤包括各种转移性肿瘤，大部分是转移癌。对于头颈部恶性肿瘤，最初一般并不做颈部淋巴结的开放或切除活检，因为这种活

表 38-1　免疫组化结果

AE1/3	−	CD3	−	Bcl-6	+
EMA	−	CD5	−	P63	+
CD45	+	CD10	−	P16	+
HMB45	−	CD15	−	ALK	−
TTF1	−	CD30	+	EBER-ISH	−
Thyroglobulin	−	MUM1	+	Ki-67	80%
CD20	+	Bcl-2	+		

检既不能确定原发灶，又可能影响后续治疗[9]。FNAC 最大的优势是避免了外科手术带来的风险，包括瘢痕（如果计划不周，可能会影响最终的外科治疗）、潜在的肿瘤播散、住院时间延长和治疗费用增加[10, 11]。尽管如此，我们不得不承认，FNAC 有很多问题和限制，如非诊断性的抽吸、淋巴瘤亚型的分类困难（需要开放活检）及低级别淋巴瘤不确定诊断等[10, 12, 13]。在这种情况下，如果细胞学倾向于淋巴瘤的诊断，那么开放或切除活检取得的组织借助流式细胞仪、遗传学分析及免疫组化可以进一步对淋巴瘤确诊并分型，这样就可以避免根治性外科手术（见第 50 章）。

对这例细胞学诊断回顾性分析时发现，最大的陷阱是瘤细胞具有丰富的胞质并具有黏附性，这种特点总让人联想到转移性上皮性肿瘤；但没有坏死，这有助于我们更倾向诊断为恶性淋巴瘤而不是转移性高级别癌（如低分化或未分化癌）。此外，吉姆萨染色显示瘤细胞嗜碱性胞质内有微小的空泡，这更确定了恶性淋巴瘤的诊断，因为这种空泡是一种脂质成分，可见于恶性淋巴瘤，如 Burkitt 淋巴瘤、DLBCL、间变大细胞淋巴瘤及成人 T 细胞淋巴瘤[14]。比较 A-DLBCL（图 38-3A）、DLBCL 普通型（图 38-3B）、转移性肺低分化腺癌（图 38-3C）三者，我们发现细胞核的大小有很大的鉴别价值：DLBCL 细胞核大小一致且小于 A-DLBCL 的细胞核，而转移性肺低分化腺癌的细胞核则比 A-DLBCL 细胞核大，DLBCL 瘤细胞胞质很少或几乎没有胞质，A-DLBCL 和转移性肺癌的核染色质都呈粗糙的颗粒状。

FNAC 对恶性淋巴瘤和转移癌的鉴别诊断具有重要意义，这种准确性务必达到。对于本病例，如果细胞学能诊断恶性淋巴瘤，可以避免不必要的外科手术，只需要外科小活检取组织进一步确诊就可以及时实施初始化疗。

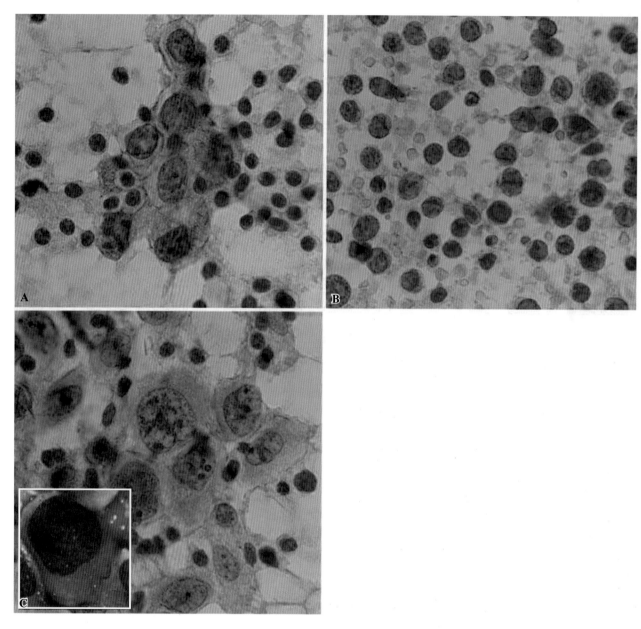

▲ 图 38-3　**A. 间变大细胞亚型**（巴氏染色），间变型 DLBCL 的细胞核平均为 15.5μm（范围为 14.7～17.5μm）；**B. 弥漫大 B 细胞淋巴瘤（DLBCL）**（巴氏染色），DLBCL 细胞核平均为 8.2μm（范围为 8.0～8.6μm）；**C. 转移性肺肿瘤**（巴氏染色，插图为吉姆萨染色），转移性肺低分化腺癌的细胞核平均为 17.9μm（范围为 13.0～21.2μm）。转移癌的细胞质中未见空泡（插图）

第39章　甲状腺髓样（C细胞）癌或嗜酸性滤泡肿瘤

Medullary (C Cell) Thyroid Carcinoma or Oxyphilic Follicular Neoplasms

Yun Zhu　　Tiesheng Wang　**著**

张婉玉　**译**　　殷德涛　**校**

摘　要

◆ 髓样癌的诊断准确性非常高，因为它的表现通常具有特征性，包括由具有极偏位核的多形性细胞分散排列，这些细胞的核含有粗颗粒状或胡椒盐样染色质。然而，髓样癌细胞有时表现出一种单一的细胞模式，只由浆细胞样细胞组成，浆细胞样细胞具有丰富的嗜酸性胞质，与嗜酸性细胞肿瘤很相似，从而构成了重要的诊断陷阱。Hürthle 细胞肿瘤和髓样癌的鉴别可以通过细胞核的边缘位置来区分，髓样癌细胞的细胞核有粗颗粒状或胡椒盐样染色质，而 Hürthle 细胞的细胞核有明显的大核仁。在 Hürthle 细胞中有时可观察到明显的胞质颗粒，这不同于使用 HE 染色湿固定制备的髓样癌细胞的纤维化的胞质。

一、简要临床总结

患者，女，56 岁。

二、超声发现

颈部超声发现 13mm×11mm×10mm 形态规则的低回声甲状腺结节，甲状腺右叶血管丰富。结节成微囊性 – 实性，边缘模糊。超声引导下细针穿刺（US-FNA）示可疑恶性。

三、细胞学发现

细胞学检查显示肿瘤细胞分散（图 39-1A）。肿瘤细胞以浆细胞样细胞为主，细胞核极偏位，其内含有粗颗粒状染色质，偶见大核仁（图 39-1B 至 D），也可见与淀粉样变相似的致密非细胞物质（图 39-1E）。在交叉偏振光下，淀粉样变用刚果红染色显示为绿色双折光性。尽管淀粉样变有时与胶体非常相似，但在 HE 染色的玻片上识别和区分淀粉样变实际并不困难。淀粉样变边缘模糊，其内非晶状纤丝样物质分布不均匀；而胶体边缘尖锐，表面光滑平整，通常有少量不存在于淀粉样变中的裂隙。图中（图 39-1F）所示为一个巨大的细胞，其染色质呈粗颗粒状，未见大核仁。

四、鉴别诊断

1. 恶性：甲状腺髓样（C细胞）癌。

2. 恶性：Hürthle 细胞腺癌。

3. 恶性：浆细胞瘤。

4. 恶性：甲状腺乳头状癌嗜酸性型。

5. 恶性：混合性髓样和滤泡细胞癌。

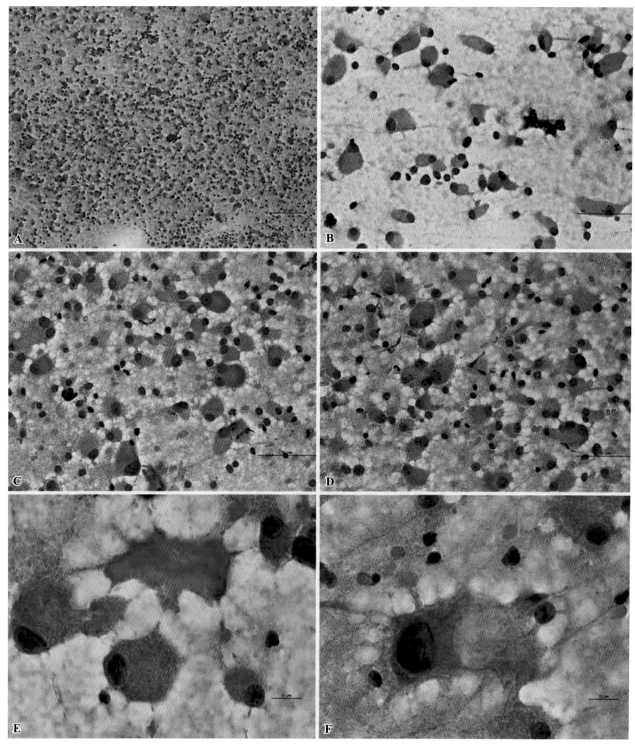

▲ 图 39-1　**A.** 低倍镜示充足的细胞数量，细胞排列分散。**B 至 D.** 细胞形态单一，细胞核偏位，胞质丰富、嗜酸性，注意细胞核偏位，常见双核。**Hürthle** 细胞肿瘤和髓样癌都需要进行鉴别诊断。**E.** 高倍镜示浆细胞样细胞偶见大核仁，可见致密的细胞外物质，可能代表淀粉样变。**F.** 一个含有粗染色质奇异核的巨细胞

6. 不确定（滤泡性肿瘤）：Hürthle 细胞腺瘤。

7. 良性：非肿瘤性 Hürthle 细胞结节。

五、免疫染色和组织学诊断

涂片染色显示降钙素阳性，甲状腺球蛋白阴性（图 39-2A 和 B），强烈提示诊断为髓样癌，并在随后的甲状腺切除术中得到证实。组织学切片显示一种单一的细胞模式，由具有明显嗜酸性胞质的完全均匀的立方细胞组成，在形态上与肿瘤细胞相似（图 39-2C 和 D）。具有纤维血管轴心的乳头状生长模式是本例的特征之一，本例是乳头状髓样癌（图 39-2C 和 D）[1]。

六、鉴别诊断

图 39-3A 至 C 所示为髓样癌的穿刺标本，细胞形态单一。肿瘤细胞分散排列，胞质丰富嗜酸性，双核细胞出现频率较高。核极偏位、具有粗颗粒状的胡椒盐样染色质是髓样癌最重要的特征 [2-5]，参见其他章节（见第 40 章）的关键内容（C 细胞癌细胞学发现总结）。图 39-3D 和 F 所示为用于比较的 Hürthle 细胞癌的标本。肿瘤细胞呈假滤泡样排列，这在髓样癌中是少见的 [5, 7-10]。核多偏位，偶尔位于中央，而髓样癌浆细胞样细胞核多位于边缘 [3-6]。髓样癌的细胞学表现因使用不同的固定液和染色剂而不同（表 39-1，见第 40 章）。在湿固定的 HE 染色后，

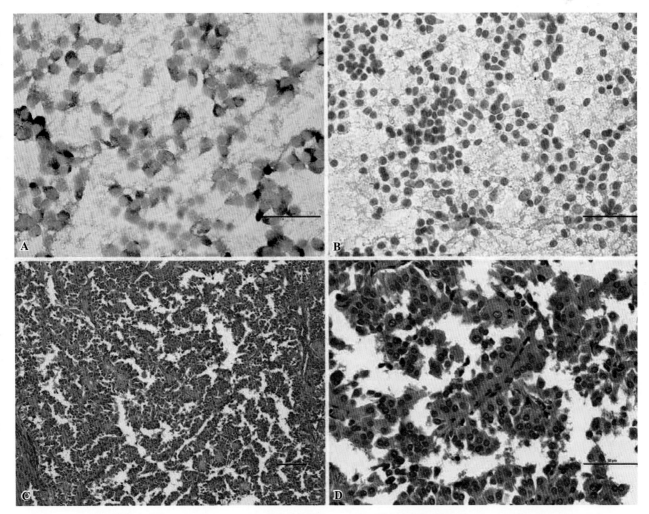

▲ 图 39-2　分散的肿瘤细胞（A 和 B）。A. 降钙素染色阳性；B. 甲状腺球蛋白染色阴性；C. 一个甲状腺切除标本被证实为乳头型髓样癌；D. 组织学切片展示一个完全一致的、立方形细胞，肿瘤细胞表现出明显的嗜酸性胞质和核偏位

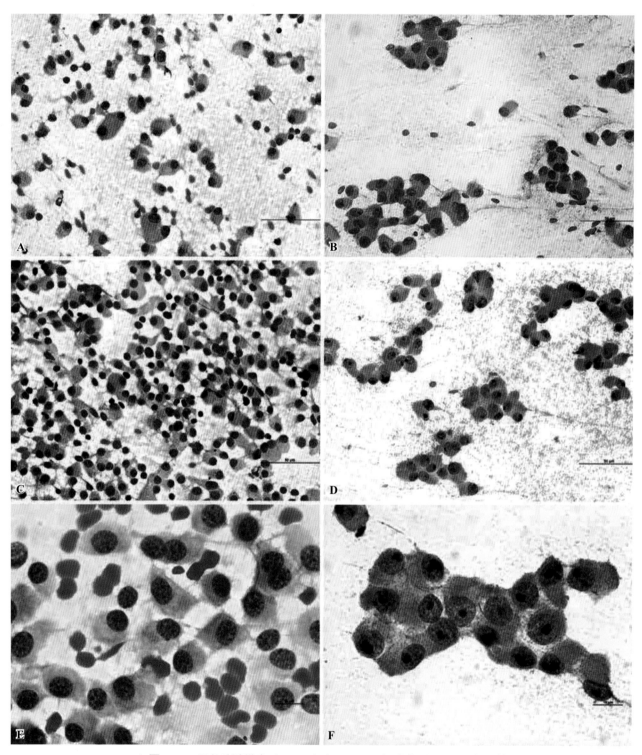

▲ 图 39-3　甲状腺髓样癌（A 至 C）与 Hürthle 细胞癌（D 至 F）的比较

髓样癌的细胞形态学与 Hürthle 细胞癌相似，可能被误诊。A 和 B. 中倍镜显示细胞排列分散，有丰富的嗜酸性胞质和偏位的细胞核，双核常见；C. 高倍镜显示粗颗粒状胡椒盐样染色质，未见大核仁；D 至 F.Hürthle 细胞癌的 FNA 作为比较；D 和 E. 细胞分散或排列成假滤泡模式，核大部分偏位，偶尔位于中央；F. 具有显著特征的大核仁，注意胞质的粗颗粒状，这与在 HE 染色（C）中的髓样癌不同。胞质颗粒状是由于有丰富的线粒体

表 39-1　湿固定 HE 染色、风干罗氏染色和湿固定巴氏染色中甲状腺髓样癌的比较

	湿固定 HE 染色法	风干罗氏染色法	湿固定巴氏染色法
细胞和胞核大小	可与组织学切片相比较，比在风干的图片中看到的要小	比组织学中要大	可与组织学切片相比较，比在风干的图片中看到的要小
核形态	染色质微表现，粗颗粒状胡椒盐样染色质	染色质不明显，通常不表现粗颗粒状染色质	染色质微表现，粗颗粒状胡椒盐样染色质
胞质	多变，嗜酸性纤维样胞质	嗜天青颗粒胞质	多变，通常为嗜青紫色纤维样胞质
淀粉样变	嗜酸性，背景中的非细胞物质边缘模糊，不规则的纤维状物质分布不均匀	淀粉样变可见于细胞内外，呈蓝灰色或紫色	嗜青紫色，背景中粗颗粒状或致密的脱细胞物质，有时与胶体难以区分
组织碎片的结构	可见	若涂片较厚，则细节不清；若涂片较薄则可见	可见

表 39-2　具有单一浆细胞样细胞形态的髓样癌与 Hürthle 细胞瘤的鉴别特征

	髓样癌	Hürthle 细胞瘤
细胞成分	多样	多样
排列	细胞大多孤立或松散排列成一个典型的分散模式	聚集成团或在合胞组织碎片内细胞分散
细胞	单一或显著多样，细胞边界清晰或模糊	在特定情况下趋于一致，细胞边界清晰或模糊
胞质	多样，很少或大量的纤维样胞质	在湿固定 HE 染色下通常具有丰富的、明显的颗粒
胞核	极其边缘位置，通常双核或多核，粗粒状或胡椒盐样色质，常有核内假包涵体，核仁不明显	中央或偏位，常见双核，细颗粒状染色质，显著的单一大核仁
免疫染色	降钙素 +，甲状旁腺素 –	降钙素 –，甲状旁腺素 +
背景	干净；淀粉样无定形的、非细胞物质	胶体样，通常干净，有时含血液

Hürthle 肿瘤细胞的特征性大核仁清晰可见，颗粒状的细胞质也不同于髓样癌细胞。与髓样癌相比，Hürthle 细胞的颗粒大小更明显，在一定程度上染色较深。髓样肿瘤细胞与组织切片中的肿瘤细胞相似，细胞核显示出精致的染色质细节。胡椒盐样染色质是明显的，这是与 Hürthle 细胞瘤非常重要的鉴别诊断（表 39-2）。事实上，细胞排列分散，具有显著大核仁的单一形态的小到中等大小的 Hürthle 细胞，成为 Hürthle 细胞瘤的诊断特征 [5, 7-10]。

大多数乳头状癌很容易被典型的细胞形态学所识别。偶尔，乳头状癌呈分散或松散的细胞排列，可见嗜酸性胞质和偏位的核，令人想起髓样癌 [2-3]。鉴别点在其他章节（见第 19 章，表 19-2）中列出。图 39-4A 至 C 展示了甲状腺乳头状癌的

嗜酸性型，显示大的多边形细胞，胞质丰富嗜酸性和核轻度偏位。胞质包涵体在髓样癌和乳头状癌中都很常见，虽然很明显，但对鉴别诊断没有帮助 [2, 3]。细小的颗粒状染色质和核沟是诊断乳头状癌的线索，在随后的甲状腺切除术中被发现。图 39-4D 和 F 展示了髓样癌，显示细胞排列分散，这些细胞具有相似的嗜酸性胞质，但核极偏位，含假包涵体。不幸的是，由于风干固定，细胞学没有表现出粗糙或胡椒盐样染色质。鉴别诊断考虑乳头状癌和髓样癌。组织学切片显示为髓样癌。

七、注明

髓样癌的诊断准确性非常高，因为它的表现通常具有特征性，包括由具有极偏位核的多形性细胞

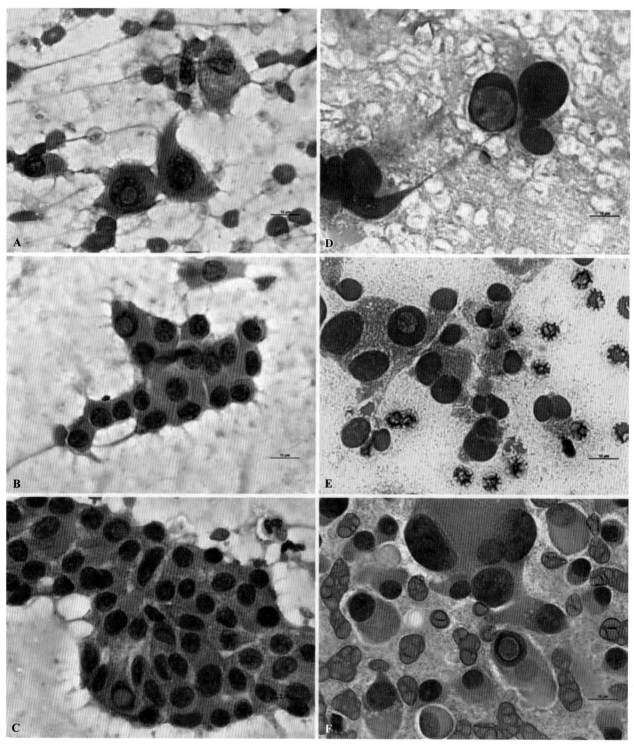

▲ 图 39-4　甲状腺乳头状癌嗜酸性型（A 至 C）与甲状腺髓样癌（D 至 F）的比较

A 至 C. 细胞抽吸液由大量嗜酸性细胞质和稍偏位的细胞核组成的大型多角形细胞组成。细颗粒状染色质、核沟和胞质包涵体提示乳头状癌的诊断，这在随后的甲状腺切除术中得到证实。D 至 F. 图中可见分散的细胞，胞质嗜酸性，核偏位，可见明显的假包涵体。鉴别诊断为甲状腺乳头状癌和髓样癌。手术组织证实为髓样癌。请注意 B 和 C 中紧密排列的上皮细胞，而 D 至 F 中不存在紧密排列的上皮细胞形成的分散排列的细胞模式，这些细胞的核含有粗颗粒状或胡椒盐样染色质[3-6]。然而，髓样癌细胞有时表现为一种单一的形态，只由浆细胞样细胞组成，浆细胞样细胞具有丰富的嗜酸性胞质，与嗜酸性细胞肿瘤具有很强的相似性，从而构成了重要的诊断陷阱[3-6]。对各种细胞病理特征的不熟悉和不适当的细胞学制片准备是我们最初试验中出现分型错误的主要原因，文献[11]报道只有一半以上被准确分类。据报道，在细针穿刺时测量降钙素水平可提高诊断准确性，使细胞学诊断更容易（见第 58章）[11]。从理想的细胞学制备的足够标本中分离出来的肿瘤细胞显示纤维样的胞质和典型的粗颗粒状或胡椒盐样染色质核形态，这也是鉴别髓样癌与

Hürthle 细胞瘤的最重要特征（表 39-2）。由于桥本甲状腺炎的非肿瘤性 Hürthle 细胞结节、结节性甲状腺肿和 Hürthle 细胞肿瘤在细胞学上有相似的表现，因此诊断 Hürthle 细胞病变在甲状腺细胞学上是一个挑战（见第 46 章，图 46-7 和图 46-8）[7-10]。Hürthle 细胞肿瘤和髓样癌之间的鉴别，可以通过核的极偏位来区分，髓样癌细胞的核具有粗颗粒状或胡椒盐样的染色质，而 Hürthle 细胞的核则具有显著的大核仁。有时在 Hürthle 细胞中可以见明显的胞质颗粒，这与理想的细胞学制备的髓样癌细胞的纤化胞质不同。降钙素的免疫染色、血清降钙素和癌胚抗原水平及 2 型多发性内分泌肿瘤的家族史对细胞学解释很有帮助。

第 40 章 髓样癌（C 细胞癌）或甲状腺转移癌

Medullary (C Cell) Carcinoma or Metastatic Carcinoma to Thyroid

Junko Maruta **著**

曹 宏 **译** 陈琼荣 **校**

一、临床资料简要

一位 80 岁的老年女性在常规体检时发现血清 CEA 升高。CT 检查发现甲状腺左叶有占位性病变，胸部、腹部脏器未发现其他占位。为了进一步评估甲状腺结节，她被推荐到 Noguchi 甲状腺临床诊治专科医院就诊。

二、超声结果

超声下显示均匀、粗糙的高回声，提示形状不规则、边界不清的实性肿瘤（图 40-1），弹性成像提示质硬的肿瘤性肿块（图 40-2），根据超声结果，诊断了腺瘤性结节。

三、细胞学情况

超声引导下细针穿刺涂片表现为低黏附性细胞团，未形成滤泡或片状结构，肿瘤细胞圆形或多角形，核偏位（图 40-3 和图 40-4），胞质嗜酸性，核膜不规则呈非典型性；可见单核细胞和多核细胞，细胞核大小不等。巨细胞和多核细胞的核形态与其周围的单核细胞的核形态类似：染色质细腻、核仁不明显，偶见核内假包涵体（图 40-5），未见核分裂象。在涂片背景中未见到黏液、肿瘤坏死、粒细胞、淋巴细胞或淀粉样物质沉积。

四、鉴别诊断

1. 良性：非典型腺瘤结节。
2. 不确定性：滤泡性肿瘤。
3. 恶性：未分化癌。
4. 恶性：低分化癌。
5. 恶性：乳头状癌，低分化或其他高侵袭性亚型。
6. 恶性：髓样（C 细胞）癌，巨细胞型。
7. 恶性：其他原发部位转移到甲状腺的转移性癌。

五、细胞学鉴别诊断

因为涂片中未发现滤泡性结构，以及染色质特征也不同于滤泡性肿瘤和非典型腺瘤，所以滤泡性肿瘤和非典型腺瘤的诊断被排除了。许多孤立的细胞、不规则的细胞团及高核级的染色质，这些都倾向诊断恶性，而不太可能是低度恶性潜能的滤泡性肿瘤。

背景中未见炎性细胞及坏死（见第 1 章、第 49 章、第 50 章和第 52 章），排除了未分化癌（图 40-6）。虽然可见巨细胞，但是可见明显的神经内分泌癌（C 细胞）特征性的小圆形细胞核，这点也不支持未分化癌[1, 2]。

未见细胞的梁状、实性或岛状结构（见第 48 章和第 49 章），因此排除了甲状腺低分化癌。肿

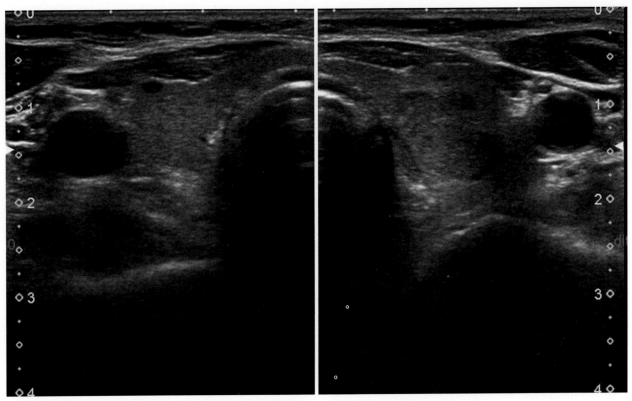

▲ 图 40-1 超声检查可见左侧甲状腺结节

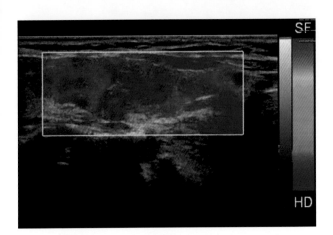

▲ 图 40-2 弹性成像蓝色代表结节质地硬实

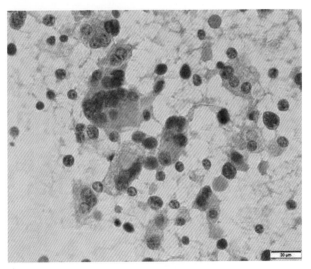

▲ 图 40-3 常规涂片显示瘤细胞孤立性散在分布，核有多形性，胞质宽广，内含嗜天青颗粒（巴氏染色，400×）

瘤细胞的染色质特点也排除了甲状腺低分化癌或滤泡性肿瘤。

　　未见毛玻璃样核或核沟，排除了甲状腺乳头状癌。虽然可见核内假包涵体，但是据报道其在甲状腺乳头状癌和髓样癌中都可以见到[2]。

　　甲状腺继发性（转移性）癌可以是转移性肾癌、乳腺癌及食管癌侵犯（见第 38 章和第 51 章）。细胞学结合降钙素免疫组化染色（图 40-7），以及抽吸后细针冲洗液的降钙素测定，可以确切的诊断为甲状腺髓样（C 细胞）癌（见第 1 章、第 3 章、第 19 章、第 39 章、第 57 章和第 58 章）[3]。本例中，既没有腺样结构也没有鳞状细胞癌的角化物，因此可以帮助我们排除转移性腺癌和鳞状细胞癌。

265

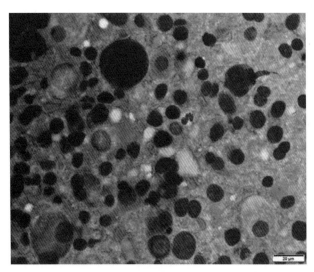

▲ 图 40-4　常规涂片显示瘤细胞胞质宽广、嗜碱性，核大小不一（Diff-Quik 染色，400×）

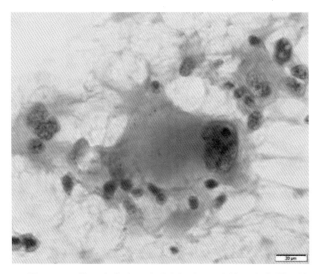

▲ 图 40-6　举一个未分化癌的例子便于比较，注意醒目的巨核，核仁明显（巴氏染色，400×）

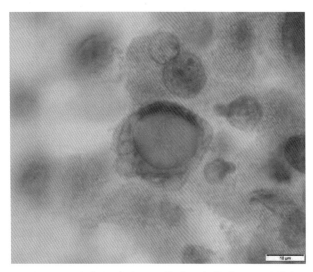

▲ 图 40-5　少许细胞中可见核内假包涵体（巴氏染色，1000×）

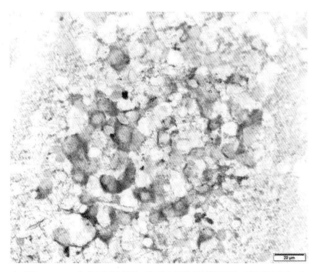

▲ 图 40-7　大部分肿瘤细胞胞质降钙素阳性（降钙素免疫组化染色，400×）

六、组织学诊断：髓样癌，巨细胞型

在切除的 7 枚气管旁淋巴结中，有 2 枚发现了转移，然而在切除的侧颈部淋巴结中却没有发现转移灶。未发现甲状腺外侵犯或远处转移，肿瘤分期为 $T_1N_{1a}M_0$。

原发肿瘤大小约 1.3cm×1.2cm，伴有局部钙化，无明显包膜，可见多灶性小于 0.2cm 的甲状腺实质内播散。

髓样癌巨细胞型是一种罕见亚型，瘤细胞呈实片状生长，细胞体积大，有多个核，染色质如椒盐样细腻，可见核内假包涵体（图 40-8 和图 40-9）[2]。免疫组化降钙素（图 40-10）和 CEA（图 40-11）阳性表达证实髓样癌的诊断，而甲状腺球蛋白阴性也支持诊断。MIB-1（Ki-67 增殖）指数较低（图 40-12），小于 1%，表明是低度恶性的髓样癌而不是高凶险的低分化癌、未分化癌或转移性癌[4]。据报道，在 50%～70% 的髓样癌病例中有淀粉样物质沉积，然而在本例无论是细胞学还是组织学都没有发现[5]。

术前检查，患者血清降钙素高达 960pg/ml，血清 CEA 约 28pg/ml，甲状腺全切术后这些数值

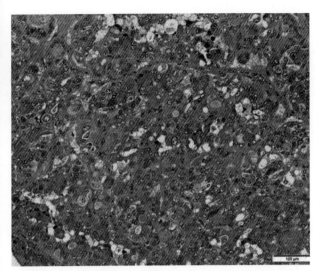

▲ 图 40-8 髓样癌呈实性髓样方式生长，瘤细胞核圆形，胞质宽广，轻度嗜碱性，间质内未见淀粉样物质沉积（HE 染色，100×）

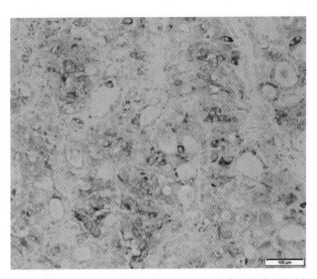

▲ 图 40-10 降钙素免疫组化染色显示肿瘤细胞胞质阳性（降钙素免疫染色，100×）

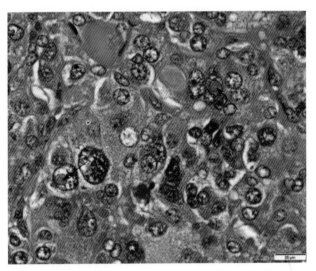

▲ 图 40-9 肿瘤细胞核巨大，胞质宽广，颗粒状，高倍镜下可找到核内假包涵体（箭）（HE 染色，400×）

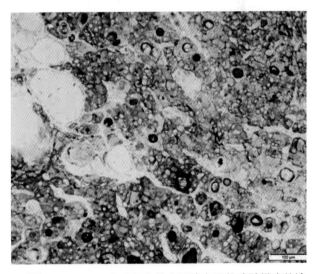

▲ 图 40-11 CEA 免疫组化染色可确定甲状腺髓样癌的诊断。注意左上角非肿瘤性滤泡细胞阴性（CEA 免疫染色，100×）

都有明显的降低（血清降钙素降到 37pg/ml，CEA 降到 1.6pg/ml）。髓样癌起源于甲状腺 C 细胞，肿瘤分泌降钙素是诊断的关键。虽然 CEA 对髓样癌的诊断不具特异性，但也是诊断髓样癌非常有用的指标：据报道 86% 的髓样癌 CEA 呈阳性表达[6]。

七、重点回顾（髓样癌细胞学结论）

1. FNA 涂片无乳头状和滤泡结构。

2. 各种形状的孤立细胞，呈圆形、多边形、梭形（图 40-13）或浆细胞样形（图 40-14）[7]。

3. 细胞核圆形，具有椒盐样染色质（神经内分泌核特征）（图 40-15）[7]（见第 1 章，图 1-37）。

4. 胞质宽广，颗粒状（吉姆萨染色可见胞质内嗜天青颗粒）（图 40-4）（见第 1 章，图 1-27）。

5. 涂片背景中淀粉样物质沉积（图 40-16）[7]（见第 35 章，图 35-3；见第 39 章，图 39-1）。

6. FNA 冲洗液中检测到降钙素[3]（见第 58 章）。

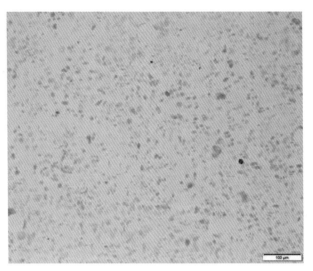

▲ 图 40-12　尽管本例细胞的异型性明显，但免疫组化 **Ki-67** 显示增殖指数很低，仅不到 1%（**Ki-67** 免疫染色，**100×**）

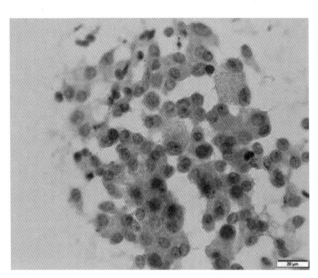

▲ 图 40-14　髓样癌浆细胞样型，注意圆而规则的细胞核，请与图 40-3 和图 40-4 中髓样癌巨细胞型进行对比（巴氏染色，**400×**）

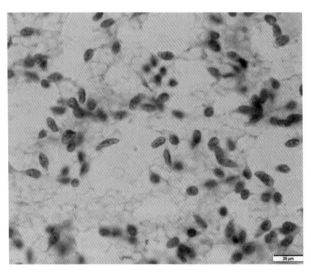

▲ 图 40-13　本例髓样癌具有明显的梭形细胞特征，须与间叶性肿瘤和未分化癌相鉴别（巴氏染色，**400×**）

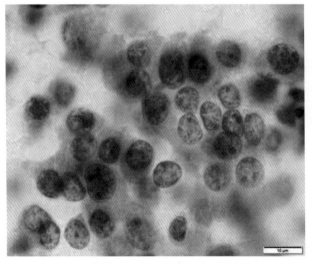

▲ 图 40-15　高倍镜下，在具有神经内分泌特征的髓样癌细胞中可见胡椒盐样染色质（巴氏染色，**1000×**）

7. 免疫组化阳性的指标包括降钙素、CEA、PCK、CgA、SYN、NSE、TTF1，重要的阴性指标是甲状腺球蛋白[8]（见第 39 章和第 57 章）。

8. 电镜下可见神经内分泌颗粒[9, 10, 11]。

八、诊断线索

1. 有关遗传检测的临床信息和血清学指标非常有用。

2. 只有一半的病例中有淀粉样物质沉积。

3. 甲状腺髓样癌和乳头状癌中都可以有核内假包涵体。

4. 多种组织学亚型，如巨细胞型、黑色素细胞型、乳头状型、滤泡型、低分化型，易造成诊断陷阱。

5. 坏死和核分裂象少见。

6. 砂粒体样钙化少见。

7. 囊性变少见。

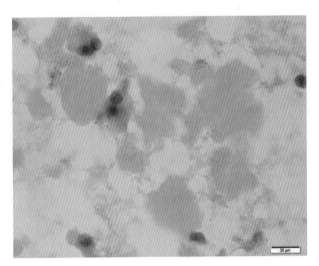

◀ 图 40-16　超过一半的髓样癌中可见淀粉样物质沉积，巴氏染色为蓝色非细胞的无定形物质

第41章　甲状腺内胸腺癌
Intrathyroid Thymic Carcinoma

Mitsuyoshi Hirokawa　Ayana Suzuki　Akira Miyauchi　著

曹　宏　译　　陈琼荣　校

一、概述

甲状腺内胸腺癌（ITTC）是具有胸腺上皮分化的甲状腺恶性上皮性肿瘤[1]。这种肿瘤最初由 Miyauchi 等于 1985 年提出[2]，认为是一种甲状腺内上皮性胸腺瘤。主要发生于中年人，女性好发（男：女 =1：1.3），主要表现为甲状腺下极出现无痛性包块[3]，约 30% 的病例有淋巴结转移，但预后并不差[1, 3]。

显微镜下，肿瘤由大的鳞状细胞或合体细胞巢形成分叶状结构，伴有丰富的淋巴细胞浸润[1, 3, 4, 5]。可看到鳞状分化的肿瘤细胞呈旋涡状排列，类似 Hassall 小体。肿瘤细胞巢内和间质有大量淋巴细胞浸润，类似胸腺癌。ITTC 具有鳞状、腺样及神经内分泌成分，表明这种癌起源于多潜能干细胞[6]。细胞学上，ITTC 的鉴别诊断包括低分化癌、转移性淋巴上皮瘤样癌、鳞状细胞癌和黏液表皮样癌[7]。在此，我们展示 1 例 ITTC 的病例并探讨其细胞学的鉴别诊断。

二、病例

一位 65 岁的老年女性患者，发现左侧甲状腺结节 12 年。5 年前做了细胞学抽吸术，报告为良性。随后对结节行超声随访。2 年前，她转至我们医院做进一步检查。超声下显示甲状腺左侧有两个结节，大小分别为 40mm×26mm×31mm 和

16mm×11mm×15mm。结节抽吸细胞学检查分别为良性结节性甲状腺肿和慢性甲状腺炎。2 年后，由于较小的结节增大（23mm×17mm×23mm），其边缘变得不规则（图 41-1），再次抽吸。由于细胞学怀疑为 ITTC、胸腺瘤和胸腺癌，她接受了左侧甲状腺叶及峡部切除术，并进行了左侧改良淋巴结清扫。

三、细胞学结果

抽吸物涂片细胞学：镜下见中度富于细胞，背景内未见胶质。癌细胞呈梭形，呈实性的三维簇状排列（图 41-2），或同向的流水样排列（图 41-3），但乳头状、滤泡状及片状排列未见到。胞质中等着色，细胞边界不清。癌细胞的细胞核呈梭形，染色质致密，可见一些核膜凹陷的多形性非

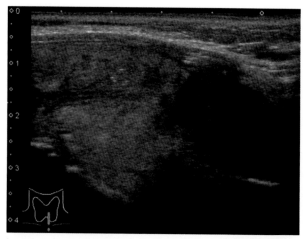

▲ 图 41-1　左侧甲状腺下极可见边缘不规则的低回声结节（B 超）

典型细胞，核仁不明显，核分裂象未见（图 41-4）。背景可见淋巴细胞（图 41-4），免疫组化检测肿瘤细胞 CD5 阳性（图 41-5）。

四、病理学结果

切除的甲状腺中有两个结节。位于甲状腺下极的结节无包膜，呈浸润性生长，切面白色（图 41-6），位于上极的结节有包膜。显微镜下，下极浸润性生长的结节由梭形或卵圆形癌细胞组成，呈分叶状或相互融合的实性巢状结构（图 41-7），局部可见鳞状细胞分化和坏死。间质富于胶原，其中见淋巴细

胞及浆细胞浸润（图 41-8），癌细胞巢内也可见少许淋巴细胞。癌细胞侵及甲状腺周围纤维脂肪组织。免疫组化检测癌细胞 CD5（图 41-9）、P53、P63 均阳性表达，局灶表达 CEA 及高分子量角蛋白（34-betaE12）。甲状腺球蛋白、TTF1、PAX8 均阴性表达，不表达嗜铬粒蛋白 A（CgA），Ki-67（MIB-1）指数约 50%。上极有包膜的结节诊断为恶性潜能未定的甲状腺滤泡性肿瘤。

五、讨论

异位胸腺可存在甲状腺内，这是胚胎发育过

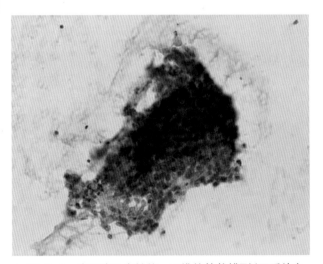

▲ 图 41-2 癌细胞呈实性的、三维的簇状排列（巴氏染色，100×）

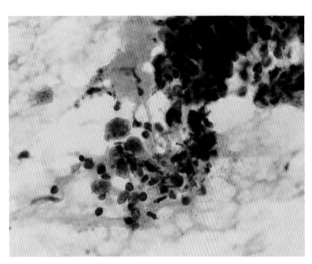

▲ 图 41-4 多形性的异型细胞，核膜凹陷，背景可见淋巴细胞（巴氏染色，200×）

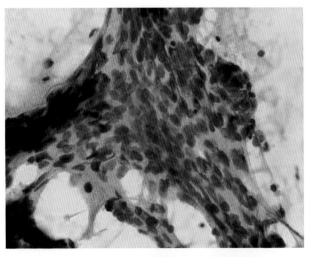

▲ 图 41-3 梭形癌细胞呈同向流水状排列

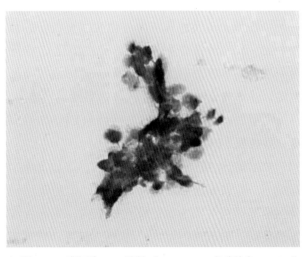

▲ 图 41-5 癌细胞 CD5 阳性（LBC，CD5 免疫染色，400×）

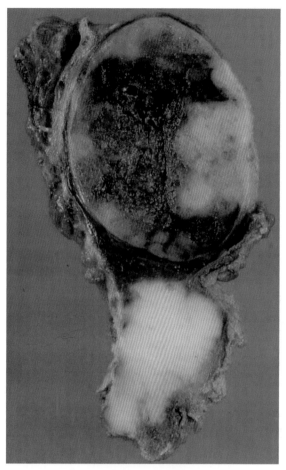

▲ 图 41-6 甲状腺下极结节没有包膜，浸润性生长；上极结节有包膜

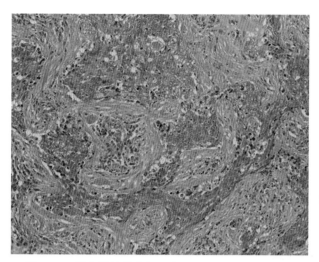

▲ 图 41-7 浸润性结节由相互吻合的实性巢团和富于胶原的间质构成（HE 染色，100×）

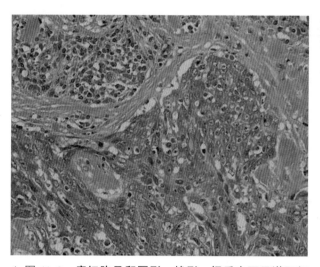

▲ 图 41-8 癌细胞呈卵圆形、梭形。间质内可见淋巴细胞、浆细胞浸润，癌细胞巢内也可见少许淋巴细胞（HE 染色，200×）

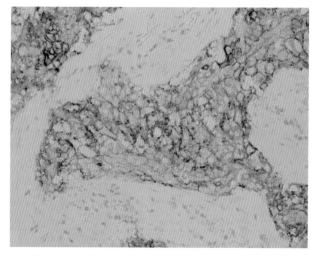

▲ 图 41-9 癌细胞 CD5 阳性（CD5 免疫染色，200×）

程中异常迁移的结果。因此，胸腺上皮性肿瘤很少发生在甲状腺，如异位胸腺、ITTC、伴有胸腺样分化的梭形上皮细胞肿瘤[8]。免疫组化表型上，ITTC 和胸腺癌相同，CD5 阳性是其特征[3-6, 9-11]。异位胸腺瘤是 ITTC 对应的良性病变，SETTLE 是一种以梭形上皮及腺样双向分化为主要特征的恶性肿瘤。异位胸腺瘤及 SETTLE 免疫组化 CD5 均为阴性。而本例肿瘤细胞呈梭形、圆形或卵圆形增生，并形成分叶状或相互融合的实性巢状结构，可见密集的淋巴细胞浸润且肿瘤细胞 CD5 阳性表达，这些都是典型的 ITTC 特点。

根据我们的经验，来自 ITTC 的抽吸物富于细胞性[7]，肿瘤细胞形成大的细胞簇，细胞簇呈现没有内部结构的实性、三维立体结构。无乳头或滤泡排列，细胞簇内可见一些淋巴细胞。肿瘤细胞核呈圆形、卵圆形或短梭形，核染色质空泡状或细颗粒状。无核内假包涵体，核仁通常大而明显。胞质透亮或浓染，可见显著的裸核，细胞边界清晰。癌细胞可有鳞状细胞分化，或可见胞质内腔隙，其内有或无洋红色小体。背景可见少至中等量的淋巴细胞和浆细胞。

　　本例细胞学检查由梭形癌细胞和淋巴细胞组成，鉴别诊断包括异位胸腺瘤、SETTLE 及甲状腺髓样癌。异位胸腺瘤显示背景可见黏附性强的梭形上皮细胞团与成熟小淋巴细胞紧密相间分布（图 41-10）[12]。梭形上皮细胞核呈圆形或纺锤形，染色质呈颗粒状，核仁不明显或缺如，胞质稀少或缺乏（"裸核"）。SETTLE 涂片富于细胞，由梭形细胞和上皮细胞组成，但没有淋巴细胞（图 41-11）[13]。将 ITTC 从异位胸腺瘤和 SETTLE 中区分出来并不容易（如本例所示），但免疫组化 CD5 在鉴别上很有价值。髓样癌也可以出现梭形细胞（图 41-12）；如果核染色质细腻（胡椒盐样），可见多核细胞、胞质细颗粒状、细胞黏附性差，而背景不见淋巴细胞，这些特点更支持髓样

癌，而不是 ITTC[14]（见第 39 章和第 40 章）。免疫组化降钙素的阳性表达可以证实髓样癌的诊断[14]。此外，应注意由圆形细胞组成的 ITTC 病例，其鉴别诊断还应包括其他低分化癌和（或）转移性癌（见第 48 章、第 49 章、第 50 章和第 51 章）。

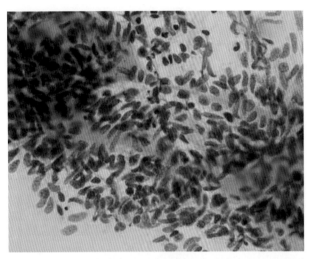

▲ 图 41-11　伴胸腺样分化的梭形上皮肿瘤，可见低黏附性的纺锤形细胞（巴氏染色，400×）

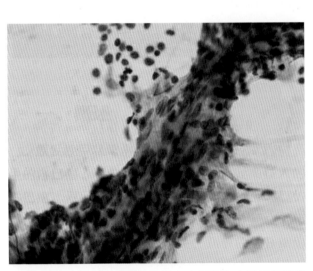

▲ 图 41-10　异位胸腺瘤，梭形上皮细胞和小淋巴细胞密切混杂（巴氏染色，400×）

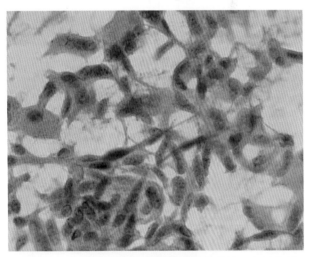

▲ 图 41-12　髓样癌，癌细胞显示低黏附性，多核细胞，核染色质细腻（胡椒盐样），胞质细颗粒状（巴氏染色，1000×）

第42章 甲状旁腺腺瘤及鉴别诊断
Parathyroid Adenoma and Its Differential Diagnoses

Kayoko Higuchi　Nami Takada　著
袁芊芊　译　　张明博　校

一、病例

患者，男，89岁，结肠癌切除术后随访发现高钙血症。尽管无临床症状，但是血液检查结果、CT及超声检查提示可能为甲状旁腺腺瘤导致的原发性甲状旁腺功能亢进症。遂行右下甲状旁腺切除术和甲状腺部分切除术。

二、实验室检查

血液检查显示，患者血钙和甲状旁腺激素水平分别增高至 14.6mg/dl（8.5～10.5mg/dl）和 665pg/ml（10～65pg/ml）

三、超声和 CT 检查

超声检查显示甲状腺右下部有一直径为 1.5cm 的低回声结节（图 42-1）。CT 检查显示甲状腺右叶背面有一直径约 1cm 的低密度肿块（图 42-2），边界清晰，内部回声不均匀。彩色多普勒显示肿块周围少许血流。

四、细胞学检查

结节涂片行巴氏染色。低倍镜下，细胞涂片可见大的三维细胞群、具有纤维血管间质的大分支组织片段（图 42-3 和图 42-4）。上皮细胞沿纤维血管间质边缘分布。黏附松散的合体样肿瘤细胞团间，可见小梁状或腺泡样排列的肿瘤细胞。肿瘤细胞呈立方至多面体样，胞质透亮至细颗粒状，核小而圆，染色质呈颗粒状，核仁小或不明显（图 42-5 和图 42-6）。一些细胞群由高核质比的小细胞构成。此外，细胞核排列拥挤、重叠，核形圆而一致，染色质呈颗粒状（图 42-7）。通过观察散在细胞的形态特征发现，许多裸核周围可见空晕，如同从细胞质中剥离出来一样（图 42-8）。

五、鉴别诊断

1. 甲状旁腺腺瘤 / 增生。
2. 滤泡性肿瘤。
3. 低分化癌。
4. 髓样（C 细胞）癌。

六、大体和组织学诊断

患者行右下甲状旁腺切除术及甲状腺部分切除术。肉眼观，包块具有薄层纤维结缔组织包膜，直径 15mm（图 42-9），切面白色、实性。组织学切片显示透明 / 略呈颗粒状的主细胞呈实性腺泡状生长，间质可见丰富的网状结构，结节外正常甲状旁腺组织受到挤压（图 42-10 和图 42-11）。诊断为甲状旁腺腺瘤。

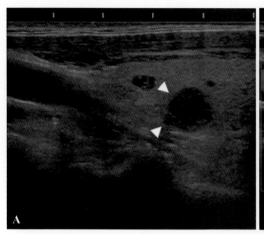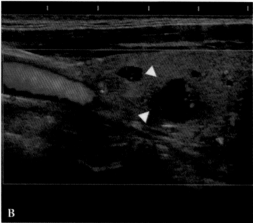

◀ 图 42-1　右侧颈部超声图像

A. 甲状腺的右下部可见一个低回声肿块，直径 1.5cm，边界清晰，内部回声不均匀；
B. 彩色多普勒显示病变周围少许血流

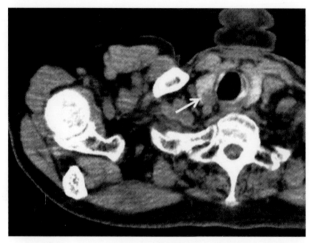

▲ 图 42-2　右侧颈部 CT 图像

甲状腺右叶背面显示一个直径约 1.0cm 的低密度肿块

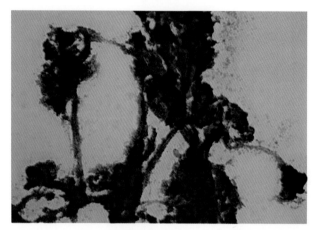

▲ 图 42-4　甲状旁腺腺瘤涂片可见上皮细胞沿纤维血管的大的分支状组织片（巴氏染色，10×）

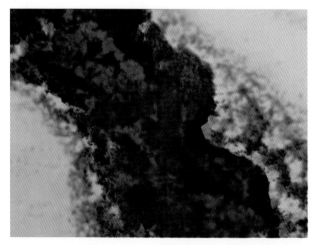

▲ 图 43-3　甲状旁腺腺瘤涂片可见大的三维细胞群（巴氏染色，10×）

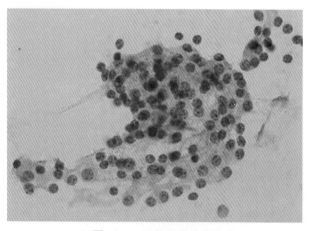

▲ 图 42-5　甲状旁腺腺瘤涂片

肿瘤细胞形成合胞列，呈模糊的腺泡样结构。肿瘤细胞核小而圆，染色质呈颗粒状立方形，细胞质透亮至细颗粒状，核小而圆，核仁小或不明显（巴氏染色，100×）

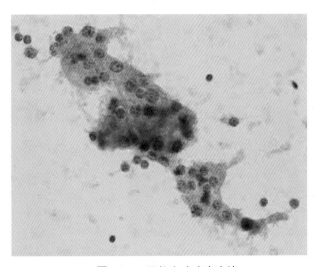

▲ 图 42-6　甲状旁腺腺瘤涂片

肿瘤细胞形成小梁或模糊的腺泡团簇。肿瘤细胞呈颗粒状细胞质，细胞核大小略有变化（巴氏染色，100×）

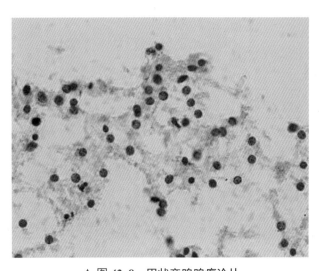

▲ 图 42-8　甲状旁腺腺瘤涂片

多数肿瘤细胞呈散在裸核，如同从细胞质中剥离出来一样（巴氏染色，100×）

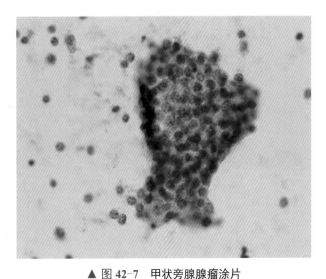

▲ 图 42-7　甲状旁腺腺瘤涂片

一些簇由高核质比的小细胞组成。细胞有均匀的圆形核和颗粒状染色质，染色质拥挤和重叠（巴氏染色，100×）

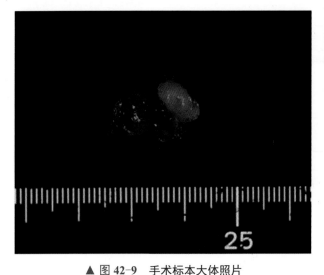

▲ 图 42-9　手术标本大体照片

病变是白斑，一种界限清楚的白色肿块，附着在甲状腺的外部，有一个直径为 15mm 的纤维囊

七、鉴别诊断

甲状旁腺肿瘤很少发生在甲状腺内，并可能由超声检查误认为甲状腺结节[1]。因此，随着细针穿刺细胞学评价甲状腺结节的广泛使用，可以有更多机会发现不明显的甲状旁腺病变。甲状旁腺腺瘤和甲状腺滤泡性肿瘤在细胞涂片中具有相似的细胞学形态，两者常难以鉴别[2]；但两者治疗方案明显不同，所以其鉴别诊断非常重要。

甲状旁腺腺瘤和甲状腺滤泡性肿瘤的细胞学

特征有诸多相似之处（表 42-1），均表现为血性样本中由小圆形细胞构成的滤泡样结构。甲状旁腺瘤中一些深染的巨大核之间偶尔夹杂着小的肿瘤细胞，常伴随内分泌异常，而这与甲状腺髓样癌的表现类似。在甲状腺滤泡性肿瘤中，这种特征往往被诊断为非典型腺瘤。滤泡细胞群中的透明胶质提示为甲状腺滤泡性肿瘤，而在甲状旁腺腺瘤中很少见到这种胶体。

有两个细胞学线索可用于鉴别甲状旁腺腺瘤和甲状腺滤泡性肿瘤。一个线索是细胞的排列方

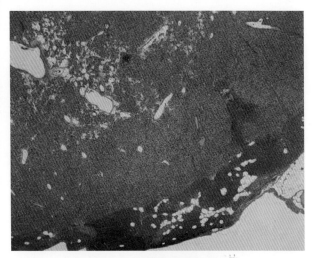

▲ 图 42-10　甲状旁腺组织切片

从左至右：甲状旁腺腺瘤、受挤压的正常甲状旁腺组织和甲状腺（HE 染色，40×）

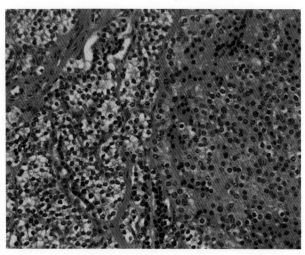

▲ 图 42-11　甲状旁腺组织切片显示清晰(左)/嗜酸性(右)粒细胞呈实性 / 小梁增生，间质可见丰富的网状结构（HE 染色，200×）

表 42-1　甲状旁腺腺瘤和非嗜酸性细胞性甲状腺滤泡性肿瘤的鉴别诊断

		甲状旁腺腺瘤	非嗜酸性细胞性甲状腺滤泡性肿瘤
细胞结构		细胞少或密集	细胞密集
排列		小梁（厚）状为主	微滤泡为主
		片状，偶见微滤泡	偶见小梁（薄）状
		相对平铺的细胞群	三维细胞团含间质的组织片段
		分支细胞簇	有基质的组织碎片
		散在裸核	交织的毛细血管
细胞形态		小、圆形或立方形	大、圆形
细胞核		小而圆	圆形，不同程度增大
		核膜光滑	核膜光滑
		粗颗粒状染色质	颗粒状染色质
		（椒盐样染色质）	
		细小核仁	细小至大核仁
		高核 / 胞比	中到高度核 / 胞比
		核巨大、深染	核巨大、深染
细胞质		缺乏至中等量	中等量
		清晰或模糊或颗粒状	细胞边界模糊
		偶尔嗜酸	
		细胞边界清晰或模糊	
背景		血性或干净	血性或干净
		无或很少透明胶质	无水样胶质或蛋白物
		偶见蛋白物	透明胶质
免疫染色	PTH	阳性	阴性
	GATA-3	阳性	阴性
	甲状腺球蛋白	阴性	阳性
	PAX-8	阴性	阳性

PTH. 甲状旁腺激素；TTF-1. 甲状腺转录因子 1；LBC. 液基细胞学

式。甲状旁腺腺瘤主要表现为小梁状生长方式（图 42-12）。小梁相对平坦、密集，通常无胶质。小梁可呈分支状。在低分化癌中也可观察到类似细胞群，但癌细胞异型性更为明显（见第 48 章和第 49 章）。相反，甲状腺滤泡性肿瘤具有典型的微滤泡结构，且常有透明胶质存在。

另一重要线索是染色质特点。染色质粗颗粒状（胡椒盐状）是神经内分泌肿瘤的特征性形态。甲状旁腺腺瘤肿瘤细胞毫无疑问应具有粗颗粒状染色质（图 42-13）。甲状腺髓样癌细胞也表现为粗颗粒状染色质，但其黏附性较差，无小梁状结构（见第 1 章、第 39 章和第 40 章）。甲状腺滤泡性肿瘤染色质形态为颗粒或细颗粒状（图 42-14）。

当临床上遇到一个甲状腺内肿瘤病例，并具有厚的小梁状结构和粗颗粒状染色质时，应考虑到甲状旁腺腺瘤的可能性。目前，通过 FNA 有两种方法可用来确定甲状旁腺病变。一种方法是测定穿刺冲洗液的甲状旁腺激素 [3, 4]（见第 58 章）；然而，该测定限用于穿刺前已经怀疑甲状旁腺细胞增

生的病变。另一种方法是采用免疫细胞化学法对甲状旁腺细胞进行鉴定 [5]。众所周知，PTH 是甲状旁腺细胞及其肿瘤的特异性标志物（图 42-15）。然而，PTH 免疫染色通常为弱阳性或呈局灶阳性。嗜铬粒蛋白 A 是一种神经内分泌标志物，甲状旁腺源

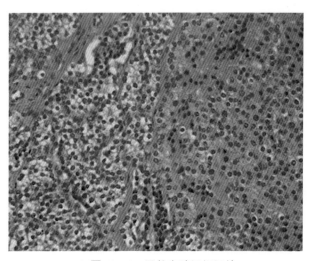

▲ 图 42-12　甲状旁腺组织切片

从左至右：甲状旁腺腺瘤、受挤压的正常甲状旁腺组织和甲状腺（HE 染色，200×）

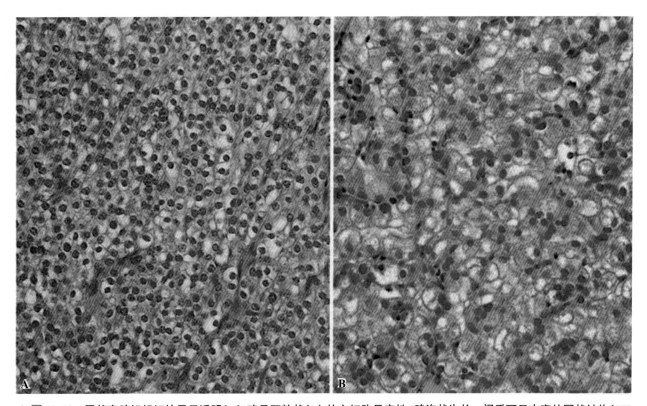

▲ 图 42-13　甲状旁腺组织切片显示透明（A）/略呈颗粒状（B）的主细胞呈实性 / 腺泡状生长，间质可见丰富的网状结构（HE 染色，200×）

性细胞均阳性（图 42-16）[5]，但是在甲状腺髓样癌中也表达。PTH 和 CgA 均表达于细胞质。因此，免疫染色对鉴定甲状旁腺病变中常存在的裸核细胞并无作用。甲状腺转录因子 -1 和 PAX8 抗体表达于甲状腺滤泡上皮细胞（图 42-17 和图 42-18）[6]，而不表达于甲状旁腺细胞。与此相反，GATA-3 抗体表达于甲状旁腺细胞（图 42-19），而不表达于甲状腺细胞 [7]。TTF-1、PAX8 和 GATA-3 均在细胞核中表达，所以其免疫组化染色可以用于鉴定裸核细胞。总之，我们推荐 GATA-3、TTF-1 和 PAX8 这组免疫组化标志物染色来区分甲状旁腺和甲状腺病变（表 42-1；见第 57 章，表 57-2）。

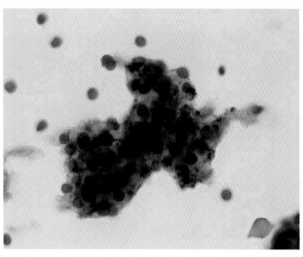

▲ 图 42-16　甲状旁腺瘤，胞质嗜铬粒蛋白 A 呈强阳性（LBC，SurePath，嗜铬粒蛋白 A 免疫细胞化学染色，40×）

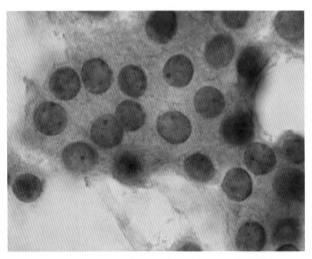

▲ 图 42-14　甲状腺滤泡性肿瘤，染色质呈细颗粒状（巴氏染色，100×）

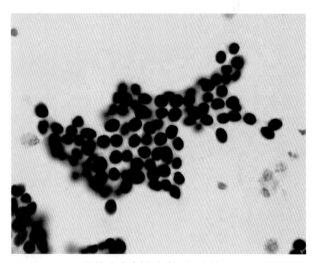

▲ 图 42-17　甲状腺滤泡性肿瘤，细胞核 TTF-1 呈强阳性（LBC，SurePath，TTF-1 免疫细胞化学染色，40×）

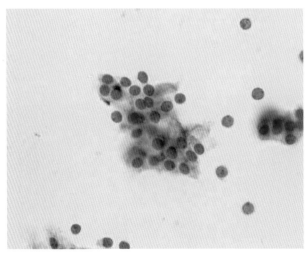

▲ 图 42-15　甲状旁腺腺瘤，PTH 胞质弱阳性（LBC，SurePath，PTH 免疫细胞化学染色，40×）

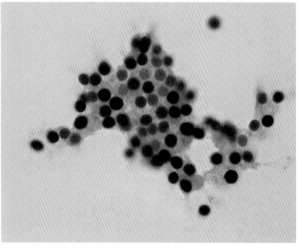

▲ 图 42-18　甲状腺良性滤泡细胞，细胞核 PAX8 呈强阳性（LBC，SurePath，PAX8 免疫细胞化学染色，40×）

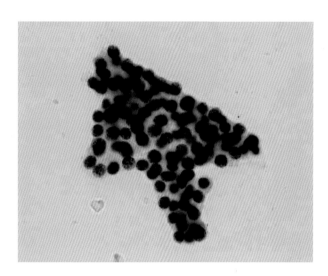

◀ 图 42-19　甲状旁腺腺瘤，细胞核 GATA-3 呈强阳性（LBC，SurePath，GATA-3 免疫细胞化学染色，40×）

第 43 章　甲状腺 FNA 细胞学中滤泡性病变的风险分级（第 1 部分：良性滤泡病变 vs. 滤泡性肿瘤 / 可疑滤泡性肿瘤）

Risk Classification of Follicular Pattern Lesions in Thyroid FNA (Fine Needle Aspiration) Cytology (Part 1: Benign Follicular Pattern Lesion vs. FN/SFN)

Kaori Kameyama　Eiji Sasaki　**著**

郎博娟　**译**　殷德涛　**校**

摘　要

◆ 在甲状腺细针穿刺细胞学检查中，当看到呈滤泡模式生长的细胞簇时，要注意以下几点：①如果见微空泡状的核染色质（毛玻璃样改变）、核沟、核内假包涵体时，病变是滤泡型乳头状癌；②如果病变没有以上滤泡型乳头状癌的特点，而病变表现为多种细胞，包括滤泡细胞、嗜酸性细胞、吞噬细胞和间质细胞等，该病变为腺瘤性结节；③如果细胞成分是单一的，有出血的背景，病变是滤泡性肿瘤；④即使细胞成分是单一的，且具有胶质背景，那么这个病变是腺瘤性甲状腺肿。

一、病史简介

患者，女，45 岁，因颈部肿物，被收入日本东京伊藤医院。超声检查发现，在甲状腺左侧叶有一个相对均质的肿瘤，肿瘤内部略呈高回声（图 43-1）。肿瘤局部包膜呈低的强回声带，包膜还是比较完整的。没有发现肿瘤浸润浅表颈部肌肉。在另外一些区域被膜很薄，肿物的边界不太清楚。彩色多普勒检查提示肿瘤内部血供较少。

二、细胞学发现

FNA 标本显示滤泡细胞聚集成小团或散在分布，可见胶质背景（图 43-2），没有血性的背景。细胞簇呈片状结构，无细胞核重叠。滤泡细胞核

小、均质，核间距稀疏，单个细胞核质比低。既没有核染色质增加，也没有乳头状癌核的特征，如毛玻璃样改变、核沟、核内假包涵体（图 43-3）。

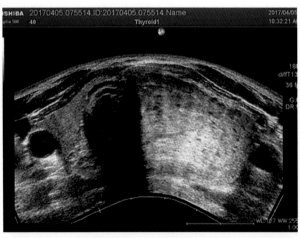

▲ 图 43-1　超声检查发现一个相对均质的肿瘤，肿瘤内部略呈高回声

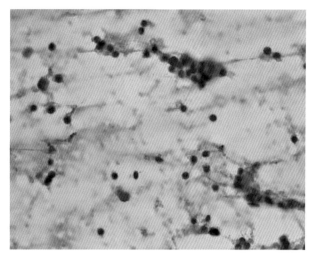

▲ 图 43-2　细针穿刺细胞学标本显示滤泡细胞聚集呈小团或散在分布

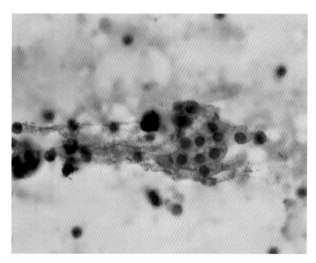

▲ 图 43-3　滤泡细胞核小、均质，核间距稀疏，单个细胞核质比低

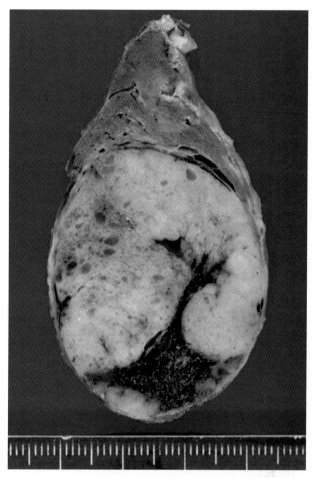

▲ 图 43-4　肿瘤切面边界清晰，呈灰白色，局部出血

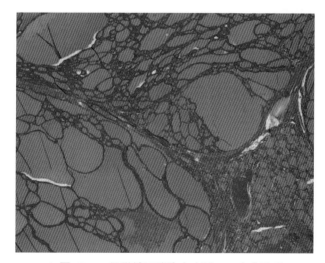

▲ 图 43-5　显微镜下滤泡大小不一，含有胶质

三、组织学诊断为腺瘤性甲状腺肿

大体上，肿瘤切面（43mm×35mm）边界清晰，呈灰白色，局部出血（图 43-4）。局部区域似乎有一层薄的纤维包膜，虽然大部分切面都是实性的，依然有一些区域可见大的滤泡结构。显微镜下，滤泡大小不一，含有胶质（图 43-5）。在一些区域可以看见少量出血。滤泡上皮呈立方形，细胞核圆形，无异型，无核重叠，也没有乳头状癌核的特征（图 43-6）。因此，病变诊断为腺瘤性甲状腺肿。

四、说明

腺瘤性甲状腺肿 FNA 标本，随穿刺部位不同观察到的细胞形态不同。构成增生性病灶的滤泡大

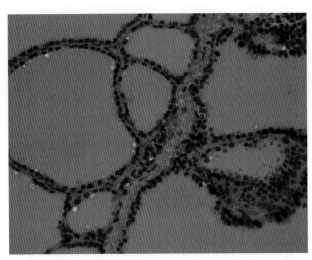

▲ 图 43-6　滤泡上皮呈立方形，细胞核圆形，无异型

表 43-1　腺瘤性甲状腺肿和滤泡性肿瘤的鉴别

	腺瘤性甲状腺肿	滤泡性肿瘤
背景	胶质	出血
细胞簇的形状	滤泡 / 片状 / 乳头状	滤泡 / 片状
细胞类型	多样（滤泡细胞、泡沫细胞、嗜酸性细胞）	单一（滤泡细胞）

小不一，其中充满胶质。当标本取自大的滤泡区域时，大的滤泡被刺破，大量的胶质出现在背景中，其中只能看见少量的滤泡上皮。然而，当标本是从小的滤泡区域收集来的，可以看到滤泡细胞聚集成小的细胞簇，类似滤泡性肿瘤，需要和滤泡性肿瘤相鉴别[1 2]。在腺瘤性甲状腺肿中，背景和细胞成分比例可显著不同。许多腺瘤性甲状腺肿标本呈现囊性变，这些区域吸取的标本可见上皮细胞退变，可以有少量泡沫样细胞和嗜酸性细胞。另外，在细胞簇中可以看到类似正常结构的胶质腔。另外，滤泡性肿瘤背景中常见出血，肿瘤细胞是单形性的，单形性的细胞在包膜内生长，间质有丰富的血管。在腺瘤性甲状腺肿中，可以看到乳头状和滤泡模式的片状细胞簇混合出现，而在滤泡性肿瘤中主要为小的滤泡细胞簇模式。滤泡性肿瘤可以表现为微滤泡型或巨滤泡型模式。微滤泡型滤泡性腺瘤与腺瘤性甲状腺肿在 FNA 比较容易鉴别。但巨滤泡型滤泡性腺瘤表现为片状的滤泡上皮细胞聚集，伴有丰富胶质的背景，在 FNA 很难与腺瘤性甲状腺肿鉴别。腺瘤性甲状腺肿和滤泡性腺瘤，单

个细胞核染色质均表现为异染色质，呈粗颗粒状，没有高密度改变；核仁小，多数情况不明显。核的密度低，核间有一定距离。因此，在单个细胞水平鉴别滤泡性腺瘤和腺瘤性甲状腺肿是很困难的（表 43-1）。通常，发生远处转移的滤泡癌是由微滤泡组成，而由巨滤泡组成的滤泡性肿瘤常常是良性的。因此，区分滤泡性肿瘤和微滤泡型腺瘤性甲状腺肿对临床非常重要，而区分滤泡性肿瘤和巨滤泡型腺瘤性甲状腺肿并不是很重要。此外，当观察到乳头状细胞簇时，需与乳头状癌鉴别，要仔细观察是否存在粉尘状的染色质、核沟和核内假包涵体。

五、要点：观察到滤泡生长模式的细胞簇时鉴别方法

1. 当看到微空泡状的核染色质（毛玻璃样改变）、核沟或核内假包涵体，病变是滤泡型的乳头状癌。

2. 如果病变不是滤泡型的乳头状癌，细胞成分是多样的（滤泡细胞、嗜酸性细胞、组织细胞和间质细胞等），那么病变是腺瘤性甲状腺肿。

3. 如果细胞成分是单一的，有血性背景，那么病变是滤泡性肿瘤。

4. 即使细胞是单一的，如果出现胶质背景，那病变是腺瘤性甲状腺肿。

第 44 章 甲状腺 FNA 细胞学中滤泡性病变的风险分级（第 2 部分：滤泡性腺瘤和滤泡癌）

Risk Classification of Follicular Pattern Lesions in Thyroid FNA Cytology (Part 2: Follicular Adenoma and Follicular Carcinoma)

Kaori Kameyama　Eiji Sasaki　**著**
刘 平 **译**　殷德涛 **校**

摘 要

◆ 当甲状腺细胞学怀疑为滤泡性肿瘤时，如何鉴别滤泡性腺瘤与滤泡癌要考虑三个因素：细胞数量、核重叠和核异型性（形状不规则、核质比、染色质深染）。总分值高的很可能是滤泡癌，总分值低的则可能是腺瘤性甲状腺肿或滤泡性腺瘤。

一、简要临床病史

患者，女，58 岁。因颈部肿块进入伊藤医院。超声检查显示甲状腺左叶有一不均质肿块，形状不规则，内部回声低，中心有一个高回声区，考虑是钙化或纤维化，周边有一个低回声区（图 44-1）。肿瘤向甲状腺组织外增生，向上压迫颈前肌。

二、细胞学检查

背景有出血。细胞量丰富，细胞相互重叠，排列成小滤泡结构，其内未见明显胶质（图 44-2）。每个肿瘤细胞的细胞核都变大变圆，细胞核相互接触。核重叠形成三维结构，其内细胞的细节较模糊。

染色质增多，呈颗粒状，可见小核仁（图 44-3）。

三、组织学诊断：滤泡癌

肿瘤大小 86mm×50mm，边界清楚；切面呈灰白色，实性，中央见纤维化及出血；肿瘤周围有纤维包膜（图 44-4）。组织学上，瘤细胞增生形

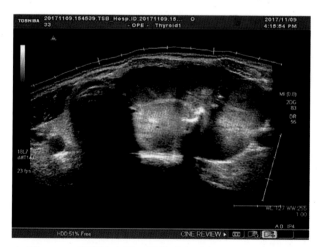

▲ 图 44-1　超声检查显示甲状腺左叶有一不均质肿块，形状不规则，内部回声低，中心有一个高回声区，考虑为钙化或纤维化

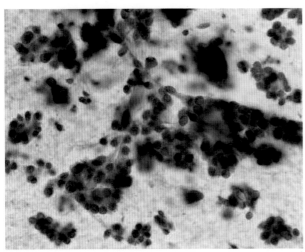

▲ 图 44-2　**FNA 标本**
细胞量丰富，细胞相互重叠，排列成小滤泡结构

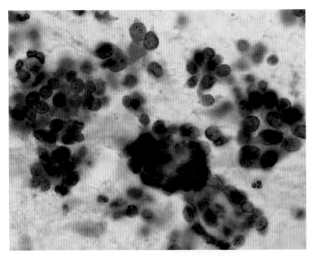

▲ 图 44-3　细胞核重叠明显，难以观察到细胞核，染色质增多，呈颗粒状

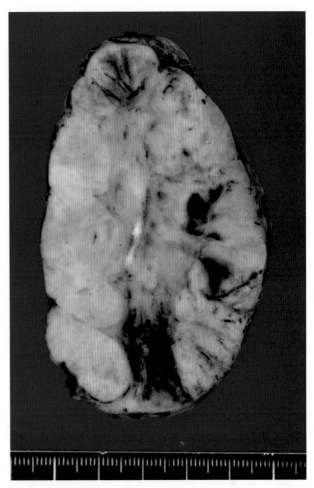

▲ 图 44-4　肿瘤边界清楚，切面呈灰白色，实性，中央见纤维化及出血

成密集的小滤泡，侵犯包膜及血管（图 44-5）；瘤细胞核增大，染色质增多，侵入血管的肿瘤细胞团表面被内皮细胞覆盖（图 44-6）。该肿瘤具有明显的侵袭倾向，被诊断为广泛浸润型滤泡癌。

四、说明

　　在甲状腺的 FNA 标本中，滤泡性病变的鉴别一直是个难题。滤泡性病变包括腺瘤性甲状腺肿、滤泡性腺瘤、滤泡癌和滤泡型乳头状癌。其中，滤泡型乳头状癌因其核的特点更容易被作为乳头状癌区分开来。由于乳头状癌具有典型的核特征，

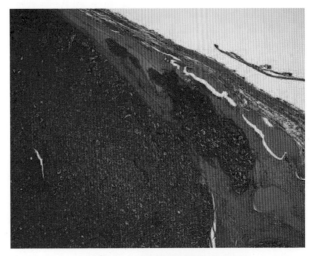

▲ 图 44-5　肿瘤侵犯包膜和血管

在 FNA 中与滤泡性肿瘤很容易鉴别。有趣的是，如果病变核的特征介于滤泡性肿瘤和乳头状癌之间，西方病理学家比日本病理学家更倾向于诊断

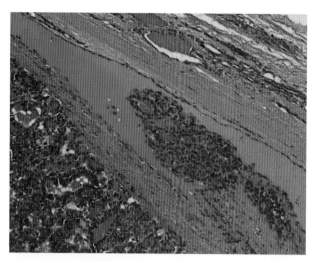

▲ 图 44-6　肿瘤细胞核增大，染色质增多，侵入血管的肿瘤细胞团表面被覆内皮细胞

乳头状癌。因此，许多在日本被诊断为滤泡性肿瘤的病变在西方却被诊断为滤泡型乳头状癌（见第 21 章和 22 章）。腺瘤性甲状腺肿和滤泡性肿瘤的区别参见其他章节（见第 43 章）。由于滤泡癌的诊断取决于包膜和（或）血管侵犯，仅用 FNA 不能诊断滤泡癌，这是甲状腺细胞学中最大的局限。仅用 FNA 能区分腺瘤和癌吗？目前已报道多个甲状腺细胞学报告系统：在美国 Bethesda 系统[1]中，不确定类别分为Ⅲ类（意义不明确的细胞非典型性病变或滤泡性病变）和Ⅳ类（滤泡性肿瘤或可疑滤泡性肿瘤）；在英国的报告系统[2, 3]中，不确定类别分为 Thy 3a（肿瘤可能 - 非典型 / 非诊断性）和 Thy 3f（可能为肿瘤 - 提示滤泡性肿瘤）；在意大利报告系统[4]中，不确定类别分为 TIR3A（低风险不确定病变）和 TIR3B（高风险不确定病变）（见第 5 章至第 9 章）。

2013 年，日本甲状腺协会发布了甲状腺结节管理指南，指南中的新细胞学报告系统（表44-1）基于日本东京 Ito 医院系统[5-7]。JTA 报告系统的主要特点是将不确定类别细分为 A 类和 B 类。可疑滤泡性病变被归为 A 类，并进一步细分为 A₁（倾向良性）、A₂（交界性）和 A₃（倾向恶性）。非滤泡性病变的可疑病变被归为 B 类。我们分析了被归为 A₁、A₂ 和 A₃ 类的不确定类别的

病例及细胞学和组织学结果之间的联系。我们使用 JTA 报告系统重新评估分类，并将结果与组织学结果进行比较。由于 JTA 报告系统尚未描述区分 A₁、A₂ 和 A₃ 的细胞学标准，我们首次对细胞学检查结果进行评分（表 44-2）[8]，具体如下：①细胞数量：少量得 1 分，中等量得 2 分，大量得 3 分；②细胞核重叠程度：轻度重叠得 1 分，中度重叠得 2 分，严重重叠得 3 分；③核异型性（形状不规则、核质比、染色质深染）：轻度异型得 1 分，中度异型得 2 分，重度异型得 3 分。然后计算总分，当总分为 3、4 或 5 时，病变被归为 A₁ 类（倾向良性）（图 44-7）；当总分为 6 或 7 时，病变被归为 A₂ 类（交界性）（图 44-8）；当总分为 8 或 9 时，病变被归为 A₃ 类（倾

表 44-1　2003 年日本甲状腺结节管理指南推荐的报告系统

	诊断类别	恶性肿瘤风险
（1）样本量不足（无法诊断）		10%
（2）正常或良性		< 1%
（3）不确定		
A. 滤泡性肿瘤（滤泡性病变）	A₁. 倾向良性	5%～15%
	A₂. 交界性	15%～30%
	A₃. 倾向恶性	40%～60%
B. 其他		40%～60%
（4）可疑恶性肿瘤		> 80%（对恶性肿瘤不确定）
（5）恶性肿瘤		> 99%

表 44-2　不确定分类中 A 类的评分系统

分值	1	2	3
细胞数量	少	中等	多
核重叠	轻度	中度	重度
核异型性	轻度	中度	重度
总分	3、4、5：A₁（倾向良性）	6、7：A₂（交界性）	8、9：A₃（倾向恶性）

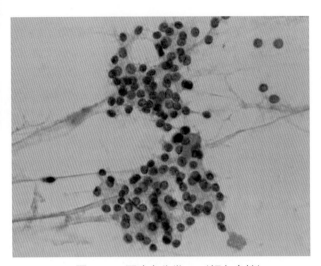

▲ 图 44-7　不确定分类 A₁（倾向良性）

细胞数量（1）+ 核重叠（1）+ 核异型性（1）= 总分 3。滤泡细胞散在分布，形成微滤泡结构。核稍大，重叠少，核异型性很小。手术标本的组织学诊断为滤泡性腺瘤

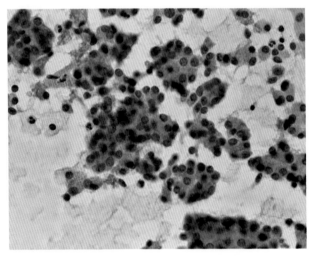

▲ 图 44-8　不确定分类 A₂（交界性）

细胞数量（2）+ 核重叠（2）+ 核异型性（2）= 总分 6。涂片显示中等量的滤泡细胞团形成微滤泡结构。核重叠很明显，核增大，深染。手术标本的组织学诊断为微浸润型滤泡癌

向恶性）（图 44-9）。在 400 个 A 类结节中，201 例（2.7%）为 A₁（倾向良性），93 例（1.2%）为 A₂（交界性），34 例（0.5%）为 A₃（倾向恶性）。其中，在 A₁ 类中，组织学诊断为腺瘤性甲状腺肿 23 例（44.2%），滤泡性腺瘤 23 例（44.2%），微浸润型滤泡癌 6 例（11.5%），广泛浸润型滤泡癌 0 例（0%）；在 A₂ 类中，组织学诊断为腺瘤性甲状腺肿 7 例（24.1%），滤泡性腺瘤 11 例（37.9%），微浸润型滤泡癌 7 例（24.1%），广泛浸润型滤

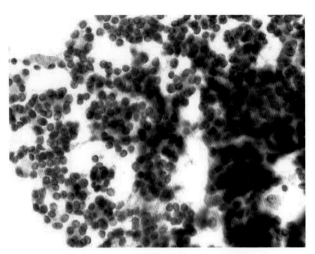

▲ 图 44-9　不确定分类 A₃（倾向恶性）

细胞数量（3）+ 核重叠（3）+ 核异型性（3）= 总分 9。可见大量滤泡细胞，细胞严重拥挤重叠，核显著增大，形状不规则，染色质粗大。手术标本的组织学诊断为广泛浸润型滤泡癌

泡癌 14 例（48.3%）；在 A₃ 类中，组织学诊断为腺瘤性甲状腺肿 0 例（0%），滤泡性腺瘤 2 例（18.2%），微浸润型滤泡癌 6 例（54.5%），广泛浸润型滤泡癌 3 例（27.3%）。无乳头状癌和髓样癌病例。恶性肿瘤率如下：A₁，11.5%；A₂，53.8%；A₃，81.8% [8]。

在美国、英国和意大利系统中，不确定类别被分为两个亚类；而日本系统将不确定类别分为三个亚类。在 JTA 指南中，A₁、A₂ 和 A₃ 类的恶性风险分别为 5%～15%、15%～30% 和 40%～60%，但本研究的结果产生了明显不同的风险（分别为 11.5%、53.8% 和 81.8%），表明将不确定类别分为三组具有显著意义。在 A₁ 类中，腺瘤性甲状腺肿和滤泡性腺瘤共占 88.5%，无一例为广泛浸润型滤泡癌。在 A₃ 类中，滤泡癌占 81.8%，无一例腺瘤性甲状腺肿。没有一例广泛浸润型滤泡癌被归为 A₁ 类似乎是一个特别值得注意的结果。从恶性肿瘤率的角度来看，Bethesda 系统的 AUS/FLUS 分类、英国系统的 Thy 3a 分类和意大利系统的 TIR 3A 分类相当于 JTA 系统的 A₁ 类，而 FN/SFM、Thy 3f 和 TIR3B 分类相当于 JTA 系统的 A₂ 加上 A₃ 类。日本系统中被归类为 A₃ 类的病例可能在其他系统中被归类为"可疑恶性肿瘤"。

利用 JTA 系统将疑似滤泡性肿瘤的 FNA 标本

分为三个亚类，对 A_3 患者进行早期腺叶切除术，为临床治疗做出了重要贡献。尽管不同机构之间类别分布的差异不可避免，但重要的是各机构内的病理学家和外科医生之间要就 FNA 的结果和手术适应证达成共识。

五、重点总结：疑为滤泡性肿瘤时，如何鉴别滤泡性癌与腺瘤

综合考虑三个因素：细胞数量、核重叠和核异型性（形状不规则、核质比、染色质深染）。总评分高的很可能是滤泡癌，总分低的则可能是腺瘤性甲状腺肿或滤泡性腺瘤。

第45章 细胞学诊断滤泡性肿瘤中遇到的挑战

Challenges Encountered in the Cytologic Diagnosis of Follicular Neoplasm

Xin Jing 著

李红波 译　张明博 校

一、临床病史

患者，男性，45 岁，3 个月前无意发现右侧颈部肿块，并逐渐增大，患者诉轻度压迫症状，包括吞咽困难、颈部紧绷、不适及不伴甲亢症状。无辐射暴露史、甲状旁腺和甲状腺手术史。

二、超声检查结果

甲状腺右叶不规则肿大，低回声，大小为 6.4cm（横）×4.6cm（上下）×6.0cm（前后），彩色多普勒可见血流信号，并可见微钙化。甲状腺左叶大小约 3.9cm×2.1cm×1.7cm，内有多个实性结节，大者 1.2cm×1.1cm×1.0cm，彩色多普勒未探及明显血流信号，无微钙化。峡部前后径 0.6cm，未见明显异常。

三、细胞学检查

超声引导下的右甲状腺结节采用 Diff-Quilk 染色和巴氏染色常规涂片。Diff-Qilk 染色常规涂片的研究进展显示有大量滤泡的高细胞和无胶体物质。滤泡细胞排列成单个细胞、微膜、小梁和（或）合胞团并伴核重叠和拥挤。滤泡细胞单调含有增大的圆形或椭圆形核和光滑的核膜，染色质细，核仁清晰（图 45–1 和图 45–2）。尽管偶见核沟，但未见甲状腺乳头状癌的明确特征。

四、鉴别诊断

1. 意义不明确的滤泡性病变。

2. 滤泡肿瘤 /Hürthle 细胞肿瘤（FN/HCN）。

3. 甲状腺乳头状癌滤泡型。

4. 低分化甲状腺癌。

五、讨论

根据 Bethesda 甲状腺细胞病理学报告系统，抽吸物含有少量或不含胶质，有中到大量滤泡细胞，并且滤泡细胞排列成不同的结构模式且明显的核拥挤和（或）重叠，即微孔、小梁和（或）合胞片，可以归类为滤泡性肿瘤或可疑滤泡性肿瘤。滤泡细胞可能出现或不出现细胞学和（或）细胞核异型性。随着最近出版的术语"乳头状核特征的非浸润性滤泡性甲状腺肿瘤"，2017 年 TBSRTC 的 FN/SFN 分类也包括 NIFTP，显示核体积增大，核轮廓不规则和（或）染色质清除[1]。

一些研究表明在手术前细胞学检查诊断为滤泡性腺瘤和滤泡性癌中，经组织学证实的滤泡性肿瘤分别占 53%～93% 和 50%～80%。滤泡性腺瘤 / 癌的细胞学分类为不能诊断、良性、不典型、可疑恶性和（或）恶性[2-4]。甲状腺结节的内在特征及取样与细胞学解释相关的错误和问题导致细胞学与组织学不一致。

正确认识细胞形态学特征非常重要，它能帮

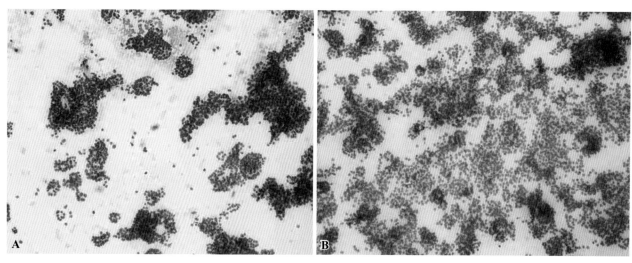

▲ 图 45-1　具有丰富滤泡细胞的高细胞抽吸物，没有胶体材料呈现

A. 大多数滤泡细胞是排列为微囊、小梁和（或）合胞体片 / 簇核重叠和拥挤（Diff-Quik 染色，100×）；B. 另一个领域显示滤泡细胞主要排列为单细胞，注意到有一部分微囊和合胞体簇（Diff-Quik 染色，100×）

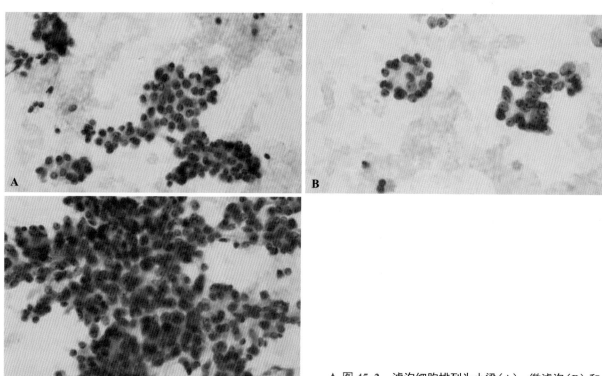

▲ 图 45-2　滤泡细胞排列为小梁（A）、微滤泡（B）和（或）合胞体片（C）。滤泡细胞出现单一增大的圆形和（或）椭圆形核具有光滑的核膜、良好的染色质和独特的核仁。观察到稀有细长核，核轮廓不规则（巴氏染色，400×）

助我们正确区别微滤泡和完整滤泡结构，合胞团或小梁碎片与蜂窝巢状。并不是所有滤泡都可称之为微滤泡，微滤泡少于 15 个细胞排列，至少 2/3 完整且平铺[5]。不同于微滤泡显示的核拥挤 / 重叠和不规则边界（图 45-3），完整滤泡显示核分布均匀，轮廓清晰（图 45-4）。同样，蜂窝状结构细胞呈单层，核分布均匀，而小梁及合胞团，核拥挤和（或）重叠。

类似于意义不明确的细胞非典型病变 / 滤泡性病变，FN/SFN 也被认为是灰色区域。尽管完善

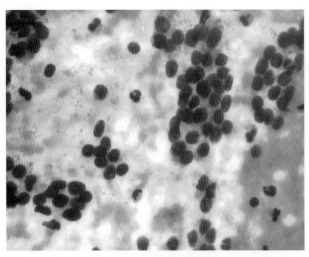

▲ 图 45-3　具有核密集 / 重叠和不规则边界的微滤泡，少数滤泡细胞显示核沟（Diff-Quik 染色，400×）

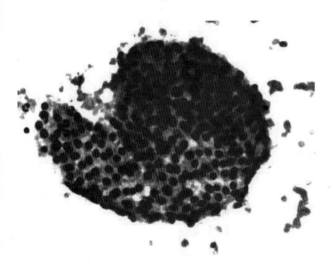

▲ 图 45-4　完整的滤泡轮廓光滑且包含均匀分布的细胞核（Diff-Quik 染色，400×）

TBSRTC 每个诊断标准及每个诊断类别相应的细胞形态特征，对形态不明确的标本仍然无法确定分类。细胞学标本内混合正常排列及不同比列的滤泡细胞比较少见。增生性结节的细胞样本中显示微囊泡及滤泡腺瘤中混杂邻近正常甲状腺组织正常滤泡结构。对于这种疑难病例，不同病理科医生因诊断标准设置不同导致不同的细胞学分类。有的病例因为滤泡结构的存在，报道为肿瘤[6-8]。鉴于这种情况，最好采用多学科会诊讨论[7, 9, 10]。

　　Hürthle 细胞型滤泡性肿瘤是指细胞样本中含有（大于 75%）Hürthle 细胞（见第 46 章和第 47 章）。Hürthle 细胞排列成孤立细胞和（或）合胞团的形

式排列可能含有侵袭潜能。Hürthle 细胞可能显示轻微到明显的异型性特征。Hürthle 细胞型滤泡性肿瘤的诊断不能仅仅基于核异型性。显著的核异型性可能出现在非肿瘤性病变中，特别是桥本甲状腺炎（见第 36 章）。

　　Hürthle 细胞可能存在于非肿瘤性甲状腺结节中。结节性增生或桥本甲状腺炎的样本中可能仅表现为无胶质细胞、滤泡细胞或淋巴细胞的 Hürthle 细胞。这种抽吸物可能被过度解释为 Hürthle 细胞肿瘤。研究显示 Hürthle 细胞瘤可见 90% 以上 Hürthle 细胞呈现高细胞及血管浸润。Hürthle 细胞肿瘤和桥本甲状腺炎都可出现核仁明显，避免将桥本甲状腺炎误诊为 Hürthle 细胞瘤。Hürthle 细胞群有淋巴细胞浸润有利于鉴别诊断桥本甲状腺炎。尽管大多数 Hürthle 细胞肿瘤含有少量胶体，但也有例外，有的含有丰富的胶体。因此，大量胶体的存在并不能排除 Hürthle 细胞肿瘤[11]。

　　Hürthle 细胞类型其他甲状腺癌滤泡性肿瘤进行鉴别诊断有一定的难度。对诊断为 Hürthle 细胞瘤的病例随访研究发现存在一部分的甲状腺乳头状癌及甲状腺髓样癌[12]。免疫染色可以鉴别甲状腺髓样癌的 Hürthle 细胞瘤。后者降钙素、癌胚抗原和神经内分泌标志物呈阳性，而甲状腺球蛋白呈阴性，而 TTF-1 和 PAX8 在滤泡 /Hürthle 中的表达（见第 39 章、第 40 章和第 57 章）。

　　TBSRTC 将滤泡，及可疑滤泡或 Hürthle 细胞肿瘤归为一个类别，表示这两个术语几乎携带同样的意思。TBSRTC 建议实验室选择其中一个术语来进行解释。目前有些实验室使用可疑滤泡细胞 /Hürthle 细胞这一术语，这一分类将肿瘤的病例诊断为非肿瘤性[2, 3, 13, 14]。

六、组织学诊断

　　进行了甲状腺全切除术。显微镜检查证实侵袭性高分化滤泡癌具有嗜酸性细胞特征（图 45-5）。

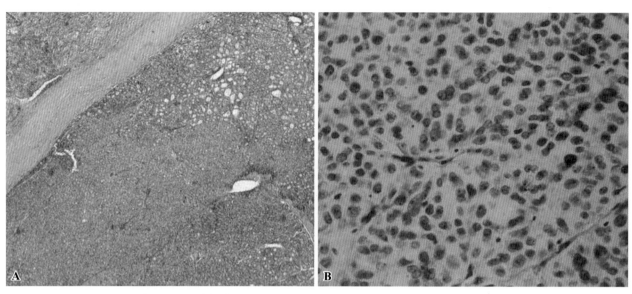

▲ 图 45-5　浸润性高分化滤泡癌（A. HE 染色，40×；B. HE 染色，400×）

第 46 章　HE 染色标本中的 Hürthle 细胞肿瘤
Hürthle Cell Neoplasms in Hematoxylin– Eosin– Stained Samples

Yun Zhu　Tiesheng Wang　**著**

张婉玉　**译**　殷德涛　**校**

摘　要

◆ 在我们过去的经验中，Hürthle 细胞肿瘤在细胞学上被归入与滤泡性肿瘤不同的一类。HE 染色标本中诊断为可疑 Hürthle 细胞肿瘤包括 Hürthle 细胞所独有的细胞学特征：细胞边界清晰，细胞核增大，有丰富的颗粒状的胞质，有圆形、卵圆形或多边形的细胞核，有时有显著的大核仁。背景通常是干净的或带血细胞，有或没有组织细胞。在某些情况下，滤泡细胞的 Hürthle 细胞化生可在一些甲状腺疾病中观察到，表现为一系列类似 Hürthle 细胞瘤细胞学特征，构成重要的诊断陷阱。正常滤泡细胞、高度多形性的肿瘤细胞、过渡形态，与背景中退行性变的组织细胞、淋巴细胞或胶质的混合，以及大核缺失，可作为非肿瘤性 Hürthle 细胞结节的诊断线索。

一、简要临床病史

患者，女，49 岁，入院体检。

二、超声发现

超声显示：甲状腺左叶发现一个大小约 45mm×23mm×30mm 低回声结节，轮廓清楚。结节形态规则，周围有极低回声的光晕和较丰富的血管。结节内可见少量囊性改变和钙化（图 46-1）。由于恶性肿瘤不能排除所以行超声引导细针穿刺。

三、细胞学／病理学发现

细胞学检查显示肿瘤细胞排列松散（图 46-2）。细胞大，圆形、卵圆形或多边形，细胞大小和形状多样。胞质呈颗粒状，在 95% 乙醇湿固定的条件下呈深嗜酸性（图 46-3）。细胞核多形，大小不一，极性改变，核质比高（图 46-4）。在孤立的细胞中，单一深染的大核很明显，其胞质颗粒状、嗜酸性，核质比高（图 46-5）。背景中无淋巴细胞或正常的滤泡上皮细胞。肿瘤切除标本显示为微滤泡生长模式的 Hürthle 细胞癌（图 46-6）。

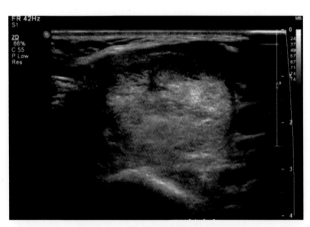

▲ 图 46-1　超声显示一个边界清楚的低回声结节，被极低回声的光晕所包围。结节内可见少量囊性改变和钙化

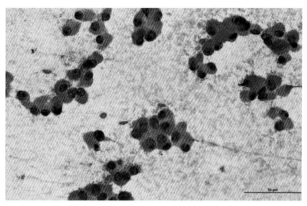

▲ 图 46-2　细胞涂片显示由大量的 Hürthle 细胞组成，表现为极性改变的大而圆的多角形细胞，单个出现或排列成片状。背景中没有胶质或淋巴细胞

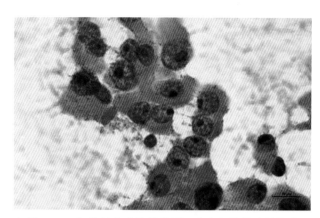

▲ 图 46-4　细胞呈合胞体样排列，含有颗粒状嗜酸性胞质和高核质比。核呈圆形、卵圆形或多角形，极性改变。大核仁易见

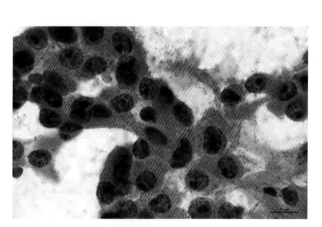

▲ 图 46-3　细胞大小和形状多样，含有颗粒状的细胞质和明显的大核仁，有些细胞为双核

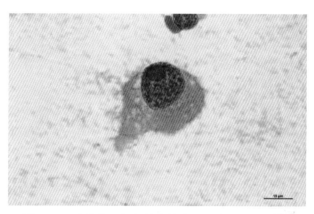

▲ 图 46-5　这是有显著大核的单个巨细胞，含有颗粒状嗜酸性胞质和高核质比

四、鉴别诊断表

1. 恶性：Hürthle 细胞癌。
2. 恶性：甲状腺髓样（C 细胞）癌。
3. 恶性：甲状腺乳头状癌嗜酸性型。
4. 恶性：甲状旁腺癌。
5. 良性：Hürthle 细胞腺瘤。
6. 良性：甲状旁腺腺瘤。
7. 良性：非肿瘤性 Hürthle 细胞结节。

五、鉴别诊断

在我们的经验中，虽然从 Hürthle 细胞结节化生中鉴别 Hürthle 细胞瘤的细胞学标准是微妙的，但只要细胞学制片理想，仍然可以达到很高的鉴

别准确性。图 46-7 显示了多结节性甲状腺肿中的 Hürthle 细胞结节的细胞涂片。Hürthle 细胞在蜂窝状或滤泡状结构中呈上皮样，细胞边界清晰，在水状胶质背景下有丰富的胞质（图 46-7A 和 B）。细胞核始终以致密染色质居中，不显示大核仁（图 46-7C 和 D）。图 46-8A 至 C 为桥本甲状腺炎的细胞涂片，显示炎性细胞背景中排列分散或紧密的细胞，核多形，含有细颗粒状的染色质。图 46-8D 至 F 展示了 Hürthle 细胞腺瘤。Hürthle 细胞主要在排列松散的细胞团或合胞组织碎片中单独出现。细胞核偏位，染色质细颗粒状，但大核仁缺失。背景干净，无胶质或淋巴细胞。尽管大核仁被认为是鉴别 Hürthle 细胞瘤和非肿瘤性 Hürthle 细胞结节的重要特征，但有时在 Hürthle 细胞瘤中大核仁很难见到。常见由正常滤泡细胞向大核仁

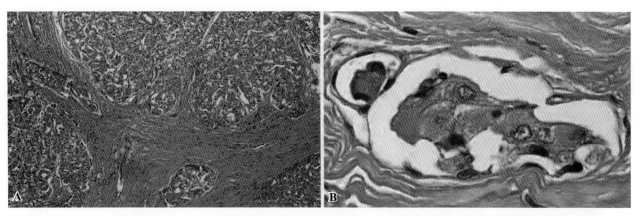

▲ 图 46-6　肿瘤切除的组织学切片显示微滤泡生长模式与包膜（A）和血管侵犯（B），确定为 Hürthle 细胞癌

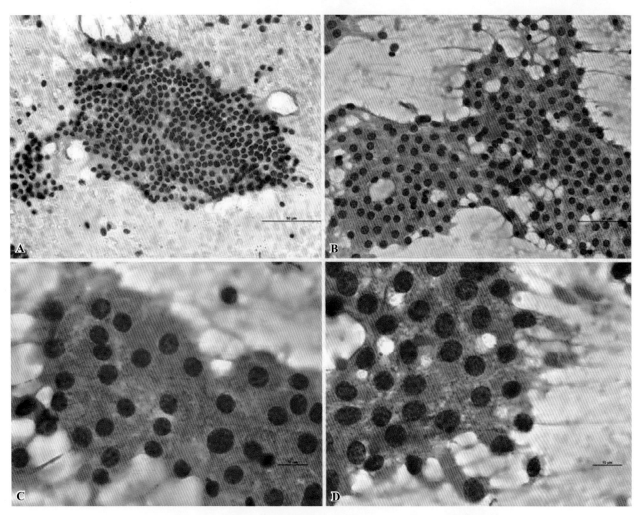

▲ 图 46-7　多结节性甲状腺肿的 Hürthle 细胞结节的细胞提取物

A 和 B.Hürthle 细胞在蜂窝状或滤泡状结构中呈片状排列，有清晰的细胞边界，在水状胶质背景下有明显的嗜酸性胞质；C 和 D. 细胞核大部分位于中央，染色质致密，未见大核仁

缺失的大的、多角形细胞的过渡，背景为淋巴细胞或胶质细胞，可作为诊断非肿瘤性 Hürthle 细胞结节的线索。我们在鉴别 Hürthle 细胞腺瘤和 Hürthle 细胞癌中没有太多经验。Kini 等认为，细胞小、合体样组织碎片、高核质比、罕见核内包涵体及砂粒体可作为诊断线索[1]。

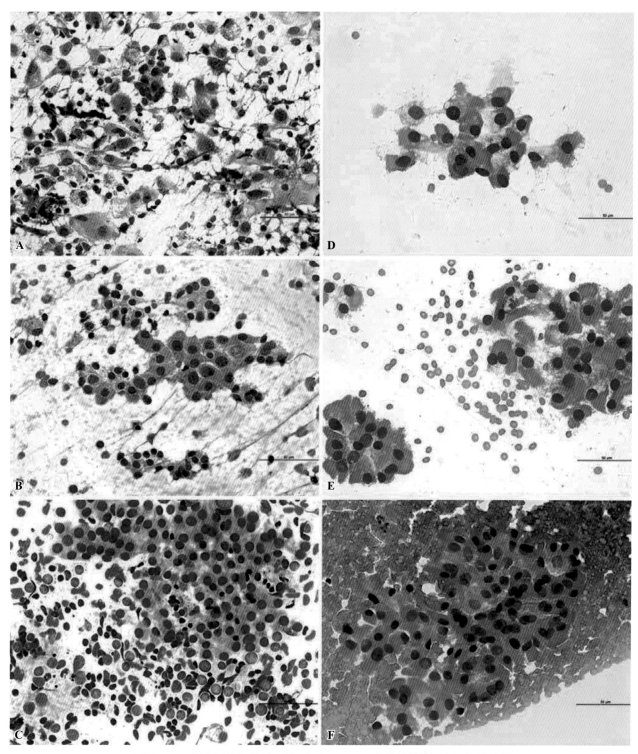

▲ 图 46-8 桥本甲状腺炎（A 至 C）与 Hürthle 细胞腺瘤（D 至 F）的比较

A 至 C. 桥本甲状腺炎的细胞提取物标本显示细胞排列分散或紧密，具有丰富的嗜酸性胞质和多形核，在炎症细胞的背景中含有细小的颗粒状染色质；D 至 F. Hürthle 细胞腺瘤的细胞提取物作对照。Hürthle 细胞在排列松散的细胞团或合胞组织碎片中单独出现，背景干净。细胞核偏位，染色质细颗粒状，但无明显的大核仁

Hürthle 细胞肿瘤和甲状腺乳头状癌的嗜酸性型在形态学上有很多相似之处[2]。两个肿瘤细胞都有相似的丰富的嗜酸性胞质。然而，Hürthle 细胞肿瘤的细胞核往往缺乏典型的乳头状癌的核特征，如苍白或水状染色质、核沟和核内假包涵体。在 Hürthle 细胞瘤中偶有乳头状结构，使其更难与乳头状癌鉴别。仔细观察乳头状癌的核特征和免疫组化有助于鉴别。

甲状腺髓样癌的浆细胞样细胞具有丰富的嗜酸性胞质和胞核偏位，与 Hürthle 细胞肿瘤极为相似。髓样癌细胞的纤维样细胞质和粗颗粒状或胡椒盐样染色质及 Hürthle 细胞显著的胞质颗粒和突出的大核仁可作为鉴别的依据（见第 39 章和第 40 章）。降钙素免疫染色和临床病史对细胞学诊断也很有帮助。

六、注明

Hürthle 细胞肿瘤被许多病理学家认为是滤泡性肿瘤的形态学变异。然而，研究表明 Hürthle 细胞肿瘤具有侵袭性，复发率高，容易远处转移以及死亡率高[3-8]。在世界卫生组织内分泌器官分类（第 4 版）（2017 版）中 Hürthle 细胞肿瘤被分为腺瘤和腺癌两个独立的章节[9]。在我们协会，Hürthle 细胞肿瘤在细胞学上已被归入滤泡性肿瘤之外。诊断为"可疑 Hürthle 细胞肿瘤"的 HE 染色切片的细胞学特征包括：细胞涂片显示为高细胞，仅由 Hürthle 细胞组成，有清晰的细胞边界和增大的细胞核，有丰富的颗粒状胞质，有圆形、椭圆形到多边形的细胞核，有时有明显的大核仁。背景通常是干净或带或不带组织细胞的血样（表46-1）。

Hürthle 细胞肿瘤的细胞更倾向于分散或独立排列，而不是在细胞团或合胞体样组织碎片内分散排列（图 46-9）。双核或多核常见（图 46-10）。

表 46-1　HE 染色的 Hürthle 细胞肿瘤的细胞学特征

主要的细胞学特征	次要的细胞学特征
·通常为高细胞 ·通常仅由 Hürthle 细胞构成 ·细胞边界清晰 ·细胞黏附性差，极性改变 ·可变的颗粒样胞质 ·圆形、卵圆形至多边形核，有或没有大核仁 ·缺乏淋巴细胞和浆细胞，背景通常干净或血样	·单核或双核 ·细胞大小和形状多样，从巨细胞到更小的 Hürthle 细胞 ·核大小和形状多样 ·血管侵犯 ·胞质清除

有时细胞大小不一，富含胞质（图 46-11），从富含胞质和大核仁的巨细胞转化为高核质比的小 Hürthle 细胞，这叫"Hürthle 细胞化生"[10]，这种化生最终将导致诊断为"Hürthle 细胞肿瘤"。

丰富的嗜酸性胞质呈颗粒状是由于大量线粒体的存在，这些线粒体大量积累，导致细胞极性消失[11, 12]。研究表明，在 Hürthle 细胞肿瘤的细胞提取物中会出现血管侵犯和胞质空泡（图 46-12），但在非肿瘤性 Hürthle 细胞结节中通常看不到[13]。这些胞质空泡可能是由于肿瘤细胞胞质线粒体的继发小泡性肿胀，导致原肿瘤细胞区域逐渐清除[12, 14]。

背景通常是血样的或干净的，胶质的存在不是诊断 Hürthle 细胞肿瘤的特征。背景中看不到正常的滤泡细胞。值得注意的是，坏死并不意味着恶性肿瘤，因为 Hürthle 细胞肿瘤容易坏死和出血。

HE 染色被广泛用于福尔马林固定和石蜡包埋的组织染色。我们实验室的细胞学标本也经常使用它。湿固定和 HE 染色提供了良好的核细节。与甲状腺髓样癌和乳头状癌的嗜酸性型相比，Hürthle 细胞肿瘤的胞质颗粒状更明显，并在一定程度上有较深的染色（见第 39 章，图 39-3）。可能是因为与 Hürthle 细胞肿瘤相比，甲状腺髓样癌和乳头状癌嗜酸性型的细胞在超微结构上含有更少的线粒体[9]。此外，比较细胞学和组织学结果也很方便，因为它们通常被 HE 染色。

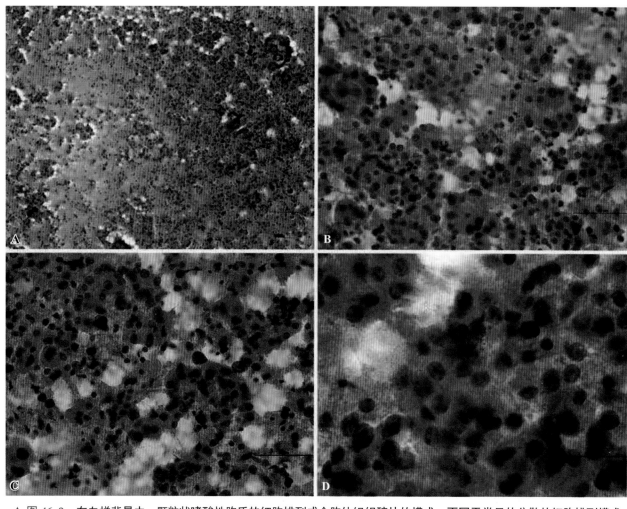

▲ 图 46-9　在血样背景中，颗粒状嗜酸性胞质的细胞排列成合胞体组织碎片的模式，不同于常见的分散的细胞排列模式

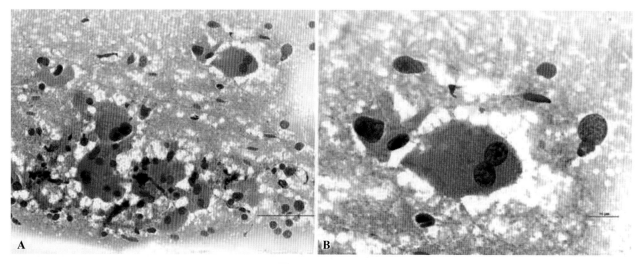

▲ 图 46-10　常见双核

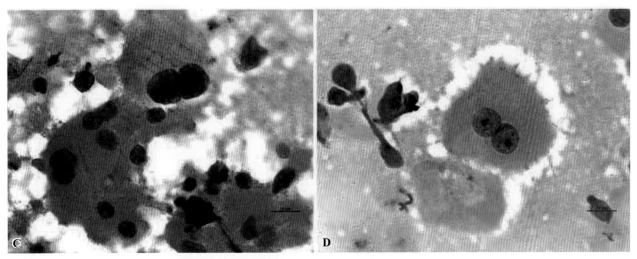

▲ 图 46-10（续）　常见双核

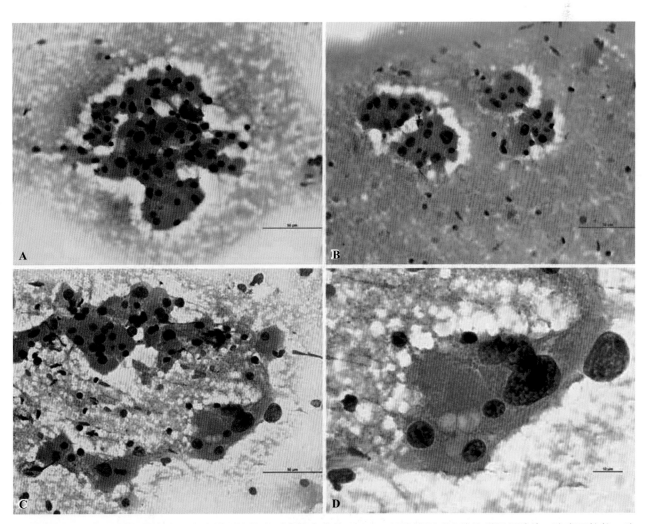

▲ 图 46-11　A 和 B. HE 染色显示有高核质比的小到中等大小的 Hürthle 细胞排列成合胞体样组织碎片。注意颗粒状、致密的胞质和圆形、卵圆形和多角形核仁。C 和 D. 细胞大小不一，胞质丰富，从有深嗜酸性胞质和大核仁的巨细胞转化为小的高核质比的 Hürthle 细胞。注意胞质内空泡（D）

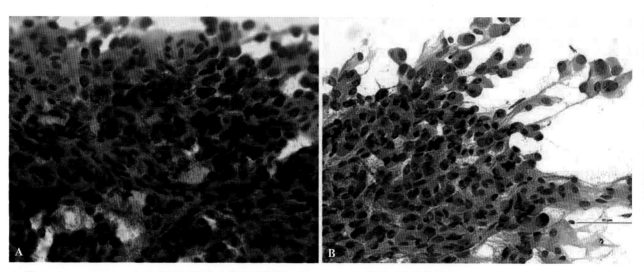

▲ 图 46-12　A.Hürthle 细胞在组织碎片中的血管侵犯；B.Hürthle 细胞排列成松散的黏附模式。核轻微拥挤，极性改变。一些细胞胞质内可见空泡，而大多数细胞胞质致密，呈颗粒状

第 47 章 巴氏染色和罗氏染色标本中的 Hürthle 细胞肿瘤

Hürthle Cell Neoplasms in Papanicolaou- and Romanowsky-Stained Specimens

Jay Wasman 著

周 瑞 译 张明博 校

摘 要

◆ Hürthle 细胞肿瘤或嗜酸性细胞肿瘤是甲状腺肿瘤的一种类型，来源甲状腺滤泡上皮细胞化生。Hürthle 细胞的特征是富含颗粒状细胞质，超微结构可见大量线粒体，HE 染色胞质呈嗜酸性。用乙醇固定的巴氏染色标本，显微镜下可见绿色、蓝色或橙色细胞质，而用甲苯胺蓝染色的标本，待自然干燥，镜下可见细胞内胞质丰富，呈蓝色或灰粉色。在临床实践中，对大部分甲状腺组织标本我们都采用了这两种染色方法进行制片。Hürthle 细胞肿瘤自被发现以来一直存在许多争议，例如能否从细胞学乃至于组织学角度区分良性和恶性的 Hürthle 细胞病变。在大部分肿瘤性或非肿瘤性的病变中，对 Hürthle 细胞肿瘤的诊断常常有不同意见。我们对甲状腺细针穿刺标本采用甲状腺细胞病理学报告的 Bethesda 诊断系统进行分类，并不在细胞学标本上区分 Hürthle 细胞腺瘤和 Hürthle 细胞癌。

一、病例报道

患者，男，56 岁，常规体检发现甲状腺右叶有一结节。随后进行颈部超声检查和实验室检查。超声检查发现一不均匀低回声结节，大小 2.2cm × 1.7cm × 1.3cm，内部有点状高回声。甲状腺其余部位无明显变化。未发现淋巴结肿大或其他颈部异常。实验室检查 TSH、T_3、T_4 和降钙素水平均正常，甲状腺相关自身抗体阴性。我们建议患者在超声引导下行细针穿刺活检。

在超声引导下 FNAB 并进行快速现场评估。用快速 Diff-Quick 染色固定，待自然干燥后迅速对所得标本进行现场评价，直至获得满意的标本。未行 ROSE 的 FNA 标本用乙醇固定，随后行巴氏染色。每次使用的穿刺针在 Cytolyt 溶液中冲洗，冲洗液后续用于制备液基薄层涂片和细胞块。

FNAB 涂片可见大量巨细胞，胞质丰富、呈颗粒状，细胞核大、呈圆形，位于细胞中央，核仁明显（图 47-1）。细胞呈多核巨细胞样排列，细胞团小，可见散在的单个细胞。甲苯胺蓝染色表现为丰富的颗粒状细胞质，呈深蓝色。巴氏染色可见类似的细胞质表现，且核仁结构清晰。细胞团内细胞核大小不一，甚至核大小变异大于 2 倍（大细胞性不典型增生）[1]。背景为血性，缺少胶质，未见明显淋巴细胞。依据甲状腺细胞病理学

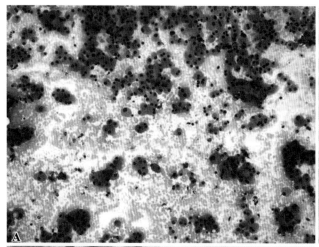

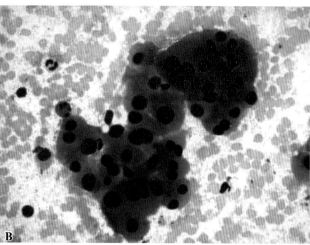

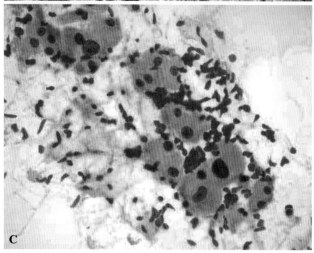

▲ 图 47-1　Hürthle 细胞腺瘤

A. 低倍镜下可见大量 Hürthle 细胞，Hürthle 细胞团大小不一，注意背景无胶质（直接涂片，Diff-Quick 快速染色）；B. 高倍镜下可见一群 Hürthle 细胞，胞质丰富，呈淡蓝色，核排列拥挤、大小不一，大小改变超过 2 倍（大细胞性不典型增生）（直接涂片，Diff-Quick 快速染色）；C. 巴氏染色中容易发现大细胞性不典型增生，核仁明显

Bethesda 诊断系统诊断为"可疑滤泡样肿瘤，嗜酸性细胞型"。

　　该患者行右侧甲状腺腺叶切除术。大体标本可见包膜内棕色结节，与超声所见一致。甲状腺其余部分无明显异常。标本包膜完整，送病理检查，行 HE 染色，镜下见大量巨细胞，胞质丰富、含大量嗜酸性颗粒（图 47-2）。细胞核居中、呈圆形，偶见明显核仁。该结节位于包膜内，未发现包膜或血管侵犯。病理学诊断为嗜酸性细胞腺瘤。

二、鉴别疾病

1. 非肿瘤性疾病

● 多结节性甲状腺肿（MNG）内嗜酸性细胞化生。

● 增生性嗜酸性细胞结节。

● 淋巴细胞性（桥本）甲状腺炎（LT）。

● 长期弥漫性毒性甲状腺肿内增生性嗜酸性细胞结节。

2. 肿瘤性疾病

● 嗜酸性细胞腺瘤（HCA）。

● 嗜酸性细胞癌（HCC）。

● 甲状腺乳头状癌的嗜酸性细胞型。

● 甲状腺髓样癌。

● 甲状旁腺腺瘤 / 癌。

● 甲状腺转移癌。

三、鉴别诊断

　　由此可见，嗜酸性细胞肿瘤的鉴别诊断较为广泛，包括非肿瘤性和肿瘤性疾病，甚至非甲状腺来源的疾病（见第 46 章）。我们在临床上遵

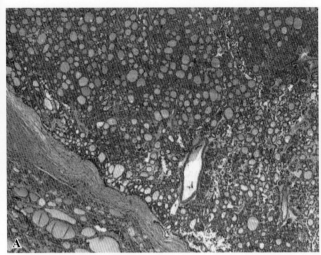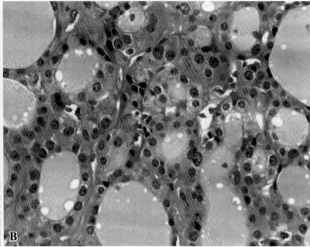

▲ 图 47-2　**Hürthle 细胞腺瘤**

A. 低倍镜下该组织学切片可见包膜内的 Hürthle 细胞肿瘤（右上），周围有包膜，左下为正常甲状腺（HE 染色），未见包膜和（或）血管浸润，可诊断为 Hürthle 细胞腺瘤；B. 高倍镜下可见 Hürthle 细胞核畸形，核仁明显（HE 染色）

循 TBSRTC 指南（见第 7 章），而且不尝试区分 FNAB 标本中的 HCA 和 HCC（见下文）[2]。若区分非肿瘤性和肿瘤性嗜酸性细胞病变可能会给诊断带来极大的挑战，但仍有一些有助于区分两者的细胞学表现。对于多结节甲状腺肿的嗜酸性细胞化生，其特征性的细胞学表现包括存在丰富的胶质，成片的嗜酸性细胞，少量非嗜酸性滤泡细胞，以及核仁不明显（图 47-3）。细胞异型性的存在使得无法排除良性诊断，可能导致重大误诊 [2, 4]。了解甲状腺内多个结节或许对诊断有一定帮助。

对于桥本甲状腺炎中的增生性嗜酸性细胞结节也存在许多诊断难点，常导致假阳性结果（见第 36 章）。FNAB 表现以嗜酸性细胞为主，伴慢性炎症细胞（包括淋巴细胞和浆细胞）浸润，基本上支持 LT 的诊断。这些患者的标本中慢性炎症细胞的数量常未见明显增加或仅少量增加，可能是由于超声引导下 FNAB 的使用增多。从我们的经验来看，超声引导提高了病变靶向性，最大限度地减少了来自非病变区的取样。这些标本中胶质通常很少或不存在。标本含有大量嗜酸性细胞，形成小的嗜酸性细胞团，细胞表现明显异型性，偶尔可见明显核仁（图 47-4）[2, 4]。细胞异型性表现容易将 LT 患者误诊为 HCN[4, 5]。诊断的关键是

识别慢性炎症表现，了解相关的临床病史也有助于准确诊断。

HCN 的鉴别诊断除了非肿瘤性疾病外，还需要对甲状腺和非甲状腺来源的许多肿瘤性病变进行鉴别。HCN 的细胞学特征与甲状腺乳头状癌有一定重叠（见第 32 章），尤其是嗜酸性细胞型、沃辛瘤样型和高细胞型，这些亚型胞质丰富、呈嗜酸性（图 47-5）[2, 4, 6]。HCN 可见乳头状结构，染色质淡染，明显核沟和核内包涵体。甚至有一例报道了发现类似砂粒体的沉积物 [2]。尽管在大多数 HCN 标本中，上述细胞核的改变不如甲状腺乳头状癌明显，但这些重叠的表现在某些情况下使得在 FNAB 上对亚型的区分变得困难或不可能。

甲状腺髓样癌也与 HCN 共有某些细胞学特征（见第 39 章）[2, 4]。MTC 镜下细胞形态单一，胞质丰富，呈颗粒状，涂片细胞黏着性差（图 47-6）。HCN 中核仁明显，而在 MTC 不常见。同样，MTC 常见粗大的颗粒状染色质，而 HCN 中的染色质为细颗粒状 [2, 4]。免疫组化染色对诊断非常有帮助，MTC 中降钙素染色阳性，甲状腺球蛋白染色阴性，而 HCN 则具有相反的染色结果。

由于甲状旁腺腺瘤 / 癌与嗜酸性细胞肿瘤在解剖学上的接近及形态上的重叠，尤其是其嗜酸性型，常与 HCN 混淆（见第 42 章）。细胞学特征

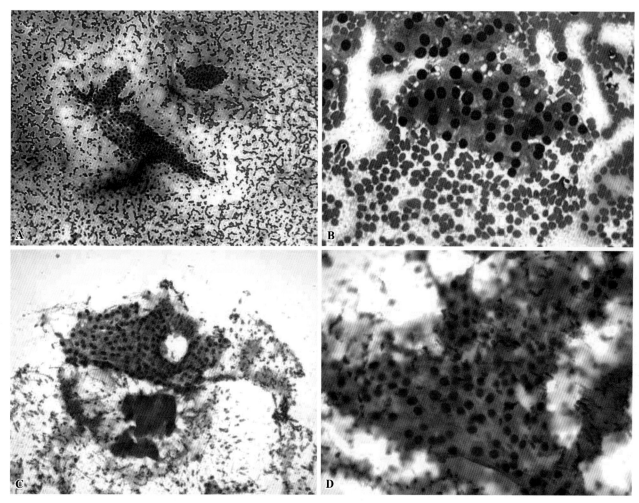

▲ 图 47-3　**MNG 中 Hürthle 细胞化生**

A. 可见丰富胶质，扁平的 Hürthle 细胞，核大小一致（直接涂片，Diff-Quick 染色）；B. 高倍镜下可见扁平的 Hürthle 细胞中，细胞核均匀分布、大小一致（直接涂片，Diff-Quick 快速染色）；C 和 D. 巴氏染色，用于对比，发现具有相似的细胞学特征

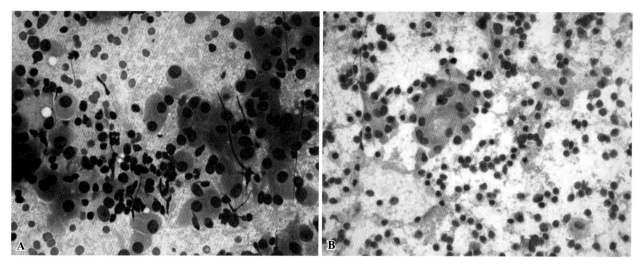

▲ 图 47-4　**桥本甲状腺炎**

A. 可见大量 Hürthle 细胞，有些具有双核及轻度核畸形，明显淋巴细胞背景，可诊断为 LT（直接涂片，Diff-Quick 快速染色）；B. 巴氏染色，比较发现具有相似的细胞学特征；注意，与其他图片所示的 Hürthle 细胞腺瘤（图 47-1）和 Hürthle 细胞癌（图 47-8）相比，核仁不明显

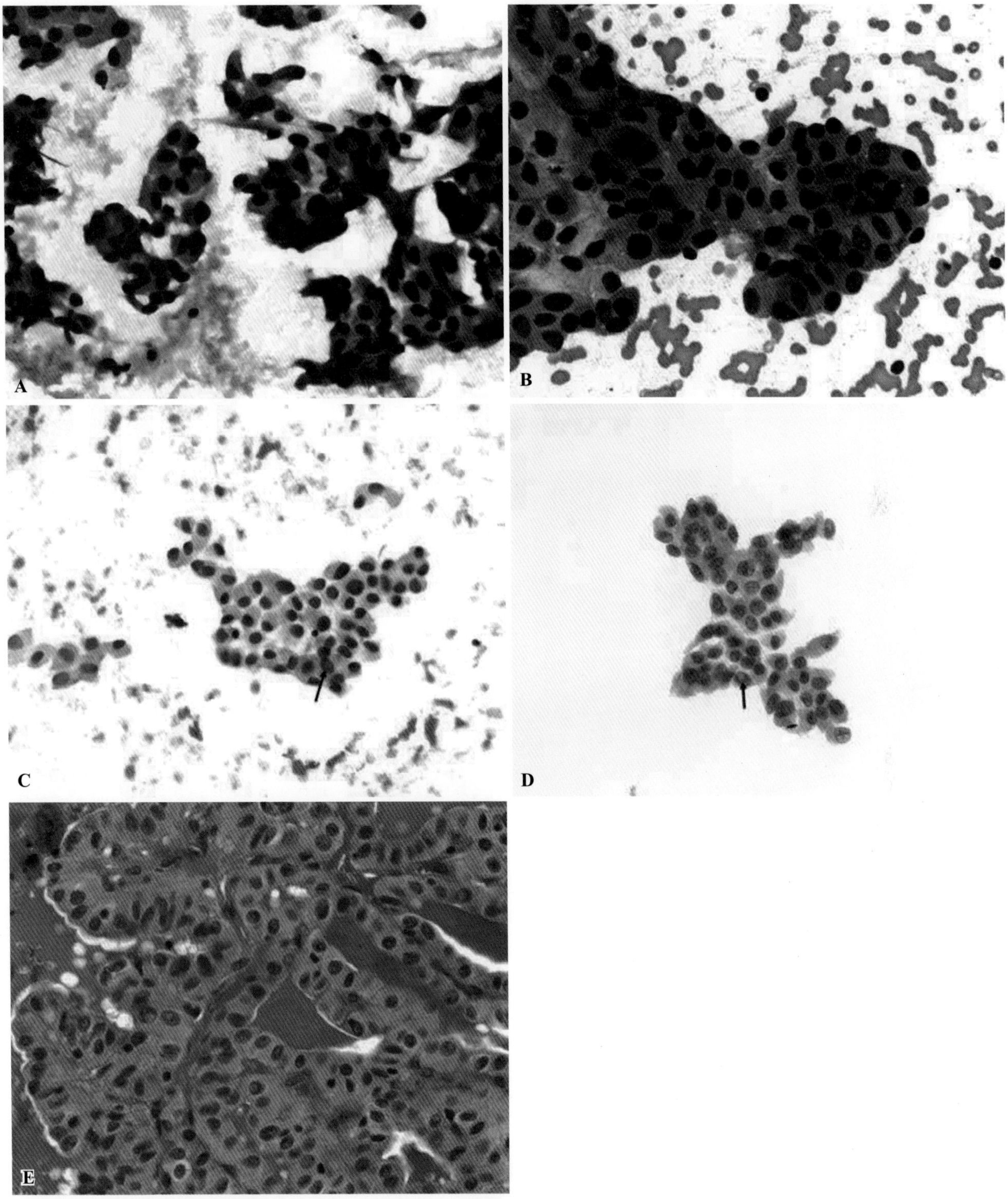

▲ 图 47-5　甲状腺嗜酸性细胞性乳头状癌，根据细胞核的特征提示可能为甲状腺乳头状癌，因此开始诊断为 SFNHCT

A. 细胞相互融合形成多核巨细胞，可见细胞团，伴中等到大量颗粒状细胞质（直接涂片，Diff-Quick 快速染色）；B. 部分融合细胞的乳头状外观不清晰，注意细胞核多呈椭圆形或成角的，且染色质呈细颗粒状；C 和 D. 细胞团的核局部排列拥挤，可见核内包涵体（箭）（C. 直接涂片，巴氏染色；D. 薄层制片，巴氏染色）；E. 手术切除标本的组织学切片，为甲状腺乳头状癌嗜酸性型（HE 染色）

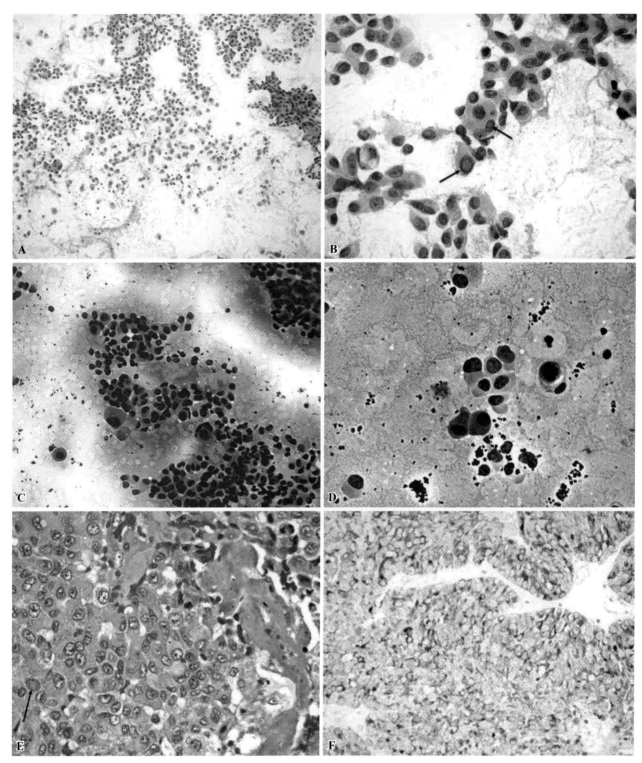

▲ 图 47-6　甲状腺髓样癌

A. 标本为高度细胞性，细胞片状疏松排列，并可见单个细胞，胞质中等丰富，呈淡蓝色，有类似小细胞性不典型增生的偏位核（直接涂片，巴氏染色）；B. 高倍镜下，可见颗粒状胞质，核仁小但明显，核内包涵体（箭），许多细胞内可见粗大颗粒状染色质（直接涂片，巴氏染色）；C 和 D.Diff-Quick 快速染色玻片，比较发现具有相似的细胞学特征；E. 组织学切片，胞质丰富、呈颗粒状，可见巨大核，染色质呈粗大颗粒状，核仁小而明显，偶尔可见核内包涵体（箭），也见淀粉样沉积物（HE 染色）；F. 降钙素免疫组化染色结果证实为甲状腺髓样癌

可能有助于两者区分，比如甲状旁腺肿瘤中常见细胞形态单一，染色质呈粗大颗粒状，而 HCN 中常见畸形核和细颗粒状染色质（图 47-7）[2, 4]。免疫组化染色也有助于甲状旁腺肿瘤的诊断，甲状旁腺肿瘤 PTH 染色阳性，TTF-1 和甲状腺球蛋白染色阴性，而 HCN 正好相反。此外，影像学检查及血清 PTH 和钙水平也有助于两者的鉴别，然而临床上只有少数甲状旁腺肿瘤能通过 FNAB 检出 [2]。

当 FNAB 标本中发现数量占优的嗜酸性瘤细胞群时，需与甲状腺的转移癌进行鉴别诊断（见第 51 章）。除甲状腺和甲状旁腺外，嗜酸性瘤细胞还可能来源于肾上腺、垂体、唾液腺和肾脏 [4, 7]。既往有以上部位来源的恶性肿瘤病史（形态上与嗜酸性细胞相似的其他肿瘤）有助于做出准确诊断。

四、注释

Hürthle 细胞，也称为嗜酸性细胞和 Askanazy

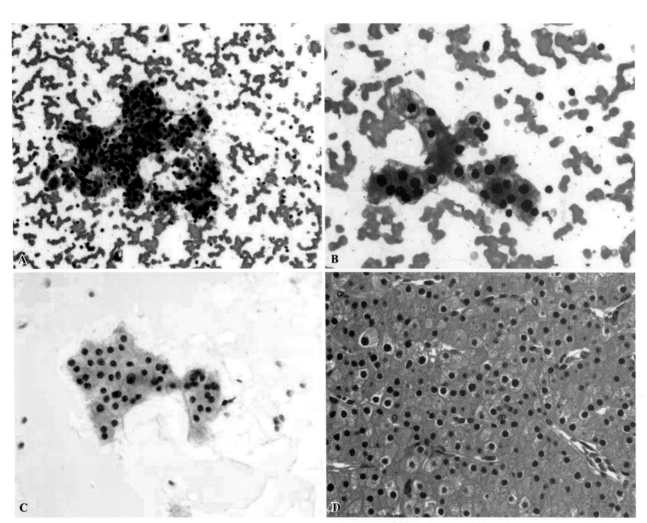

▲ 图 47-7 嗜酸性甲状旁腺腺瘤

A. 标本为细胞性，可见片状排列拥挤的细胞，胞质丰富，呈淡蓝色（直接涂片，Diff-Quick 快速染色）；B. 细胞质呈颗粒状，偶有细胞内细胞质消失，细胞核中心位、呈圆形且大小一致（直接涂片，Diff-Quick 快速染色）；C. 同一样本的巴氏染色未见明显核仁；D. 手术切除的甲状旁腺的组织学切片，可见大小一致的嗜酸性细胞群，细胞核圆形、大小一致（HE 染色）

细胞，来自甲状腺滤泡上皮细胞化生[8-10]。细胞表现为体积大，内含大量异常的大线粒体。HE 染色可见，胞质含丰富嗜酸性颗粒，核大、呈圆形，核仁明显或不明显（见第 46 章）。用乙醇固定的 Hürthle 细胞行巴氏染色，胞质染色为橙色，绿色或蓝色。用甲苯胺蓝染色，自然干燥后胞质染为蓝色或灰粉色。液基细胞学制片中的 Hürthle 细胞表现与巴氏染色标本相似，并且有核固缩、核染色质浓缩深染表现[4]。颗粒状细胞质内可见不同程度的空泡化，有研究表明在用 LBC 方法处理的甲状腺细针穿刺标本时可能会观察到胶质和背景淋巴细胞的丢失。LBC 制片的诊断准确性与传统涂片无显著差异[11, 12]。

自 Hürthle 细胞疾病提出一个多世纪以来，一直存在着许多争议，包括 Hürthle 细胞的起源和性质、HCN 的生物学潜能和分类、FNAB 在区分非肿瘤性与肿瘤性 Hürthle 细胞病变、区分良性与恶性 HCN 中的应用。最早认为 Hürthle 细胞意味着细胞衰老，然而最近的研究结果表明 Hürthle 细胞起源于甲状腺滤泡上皮细胞的化生[7, 10]。认为这些细胞变化是由于线粒体适应性稳态引起的，线粒体适应性稳态与编码氧化磷酸化蛋白质的线粒体和核 DNA 的变化有关[6, 13, 14]。

如何更好地对 HCN 进行分类一直存在分歧。一些学者将它们归类为滤泡性肿瘤，而另一些学者根据形态学、遗传学和一定的预后差异而将两者区分开[4, 15]。世界卫生组织目前将 HCN 单独归于一类[15]。研究表明，滤泡性癌和嗜酸性细胞癌之间存在一定的遗传差异[14, 16]。例如，在 FC 中常发现 PAX8–PPARγ 突变，而 HCC 中少见[16]。

早期研究表明，对于所有的 HCN，无论其组织学特征如何，均具有恶性潜能[17, 18]。近期一项更大的研究已证实，HCN 恶性判断标准（侵袭性生长）与 FC 相同[19-21]，认为侵袭性生长表现为包膜和（或）血管侵袭。既往研究表明，HCC 的预后比滤泡状癌差。然而，在最近的研究中，控制肿瘤分期和血管浸润等危险因素发现两者预后相似[22-24]。

在 FNAB 上如何对 HCN 进行分类也存在很大的争议。一些细胞病理学家认为并不能通过 FNAB 区分非肿瘤性和肿瘤性 Hürthle 细胞结节，而另一些人则认为利用临床资料和细胞学特征可以区分两者[1, 2, 4, 25]。支持非肿瘤性 Hürthle 细胞结节的细胞学表现为富含胶质或慢性炎性细胞浸润，Hürthle 细胞表现为巨大滤泡型，以及成片良性滤泡细胞。尽管大多数学者认为 HCA 和 HCC 难以通过细胞学表现进行区分，但仍有一些学者提出细胞学差异有助于做出明确的诊断[1, 4, 7]。Kini 提出以下用于区分 HCA 和 HCC 的标准：HCA 的细胞明显大于 HCC；与 HCA 相比，HCC 中的核质比明显增加，主要是由于 HCA 胞质丰富；HCC 细胞可见多形核和巨大核（图 47-8）[4]。在 2002 年的一项研究中，Renshaw 确定了与 HCC 相关的五项标准[1]。在 33 例 Hürthle 细胞病变中，使用该诊断标准能准确地发现全部 10 例 HCC：①嗜酸性细胞为主，胶质稀少；②至少有以下一种改变：小细胞性不典型增生（胞质直径小于核直径的 2 倍）；③大细胞性不典型增生（细胞核直径至少存在 2 倍的大小差异，通常核仁明显及核外形不规则）；④细胞拥挤 / 融合；⑤细胞黏着障碍。但以上标准并不完全针对 HCC，在 4 例非肿瘤性病变中有 1 例及 19 例 HCA 中有 12 例的细胞学表现同样符合。后续有研究显示，在应用上述诊断标准时出现矛盾的结果[7, 26, 27]。

TBSRTC 是美国普遍接受的甲状腺 FNAB 分类标准，也是我们在临床上使用的分类系统[2]。在 TBSRT 中，滤泡性肿瘤的公认术语是滤泡性肿瘤或可疑滤泡性肿瘤，而 HCN 的公认术语是滤泡性肿瘤嗜酸性细胞型（FNHCT）或可疑滤泡性肿瘤嗜酸性细胞型（SFNHCT）。FN/SFN 和 FNHCT/SFNHCT 都属于 TBSRTC 4 类，被认为具有中度的恶性风险（10%～40%）。TBSRTC 对 FNHCT/SFNHCT 的诊断标准包括以下内容：样本为细胞性，全部或几乎全部由嗜酸性细胞构成，核大、呈圆形，核仁明显，上述定义的小细

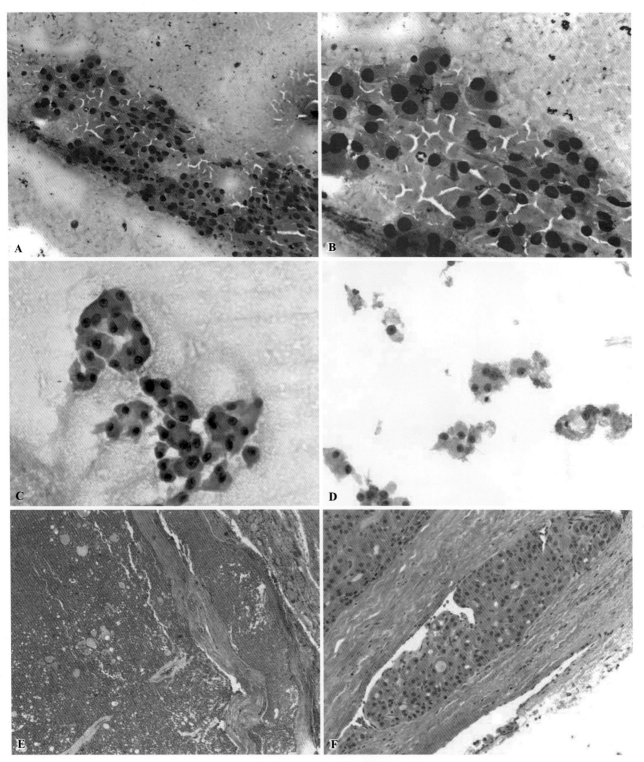

▲ 图 47-8 **Hürthle 细胞癌**

A. 细胞标本由黏着性差的 Hürthle 细胞组成，细胞质直径小于核直径的 2 倍（小细胞性不典型增生）（直接涂片，Diff-Quick 快速染色）；B. 高倍镜下可见颗粒状细胞质，偶见双核，核质比大于典型的 Hürthle 细胞（直接涂片，Diff-Quick 快速染色）；C 和 D. 巴氏染色中相似的细胞学表现更为突出，瘤细胞核仁大而明显（C. 直接涂片；D. 薄层制片）；E 和 F. 切除的肿瘤，可见包膜（E）和血管（F）浸润，支持 Hürthle 细胞癌的诊断（HE 染色）

胞性不典型增生和（或）大细胞性不典型增生，嗜酸性细胞分散和（或）多核巨细胞样拥挤排列，可有双核，不见胶质及慢性炎症细胞，可有穿支血管和细胞质空腔 / 空泡（图 47-9）。在临床上我们更偏向使用 SFNHCT，因为在手术切除后检查时，发现这些病例中的极少数（约 20%）证明是非肿瘤性 Hürthle 细胞结节。由于上述问题的存在，TBSRTC 并未尝试区分 HCA 和 HCC，通常建议手术切除来鉴别需要进一步治疗的 HCC 患者。TBSRTC 将具有不符合良性嗜酸性细胞病变或 FNHCT/SFNHCT 诊断标准的 Hürthle 细胞

病变归入不明意义滤泡性病变 / 不明意义非典型性病变类型（见第 23 章）。TBSRTC 3 类包括良性和恶性 Hürthle 细胞病变，但其恶性风险低于 FNHCT/SFNHCT。

对于诊断为 FNHCT/SFNHCT 的患者，TBSRTC 建议将诊断性手术切除作为标准的治疗方法[2]。根据患者的意向，可选择分子检测用于术前进一步评估恶性肿瘤的风险（见第 60 章）[28]。手术切除的 HCA 患者无须进一步治疗，而 HCC 患者在甲状腺切除术后需要进行放射碘治疗。

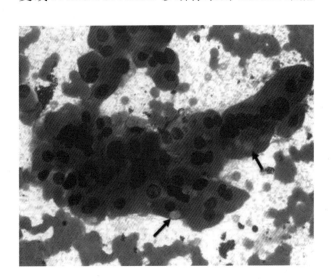

◀ 图 47-9 **Hürthle** 细胞腺瘤，可见大细胞性不典型增生和细胞质内空泡（箭）（直接涂片，**Diff-Quick** 快速染色）

第48章 甲状腺低分化癌
Poorly Differentiated Thyroid Carcinoma

Mitsuyoshi Hirokawa　Ayana Suzuki　Miyoko Higuchi　**著**

廖亦秦 **译**　张明博 **校**

一、概述

1983 年，Sakamoto 等将建议低分化甲状腺癌作为乳头状和滤泡性甲状腺癌的一种高危临床病理类型[1]。1984 年，Carcangiu 等发现成簇状"岛样"分布的含有数个小滤泡的肿瘤细胞为特征的低分化岛状癌[2]。随后，与 PDTC 有关的各种诊断标准和术语被提出并采用。在 2017 年，世界卫生组织通过了都灵提案[3]，该提案将 PDTC 定义为一种滤泡细胞分化不明显，形态学和行为学介于甲状腺分化型（乳头状癌和滤泡状癌）和未分化癌之间的滤泡细胞肿瘤[4]。PDTC 的组织学特征为：①呈实性、小梁状和（或）呈岛状生长；②无常见甲状腺乳头状癌细胞核特征；③至少存在下列特征之一：核分裂象 ≥ 3/10 高倍视野、肿瘤坏死（见第 4 章）、核卷曲。在此，我们以一个 PDTC 为例，讨论了 PDTC 的细胞学特征及其鉴别诊断。

二、病例

患者，女，52 岁。体检发现甲状腺肿大。甲状腺功能检查均在正常范围内，甲状腺球蛋白抗体、甲状腺过氧化物酶抗体和促甲状腺激素受体抗体均为阴性。转入我院拟行进一步检查。超声显示甲状腺左叶和峡部可见大小约51mm×24mm×47mm 结节，形态不规则，实性均匀稍低回声，不伴微钙化（图 48-1），边界不清，血流信号增多。超声考虑恶性可能。细胞学报告为恶性肿瘤，鉴别诊断为 PDTC、滤泡性甲状腺癌、转移癌或甲状腺内胸腺癌（intrathyroid thymic carcinoma, ITC）。由于未发现其他病灶，患者行左侧甲状腺切除及左颈改良淋巴结清扫术。

三、细胞学表现

涂片细胞丰富，癌细胞呈团簇状或单个散在（图 48-2）。部分可见微小滤泡存在。癌细胞黏附性差，大小不一。胞质丰富深染。核大，部分可见核沟（图 48-3）。核分裂象散在分布（图 48-4）。无核内包涵体。染色体呈细颗粒状，核仁呈单个，大而明显。未见坏死物质，胶质和淋巴细胞。

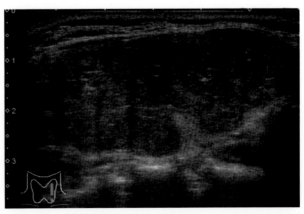

▲ 图 48-1 甲状腺左叶实性、不规则、均匀稍低回声肿块（B 超图像）

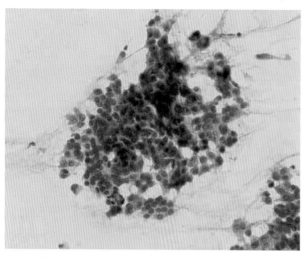

▲ 图 48-2 癌细胞呈团簇状（巴氏染色，200×）

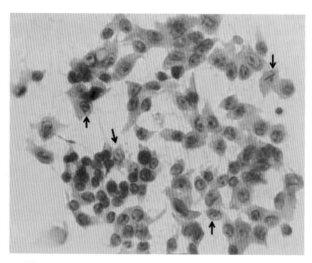

▲ 图 48-3 癌细胞聚集性差，核大，胞质丰富，部分可见核沟（箭）（巴氏染色，400×）

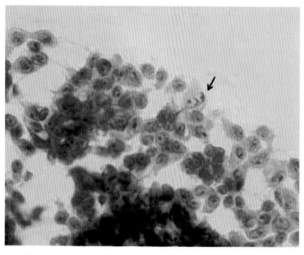

▲ 图 48-4 核仁呈单个，大而明显，部分可见核沟（箭）（巴氏染色，400×）

四、病理结果

肿瘤占据甲状腺左叶及峡部大部分，大小为 4.7cm×2.5cm。在切面呈灰白褐色，实性，分叶状（图 48-5）。边缘有浸润，伴多个卫星结节。显微镜下，癌细胞呈弥漫性（图 48-6）、泡状（图 48-7）、小梁状（图 48-8）和筛状（图 48-9）生长，无乳头状或滤泡状结构。胞质中等量，呈双嗜性。部分癌细胞出现胞质内空泡，空泡内未非黏液性物质。癌细胞核不规则，具有单一显著的大核仁（图 48-10）。颈淋巴结未见转移灶。

免疫组化分析示，癌细胞细胞角蛋白 19 和半乳糖凝集素 3 呈阳性，HBME-1 呈阴性。局部甲状腺球蛋白阳性。细胞核和细胞质均未观察到 β-catenin 表达。雌激素受体阴性，p53 阳性（图 48-11）。Ki-67（MIB-1）标记指数为 5%～10%。

五、讨论

由于 PDTC 的发病率低，缺乏公认的细胞学特征，与其他常见的甲状腺肿瘤有相当程度的形态学重叠，因此 PDTC 的细胞学诊断并不容易（见第 49 章）。癌细胞的排列结构是诊断 PDTC 的最可靠依据。小梁状排列（图 48-12）、巨大实性癌巢（图 48-13）和细胞单个散在分布缺乏聚集性（图 48-14）是 PDTC 的特征，分别对应组织学小梁、岛状和实性生长方式。岛状生长型常可见到内皮包裹的肿瘤细胞团（图 48-15）[5, 6]。Purkait 等认为细胞巢周围的细胞核呈平行排列是 PDC 的特点，但目前没有病例证实[6]。偶有核分裂象存在，但极少看到坏死物质存在。

PDTC 分为乳头状型和非乳头状型。由于无乳头状结构及核内包涵体，本病例考虑为非乳头状型。有研究认为，PDTC 的细胞比分化的乳头状和滤泡性甲状腺癌的细胞小得多，并且很少有高核质比的细胞质[7, 8]。然而，根据我们的经验，大多数 PDTC 是相反的，就像上面的病例一样。我们应该注意，与经典的乳头状癌和滤泡性甲状腺癌

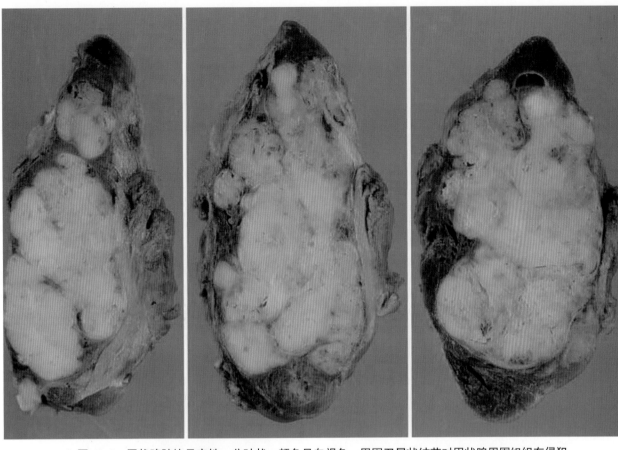

▲ 图 48-5　甲状腺肿块呈实性，分叶状，颜色呈白褐色，周围卫星状结节对甲状腺周围组织有侵犯

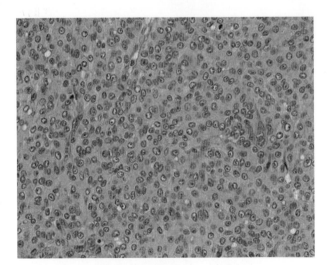

▲ 图 48-6　癌细胞呈弥漫性生长（HE 染色，200×）

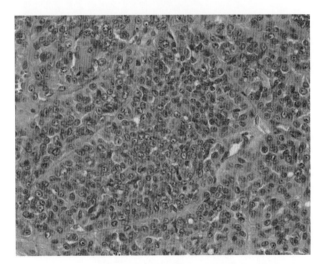

▲ 图 48-7　癌细胞呈肺泡样生长（HE 染色，200×）

相比，PDTC 更不典型。当细胞核表现与经典甲状腺乳头状癌一致的癌细胞以单个细胞或实性簇状形式出现时，应诊断为实性型 PTC [9–11]。

非乳头型常与滤泡性肿瘤难以分辨，两者均可表现出微滤泡结构和浓缩胶质 [8, 12]。重点在于区分微滤泡肿瘤巢和癌巢中的多个囊泡（筛状生长），前者见于滤泡性肿瘤，后者见于 PDTC [8, 13]。此外，除了嗜酸性细胞肿瘤之外，PDC 的癌细胞较滤泡性肿瘤的细胞异型性明显。

PDTC 和 ITC 之间的区别并不明显。细胞簇

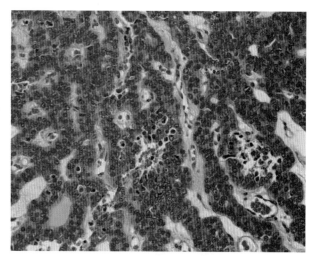

▲ 图 48-8　癌细胞呈小梁样生长（HE 染色，200×）

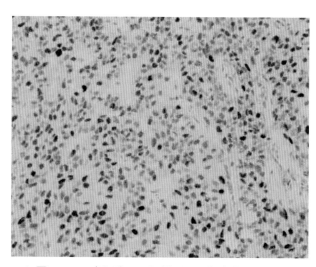

▲ 图 48-11　癌细胞 p53 阳性（p53 免疫染色，200×）

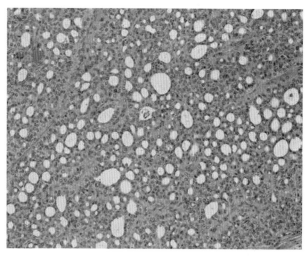

▲ 图 48-9　癌细胞呈筛状生长（HE 染色，100×）

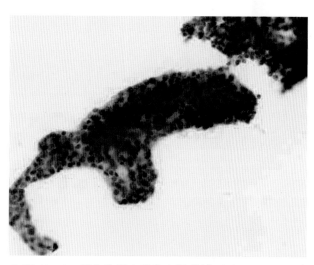

▲ 图 48-12　低分化癌表现为小梁状排列（LBC，巴氏染色，200×）

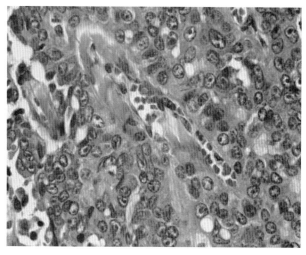

▲ 图 48-10　细胞核不规则，核仁呈单个，大而明显（HE 染色，400×）

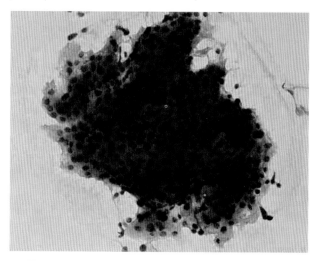

▲ 图 48-13　低分化癌表现为实性癌巢（巴氏染色，200×）

中淋巴细胞、角质细胞和胞质内腔的存在支持后者的诊断[14, 15, 16]。在没有胶质的情况下，PDTC 与转移性癌的区别也很困难。最近报道的肾嫌色细胞癌样甲状腺癌通过穿刺细胞学诊断为 PDTC[17]。在这种情况下，需要结合临床信息和免疫细胞化学检查。

总之，在细胞学上不难识别 PDTC 为恶性肿瘤，但在没有临床信息或免疫细胞化学检查的情况下，很难将其与其他恶性肿瘤（包括分化型甲状腺癌、ITC 或转移性癌）区分开来。

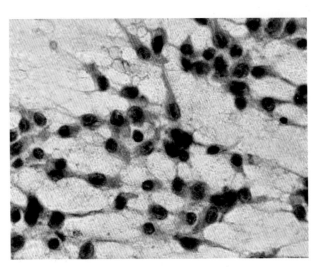

▲ 图 48-14 低分化癌表现为黏附性差，单一分散（巴氏染色，400×）

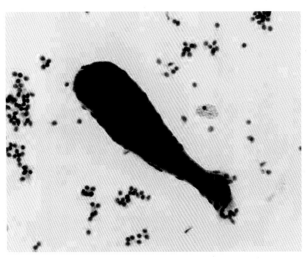

▲ 图 48-15 可见内皮包裹的细胞簇（LBC，巴氏染色，200×）

第49章 甲状腺低分化癌和未分化癌
Poorly Differentiated Carcinoma and Anaplastic Carcinoma of the Thyroid

Francesca Maletta　Jasna Metovic　Marco Volante　Mauro Papotti　**著**

廖亦秦 **译**　　张明博 **校**

摘　要

◆ 甲状腺低分化癌是一种罕见的甲状腺恶性肿瘤，其生物学行为介于高分化和未分化甲状腺癌之间。由于缺乏良好的细胞形态学特征及同其他常见的甲状腺肿瘤在一定程度上出现形态重叠，细针穿刺细胞学诊断 PDTC 往往是困难的。PDTC 的细胞学诊断仍然是细胞病理学家面临的挑战。本文几位作者研究 PDTC 的细胞形态学特征及其与其他原发或转移性甲状腺肿瘤差异。可以通过在不确定病例中进行分子检测来提高 PDTC 诊断的细胞学准确性，以鉴定出与侵袭性生物学行为相关的 PDTC 基因改变，并根据其临床过程中侵袭性风险对患者进行更准确的分层。

◆ ATC 是一种非常罕见、高度侵袭性的肿瘤，中位生存期不超过 6～8 个月。ATC 的组织学类别包括巨细胞、梭形细胞和鳞状细胞肿瘤，可以是原发肿瘤，但在大多数是原发分化型甲状腺肿瘤发展的结果。诊断可以通过 FNA 细胞学检查，或者通过组织学空芯针活检。细胞学 ATC 表现多样，可存在多种细胞形态。尽管如此，未分化癌需要结合临床、影像学及免疫细胞化学染色结果来与其他肿瘤进行鉴别诊断。目前 ATC 的治疗缺乏规范可依，现有的治疗策略无法有效延长生存期。基于分子层面的新的治疗策略的发展是极为必要的。

一、低分化癌

（一）低分化癌的时间线：从"乌氏甲状腺肿"时期到 2017 年世界卫生组织发布新标准

在 20 世纪 80 年代两个专家组首次将低分化甲状腺癌定义为甲状腺恶性肿瘤的一个新的临床病理类型。1983 年，Sakamoto 等以"低分化癌"一词来特指乳头状癌和滤泡性甲状腺癌中的一种变异，占总体 13.6%，其预后介于分化型癌与未分化癌之间[1]。低分化癌特征性组织学表现为实性小梁和（或）硬化型。次年，即 1984 年，Carcangiu 等收集并报道了 25 例甲状腺类型独特的肿瘤，其关键的微观特征是实性结构（形成"岛样"），肿瘤细胞形态一致，细胞体积小，可见坏死及核分裂象，存在包膜和血管浸润[2]。

他们认识到 Langhans 在 1907 年定义的"乌氏甲状腺肿"（"侵袭性甲状腺肿"）的形态特点与 PDTC 相同，因此将这一新类型置于（在形态和生物学上）分化良好的（乳头状和滤泡性）和未分化甲状腺癌之间。然而，按照该类型最开始的描述，各地采用了不同的诊断标准，导致全球病理学家和临床医生之间产生了巨大差异和混乱。2004 年，WHO 内分泌器官肿瘤分类[3]认为 PDTC 是一种独特的肿瘤类型，但诊断标准不明确，因此对该类型的认识受到主观性的影响。为了解决诊断的异质性问题，并就 PDTC 的诊断标准达成共识，在意大利都灵举行了一次协商会议[4]，确定组织学标准包括：①存在实性 / 小梁 / 岛状生长；②缺乏乳头状癌的常规细胞核特征；③至少存在以下特征之一：核卷曲、核分裂象≥3× 每 10 个高倍镜视野（400×）和（或）肿瘤坏死。同年，Hiltzik 等[5] 提出了一种替代都灵标准的分类制度。根据 Memorial Sloan Kettering 癌症中心的经验，PDTC 被定义为一种在组织学和（或）免疫组织化学水平上具有滤泡细胞分化特点，核分裂象≥3× 每 10 个高倍镜视野（400×）和（或）肿瘤坏死的甲状腺癌。以核分裂象和坏死为基础定义的 PDTC 肿瘤分类，比通过生长方式定义的 PDTC 更具侵袭性和均一性。他们还证实了先前的发现，PDTC 介于分化良好的 PTC 和 FTC 与高度侵袭性 ATC 之间，5 年生存率为 60%。通过比较根据都灵和 Memorial Sloan Kettering 癌症中心诊断标准诊断的 PDTC 结果，他们都显示出介于 WDTC 和 ATC 之间预后。有趣的是，根据 Hiltzik 标准（5 年，60%）定义的 PDTC 似乎比根据都灵标准（5 年，83%）定义的 PDTC 总生存率更差。在 2017 年出版的新的 WHO 内分泌器官肿瘤分类中，PDTC 仍然被认为是一个独特的肿瘤类型[6]。WHO 建议使用都灵提案中描述的标准，并不鼓励在肿瘤中使用"低分化"一词，因为在肿瘤中，分化的显著特征（乳头状癌核、乳头状或卵泡）较为常见（见第 4 章）。由于都灵标准只能确定部分肿瘤，我们应当注意其所涉及的比例问题，因为一些研究描述了那些具有 PDTC 成分的高分化肿瘤的侵袭性行为和不良预后，即便其所占比例只有 10%[7]。根据 WHO 的说法，这也适用于 Hürthle 细胞（嗜酸性细胞）癌。

（二）预后及临床管理

患者确诊时，50% 以上已经存在区域淋巴结转移，15% 存在远处转移[6, 8]。局部复发率高，远处转移常见，甲状腺外侵犯是 PDTC 的临床特点。

PDTC 的复发通常在 3 年内发生，对放射性碘治疗不敏感[6]。

与预后不良的相关因素有患者年龄（≥45 岁）[9]、肿瘤大小（≥5cm）[10]、术中甲状腺外侵犯情况[11]、远处转移[11]、坏死[9]、免疫组化 IMP3 阳性[9]、具有癌细胞特征[12] 和 RAS 基因突变[13]，而核卷曲（乳头状癌样）被认为是预后较好的指标[6, 9]。

根据欧洲医学肿瘤学协会临床指南的建议，PDTC 的初步干预包括甲状腺全切除术加中央区和（或）侧颈淋巴结清扫术[14]。尽管 PDTC 与 WDTC 相比分化程度较低，而且 PDTC 细胞在促甲状腺激素刺激下摄取碘，以及分泌甲状腺球蛋白的能力较差，但最初的治疗方法类似于 WDTC。因为在同一肿瘤中常常同时存在 PDTC 和 WDTC，所以术后促甲状腺激素的抑制治疗应立即开始[15]。由于 PDTC 约占存在 FDG-PET 异常及放射性碘耐药甲状腺肿瘤的 50%[6]，临床医生应该依靠 FDG-PET，而非血清甲状腺球蛋白水平和放射性碘扫描来进行分期和随访。

总的来说，PDTC 的治疗应遵循放射性碘耐药型 WDTC 的治疗原则。放射治疗可用于手术难以切除或存在术后残留的病例，化疗疗效不理想[14, 15]。最近，使用酪氨酸激酶抑制剂（索拉非尼和伦瓦替尼）的全身治疗已被批准用于放射性碘耐药 WDTC，这些药物也可以考虑用于进展期耐药型 PDTC 病例[16, 17]。

（三）细胞学

1. Bethesda 系统

根据上述都灵标准，PDTC 的明确诊断基于组织病理，因此需要有手术标本。组织学可以很好地观察实性 / 小梁 / 岛样生长、核分裂象和小坏死灶；然而，在细针穿刺标本中也可以识别这些特征改变，同时还能识别 PDTC 细胞核的特征（和 PTC 细胞核不同，没有核卷曲）。

Bethesda 系统[18] 列出了 PDTC 的主要细胞学特征（图 49-1）：①细胞丰富；②胶质少或无胶质；③岛状、实性或小梁状细胞结构；④形态一致胞

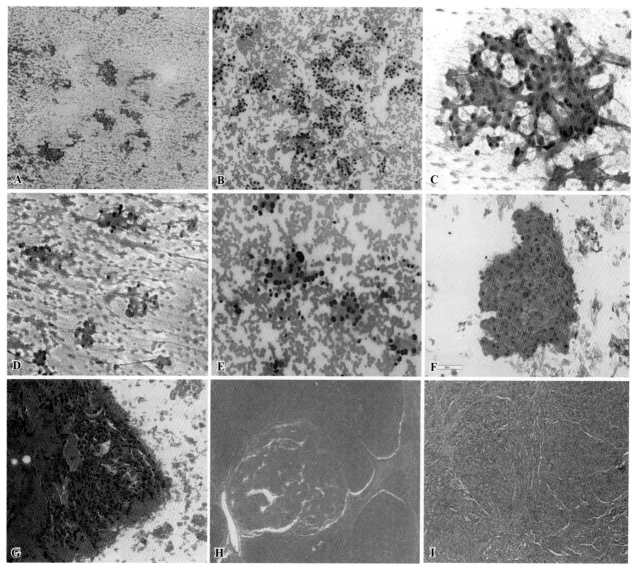

▲ 图 49-1 低分化甲状腺癌的 FNA 特征

A 和 B. 低倍镜下，PDTC FNA 病例的细胞，细胞密度高，细胞成群或散在分布于各个视野，无胶质。C 至 E. 可见相似的滤泡细胞群，中等大小，有些较大（E）；核仁明显，尤其是在具有亲氧特征的病变中。F 和 G. 凸显了细胞的实性或小梁状排列。H 和 I. 显示了相应的组织学改变，滤泡结构衍生的实性和小梁改变，细胞核卷曲引起的轻度不规则（A、C 和 D. 乙醇固定的 HE 染色；B 和 E. 风干的吉姆萨染色；F 和 G.HE 染色，细胞学切片；H 和 I.HE 染色，组织学切片）

质稀少的滤泡细胞；⑤核质比高，核异型性可见（高倍镜下可见不同程度的核异型性）；⑥凋亡和核分裂象常见；⑦坏死（见第 48 章）。

但上述特点并没有特异性，与滤泡性癌相似，所以 PDTC 难以诊断（见第 48 章）。此外，如果同时存在分化良好的部分，则 PDTC 也可以有微囊泡、核沟槽和假包涵体表现。

由于 PDTC 缺乏特异性，以 Bethesda 系统评估只有少数 PDTC 病例通过 FNA 标本被确诊为

PDTC 或恶性肿瘤，而大多数病例被归于"滤泡状肿瘤"或"可疑滤泡状肿瘤"类别（Ⅳ类，FN/SFN），手术时只能保守行腺叶切除。因此，病理科医生，尽可能术前诊断 PDTC，从而使临床医生和外科医生能采取更积极的治疗方式（甲状腺全切除术与淋巴结清扫）。

2. PDTC 细胞学：25 年来的临床如何诊断？

在 20 世纪 80 年代，第一篇描述 PDTC [1, 2]组织学特征的论文发表后不久，细胞病理学家也开

始在他们的 FNA 标本中寻找这个新的种类。表中（表 49-1）提供了一份关于 PDTC 细胞学的文献，其中包括报道（病例报道和病例分析）和综述。

1990 年，Pietribiasi 等[19] 报道了 6 例分化差的甲状腺"岛状"癌的细胞学特征；1992 年，Sironi 等[20] 研究了 4 例 PDTC 主要细胞学特征。这 2 个病例分析，标本的特点是血液背景中细胞密度高，胶质少，呈小梁或滤泡状生长，并有滤泡或不聚集的细胞，没有肿瘤细胞异质性；核重叠常见，伴胞质轮廓不清；细胞核深染，染色质

粗细不均；细胞核形状大小变化不明显，核仁较小和偶有核分裂象。1999 年，Guiter 等[21] 收集了 6 例"甲状腺岛状癌"（4 例原发性和 2 例转移性病例），并提出了新的或许有助于诊断的指标。在 4 例甲状腺 FNA 中，1 例最初被诊断为恶性肿瘤；2 例 FNA 被诊断为可疑恶性，考虑为滤泡状肿瘤；1 例被称为"考虑为滤泡型肿瘤"，从而提出了主要需要与滤泡性肿瘤鉴别诊断（见第 44 章和第 48 章）。与以前的报道一样，涂片显示细胞密度较高，胶质少。其中 3 例存在微囊泡，1 个

表 49-1　文献中 PDTC 的细胞学特征（1990—2017 年）

作　者	年份	病例数	细胞密度	背　景	结　构	细胞形态 / 细胞质	细胞核
Pietribiasi 等[19]	1990	6	很高	坏死	小梁，滤泡，微囊泡	结构不清	形态一致，无非典型性
Sironi 等[20]	1992	4	很高	血性，无胶体	小细胞，实性，微囊泡，单细胞	结构不清	重叠，深染，核仁小，核分裂象可见，形状和大小变化不明显
Guiter 等[21]	1999	6	很高	胶质较少	单细胞为主，部分可见微囊泡或乳头	圆而结构不清	轻度深染，光滑，圆形核膜和小核仁，形态一致
Nguyen 等[22]	2001	4	高，散在	—	单个细胞较小，松散的聚集，伴在聚集的小梁和簇状腺泡	碎片，结构不清，颗粒状	椭圆形细胞核伴明显或不明显的核仁
Oertel 等[23]	2006	—	极高		花环	—	形态一致，部分存在"核内假包涵体"，偶尔有大的多形细胞核
Bongiovanni 等[24]	2009	40	高，严重拥挤	坏死，碎屑，内皮包裹	岛状、实性或小梁状单个细胞	浆细胞样外观，胞质稀少	高核质比，有非典型性，包括核多形性和异质性，颗粒 / 粗染色质，裸核，核分裂象和凋亡
Barwad 等[25]	2012	10	很高	胶质浓缩，细胞碎片	实性，部分可见微囊泡	形态一致的圆形	高核质比，细颗粒状染色质和不明显的核仁，可见核分裂象
Kini 等[26]	2012	1	很高	基质碎片和小的坏死碎片	微囊泡，拥挤的细胞群体边界清晰，存在大量单个细胞	一致的小细胞，胞质稀少，有碎屑，边界模糊	圆形有颗粒染色质，核拥挤，偶有凹槽和核分裂象
Kane 等[27]	2015	44	很高	坏死，少数病例可见胶质	岛状	体积小	高核质比，颗粒状染色质，核重叠，轻度多形性，变异增大，核分裂象，凋亡
Purkait 等[28]	2016	7	中等到高	坏死少见，胶质浓缩	癌巢，三维团簇，散在单个细胞，局灶性小梁和滤泡	小到中等大小，细胞质少到中等	核拥挤，局灶性类乳头状癌，主要为单个细胞，少数病例表现为中等程度的多形性，有异质性

病例可见少量乳头状结构，坏死和核分裂象少见。作者认为，细胞学特征上与滤泡性肿瘤有重叠，细胞散在，癌巢松散伴微囊泡，很少有核异型性。2001 年，Nguyen 等 [22] 收集了 5 例甲状腺岛状癌（4 例单纯岛状癌，1 例伴局灶未分化癌成分）病例，并通过 FNA 进行了评估，可见肿瘤细胞碎片、边界不清、细胞质呈颗粒状和细胞核呈卵圆形，有明显或不明显的核仁。岛状癌伴局灶性未分化癌的病例可见体积较大的有多形性的肿瘤细胞。在这 5 例中，肿瘤没有发现完整岛状结构。因此，作者认为，如果肿瘤 FNA 结果中存在大量黏着性和非黏着的形态一致的滤泡细胞，则可能怀疑甲状腺岛状癌，但是，只有通过织学检查才能确诊。2006 年，PDTC 的组织学标准变得更加具体 [4, 5]。同年，Oertel 等 [23] 回顾性分析了 PDTC 细胞学的病例报道和病例分析，并认同虽然细胞学诊断标准无法明确，如果标本有大量滤泡细胞，以玫瑰花簇状排列，则考虑岛状癌诊断。虽然细胞核往往比 PTC 更一致，但偶尔可以观察到有多形性细胞核的大肿瘤细胞。Bongiovanni 等于 2009 年发表了"后都灵"时代最重要的报告 [24]。他们的论文统计分析了 40 例 PDTC，以确定这些肿瘤 FNA 的特征。在单因素分析中，与分化良好的肿瘤对照组相比，发现了 PDTC 具有的 17 种细胞形态学特征：岛状、实性或小梁细胞结构、细胞密度高、坏死或背景残屑、浆细胞样外观、单细胞、高核质比、细胞质稀少、核非典型性，包括核大小和形态、颗粒或粗染色质、核裸露、核分裂象和凋亡、内皮包裹和严重聚集。在 Logistic 回归分析中，严重聚集和细胞结构被认为是 PDTC 最显著的细胞形态特征，细胞结构、严重聚集、单细胞和高核质比的组合是预测 PDTC 的最重要指标。

2012 年，Barward 等 [25] 报道了 10 例经 FNA 细胞学检查后手术切除的岛状癌的细胞学特点。这些病例中，细胞主要排列成实性簇状，5 例可见局灶性微滤泡，其中 3 例囊泡内有浓缩的胶质。所有病例均可见分散的肿瘤细胞和裸核。2 例视野背景中有细胞碎片，伴有非典型性的核分裂象。

同年，Kini 等 [26] 报道了 1 例在长期多结节性甲状腺肿中发现的 PDTC 病例。由于通过微囊泡结构和细小坏死与滤泡性肿瘤进行鉴别诊断是比较困难的，所以要强调识别岛状结构和免疫组化重要性。他们发现一个被其他人 [24] 也报道过独特的特征，即存在单层内皮细胞包裹的岛状结构，并与组织学上分离岛状结构的薄窦相对应。作者强调了与滤泡性肿瘤鉴别的问题，并强调识别较小的肿瘤细胞是诊断的关键。

在 Kane 等 [27] 对 44 个 PDTC 病例 FNA 细胞形态学特征与 WDTC 或甲状腺髓样癌特征进行回顾性分析。对巴氏染色和吉姆萨染色涂片总结出了 21 项细胞形态学特征，研究发现常见细胞学特征为：细胞密度增高 84.1%，岛状结构 79.5%，小细胞大小 93.2%，高核质比 93.2%，颗粒染色质模式 95.45%，核重叠 88.64%，轻度异型性 86.36%，核沟 / 包涵体 22.7%，二核 / 多核 9.1%，异型大细胞核 34.1%，凋亡 45%，核分裂象 25%，坏死 34.1%，胶质 22.7%。

根据 Purkait 等研究认为 [28]，肿瘤细胞的排列结构是最重要的诊断指标。在 PDTC 常可观察到癌巢、三维簇状、黏附性差、单一分散的细胞。虽然 PDTC 与 WDTC 细胞形态学上有很大的重叠部分，但本研究着重强调了某些特征，这些特征可能导向正确的术前诊断，对于疾病管理十分重要：一种独特的"花环外观"，即肿瘤细胞簇内核的外周取向与膜状结构的存在有关。此外，还有细胞簇的血管增生和内皮包裹。与其他论文报道的不同，大多数病例缺乏 PDTC 的组织学诊断的坏死和核分裂象。

3. PDTC：它比滤泡性肿瘤还多吗？

Saglietti 等 [8] 发表了关于 PDTC 细胞学的详细而全面的综述：作者一共纳入了四项研究 [24, 25, 27, 28]，发现岛状或实性生长与高细胞密度是最常见的细胞学特征。该综述文献报道的 101 例病例中，只有大约 1/4 的病例（27%）在术前被认为是 PDTC。其余 1/3 病例被诊断为滤泡性肿瘤或可疑滤泡性肿瘤（FN/SFN）[18]（33%）；其余病例被诊断为：

低分化癌，非特殊类型（7%）；恶性肿瘤，非特殊类型（4%）；PTC 或可疑 PTC（24%）；甲状腺髓样癌（3%）；意义不明的非典型性变 / 意义不明的滤泡性病变（2%）。因此，作者的结论是，FNA 只能诊断 PDTC 部分病例（约 1/3），基于具有特征性细胞形态学来准确诊断尚无法实现。原因是 PDTC 的组织学特点与 WDTC 的特点相互重叠。例如，核卷曲不是 PDTC 的特异表现，在以 PTC 为主的多种情况中都可以出现；此外，PDTC 的 FNA 结果中伴随 WDTC 成分常干扰诊断。此外，PDTC 中存在的癌细胞特征给 PDTC 同滤泡性肿瘤及可疑滤泡性肿瘤的鉴别诊断增加了难度（见第 32 章、第 46 章和第 47 章）。

4. 免疫组织化学和鉴别诊断

目前，尚未发现能够诊断 PDTC 的免疫组织化学病理或分子标记物。虽然已知大量标记物在 PDTC 中具有免疫反应活性，但在其他形式的甲状腺肿瘤的表达并无明显区别。

免疫组织化学作用仅仅用来区分 PDTC 与其他类型。PDTC 的鉴别诊断既要考虑原发性甲状腺肿瘤也要考虑转移性恶性肿瘤。甲状腺球蛋白（我们的经验表明，PDTC 点状核旁阳性与甲状腺胚胎细胞阳性相似），甲状腺转录因子 1 被用来追踪肿瘤的滤泡细胞来源，并有助于与甲状腺内其他实性 / 小梁样病变鉴别[29]。PDTC 的分散的细胞模式和（或）浆细胞样细胞及"胡椒盐"样的染色质核与甲状腺髓样癌相似，但免疫组织化学（PDTC 中的甲状腺球蛋白阳性，而髓样癌中的嗜铬粒蛋白和降钙素阳性，偶尔有淀粉样蛋白沉积）可以鉴别诊断（见第 39 章和第 40 章）。在这种情况下，TTF-1 可能是模棱两可的，因为它也在髓样癌中表达。在 PDTC 和非霍奇金淋巴瘤中都可以看到分散的小细胞、没有成型的核和拉伸的伪影。完整的岛状结构和甲状腺球蛋白阳性有助于鉴别这两种病变[26]。

区分 PDTC 与转移性肿瘤在临床上十分重要。基于细胞形态学，由于有细胞密度高、核非典型性和坏死的，PDTC 可能类似于甲状腺外原发肿瘤的转移癌。最容易混淆的鉴别诊断是乳腺癌、移行细胞癌、神经内分泌癌、基底细胞癌和前列腺癌的转移（见第 51 章）。临床病史和免疫细胞化学通常是重要辅助手段。

在与未分化癌的鉴别诊断中，PDTC 缺乏未分化癌中常见的典型细胞核多形性、高度异型性和肉瘤样特征。此外，与未分化癌不同，其甲状腺来源标志物阳性，如 TTF-1 和甲状腺球蛋白（见第 50 章）。

恶性肿瘤标志物，如 HBME-1、Galectin-3 和 Bcl-2，不仅在 PDTC 中表达，在 WDTC 中也有表达[30]，对 PDTC 鉴别诊断意义不大，因为它们在 PDTC 中的表达可能是片状和局灶性的。在预后方面，IMP3 的表达似乎是低分化甲状腺癌的不良预后因素[9]。细胞周期标志物（cyclins A、B_1、E）在 70% 以上的肿瘤中有升高[30]；此外，PDTC 的 Ki-67 指数通常较高[26, 31, 32]，而 Ki-67 大于 4% 已被证明是 PDTC 的独立预后指标[10]。

（四）分子生物学

在 PDTC 中发现的基因改变包括甲状腺癌发生的早期驱动事件（即 RAS 家族、BRAF 突变和 ALK 融合）及与肿瘤去分化相关的晚期事件（即 TP53、TERT、CTNNB1 和 AKT1 的突变）。其突变负荷介于 WDTC 和 ATC 之间，通常伴随着早期变化，并伴有晚期改变[6]。BRAF V600E 和 RAS 突变是 PDTC[33] 的主要使动因素，它们的突变率与其病理特征及临床行为密切相关：在根据都灵标准[4]诊断的 PDTC 中，92% 存在 RAS 突变；而在 Hiltzik 等[5]提出的标准诊断的 PDTC 中，81% 发现了 BRAF V600E 突变。此外，BRAF V600E 突变与区域淋巴结转移有关，而 RAS 突变型 PDTC 的全身转移率较高[33]。

在复合性恶性肿瘤中，PDTC 与 WDTC 混合，早期的改变出现在这两种成分中，而晚期的变化仅限于 PDTC 区域[6]。此外，端粒逆转录酶（TERT）启动子的突变通常在 PDTC 中是克隆性的，并与预后差相关，如果存在 PTC 区则是亚克隆的。PDTC 的 microRNA 图谱不同于 WDTC 和 ATC。已显示分化程度较低的甲状腺癌具有较高的突变负担这一事实支持了多重遗传命中模型，该模型表明从 WDTC 到 PDTC 到 ATC 的逐步发展。其他重组（如 RET/PTC 和 PAX8/PPARG）在 PDTC 中很少见，这表明它们不太可能参与该去分化进程 [6, 13]。

二、未分化癌

未分化甲状腺癌也称为未分化癌，是一种由未分化甲状腺滤泡组成的罕见的、有侵袭性且致命的肿瘤。它占所有甲状腺肿瘤的 2%～5%，但占甲状腺恶性肿瘤死亡病例的一半以上。与 WDTC 和 PDTC 相比，它的预后最差，死亡率 > 90%，中位 1 年生存率仅为 10%～20%。它通常表现为老年患者（> 50 岁）快速增长的进展期甲状腺肿块，超过 40% 的患者诊断时已经出现远处转移（最常见的是肺、骨和脑），并且常伴宫颈腺病。所有 ATC 都被认为是晚期（Ⅳ）肿瘤 [34]。患者通常表现为快速增长、质硬、固定、广泛浸润的颈部肿块，最常见的症状是声音嘶哑、呼吸困难、吞咽困难、声带麻痹和颈部疼痛。根据一些研究者的观点，ATC 的发病率近年来有所下降，这可能是由于社会经济条件及缺碘预防的改善，因为 ATC 在缺碘地区更常见。部分研究者认为甲状腺切除率的增加也是原因之一，因为它消除了 WDTC 向 ATC 的转化 [35, 36]。

肿瘤通常为质硬肿物侵犯甲状腺外软组织（肌肉、气管、食管和邻近皮肤、软骨和骨）。显微镜下，可以识别出三种主要的组织类型：肉瘤样细胞、巨细胞和上皮细胞。肉瘤样细胞型具有非典型细胞特征，与高级别多形性肉瘤共同存在。巨细胞型由高度多形性的恶性细胞组成，其中一些细胞含有多个细胞核。上皮细胞型表现出鳞状细胞特征或癌巢，偶尔可见角化珠。三种类型中均可见坏死，常见核分裂象、血管侵犯和浸润的生长模式。然而，目前认为不同类型不影响预后和

治疗。ATC 的次要特征包括急性炎性浸润和肿瘤巨噬细胞浸润、异源分化（如赘生骨和软骨）及破骨细胞样多核巨细胞。其他罕见的 ATC 变异类型有细胞少特征（纤维组织丰富，而梭形不典型细胞较少），容易被误认为是 Riedel 甲状腺炎、血管瘤样和横纹肌样变异 [34]。

ATC 可能是由于现有高分化癌的去分化而产生的，但这种转化并不常见，只有不到 2% 的报道病例 [37, 38]。然而，Demeter 等发现在 76% 的 ATC 中先前或同时存在甲状腺疾病，有 46% 的病例与 WDTC 有关。甲状腺癌的所有亚型都可以进展到 ATC，但 PTC（特别是柱状细胞变异）和 PDTC 是这种转化的最常见类型 [39]。

（一）治疗

尽管大多数 ATC 刚诊断时无法手术切除，但部分患者通过辅助放疗和化疗之后，可以接受以治疗为目的扩大切除 [40]。既往有甲状腺肿的年轻患者，没有远处转移情况下，行单侧叶完整切除，并术后放疗，有更大的概率能够长期生存。在无法治愈的情况下，通过手术减轻肿瘤负担可增强术后放疗或化疗的疗效 [41]。在切除的分化型甲状腺癌中偶发的 ATC 预后较好，该研究应该标注其比例。放射性碘的抑制基本上是无效的。EGFR 在 ATC 中表达，被用于指导患者的靶向治疗。在某些患者的靶向治疗分层中，VEGFR 和 ALK 基因的突变也可以考虑作为靶点，在多达 11% 的病例中发现了可以作为靶点的突变 [42]。一些研究者 [43] 提出用 BRAF 抑制剂对 BRAF V600E 阳性 ATC 进行靶向单药治疗，即使短期应用，也能临床获益效益。

（二）细胞学

1. FNA 的重要性

虽然 ATC 可以通过甲状腺切除后的组织学检查来诊断，但由于很多患者不能接受手术治疗，通过 FNA 提供准确诊断的能力是很重要的 [44]。术前诊断使得外科医生可以确定患者是否需要接受

外科治疗，如果需要可以推定手术的范围。在尝试手术切除之前，建议进行全面的检查，包括喉镜、食管镜和支气管镜。此外，一些研究小组报道了伴有远处转移的患者行术前放疗和化疗有望改善结果[45]。鉴于术前诊断的重要性，FNA 在ATC 的临床干预中起着至关重要的作用。ATC 的FNA 是一项高敏感性检查，但不同的研究中其敏感性并不相同[46]：不同的形态表现可能是一个问题，可能很难区分该肿瘤和转移性肿瘤。此外，

ATC 可能由于纤维化和（或）广泛坏死而只有少量的细胞。使用 FNA 细胞学诊断的病例十分少见[47]（见第 56 章）。

2. ATC 的细胞学特征

根据 Bethesda 系统[39]，FNA 样本表现如下（图49-2）。

(1) 细胞形态多样（通常为中等至明显，但在明显的硬化或坏死的情况下可表现为细胞稀疏）。

(2) 细胞呈单元分散或大小不等群组排列（滤

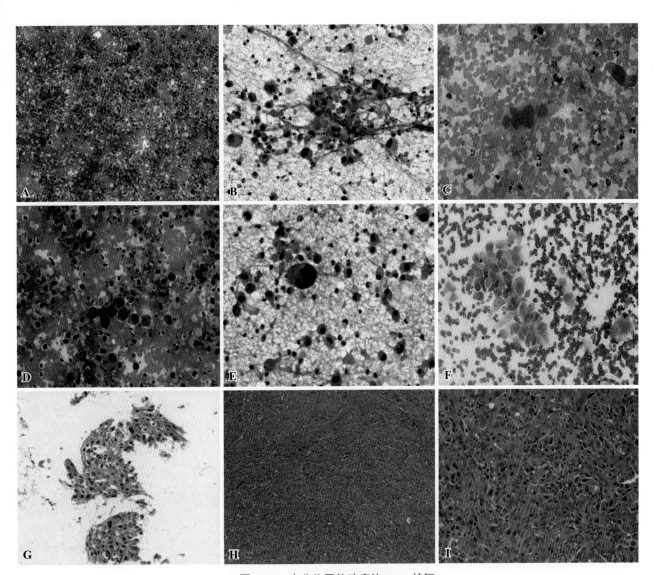

▲ 图 49-2　未分化甲状腺癌的 FNA 特征

A 至 E. 未分化甲状腺癌并不总是以坏死背景下的细胞高密度（A 和 B）和粒细胞浸润（C 至 E）为特征，可以由具有显著核多形性的大型异形细胞与巨大细胞相混合组成（C 和 E），有些病例可见浆细胞样外观的较小细胞（E）。F. 某些情况下，可能与分化程度更高的肿瘤成分有关，其中多形性细胞与具有明显鞋钉样特征的较小细胞混合在一起，因此表明 ATC 是由侵袭性乳头状癌分化形成的。G. 从不同病例的细胞块切片中提取的图像显示出鳞状细胞形态，这在术后组织学检查（H 和 I）中得到证实（A、C、D和 F. 风干固定，吉姆萨染色；B 和 E. 乙醇固定，HE 染色；G. 细胞切片，HE 染色；H 和 I.HE 染色，组织学切片）

泡状、乳头状和小梁 / 嵌套状细胞群不是 ATC 的特征）。

(3) 可见上皮样或梭形细胞、浆细胞样细胞或横纹肌样细胞。

(4) 细胞核形态多样伴核轮廓不规则，巨大，奇异，深染，染色质团块，不规则的核仁，核内包涵体及多核。

(5) 呈肿瘤性质、坏死和炎症（"脓肿样"，富含中性粒细胞）背景。

(6) 可见明显的破骨细胞样巨细胞。

(7) 有丝分裂异常。

由于 ATC 可以与 WDTC 的病灶共存，涂片可能表现为乳头状癌或滤泡性肿瘤的细胞[48]。因此，应注意识别所有肿瘤成分，以正确识别最重要的（即分化最小的）细胞形态（见第 52 章）。

关于 ATC 细胞学的病例报道、病例分析或综述，我们找到了几篇关于这种侵袭性肿瘤的论文，表中（表 49-2）是调查结果。与组织学表现相似，

在 FNA 细胞学中，有三种主要的类型被识别：巨细胞、梭形细胞和鳞状细胞，大多数病例中这些类型相互混合。无论类型如何，细胞都具有高度多形性的细胞核，粗粒状的染色质，明显的核仁，偶尔有核内包涵体，多核、多种分化和大量核分裂象常见[49]。同样的特征也可以在 ATC 转移性病变的 FNA 中见到[50]。在 Rivera 等的文章中[45]作者根据对 20 个病例的分析提供了一些诊断建议：建议观察常见的中性粒细胞浸润，认为它提供了正确诊断的线索；中性粒细胞的增加似乎不仅仅是一个局部事件，而是一个系统性事件（见第 1 章，图 1-28）。在他们的综述中，最常见的细胞学形态是上皮样细胞（85%）（见第 50 章，图 50-2 和图 50-6），其次是柱状细胞（70%）（见第 50 章，图 50-5 和图 50-6）、多核巨细胞形态（25%）（见第 1 章，图 1-8）和横纹肌样（5%）。一半的病例表现为上皮样细胞和梭形细胞的组合。一些研究者假设破骨细胞样巨细胞可能与其他肿瘤细胞

表 49-2　ATC 在文献中的细胞学特征（1991—2017 年）

作　者	年　份	病例数	细胞密度	背　景	细胞形态 / 细胞质	细胞核
Us-Krasovec 等[58]	1996	113	—	坏死，血液，中性粒细胞，纤维化.	多形性（43 例），圆形（33 例），梭形（7 例）	—
Kumar 等[53]	1997	2	很高	—	大量破骨细胞样巨细胞，孤立的梭形细胞	核内包涵体
Deshpande 等[57]	2001	2	很少	坏死和血液，很少有典型的滤泡细胞	少量梭形体和多形性细胞	大而深染的核和粗染色质
Mai 等[48]	2001	1	很高	—	柱状、非典型、多核巨细胞，以及部分 Hürthle 细胞肿瘤	多形性
Mehdi 等[54]	2007	1	—	血液，几乎没有坏死和炎症	双种群：多形性 / 梭形和多核破骨细胞样巨细胞	
Rivera 等[45]	2010	20	高或中等	中性粒细胞（90%），坏死（63%）	上皮样（85%），梭形体（70%），多核巨细胞（25%），横纹肌样细胞（5%）	多形性（81%），核分裂象（27%），大核（18%）
Feng 等[55]	2015	1	分散	中性粒细胞，黏液基质，坏死	圆形到多边形，上皮样，横纹肌样或浆细胞样	多形性，核分裂象
Kumar 等[50]	2015	1	高、分散或少数聚集	—	—	高度多形性，核分裂象
Nagpal 等[49]	2017	1	杂乱或单个分散	血液，大范围胶质，坏死和炎性细胞	高度多形性，巨形，梭形或扁形；细胞质中等到大量	圆形至椭圆形，染色质粗，核仁明显；核分裂象

有不同的来源，如免疫组织化学 [51-54] 所示。横纹肌样特征已被报道：这些病例中，上皮样细胞有一个或多个大的偏心的圆形的细胞核，含有明显的核仁和中等量到大量的球状的细胞质，胞质中通常含有苍白的核旁包涵体 [55]。极少数情况下，ATC 有被膜的甲状腺肿瘤，而无周围组织侵犯，也无局部和远处转移：颈部肿块的 FNA 可见高级别恶性肿瘤特征，这些特征通常意味着 ATC 具有侵袭性。但作者认为，非侵袭性 ATC 可能代表了预后好的独特亚型 [56]。少细胞型 ATC 是一种快速进展的浸润性病变，表现出广泛的浸润癌栓而没多少细胞：胶原间质丰富，大都少细胞或无细胞，从而诊断困难，需要穿刺时反复抽吸 [49]。梭形细胞核常常缺失，可能被误认为是肌成纤维细胞。然而，仔细观察，可以发现某些区域的细胞表现出很明显的多形性，非典型性和有丝分裂异常 [57]。

3. FNA 无法诊断的问题

ATC 通常会导致颈部疼痛、吞咽困难、声音嘶哑和呼吸困难等局部压迫和侵袭性交感神经，因此，及时诊断和适当治疗是获得良好预后的必要条件。在治疗策略和预后方面，ATC 具有较高的死亡率，需要包括放疗、化疗和（或）手术的多式治疗方法。因此，重点在于准确诊断 ATC，并将其与其他类型的甲状腺癌（转移、侵袭性 WDTC 和大细胞淋巴瘤）区分开来，这些肿瘤具有不同的治疗策略和预后（见第 38 章、第 41 章、第 48 章、第 50 章和第 51 章）。

然而，在有效的诊断策略方面，FNA 在提供 ATC 的准确诊断上存在局限性。文献中报道的诊断敏感性不一致，且范围较广（25%～90%），说明 FNA 能够提示但不能诊断 ATC [46]。在对 113 例 ATC 病例 FNA 的回顾性分析中，Us-Krasovec 等 [58] 确定了 FNA 不足或不具有代表性的三个主要原因：肿瘤消退变化（坏死、出血、少细胞型浸润）、广泛的肿瘤纤维化及同一肿瘤中同时出现高分化和未分化肿瘤（见第 52 章）。由于 FNA 的这些不足，临床怀疑 ATC 患者通常进行诊断性手术。作为 FNA 的一种替代方法，空芯针活检被认为是 ATC 和甲状腺淋巴瘤更可靠的诊断方法，并且诊断敏感性高达 100%；因此，空芯针活检或许可以避免诊断性手术 [59]。在 Ha 等的回顾性研究中 [46]，与 FNA 相比，作者证明了空芯针针刺活检的敏感性较高（分别为 87.5% 和 50.6%），并建议使用空芯针活检，相比 FNA 具有更好的诊断敏感性和阳性预测价值，以减少 ATC 患者不必要的诊断性手术（见第 65 章）。

4. 免疫组织化学和鉴别诊断

常见的甲状腺相关标记物，如 TTF-1 和甲状腺球蛋白，通常在 ATC 细胞中缺失。甲状腺球蛋白的免疫反应性（最多占 ATC 的 40%）通常被认为是由于甲状腺球蛋白被动扩散到 ATC 细胞中或非肿瘤性滤泡包裹所致的伪影 [45]。

另一个甲状腺相关标记物 PAX8 已被证明在 ATC 的诊断中起着一定作用，在 79% 的 ATC 中为阳性，在有鳞状细胞特征的 ATC 中高达 92% [37, 45, 60]。Chernock 和同事的一项研究 [61] 表明，15% 的 ATC 表达 napsinA（一种已知的肺腺癌敏感的特异性标记物），波形蛋白高表达及细胞角蛋白阳性支持 ATC 的上皮样特点（见第 50 章，图 50-4），但细胞角蛋白阴性并不能排除 ATC 的诊断，因为其表达率为 50%～100% [62]；在阴性的情况下，可能会错误诊断为肉瘤。然而，甲状腺的原发性肉瘤是非常罕见的。甲状腺原始血管肉瘤是另一个类型，其与 ATC 的鉴别诊断困难；然而，免疫组织化学内皮标志物表达或寻找甲状腺球蛋白 mRNA 表达有助于区分这两个类别 [63-65]。

在鉴别诊断中应考虑的其他类型肿瘤包括 PDTC、甲状腺髓样癌、淋巴瘤和转移瘤（见第 38 章、第 40 章、第 48 章和第 51 章）。然而，PDTC 外观具有异质性，核异型性程度低和可见小梁状结构；梭形细胞或多形性细胞少见，并且有滤泡细胞分化标记。嗜铬粒蛋白 A 和降钙素的免疫组织化学有助于区分 ATC 和髓样癌。免疫组织化学的作用就是通过 CD45 来与其他未分化恶性肿瘤鉴别诊断，通过其他淋巴标记物来排除淋巴瘤。

最难鉴别诊断的是转移性肿瘤，这需要了解

患者的病史、临床表现和靶向免疫染色结果。转移性肿瘤约占所有甲状腺恶性肿瘤的 2%，最常见的转移性肿瘤原发灶为肾、肺、乳腺、卵巢和结肠的肿瘤或黑色素瘤[66]（见第 51 章）。

细胞病理学家还应注意，在极少数情况下，ATC 的标本几乎完全由坏死碎片和炎症细胞组成，这可能导致误诊（如 Riedel 甲状腺炎或桥本甲状腺炎中后期）[39, 67]。2013 年，Kim 和同事[68]报道了一个术后梭形细胞反应性结节的病例，该结节模拟了 PTC 甲状腺切除术后复发和间变性改变。梭形细胞结节形成的原因是孤立性纤维性肿瘤、平滑肌瘤、周围神经鞘瘤、透明性小梁状肿瘤、具有胸腺样分化的梭形上皮肿瘤、滤泡树突状细胞瘤、髓样癌、乳头状癌、肉瘤、鳞状细胞癌和胸腺样分化的癌[69, 70]。但是，在所有这些情况下，高级特征和其他细胞模式 [如上皮样细胞或多核细胞和（或）嗜中性粒细胞浸润] 的混合存在可能有助于正确诊断。

（三）遗传特点

ATC 与 WDTC 共存表明 ATC 是由高分化肿瘤逐步去分化，并且有证据表明 ATC 可以通过逐步获取已存在的分化癌中的基因改变而进化[71]。在 ATC 中发现了各种各样的基因改变。最常见的突变基因是 TP53（在 30%～70% 的病例中发生突变）[72]和 BRAF（20%）[73]。其他经常出现的改变包括 RAS 基因、PIK3CA、PTEN 和 ALK[34]。最近的证据还表明，p73、β-catenin 基因、RAF 基因和 OEATC1 的基因改变可能与原发的 ATC 和继发于分化型甲状腺癌的病例有关[74]。在 ATC 中发现了 EGFR、FLT1、PD GFRB 和 PIK3CA/B 等基因高表达。表观遗传和 microRNA 的变化也被报道与 ATC 有关。已有报道端粒酶逆转录酶启动子突变和 CTNNB1 基因突变导致 WNT 信号活跃[60, 75]。几种已知的药物靶点，如 FGFR、VEGFR、KIT 和 RET，在未分化癌标本中的表达水平低于甲状腺乳头状癌和正常组织，因此针对这些途径的治疗没有效果[73]。

三、结论

与生物学和临床观点有很大的不同，PDTC 和 ATC 是两种不同的侵袭性甲状腺癌。由于缺乏公认的细胞形态学特征和与其他常见的甲状腺肿瘤有相当程度的形态重叠，PDTC 的细胞学诊断往往很困难。许多研究者提供的其他原发或转移性甲状腺肿瘤的独特特征是岛状或实性结构、细胞密度高、高核质比及核分裂象。总体而言，缺乏诊断 PDTC 细胞学形态标准和共识，反映了将 PDTC 的组织学诊断标准准确地转移到细胞学材料中的困难。通过对 Bethesda 系统无法确定的病例进行分子检测，可以提高 PDTC 细胞学诊断的准确性。考虑到最初报道的 PDTC 病例中至少有 1/3 被诊断为 FN/SFN，因此迅速诊断是有效规划治疗方式的关键，可以提供更高的生存机会。由于 FN/SFN 的报道通常导致甲状腺侧叶切除术或分子检测，而不是直接全甲状腺切除术同时伴或不伴颈部淋巴结清扫术，因此这种错误分类可能对临床管理产生重要影响。

ATC 是一种致命的肿瘤，通常会导致局部压迫和侵入性症状。为了尽快开始适当的治疗，必须迅速诊断。鉴于术前诊断的重要性，FNA 在 ATC 的临床管理中起着至关重要的作用。ATC 的 FNA 表现为高度多形性核、多核、多类型、坏死和可见核分裂象的高度恶性肿瘤。然而，在不同的研究中，FNA 的敏感性并不相同，缺少细胞标本、坏死的存在或炎症细胞浸润可能减低诊断率，同时与其他晚期病变（肉瘤或转移灶）的鉴别诊断困难。但是，应努力获得最精确、最快速的诊断。

第50章 甲状腺未分化癌
Anaplastic Thyroid Carcinoma

Somboon Keelawat　Andrey Bychkov　**著**

李益明　**译**　吴泽宇　**校**

摘 要

◆ 甲状腺未分化癌是一种高度恶性未分化滤泡起源的甲状腺肿瘤。此型甲状腺癌少见（占所有甲状腺恶性肿瘤的 1%～2%），通常见于老年人，表现为快速生长并向深部浸润的巨大甲状腺肿块。甲状腺未分化癌几乎都迅速恶化，中位生存期不足 6 个月。通常基于临床症状和病史诊断。病理学家的主要任务是鉴别其他原发性或继发性甲状腺恶性肿瘤以便指导治疗。肿瘤通常完全失去向滤泡细胞分化的能力。大多数病例表现为纺锤形细胞、巨细胞和类上皮样细胞混合形态而非单一细胞形态。除了细胞形态，恶性肿瘤细胞具有高度的核多形性和核分裂活跃，并伴有广泛浸润和肿瘤坏死。一半以上取材充分的甲状腺未分化癌标本中含有高分化成分。含有甲状腺未分化癌成分（＜10%）的分化良好的甲状腺癌临床预后较好，应作相应标明。抽吸物细胞学检查通常表现为细胞增多，疏松黏附成群，形态高度变异，核多形性和继发性退变。泛细胞角蛋白免疫染色通常阳性，但强度较弱，呈局灶性分布。ATC 甲状腺球蛋白及 TTF-1 表达为阴性，而另一种甲状腺转录因子 PAX8 表达为 50%～80%。肿瘤 Ki-67 标记核增殖指数高。由于 ATC 形态的多样性，其鉴别诊断非常广泛。为了做出明确的诊断，往往需要结合临床资料及辅助研究以完善病理学特征。

一、病例报道

（一）病史和超声表现

患者，男，66 岁，因最近 6 个月发现颈部快速增长的肿块伴厌食和体重下降 10kg 收入泰国春武里肿瘤医院。该患者有 20 年甲状腺癌病史，但组织学类型和治疗方案不详。CT 显示甲状腺左叶增大伴 10cm×6cm 非均质性低密度肿块。左叶上极另有 1 个大小约 4cm 的肿块，右叶无增大。气管右移，双侧颈部淋巴结轻度增大，不超过 1cm，有可能是反应性增生或淋巴结转移。该患者接受了甲状腺全切术。

患者术后转至泰国曼谷朱拉隆功国王纪念医院行术后治疗。其左侧颈部淋巴结增大至 3cm。淋巴结细针穿刺抽吸活检提示非典型性细胞，具体描述见细胞学结果。但患者予术后放化疗治疗而非淋巴结清扫术。至最后一次随访，患者甲状腺切除术后生存 16 个月。

（二）外科病理学

甲状腺全切标本送检。近边缘可见 3cm×3cm×2.5cm 大小的类似灰白色肿块，界限不清。病变由分界明显的两部分组成："高度恶性"细胞和"低度恶性"细胞（图 50-1）。高度

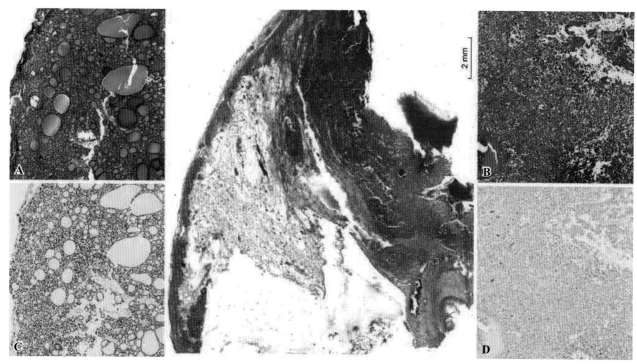

▲ 图 50-1　切除甲状腺肿瘤组织学表现

中间图片显示病变全景，由滤泡型（左）和未分化型（右）两部分病变组成。A. 高倍镜下，分化区域清晰显示胶质填充的大小不等的滤泡；B. 未分化部分由富含细胞的片层结构组成，部分区域呈低黏附性和变形，无可辨识的滤泡结构；C. PAX8 在分化良好部分保持阳性表达；D. 在未分化区域完全缺失，仅在少数混杂的滤泡显示残余免疫活性（A 和 B. HE 染色；C 和 D. 免疫组化染色；A 至 D. 全景主图，6×）

恶性细胞呈薄层状、巢状和腺泡样排列。细胞呈类上皮样，显著多形核，染色质粗大，核仁明显（图 50-2A 和 B）。可见鳞状化生，偶见纺锤样细胞（图 50-2C），可见血管和神经周围浸润。"低度恶性"部分细胞较小，呈微滤泡样或巢样排列（图 50-1A 和 C）。细胞呈立方形，相对均一，核轻度增大，圆或卵圆形，细胞质细腻。5 处颈部淋巴结转移，淋巴结恶性细胞符合鳞状化生（图 50-2D）。

免疫组化检查显示，在两种肿瘤成分均表达 AE1/AE3（图 50-2E）。甲状腺特异性标记物 TTF-1、TG 和 PAX8 仅在低度恶性部分表达而高度恶性部分阴性（图 50-1C 和 D，图 50-2F）。CD34、因子 Ⅷ、HMB-45、CD45、CD30、ALK-1、嗜铬粒蛋白 A 和突触素均阴性。癌细胞 p63 阳性（图 50-2G）。高度恶性部分 Ki-67 标记核增殖指数约 60%（图 50-1H）。

外科病理学诊断为甲状腺未分化癌伴显著鳞状化生和颈部淋巴结转移。同时发现的分化良好部分（符合滤泡性肿瘤）考虑为前驱病变。由于未见侵袭性特征，分化良好部分可能为滤泡性腺瘤。

（三）细胞学结果

利用左颈部肿块细针穿刺活检标本制作四张涂片，传统巴氏染色。在坏死背景下，见不典型细胞疏松黏附成群或散在分布。核明显多形性，核深染，胞质轻度蓝染（图 50-3B 和 C）。偶见以深橘红色深染的胞质为特点的鳞状上皮样化生。免疫染色提示 TG 阴性（图 50-3C），而 p63 强阳性（图 50-3D）。

最初，细胞学家不知道临床病史和外科病理报告，因此诊断为转移性鳞状细胞癌。在复习病史和甲状腺切除标本组织病理学切片（以鳞状上皮化生为特征）后，认为两种肿瘤是一致的，最终诊断为转移性甲状腺未分化癌。

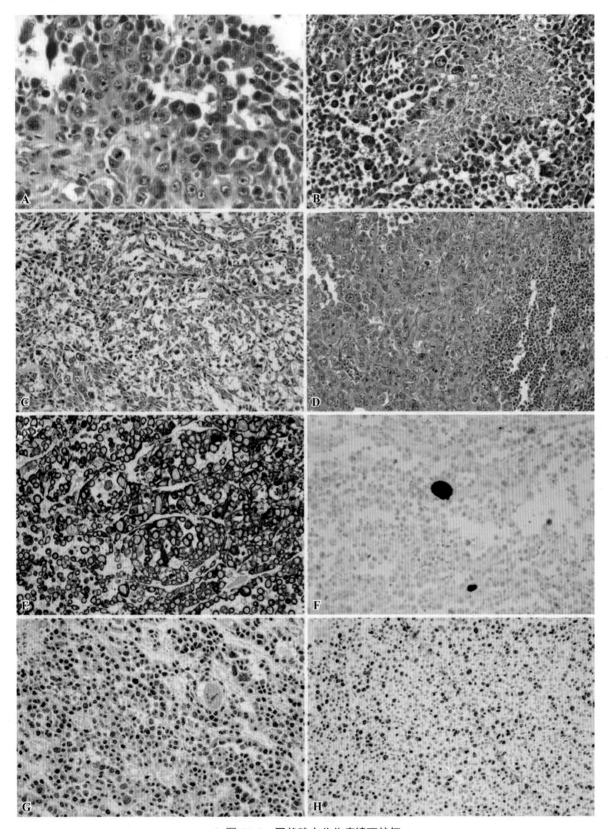

▲ 图 50-2　甲状腺未分化癌镜下特征

A. 肿瘤细胞实性或疏松排列，圆形，核大，多形性，核分裂活跃；B. 经常出现"地图状"坏死；C. 有些区域呈梭形；D. 淋巴结转移显示更明显的鳞状上皮分化；F. 肿瘤 AE1/AE3 阳性，TG 阴性；G. p63 核上明显表达。Ki-67 指数高（大于 50%）（A 至 D. HE 染色；E 至 H. 免疫组化；A. 400×；B 至 H. 200×）

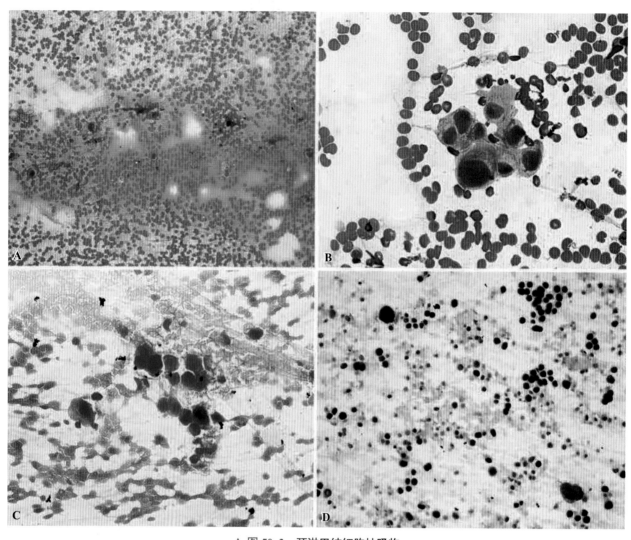

▲ 图 50-3　颈淋巴结细胞抽吸物

A 和 B. 本例细胞稀少，仅见血性背景下孤立肿瘤细胞，可见小的黏附性鳞样细胞群，核质比高（B）及周围松散的细胞群；C. 肿瘤细胞 TG 阴性，但 HE 复染下可见肿瘤细胞核多形性；C. 细胞核 p63 免疫染色强阳性，因此最初诊断为颈部淋巴结转移性鳞状细胞癌（A 至 C. 传统涂片，巴氏染色；D. 免疫组化；A 和 D. 200×；B. 600×；C. 400×）

二、讨论

（一）概述

　　甲状腺未分化癌是一种由未分化甲状腺滤泡细胞组成的高度侵袭性恶性肿瘤[1]。甲状腺未分化癌完全失去向滤泡上皮分化能力，因而也称为未分化癌。甲状腺未分化癌是恶性程度最高的甲状腺恶性肿瘤，病死率几乎为 100%[2]。此型肿瘤罕见，占所有甲状腺恶性肿瘤 1%～2%[3]。除了大家熟知的一次甲状腺癌的"流行爆发"，主要是因为低度恶性和惰性肿瘤的过度诊断，甲状腺未分

化癌发病率在过去 10 年来并未增长，或者说有所下降（欧洲），或者保持稳定（美国）[4, 5]。这主要归功于对前驱性高分化甲状腺癌的早期发现和有效治疗。

　　甲状腺未分化癌通常见于 50 岁以上老年人群（90% 病例），高峰在 60—70 岁（平均 66.4 岁）[3, 4, 6]，也有个例报道见于 15—37 岁[4, 7]。男女性别比 1∶2。通常表现为快速增长（通常体积在 1 周内翻倍）的坚硬、浸润或固定的甲状腺肿块和压迫症状，如呼吸困难、吞咽困难和声音嘶哑[3]。多数病例肿块超出甲状腺范围。3/4 患者就诊时有

颈部淋巴结侵犯[2]，但由于原发肿瘤体积巨大，通常难以见到清楚的淋巴结侵犯。高达 30%～50% 患者出现远处转移，包括肺/胸膜（90%），少见肝、骨、脑和其他部位[3, 4, 6, 8]。所有甲状腺未分化癌都被 AJCC/TNM 认为是Ⅳ期肿瘤，分为Ⅳ$_A$（甲状腺内，可切除）、Ⅳ$_B$（超出甲状腺范围或颈部淋巴结转移，通常不能切除），和Ⅳ$_C$（远处转移）[9]。

甲状腺未分化癌常常发生于异常甲状腺[3]，约 50% 的甲状腺未分化癌患者发病前就有或合并有已分化的甲状腺癌（DTC），或者更少见的滤泡腺瘤/腺瘤样结节[8]。并存的甲状腺癌中，最常见的是甲状腺乳头状癌，特别是侵袭性较强的高细胞型，其次是甲状腺滤泡腺癌、Hürthle 细胞癌和低分化甲状腺癌[10, 11]。超过 80%ATC 患者有较长甲状腺肿病史[8]。碘缺乏引起甲状腺肿，同样也与甲状腺未分化癌相关，在欧洲阿尔卑斯山地区，碘强化配方前这种肿瘤发病率较高。尽管如此，单纯性甲状腺未分化癌病例（特别是小于 50 岁患者）支持由正常滤泡细胞直接转化成完全未分化细胞的假说。这种未分化细胞只能通过其发病的器官/位置确认其来源于甲状腺。

甲状腺未分化癌通常基于临床症状和病史诊断。影像学检查（超声、CT、PET/CT）可以准确判断甲状腺未分化癌的程度和确认肿瘤对大血管和气道/消化道的侵犯[8]。术前细针穿刺抽吸活检细胞学检查或病理检查具有诊断意义，其目的是将甲状腺未分化癌与其他原发性或继发性甲状腺恶性肿瘤鉴别并采用正确的治疗流程（如对类似于甲状腺未分化癌的淋巴瘤行化疗）。过去数年，甲状腺未分化癌的外科处理已经从姑息性气管切开术转变为尽可能行治疗性切除术[2]。多达 2/3 的患者行原发肿瘤切除术，大约相同比例的患者接受体外放射治疗[6]。由于未分化甲状腺癌不能聚碘，放射性碘治疗对甲状腺未分化癌无效。最新关于系统性化疗、分子靶向治疗（酪氨酸激酶抑制剂）和免疫治疗（PD–L1 抑制剂）显示了良好的治疗前景，也许能提高甲状腺未分化癌患者的预后。

靶向治疗针对突变蛋白产物和其他控制肿瘤

细胞生长的关键分子。由于许多甲状腺未分化癌病例源于已经存在的已分化甲状腺癌、甲状腺未分化癌和已分化的前驱性肿瘤，如甲状腺乳头癌或滤泡性/Hürthle 细胞癌。比如，甲状腺未分化癌中，分别有 20%～45% 和 20%～35% 的病例报道有 BRAF 和 RAS 家族点突变，而且突变比例与合并甲状腺乳头状癌（BRAF 突变）或甲状腺滤泡腺癌（RAS 突变）相关[3]。其他基因事件，包括点突变和少见的基因融合与肿瘤去分化有关。最近研究显示，与高分化甲状腺癌仅仅有一个"互相排斥的"的点突变不同，甲状腺未分化癌以广泛基因改变为特征，平均每例有 6 个原癌基因改变[12]。甲状腺未分化癌最常见的突变是 TP53（50%～80%）和 TERT 启动子（30%～50%）突变。灭活肿瘤抑制基因 TP53 突变可能促进间变性转化[3, 12, 13]。其他"经典"的致甲状腺未分化癌基因改变有 PIK3CA、PTEN、ATM、CDKN1B、CDKN2C 和 CTNNB1，以及近期发现的 EIF1AX[3]。从临床角度讲，认识甲状腺未分化癌关键基因异常对于预后和可能的治疗有意义；从病理学家的视角，有些分子标记物可能有助于甲状腺未分化癌的鉴别诊断。

虽然更积极的放疗减少了局部复发，但过去 50 年来甲状腺未分化癌患者总体生存率并未提高[2]。甲状腺未分化癌患者中位生存期为 5～6 个月，1 年生存率为 10%～20%，5 年生存率为 5%～10%[4, 8, 14]。与预后正相关的因素有：年龄小于 60 岁、甲状腺内肿瘤（Ⅳ$_A$ 期）、合并已分化甲状腺癌、就诊时无远处转移、手术范围、高剂量放疗和综合治疗[14]。死亡原因通常有上呼吸道阻塞窒息（即使气管切开）、远处转移和其他局部和远处疾病及治疗的并发症[4, 8]。顶尖三级机构最新的研究显示，外科切除及随后的放疗及全身细胞毒性化疗等综合治疗可改善预后（中位生存期 12～22 个月，1 年生存率 40%）[15, 16]。

（二）外科病理学

在治疗性或姑息性切除术、肿瘤减负术和诊

断性切除术后，甲状腺未分化癌外科标本送检。肉眼观，肿瘤巨大，高度浸润，境界不清或无包膜。虽然可以双侧或多灶样，但病灶大多位于一叶。甲状腺未分化癌局限于甲状腺内少见，过去报道见于 2%～15% 病例[11]。有几例报道完全薄膜包裹，为少见类型，预后相对良好[17]。切面观，未分化癌通常浅棕色，多肉质，因夹杂软化、出血和坏死等条带而显色彩斑驳[1]。坚实区域或颗粒状棕褐色区域须采样送组织学检查，因为其可能代表残存已分化甲状腺癌组织[7, 13]。多数情况下，因为甲状腺未分化癌高度浸润特性，肿瘤大小通常由影像学测定，而不是通过外科或病理学测量。系统回顾估测甲状腺未分化癌平均大小 6.8cm（范围 0.5～25cm）[4]。有些机构报道甲状腺未分化癌大小近年有下降趋势，其中一个系列从 1995 年的 6.2cm 降到 2010 年的 4.0cm[18]。小的肿瘤（< 5cm）可能预后较好，因其倾向于局限于甲状腺内，便于完整切除[14, 19]。目前版本的 AJCC/TNM 甲状腺未分化癌分期系统建议使用与已分化甲状腺癌相同的 T 分类，也就是，T_1（< 2cm）、T_2（2～4cm）、$T_{3A/B}$ [> 4cm 和（或）严重侵犯带状肌] 和 T_4（严重超出甲状腺外，延伸至主要颈部结构）[9]。

甲状腺未分化癌小标本，包括切除病理活检和粗针穿刺活检也不少见。在作者所在三级转诊学术中心，近 40% 的甲状腺未分化癌可疑标本为小标本。这增加了做出及时和准确的甲状腺未分化癌的组织学诊断的难度。考虑到甲状腺未分化癌患者极短的生存期，早期诊断对迅速制定治疗计划和招募患者进入临床试验非常必要。组织学上，甲状腺未分化癌由多种形态和细胞类型组成，而且有时包括合并的已分化甲状腺癌部分、大面积退行变和扭曲的解剖标志，造成病理学家间对诊断和术语的困惑。积极征求他人意见（甲状腺病理学和鉴别诊断相关领域专家）、辅助技术（免疫组化）和与临床医生沟通（获取临床病史和影像学资料）是减少延误诊断甲状腺未分化癌的有效办法。

1. 组织学类型和变异

甲状腺未分化癌有多种形态，然而，多数表现为混合型而不是单一形态，特别是在体积较大的外科标本中。根据 WHO 内分泌器官肿瘤分类（2017 版），甲状腺未分化癌常见的三大类型有肉瘤样、巨细胞型和上皮型[1]，或者相应称为纺锤、多形和鳞状上皮样等类型[13, 20, 21]。肉瘤样/纺锤型由类似于多形性肉瘤的恶性纺锤细胞组成（图 50-4A）。此型由成束的多形性纺锤细胞组成，奇异核，席纹状排列[22]。巨细胞/多形细胞型表现为显著多形，圆至卵圆形，大至巨大恶性细胞，包含一个或多个奇异核，核仁明显[22]。上皮/鳞状上皮样型由鳞状上皮样或鳞状上皮细胞黏合肿瘤细胞巢组成，胞质丰富，嗜伊红，偶有角化（图 50-2A 和 D）[1]。鳞状上皮样型类似于非角化低分化鳞癌，缺乏典型巨肿瘤细胞[22]。在特定肿瘤中，以其中 1 种形态为主，或者 2 种或 3 种不同形态混合[11]。一种常见的甲状腺未分化癌组织学表现为纺锤型和巨细胞型 2 种型态混合[11]，有时使用单一合成术语，如"肉瘤样甲状腺未分化癌"或"巨细胞 - 纺锤细胞癌"（图 50-4B）[20, 23]。鳞状细胞样类型是三者中最少见的类型[21]。

符合某一表型的肿瘤细胞表现为高度多形性或核仁明显的奇异核（图 50-2A 和 B）。通常有广泛坏死（图 50-2B），有时太广泛以至于仅在血管周围可见残存活肿瘤细胞[3]。通常在紧邻退变/坏死区域观察到明显的多形核细胞。常见浸润性生长，包括广泛血管侵犯（图 50-4D），延伸至甲状腺外邻近软组织和骨骼肌（图 50-4E）和邻近器官。丰富的基质成分含有显著的肿瘤相关巨噬细胞，其散在分布于癌细胞间，形成浓密的功能网络[3]。部分病例中，可见明显的来源于 CD68[+] 的非肿瘤性多核破骨巨细胞（图 50-4C）[24]。破骨细胞样巨细胞胞质浓缩，多核，核细小，形态单一，外观良好，可据此与肿瘤性巨细胞区别[13]（见第 33 章）。肿瘤性巨细胞通常单核，然而，因其核的大小和形状太奇怪，又被称为"怪异细胞"。甲状腺未分化癌继发性改变有急性炎性浸润、出血、向

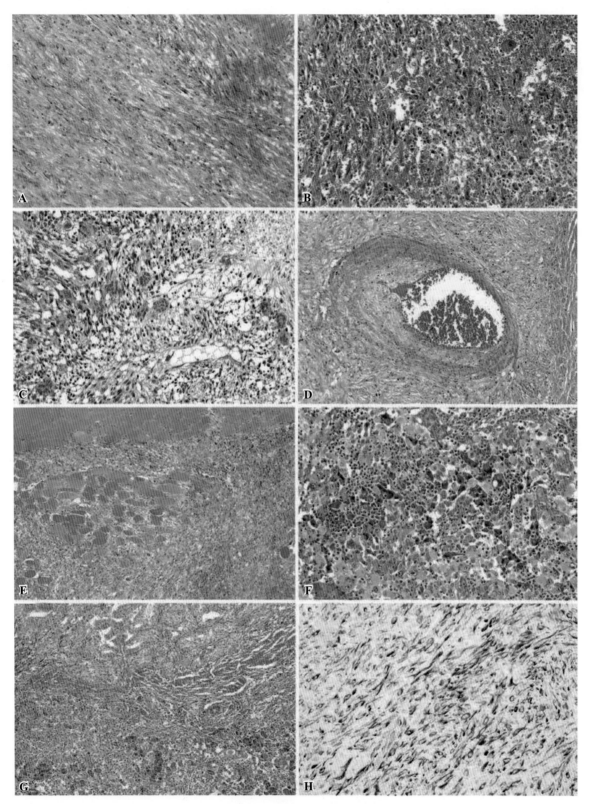

▲ 图 50-4 未分化癌组织学表现

A. 梭形肿瘤细胞紧密排列成束状；B. 多形性的梭形细胞组成肉瘤型；C. 非肿瘤性破骨细胞样巨细胞紧邻并与恶性梭形细胞混杂在一起；D. 内皮下扩散伴血管闭塞是其特征；E. 肿瘤向邻近骨骼肌深部侵犯；F. 急性炎症伴微脓肿形成；G. 外科标本中并存的高分化乳头状癌（上）和间变型癌（下）；H. 梭形肿瘤细胞表达泛角蛋白（AE1/AE3）（A 至 G. HE 染色；H. 免疫组化；C、E 和 G. 100×；A、B、D、F 和 H. 200×）

肿瘤性骨和软骨异质性分化[1, 10]。中性粒细胞浸润常见于巨细胞周围（图 50-4F）。根据我们的经验，丰富的破骨细胞样巨细胞与异位类骨质有关，但无软骨形成。

WHO 分类（2017 版）中其他少见的甲状腺未分化癌亚型有寡细胞型（以大量胶原纤维组织和少量非典型纺锤细胞形成广泛结缔组织为特征）、血管瘤样、杆状、淋巴上皮瘤样和小细胞型等[1]。需要注意的是，后者现在看来是个误称，因为这些"小细胞型"甲状腺未分化癌无一例外地被其他肿瘤代替，如淋巴瘤、髓样癌和低分化癌[25]。有些作者还报道了其他甲状腺未分化癌亚型，如破骨细胞型、癌肉瘤型、腺鳞状细胞癌型和间变性纺锤细胞鳞癌型[24, 26, 27]。我们已经知道，可能除寡细胞型外，其发病年龄轻，病程缓慢，其他甲状腺未分化癌组织学亚型和变异并无预后意义[11]。

2. 甲状腺未分化癌中高分化成分

一半以上取材充足的病例（通常为甲状腺切除外科标本）含有高分化甲状腺癌成分（乳头癌和滤泡腺癌）（图 50-4G），可以是预先存在或合并存在[8, 10, 18, 26]。没有一个清晰的关于报道此类混合性肿瘤的指南。最新的 CAP 甲状腺癌标本检查指南将甲状腺未分化癌分为三型，包括"甲状腺未分化癌，主要成分""甲状腺未分化癌，局灶性或少量，无甲状腺外延伸侵犯"和"甲状腺未分化癌，其他未定型"[28]。这种模糊论述表明，无论如何，任何含有甲状腺未分化癌局灶性病变的高分化甲状腺癌都应诊断为甲状腺未分化癌。ATA 指南认可所谓的偶发甲状腺未分化癌的诊断，其定义为外科切除肿瘤时偶然发现小的或镜下间变性病变[11]。建议这些肿瘤依据其非间变性成分的治疗建议进行治疗[11]。没有间变性和已分化成分比例的界值的详细论述。

最近韩国的研究有助于对并存的甲状腺未分化癌和分化癌的临床意义进一步理解[18, 29]。研究发现"单纯甲状腺未分化癌"和"甲状腺未分化癌并分化甲状腺癌（或者说，源于分化甲状腺癌或甲状腺未分化癌合并分化甲状腺癌）"具有相

同的行为和不良预后[29]。作者武断地把阈值设定为 10%，超过 10% 的未分化细胞即诊断为甲状腺未分化癌并分化甲状腺癌；然而，实际上他们本组肿瘤患者含有 50% 以上间变性成分[29]。另一方面，分化甲状腺癌并局灶性甲状腺未分化癌（分化肿瘤背景中，< 10% 未分化细胞）临床预后明显较好，5 年生存率（81%）超过甲状腺未分化癌（14%），甚至超过低分化癌（66%）[29]。同时发现，单纯甲状腺未分化癌数量随时间逐步减少，而甲状腺未分化癌伴分化甲状腺癌和分化甲状腺癌伴局灶性甲状腺未分化癌越来越多（达所有甲状腺未分化癌一半）[18, 29]。

总之，运用上述标准对甲状腺切除标本做出组织病理学诊断，或者，如果未分化成分分别超过 10% 和小于 10%，使用甲状腺未分化癌和分化甲状腺癌并局灶性甲状腺未分化癌这样的术语是可行的。甲状腺未分化癌可以根据并存的分化甲状腺癌进一步分为单纯性甲状腺未分化癌或甲状腺未分化癌合并分化甲状腺癌。注意，这种分类可能不适用于小标本。

除了甲状腺本身，单纯甲状腺未分化癌的间变性转化可见于转移性淋巴结、局部复发 / 残存肿瘤和远处转移。由分化甲状腺癌向甲状腺未分化癌转化通常见于原发性肿瘤，然而，前者可仅发现于淋巴结或远处转移灶[30]。也有文献罕见报道甲状腺未分化癌源于异位甲状腺（如甲状舌管和卵巢甲状腺瘤）[31, 32]。

3. 免疫表型

免疫组化是鉴别甲状腺未分化癌的重要工具（见下文）。大多数病例，甚至纺锤型，对泛角蛋白混合物 AE1/AE3（图 50-2E 和图 50-4H）起反应，但呈局灶性或较弱[24]。Nikiforov 等甚至认为泛角蛋白弥漫强阳性是分化甲状腺癌的典型表现，此时应质疑甲状腺未分化癌的诊断[13]。使用更窄的角蛋白标记物，如多特异性的 CAM5.2，甚至针对单个角蛋白标记物的单个抗体，将不可避免地导致阳性率下降。上皮膜抗原（EMA）和 p63 高度提示鳞样细胞（图 50-2G）[24]。波形蛋白表达

则是纺锤细胞典型表现。

广泛使用的甲状腺特异性标记物甲状腺球蛋白和 TTF-1 鲜有阳性（< 10%），与甲状腺未分化癌未分化表型一致 [13]。PAX8 是唯一能稳定表达于甲状腺未分化癌的甲状腺转录因子，阳性率 50%～80%，因此被看作是此肿瘤的可靠标记物 [1, 13, 24]。PAX8 免疫表达变异与甲状腺未分化癌组织类型相关，例如，鳞状细胞样型阳性可高达 100%，但肉瘤样型仅 50%～60% 阳性 [24]。所有甲状腺特异性标记物均在分化甲状腺癌成分中维持表达（图 50-1C）。不幸的是，至少 20% 甲状腺未分化癌，通常是非鳞状细胞样、角蛋白和 PAX8 阴性 [24]。从以上我们提供的病例中，可以了解到，即使明显的鳞状细胞样型也不总是 PAX8 阳性（图 50-1D）。

甲状腺未分化癌高度恶性可以通过弥漫表达 p53（一种 TP53 突变替代标记物）和增强的增殖率证实。Ki-67 标记指数总是超过 30%，经常大于 50%（图 50-2H）。如果存在突变，新的针对突变蛋白的特异性单克隆抗体，如抗 -BRAF V600E（VE1）抗体和抗 -RAS Q61R（SP174）抗体可以显示相应突变区域。

（三）细胞学

现有的临床指南强烈推荐使用细针穿刺细胞学检查作为甲状腺未分化癌的术前诊断 [8, 11]。临床医生使用细针穿刺细胞学检查和粗针病理学检查频率基本一样。细胞学诊断甲状腺未分化癌相当少罕见，过去 5 年，我们从两个大规模学术中心（泰国曼谷和清迈）收集约 6000 个甲状腺细针穿刺抽吸物标本，仅确诊 30 例，占比 0.5% [33, 34]。这些患者大部分没有行进一步甲状腺手术，提示细胞学诊断足以指导开始姑息性治疗。

甲状腺未分化癌抽吸物标本通常显示细胞增多（图 50-5A），疏松黏附成群，形态异形明显。如果涂片取材于明显纤维化或玻璃样变肿瘤，则细胞稀少，造成解读困难。另一个困难是肿瘤坏死，仅存少量活肿瘤细胞（见第 52 章）[23]。如果细针穿刺抽吸物活检或粗针病理检查没有取得有诊断意义的组织，应行开放活检 [11]。如果细胞数足够，细胞学诊断高度恶性的甲状腺未分化癌就相对容易。甲状腺未分化癌抽吸物通常表现为孤立的疏松细胞和小到中等大小的细胞簇（图 50-3 和图 50-5C）。需要注意的是，滤泡样或乳头状不是甲状腺未分化癌的特征表现。但是，正如以上讨论的，这些可能代表了并存的分化甲状腺癌或腺瘤，特别是在肿瘤的不同部位取材时（图 50-5B）。这时，描述和诊断需要特别关注分化最差的细胞类型，因其最具有临床意义 [23]。

细胞大小和形状极具异质性，从纺锤形到鳞状细胞样，圆形和多角形，到多核巨细胞（图 50-5D 和图 50-6）。各型的混合型也不少见（图 50-6B 和 E）。有些细胞可表现为独特的"浆细胞样"和"杆状"外观 [23]。不管何种类型，甲状腺未分化癌细胞核大，不规则，高度异型性，染色质粗大深染，核仁明显及可见核内假包涵体（图 50-3B 和图 50-6B 至 F）[23, 35]。多核巨细胞常见。核分裂象（包括非典型性）易见（图 50-6B 和 F），而分化甲状腺癌几乎从不出现。涂片背景通常含有坏死性碎片和炎性细胞（图 50-6B 和 E），这可能掩盖肿瘤细胞。大量的坏死碎片，特别是老年患者，需怀疑甲状腺未分化癌。可见肿瘤细胞质中性粒细胞浸润（穿入现象）。如果有（见第 1 章，图 1-28），也仅见少量胶质（图 50-5C）。

甲状腺未分化癌确诊病例归于 Bethesda 甲状腺细胞学报告系统恶性肿瘤类（Ⅵ期）[23]。有必要对肿瘤形态作描述性评论以引起临床医生注意。例如，可以这样作细胞学诊断："恶性，甲状腺未分化癌"或"恶性，未分化癌可疑" [23]。如果有必要，可加入其他注释，包括辅助检查结果（免疫染色）和鉴别诊断。通常使用细胞块作免疫组化检查。免疫表型与上述外科标本一致，即泛角蛋白、PAX8 和波形蛋白常阳性但可呈局灶分布，而 TTF-1 和甲状腺球蛋白（图 50-3C）通常阴性。

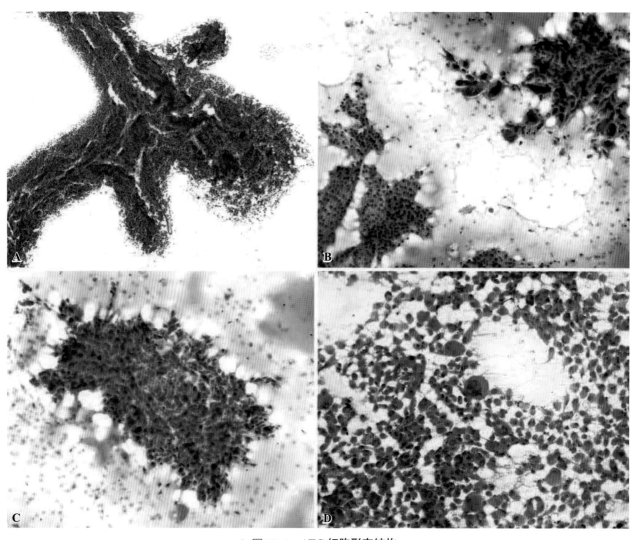

▲ 图 50-5　ATC 细胞形态结构

A. 细胞丰富，肿瘤细胞形成大的片段或片层；B. 良性滤泡细胞（左）及其对侧的高度多形性的恶性细胞（右）；C. 肿瘤细胞黏附成簇，梭形，多形核；B 和 C. 胶质背景；D. 肿瘤细胞疏松分布，巨细胞易见（A. 传统涂片，巴氏染色，40×；B 至 D. 200×）

（四）鉴别诊断

　　镜下表现和免疫表型的多样性，同时又失去滤泡分化能力，使得甲状腺未分化癌的鉴别诊断非常多。如果没有类似于甲状腺未分化癌的其他病变证据，最后的诊断通常是"排除性"的[11]。

　　当怀疑甲状腺未分化癌时，病理学家需要考虑两点：一是排除转移性肿瘤（见第 51 章）和非上皮性恶性肿瘤，如无须手术治疗的淋巴瘤（见第 38 章），这是术前工作的重要部分。二是在外科标本中，要避免甲状腺分化癌病例（包括低分化肿瘤）中过度诊断甲状腺未分化癌，这样可使患者避免不必要的强化治疗。最近，日本甲状腺未分化癌研究联盟专家们报道，156 例甲状腺未分化癌病例中 33 例（21%）误诊，大多是因为甲状腺乳头状癌伴有少见形态而被"升级"了[36]。基于这点，我们想重申，对于难以解读的病例，要毫不犹豫地考虑他人意见、免疫组化结果和询问临床病史。甲状腺未分化癌玻片和详细的临床病史资料应一同提交会诊，这点很重要，但往往被忽视，使得会诊病理学家对

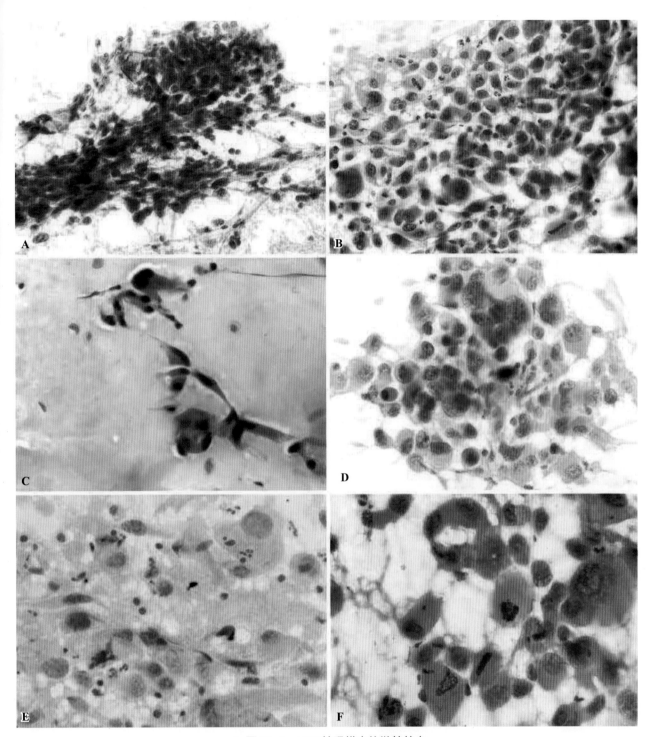

▲ 图 50-6　ATC 抽吸样本的微妙特点

A. 肿瘤细胞呈饱满的梭形排列；B. 圆形的上皮样细胞和巨细胞，核分裂活跃；C. 孤立性肿瘤细胞，梭形，奇异核，位于胶质样物质背景中；D. 部分肿瘤细胞细胞核囊泡样，染色质粗大聚集，核仁明显；E. 可在同一视野下观察到上皮样细胞核梭形细胞；B、D 和 E. 注意可以轻易发现背景白细胞；F. 高度多形性细胞，奇异核，核分裂活跃（A 和 B. 传统涂片，巴氏染色，400×；C 至E. 600×；F. 800×）

临床和影像学结果不知情。

由此，我们提出甲状腺未分化癌鉴别诊断的一般原则和常见类似病变的要点。需要与甲状腺未分化癌鉴别的病变非常多且非常广，已在他处充分讨论和展示 [7, 13, 22, 24, 27]。

1. 甲状腺未分化癌与甲状腺分化癌及其他病变

甲状腺未分化癌是进展最快的甲状腺恶性肿瘤，每一个假阳性病例无一例外地导致过度治疗。肿瘤的高度恶性特征，包括明显的多形性、核分裂活跃和可见广泛坏死。有些甲状腺分化癌，如低分化癌（岛状癌，见第 48 章和第 49 章）、伴实性形态的高分化癌（甲状腺乳头状癌和甲状腺滤泡腺癌）和髓样癌（多形型，见第 40 章），可能表现为局灶性或轻度"高度恶性"特征，应与甲状腺未分化癌鉴别。

与甲状腺未分化癌相比，甲状腺低分化癌通常大小和形状一致。这些肿瘤呈实性、梁状、岛状或微滤泡样排列。虽然两种肿瘤都可以出现坏死，但与甲状腺未分化癌相比，程度较小，罕见伴有急性炎性细胞反应。甲状腺乳头状癌实性型可见特征性的 PTC 核特点，包括毛玻璃样核、核沟和假包涵体（见第 31 章）。甲状腺滤泡腺癌核通常呈一致的圆形。没有那种甲状腺分化癌显示如甲状腺未分化癌那样严重和广泛的核异质性。局灶性多形性和孤立性奇异核可见于非典型腺瘤、良性和恶性 Hürthle 细胞肿瘤、放射性甲状腺炎，然而，滤泡上皮分化和甲状腺微结构的证据可排除高度恶性肿瘤（见第 54 章，图 54-3）。

免疫组化是辅助鉴别诊断甲状腺未分化癌的最重要工具。未分化表型通过失去甲状腺特异性标记物 TTF-1 和甲状腺球蛋白 TG 来确认。顾名思义，甲状腺分化癌，尚保留甲状腺特异性蛋白表达。问题是在实性型和嗜酸性细胞甲状腺肿瘤中，TTF-1 局灶性丢失并不少见，而且不同克隆（8G7G3/1 和 SPT24）也会产生不同结果。高度进展表现为典型的镜下三联征，即多形性、核分裂活跃和坏死。高度恶性可由"侵袭性"免疫表型确认，表现为 p53（或细胞周期蛋白 D1）弥漫阳

性，以 Ki-67 抗体代表的高增殖指数。Kakudo 等建议，如果 Ki-67 增殖指数小于 30%，则不大可能是甲状腺未分化癌；如果 Ki-67 标记指数高于 50%，则很有可能是甲状腺未分化癌或其他高度侵袭性甲状腺恶性肿瘤，如恶性淋巴瘤、鳞状细胞癌和转移性癌 [37]。在小标本中，使用 TTF-1/TG 和 Ki-67/p53 组合有助于区分甲状腺未分化癌和甲状腺分化癌。我们曾遇到几例 Hürthle 细胞瘤切除活检标本，由于排列疏松、细胞怪异，像伴退变和多形性的甲状腺未分化癌，造成诊断困难。有趣的是，免疫组化造成更多困惑，因为所有标记物均（TTF-1、TG、Ki-67、p53）均呈弱阳性，不足以做出准确解读。众所周知，对于不同免疫组化标记物，嗜酸性细胞肿瘤经常表现出诡异的染色模式。

有些罕见的甲状腺肿瘤或常见甲状腺肿瘤的罕见变异 / 亚型也要考虑与甲状腺未分化癌鉴别。伴有胸腺样分化的梭形上皮细胞肿瘤是一种由纺锤细胞组成的低度恶性的甲状腺肿瘤，类似于纺锤细胞性甲状腺未分化癌。SETTLE 被认为较甲状腺未分化癌多形性程度轻，平滑肌肌动蛋白阳性，而这非甲状腺未分化癌的典型表现 [13]。甲状腺内胸腺癌（CASTLE）是另外一种罕见肿瘤，类似于非角化鳞状细胞癌、淋巴上皮细胞癌和上皮细胞型甲状腺未分化癌。甲状腺内胸腺癌核多形性较轻，多泡，与甲状腺未分化癌不同，后者核深染奇异。这种肿瘤特别让人想起淋巴上皮细胞瘤样甲状腺未分化癌。免疫组化显示胸腺标记物 CD5 和 CD117 在 CASTLE 中阳性而在 ATC 中阴性（见第 41 章）[13]。甲状腺髓样癌多形性改变类似于 ATC，但淀粉样物质降钙素免疫活性和其他神经内分泌标记物（嗜铬粒蛋白 A、突触素、mCEA）有助于鉴别这些肿瘤（见第 40 章）。有些甲状腺分化癌少见亚型，如鳞状上皮化生或筋膜炎样基质，可能包含类似于 ATC 的病灶。非肿瘤性瑞得尔甲状腺炎类似寡细胞性 ATC。一般来说，在所有这些病例，ATC 常见的高度恶性的特征性表现（核多形性、坏死、核分裂活跃、Ki-67/p53 免疫

组化染色进一步证实）缺失。其他非 ATC 高度恶性原发性甲状腺恶性肿瘤如 SCC 和肉瘤，将在下文讨论。

2. ATC 和非甲状腺恶性肿瘤

很多非甲状腺肿瘤，包括软组织肉瘤、转移癌、恶性黑色素瘤和恶性淋巴瘤等，与 ATC 相像。通常，结合患者临床病史，特别是既往存在的恶性肿瘤病史，肿瘤解剖位置的准确识别和免疫组化结果等资料，足以做出本病的鉴别诊断[3]。除形态学评估外，黑色素瘤（S-100、HMB-45 和 Melan-A）、淋巴瘤（CD45、CD20、CD3 及其他）和肉瘤（desmin、SMA、CD34、vimentin 等）等标记物组合免疫组化检查也有必要。

高度恶性淋巴瘤被认为是一个主要鉴别诊断，因为其治疗和临床表现均不同。例如，对于一个冰冻切片的解读，诊断为癌（非淋巴瘤）就足够了，外科医生将据此做出下一步手术方案[38]。恶性淋巴瘤细胞与 ATC 相比，通常更疏松，大小更一致，更小，更圆[7]。含有肿瘤细胞所捕获滤泡形成填充物的淋巴上皮病变是常见表现。邻近非肿瘤性甲状腺常显示桥本甲状腺炎的特点。借助免疫组化技术，CD 标记物阳性而角蛋白 / 波形蛋白阴性，很容易做出恶性淋巴瘤的诊断（见第 37 章和第 38 章）。

与非上皮恶性肿瘤不同，ATC 通常保持角蛋白（如 AE1/AE3）甚至甲状腺组织特异性的标记物 PAX8 的表达。然而，免疫染色可能较弱且呈局灶分布，由于空间异质性，最容易在外科标本中检测到（与穿刺活检比较）。SCC 鳞状细胞癌与鳞状细胞样 ATC 有相同的形态学表现，都表达角蛋白。甲状腺中，SCC 可以是原发或继发于邻近喉 / 气管的直接侵犯或远处转移（通常源于肺）。甲状腺原发性 SCC 被认为是起源于滤泡细胞化生，临床表现和行为与 ATC 非常相似。与鳞状细胞样 ATC 唯一不同的是，原发性甲状腺 SCC 必须完全由鳞状 / 鳞样成分组成，而 ATC 可混有多种其他镜下形态。最近，Suzuki 等的研究显示可根据 PAX8 阳性将原发性甲状腺 SCC 与继发性 SCC 鉴别[39]。原发性甲状腺 SCC 经常被认为仅仅是 ATC 的一个变异[26]。有些专家甚至倾向于诊断鳞状细胞样 ATC 而不是原发性甲状腺 SCC，并且仅仅将后者作为一个排除诊断[20]。这些原则也可用于原发性甲状腺肉瘤，理论上可以起源于甲状腺间质，但很可能代表了肉瘤样 ATC（唯一例外是原发性血管肉瘤）[7, 25]。Rosai 等建议甲状腺内的任何多形性恶性肿瘤，特别是老年患者而且有残存 DTC 成分的证据时，即使角蛋白阴性，都应倾向于 ATC 的诊断[7]。他们进一步倡议对大多数有挑战性的 ATC 病例使用统一术语"未分化恶性肿瘤，符合上皮细胞癌"[7]。

发现并存 DTC 的残余有助于 ATC 和转移性癌及非上皮型恶性肿瘤鉴别。甲状腺转移癌最常见原发于肾（见第 51 章）、肺、消化道、乳腺和黑色素瘤。需使用原发性肿瘤特异性标记物组合免疫组化技术协助鉴别诊断。需要留意 ATC 和某些非甲状腺恶性肿瘤间的交叉反应。例如，甲状腺转录因子 PAX8 也有相当高的比列表达于肾和卵巢癌。同时，据报道，部分 ATC 亚型可表达肺腺癌标记物 napsin A 和乳腺癌标记物 GATA3[40, 41]。我们也经常遇到 PAX8 在 B 细胞表达，是因为与有 PAX5 高度同源系列而发生交叉反应。这种现象可成为与 B 细胞淋巴瘤鉴别的一个陷阱[42]。

目前，即使肿瘤细胞的形态学在镜下水平已无法识别，也可通过特异的分子标记区分原发性甲状腺癌和转移癌[3]。例如，单基因方法检测肿瘤标本中 BRAF 或 RAS 点突变，可以帮助我们确立 ATC 的诊断，因为这些基因改变对于滤泡起源的肿瘤有相当的特征性。前述突变基因蛋白特异性的 VE1 和 SP174 单克隆抗体可作为基因分型的替代物。然而，需要注意的是，BRAF 和 RAS 突变并非 DTC/ATC 特异，也可见于诸多非甲状腺恶性肿瘤（如恶性黑色素瘤）。另外，BRAF/RAS 因克隆进化在未分化癌中丢失。

3. 细针穿刺抽吸物标本的鉴别诊断

当细胞数足够，ATC 细胞学表现比较特异，诊断并无挑战。诊断准确率 85%～90%[22]。Kini

描述了三种需要考虑 ATC 假阴性的情形：①广泛坏死，被炎性细胞或细胞碎片掩盖的孤立性肿瘤细胞（见第 52 章）；②寡细胞型，含有大量胶原形成的间质，抽吸物量少；③未分化癌中仅取到预先存在的分化癌[22]。

总之，根据 ATC 特征性的表现如肿瘤细胞极其多形性，奇异核等，很容易识别为恶性肿瘤，但仅通过细针穿刺抽吸物活检难以证明原发于甲状腺。ATC 抽吸物最可靠的免疫阳性标记物为泛角蛋白、波形蛋白和甲状腺特异性的 PAX8[23]。然而，因为染色的高度的空间异质性，ATC 免疫细胞化学法的价值大打折扣，同一种肿瘤不同部分表现为不同的表达模式，即从完全阴性到明显阳性，有必要结合临床和放射学资料。例如，如果患者小于 60 岁或没有巨大并且快速进展的甲状腺肿块，做出 ATC 的诊断时要慎重。

几种良性病变可能被误诊为 ATC。这些病变包括放射性碘治疗和 Graves 病导致的核深染奇异改变（见第 54 章）、Riedel 甲状腺炎患者成纤维细胞增生和间质碎片和罕见的结节性甲状腺肿良性滤泡细胞退变[22]。

FNA 涂片检查中，需要与 ATC 鉴别的恶性疾病包括低分化（岛状）甲状腺癌（见第 49 章）、甲状腺髓样癌（见第 40 章）、淋巴瘤（见第 38 章）和转移癌（见第 51 章）。除了其特殊细胞学特征外（如淀粉样变和梁状结构），甲状腺髓样癌和甲状腺岛状癌细胞核异型性 / 多形性均较轻，缺乏 ATC 中常见的破骨细胞样巨细胞[23]。继发性甲状腺肿瘤通常与 ATC 一样具有高度恶性（核多形性，坏死）。有时腺样分化是区分转移和未分化癌的一个线索。需要结合既往肿瘤病史、临床和放射治疗关系，外加免疫组化检查等做出正确的甲状腺转移癌的诊断[23]。

三、结论

总而言之，此处病例在组织学和病理学上符合 ATC。在本病例中，免疫组化检查表现具有相当的非特异性，也是本类型肿瘤的常见表现。需要结合临床数据、病理和免疫组化结果才能给患者做出 ATC 的诊断。如出现合并高分化甲状腺肿瘤（符合滤泡腺瘤），则进一步支持该诊断。与文献报道的大多数病例一样，本病例表现出几乎所有该恶性肿瘤的典型病例特征（如完全失去滤泡分化能力，核多形性，染色质粗大深染，鳞状或肉瘤样，核分裂活跃和坏死）。这些特征有助于与其他甲状腺肿瘤鉴别。然而，由于肿瘤细胞呈鳞状外观，颈部淋巴结最初的细胞学诊断为转移性鳞状细胞癌。如果提供了详细的临床信息，则可以避免这样的陷阱。

第51章 转移性肾细胞癌
Metastatic Renal Cell Carcinoma

Ayana Suzuki　Mitsuyoshi Hirokawa　Aki Tanaka　**著**

李益明 **译**　张明博 **校**

一、概述

对于伴广泛转移的患者的甲状腺内常可见转移癌[1, 2]。病变通常多灶性，大小不一，不宜行穿刺细胞学检查。如果病灶为孤立病灶或必须与原发性甲状腺癌区分，则为细胞穿刺检查的适应证[1]。它们可能与甲状腺功能亢进或亚急性甲状腺炎的症状有关[1, 3]。在手术病例中，最常见转移到甲状腺的是肾细胞癌（25%～33%），其次是乳腺癌（12%～16%）、食管癌（4%～9%）、子宫癌（3%～7%）、胃癌（4%）和皮肤癌（4%）[1, 4, 5]。从确诊原发癌到甲状腺转移平均时间相对较长，如肾癌 106 个月、乳腺癌 131 个月和子宫癌 132 个月[5]。甲状腺转移癌可能是某种隐匿性原发肿瘤的首发症状[6, 7]。因此，我们展示 1 例甲状腺转移性肾细胞癌（RCC），以讨论其与滤泡性肿瘤的鉴别诊断。

二、病例

患者男性，67 岁，咽喉不适 3 个月。1 年前因 RCC 行右肾切除术。外院就诊时发现甲状腺右叶肿块。甲状腺 FNA 细胞学诊断为 AUS/FLUS，转入笔者所在医院。超声显示肿瘤位于甲状腺右叶，大小 62mm×33mm×36mm，多结节，低回声，血流丰富（图 51-1）。左叶无异常。FNA 发现恶性肿瘤细胞，免疫细胞化学分析怀疑转移性

RCC。遂行甲状腺右叶切除术加颈中部和右侧淋巴结清扫。

三、细胞学所见

抽吸物呈血性，富含细胞，未见胶质成分。异型细胞呈实性细胞巢或单个散在排列（图 51-2）。未见明显微滤泡结构。异型细胞较大，圆形或梭形。细胞质淡染，边界不清（图 51-3）。部分细胞核不规则，见核沟，核仁大（图 51-4），但未见核内包涵体和毛玻璃核。由于细胞学检查怀疑转移性肾细胞癌，遂行 LBC 标本免疫细胞化学检查。癌细胞 CD10 阳性（图 51-5），TG 和 TTF-1 阴性（见第 57 章）。

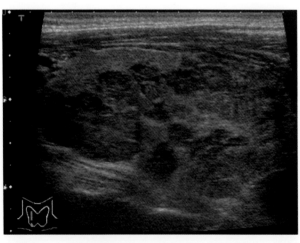

▲ 图 51-1　甲状腺右叶见一个多结节、低回声肿块（B 超图像）

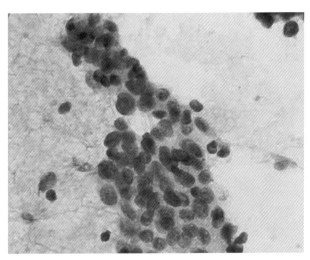

▲ 图 51-2　一个实性细胞巢和若干孤立性裸细胞（巴氏染色，40×）

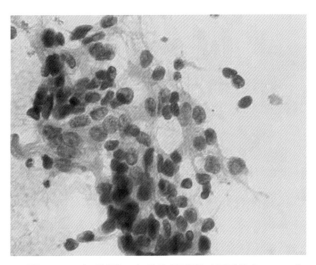

▲ 图 51-3　胞质淡染，细胞边界模糊（巴氏染色，40×）

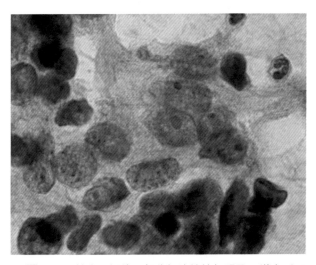

▲ 图 51-4　核大，深染，部分细胞核核仁明显，增大（巴氏染色，100×）

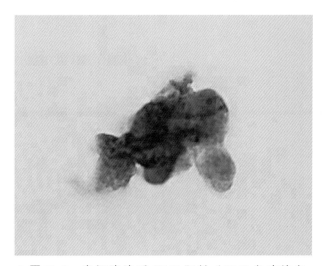

▲ 图 51-5　癌细胞胞质 CD10 阳性（CD10 免疫染色，LBC，100×）

四、病理

肿瘤多结节状，占据整个右叶，但未侵及甲状腺周围结缔组织（图 51-6）。病变呈实性，苍白，局部有出血和囊性变。癌细胞呈腺泡状和小梁状，间质富含血管（图 51-7）。细胞质透亮（图 51-8）。细胞核异形明显。免疫组化检查提示 CD10 阳性（图 51-9）。Ki-67 增殖指数大于 80%。维多利亚蓝 -HE 染色显示多处血管侵犯。峡部切缘未见癌细胞。中央区和右侧淋巴结提示转移性肾细胞癌。

五、讨论

RCC 是临床上最常见的甲状腺转移性恶性肿瘤[1, 8]。Kobayashi 等报道了 10 例甲状腺转移性肾细胞癌，8 例事先有 RCC 切除术病史，剩余 2 例在甲状腺切除术后找到原发灶[7]。有趣的是，80%（8/10 例）原发灶位于右肾，而且转移灶亦位于甲状腺右叶。通常是多发性转移。然而，RCC 偶可转移至原发性甲状腺肿瘤，如滤泡型 PTC、滤泡腺瘤或腺瘤性结节[9]。在这些病例中，转移灶是孤立的，易与上述甲状腺肿瘤混淆[10]。图 51-10 显示 RCC 转移至滤泡腺瘤。转移病变局限于甲状腺内时，手术切除预后较好[10]。

因血管丰富，转移性 RCC 细胞学涂片一般血

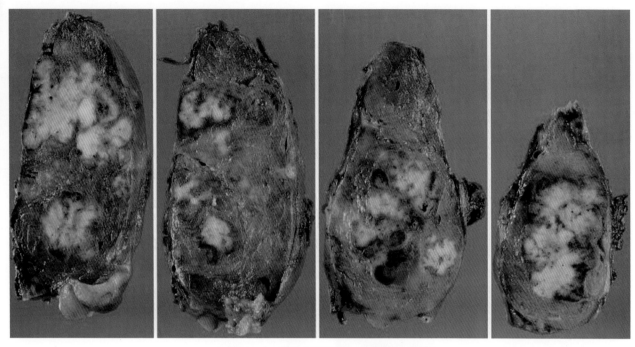

▲ 图 51-6　癌呈多结节性，占据整个右叶

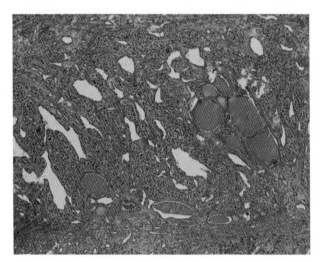

▲ 图 51-7　癌细胞呈滤泡样和小梁状生长，间质血管丰富，部分甲状腺滤泡混杂在肿瘤中（HE 染色，4×）

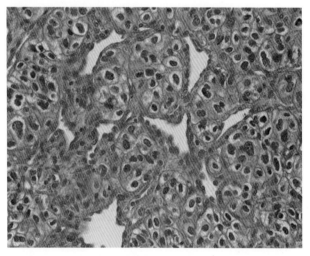

▲ 图 51-8　癌细胞胞质清亮，核不规则（HE 染色，20×）

性，细胞较少[11]。癌细胞呈小梁状、滤泡状、片状或实性巢状[12]。根据细胞种类和染色技术不同，核质比 \ 胞质着色和细胞边界多样化。胞质多丰富、清亮或淡染。甚至在透明细胞癌中，胞质可深染[13]。细胞核居中或靠边，根据恶性程度不同异型性不同。可见核内包涵体和核沟[14]。核仁明显，大小不一[13]，核仁的明显程度与 RCC 的恶性程度成正比[12]。胞质淡染，细胞边界受损导致裸核小而均匀[1]。

孤立的甲状腺转移性 RCC 在超声和细胞学上很难与滤泡性肿瘤区别。转移性 RCC 和滤泡性肿瘤的鉴别诊断要点见表 51-1。两者均表现为血性背景，小梁状排列，胞质淡染。细胞巢团内出现胶质成分强烈提示滤泡性肿瘤。RCC 出现核内包涵体时，需要与 PTC 鉴别。RCC 胞质着色通常较 PTC 更浅。

免疫组化染色有助于区分转移性 RCC 和滤泡性肿瘤。RCC 的 CD10、RCC 标记物（一种抗肾小管细胞刷状缘糖蛋白单克隆抗体）和 EMA 阳性，TTF-1 和 TG 阴性 [12, 13, 15]。滤泡性肿瘤则相反。其中，TTF-1 最可靠，因其假阳性和假阴性率最低 [4]。因 TG 免疫染色容易出现向周围组织的扩散假象，结果解读通常很困难 [16]。波形蛋白和 PAX8 在 RCC 和滤泡肿瘤中均表达 [13]。因此，它们的抗体在两种肿瘤的鉴别中无意义。

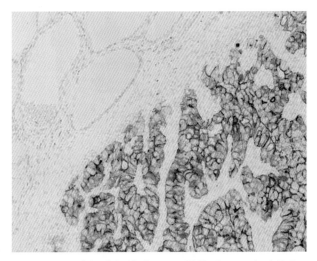

▲ 图 51-9　癌细胞细胞膜 CD10 阳性（CD10 免疫染色，10×）

表 51-1　转移性 RCC 和滤泡性肿瘤的鉴别诊断

	肾细胞癌	滤泡性肿瘤
背景	血性，无胶质	血性，透明胶质
排列	腺样、小梁状、片状或实性	微滤泡，小梁状含有胶质的滤泡
细胞边界	不清或清晰	不清
细胞质	清亮或浓染	淡染
细胞核	圆形，不规则	圆形
– 染色质	细腻或颗粒状	颗粒状
– 不规则形态	可有	无
核内包涵体	可有	无
– 核仁	明显	多样化
免疫染色		
–TG	–	+
–TTF-1	–	+
–CD10	+	–
–RCC 标记物	+	–
–EMA	+	–

TTF-1. 甲状腺转录因子 1；EMA. 上皮膜抗原

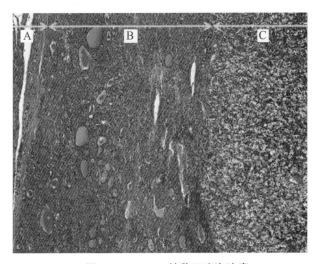

▲ 图 51-10　RCC 转移至滤泡腺瘤

滤泡腺瘤位于肿瘤周边。A. 正常甲状腺区；B. 滤泡腺瘤区；B. RCC 区

第52章 FNA 细胞学中的坏死背景：甲状腺乳头状癌间变性转化和梗死

Necrotic Background in Thyroid FNA Cytology: Anaplastic Transformation or Infarction in Papillary Carcinoma

Kennichi Kakudo　Shinya Satoh　Yusuke Mori　Hiroyuki Yamashita　**著**

张 玲 **译**　殷德涛 **校**

摘 要

◆ 高风险甲状腺癌和甲状腺结节急性梗死细胞学涂片可出现坏死背景。急性梗死可以是自发的，也可以发生于 FNA 穿刺术后。这造成诊断困难：①使组织学确诊困难；②难以获取充足的诊断组织。

一、简要病历

患者女性，23 岁，突发颈部肿痛（放射至右耳）2 天。患者右颈部见一甲状腺结节，伴触痛。2 年前外院行结节 FNA 穿刺活检，结果提示良性，未予手术治疗。就诊时甲状腺功能正常范围，TSH 为 1.14mU/ml，fT_3 为 2.81pg/dl，fT_4 为 1.20ng/dl。白细胞计数增至 12720/ml。

二、超声

超声检查显示，结节位于甲状腺右叶，实性，边界清楚，13mm × 10mm 大小。结节血流不丰富，回声不均（图 52-1），未见钙化和囊性变。遂行超声引导下 FNA 细胞学检查。

三、细胞学检查

细胞学检查显示，在坏死背景中，出现一些炎性细胞和散在分布低黏附性异形上皮细胞。大量粒细胞、组织细胞、淋巴细胞和退变的细胞碎片是本例特征（图 52-2）。上皮细胞胞质边界不清，低黏附性，散在分布，混杂在炎性细胞中（图 52-3 和图 52-4）。上皮细胞核比退变的粒细胞和淋巴细胞的大，核仁较小或不明显（图 52-4 和图 52-5）。这些散在细胞 PTC 核特征不明显。部分细胞胞质宽大深染，嗜碱性，类似于鳞状细胞化生或梭形恶性细胞（图 52-3 至图 52-5，红箭），但与高分化甲状腺滤泡腺癌或 PTC 型 FTC 不同。经常见到黏附性差的异形细胞（图 52-5 和图 52-6）。同时，也可见高黏附性的滤泡细胞巢，呈合胞体细胞片巢状（图 52-6 和图 52-7），重叠的片状细胞巢（细胞旋涡）或大的小梁状细胞巢（图），核拥挤（图 52-8）。核不规则和核沟（图 52-7，黄箭）提示 PTC 样恶性肿瘤可能。核内包涵体罕见，也无确诊意义。异物多核巨细胞常见（图 52-7 和图 52-8）。未见砂粒体钙化或淀粉样物质沉积。

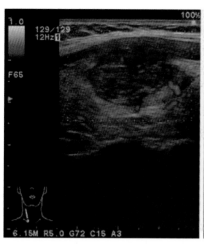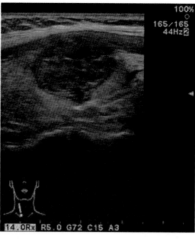

◀ 图 52-1　甲状腺右叶结节，13mm×10mm 大小，边界清晰。结节呈低回声，回声不均，提示坏死

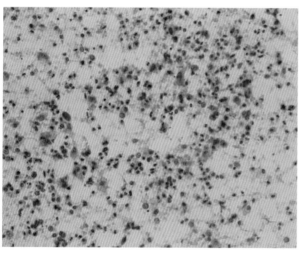

▲ 图 52-2　肿瘤坏死，涂片背景内见退变的细胞碎片、粒细胞、组织细胞和淋巴细胞

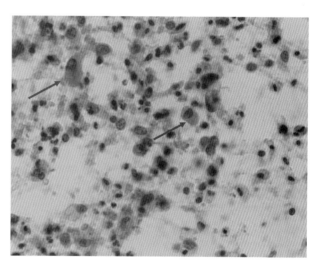

▲ 图 52-3　大量退变肿瘤细胞，胞质宽（红箭），边界不清，单个或散在分布

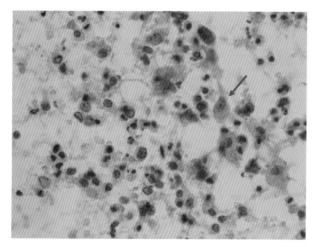

▲ 图 52-4　大量突变肿瘤细胞，胞质宽（红箭），边界不清。肿瘤上皮细胞核大于退变肿瘤细胞、粒细胞和淋巴细胞的细胞核。细胞核空泡状，可见小核仁

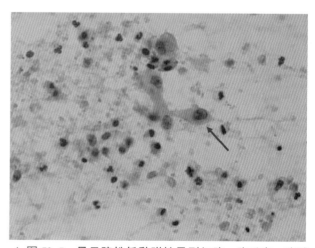

▲ 图 52-5　易见疏松低黏附性异型细胞，胞质宽，嗜碱性，与鳞状上皮化生或梭形肿瘤细胞相似（红箭）

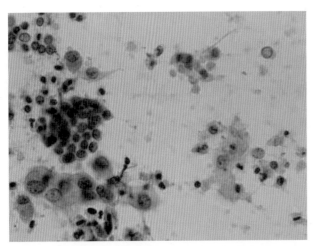

▲ 图 52-6　同时可见紧密排列的合胞体细胞簇和疏松低黏附性的大细胞，其胞质浓聚

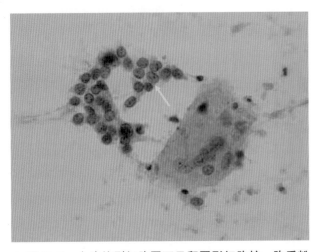

▲ 图 52-7　合胞体型细胞团可见卵圆形细胞核，胞质粉染，核仁不明显，可见核沟（黄箭）。周围见异物多核巨细胞反应

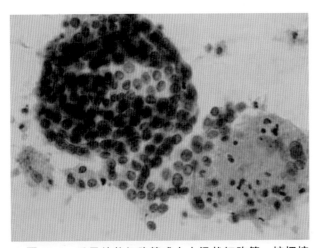

▲ 图 52-8　重叠片状细胞簇或大小梁状细胞簇，核拥挤（细胞旋涡），右下视野见异物多核巨细胞反应

四、鉴别诊断名单

1. 恶性：PTC。
2. 恶性：PTC 伴坏死。
3. 恶性：PTC 伴间变性转化。
4. 恶性：PTC 伴亚急性甲状腺炎。
5. 恶性：低分化癌伴坏死。
6. 恶性：未分化癌伴鳞状细胞成分。
7. 恶性：甲状腺转移（继发性）癌。
8. 临界：滤泡性肿瘤伴亚急性甲状腺炎。
9. 临界：桥本甲状腺炎，PTC 不除外。
10. 良性：急性感染性甲状腺炎。
11. 良性：亚急性甲状腺炎。
12. 良性：桥本甲状腺炎。

五、鉴别诊断

　　根据图 52-6 和图 52-7，可能很容易做出 PTC 恶性肿瘤的诊断。由于本例中的坏死性背景，不少人很可能会怀疑为侵袭能力更高的恶性肿瘤，如未分化癌（见第 49 章和第 50 章）或低分化癌（见第 48 章）。这些肿瘤中，坏死病变常见[1]。胞质深嗜碱性非典型细胞和图 52-3 至图 52-5 梭形肿瘤细胞是未分化癌，原发性甲状腺鳞状细胞癌

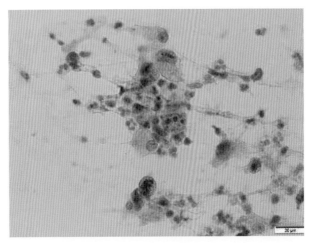

▲ 图 52-9　为便于比较，图示甲状腺未分化癌，传统涂片
注意退变细胞、坏死和粒细胞背景中的多形性大细胞核，核仁亦大

和甲状腺转移癌。然而，未分化癌多见于老年患者，未分化癌在 23 岁患者中非常罕见 [1]。为了对比，图 52-9 显示了未分化癌细胞，可见瘤巨细胞，奇异核，多个明显核仁。未分化癌核异型性远高于本例。要了解更多低分化癌细节（见第 48 章和第 49 章）和未分化癌细节（见第 49 章和第 50 章），请参见其他章节。PTC 可有鳞状化生，因此，应与伴有高级别核特征的原发性鳞状细胞癌相鉴别（见第 51 章）

坏死可见于某些类型的炎症病变，但甲状腺中结核样干酪样坏死极其罕见。组织病理学检查排除了桥本甲状腺炎（见第 36 章）、亚急性肉芽肿性甲状腺炎（见第 33 章）和急性感染性甲状腺炎（见第 53 章）。

据报道，甲状腺结节梗死为 FNA 活检术后的一种罕见并发症，将在后面补充说明里阐述。虽然该患者两年前有 FNA 活检术病史，但不应是坏死的直接原因，因为本次结节病变非常新鲜。图 52-10 显示了活性 PTC 样恶性肿瘤细胞和退行变的核固缩上皮细胞（一种急性梗死后新鲜缺血性改变）。表 52-1 中列举了几种由甲状腺 FNA 活检的并发症（见第 56 章）。

病理诊断：PTC 伴大量坏死，可能与自发性

梗死有关。

右叶切面如图 52-11，结节边界不清，大小 13mm×10mm。结节内见黄白色坏死。肿瘤包膜和周围甲状腺实质可见纤维化，甲状腺与周围肌肉组织粘连（图 52-11）。

肿瘤 90% 以上范围见急性凝固性坏死（图 52-12），坏死周围见具有乳头结构的有组织活性的肿瘤细胞巢（图 52-13）。图 52-14 显示了凝固性坏死和退变肿瘤细胞巢的界限。结节内纤维化轻微，提示该肿瘤坏死处于亚急性期，而非 2 年前 FNA 活检所致。猜测本次坏死发生于外科手术前 2～4 周，可能于颈部疼痛发作时（甲状腺叶切除术前 18 天），原因不明，而非医源性原因如 FNA 活检。

表 52-1　甲状腺 FNA 细胞学检查并发症和不良反应

- 甲状腺肿胀
- 梗死和结节缩小
- 急性出血
- 因血肿致上呼吸道梗阻
- 感染
- 针道种植（植入）
- 在良性滤泡腺瘤，FNA 术后改变类似包膜浸润（假浸润）

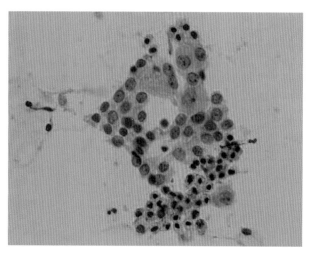

▲ 图 52-10　同一细胞簇内见两种类型上皮细胞
活肿瘤细胞核大，卵圆形，胞质宽（视野上方），退变细胞小，染色质固缩（视野下方）

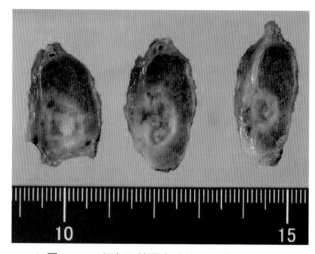

▲ 图 52-11　福尔马林固定后的甲状腺右叶切面观
结节边界不清，大小 13mm×10mm，内见片状黄白色区域（坏死），结节包膜和周围甲状腺实质纤维化

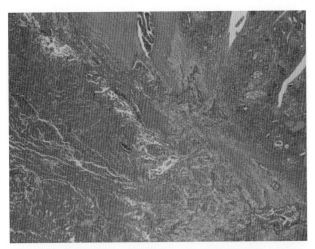

▲ 图 52-12　浸润性 PTC 伴大面积坏死

注意视野上方，活肿瘤细胞巢呈乳头状生长；凝固性坏死占据视野大半（左下），未见细胞核（影子细胞）。右上视野非肿瘤性甲状腺实质内见炎性浸润和轻微纤维化

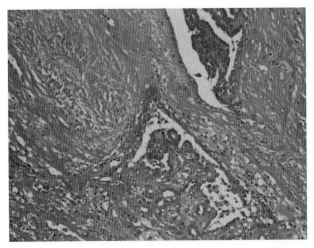

▲ 图 52-13　高倍镜下观（图 52-12），示典型 PTC 的残余灶

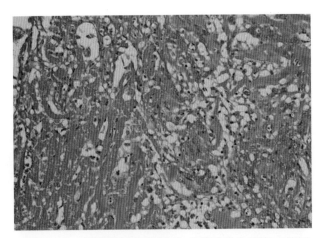

▲ 图 52-14　凝固性坏死（左下）和退变乳头状癌（右半）

注意乳头状癌坏死周围的轻微纤维化和血管增生（右半），提示乳头状癌缺血性坏死处于急性和亚急性期

六、补充说明

甲状腺肿瘤自发性梗死为 FNA 活检不常见并发症之一（图 52-1）[2-6]。Jones 等对 200 例甲状腺 FNA 标本进行组织学检查，发现针道周围坏死现象非常明显。其中 1 例观察到结节坏死和退变。他们认为 FNA 可以导致甲状腺肿瘤坏死和临床上明显缩小[2, 3]。针对一系列外科手术治疗的 PTC 患者的研究提示，FNA 活检术后梗死率 12/620（1.9%），最后 1 次 FNA 至手术的平均时间间隔是 52 天（13～133 天）[4]。Layfeld 和 Lones 等指出，FNA 相关的肿瘤梗死会给诊断带来以下问题：① 梗死导致肿瘤本身特点不典型，使得组织学确诊困难；② FNA 穿刺到梗死结节，难以获取足够诊断性组织标本，从而导致假阴性诊断[5]。

本例中，患者疼痛出现在 FNA 检查前一天，既往无创伤和其他相关病史，因此 FNA 并非病因，很可能其他与 FNA 无关的因素导致了本例的大面积肿瘤坏死。超声检查血流不丰富支持该假说，但是组织学检查未能发现任何血管阻塞性改变，如血栓或栓子。

甲状腺疼痛是一种罕见症状。亚急性甲状腺炎是疼痛性甲状腺炎最常见的病因，而桥本甲状腺炎疼痛罕见[7-9]（见第 33 章和第 36 章）。鲜有报道 FNA 术后出现疼痛并发症。在第二个病例中（图 52-15 和图 52-16），22 岁女性，FNA 细胞学检查后出现颈部疼痛和甲状腺肿胀。46 天后行甲状腺叶切除术。术前未再行 FNA 细胞学检查。甲状腺叶切面观，见黄白色肿块，18mm×20mm，包膜完整，位于下叶，肉眼观与图中（图 52-11）所示病例 1 几乎一模一样。组织学检查显示大面积凝固性坏死（图 51-16）。

Chen 等报道了 1 例疼痛性 PTC，FNA 术后继发感染[10]。此 2 例病例组织学检查既无化脓性感染，亦无特异性肉芽肿性炎症。

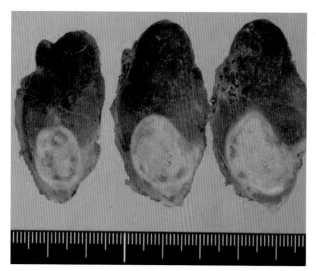

▲ 图 52-15　甲状腺叶切除术后福尔马林固定切面观

结节位于左叶下极，边界清晰，18mm×20mm 大小，结节中央区大面积坏死（黄白色区域）。患者女性，20 岁，诉 FNA 术后颈部疼痛

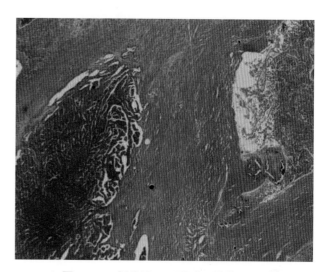

▲ 图 52-16　低倍镜下，同时见两种不同区域

左半视野见典型乳头状癌，右半视野为肿瘤细胞凝固性坏死区域。注意右半视野未见细胞核（影细胞）

第53章 感染性甲状腺炎

Infectious Thyroiditis

Claire W. Michael   Xin Jing 著

兰柳逸 译   王志芳 校

一、病史概述

患者男性，39 岁，因心悸、恶心、呕吐、乏力、头痛并伴有眼球后疼痛就诊于急诊科。血压 160/90mmHg。该患者有 27 年 I 型糖尿病病史并终末期肾病。8 年前接受了肾脏移植，随后进行了胰腺移植。入院后检查发现患者甲状腺无痛性肿大[1]。

二、实验室检查

血细胞计数正常，为 8100 个细胞 /μL，伴有淋巴细胞减少和单核细胞相对增多（中性粒细胞 67.8%，淋巴细胞 11.2%，单核细胞 19.9%），甲状腺功能检查显示甲状腺功能亢进（FT_4 3.8ng/dl 和 TSH < 0.01mU/L）。抗甲状腺球蛋白抗体和抗甲状腺过氧化物酶阴性。患者因持续头痛进行腰穿。

三、影像学检查

入院第 3 天甲状腺摄碘率为 0.7%（正常范围 7%～30%）。注射 185MBq 枸橼酸镓 24h 后，全身扫描显示甲状腺组织浓聚。入院第 5 天超声检查显示，甲状腺呈弥漫性不均匀增大，是正常甲状腺大小的 3 倍，左右不对称，右叶大于左叶。遂行甲状腺右叶细针穿刺活检。

四、细胞学表现

超声引导下在甲状腺右叶行细针穿刺活检，并进行现场快速评估。现场涂片，Diff-Quick 染色显示：细胞丰富，见滤泡细胞团，胞质相对丰富，背景可见散在的淋巴细胞、多核巨细胞和少量的胶质（图 53-1）。高倍镜下，无论是背景中散在的或是细胞团中的滤泡上皮细胞，均偶见异常空泡，空泡内见粉色圆形或椭圆形结构，周围有晕环，类似真菌孢子（图 53-2）。同时可见散在的多核巨细胞及局灶性肉芽肿，偶见多核巨细胞吞噬胶质现象（图 53-3 至图 53-5）。用巴氏染色的乙醇固定涂片有相似表现（图 53-6）。六胺银染色法（GMS）显

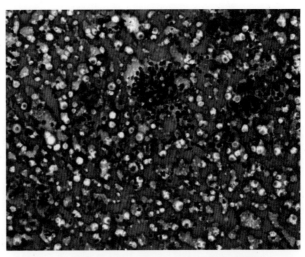

▲ 图 53-1　高度空泡化背景下，可见滤泡细胞聚集，以及散在组织细胞及淋巴细胞。该放大倍数下，空泡中含有小的圆形或椭圆形粉色结构（传统涂片，Diff-Quik 染色）

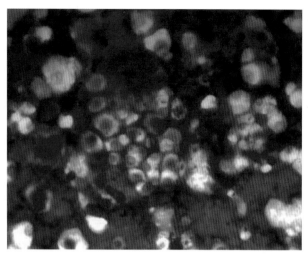

▲ 图 53-2 高倍镜下，可见滤泡细胞及高度空泡化的背景组织细胞。空泡较小，边界清晰，圆形或椭圆形，周围有晕环，与隐球菌真菌孢子一致（传统涂片，Diff-Quik 染色）

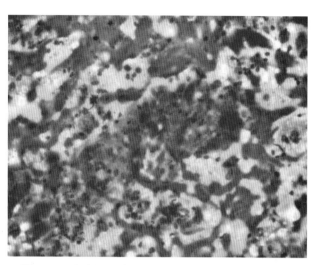

▲ 图 53-4 在炎性细胞、组织细胞和胶体小碎片的背景下，聚集的多核组织细胞，胞质内可见孢子（传统涂片，Diff-Quik 染色）

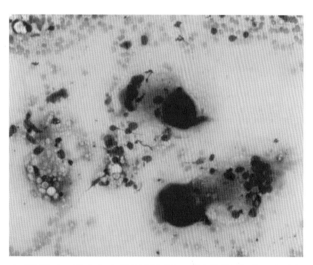

▲ 图 53-3 散在的多核组织细胞，偶尔摄取胶质，胞质内可见孢子，同时可见少量散在的上皮样梭状组织细胞及散在的淋巴细胞（传统涂片，Diff-Quik 染色）

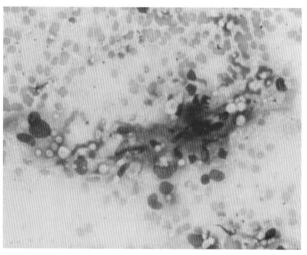

▲ 图 53-5 疏松的肉芽肿组织，由聚集的上皮样组织细胞组成，周围有真菌孢子（传统涂片，Diff-Quik 染色）

示真菌孢子的形态与新型隐球菌一致（图 53-7）。同时对脑脊液进行细胞学检查发现了相似的真菌孢子，脑脊液隐球菌抗原滴度为 1∶1024，血清抗原滴度为 1∶512，并且血培养结果阳性。

五、临床治疗方案

该患者接受了两性霉素 B 和氟胞嘧啶的治疗。治疗过程出现甲状腺功能减退，最终甲状腺功能恢复正常。

六、鉴别诊断

1. 感染性甲状腺炎。

2. 桥本甲状腺炎。

3. 亚急性肉芽肿性甲状腺炎（de Quervain 甲状腺炎）。

七、讨论

甲状腺纤维包膜将其与颈部其他结构隔开，

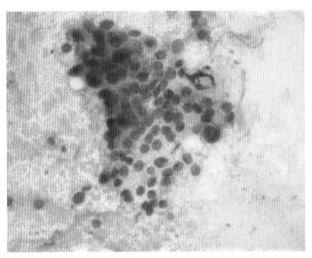

▲ 图 53-6　滤泡细胞团，可见胞质内粉染的圆形结构，周围有晕环，与隐球菌孢子被膜一致，背景中也可见类似的孢子（传统涂片，巴氏染色）

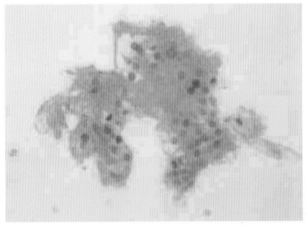

▲ 图 53-7　孢子染色可见黑色圆形的新型隐球菌孢子（ThinPrep，吉姆萨染色）

其本身具有丰富的血供和淋巴引流，以及过氧化氢和碘成分，具有杀菌作用，通常不容易感染。感染性甲状腺炎是最为少见的一类甲状腺炎。化脓性甲状腺炎常由细菌感染引起，有文献报道的病例数少于 600 例，常见的病原体依次为金黄色葡萄球菌、化脓性链球菌、表皮葡萄球菌和肺炎链球菌。一般来说多数感染同时存在多种病原体，且致病菌常与患者免疫功能有关，可来自于颈部感染灶的直接蔓延，或是由于外伤或针头引起的医源性感染，如细针穿刺活检后（见第 56 章）。常见诱因包括先天性异常，如持续的甲状腺舌管

囊肿或梨状窦瘘，以及免疫抑制和高龄等因素（见第 18 章）。患者整个病程中甲状腺功能可表现正常，超声检查显示甲状腺内回声均匀，伴有无回声或低回声结节。脓肿则表现为外周血管丰富，内部无明显血流信号 [2, 3]。化脓性甲状腺炎的其他罕见病原体包括鼠伤寒沙门氏菌和诺卡氏菌 [4, 5]。通过细针穿刺活检进行诊断，表现脓性渗出液，病原体培养可进一步证实。有报道与病毒感染有关的亚急性甲状腺炎，临床表现为甲亢和不均匀性甲状腺肿大 [6, 7]。

目前报道的与真菌感染有关的甲状腺炎不足 70 例，患者通常因为其他并发症而处于免疫抑制状态。至少 40 例与曲霉菌感染有关，其中 25 例患者死后诊断为播散性感染，同时有血液或淋巴网状系统恶性肿瘤病史，15 例患者通过细针穿刺活检生前诊断 [8]。其余病例中也存在其他真菌感染，主要通过细针穿刺活检诊断 [9]。上述病例中隐球菌甲状腺炎有 4 例，其余患者均死亡 [1]。

一般而言，大多数患者表现为甲状腺弥漫性不均匀肿大和甲状腺功能亢进，少数甲状腺功能减退或正常。认为甲亢与甲状腺滤泡的破坏和胶体的释放有关。临床表现常与亚急性甲状腺炎类似，如局部压痛、发热、吞咽困难和发音障碍，极少患者无压痛。目前，超声引导下细针穿刺活检被认为是最好的诊断方法。涂片常显示肉芽肿形成，伴有散在的淋巴细胞和上皮样组织细胞。坏死程度和滤泡细胞的数量可能因病例而异。真菌孢子或菌丝很容易发现，或者需要仔细查找坏死组织碎屑，特别是出现坏死性病变时。

鉴别诊断应包括桥本甲状腺炎和亚急性甲状腺炎，即 de Quervain 甲状腺炎（见第 33 章）。急性期 LT 中的涂片可表现为细胞丰富，可见弥漫性淋巴细胞浸润，Hürthle 细胞增多或两者均有（见第 35 章和第 36 章），可能存在滤泡细胞 / Hürthle 细胞聚集可伴有淋巴细胞浸润，背景中吞噬胶质的多核巨细胞少见。可见胶质，但不明显（图 53-8）[10]。相反，DQT 的涂片往往细胞含量少，几乎未见被淋巴细胞或嗜中性粒细胞浸润的

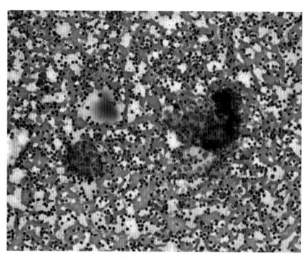

▲ 图 53-8　桥本甲状腺炎，大量淋巴细胞和胶质碎片极少的背景下，可见紧密结合的滤泡细胞和 **Hürthle** 细胞团（传统涂片，**Diff-Quik** 染色）

破碎滤泡细胞（见第 33 章）。特征表现为上皮样组织细胞，而非典型的肉芽肿。未见胶质[11]。在这两种疾病中均未发现明显的坏死表现或病原体的特征。

八、要点

真菌性甲状腺炎是一种非常罕见的疾病。在对免疫抑制患者进行甲状腺 FNA 时，如果患者表现为甲状腺弥漫性不均匀肿大，表现为甲状腺毒症，以及涂片可见淋巴细胞、上皮样组织细胞或坏死组织，应与真菌性甲状腺炎鉴别。

第 54 章　弥漫性毒性甲状腺肿的细胞病理学

Cytopathology in the Thyroid of Graves Disease

Jen-Fan Hang　著

李　铄　译　　王志芳　校

摘　要

◆ 对于弥漫性毒性甲状腺肿（Graves 病）患者甲状腺细针穿刺活检主要是用于评估可疑结节，尤其是摄碘[131]率低的结节（冷结节）。除了肿瘤性结节，还可有非肿瘤性结节，如合并腺瘤/胶质性甲状腺肿、淋巴细胞浸润的假性结节和反应性/退行性改变。因此，判断 Graves 病患者甲状腺结节的性质对于临床治疗至关重要。细针穿刺活检可以对结节附近的非病变组织进行采样。既往接受了抗甲状腺药物治疗或放射性碘治疗([131]I 治疗)的患者，除弥漫性增生性变化外，镜下也常见异型性细胞。因此 Graves 病的细针穿刺结果评估被认为是甲状腺细胞病理学中最具挑战性的任务之一。在本章中，我们讨论了 Graves 病的甲状腺细胞病理学特征，特别是与治疗相关的变化，以及这种情况下的恶性诊断标准。

一、概述

1835 年，著名的爱尔兰外科医生 Robert James Graves 报道了甲状腺肿大、心动过速和突眼症状的相关性 [1]，尽管在此之前已有相关报道 [2]，但国际上多称该病为 Graves 病。Graves 病是甲状腺功能亢进症最常见的原因，女性患病率约为 3%，男性患病率约为 0.5% [3]。Graves 病是一种自身抗体引起的自身免疫性疾病，自身抗体结合并刺激甲状腺滤泡细胞上的促甲状腺激素受体，导致甲状腺滤泡上皮细胞增生，产生过多的甲状腺激素，同时甲状腺滤泡肥大引起甲状腺肿大 [4]。

Graves 病的临床表现是全身性的，包括体重减轻、怕热、震颤、性情急躁、容易激动、心悸、失眠、月经不调、甲状腺肿大、复视及皮肤改变 [3-5]。Graves 病的诊断包括临床表现及甲亢的血清学证据，即 T_4 和 T_3 水平增高，TSH 水平降低。对于诊断不明确的患者，其他检查包括 Graves 病相关抗体（Ab），如 TSH 受体抗体（TRAb）和抗甲状腺过氧化物酶抗体（aTPO-Ab），甲状腺摄 [131]I 率（RAIU）测定或彩色多普勒 [3]。Graves 病患者的 TRAb 和 aTPO-Ab 通常为阳性，甲状腺 24h 内弥漫性 [131]I 摄取率升高，并且彩超表现血流信号增强。

目前，Graves 病的治疗方法包括抗甲状腺药物（ATD）、[131]I 治疗及手术治疗 [3, 6, 7]。ATD 是硫代酰胺类化合物，包括甲巯咪唑、卡比马唑和丙硫氧嘧啶。它们的作用机制是抑制甲状腺滤泡细胞中的甲状腺过氧化物酶，减少甲状腺激素的合成。此外，丙硫氧嘧啶还抑制 5′-脱碘酶，该酶在外周组织将 T_4 转化为 T_3。使用抗甲状腺药物 12~18 个月后，约半数患者症状得到缓解。抗甲状腺药物治疗的主要缺点是药物不良反应，如皮疹、胃肠道不适、粒细胞缺乏症、肝毒性和自身免疫性血管炎。[131]I 治疗甲亢的目的是破坏甲状腺组织，减少甲状腺激素的合成。治疗机制是 [131]I 被甲状腺滤泡细胞摄取后释放出 β 射线，损伤细胞 DNA 来破坏甲状腺组织细胞。[131]I 治疗甲亢的治愈率达到 85% 以上。甲状腺功能减退症是 [131]I 治疗难以避免的结果，80% 的患者需终生使用甲状腺激素替代治疗，而 15%～20% 的患者突眼症状加重。对于甲状腺全切除术的患者，术前需行服用抗甲状腺药物将甲状腺功能控制正常。手术并发症包括暂时性或永久性甲状旁腺功能减退症和喉返神经损伤。治疗方法的选择取决于多种临床因素，如甲亢的严重程度、突眼程度、甲状腺大小、是否存在可疑结节等。不同地区的医生可能会采取不同的早期治疗方案。有研究表明，欧洲 77% 的医生和日本 88% 的医生会选择抗甲状腺药物作为一线治疗，而美国 69% 的医生会选择 [131]I 治疗[8]。

二、细针穿刺活检

Graves 病患者的诊断主要依赖于临床表现和确诊试验，很少进行细针穿刺活检。甲状腺细针穿刺活检主要用于评估可疑结节，尤其是摄 [131]I 率低的结节（冷结节）。在 Graves 病的患者中，10%～15% 存在可触及的甲状腺结节，是普通人群的 3 倍[9, 10]，结节可在就诊时或在随访期间发现[11]。尽管存在可触及的甲状腺结节患者可能有较高的甲状腺癌风险，但 Graves 病患者甲状腺癌的风险是否相应增加仍存在争议，在已报道的手术标本中占 0%～9.8%[9-14]。除肿瘤性结节外，也存在非肿瘤性结节，包括合并的腺瘤 / 胶体甲状腺肿、淋巴细胞浸润的假性结节和反应性 / 退变性改变[9]。评估 Graves 病患者甲状腺结节的性质对于临床治疗至关重要。细针穿刺活检可以对结节附近的非病变组织进行取样。除弥漫性增生性改变外，既往接受过抗甲状腺药物或 RAI 治疗的患者镜下也常见异型性细胞[15-22]。因此在 Graves 病的细针穿刺结果的解读

被认为是甲状腺细胞病理学中最具挑战性的任务之一。在本章中，我们将讨论 Graves 病的甲状腺细胞病理学特征，尤其是与治疗相关的变化，以及这种情况下的恶性诊断标准。

三、甲状腺 Graves 病的细胞病理学特征

Graves 病的病理学特征因疾病状态和治疗而异。在疾病活动期，表现为弥漫性增生：细胞增生活跃，上皮细胞增生形成乳头状折叠，突入含少量胶质的滤泡腔（图 54-1）。乳头结构简单且无分支，但在重度增生的情况下可见突出的分支状乳头结构。细针穿刺活检时，低倍镜下的结构特征会使人怀疑甲状腺乳头状癌，但高倍镜下表现有助于两者之间的鉴别（图 54-2）。与甲状腺乳头状癌不同，Graves 病的乳头状增生被覆滤泡细胞呈圆形，未见不规则核膜及苍白染色质。

除组织结构上的改变外，处于疾病活跃期的滤泡细胞常呈高圆柱状，含大量颗粒状细胞质，与 Hürthle 细胞类似（图 54-3）。在 Graves 病的细针穿刺活检中常见 Hürthle 细胞改变，占所有报道的 47%[16]。若标本细胞成分仅为 Hürthle 细胞，其病理改变类似于 Hürthle 细胞瘤[22]（见第 46 章和

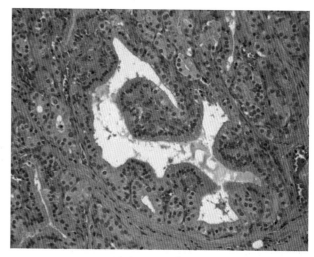

▲ 图 54-1　增生性甲状腺滤泡的腔内，可见一个结构简单、无分支的乳头状突起；被覆细胞呈柱状，细胞核呈圆形，未见不规则核膜及染色质消失（HE 染色，200×）

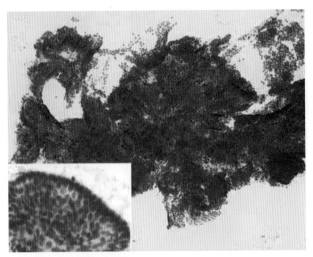

▲ 图 54-2　增生的滤泡细胞围绕纤维血管形成乳头状突起；在高倍镜下，乳头外层滤泡细胞排列拥挤、呈叠瓦状排列，细胞核呈圆形，染色质清晰（巴氏染色，100×，400×）

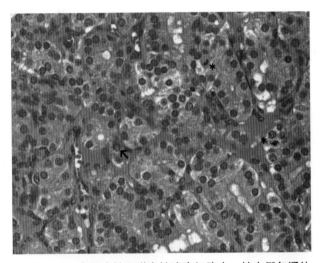

▲ 图 54-3　在反应性和增生性滤泡细胞中，核内假包涵体（箭）和核分裂象（*）均较为少见，其胞质丰富，呈颗粒状（HE 染色，400×）

第 47 章）。另一个常见表现为滤泡细胞团，其边缘空泡化，在 Romanowsky 染色中尤为明显，被称为火焰细胞或火炬细胞，最早出现在甲状腺毒性甲状腺肿。但该表现对 Graves 疾病无特异性，在各种肿瘤性和非肿瘤性疾病中也可见到[23]。活动性 Graves 病中一些较不常见的细胞病理学表现包括轻至中度核异型性，淋巴细胞浸润，多核巨细胞及上皮样细胞肉芽肿[16]。细针穿刺活检发现淋巴细胞和 Hürthle 细胞可能误诊为桥本甲状腺炎[22]（见第 36 章）。

（一）RAI 治疗和抗甲状腺药物治疗相关的细胞病理改变

辐射引起的病理学改变可能在 RAI 治疗后 1 周内发生，持续时间较长[24]，与 RAI 剂量无关，且腺体内部改变并不一致。RAI 治疗的甲状腺组织标本的病理学表现包括滤泡萎缩，间质纤维化，细胞嗜酸性改变，核异型性明显，多发性腺瘤和桥本甲状腺炎[25, 26]。细胞学异型性分布常不完整。但若为腺瘤结节的细针穿刺标本，则结果难以解释。

与 RAI 治疗相关的细胞病理学改变包括巨大的怪异细胞，核异型性明显，核深染，核仁明显，染色质粗大模糊，裸核和胞质空泡化（图 54-4）[17-22]。伴核沟的核内假包涵体和染色质苍白极为罕见，仅在 2 例误诊为甲状腺乳头状癌的病例中有报道[18, 19]。在这些情况下，应合理使用不确定的诊断类别，如"意义不明的非典型性病变/意义不明的滤泡性病变（AUS/FLUS）"或"可疑甲状腺乳头状癌"，以避免过度诊断。

抗甲状腺药物与细针穿刺细胞学检查中明显的核大小不均和核增大有关（图 54-5）[15]。这些发现与 RAI 相关的细胞病理学变化相似，但发生率较低。在我们之前的研究中，组织学上证实了在接受抗甲状腺药物治疗的 Graves 病患者中，良

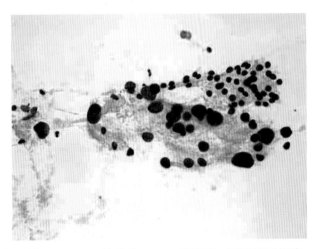

▲ 图 54-4　RAI 治疗的 Graves 病患者，可见异形细胞，核异型性明显，胞质丰富，核深染；需注意异形细胞与滤泡细胞紧邻，该表现可支持反应性而非肿瘤性改变（巴氏染色，400×）

性非肿瘤性结节的 AUS/FLUS 的诊断率为 37%，远低于接受 RAI 治疗的患者（100%）[22]。抗甲状腺药物相关的病理改变包括细胞嗜酸性改变，细胞大小明显不均，核深染和染色质增粗。常为局灶性改变，在整个腺体上表现不均一（图 54-6）。

（二）Graves 病的诊断

据报道，临床上 Graves 病患者非隐匿性甲状腺乳头状癌与甲状腺功能正常的患者相比侵略性更强[27]。因此，识别合并 Graves 病的甲状腺癌患者对其治疗至关重要。与治疗相关的细胞学异型性相比，甲状腺乳头状癌的细胞病理学表现常较为单一。临床上应严格采用细胞病理学诊断标准，即核均匀增大，为长卵圆形，核膜不规则，淡染粉状染色质，纵向核沟，常见核内假包涵体。对 Graves 病的甲状腺乳头状癌的术前诊断，细针穿刺细胞学检查被证实具有高度敏感性及特异性[21, 22]。在某些情况下，核异型性相当明显以至于鉴别诊断考虑未分化癌或转移性癌[19]，为避免过度诊断，应参考患者的既往病史及治疗方案。

四、结论

Graves 病的甲状腺细胞病理学诊断不易，尤其是考虑与治疗相关的病理改变。一般来说需要了解患者既往病史及治疗方式，从而注意这种情况下导致的假阳性结果。建议采用严格的甲状腺癌诊断标准进行判断，在出现多形细胞型非典型改变时避免过度诊断恶性。

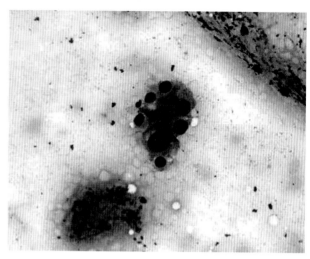

▲ 图 54-5 卡巴咪唑治疗的 Graves 病患者，单个甲状腺滤泡细针穿刺标本，可见明显的核异型性，提示该病变为反应性而非肿瘤性（刘氏染色，400×）

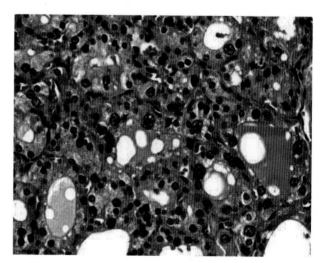

▲ 图 54-6 接受卡巴咪唑治疗的同一患者，组织学可见局灶性改变，细胞嗜酸性改变，核染色质增多，染色质粗大及明显的核异型（HE 染色，400×）

第 55 章 经皮乙醇注射和射频消融术后不同甲状腺结节的细胞学和组织学特征

Cytological and Histological Characteristics After Percutaneous Ethanol Injection and Radiofrequency Ablation in Various Thyroid Nodules

Dong Eun Song **著**

李 铄 **译** 王志芳 **校**

一、概述

对于有症状的良性（无功能或很少有功能亢进）的甲状腺结节，且手术风险较高或拒绝接受甲状腺切除术的患者，目前已有多种非手术治疗方法，包括超声引导下的微波消融术、经皮激光消融术、经皮乙醇注射（PEI）和射频消融术（RFA）。近年来，这些非手术治疗方式渐渐成为手术治疗外的一种选择[1]。

由于其低成本，操作简单且安全，PEI 已被用于有症状的甲状腺良性囊肿或囊性结节的一线治疗[2]，较少用于体积小、有自主功能的甲状腺结节[3]。近 10 年来，射频消融术一直用于治疗肝细胞癌，近年来开始应用于其他各种器官，如肾、前列腺、乳腺及甲状腺。射频消融术最初用于局部复发的高分化型甲状腺癌及甲状腺癌复发淋巴结转移的患者，其再次手术风险高，考虑姑息性治疗[4, 5]。射频消融术近来用于有症状的甲状腺良性结节的患者，如存在美观问题、颈部疼痛、吞咽困难，偶有也用于甲状腺毒症[6, 7]。根据韩国甲状腺协会的建议，在接受射频消融术治疗有症状的甲状腺良性结节之前，应分开进行至少 2 次细针穿刺或粗针穿刺活检，以确认甲状腺结节良性[8]。由于只能获得部分缓解，有残留肿瘤细胞复发风险及可能存在未发现的淋巴结转移，原发性甲状腺乳头状癌是射频消融术的禁忌证[9]。同样，对于 Thy3 结节，不推荐射频消融术治疗作为一线治疗，因为有一定复发风险，以及若为恶性，后续仍需行甲状腺腺叶切除术[10]。据报道，对经甲状腺近全切除术治疗的高分化甲状腺癌患者术后采用射频消融术作为补充治疗，可轻度减小残留甲状腺组织的直径和体积[11]。

二、经皮乙醇注射后的细胞学和组织学特征

经皮乙醇注射治疗后随访进行超声检查发现，甲状腺囊性病变表现为体积缩小，但高达 75% 的超声表现有恶性肿瘤的征象：显著低回声、毛刺征及微钙化[12]。有研究报道了各种细胞学特征表现，如坏死物、混合的组织细胞和中性粒细胞及胶质颗粒[2]。Song 等分别比较了 PEI 前后良性滤泡性结节的细胞学特征[13]。在 PEI 后的良性滤泡性结节中，细胞增多，坏死背景，常见多核巨细胞，这些细胞学特征仅提示 PEI 引起的组织损伤[13]。尽管 PEI 后甲状腺结节的超声表现具有恶性征象[12]，但由于无文献报道 PEI 后有可疑恶性的非典型滤泡细胞，因此随访无须行细针穿刺活

检或粗针穿刺活检[13, 14]。Monzani 等报道了 PEI 后在幽灵样甲状腺滤泡中有核苍白和轻度核增大表现，并认为是反应性改变，因为这些表现仅见于坏死灶附近，且未见明显恶性的细胞学征象，如核沟及核内假包涵体[14]。

对于 PEI 后的手术标本，中央常表现出不可逆的组织学特征，如凝固性坏死、出血性梗死、血栓形成及肉芽组织形成，周围是瘢痕样的致密纤维化组织[14, 15]。外周偶尔表现可逆的组织学特征，如细胞内微结构和酶活性的变化[3]。据报道，在治疗过程中，PEI 会引起与乙醇泄漏相关的甲状腺外周纤维化[16]。

三、射频消融术后的组织学特征

射频消融术后结节体积减小的程度与肿瘤原始大小有关[17]。对于有症状的良性滤泡性结节，射频消融术后 24 个月随访，结节体积减小高达 67%[10]，术后 48 个月体积减小 93%[1]。Lim 等报道了在射频消融术后甲状腺良性结节治疗不充分的边缘部分复发率高达 5.6%[18]。与 PEI 不同，迄今为止，尚未有文献报道甲状腺结节射频消融术后的细胞学特征。对于射频消融术后的甲状腺组织学标本，中央可见不可逆的凝固性坏死（图 55-1），外周有气泡

样空腔形成，被发生透明性硬化的间质组织包裹（图 55-2 和图 55-3），并可见瘢痕组织（图 55-2 和图 55-3）。其他组织学特征包括巨噬细胞（图 55-4）和多核巨细胞沉积（图 55-5），血管周围慢性炎症细胞浸润（图 55-6），核固缩，胞质嗜碱性增加，基质变性，以及甲状腺滤泡分叶征明显[17]。偶有报道甲状腺结节内血管结构改变，血浆蛋白外渗、基底膜物质沉积及平滑肌细胞消失引起管壁增厚。有文献报道在射频消融的结节周围可见淋巴管扩张，小静脉腔狭窄[17]。在射频消融术后

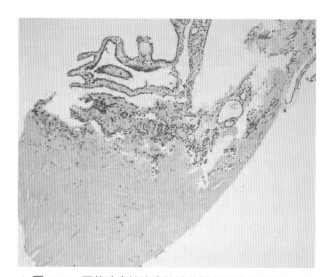

▲ 图 55-2　甲状腺良性滤泡性结节射频消融术后随访，在治疗不充分的残余结节附近（粗针穿刺活检标本）可见致密的无细胞透明性硬化（左下）（HE 染色，100×）

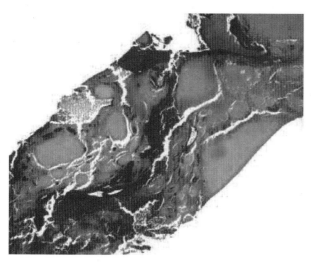

▲ 图 55-1　甲状腺良性滤泡性结节射频消融术后，可见出血性凝固性坏死（粗针穿刺活检标本）（HE 染色，100×）

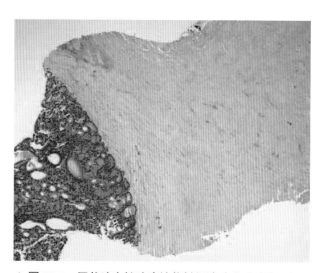

▲ 图 55-3　甲状腺良性腺瘤结节射频消融术后随访，在治疗不充分的残余结节附近（粗针穿刺活检标本）可见致密的透明性硬化（右）（HE 染色，100×）

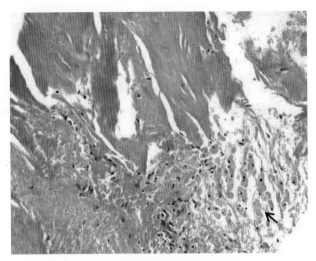

▲ 图 55-4 甲状腺良性滤泡性结节射频消融术后随访，可见巨噬细胞沉积（黑箭）（粗针穿刺活检标本），与致密的透明性硬化毗邻（HE 染色，200×）

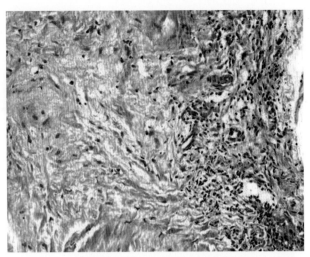

▲ 图 55-6 甲状腺良性滤泡性结节射频消融术后，可见松散的间质纤维化伴成纤维细胞增生（左侧），相邻血管周围慢性炎性细胞轻度浸润（右侧）（粗针穿刺活检标本）（HE 染色，200×）

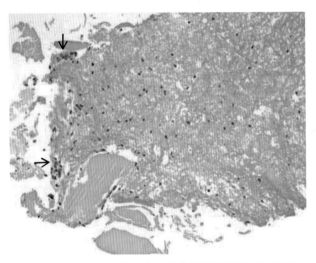

▲ 图 55-5 甲状腺良性滤泡性结节射频消融术后，可见出血性凝固性坏死（粗针穿刺活检标本），坏死区有多核巨细胞沉积（黑箭）（HE 染色，200×）

的手术标本中未见甲状腺外周纤维化及邻近组织粘连，可能是因为在射频消融过程中工作端始终位于结节内[10]。在滤泡性增生性病变，如微侵袭甲状腺滤泡状癌及恶性潜能未定的滤泡性肿瘤中，射频消融术不会造成肿瘤包膜损伤，不影响是否累及包膜的判断[10]。目前仅报道了 2 例射频消融术后"针道内恶性细胞种植"，认为发生在移动注射时针道或电极插入的部位[19, 20]。1 例是实性型乳头状癌[19]，另 1 例是滤泡状癌合并少量乳头状癌的碰撞瘤[20]。目前仍需要进一步的研究来评估射频消融对残余肿瘤进展的潜在影响。

第56章 细针穿刺活检的并发症
Complications of Fine Needle Aspiration Biopsy

Yasuhiro Ito　Mitsuyoshi Hirokawa　著
张明博　译　　张明博　校

摘 要
- 细针穿刺抽吸活检是诊断甲状腺结节最有效的方法。超声引导下FNAB使我们能够检测到很小的甲状腺结节。虽然FNAB是一种安全的技术，但也有一些并发的报道。本章介绍FNAB的主要并发症。

一、对组织学诊断的干扰

FNAB引起的组织学改变常影响病理诊断。这种现象也被称为"甲状腺细针穿刺后继发性异型组织学改变"（worrisome histologic alterations following fine needle aspiration of the thyroid, WHAFFT），被认为是一个严重的临床问题。例如，核异型性、血管改变、包膜假性浸润、梗死和化生常导致FNAB的误诊[1-4]。图56-1显示FNAB引起的炎症，类似于乳头状癌中的未

分化癌组织。Pandit等证实38%的病理标本存在WHAFFT[1]。Rosemary等结果表明，96例甲状腺手术患者中68例标本出现上述改变，并在FNAB后20～40天达到高峰。这些变化在重复FNA标本中同样是诊断陷阱[3]。FNAB后肿瘤细胞消失也见报道[5]。

二、甲状旁腺腺瘤/增生因FNA播散

与甲状腺不同，对于怀疑甲状旁腺腺瘤或增生的颈部结节，FNA是禁忌。甲状旁腺细胞比甲状腺滤泡细胞更容易播散，并可引起严重的问题。如果超声、甲状旁腺激素、游离钙和其他生化检查（包括尿检查）结果怀疑结节与病理性甲状旁腺有关，应首先进行影像检查，如⁹⁹Tc-MIBI和CT。当甲状旁腺腺瘤/增生与多发的结节性甲状腺肿共存而难以鉴别时，可进行甲状旁腺FNA细针洗脱液行PTH检查。但该方法仅适用于即将手术的病例（见第58章）。

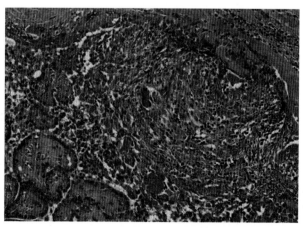

▲ 图56-1　此例为分化良好的甲状腺癌，但由于FNAB引起的炎症反应，易误诊为未分化癌组织

三、肿瘤细胞的针道种植

肿瘤细胞在皮下或带状肌内针道种植是 FNAB 的重要并发症之一。在乳头状癌中，0.14% 的患者在 FNAB 后 2～131 个月出现[6]。这种现象在低分化的乳头状癌或病变侵犯甲状腺外的病例中更容易出现。同时，对于临床淋巴结转移（淋巴结阳性）或高 Ki-67 指数的患者，FNAB 后出现的时间比较短。这些发现表明，乳头状癌的针道种植更容易发生在具有侵袭性特征的病例中。但这些病例可以通过手术得到控制（见第 27 章）。

最近，有报道称 45% 伴有皮下或带状肌内复发的乳头状癌患者，同时或之后有远处转移。因此，尽管针道种植的控制并不困难，但临床医生需持续监测 TG 并辅以影像学检查，警惕针道种植性转移出现或随后发生远处转移的可能[7]。

尽管发生率很低，但在滤泡性肿瘤中也有针道种植的报道[8]。正常情况下，滤泡性肿瘤采用甲状腺叶切除术治疗。在报道的病例中，病理诊断为滤泡腺瘤。然而，这样的病例应该进行甲状腺全切除术和皮下肿瘤切除术，严格意义上来说这样的病灶应作为临床恶性肿瘤处理。

四、急性甲状腺出血和血肿

急性出血和血肿是最重要的并发症之一，在发生气道阻塞时会致命。Hor 等报道了 1 例服用阿司匹林并有高血压的终末期肾病患者，双侧甲状腺血肿导致急性气道阻塞[9]。Kakuuchi 等报道了一个不仅接受了 FNAB，而且还接受了空芯针活检的死亡病例[10]。Polyzos 等的综述显示，FNAB 期间或之后的出血相关并发症的发生率为 1.9%～6.4%，但如此高的发生率可能是由于对出血的不同定义或记录的偏倚所致[11]。毋庸置疑，CNB 比 FNAB 具有更高的急性出血风险（见第 65 章）。在我们医院的日常工作中，急性出血和血肿是极为罕见的。我们要求患者按压针头的插入位置至少 15min，甚至更长时间。对于服用溶栓药物的患者，按压 20min；20min 后，医生必须要检查患者是否有出血或肿胀，然后才允许患者离开医院。这种谨慎的方法可以减少 FNAB 术后出血相关并发症的发生率（见第 63 章和第 64 章）。

五、急性甲状腺水肿

FNAB 后可观察到甲状腺急性水肿（图 56-2）。这种情况发生的原因尚不清楚，但可能与甲状

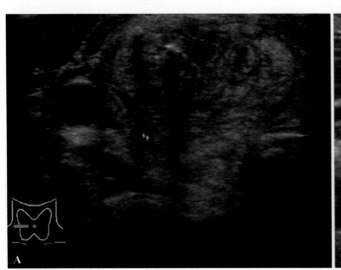
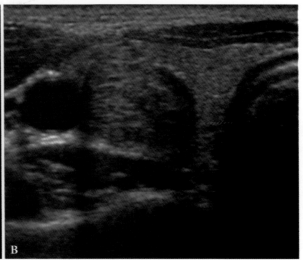

▲ 图 56-2　一个 FNAB 结节同侧发生急性水肿的典型病例
A. FNAB 后；B. FNAB 前

腺对针头的过敏反应有关。甲状腺在 FNAB 后通常出现弥漫性的双侧肿大。患者诉肿胀感和（或）疼痛。这种反应的发生率不高，大约 0.1% 甚至更少。一般通过颈部降温可治愈，但偶尔可能需要类固醇药物治疗（图 56-3）。

六、一过性声带麻痹

Tomoda 等报道 0.036% 的 FNAB 患者有一过性声带麻痹，所有患者均在 6 个月内康复[12]。FNAB 术后声带麻痹的发生机制尚不清楚，但可能是由出血或液体外渗等原因引起的喉返神经牵拉或压迫所致，或者针头可能部分损伤喉返神经。当患者在 FNAB 后出现声音嘶哑和（或）呼吸困难时，最好咨询耳鼻喉科医生。

七、急性化脓性感染

尽管非常罕见，但有一些个案报道了 FNAB 后急性化脓性感染[13]。典型的症状是高烧达 39.0℃，颈部肿胀疼痛，伴有或不伴有皮肤发红；实验室检查白细胞增多和 C 反应蛋白升高。

八、气胸

上纵隔肿瘤的 FNAB 中，6.3% 发生气胸[14]。尽管气胸在颈部肿瘤的 FNAB 中较少见，但当静脉角的头侧为胸膜时，对其附近的淋巴结穿刺可能导致气胸。治疗需要进行胸腔闭式引流。

九、皮肤窦道形成

皮肤窦道形成极其罕见。有 1 例报道，一位患者 17 年前甲状腺切除术，术后结节性甲状腺肿复发，接受 FNAB 后在甲状腺切除术切口的上方形成窦道。为治愈窦道再次手术[15]。

虽然 FNAB 有多种并发症，但其发生率很低。FNAB 仍是最有用的诊断技术，这些并发症的风险不应阻止我们对甲状腺结节患者进行 FNAB 检查。我们必须指出，尽管 FNAB 有各种并发症，从根本上来说，它是诊断甲状腺结节、确定是否手术及手术范围的安全技术。

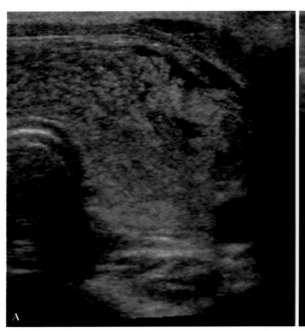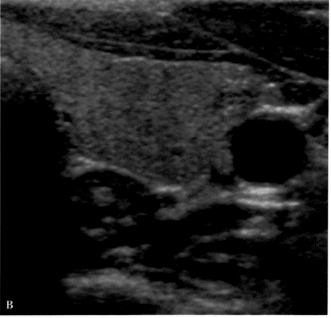

▲ 图 56-3　同一个病例的对侧叶（图 56-2）
A. FNAB 后；B. FNAB 前

第 57 章　细针穿刺样本免疫细胞化学染色研究中的疑难点

Pitfalls in Immunocytochemical Study Using Fine Needle Aspiration Samples

Junko Maruta　著

兰柳逸　译　吴泽宇　校

一、概述

组织病理学标本的免疫染色是使用经福尔马林固定、进行或不进行抗原修复的石蜡包埋组织。细针穿刺标本涂片常用 95% 乙醇固定后进行免疫染色。由于固定剂、固定方法和（或）抗原活化处理的差异，组织学标本和细胞学标本获得的免疫染色结果可能不一致甚至相互矛盾。我院使用自动免疫染色仪对细胞学标本固定进行特殊处理。对于细针穿刺标本涂片，使用乙醇固定，然后用磷酸盐缓冲的福尔马林溶液进一步固定并进行抗原活化处理。表 57-1 为用于诊断甲状腺肿瘤的免疫染色标记物。

二、方法

（一）福尔马林固定的石蜡包埋组织标本的免疫组织化学染色

免疫组化流程：使用福尔马林固定、石蜡包埋的组织块制备 4μm 连续切片，用 3，3′- 二氨基 - 联苯胺和链霉菌抗生物素蛋白 - 过氧化物酶试剂盒（LSAB，Ventana），通过自动免疫染色机 Ventana BenchMark XT（Ventana，Tucson，AZ）进行免疫染色。

1. 去石蜡。

2. 用缓冲溶液洗涤。

3. 使用设备专用的活化液在 95℃下进行抗原修复 30min。

4. 用缓冲溶液洗涤。

5. 延迟抑制剂。

6. 用缓冲溶液洗涤。

7. 一抗在 37℃孵育 30min。

8. 用缓冲溶液洗涤。

9. 将链霉菌抗生物素蛋白 - 过氧化物酶试剂盒与 3，3′- 二氨基 - 联苯胺在 37℃孵育 8min。

10. 用缓冲溶液洗涤。

11. 在 37℃下用苏木精核复染 8min。

12. 用缓冲溶液洗涤。

13. 在 37℃下复染（碳酸锂）4min。

14. 用缓冲溶液洗涤。

15. 用水冲洗。

16. 用 100% 乙醇脱水并用二甲苯清洗。

17. 用屈大麻酚装载。

（二）细胞标本的免疫细胞化学染色

免疫细胞化学染色流程：用 95% 乙醇固定细针穿刺细胞涂片。先使用乙醇固定，然后再用 20% 磷酸盐缓冲的福尔马林溶液固定 30min，用设备专用的活化液在 95℃下进行抗原修复 30min。之后为组织切片免疫组化过程中 2～17 的步骤。

表 57-1　用于甲状腺疾病诊断的免疫标志物

细胞结构 / 肿瘤 / 疾病	阳性标志物	阴性标志物
正常滤泡细胞	甲状腺球蛋白（细胞质）、甲状腺转录因子 -1（细胞核）、PAX8（细胞核）	
甲状腺乳头状癌	细胞角蛋白 19（细胞质）、HBME-1（细胞膜）	
甲状腺乳头状癌筛状桑葚状型	β-Catenin（细胞核和细胞质）、雌激素受体（细胞核）	
甲状腺透明变梁状肿瘤	Ki-67（细胞膜）	细胞角蛋白 19
甲状腺髓样癌	降钙素（细胞质）、癌胚抗原（细胞质）、嗜铬粒蛋白 A（细胞质）、突触素（细胞质）	甲状腺球蛋白
甲状腺低分化癌	p53（细胞核）、Ki-67（细胞核）、细胞角蛋白	
甲状腺未分化癌	p53（细胞核）、Ki-67（细胞核）、细胞角蛋白	甲状腺球蛋白、甲状腺转录因子 -1
甲状腺内胸腺癌	CD5（细胞膜）、p63（细胞核）、c-kit（细胞质）	甲状腺球蛋白、甲状腺转录因子 -1
肾细胞转移癌	CD10（细胞膜）	甲状腺球蛋白、甲状腺转录因子 -1
恶性淋巴瘤	淋巴细胞标志物（CD20 等）	甲状腺球蛋白、甲状腺转录因子 -1、细胞角蛋白
细胞增殖指数（风险分层）	Ki-67（细胞核）	

该流程也可用于对脱色的巴氏染色涂片进行染色，以及使用细胞转移技术的涂片进行染色 [1-3]。

（三）固定步骤对免疫组化结果的影响

示例，甲状腺乳头状癌的 MIB-1（Ki-67）免疫染色结果，可解释固定步骤如何导致不同的结果差异。

在甲状腺乳头状癌的组织学标本中，只有少数细胞染色阳性（核抗原），MIB-1 标记指数为 1.3%（图 57-1）。但同一病例用乙醇固定细胞学标本中，MIB-1 染色阴性，MIB-1 标记指数为 0（图 57-2）。在乙醇固定后再用福尔马林固定（双固定），MIB-1 染色仍为阴性，标记指数为 0（图 57-3）。然而相同的标本，用乙醇固定的标本随后用福尔马林固定和抗原活化处理后，一些肿瘤细胞被 MIB-1 阳性染色（图 57-4），MIB-1 标记指数为 1.3%（图 57-1）。当仅用乙醇固定的标本进行活化处理时，MIB-1 染色阳性，但细胞结构被破坏（图 57-5）。对于用于免疫染色的其他抗原，如细胞膜抗原和细胞质抗原，福尔马林固定和抗原活化处理对染色结果更有利。CK19 免疫染色结

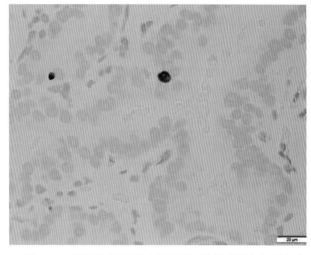

▲ 图 57-1　用福尔马林固定和抗原活化处理的组织学标本的 MIB-1 染色（400×）

果如图 57-6 所示。

三、结论

为了在细胞学标本的免疫染色中获得可靠和最佳的结果，必须规范免疫染色条件并常规执行。请参阅表 57-2 列出的其他章节中的更多免疫组化图。

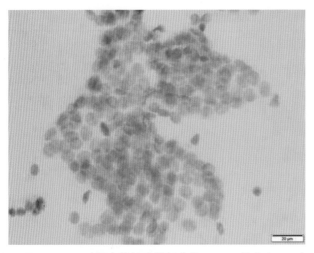

▲ 图 57-2　乙醇固定的细胞学标本的 MIB-1 染色（400×）

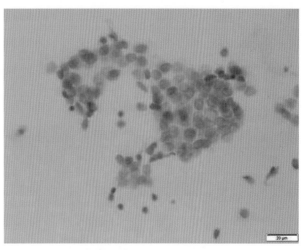

▲ 图 57-3　用乙醇和福尔马林双重固定的细胞学标本的 MIB-1 染色（400×）

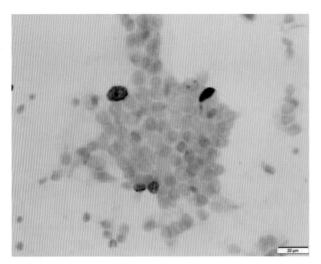

▲ 图 57-4　用乙醇和福尔马林双重固定及抗原活化处理的细胞学标本的 MIB-1 染色（400×）

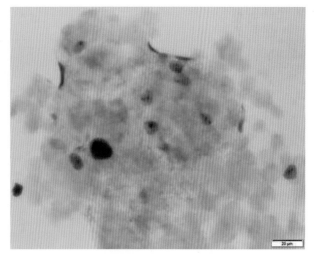

▲ 图 57-5　用乙醇固定和抗原活化处理的细胞学标本的 MIB-1 染色，注意不良的细胞形态和较高的非特异性染色（400×）

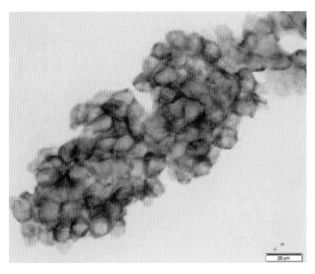

◀ 图 57-6　用乙醇和福尔马林双重固定及抗原活化处理的细胞学标本的 MIB-1 染色（400×）

表 57–2　用于甲状腺肿瘤诊断及其细胞定位的免疫组化标记

标志物	对应章节和插图编号	抗原定位
AE1/AE3（泛细胞角蛋白）	第 37 章（图 37–11）；第 50 章（图 50–2 和图 50–4）；第 64 章（图 64–17）	细胞质
BRAF V600E	第 64 章（图 64–15）	细胞质
β–Catenin	第 28 章（图 28–13 和 28–17）	细胞核及细胞质
降钙素	第 1 章（图 1–21）；第 39 章（图 39–2A）；第 40 章（图 40–10）	细胞质
癌胚抗原	第 40 章（图 40–11）	细胞膜及细胞质
CD5	第 41 章（图 41–5 和图 41–9）	细胞膜
CD10	第 51 章（图 51–5 和图 51–9）	细胞膜
CD23	第 37 章（图 37–10）	细胞膜
CD30	第 38 章（图 38–2）	细胞膜
CD68	第 33 章（图 33–3G）	细胞质
嗜铬粒蛋白 A	第 42 章（图 42–18）	细胞质
Ⅳ型胶原	第 35 章（图 35–8）	基底膜（细胞外基质）
细胞角蛋白 19	第 30 章（图 30–6）；第 31 章（图 31–10）；第 47 章（图 47–6F）；第 57 章（图 57–6）；第 69 章（病例 5，图 69–5A）	细胞质
E– 钙黏蛋白	第 30 章（图 30–6）	细胞膜
雌激素受体	第 28 章（图 28–15 和图 28–18）	细胞核
GATA–3	第 42 章（图 42–21）	细胞核
HBME–1	第 31 章（图 31–9）；第 69 章（病例 5，图 69–2B 和 69–5C）	细胞膜
Ki–67（MIB–1）	第 34 章（图 34–10 和图 34–13）；第 30 章（图 30–6）；第 40 章（图 40–12）；第 50 章（图 50–2）；第 57 章（图 57–1 和图 57–4）	甲状腺透明变梁状肿瘤细胞的细胞膜，其他细胞核
PAX8	第 42 章（图 42–20）；第 50 章（图 50–1）	细胞核
甲状旁腺激素	第 42 章（图 42–17）	细胞质
PAX8	第 42 章（图 42–20）	细胞核
p53	第 30 章（图 30–6）；第 48 章（图 48–11）	细胞核
p63	第 50 章（图 50–2 和图 50–3）	细胞核
甲状腺球蛋白	第 33 章（图 33–3F）	细胞质
甲状腺转录因子 –1（TTF1）	第 42 章（图 42–19）	细胞核

第58章　细针穿刺的生化检查在甲状腺癌和原发性甲状旁腺功能亢进细胞学诊断中的应用

Biochemical Tests of Fine-Needle Aspirate as an Adjunct to Cytological Diagnosis for Patients with Thyroid Cancer or Primary Hyperparathyroidism

Shinya Satoh　Hiroyuki Yamashita　Kennichi Kakudo　**著**

冯秦玉 **译**　　王志芳 **校**

摘　要

◆ 甲状腺细针穿刺洗脱液中甲状腺球蛋白和降钙素的测定是诊断甲状腺乳头状癌和甲状腺髓样癌的一种简单有效的方法。由于在洗脱液中测定甲状旁腺激素对甲状旁腺肿瘤诊断也有帮助，对于复发患者或甲状旁腺激素持续升高的患者计划再次手术时，应当考虑使用这种方法。

一、概述

细针穿刺细胞学检查是评估甲状腺肿瘤的主要方法。然而，当穿刺标本只有少量细胞簇时，则难以得到准确的诊断。与血清肿瘤标志物相似，抽吸液中器官特异性产物的检测可作为细胞形态学诊断的有效的辅助方法。在我们的实践中，施行颈部淋巴结FNAC时也会测定洗脱液中的甲状腺球蛋白和（或）降钙素。在原发性甲状旁腺功能亢进的患者，若定位检查难以确定异常的甲状旁腺时，可检测穿刺洗脱液中的甲状旁腺激素。

二、取样方法

取样方法可参见第64章。超声通常使用高频（10～12MHz）探头。理想情况下，所有的FNAC都应在超声的引导下进行，使用21～23G的针头连接在5～10ml的注射器上。从单个肿瘤中获取的抽吸样本应立即固定并进行细胞学检查。用0.5ml生理盐水冲洗注射器及针头，得到的洗脱液即可用于检测。

三、洗脱液中 TG 的检测（FNAC-TG）

TG 是一种分子量为 660kDa 的二聚糖蛋白，仅由甲状腺滤泡细胞分泌并以胶质的形式储存在滤泡腔内。因此，当肿瘤抽吸液中检测出 TG 则提示肿瘤来源于甲状腺。然而，仅通过抽吸样本中的 TG 是无法诊断甲状腺肿瘤是否是恶性的，但在可能的分化良好的甲状腺癌远处转移病灶（如肿大淋巴结、肺部肿瘤或骨肿瘤）的诊断时十分有用。1983 年 Miyauchi 等报道，颈部囊性淋巴结穿刺样本中高含量的 TG 支持了转移性甲状腺乳头状癌的诊断[1]。1992 年，Pacini 等提出将 FNAC 洗脱液中的 TG 测定作为分化良好的甲状腺癌患者颈部淋巴结转移的早期检测[2]，这一方法现已在全世界内分泌学家中广泛使用[3, 4]。从囊性淋巴结抽吸样本的涂片中通常很难找到 PTC 细胞簇，甚至在有的病例中只能看到泡沫细胞（图 58-1 和图 58-2）。虽然细胞学上的发现不足以让病理医生做出淋巴结转移的诊断，但洗脱液中的 TG 含量可以帮助临床医生做出判断，尤其是在上述情况下。

（一）病例 1

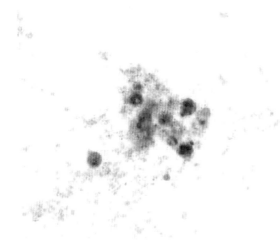

▲ 图 58-1　侧颈区肿大囊性淋巴结 FNA，仅可见少量泡沫细胞、淋巴细胞及红细胞碎片（巴氏染色，400×）

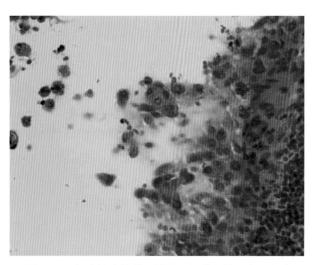

▲ 图 58-2　切除的囊性淋巴结的组织学切片，在组织病理学切片中也可见转移性 PTC 的泡沫细胞（HE 染色，100×）

患者，女，47 岁。曾因乳腺癌行乳房切除术。术后超声偶然发现 1 个甲状腺结节以及右侧颈区肿大的淋巴结（图 58-3）。血清 TG 及抗 TG 抗体水平分别为 142.7ng/ml（< 35.0）和 15.6U/ml（< 28）。甲状腺结节的细胞学诊断为 PTC。肿大淋巴结 FNAC 涂片显示大量上皮细胞簇，提示 PTC（图 58-4）。淋巴结穿刺洗脱液中 TG 浓度高于 500ng/ml。组织学检测提示淋巴结中有转移性 PTC。

（二）病例 2

患者，女，46 岁，发现颈部肿大结节 6 个月。超声显示 1 个 2.0cm 的甲状腺结节，以及右侧颈区一个 3.6cm 的肿大的囊性淋巴结（图 58-5）。血清 TG 和抗 TG 抗体浓度分别为 246.5ng/ml（< 35.0）和 16.4U/ml（< 28）。由于 FNAC 得到的细胞数量太少，甲状腺结节穿刺结果不满意。淋巴结的 FNAC 标本在囊性背景下仅可见一个细胞簇提示 PTC（图 58-6）。洗脱液的 TG 浓度达到了 500ng/ml。术后组织学诊断为 PTC 伴淋巴结转移。

四、洗脱液中降钙素的测量

CT 是一种 32 个氨基酸的线性多肽类激素，主要由甲状腺滤泡旁细胞产生。CT 的主要作用是降低血钙浓度，与 PTH 作用相反。由于 CT 的产生也有器官特异性，它也常被用作诊断甲状腺髓样癌的肿瘤标志物，与正常 C 细胞相比，髓样癌 C 细胞产生更多的 CT，并且术后 CT 水平升高提示肿瘤残余或肿瘤未完整切除。C 细胞约占甲状腺上皮细胞的 0.1%，主要分布在甲状腺叶上 1/3 和下 2/3 交界处。即使是在 C 细胞丰富的部位，穿刺得到的 CT 浓度也很低。基于上述的生理特点，FNAC-CT 可以对淋巴结及甲状腺结节的 MTC 进行诊断。在 2007 年，Boi 等及 Kudo 等报道利用检测 FNAC 针尖洗脱液中的 CT 浓度诊断 MTC 有较高的灵敏度和特异度[5, 6]。也有学者报道 FNAC-CT 和 FNAC 联合使用可以提高 MTC 细胞学诊断的精确度[7, 8]。

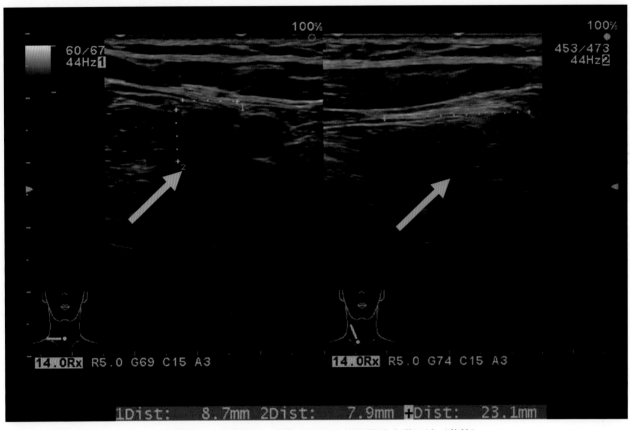

▲ 图 58-3 （病例 1）超声下发现右侧颈区肿大淋巴结（黄箭）

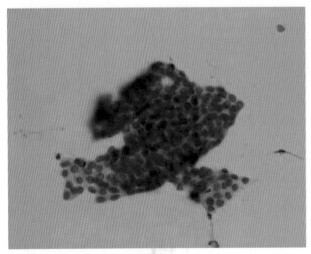

▲ 图 58-4 （病例 1）可观察到乳头状和单层组织碎片（巴氏染色，100×）

（一）病例 3

患者，女，75 岁，63 岁时由于 MTC 行甲状腺切除术及颈部淋巴结清扫。随访超声显示右侧颈部有一肿大淋巴结（图 58-7）。血清 CT 浓度为

1847pg/ml（0.5～4.0pg/ml）。虽然淋巴结 FNAC 取样细胞结构不充分，但洗脱液中 CT 水平显著增高（467335pg/ml）。该淋巴结已被切除，且术后组织学诊断证实为转移性 MTC。

（二）病例 4

患者，女，68 岁，MRI 检查偶然发现甲状腺结节及颈部肿大淋巴结（图 58-8 和图 58-9）。由于超声怀疑 PTC，遂行淋巴结 TG 检测，但浓度极低（4.16ng/ml）。淋巴结细胞学检测怀疑为转移性 MTC（图 58-10 和图 58-11）（见第 39 章和第 49 章）。术前血清 CT 浓度为 15400pg/ml。虽然本例中我们没有机会进行洗脱液中 CT 的检测，但淋巴结穿刺洗脱液中极低的 TG 水平与转移性 PTC 的临床诊断相矛盾，这也帮助我们得到正确的细胞学诊断。患者接受了甲状腺切除及颈部淋巴结清扫，最终组织学诊断结果为 MTC（乳头型）（图 58-12）伴淋巴结转移[9]（见第 39 章和第 49 章）。

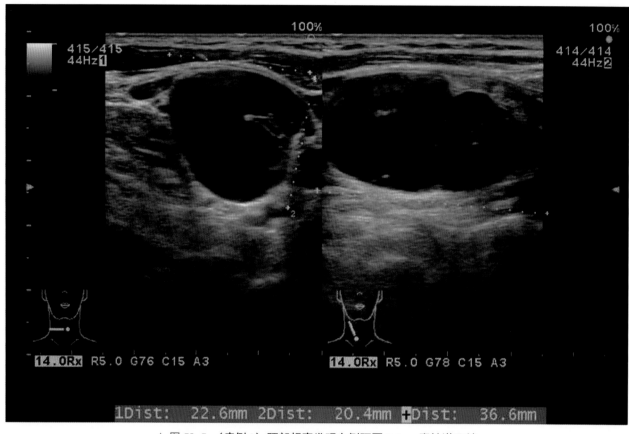

▲ 图 58-5 （病例 2）颈部超声发现右侧颈区 3.6cm 囊性淋巴结

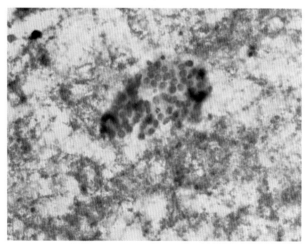

▲ 图 58-6 （病例 2）提示 PTC 的唯一细胞群，可见核沟及核内包涵体（巴氏染色，400×）

五、洗脱液中 PTH 的测定（FNAC-PTH）

PTH 是由甲状旁腺主细胞分泌的包含 84 个氨基酸的多肽类激素，其主要功能为提高血钙浓度。PHPT 是由于甲状旁腺腺瘤、增生或癌变时，肿大的甲状旁腺异常分泌过多的 PTH。虽然甲状旁腺切除术疗效明确，经验丰富的外科医生手术治愈率高达 95% 以上，但术前使用超声、CT 及锝 99mMIBI 甲状旁腺显像定位可使手术更容易成功。对几乎所有 PHPT 的患者来说，这些定位检查可以成功辨认一个或多个甲状旁腺，但仍有一些病例难以定位，主要是合并甲状腺疾病的情况下。在这种情况下，可以通过穿刺洗脱液中 PTH 的测定来确定可疑结节是否为甲状旁腺。Doppman 等于 1983 年报道，在 CT 引导下进行颈部或纵隔肿块穿刺洗脱液中 PTH 的测定可以对甲状旁腺肿块进行明确的定位 [10]。尽管对 PHPT 患者术前定位研究不断发展，FNAC–PTH 在术前定位的有效性已有报道 [11-13]（见第 42 章）。

病例 5

患者，女，59 岁，有肾结石病史。血液检测

第 58 章　细针穿刺的生化检查在甲状腺癌和原发性甲状旁腺功能亢进细胞学诊断中的应用

Biochemical Tests of Fine-Needle Aspirate as an Adjunct to Cytological Diagnosis for Patients with Thyroid Cancer or Primary Hyperparathyroidism

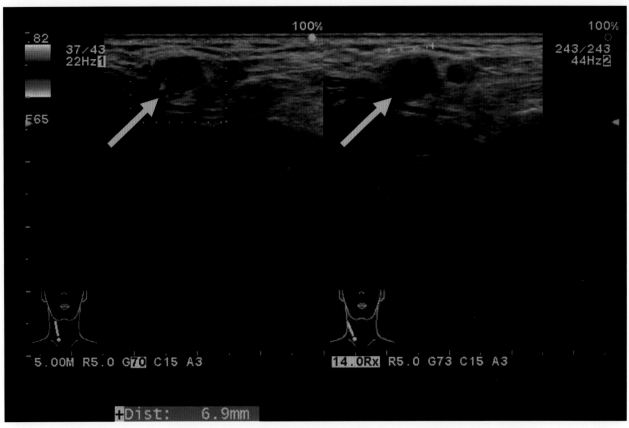

▲ 图 58-7　（病例 3）颈部超声检查显示右后颈部有一个 7mm 的圆形淋巴结（黄箭）

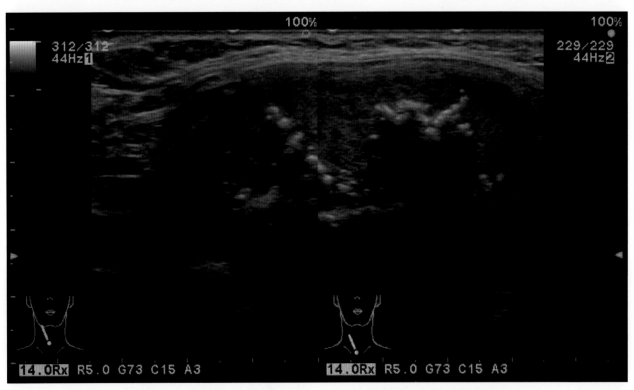

▲ 图 58-8　（病例 4）甲状腺右叶有一个 40mm 的等回声结节，伴有粗钙化

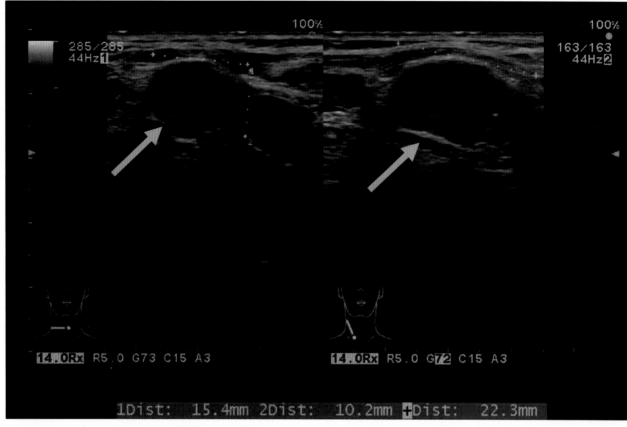

▲ 图 58-9 （病例 4）颈部超声检查显示右侧颈部有一个 **2.3cm** 的低回声实性结节（黄箭），怀疑是甲状腺结节淋巴结的转移性病变

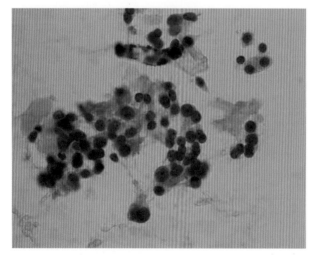

▲ 图 58-10 （病例 4）肿大淋巴结的 FNA，细胞大小和形状上表现出明显的多形性，部分细胞核染色质呈椒盐，提示 C 细胞（髓样）癌（巴氏染色，400×）

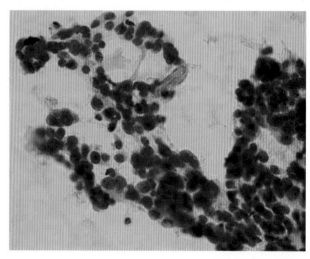

▲ 图 58-11 （病例 4）吸出物中的一些细胞紧密排列成组织碎片，这种细胞形态可能被误认为滤泡性病变（巴氏染色，400×）

偶然发现有高钙血症，血清钙浓度为 11.1mg/dl（8.8～10.2mg/dl），全段 PTH 水平为 236.6pg/ml（10～65pg/ml）。超声发现甲状腺左叶有 1 个 1.5cm 的囊性结节（图 58-13）。MIBI 显像发现甲状腺左下极高浓度摄取灶（图 58-14）。由于超声提示结节并非典型的甲状腺内的甲状旁腺腺瘤，遂

行 FNAC（图 58-15）。同时对针尖洗脱液进行了 PTH 浓度检测，洗脱液 PTH 水平大于 5000pg/ml。根据术前甲状腺内甲状旁腺腺瘤的诊断，行甲状腺叶部分切除术，术后血清钙浓度及全段 PTH 水平降至正常水平。术后组织学检查证实为甲状腺内的甲状旁腺腺瘤，经纤维包膜与甲状腺组织分隔（图 58-16 和图 58-17）。

六、关键信息

穿刺针尖洗脱液中 TG 和 CT 浓度测定是诊断 PTC 及 MTC 的一种简单且有效的方法。由于穿刺针尖洗脱液中 PTH 浓度的测定是诊断甲状旁腺肿瘤的一种有效方法，因此这种方法应被考虑，尤其是针对需要再次手术的复发或持续的 PHPT 患者。

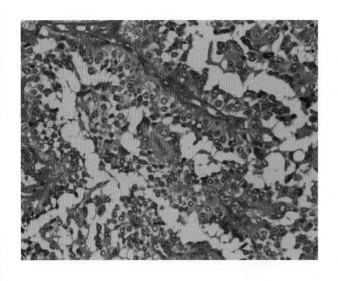

◀ 图 58-12 （病例 4）甲状腺结节的组织学切片提示为髓样癌，乳头状型。细胞核由卵圆形变为圆形，细胞质由少变多。注意这些肿瘤细胞的细胞核并未显示 PTC 核特征（HE 染色，100×）

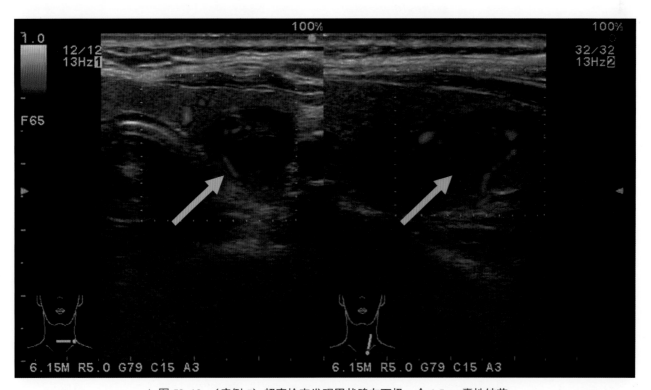

▲ 图 58-13 （病例 5）超声检查发现甲状腺左下极一个 1.5cm 囊性结节

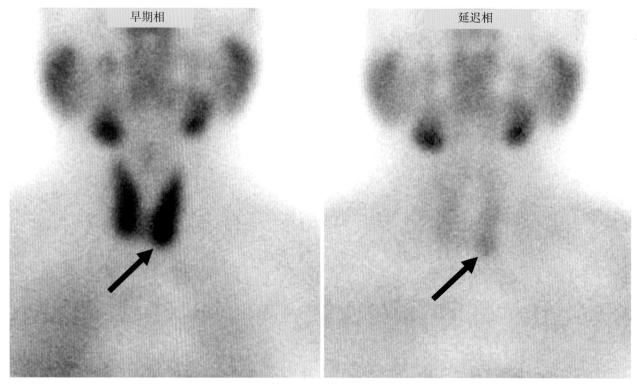

▲ 图 58-14 （病例 5）MIBI 显像发现甲状腺左下极高浓度摄取灶

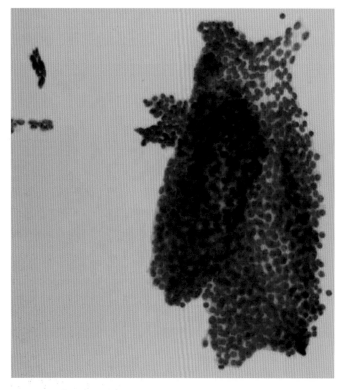

◀ 图 58-15 （病例 5）甲状腺囊性结节 FNA，合胞组织碎片由小细胞组成，核圆而严重拥挤、重叠（巴氏染色，100×）

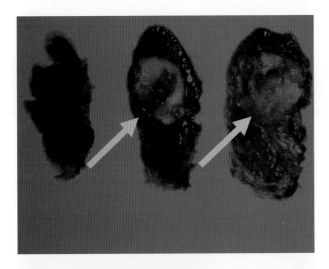

◀ 图 58-16　（病例 5）甲状腺的切面，在切除的甲状腺组织中发现一个 12mm×10mm 的实性结节

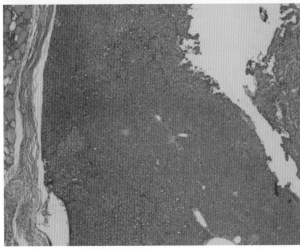

◀ 图 58-17　（病例 5）由主细胞组成的甲状旁腺腺瘤，实性生长，周围有纤维囊和甲状腺实质（HE 染色，20×）

第59章　欧洲国家细针穿刺细胞学分子检测的经验
Experience in Molecular Testing Using FNA Cytology in EU Countries

Massimo Bongiovanni　Esther Diana Rossi　著

冯秦玉　译　　王志芳　校

摘　要

◆ 甲状腺结节在一般人群中普遍存在。结节的检测、评价和诊断主要通过超声检查和细针穿刺细胞学来实现。超声的广泛使用使得深部及微小病灶得以检出。因此，为这些结节的治疗提供可靠的诊断对细胞病理学家和细胞技术专家来说是一个挑战。不幸的是，高达 30% 的甲状腺结节不能得到明确的 FNAC 诊断。

◆ 为了细化诊断不明确的结节的恶性风险，利用分子分析寻找甲状腺肿瘤中的最常见的突变基因已常规应用于甲状腺 FNAC。虽然在不同的欧洲国家使用的方式不同，但他们的最终目的是相同的，即确定哪些患者更能从外科手术干预中获益而哪些不能。

◆ 我们概述了分子检测的作用及其在欧洲国家是如何进行的。各种细胞学材料（如常规细胞学、液基细胞学、细胞块学）均适用于 DNA/RNA 检测。

一、概述

在欧洲，甲状腺结节增生也是主要的健康问题。一般人群中，高达 70% 的人在超声下检出结节，幸运的是只有 5%～15% 的结节是恶性的 [1, 2]。绝大部分的结节可通过甲状腺 FNAC 明确诊断为非肿瘤 / 良性（85%～90%）或肿瘤 / 恶性（5%～10%），在欧洲，明确诊断的良 / 恶性结节不再进行分子检测。一部分结节（20%～30%）会落在有争议的滤泡性结节的可疑区域，属于"不确定类别"，结节的良 / 恶性往往无法明确。不确定的类别包括意义不明确的细胞非典型病变或意义不明确的滤泡性病变、可疑滤泡性肿瘤或滤泡性肿瘤，以及一些作者认为的可疑恶性肿瘤 [3-6]。不容忽视的是这些病变有 24% 的恶性风险。然而

术后病理显示这些结节中有 76% 是良性的。为了克服形态学的局限性，一些作者鼓励在 CS 或 LBC 处理的甲状腺 FNAC 上应用分子分析 [3-6]。由于甲状腺癌是通过遗传物质改变的积累而发生发展的，因此分子评估十分重要，因其不仅可以作为诊断工具，也可以作为预后和预测标记。

在过去的 20 年，分子细胞学已从一个学术性学科发展为医学专科，并已得到普遍应用。考虑到 DNA 标本的质量，细胞学样本是组织来源最方便的。分子细胞学的评估可在术前进一步评估结节的恶性风险，因此患者可能会受益于与目前根据细胞病理学诊断建议的治疗策略不同的治疗策略 [1-3]。

为了更好地对甲状腺结节 ROM 进行分层，以及避免不必要的诊断性甲状腺侧叶切除和（或）

甲状腺切除，新版本的 TBSRTC 及 ATA 成人甲状腺结节及甲状腺分化癌管理指南（2015 版）都提出将分子检测作为诊断细胞学未能明确诊断的结节的辅助手段[7, 8]。根据新版本的 TBSRTC，已经预见到在细胞学诊断为 AUS/FLUS 或 FN/SFN 的病例中借助分子检测的可能性。这是该修订后的系统的主要特征之一，ATA 指南也是如此考虑的。这一事实使得过去几年广泛应用于甲状腺结节患者危险分层的方法成为正式的指南。由于一些研究和机构不确定诊断类别也包括 SM，虽然 TBSRTC 或 ATA 指南没有明确推荐，分子检测也被用于该诊断类别。大多数欧洲国家认可 TBSRTC 的诊断标准及英国和意大利的报告系统，然而总体来说，使用 TBSRTC 的美国机构与欧洲采用的分子检测方式不同。实际上，在美国，我们已经帮助开发和推广了大量的商业化测试 [包括 Afirma 基因表达分类（https://www.afirma.com/physicians）；CBLPath 公司的 ThyroSeq V2（http://www.cblpath.com/products-and-services/test-menu-cblpath/item/1628-thyroseq-v2）；Rosetta genomics 公司的 Rosetta GX Reveal（https://rosettagx.com）；Interpace Diagnostics 公司的 ThyGenX and ThyraMIR（http://www.interpacediagnostics.com/thygenx-thyramir），这些均于 2017 年 12 月开始使用]。这些测试根据之前测试的恶性风险有不同的结果和应用（见第 60 章）。简单来说，他们通过定义甲状腺结节的良 / 恶性来确定一个患者需要手术（纳入诊断）或不需要手术（排除诊断）。在欧洲，已开发出以纳入手术患者为主要目的机构内基因测试盒和窄谱基因测试盒（见第 61 章）。

二、常用方法

几乎所有的细胞学标本和染色，以及福尔马林固定石蜡包埋的细胞块都可以成功地用于甲状腺的分子检测。从载玻片手动或激光捕获显微切割标本及细胞块的连续切片是获取可分析的遗传物质最常用和有用的技术方法。众所周知，FNA 可以提供高质量的 DNA 和（或）RNA 样本，用于检测点突变、染色体重排（同时利用 FISH）、基因表达谱分析和 miRNA 谱分析[9-12]（见第 62 章）。此外，LBC 已被证明是采集和制备甲状腺细胞学标本的一种有效的"替代"技术，上述分子技术大部分也已应用于 LBC，结果可行有效[11-15]。一些作者认为，LBC 提供了 100% 的与细胞组织学一致的分子信息结果[16-19]。例如，Chang 等研究表明在一系列 PM 中应用 LBC 检测 *BRAF* 分子突变的灵敏度可达 84.9%[20]（见第 61 章）。免疫细胞化学是评估 BRAF V600E 突变的一线手段，被认为是筛选分子分析病例的有效工具[15]。Rossi 等在对甲状腺乳头状癌分子和免疫细胞化学结果对比分析时发现，分子阳性率和 VE1 的阳性率差别有统计学意义（$P < 0.0001$）[15]。

三、甲状腺病变的分子标志物

大量的科学数据表明，特定通路的分子改变在不同类型的甲状腺癌中发挥关键作用，重要的是，它们在肿瘤发生过程的早期即可出现，证明在日常实践中可使用这些分子作为恶性肿瘤的标记。Nikiforov 等在分析单个或多个分子突变的几篇论文中对分子测试的效用进行了广泛的研究[21]。

近年来，对甲状腺疾病的分子病理学相关知识了解越来越多，也相应出版了《甲状腺癌 PTC 基因组图谱研究》[22]。在 PTC 及其亚型和 FTC 及其亚型中都有特定的常见突变。两种肿瘤类型均为高分化甲状腺癌，是最常见的甲状腺恶性肿瘤，占病例的绝大多数[23-26]。在低分化甲状腺癌和甲状腺未分化癌中，已知还存在另外的特异性突变[27, 28]。除 WDTC、PDTC 和 ATC 外，分子检测还可应用于甲状腺髓样癌和甲状旁腺病变[29-31]。

重要的是，细胞病理学家应了解基因改变的作用、阳性预测值和肿瘤类型，从而以最恰当的方式理解和使用这些改变。实际上，欧洲国家在使用分子检测方面的主要区别是：欧洲人不使用，或者仅有一小部分使用美国患者可以使用的商业测试盒。他们更喜欢使用内部制造的面板或由最常见的基因改变制成的商用面板。下文将根据细胞学诊断阐述最有用的分子检测方法。

（一）AUS/FLUS——TIR3——Thy3

在具有细胞异型性（核异型性）的病例中，即可疑 PTC，我们更倾向于分析 BRAF、RAS 点突变、TERT 启动子和 RET/PTC 重排，因为这些是 PTC 中最常见的改变（见第 61 章）。相反，如果我们怀疑是滤泡性肿瘤（结构异型性），并对 RAS 点突变和 PAX8/PPARγ 重排进行分析，我们将更有可能得到阳性的分子结果[20, 31-41]（见第 2 章）。根据定义，AUS/FLUS 病例包括标本质量不佳（染色和固定）和细胞数量不足的病例：应选择最适合形态学特征的最佳标记物，因为载玻片上的细胞数量通常很少。

BRAF 点突变导致 15 外显子 600 残基处缬氨酸对谷氨酸的替代（V600E），是癌症的强预测因子，准确率可达 100%[14, 15, 23-25, 32]。有 40%~69% 的 PTC 及 1/3 的 PDTC 可出现上述突变[32-40]。该分析可以采用多种检测方法进行，包括比色法检测、等位基因特异性扩增、焦磷酸测序、多重 PCR 和直接 DNA 测序分析，后者可以检测到小至仅占总细胞数 1%~10% 的样本中的突变[41]。DNA 测序有最高的敏感性，即使极高的敏感性可能增加假阳性结果的可能性[41]。此外，BRAF 状态也可能影响术后处理，因为它具有更高的淋巴结转移风险、甲状腺外侵袭和局部复发的预后价值。BRAF V600E 突变可能作为肿瘤侵袭性的敏感而非特异性标记[42-46]。

RET/PTC 重排发生率在不同的观察结果之间变化很大，在绝大多数病例中，其存在与恶性结果相关。以 PCR 为基础的方法或 FISH 均可获得较好的检测结果[41, 46-49]。RET/PTC 重排导致 MAPK 通路的激活，通常与年轻患者或辐射暴露有关[41, 47-49]。RET/PTC1 和 RET/PTC3 是染色体内倒置，包括 RET 及其各自的融合伴侣基因 H4 和 NCOA4（也称为 ELE1），位于 10 号染色体上。

RET/PTC2 和最近发现的其他 9 种 RET/PTC 都是染色体间易位[41]。RET/PTC1 是最常见的重排类型，占所有重排类型的 60%~70%，而 RET/PTC3 占 20%~30%，RET/PTC2 和其他新重排类型仅占 0.5%。

如果微滤泡结构中存在轻微的核异型性（混合异型性），更大的分子标记（包括 RAS 点突变和 PAX8/PPARγ 重排）可能更有用。

从文献中可以看出，FNAC 诊断为不确定类型（AUS/FLUS、FN 或 SM）的 FV-PTC 中，BRAF[V600E] 的平均表达约为 15%[50]。其他 BRAF 突变的检测，如 BRAF[K601E] 和一组较不常见的 BRAF 突变在侵袭性较弱的 FV-PTC 中已被观察到[50-54]。

（二）FN/SFN——Thy3——TIR3

此类中约 30% 的病例符合恶性肿瘤，即 FTC，以及更少部分的 FV-PTC 和 NIFTP。基因图谱研究显示，滤泡状的病变中常出现 RAS 突变，有 20%~40% 的甲状腺腺瘤、40%~50% 的滤泡状肿瘤及 15% 的 FV-PTC 中可发现 RAS 突变，此类突变也可在一部分 MCT 中观察到[41]。目前已知有三个独立基因（HRAS、NRAS 及 KRAS）参与其中，NRAS 密码子 61 和 HRAS 密码子 61 是目前为止最常见的。KRAS12/KRAS13 突变导致的癌症发病率（41.7%），与 HRAS61 突变（95.5%）和 NRAS61（86.8%）相比明显更低（P < 0.0001）[47]。

另一个可被用于寻找 FN/FSN 的分子标志物为 PAX8/PPARγ 重排。文献报道滤泡性腺瘤、30%~40% 的滤泡性癌及一少部分的嗜酸性细胞癌中均可发现 PAX8/PPARγ 重排，该突变的具体机制尚未被描述。然而，PAX8/PPARγ 重排似乎是 2 号和 3 号染色体 t（2；3）（q13；p25）易位的结果，导致编码甲状腺特异配对区域转录因子的 PAX8 基因和 PPARγ 基因融合。尽管 RAS 和 PAX8/PPARγ 都在 FA 中被发现，但两者似乎是相互排斥的。因为很少有报道同一个甲状腺结节中同时出现这两种突变[41, 55-58]。此外在 2%~10% 的 FA 及部分（< 5%）FV-PTC 中可发现它[53-55]。对于 RET/PTC 易位，

利用 FISH 可得到满意的检查结果（图 59-1）。

（三）SM——TYR4——TIR4

在 SM 类别中，诊断为 PTC 的并不具备所有可诊断为 PTC 的细胞学标准，一小部分病例还被诊断为侵袭性 / 非侵袭性 FV-PTC。Rossi 等报道，在 SM 类别下，BRAF V600E 突变与 100% 细胞学诊断为 PTC 相关联（P=0.0353），并且与一些侵袭性因素包括淋巴结转移（P < 0.0001）、包膜外侵犯（P=0.03）及多灶性（P=0.0003）有显著关联[15]。将要研究的另一种突变为 RET/PTC 重排。

实际上，在这种类别下，如果细胞学高度提示经典的 PTC，那么进行 RAS 或 PAX8/PPARγ 重排分析是没有意义的。然而为了覆盖 FV-PTC、RAS、BRAF K601E 及 PAX8/PPAR 相关的突变图谱，也可加上 γ 易位分析（图 59-2）。

有时由于并未出现所有细胞学特征，一些 MTC 可被诊断为 SM。即使 MTC 经常携带影响 RET 基因的点突变，但对其进行 RET 检测也并不普遍[29, 30]。

四、基因组套

七个基因组套的首次描述由 Nikiforov 完成，包括体细胞突变和基因重排并在组织样本中得到了证实。包括一组突变（BRAF、N-/H-/K-RAS）及易位（RET/PTC 和 PAX8/PPARγ），他们证实检测到 AUS/FLUS、FN/SFN 及 SM 任一突变可分别提高恶性风险至 88%、87% 和 95%，无突变组的恶性风险则仅分别有 6%、14% 和 28%[21]。这也被称为"纳入"测试。根据这些结果，不管 Bethesda 分类是什么，七基因分子检测阳性的病例都需转诊行甲状腺切除术[21]。BRAF 是检测到的最常见的突变，RAS 第二，恶性肿瘤的阳性预测值可达 87.5%。这七个基因的组套以"Asuragen"的名字在市场上出售，现被 Interpace Diagnostics 公司加入一个更大的组套中以"ThyGenX"售卖。

检测这七个基因的替代方法可用 NGS 检测 BRAF 以及 RAS 点突变，用 FISH 检测重排。除了内部测试，也可使用商业组套。

无突变的不确定病例通常需要进行诊断性侧叶切除，或者在没有其他可疑临床或超声特征的

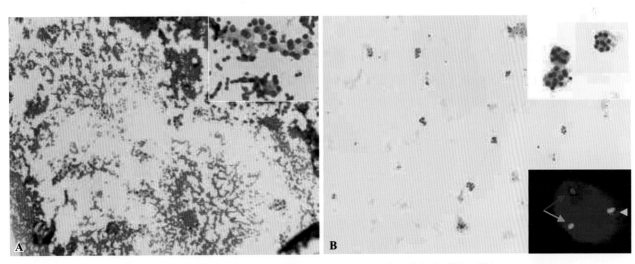

▲ 图 59-1　63 岁男性，甲状腺右侧叶有一个 2.4cm 结节，在超声引导下进行 FNAC

A. 标本高度细胞化，主要由微滤泡结构和少见小梁结构组成，未见乳头状核特征（涂片，巴氏染色，100×；方框，600×）。B. 同样的结构特征可见于液基细胞学检测（涂片，巴氏染色，100×；上框，400×）。细胞学诊断为 FN/SFN。分子检测基于形态学特征（寻找滤泡状癌）分为两步，包括首先进行 RAS 突变分析，以及当 RAS 突变阴性时进行 PPARg 重排分析。在对涂片进行激光捕捉微解剖后，对 KRAS、NRAS 及 HRAS 突变热点进行二代测序（NGS），结果为阴性（未显示）。在 LBC 切片上进行 PPARg 荧光原位杂交（FISH），显示 PPARg 基因重排（下框，630×；分离的红色和绿色信号对应重排等位基因（红箭和绿箭），融合信号代表正常等位基因（黄箭头）

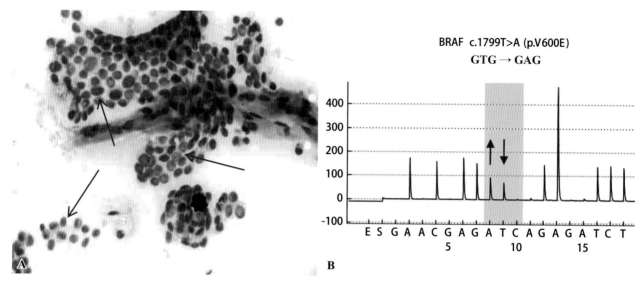

▲ 图 59-2　27 岁女性，甲状腺左侧叶有一个 1.7cm 结节，超声引导下行 FNAC

A. 甲状腺细胞核增大，局灶异型性，少见核沟（红箭），未发现核内假包涵体。可见鳞状上皮化生（星形符号）及多核巨细胞（未显示）（吉姆萨染色，400×）。细胞学诊断怀疑 PTC。分子检测基于形态学特征（乳头状癌）分为两步，包括首先进行 BRAF 突变分析，以及当 BRAF 突变阴性时进行 RET 重排分析。B. 焦磷酸测序显示 BRAF 基因。c. 1799T > A（V600E）突变，与 PTC 一致。患者接受了手术，术后组织学证实为经典 PTC

情况下进行随访。此外，即使临床影像学评估及恶性风险评估是合理的，无突变的 SM 也首先考虑侧叶切除。

实际上，分子检测常规没有应用于甲状腺 FNA 来帮助诊断 MTC，因为大多数诊断都可以通过免疫组织化学检测得到（见第 39 章、第 40 章和第 58 章）。在没有其他辅助技术材料的情况下，血清降钙素及 CEA 水平测定也有一定帮助。分子检测多用于多发性内分泌瘤综合征（MEN）的病例（包括可疑病例）的遗传传递（家族病例）中。

五、微小 RNA

值得注意的是微小 RNA（miRNA），尽管它们在常规检测中并未广泛应用。微小 RNA 被定义为小的内源性的非编码 RNA，主要作为基因负转录后调节因子，其解除调节常与不同的人类癌症有关[59]。Rossi 等发现，miR-375 具有很高

的诊断准确性、敏感性和特异性，似乎在术前鉴别良恶性 FN 时可作为一种额外的有前景的标志物。他们发现所有组织学恶性的 FN 都有 miR-375 的过表达，还观察到在不同类型的不确定增生中组织学结果与 miR-375 表达之间的完美相关性[59]。Pallante 等研究一系列 30 个 PTC 与 10 个良性病变中 miRNA 在肿瘤细胞转化的作用和特异性 miRNA 表达上调[60]。同样，Dettmer 等证实了 miRNA 水平与分化良好的甲状腺恶性肿瘤组织类型的相关性，但不同的恶性变体之间没有明显的差别（尤其是 PTC 和 FV-PTC）[61]。

迄今为止，尽管 miRNA 的异常表达常常被认为是甲状腺癌的一个线索，但单个 miRNA 或一组 miRNA 分析在甲状腺结节治疗中的应用仅限于大学院校或美国作为商业组套的一部分，如 Interpace Diagnostics 公司的 "ThyraMIR"（http：//www. interpacediagnostics.com/thygenx-thyramir）[62-64]。

第60章 美国甲状腺细针穿刺细胞学分子检测
Thyroid Fine-Needle Aspiration Cytology Molecular Testing in the USA

N.Paul Ohori 著

胡利民 译　吴泽宇 校

一、概述

在美国，每年约有 57000 例甲状腺癌病例被确诊，2000 名患者死于这种疾病[1]。与其他常见癌症（如肺癌、胰腺癌、结直肠癌）相比，死亡率占发病率的比例非常低。造成这一观察结果的主要原因有三个：①大多数原发性甲状腺癌是死亡率低的分化型癌；②出现在较晚期（如Ⅲ期或Ⅳ期）分化癌是不常见的；③具有固有侵袭性去分化癌的发生率（如低分化癌、未分化癌）也很低。总的来说，分化癌有两种类型：实性、低回声、圆形、边界清楚或有包膜的癌和侵犯包膜和（或）浸润到相邻组织的癌。因为前一种类型的放射学，细胞学和组织学特征与良性增生和低级别肿瘤性结节相重叠，所以在术前区分某些良性病变和低级别恶性肿瘤是具有挑战性的（图 60-1）。因此，大约 30% 的甲状腺细针穿刺标本被放置在一个用于报告甲状腺细胞病理学类型的不确定的 Bethesda 系统中[2, 3]。此外，结节的变异和细针穿刺过程中的取样量的改变可能会影响明确诊断。例如，某些滤泡型甲状腺乳头状癌可能仅主要体现诊断性细胞学特征。在另一个例子中，0.5cm 未分化癌可以存在于 3cm 典型的甲状腺乳头状癌中。由于病变的局限性，FNA 可能或不可能在这些区域采到样本。此外，依据 FNA 操作者的技术水平、载玻片制备技术及甲状腺结节的性质，细胞学制剂病变细胞的质量和数量可能会有所改变（见第 14 章和第 64 章）。在美国，甲状腺

FNA 是由内分泌医生、外科医生、放射科医生、耳鼻喉科医生和细胞病理学家进行的，因此，并非所有的细胞学标本都是以相同方式产生的。抽吸标本的处理也有不同——直接涂片（如巴氏染色、乙醇快速染色或其他 Romanowsky 型染色）、液基细胞学和细胞蜡块制备。细胞病理学实验室可以单独或联合使用这些方法（见第 13 章、第 14 章和第 66 章）。FNA 诊断为良性的患者通常接受随访观察（见第 11 章），但诊断为恶性的患者通常要接受手术和（或）其他肿瘤治疗。对于剩余的不确定的 BSRTC 诊断，评估恶性肿瘤风险太高而难以随访观察，许多患者接受了诊断性甲状腺叶切除或甲状腺全部切除术（见第 24 章和第 25 章）。在这方面，应用新技术阐明这些结节的生物学性质，来减

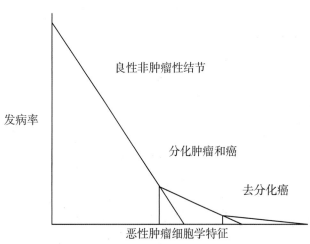

▲ 图 60-1　常见甲状腺病变类型的大致分布

临床特征、细胞组织学特征和病变异质性的交叉重叠使得精准的术前鉴别具有挑战性

少诊断性手术的数量并保持可靠的质量保证，已成为临床医生，细胞病理学家和分子病理学家强烈关注的领域。

甲状腺结节评估的基础是 FNA 程序，在该程序下进行细胞形态学评估和收集到的用于辅助性研究的额外抽吸材料，如分子检测。由于对所有 FNA 标本进行辅助性检测是不切实际的，因此使用 BSRTC 分类对病例进行分类。不确定的诊断（AUS/FLUS、FN/SFN 和可疑恶性肿瘤）适合于分子检测，然而，一些分子平台

限制了它们在 AUS/FLUS 和 FN/SFN 诊断中的应用。不幸的是，在具体的 BSRTC 诊断时，观察者之间存在许多差异。因此，对关键细胞学模式的认识可以提供一种实用的方法，用于了解进行分子检测的病例类型。考虑到诊断观察者之间差异性，细胞学模式比具体的 BSRTC 诊断更容易被认同（表 60-1）。例如，根据细胞病理学家对"异型性"细胞的解释，细胞核异型性的上皮细胞病例可能被诊断为 AUS/FLUS 或 SM。对于将 AUS/FLUS 而不是 SM 病例送交相关部门进

表 60-1　不确定性诊断的细胞学特征和模式

细胞学模式	BSRTC 诊断	说明 / 问题	手术切除鉴别诊断
结构异型性	AUS/FLUS、FN/SFN	结构异型性和解释的改变影响 BSRTC 诊断的选择	结节性增生 乳头状增生 Graves 病 滤泡腺瘤 NIFTP 滤泡癌 侵袭性包膜 FV-PTC 低分化癌
细胞学异型性	AUS/FLUS、SM	细胞学异型性的数量和质量改变影响 BSRTC 诊断	非典型性结节性增生 非典型性滤泡腺瘤 NIFTP 侵袭性 / 浸润性 FV-PTC 经典、柱状细胞和其他的 PTC 低分化癌 未分化癌
异型性嗜酸性细胞	AUS/FLUS、FNHCT/SFNHCT、SM	细胞和核异型性的改变程度对 BSRTC 诊断的影响	嗜酸性细胞增生 嗜酸性细胞腺瘤 嗜酸性细胞滤泡性癌 嗜酸性细胞 PTC
疑似罕见的原发性甲状腺肿瘤或病变	AUS/FLUS、SM	需要意识到异常结果	辐射变化 透明小梁瘤 髓样癌
疑似罕见的非甲状腺肿瘤或病变	AUS/FLUS、FN/SFN、SM	需要意识到异常结果	黏液表皮样癌 分泌癌 胸腺瘤 朗格汉斯细胞组织细胞增生症 甲状旁腺增生 甲状旁腺腺瘤 甲状旁腺癌 黑色素瘤 淋巴瘤 / 浆细胞瘤 副神经节瘤 转移

BSRTC. 甲状腺细胞病理学报告 Bethesda 系统；NIFTP. 具有乳头状核特征的非浸润性滤泡性甲状腺肿瘤；FV-PTC. 滤泡型甲状腺乳头状癌；PTC. 甲状腺乳头状癌；AUS/FLUS. 意义不明的非典型性 / 滤泡性病变；FN/SFN. 滤泡性肿瘤 / 疑似滤泡性肿瘤；SM. 疑似恶性肿瘤；FNHCT/SFNHCT. 滤泡性肿瘤 Hürthle 细胞型 / 疑似滤泡性肿瘤 Hürthle 细胞型

行分子检测的细胞病理学实验室来说，这种区分可能变得至关重要。尽管 BSRTC 广泛详细描述了每个诊断类别，但是相邻诊断术语间的精确分界线需要每一位细胞病理学家进行解释 [2-4]。分子标本分类草案可能会有意或无意地影响细胞病理学家的诊断阈值。尽管如此，总的目标是适当地应用分子检测，这样附加信息有助于完善管理（见第 2 章和第 23 章）。

二、组织学和细胞学诊断模式的近期变化：NIFTP 和 BSRTC（第 2 版）

甲状腺肿瘤组织学分类的最新修改（即具有乳头状核特征的非浸润性滤泡性甲状腺肿瘤或 NIFTP 的产生）改变了我们看待、分类和处理常见甲状腺病变的方式 [5, 6]。NIFTP 现在被认为是一种低级别的肿瘤，而不是恶性的（转移或复发的可能性很低），但如果放置不处理也有可能恶化（具有发展成浸润性癌的生物学可能性）。换句话说，它可以被视为一种"交界性""发育不良"或"原位"肿瘤。尽管许多 NIFTP 以前被归类为非浸润性包裹性 FV-PTC，但由于建立了严格的纳入和排除标准，导致 NIFTP 验证过程排除了一些非浸润性包裹性 FV-PTC 的病例。另一方面，由于 NIFTP 中引入具有里程碑意义的新设计的核评分系统，一些先前诊断为滤泡性腺瘤和局限性结节性增生的病例可以重新归类为 NIFTP [5]。实施 NIFTP 的一个潜在好处是标准化标本处理和建立详细组织学标准以区分各种滤泡型结节（见第 2 章、第 4 章、第 21 章至 26 章，第 43 章至第 45 章）。

从概念上讲，现在常见的甲状腺病变可分为六个临床病理学类型：非肿瘤性 / 非克隆性病变，良性肿瘤，交界性肿瘤，高分化癌，其他分化癌和去分化癌。由于良性增生性（非肿瘤性 / 非克隆性）结节不会发展为恶性肿瘤，可以进行临床观察，除非有其他手术指征（如出现压迫症状或美容需求）。滤泡性腺瘤、嗜噬细胞腺瘤（OCA）

和 NIFTP 是克隆性肿瘤，通常具有一种突变（如 RAS）。额外突变可能导致其进展为浸润性癌。微小乳头状癌通常是偶发性和惰性肿瘤。但是，少部分微小癌仍可能会转移，特别是肿瘤位于包膜下时。微小浸润性滤泡性癌和浸润性包裹性 FV-PTC 也具有良好的预后，并且绝大多数患者具有长时间无病生存期。由于不检查整个病变，就无法做出准确诊断，因此对怀疑为良性和交界性 / 原位肿瘤，早期癌和高分化滤泡样癌的病例需要诊断性腺叶切除术来排除或确认包膜和（或）血管侵犯。另一方面，其他分化癌（如经典 PTC）和去分化癌（如 AC）则采用甲状腺全部切除或其他肿瘤治疗。这些癌的预后与确切的组织学类型和疾病分期有关。

通过对组织学分类进行修改，对 BSRTC 进行了修改，以表达 NIFTP 转变和甲状腺细胞病理学的其他最新进展 [2, 3]（见第 4 章、第 7 章和第 25 章）。主要变化总结如下。随着 2010 年以后数据的编入（最初 BSRTC 图解的发表日期），恶性肿瘤风险与初步实施 BSRTC 之前所做的最初估计略有不同。由于 NIFTP 的出现，通过将 NIFTP 纳入或排除"恶性"实性肿瘤来说明风险值。如果选择后者，ROM 的计算方法与以前使用的方法基本上不变，而且由于简便可能在许多实验室优先考虑。尽管 NIFTP 在技术上不是一种恶性疾病，由于 NIFTP 被认为是一种"外科疾病"，将"风险"修改为包括恶性肿瘤和 NIFTP 可能在临床上是可行的。此外，新的 BSRTC 认可利用分子检测进行 AUS/FLUS 和 FN/SFN 诊断，但是没有提及具体的分子检测。在这方面，如果实验室选择不为 SM 病例提供分子检测，那么 FN/SFN 和 SM 间的界限就变得很重要。NIFTP 前瞻性研究了 NIFTP 使用前后 ROM（不包括 NIFTP）预期变化预测 SM 类别的 ROM 显著下降 [7, 8]。但是，随后的研究表明有关 SM 类别 ROM 下降的结果有所不同，这表明将不确定病例纳入 SM 的阈值有所不同 [9, 10]。为了解决这个问题，新的 BSRTC 建议对合适的 SM 病例可添加"细胞形态学特征可疑乳头状癌滤泡型或 NIFTP" 的注释[2]。此外，FN/SFN 的诊断标准也得到了完善，包括那些可能导致 NIFTP 或 FV-PTC 的轻微核改变的病例。这一改进已经将一些先前诊断为 SM 的病例修改为 FN/SFN，从而减少了最终诊断为 NIFTP 的甲状腺全部切除术的总例数。为了保持诊断的准确性和避免假阳性诊断，对恶性肿瘤的诊断标准也进行了完善。建议将其使用限制在符合 PTC 的所有主要细胞学标准（细胞核增大，椭圆形或不规则细胞核形状，细胞核沟，核内假包涵体和粉状染色质）的病例[11, 12]（见第 7 章、第 19 章、第 21 章、第 22 章和第 26 章）。此外，还可以使用可选的解释来讨论 NIFTP 对 AUS/FLUS 和 FN/SFN 类别的可能的结果。总的来说，NIFTP 的引入创造了甲状腺病理学的第三种类，更准确地描述了甲状腺癌变的生物学连续性。然而，由于 NIFTP 不是恶性的，但被认为是一种"外科"疾病（仅行腺叶切除术），将甲状腺实体肿瘤仅分为良性和恶性两个类别的分类方法可能需要修改（见上文）。

三、目前可用的分子检测

（一）突变特异性免疫组化

如果能获得细胞蜡块材料且有丰富的病灶细胞，则可以对突变特异性标记物进行免疫组织化学（IHC）评估。细胞蜡块材料的使用可能是具有价值的，因为组织材料通常可与小型活检类似。如果固定和处理方法与标准福尔马林固定石蜡包埋组织相似，则 FFPE 的免疫组织化学和分子程序无须修改。依赖于细胞蜡块制备的缺点是每个病例之间的病灶材料细胞情况不一致。其原因是多方面的，且对于常规使用来说取样的失效率很高。如果成功，IHC 评估将具有可直视病变细胞的优势，并且只要控制足够好，就可以获得可靠的结果。迄今为止，对 BRAF V600E 和 NRAS61 突变的 IHC 标记进行了广泛的研究[13-20]。尽管这些标记物已被证明与它们各自基于核酸的分析高度一致，但仅仅在北美所

有 PTC 的 40%～50% 中呈阳性。但是，在 BRAF V600E 突变的 PTC 发生率高得多的亚洲国家中，使用此 IHC 检测可能具有更大的价值（见第 61 章和第 65 章）。目前，无法通过免疫组织化学获得无数个作为下一代测序（NGS）面板的一部分的其他突变。因此，突变特异性 IHC 评估可以用作"纳入"检测，但不能作为"排除"检测，必须在此背景下考虑其成本效益。由于与经典 PTC、柱状细胞变异 PTC 和浸润性 FV-PTC 密切相关，BRAF VE IHC 检查最适用于这些存在例如细胞核增大，核沟和假包涵体的等细胞组织学特征但尚未完全发展为明确恶性肿瘤阳性诊断的 AUS/FLUS 或 SM 病例。此外，BRAF VE IHC 阳性结果表明具有浸润性的行为概率更高，淋巴结转移或复发的风险也增加[13-17, 21]。在这种情况下，BRAF V600E IHC 阳性结果可能会将 AUS/FLUS 或 SM 诊断"升级"为 PM 诊断。

NRAS61 突变是 RAS 突变最常见的类型，用 NRASQ61R 突变特异性抗体进行 IHC 染色被认为有高度敏感性和特异性[18-20]。与 BRAF V600E 突变相比，RAS 突变更常见于滤泡型肿瘤（即 FA、NIFTP、包裹性 FV-PTC、FC），因此，这种检查更适用于结构异型性的 FN/SFN 和 AUS/FLUS 诊断。值得注意的是，当 NRASQ61R IHC 染色准确且为强阳性时，其结果被认为是可靠的。然而，当染色强度较低时，这种突变特异性免疫染色的解释可能具有挑战性，因为突变阴性病例偶尔会显示非特异性染色。与 BRAF VE IHC 检查，NRASQ61R-IHC 检查一样，在某些对相应表型（即滤泡型肿瘤）有高度怀疑指数的特定病例中是最为有效的。由于许多其他突变与滤泡型肿瘤相关，NRASQ61R-IHC 检查不是一个可靠的排除性检查。此外，有关 IHC 标记的统计说明需要在适当的上下文中解释。一些 IHC 标记研究报道的高灵敏度、特异性、阳性预测值和阴性预测值是基于它们相应的核酸分析（如 BRAF VE IHC 与 BRAF V600E 突变）的相关性。这些统计值并不能反映所有肿瘤或恶性肿瘤的检测，就像分子面板情况一样[13, 16-18]。

（二）Veracyte Afirma

与突变特异性免疫组织化学相比，对从核酸保存液收集到的新鲜甲状腺 FNA 样品进行基于核酸的检测同时具有进行多个标记物分析的高通量的优势。而且，检测的敏感性和特异性高于突变特异性免疫组织化学方法。Veracyte 公司的 Afirma 检测是首批市售用于评估甲状腺结节的分子检测之一 [22]。自 2012 年起，Afirma 检测分析了 167 个基因的 mRNA 表达水平，其中 142 个与常见的甲状腺实体肿瘤相关，25 个与不常见实体肿瘤（如髓样癌和甲状旁腺病变）相关。最常见的是，收集了两个 FNA 通道用于细胞病理学评估，并进行液基细胞学处理。另外，可能制作涂片，液基细胞学和（或）细胞蜡块。为了进行分子检测，收集了另外两个通道并将其置于核酸保存液用于 Afirma 检测。在专用核酸保护溶液（FNA-protect）中的样品在 < 25℃下冷藏，只有在使用前保持适当的温度和条件才适合进行分子检测。但是，由于采样的差异性，所收集的材料可能与细胞学切片上显示的不同（例如，细胞学涂片可能看起来足够，但是用于分子检测的细胞样本可能不足）。分析 mRNA 的基本原理是，在 AUS/FLUS 和 FN/SFN 的 BSRTC 诊断中发现的许多癌并不具有非常高的特异性和阳性预测值。例如，RAS 突变存在于 AUS/FLUS 和 FN/SFN 病例中，但其特异性和阳性预测值不如 BRAF V600E 和 RET/PTC 高。某些基因的相对 mRNA 表达被设计用来提供良性和恶性实体的基因组特征 [23]。Afirma 检测已经向临床医生和病理学家敞开市场，并且有两个工作流程可选。第一种流程，整个样本被送到 Veracyte 公司进行细胞病理学评估和潜在 Afirma 检测。在 CytoLyt 中采集的样本通过 ThinPrep® 技术进行处理，细胞学切片由 Veracyte 细胞病理学家做出解释。如果细胞病理诊断不确定（AUS/FLUS 或 FN/SFN），则启动 Afirma 分子检测。结果将返回给提交的医生（通常是提交的临床医生）。第二种流程，Veracyte 公司和推荐机构同意在原地内部进行细胞病理学评估。如果诊断不确定，则将核酸保存液中的唯一一分子样品运送至 Veracyte 进行 Afirma 检测。结果将返回给提交的医生（临床医生和病理医生）。

检测样本最初由 Afirma 基因组测序分类器（GSC）进行分析，结果报告为"良性"或"疑似"（不要与 SM BSRTC 诊断混淆）。此外，通过恶性肿瘤分类器进一步检测样本，检测 BRAF V600E、MTC、RET/PTC1 和 RET/PTC3 基因表达。由于最初的前瞻性、双盲，多中心 Afirma 分子试验的敏感性和阴性预测值很高，临床监测已被作为接受良性 Afirma 分子检测结果的患者的治疗标准 [22]。随后对 Afirma 分子检测的多项研究进行 Meta 分析，证实这种做法显示阴性预测值达 96% [24]。然而最近一项 Afirma 分子试验研究的回顾指出，未行甲状腺切除术的良性 Afirma 结果的病例被不成比例地排除在阴性预测值计算之外 [25]。由于假阴性甲状腺细胞学结果相当于生长缓慢的组织学和生物学低级别癌，因此需要长期的临床或病理随访来确定未切除的良性 Afirma 分子检测病例的真实性质。另一方面，当 Afirma GSC 检测到异常的 mRNA 表达水平时，会产生一个"疑似"的分子检测结果。迄今为止的研究表明，Afirma-GSC"疑似"分子试验的 PPV 在 31%～50%，表明该检测最好被视为"排除"检测，而不是"纳入"检测 [24, 26]。但是，任何来自 Afirma 恶性肿瘤分类器的阳性结果的阳性预测值都接近 100%。

尽管 Afirma-GSC 检测被认为是一种高度可靠的排除检查，但其对整个患者群体的疗效的衡量部分依赖于"良性呼叫率"，即在指定人群中检查结果为良性的频率，从而使患者避免手术。在 Afirma 验证和验证后研究中，BCR 约为 41% [27]。然而，据报道在 Veracyte 网站 [26] 上 BCR 大于 50%。基于这种信息，可以对是否进行 Afirma 分子检测的甲状腺结节结果之间进行理论比较。通过常规细胞学检查（未行 Afirma 分子检测），20%～30% 的病例被诊断为不确定类型之一（图 60-2）。其中，大约 80% 进行手术。但是，该比例部分取决于不确定病例。由于大多数 FN/SFN 需要手术治疗，而 AUS/FLUS 需要手术切除或随访观察，FN/SFN 病例比例越高，不确定

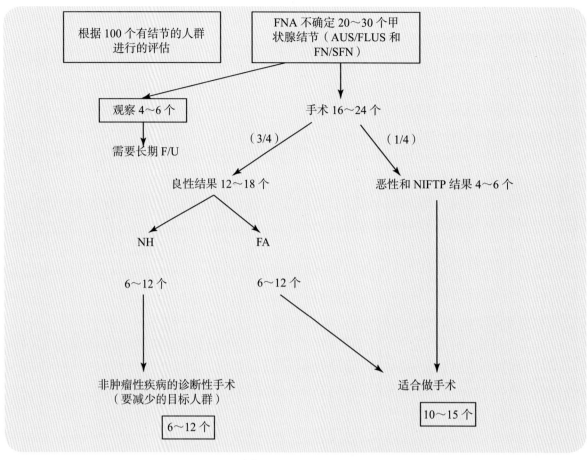

▲ 图 60-2　未行分子检测的甲状腺结节结果评估

病例的整体切除率越高。对于那些切除的病例，大约 1/4 病例结果是恶性（浸润性癌）或 NIFTP，其余的结果是良性。大多数细胞学组织学相关研究将结果分为良性和恶性两类，但不能进一步将良性诊断分为肿瘤性和非肿瘤性结节。良性肿瘤（如 FA、OCA）与良性非肿瘤性结节（如结节增生）的比例很重要，因为非肿瘤性结节是非克隆性的，因此不具有进展为癌的潜力。另一方面，尽管 FA 是良性的，但它们可能具有 RAS 或 RAS 样突变，因此，切除是合理的，因为这些结节可能会获得更多的突变并发展为更具有侵袭性的癌。由于只有少量的 FA 会发展，将潜在的侵袭性类型与更惰性的类型分离是一个挑战，除非在切除时发现高风险突变（如 p53、TERT）。关于腺叶切除术作为诊断工具的使用，估计有 6%～12% 的甲状腺结节因良性非肿瘤流程进行了切除。这是最小化的目标人群。

当将 Afirma 分子检测应用于类似的患者人群

时，约 40% 的 BCR 会将不确定的病例重新分类为"良性"，并将患者临床监管（图 60-3）。被 Afirma 归类为"疑似"的其余大多数病例都将进行切除术。根据 Afirma 验证和验证后研究显示，Afirma 疑似诊断的阳性预测值为 31%～50%，6%～9% 的甲状腺结节结果将是癌或 NIFTP。在那些结果为良性而之后 Afirma 结果为疑似的患者中，有一部分是非肿瘤性的，还有一部分是良性肿瘤性的（如 FA）。如上所述，这些良性结节间的比例在许多研究中没有详细说明，也不清楚。如果两者间的分布大致均匀，那么所有切除的肿瘤性结节的总数为 9%～15%。由于良性肿瘤的潜在恶性低且存在恶变可能，切除这些结节是合理的。其余被切除的非肿瘤性结节估计占所有结节的 3 %～6%，与未使用分子检测的组相比较少（6%～12%）。然而，个别机构的经验可能会有所不同，不确定 FNA 诊断后甲状腺良性结节切除率在 Afirma 实施

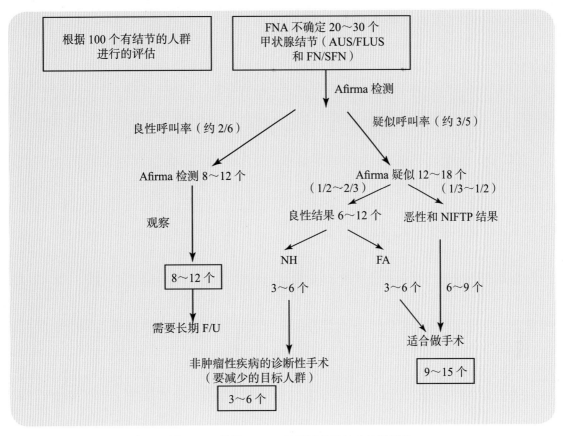

▲ 图 60-3　使用 Afirma 检测甲状腺结节结果评估

前后的比较显示，在一些研究中存在统计上的显著差异，而在其他研究中则没有[28-31]。这些研究表明，Afirma 分子检测在指导一部分不确定病例进行临床观察（不手术）和减少切除良性非肿瘤结节数量方面的理论深度需要进一步检验。特别是 Afirma 分子检测在检测 Hürthle 细胞恶性肿瘤中的作用应进行更深入的研究，因为初步研究表明，在 Afirma 结果为"疑似 Hürthle 细胞肿瘤"BSRTC 病例中，只有 14% 的结果是恶性[32]。

NIFTP 对 Afirma 分子检测的影响可以从两个角度来分析。如果将 NIFTP 从恶性结果中排除，据报道，具有 Afirma 疑似分子结果的 PPV 在 AUS/FLUS 类别和 FN/SFN 类别中分别从 42% 下降到 24% 和 23% 下降到 13%[33]。另一方面，鉴于 NIFTP 被认为是一种"外科"疾病，在预测适合切除的结节结果时，AUS/FLUS 和 FN/SFN 类别前 NIFTP 的阳性预测值是有效的。在切除的具有 Afirma 疑似分子结果的 AUS/FLUS 和 FN/SFN 结节

中，22% 为 NIFTP，13% 为侵袭性癌，其余为良性结节[34]。利用 Bayes 定理，可以绘制各种分子试验的预测值曲线，并相互比较[35]。由于统计检验的性质，将分析的数据分为"阳性"和"阴性"结果。因此，像 NIFTP 这样的结节不容易被纳入分析，研究者决定将它放于"良性"或"恶性"类别。

最后，重要的是要明白 Afirma 和其他分子检测的阳性预测值和阴性预测值通常随着特定人群的癌症的患病率而变化。对于 Afirma 试验，导致阴性预测值为 96% 的临床验证研究是基于检测前恶性肿瘤率为 24%～25% 的患者群体。毋庸置疑，检测前恶性率是随着人群的变化而变化的，因此需要注意的是，将先前研究和 Afirma 网站上的统计数据应用于被测试的临床人群，就可以假定患者群体是相似的。

（三）Rosetta GX Reveal

Rosetta GX Reveal 检测是一种基于 microRNA

的诊断分析，用于评估不确定甲状腺细胞学病例[36, 37]。与其他检测相比，Rosetta GX Reveal 利用原始的 FNA 涂片进行检测，因此不需要专用的 FNA 途径。从直接涂片的切片上刮下细胞材料可能是有利的，因为这可以将需要检测的细胞群从切片上分离出来并送去做检测。但是，该过程耗时长且会损坏切片。如果用于显微解剖的切片是唯一具有诊断性细胞材料的切片，那么可能会造成原始病理标本的丢失的问题。整个切片图像及所获取的诊断性细胞材料的代表性显微照相图像（尽管不佳）可以作存档的替代方法。然而，这种做法需要与标本存档的机构政策一起考虑。从切片中提取 RNA，并进行 24 种 microRNA 的分析。通过专有算法，结果报告为"良性""疑似恶性"或"髓样癌阳性"。值得注意的是，该检测未给出"乳头癌阳性"的结果。对 189 例诊断为 AUS/FLUS、FN/SFN 和 SM 的病例（癌症患病率 32%）的多机构临床验证研究表明，敏感性为 85%，特异性为 72%，阴性预测值为 91%，阳性预测值为 59%。当验证组仅限于 150 例病例（27% 的癌症患病率），且在 3 位病理医生对这些病例最终手术切除诊断达成一致时，检测性能可以得到提高——敏感性 98%、特异性 78%、NPV99% 和 PPV62%。尽管这些特征表现看起来与 Veracyte Afirma 检测（即排除检测）相似，但是验证组不包括 Hürthle（嗜酸性）癌。另一方面，SM 病例（不包括在 Veracyte Afirma 验证研究中）也包括在内。此外，14 例包裹性 FV-PTC（其中 5 例被 Rosetta GX Reveal 分类为"良性"）被排除在最终的验证组之外[37]。当检测样本量较小时，需要进行其他检测并比较二者的结果。但是，在病变部位仅存于载玻片上的临床情况下，此方法可能有一定优势。

（四）Thyroseq

分子基因组小组对分子结果的分析和报告采用不同的方法。最初由 10 年前开发的 7 基因检测组套分析了涉及约 70% 的甲状腺癌的关键突变和基因融合[38, 39]。这些突变和基因融合（BRAF

V600E、RET/PTC、N-RAS、H-RAS、K-RAS、PAX8/PPARg 和 BRAF K601E）可被视为甲状腺分子检测的基础，并集中显示甲状腺肿瘤的高阳性预测值（因此被认为是"纳入"检测）。每个突变都有其自身的表型关联，因此了解临床 - 细胞学 - 组织学 - 分子的相关性对于病例处理很重要。例如，BRAF V600E 通常与经典或柱状细胞变异型甲状腺乳头状癌相关，并具有甲状腺外侵袭，淋巴结转移，较高分期和中复发风险[40]。RAS 突变与滤泡型肿瘤如滤泡腺瘤和癌、Hürthle（嗜酸性细胞）腺瘤和癌、NIFTP 和 FV-PTC 相关，具有复发或侵袭性行为的低风险[41]。但是，七个基因组的整体阴性预测值是有限的，因此不能用作"排除"检测[39]。最近，甲状腺癌基因组图谱项目详细说明了相关分子变化的范围，并确定了与绝大多数甲状腺癌相关的点突变（75%）、基因融合（15%）和拷贝数变异（7%）[40]。由于大多数甲状腺肿瘤是分化的，基因改变通常是相互排斥的，以上描述覆盖了大约 97% 的甲状腺癌。这一概念被应用于下一代测序（NGS）检测，目的是广泛扩展检测绝大多数分子变化的能力，从而提高整个组的阴性预测值。

在过去的几年中，利用 NGS 技术，Thyroseq 检测得到了发展和拓展。最初的 Thyroseq v1 检测（2013 年）由灵敏度为 78% 和阴性预测值为 72%～94% 的 15 个基因组组成[42]。随后，这个版本被 Thyroseq v2（2014 年）取代，后者是一个灵敏度为 85%～100% 和阴性预测值为 91%～100% 的基于 DNA 和 RNA 的 56 个基因小组[43-45]。由于阴性预测值非常高，Thyroseq v2 被认为是"排除"检测。然而，基因小组的扩展导致了与良性或其他非常惰性的肿瘤相关的基因变化的检测。当这些微小的基因变化的检测导致总体甲状腺序列 v2 检测的"阳性"结果时，整体检测的阳性预测值降低。例如，一些突变如 PTEN 和 EIF1AX 是克隆性肿瘤的标志物，但自己不能将肿瘤改变成癌性（即侵袭性）表型[46]。TSHR 突变通常与良性病变有关，患者可以不用手术处理。这些特征强调了在 NGS 检测实际应用中的临床 – 细胞学 – 组织学 – 分子相关性的价值。

2017 年底启动的拓展的 Thyroseq v3 检测覆盖了 112 个基因，检测了 5 类分子改变，包括单核苷酸变异、插入 / 缺失、基因融合、异常基因表达的改变和拷贝数的改变[47]。Thyroseq v3 利用下一代测序检查了少数细胞的各种基因变异。与 Afirma 分子检测类似，新鲜甲状腺 FNA 样本与常规细胞学（涂片、液基细胞学、细胞蜡块制作）处理的材料都被采集在核酸保存液中。一般情况下，采取两种 FNA 途径进行细胞病理学评估；可进行现场评估。来源于前面两个途径的针芯的残余 FNA 材料，如有必要，额外的专用途径放在用于甲状腺序列 v3 检测的核酸保存液中。如上 Afirma 分子检测所述，有时可能会遇到由于取样变异所导致的诊断和分子充分性之间的差异。

针对 Thyroseqv3 的多机构临床验证研究显示，对于 AUS/FLUS 和 FN/SFN 类，阴性预测值高达 97%～98%，而总体阳性预测值为 64%～68%[48]。考虑到所涉及大量分子改变的临床病理学意义的范围，需要一个为临床应用来处理大量数据的系统。因此，建立了基因组分类器（GC），通过生物信息学算法对这五类分子变化进行查询，用来估计癌症的概率，并将良性病变与恶性病变区分开来[47]。低级别病变和肿瘤的详细分析也揭示了肿瘤进展的生物特性。良性和交界性肿瘤（如 Hürthle 细胞腺瘤和 NIFTP）经常被 GC 归类为阳性，因为检测到潜在的具有重要意义的突变。然而，考虑到这些肿瘤是克隆性的且至少具有一些进展为侵袭性形式的潜力，阳性分类在临床上可能是合适的。Thyroseqv3 的结果报告为"阴性"（约 3% 概率是癌症或 NIFTP）、"当前阴性"（5%～10% 概率是癌症或 NIFTP）和"阳性"。阳性结果进一步分层为癌症或 NIFTP 的中（50%～80%）和高（＞95%）的概率。虽然 GC 能够分析复杂的数据（如突变的多样性）并提供一般的风险评估，但 Thyroseq v3 的优势还在于它能够提供分子改变的细节。在这方面，对患者进行治疗的临床医生和

细胞病理医生受益于对常见基因变异的总体认识，这些基因变异被分为四个癌症概率组（表 60-2）。例如，与滤泡型肿瘤相关的 RAS 和其他基因改变具有恶性中风险，因此，腺叶切除是大多数这种病例的首选治疗方法。鉴于与 BRAF V600E 和 BRAF V600E 样突变相关的癌症高概率，当检测到这些突变时，推荐进行甲状腺全部切除。与 Veracyte Afirma 检测一样，Thyroseq v3 最适合 AUS/FLUS 和 FN/SFN 诊断，即使 Thyroseq v3 结果为阴性，SM 细胞学诊断仍有约 20% 的残留癌症风险。

此外，Thyroseq v3 还有其他值得一提的特点。鉴于其较高的检查灵敏度，Thyroseq v3 能够检测核酸含量低至 2.5ng 的标本[47]。尽管这个程序的技术方面（FNA 操作和标本处理）会影响整体标本量，但分子标本的不合格率估计不会超过几个百分点。此外，Thyroseq v3 具有检测共存突变的能力，并且识别两个或多个共存突变（如 NRAS 和 EIF1AX）通常表明恶性肿瘤的总体风险高于与单个突变相关的风险。在这方面，一个不利突变如 TERT、p53、PIK3CA 和 AKT1 与其他突变的检测不仅与癌症结果的高概率相关，而且与癌症复

表 60-2　甲状腺序列突变与相关恶性肿瘤概率和疾病复发 / 转移风险的概述

突变类型	恶性概率	疾病复发 / 转移的风险
无突变	非常低（3%～4%）	非常低
本身通常不足以用于癌症发展的克隆标记物（如 TSHR、PTEN、EIF1AX）	低（5%～10%）	非常低
RAS 样（如 RAS、PAX8/PPARg、BRAF K601E、拷贝数变化）	中到高（40%～80%）	低
BRAF V600E 样（如 BRAF V600E、RET/PTC、NTRK1 和 3、RET 点突变、ALK）	很高（99%～100%）	中等
TERT、p53、PIK3CA、AKT1	很高（99%～100%）	高

发和侵袭行为可能性强相关。对于这些病例，可能适合积极的治疗策略（甲状腺全切除、淋巴结清扫、放射性碘处理、化疗和可能的靶向治疗）。Thyroseq v3 的重要进展之一是它能够检测 10 个基因组区域的拷贝数变化（CNA），这提高了检测少数 PTC（没有其他促进突变）和 Hürthle 癌的准确性[47]。通过 CNA 增强检测，Thyroseq v3 GC 验证研究识别所有 Hürthle 癌的 92.9%；相比之下，所有 Hürthle 增生的评分为阴性。对于 Hürthle 腺瘤，46.7% 为阴性，53.5% 为阳性。总的来说，甲状腺序列 v3-GC 对 Hürthle 病变的敏感性为 92.9%，特异性为 69.3%。较低的特异性的部分是因为 Hürthle 腺瘤的"阳性"检测。如果认为腺瘤是一种"外科"疾病，"阳性"Thyroseq v3 GC 结果将适合临床治疗。迄今为止，对于 NIFTP Thyroseq v3 的经验是有限的，因为在验证研究中仅检测了 2 例 NIFTP 病例（均被归类为"阳性"）。尽管如此，先前所表现的 NIFTP 分子特征可能适用于 Thyroseq v3，有助于制定术前鉴别诊断和判断预后。关于 NIFTP Thyroseq v2 的分子研究表明，大约 80% 的 NIFTP 病例表现出克隆性基因改变，其中大多数是 RAS 或 RAS 样突变（PAX8/PPARG、THADA、EIF1AX、BRAF K601E 等）。然而，最近有关 NIFTP 分子关联性的回顾发现了具有高概率和（或）高风险突变的罕见病例（如 TERT、BRAF V600E）[49]。由于这种罕见的 NIFTP 病例还没有长期的随访数据，NIFTP 这些突变的临床意义目前尚不清楚。

（五）ThyGenX/ThyraMIR

ThyGenX/ThyraMIR（interface Diagnostics）是一个由两部分组成的分子检测，第一部分（ThyGenX）是一个多基因组（七个基因加上 PIK3CA、TERT），第二部分（ThyraMIR）是由 miRNA 检测组成。操作程序类似甲状腺序列，借此获取 FNA 样本用于诊断涂片制备和在核酸保存液中收集分子样本。最近，Interpace Diagnostics 已开始接受染色的切片代替单独的分子标本[50]。与

Rosetta GX Reveal 相似，这种选择可能对那些希望在操作时对未收集分子的 FNA 标本进行分子检测的人有吸引力。如果通过 ThyGenX 检测到 BRAF V600E 或 RET/PTC，则不进行进一步检测。对于有其他结果的病例（包括 RAS、BRAFK601E 和 PAX8/PPARg 阳性病例），则反射性启动第二部分（ThyraMIR 检测），并测量 10 个 miRNA 的表达水平（其中 6 个与 Rosetta GX Reveal 检测重叠）。使用专门算法，可以评估癌症风险。通过对 109 例病例的验证性研究，ThyGenX/ThyraMIR 的敏感性为 89%，特异性为 85%，阴性预测值为 94%，总阳性预测值为 74%（在癌症患病率为 32% 的人群中）[51, 52]。但是，与 Thyroseq v3 一样，ThyGenX/ThyraMIR 的阳性结果需要在已经确定的突变情况下进行观察。例如，高概率突变的检测（如 BRAF V600E、TERT、RET/PTC）与恶性肿瘤的高概率相关（> 95%），而 RAS 和 RAS 样突变与低风险相关（50%～80%）。与 Veracyte Afirma、ThyroSeq v3 和 Rosetta GX Reveal 相比，ThyGenX/ThyraMIR 略低的阴性预测值可能是较小的试验板的一种反映。

四、总结和长期目标

甲状腺细胞病理学的分子诊断是近年来研究较多的不断发展的领域。由于在临床、细胞学和组织学特征上存在交叉重叠，焦点集中在低级别癌与非肿瘤性病变、良性肿瘤和交界性 / 原位肿瘤的区分。病变的异质性（诊断特征的集中性）、标本处理的变异性、组织学分类（NIFTP）和细胞病理报告系统（BSRTC2）的最新变化使得低级别癌的术前诊断更加复杂。NIFTP 的引入在甲状腺病理学中创造了第三种类别（即既不是良性的也不是恶性的，而是一个"交界性""发育异常"或"原位"实体），更准确地描述了甲状腺癌变的生物学连续性。因此，BSRTC2 强调了 AUS/FLUS、FN/SFN 和 SM 诊断之间的区别，因为 SM 病例可能会进行甲状腺全切除术（而非腺叶切除

术），并且可能无法为 SM 病例提供一些分子检测。为了提供辅助性信息，可以使用多种分子检测方法（表 60-3 和表 60-4）。突变特异性 IHC 检测（如 BRAF-VE、NRAS Q61R）对于相应表型的有高度疑似指数的特定病例最有效，而作为"排除"检测无效。相比之下，Veracyte-Afirma 检测具有较高的总体阴性预测值（96%），被认为是一种"排除"检测，并在减少良性非肿瘤结节手术数量上显示出潜力。Rosetta GX Reveal 检测是一种基于 microRNA 的诊断检测，具有较高的总体灵敏度和阴性预测值，但只具有中等阳性预测值。与 Veracyte Afirma 检测一样，它可能被视为"排除"检测；但是，Rosetta GX Reveal 检测的优势在于，该检测是对从现有直接涂片上刮下的病变细胞材料进行的。如果标本未收集在核酸保存液中，那么这种选择无须施行其他 FNA 处理。利用 NGS，Thyroseq v3 检测 112 个基因和 5 类分子改变。鉴于其广泛的覆盖面，Thyroseq v3 具有非常高的阴性预测值和中等阳性预测值，并被视为一种"排除"检测。尽管总体阳性预测值相对较低，但 Thyroseq v3 的优势在于其能够陈述特定突变，并且通过使用 GC 对关于癌症或 NIFTP 风险的病例进行分层。此外，Thyroseq v3 在检测 Hürthle 癌及复发和侵袭性行为很强的癌有高度敏感。ThyGenX/ThyraMIR 是一个由两部分组成的分子检查，第一部分（ThyGenX）是一个多基因组（七个基因加上 PIK3CA、TERT），第二部分（ThyraMIR）是由 miRNA 检测组成。与 Thyroseq v3 相比，分子分析的范围相对较小，因此灵敏度和阴性预测值略低。但是，ThyGenX/ThyraMIR 现在可以接受直接涂片标本（类似 Rosetta GX Reveal），如果这种性能特点被订购医生接受，那么在只有涂片标本可用时，这种检测可能是一种选择。

虽然甲状腺分子检测取得了许多进展，但仍有许多工作要做，例如，衡量良性增生性病变手术率的降低，评估良性 / 阴性分子检测结果且未切除的不确定甲状腺结节进展为浸润 / 转移表型的可能性，并确定是否由于对潜在进展（如 RAS 和 RAS 样突变）的甲状腺结节的有效和及时的处理（即手术）而导致未分化癌的发病率降低。所有这些需要长期的随访研究。

声明

作者没有任何财务披露或利益冲突。

表 60-3　目前可用的分子检测总结

特　点	IHC	Veracyte Afirma	Rosetta GX Reveal	ThyroSeq v3	ThyGenX/ThyraMIR
标记物分析	BRAF V600E、NRAS61 突变特异性蛋白质	mRNA	微小 RNA	单核苷酸变异，插入 / 缺失，基因融合，基因表达改变，拷贝数改变	单核苷酸变异，插入 / 缺失，基因融合，微小 RNA
标本类型	组织标本载玻片	核酸防腐剂中 FNA 标本	组织标本载玻片	核酸保存液中 FNA 标本	核酸保存液中 FNA 标本或组织标本载玻片
整体 NPV	见正文	94%～95%	92%	97%～98%	94%
整体 PPV	见正文	37%～38%	43%	64%～68%	74%
单个标记物结果	是	否	否	是	是
髓样癌	是	是	是	是	否
甲状旁腺病变	是	是	否	是	否
嗜酸性细胞癌	否	否	否	是	否
外科治疗指南	否	否	否	是	可能

表 60-4 甲状腺结节 / 肿块的典型临床病理和分子相关性

特征	非肿瘤 / 非克隆性病变	良性肿瘤	交界性肿瘤	滤泡型高分化癌	其他分化癌	未分化癌
组织学	良性增生性结节	滤泡性腺瘤 嗜酸性腺瘤	NIFTP 乳头状微小癌	侵袭性 FVPTC FC 嗜酸性癌	经典 PTC TCV PTC DSV PTC 实性 PTC 筛状 PTC 鞋钉样 PTC 嗜酸性 PTC 沃辛型 PTC 柱状型 PTC MTC	PD Ca AC
放射学	通常是海绵状、蜂窝状，但可能显示实性、圆形、低回声区	实性、圆形、低回声	实性、圆形、低回声	实性、圆形、低回声	低回声浸润、高超过宽、钙化，可能变为囊性	浸润性肿块
细胞学	良性 AUS/FLUS	FN/SFN AUS/FLUS	FN/SFN AUS/FLUS SMC	FN/SFN FNHCT AUS/FLUS SMC	PMC SMC	PMC SMC FN/SFN
BRAF IHC	阴性	阴性	阴性	阴性	小组内阳性	小组内阴性
Veracyte Afirma GEC	通常是良性、有时是疑似	疑似或良性	疑似或良性	通常是疑似、很少是良性	小组内通常是疑似、很少是良性、BRAF V600E	小组内通常是疑似、很少是良性、BRAF V600E
Rosetta GX Reveal	通常是良性、疑似	疑似或良性	疑似或良性	通常是疑似、很少是良性	通常是疑似、很少是良性	通常是疑似、很少是良性
ThyroSeq v3	无突变	无突变或 RAS 或 RAS 样	通常是 RAS, RAS 样 (NIFTP)，或拷贝数改变（嗜酸性）	通常是 RAS, RAS 样或拷贝数改变（嗜酸性）	通常为 BRAF V600E 样、BRAF 样、RET	通常是 BRAF V600E、BRAF 样、RAS、RAS 样、TERT、p53、PIK3CA、AKT1
ThyGenX/ ThyraMIR	阴性	无突变、RAS、RAS 样或 miRNA	通常是 RAS, RAS 样 (NIFTP) 或 miRNA	通常是 RAS, RAS 样或 miRNA	通常是 BRAF V600E、RET/PTC 或 miRNA	通常是 BRAF V600E、RAS、RAS 样、TERT、PIK3CA 或 miRNA
处理	观察	腺叶切除术	腺叶切除术	甲状腺全切除术	甲状腺全切除术 ± 淋巴结清扫术	甲状腺全切除术和（或）肿瘤治疗
临床结果	良性临床病程	多数为良性临床过程，有些为潜在进展	多数为惰性临床过程，有些潜在进展	阶段依赖，但约 90% 有长期无病生存	组织学类型和阶段依赖性：I、II 期患者预后良好	组织学类型和阶段依赖性；许多患者死于疾病

NIFTP. 具有乳头状核特征的非浸润性滤泡性甲状腺肿瘤；FV-PTC. 甲状腺乳头状癌滤泡型；FC. 滤泡性甲状腺癌；MTC. 甲状腺髓样癌；PTC. 甲状腺乳头状癌；PD Ca. 低分化癌；AC. 未分化癌；AUS/FLUS. 确定异型性 / 不确定滤泡性病变；FN/SFN. 滤泡性肿瘤 / 疑似滤泡性肿瘤；SM. 疑似恶性肿瘤；FNHCT/SFNHCT. 滤泡性肿瘤 Hürthle 细胞型 / 疑似滤泡性肿瘤 Hürthle 细胞型；PM. 对恶性肿瘤阳性；miRNA. microRNA

第61章　韩国使用甲状腺抽吸物进行分子诊断的缺陷

Pitfalls in Molecular–Based Diagnoses Using Thyroid Aspirates in Korea

Ju Yeon Pyo　SoonWon Hong　**著**

陈　勇 **译**　吴泽宇 **校**

摘　要

◆ 最初在韩国人群中进行的涉及 RET/PTC 重排的甲状腺癌的分子研究在后续研究中没有产生显著的影响。然而，研究发现在 85% 的甲状腺乳头状癌基因突变点都位于 BRAF V600E 的情况下，通过细针穿刺细胞学检测 BRAF V600E 突变已经被纳入韩国医疗保险范围，并且是作为诊断工具而不是作为一个预后因素被推荐。据 Kim 等（2010 年）报道，在常规细胞学中加入抽吸物 BRAF V600E 突变检测，PTC 的诊断敏感性可由 68% 提高到 90%，准确性可由 91% 提高到 97%。与此同时，对 RAS 突变在细胞学类别不确定的甲状腺 FNA 中诊断价值的研究已经开展，并开展了将 TERT 基因突变研究作为预后指标的临床试验。虽然美国发明的商业化分子检测试剂盒已经可以应用，但它在韩国并不受欢迎，因为与韩国医疗保险覆盖的单个分子检测相比，其费用较高。

PTC 最常见的分子改变是 BRAF V600E 和 RAS（HRAS、NRAS、KRAS）基因的点突变以及 RET/PTC 和 TRK 的染色体重排。在滤泡状甲状腺癌中，已知的基因改变有 RAS、PAX8/PPAR、PIK3CA 和 PTEN [1-5]。在韩国人群中研究发现，PTC 中 RET/PTC 重排（0%～13%）和 RAS 突变（0%～24.9%）的发生率低于西方人群（RAS40%～50%）[6, 7]。然而，韩国人群中 PTC 的 BRAF V600E 突变率（63%～83%）相对高于西方人群，其突变率因不同的 PTC 组织学亚型而不同 [1-17]。BRAF V600E 突变主要发生在经典型和高细胞型 PTC 中，RET/PTC 重排主要发生在经典型 PTC 中，RAS 突变主要发生在滤泡型 PTC 中 [1, 18]。

一、RET/PTC 重排

PTC 中 RET/PTC 重排发生率因人群而异（0%～86.8%）[19, 20]。其中，亚洲人群的发病率为 0%～54.5% [6, 20, 21]，美国人群的发病率为 2.4%～72.0% [18]，欧洲人群的发病率为 8.1%～42.9% [22]。总体而言，亚洲人群中 RET/PTC 重排的发生率普遍较低 [6, 7, 20, 21, 23, 24]。RET/PTC 重排常见于有辐射暴露史的 PTC 患者（50%～80%）及儿童和青壮年 PTC 患者（40%～70%）[25, 26]。肿瘤的 RET/PTC 重排具有相当的异质性，它几乎可以存在于所有肿瘤细胞中，但仅在肿瘤细胞的一个亚群中被发现 [6, 23, 27]。到目前为止，RET/PTC 重排共有 13 种，其中 RET/PTC1 和 RET/PTC3 占 90% 以上。这些变化可能是因为地理上的差异、研究规模的不同或使用了不同灵敏度的检测方法 [28, 29]。

韩国首次采用 RT-PCR 对 24 例 PTC 患者进行 RET/PTC 重排研究，但未发现任何 RET/PTC1、RET/PTC12、RET/PTC13 重排[6]。然而，在后续使用新鲜冷冻的 PTC 肿瘤组织样本进行的 RT-PCR 和测序研究中，发现分别有 21.4%（3/14，1 个 RET/PTC1，2 个 RET/PTC2）和 13%（4/31，2 个 RET/PTC1，2 个 RET/PTC2）的样本出现了 RET/PTC 的重排。最近的研究发现，在经典型 PTC 中，2.1%（16/769）的 FNA 标本[30] 出现了 RET/PTC1 重排。最近韩国一项使用手术标本的研究发现，弥漫性硬化型 PTC（DSV-PTC）中 RET/PTC 的重排率高于经典型 PTC。37 例 DSV-PTC 中，RET/PTC1 阳性 17 例（46%），RET/PTC3 阳性 6 例（16%），BRAF V600E 阳性 9 例（24%）。他们认为 RET/PTC 重排可能是 DSV-PTC 的主要基因改变，并且在诊断时，RET/PTC3 重排与较晚的临床分期和较差的临床结果有关。良性甲状腺结节的 RET/PTC 重排并不少见，作者认为这可能与结节的迅速增大有关[32, 33]。

检测 RET/PTC 重排有多种方法，包括 RT-PCR、Southern 印迹分析、荧光原位杂交和 NanoString 数字化基因检测技术。这些方法大多是使用新鲜标本进行检测，但也可以使用常规风干 FNA 标本进行检测 RET/PTC 重排[34-39]。Ko 等（2017 年）最近使用 RT-PCR 对常规风干的 FNA 标本进行了 RET/PTC1 重排分析。他们在 38.2%（29/76）的 FNA 标本发现了 BRAF 和 RAS 野生型 PTC。这提示如果在性质不确定的甲状腺结节中没有发现 BRAF 和 RAS 突变，RET/PTC1 重排检测可能有助于诊断和治疗决策[40]。

二、BRAF 突变

自 2010 年以来，各种类型的分子病理学研究被引入甲状腺肿瘤领域。但在韩国，只有 BRAF V600E 检测应用于临床实践，并得到医疗保险的支持[8, 41]。韩国人群中 BRAF V600E 突变的发生率是西方人群的 2 倍左右[41]。韩国多项研究发现

FNA 细胞学中单次 BRAF V600E 突变检测显著提高了良恶性甲状腺结节筛查的准确性[8, 42-44]。

在韩国，BRAF V600E 突变的 PTC 在过去 20 年中从 62.2% 增加到 73.7%。BRAF V600E 突变（80.8%）是最常见的，其次是 RAS 突变和 RET/PTC1、NTRK1 和 ALK 重排（分别为 5.6%、2.1%、0.4% 和 0）。甲状腺肿瘤的分子遗传学改变是相互排斥的，这表明 NTRK1 和 ALK 重排的低发生率是由于 BRAF V600E 突变的高发生率造成的[46]。

三、使用 FNA 细胞学方法检测 BRAF 突变的缺陷

缺乏肿瘤细胞或肿瘤细胞过少会导致假阴性结果，但与之矛盾的是，如果肿瘤细胞过小则可能会导致假阳性结果。当使用高灵敏度的方法检测 FNA 标本中非常少量的 BRAF V600E 突变时，会出现假阳性结果[8, 47]。作者建议在确认载玻片上肿瘤细胞的存在和数量并进行肿瘤标记后，再使用 FNA 标本进行 BRAF V600E 突变检测。取下 FNA 片上的盖玻片后，刮除非典型滤泡细胞从而提取 DNA。Hwang 等（2015 年）建议至少需要 50 个滤泡细胞才能获得足够的 DNA 用于 PCR 检测 BRAF V600E 突变，需要 5% 的肿瘤细胞来检测 BRAF V600E 突变[48]。这种突变检测简单、快速，可在细胞学诊断后 2 天内进行。

四、RAS 突变

RAS 基因的突变主要出现在 NRAS 密码子 61、HRAS 密码子 61 和 KRAS 密码子 12、13 中，在甲状腺滤泡细胞产生的各类肿瘤中均可发现。RAS 突变可见于 10%～20% 的 PTC，其中大部分为 FV-PTC[49, 50]。最初在韩国，Jung 等（2007 年）通过 PCR、单链构象多态性检测（SSCP）和测序方法分析了 49 例甲状腺乳头状癌的 K-RAS、N-RAS 和 H-RAS 基因突变，最终均未发现 RAS 突变[17]。韩国人群中 RAS 突变的频率可能较低，

因为基因改变在 PTC 的发病机制中是相互排斥的，而 PTC 中 RET/PTC 重排和 BRAF V600E 突变的频率较高。然而，最近报道韩国人 FV-PTC 中 RAS 突变的患病率为 26.5%~33.3%[51, 52]。在美国，随着 FV-PTC 发病率的增加，RAS 突变也从 2.7% 增加到 24.9%[18]。

在 40%~50% 的 FTC 和 20%~40% 的滤泡性腺瘤中也观察到 RAS 突变。然而，RAS 突变在增生性结节中并不常见[50]。具有 RAS 突变的 FTC 逐渐发展成为侵入性 FTC，并导致远处转移以致预后不良[53-55]。尽管甲状腺结节中存在 RAS 突变不足以区分良性和恶性结节，但是 RAS 突变的存在不仅是肿瘤性病变的象征，也有可能是滤泡性腺瘤向恶性肿瘤发展的象征。因此，术前检测滤泡性肿瘤中 RAS 突变将有助于决定是否需要手术治疗[56]。

各种研究已经证实了术前 FNA 标本中分子变化检测的有效性[15, 48, 51, 57]。Park 等证明，风干 FNA 标本中确实存在 BRAF V600E（34.6%）或 RAS（30.8%）突变[51]。Kwon 等研究表明，将用于细胞学诊断的细胞微球分离后，残留的液基细胞学样本的上清液可用于检测意义不明的非典型病变中的 BRAF V600E、NRAS 和 KRAS 点突变。使用 LBC 残留物进行分子分析具有避免重复侵入性操作的优点[58]。如果在确诊为 AUS/FLUS 和滤泡性肿瘤或怀疑滤泡性肿瘤的甲状腺结节中检测出 BRAF V600E 或 RAS 阳性，则建议手术治疗，并且可以识别出大量的 PTC[48]。

五、TERT 突变

端粒酶的激活，特别是其突变，以及端粒酶逆转录酶（TERT）活性的增加，已经在甲状腺癌中发现。TERT 启动子突变在良性甲状腺结节中尚未发现，但在甲状腺癌中则有不同的发现[59]。在甲状腺癌中，TERT 启动子基因突变被认为是 PTC 中一个特别差的预后指标。当它与 BRAF V600E 突变共存时，它会导致甲状腺癌具有更强的侵袭性行为。TERT 启动子突变的频率取决于甲状腺癌的组织学亚型或分化程度（4.5%~25%）[60, 61]。最近韩国的研究验证了 PTC 中 BRAF V600E 和 TERT 启动子基因同时突变对更晚的癌症分期、甲状腺外侵犯、淋巴结转移和远处转移等临床病理特征有协同作用，并且 PTC 复发率和 PTC 相关死亡率与上述两种突变共存密切相关[62, 63]。此外，也有研究分析了 TERT 启动子和 RAS 基因共同突变在滤泡性甲状腺癌中的作用。Song 等（2017 年）认为它们的共同突变造成更频繁的远处转移和更高的复发率及死亡率。在一项 134 例 FTC 患者的研究中发现，TERT 启动子和 RAS 基因共同突变的患者复发的风险是不存在突变的患者 6 倍以上，虽然该研究结果不具有统计学意义[64]。

甲状腺 FNA 中检测 TERT 启动子突变的诊断和预后潜力很少被研究。在韩国，甲状腺 FNA 样本中检测 TERT 启动子突变尚未得到积极研究，因为到目前为止它们还没有纳入健康保险。但 Liu 等（2014 年）证实了良性甲状腺结节中没有 TERT 启动子突变，而恶性结节中有 7.0% 发生了 TERT 启动子突变，虽然这不是一项基于韩国人口的国内研究。它有着 100% 的特异性和 7.0% 的敏感性，但如果与 BRAF V600E 检测相结合，其灵敏度提高到 38.0%。TERT 启动子突变阳性的甲状腺结节在细胞学上是不确定的，并且与使用手术标本的研究结果相似，都具有侵袭性的临床病理行为[65]。

因此，使用甲状腺 FNA 样本检测甲状腺癌中 BRAF V600E、RAS 和 TERT 启动子突变可以作为预后指标，并可改进以分子为基础的甲状腺结节的诊断和治疗方法。

六、较少见的基因改变

PAX8/PPARγ 融合基因是另一种与甲状腺癌相关的重组癌基因，在 FTC 中尤其常见。然而，它在亚洲人口中较少见。据报道，FTC 的 PAX8/PPARγ 构型重排发生率在地理分布上存在差异（0~57%）[66, 67]。检测 PAX8/PPARγ 构型重排并结合常见的 BRAF V600E、RAS 点突变和 RET/PTC 重排也被认为是使用 FNA 样本诊断甲状腺癌的有用工具。BRAF V600E 或 RET/PTC 突变是 PTC 的重要标志，但 PAX8/PPAR γ 构型重排仅在 FTC 中发现。RAS 突变主要见于滤泡腺瘤、FTC 和 FV-PTC。因此，Jung（2012 年）认为，检测 BRAF V600E 和 RAS 突变以及 PAX8/PPARγ 构型重排将有助于区分 FNA 样本中的良恶性肿瘤与滤泡性肿瘤[56]。

基因突变检测的敏感性和特异性因检测方法的不同而不同。因此，可能会出现假阳性和假阴性，所以使用时需要谨慎。在 FNA 样本中使用 BRAF V600E 或 RET/PTC 和 PAX8/PPARγ 基因重排作为诊断工具时，高灵敏度的检测会导致假阳性结果。因此，用于 RT-PCR 分析的突变细胞最好不要少于 1%，用于荧光原位杂交分析的最好在 8%～12%[50, 68]。虽然 Afirma 基因表达分类器（Veracyte，South San Francisco，CA，USA）已经在美国商业化，但在韩国，其成本效率和临床应用方面还不实际[69]。因为只有与治疗相关的新一代测序技术（NGS）小组才能获得批准，而且只有像大学附属医院这样的大型机构才有能力使用 NGS，所以基因检测要成为韩国甲状腺癌治疗的常规手段还需要很长时间。美国的 NGS 和其他分子检测试剂参见其他章节（见第 60 章）。采用算法顺序检测 BRAF V600E 突变、RAS 突变分析和采 RET/PTC1 重排可能对不确定甲状腺结节的 FNA 诊断更实用[40]（见第 59 章）。

分子分析可作为提高恶性病变诊断准确性、鉴别恶性肿瘤或挑选需要手术切除的良性结节的诊断辅助手段[58]。另外，甲状腺 FNA 细胞学中的分子标志物检测仅在作为细胞学诊断的辅助手段时才有意义，并且需要进行严格的质量控制。

第62章　使用甲状腺抽吸物进行分子诊断的缺陷

Pitfalls in Molecular–Based Diagnosis Using Thyroid Aspirates

Toru Takano　著

陈　勇　译　　吴泽宇　校

摘　要

◆ 一些使用甲状腺抽吸物的分子诊断试剂盒现已经商业化。但这些试剂盒非常昂贵，并且在诊断甲状腺癌时敏感性有限，因此仅在有限的临床情况下被证明是有用的。甲状腺肿瘤的分子诊断正在发生巨大的变化。甲状腺病理学的一些新分类，如具有乳头状核特征的非浸润性滤泡性甲状腺肿瘤，改变了分子诊断的临床意义。最近的一些研究揭示了甲状腺癌自然史的惊人特征，这表明传统的组学分析是有局限性的。

一、甲状腺细胞学的分子检测

在由 ATA 指南工作组制定的 ATA 成人甲状腺结节和分化甲状腺癌管理指南（2015 版）的建议 15 中指出，对于分类为 AUS/FLUS 的结节，重复 FNA 或分子检测可用于恶性肿瘤风险的补充评估，而不是进行监测或诊断性手术。此建议为有中等质量证据的弱建议。建议 16 指出，对于分类为 FN/SFN 的结节，评估其临床和超声特征后，分子检测可用于恶性肿瘤风险的补充评估，而不是直接进行手术。虽然诊断性手术是所有西方临床指南中 FN/SFN 结节的长期标准诊断方法。此建议为有中等质量证据的弱建议。与此同时，ATA 指南指出，目前还没有一种最佳的分子检测方法可以准确地诊断所有细胞学上无法明确诊断的结节是否为恶性。

由于超过 70% 的甲状腺癌至少有一种已知的基因改变，对一组体细胞突变的分子检测是形态学诊断的有力辅助手段。一些研究已经在甲状腺

FNA 样本中检测到 BRAF V600E 突变、RET/PTC 重排或 RAS 突变，并表明这些基因的检测提供了决定性的诊断。16% 的诊断不明确的抽吸物中检测出 BRAF 突变、RAS 突变、RET/PTC 重排或 PAX8–PPARγ（过氧化物酶体增殖物激活受体 γ）基因重排时[1-4]。这些遗传标记具有很高的特异性和预测价值，因此可以确定哪些无法明确诊断为结节是恶性的[5]（见第 59 章、第 60 章和第 61 章）。

另一种方法是利用基因表达特征，这种方法具有较高的灵敏度和较高的阴性预测值[6]。这种灵敏度较高的术前检查可以准确识别良性结节，避免单纯的诊断性手术（见第 60 章）。

二、商用化的测试

目前市面上有两种方法，分别是 Afirma 基因表达分类器和 ThyroSeq 新一代测序技术[7, 8]（见第 60 章）。

Afirma 基因表达分类器（AGEC）是由

Veracyte 公司（加利福尼亚州南旧金山）开发的一种专有诊断分析方法。它依赖于"良性基因表达指纹"来识别那些 FNA 不确定结节，并具有较高的阴性预测值。该检测分析了 167 个基因的 mRNA 表达，其本质上是甲状腺癌的"排除性"检测。在这 167 个基因中，142 个参与、良性和恶性肿瘤的鉴别，剩下的 25 个基因起到过滤罕见的肿瘤的作用。

另一种方法是多基因 ThyroSeq 新一代测序技术，该研究检测了 14 个点突变基因和 42 种甲状腺癌的融合基因，另外还有 8 个评估细胞组成的基因。Nikiforov 等分析了 465 个 AUS/FLUS 结节后发现，该方法敏感性为 90.9%，特异性为 92.1%，阳性预测值为 76.9%，阴性预测值为 97.2%。

三、甲状腺癌变概念的改变

长期以来，人们认为癌症是由多步骤癌变或腺瘤 – 癌序列引起的。然而，最近关于甲状腺癌的临床证据，如韩国甲状腺癌流行调查、乳头状甲状腺微小癌的观察试验及福岛健康管理调查报告，显然反对这样的假设 [9-11]。首先，甲状腺癌不是由成人甲状腺滤泡细胞引起的，而是由一些仅见于婴儿的未知细胞引起的。换句话说，小甲状腺癌在婴儿期就已经形成了。其次，大多数甲状腺肿瘤从未发展成恶性程度更高的肿瘤。也就是说，每一个甲状腺肿瘤的特征都取决于其细胞的起源，而累积的基因学变化并不总是导致癌细胞的恶性特征。这些观点现在被总结为胎儿甲状腺细胞癌变学说 [12, 13]。这些甲状腺癌自然史上的显著变化意味着必须重新评估甲状腺癌分子诊断的靶点。

四、甲状腺滤泡癌与腺瘤的鉴别

分子诊断是诊断滤泡癌最重要的方法之一，因为其他类型的癌通过细胞学检查就能很容易与良性肿瘤区分开。目前已有许多研究发现了诊断

滤泡癌的理想分子靶点，但迄今为止，尚未有任何一种分子靶点作为诊断工具应用于临床。

因为大多数研究者相信多步骤癌变学说，所以几乎所有这些靶点都是癌特异性的，因为在多步骤癌变过程中，滤泡癌是由于积累的基因学改变或癌基因相关产物的过度表达而从滤泡性腺瘤中衍生来的。

然而，最近使用微阵列的数据证明，滤泡性癌至少可以根据基因表达分为两个不同的亚型，这会导致先前一些使用癌特异性基因的研究成为问题 [14]。另一方面，滤泡性腺瘤是由同一类型组成的，这说明腺瘤特异性基因有希望成为鉴别诊断的靶点。在这些基因中，TFF3 mRNA 被认为是最有希望的，因为它在甲状腺肿瘤中的表达水平很高，并且良恶性肿瘤的表达差异比其他潜在基因更显著 [15]。基于 TFF3 的诊断的临床试验目前正在一些国家进行，如日本和德国 [16, 17]。

下一个需要考虑的问题是滤泡癌病理诊断中的"15% 问题" [18]。最近的研究证明，采用目前 WHO 的病理诊断标准存在较高的观察者变异。因此，至少有 15% 的肿瘤的病理诊断与其实际生物学特征不符。这种现象被称为滤泡癌中的"15% 问题"，它导致了滤泡癌的病理诊断与分子诊断之间存在显著差异。事实上，对于无转移的微小浸润性滤泡癌，基于肿瘤组织的 TFF3 诊断与病理诊断大约有 20% 的差异，但对于广泛浸润性滤泡癌和合并转移的微小浸润性滤泡癌几乎完全一致 [15-17]。因此，确定理想的分子靶点不仅要根据其诊断的准确性，而且要根据其对恶性病例的敏感性来确定。

五、成熟和不成熟的癌症

大多数甲状腺癌是自限性且非致命的，即使它们具有侵袭性或转移性。因此，我们不仅要判断一个肿瘤是不是癌，还要判断它是否致命。

在一个 PTMC 的观察试验中，没有患者死于癌症 [10]（见第 10 章）。这一发现揭示了致死性甲

状腺癌不同于 PTMC。换句话说，PTMC 不会发展成致命的癌症。40 岁以下甲状腺癌的预后极好，而 40 岁以上患者的致死性甲状腺癌由于生长迅速，表现为突然发现相对较大的癌灶或伴明显转移的癌。这类型的癌最终导致不良的预后。以 PTMC 为代表的预后良好的癌称为成熟癌，而老年人突然发现的预后不良的癌症称为未成熟癌 [12]。然而，这两种癌症的病理学差异尚不清楚。因此，40 岁以上的分化型甲状腺癌患者的预后很难评估。

这两种癌的分子鉴别也很困难。一些研究报道 BRAF 基因的点突变是乳头状癌预后不良的一个较好的预测指标 [19]。然而，其他一些研究对这一结论提出了质疑 [20]。此外，即使在来自同一地区和具有相同种族背景的人群的研究中，BRAF 突变的发生率也明显不同，这引起了对 BRAF 突变分析技术可靠性的质疑 [21]。另一个可能的预后指标是 TERT 基因突变。一些研究表明，有 TERT 基因突变的甲状腺癌比无 TERT 基因突变的甲状腺癌预后差 [22]。然而，由于 TERT 基因突变的发生率与患者的年龄有很强的正相关，而年龄是甲状腺癌患者预后不良的最重要预测指标，因此目前 TERT 基因突变的意义尚不清楚。

而胎儿细胞癌变假说并不支持通过分析基因变异来预测甲状腺癌患者的预后。甲状腺癌的恶性程度完全取决于它的起源 [12]。如果肿瘤来源于分化良好的胎儿细胞，则是成熟癌并表现出良好的预后，而如果肿瘤来源于未分化的胎儿细胞如干细胞，则是未成熟癌并表现出不良的预后。在胎儿细胞癌变过程中，肿瘤是由未分化细胞增殖成许多分化细胞而形成的。因此，当未分化干细胞来源的肿瘤仅含有少量的癌干细胞时在病理上可被视为分化性肿瘤，因为这时它已经很难与仅由已分化肿瘤细胞组成的肿瘤区分开。

含有癌干细胞的肿瘤与预后不良密切相关。然而，传统的病理学或组学分析难以检测到组织中的这小部分细胞，因此这种类型的肿瘤很难鉴别，所以使用只含有少量肿瘤细胞的抽吸物会更加困难。

六、甲状腺肿瘤的新病理分类

2015 年提出了一种新的甲状腺肿瘤类型，即具有乳头状核特征的非浸润性滤泡性甲状腺肿瘤（见第 2 章、第 4 章、第 24 章、第 25 章和第 26 章）。这类肿瘤在病理上归为恶性肿瘤，但其临床特征比较温和，因此手术切除后无须进一步治疗。关于诊断 NFTP 的分子标志物的研究还很少，因此目前为止还没有可靠的分子标志物 [23]。我们的初步研究表明，如果根据 TFF3 进行诊断则它们被归为良性组（未公布数据）。

七、吸取样本的制备

除了甲状腺肿瘤细胞之外，甲状腺抽吸物通常还含有相当数量的其他细胞，尤其是其中的外周血细胞会干扰分子诊断的结果。因此，在分子生物学诊断中，对抽吸物进行预处理从而提取甲状腺肿瘤细胞是必不可少的步骤。由于甲状腺肿瘤细胞倾向于形成团簇，所以在用抗凝剂处理样本后，可以通过筛网过滤器将其提取出来（图 62-1）[16]。血细胞会通过过滤器，而形成团簇的肿瘤细胞则残留在过滤器上，然后用变性试剂洗涤过滤器以溶解细胞，从而提取肿瘤细胞中的核酸。

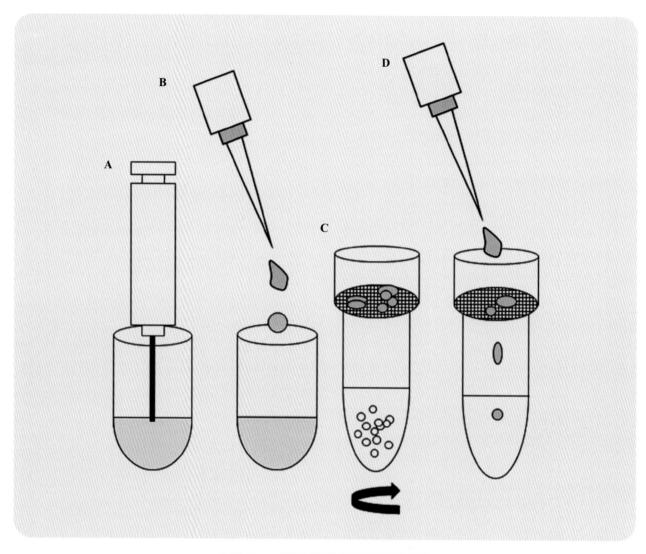

▲ 图 62-1　筛网过滤器提取甲状腺抽吸物

A. 将吸取物分散到含有抗凝剂的介质中；B. 添加核酸稳定剂；C. 在筛网过滤之后；D. 通过添加变性溶液来溶解残留在过滤器上的肿瘤细胞

第63章 细针穿刺诊室
The FNA Clinic

Annette L. Salillas **著**

陈开斌 **译**　张明博 **校**

摘 要

◆ 采用细针穿刺细胞学（FNAC）检查对体表和深部肿块进行取样，简便快速且成本低。这种方法对患者的创伤性极低，并发症风险很低。只要满足基本的安全条件，几乎在任何地方都可操作。

◆ FNAC 诊室需有一个接待区、一张诊查沙发 / 床或一把能从两侧上下调节靠背的椅子、配有电脑和打印机的写字台、操作台、显微镜（有 / 无摄像头）、一个水槽、一个器具检测盘、染色区、滑动抽屉柜、试剂柜、用品柜、诊疗结果文件夹、良好的照明条件和空气调节系统。

◆ FNAC 诊断的时间和频率很灵活，据需求而定。这种方法的周转时间快，患者可以在 30min～1h 内返回到主治医生处。

◆ FNAC 诊断的优点之一在于，只要满足基本的安全条件，几乎可在任何地方操作，常开设在医院内的门诊部和病理科及病房或内窥镜检查室。在一些医疗中心，也会见到综合多学科的医疗设置，病理科医生、放射科医生和临床医生会共同参与其中[1]。

FNAC 诊室是指，医院为患者提供检查的门诊（图 63-1），或者医生的独立 FNAC 诊所（图 63-2）。

患者首先由专家会诊，然后再转到 FNAC 诊室。患者通常要提前预约，预约时会提供一份转诊信或申请表。

在独立 FNAC 诊所中，至少需要一名助理（细胞学技术专家 / 细胞学技术员），一名秘书负责接收患者申请信和签署需填写的同意书（图 63-3）。而在医院内，患者则是由病理科人员接待（图 63-4）。

FNAC 诊室需有一个接待区（图 63-5）、一张诊查沙发 / 床或一把能从两侧上下调节靠背的椅子（图 63-6）、配有电脑、打印机和显微镜（有 / 无摄像头）的写字台（图 63-7）、操作台（图 63-8）、器具盘和滑动抽屉（图 63-9）、滑动抽屉柜（图

63-10）、水槽和染色区（图 63-11）、存放试剂、用品、诊疗结果文件夹和工作日志的柜子和架子（图 63-12）、照明条件和空气调节系统良好的房间（图 63-13）。

细胞学技术专家 / 细胞学技术员协助操作抽吸器，将患者放置于手术的最佳位置：根据抽吸部位决定患者应处于放松的坐姿状态还是仰卧状态。尽力使患者处于舒适状态，因为能否操作成功在很大程度上取决于患者是否合作。有特殊需要的患者也可能会需要陪护人的帮助。

若患者希望父母或陪同人员手术过程中在场，需保证他们舒适就座且不妨碍手术的进行。在空间有限的情况下，如医院的 FNAC 门诊，可修改此建议，陪同人员在帮助安顿患者后离开手

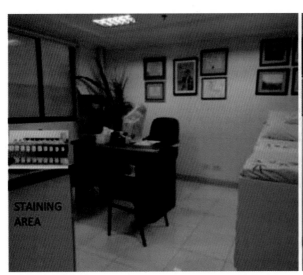
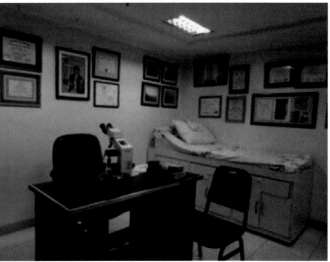

▲ 图 63-1　医院内部 FNAC 门诊

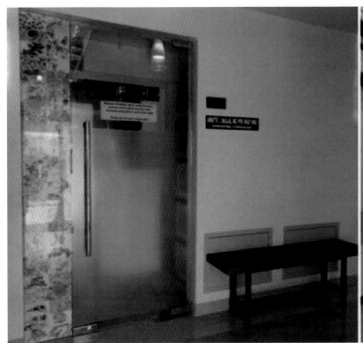
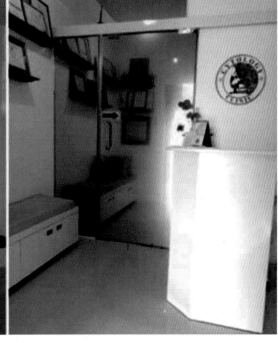

▲ 图 63-2　独立 FNAC 诊所

术室，并在手术结束之后立即返回[2]。在独立的 FNAC 诊所中，陪护人在大厅的公共等候区外等候（图 63-2）。在某些情况下，建议在 FNAC 诊室附近设置一个恢复室，患者手术后，特别是有出血情况的，可在恢复室进行短时间的观察（见第 56 章和第 64 章）。

　　FNAC 诊室是使用抽吸器获得临床病史资料的理想场所。患者通常会被问及在转诊信中可能未记录的症状和所有相关病史。将病变的解剖位置进行仔细地评估和分离，为更精准地了解病理情况，可在征得患者同意后拍照。在检查过程中，经显微镜初步检查后再进行询问可能对最终诊断有帮助。至于设备方面，理想情况下医用检查推车（图 63-8 和图 63-9）需配有下列物品。

　　1. 各种管径的注射针头，管径大小不超过 21G 针头。

2. 注射器（20ml、10ml、5ml 和 3ml）。

3. 持针器（如 Cameco）。

4. 磨砂边载玻片。

5. 乙醇棉签。

6. 石膏。

7. 铅笔。

8. 橡胶手套。

9. 防护口罩。

这些物品应在实验室手册中明确列出，并在每次临床前进行检查。

抽吸器应具备可用于记录检查结果的书写面。在手术之后，使用改良的巴氏染色剂对玻片进行染色，并在患者仍在诊室时检查吸出的物质是否足够（见第 66 章）。使用附有摄像头的显微镜（图 63-7）保存图像以备之后记录。

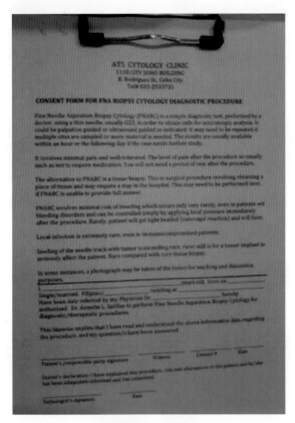

▲ 图 63-3 同意书

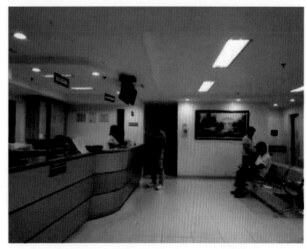

▲ 图 63-4 医院内部 FNAC 门诊接待区

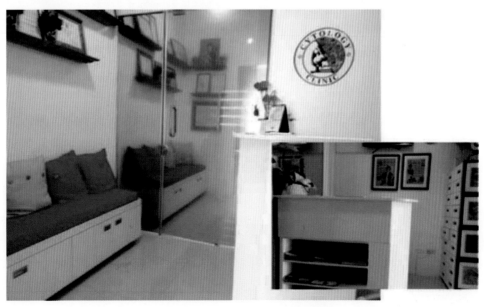

▲ 图 63-5 独立 FNAC 诊所接待区

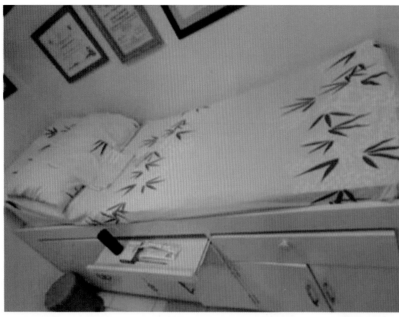
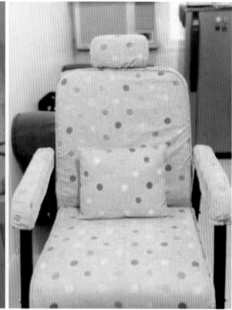

▲ 图 63-6　床和椅子

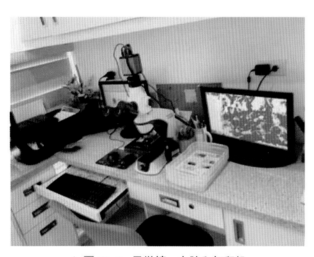

▲ 图 63-7　显微镜、电脑和打印机

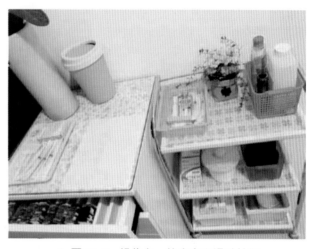

▲ 图 63-8　操作台、检查车和滑动抽屉

　　病理学医生立即向患者解释并说明检查结果，为患者申请检查的医生。

　　FNAC 诊断的时间和频率很灵活，但多在上午进行。这也要根据患者情况和医生的时间而定。病理医生通常一次可接纳 8～10 名患者，周转时间（TAT）为 30min～1h。

　　与临床医生的穿刺相比，病理学医生可以获得更高质量的结果，且报告速度更快[2-7]。

　　研究发现，由细胞病理学医生 / 病理学医生主导的 FNAC 诊室具有更高的效益，可将不能诊断 / 不满意的标本减少到 1.3%。其他学者也发表了类似的报道，阐述了 FNAC 诊室的经济效益[8-13]。

　　当病理学医生进行操作并直接解释结果时，诊断的准确性会更高[1, 14, 15]。

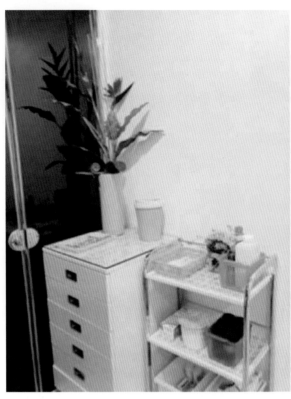
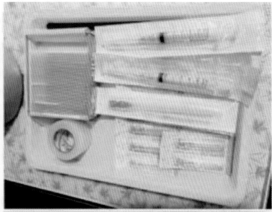
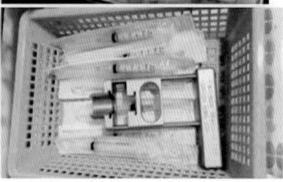

▲ 图 63-9　托盘、手推车和滑动抽屉

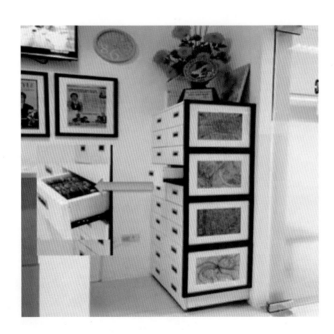

◀ 图 63-10　滑动抽屉

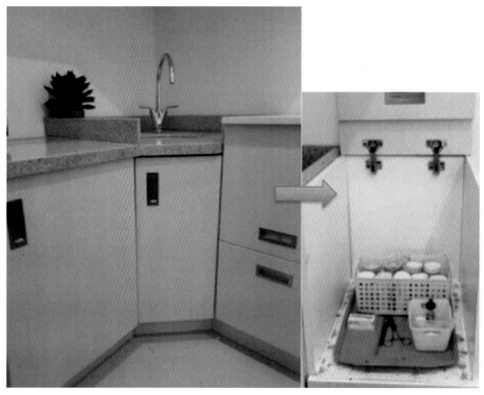

▲ 图 63-11　水槽和染色区

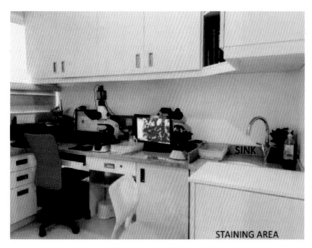

▲ 图 63-12　柜子和架子

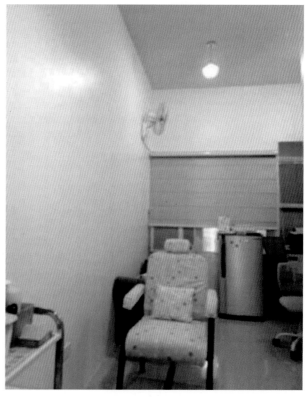

▲ 图 63-13　拥有空调和良好照明条件的房间

第 64 章　甲状腺细针穿刺技术
Techniques of Thyroid Fine-Needle Aspiration

Hongxun Wu　**著**

张明博　**译**　张明博　**校**

摘　要

◆ 甲状腺结节很常见，活检和手术切除的甲状腺结节 2%～22% 是恶性的，其中只有一小部分表现出侵袭性特征。甲状腺 FNA 是术前明确结节性质的首选方法。由技术熟练的操作人员获得的高质量 FNA 样本可代表病变特征，并得到进一步诊断。本章将详细介绍甲状腺 FNA 技术和术前 / 术后处理的细节及样本质量的相关问题。

一、FNA 常规操作

在我院，接受抗凝治疗的患者要在 FNA 前后停药一段时间。服用阿司匹林的患者可接受 FNA，但对活检部位的按压时间更长，且须告知患者出血的风险增加。向患者解释详细的流程和可能的并发症（见第 56 章）。询问患者过敏史，告知患者在活检过程中不要说话、咳嗽和吞咽。签署知情同意书。

常规和彩色多普勒超声检查明确结节的位置、大小和超声特征，以确定哪个结节需要活检。彩色多普勒成像用于观察和定位结节内和周围的大血管，以避免损伤血管。

患者仰卧，颈部后伸（图 64-1），头转向对侧以便于操作。用碘伏或乙醇棉签消毒。不需要局麻，不进行快速现场细胞学评估（见第 66 章）。在中国通常用 23G 针（日本标准为 22G，欧洲和美国常用 25G 或 26G）连接 5ml 注射器（图 64-2）。操作者使用徒手穿刺技术，针从探头一侧中点穿入，针尖朝向探头。根据结节的深度调整针的角

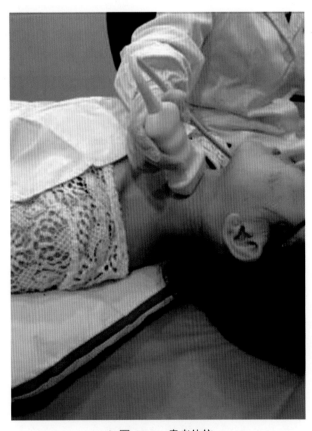

▲ 图 64-1　患者体位

患者仰卧，肩下垫枕头使颈部后伸，操作者位于患者肩部旁

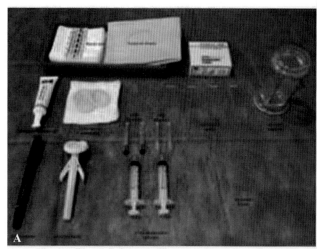

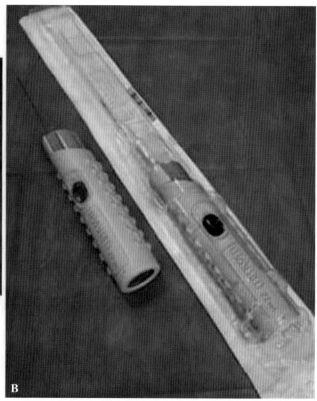

▲ 图 64-2　A. 细针穿刺的工具；B. 弹射式空芯针穿刺活检枪

度。在超声引导下，通过这种垂直入路的方式（图64-3），针头向结节前进。采用负压技术，当针进入结节的目标区域内，操作者每秒 2～3 次来回移动针头，同时在其轴上旋转以产生均匀分布的真空吸力。操作者从每个结节中抽吸两个样本，得到四个涂片。FNA 标本直接涂在载玻片上，用95% 乙醇固定。随后，用 1ml 生理盐水冲洗针头和注射器，洗脱液用于测定肿瘤相关生物标记物，如降钙素（见第 58 章）。多余的 FNA 样本也可以用作分子检测（见第 2 章）。

要点

涂片上应清楚地标明患者姓名和标本来源，通过电子记录系统排序号。应标明活检结节的位置和大小、简要的超声特征（回声、成分、形状、边缘、钙化及类型）及甲状腺整体背景特点。一份精确、全面的甲状腺细胞学诊断报告是在多名经验丰富的诊断医生深入沟通、齐心协力、多学科协作的基础上获得的（见第 20 章、第 63 章和第 67 章）。

二、影响 FNA 诊断准确的因素

FNA 的诊断准确性取决于操作者的经验、结节的固有声像图特征、FNA 技术和细胞学诊断水平（见第 13 章、第 14 章、第 66 章和第 67 章）。

（一）结节的固有超声特征（见第 20 章）

应选择多个部位进行取样，以确保采集到特征性细胞。针尖位置在很大程度上取决于操作者的判断。

在过去的 20 年里，一些研究探讨了超声特征和细胞学无法诊断之间的相关性。囊性部分大于50%，结节直径小于 5mm，以及低回声是导致不能诊断的独立因素[1]（见第 14 章和第 17 章）。在Degirmanci 等的一项研究中，低回声结节导致出现不能诊断性的结果比非低回声结节更多，尽管两者差异不具统计学意义[2]。此研究结果与 Wu 等一致，认为在低回声结节中取样，并且彩色多普勒无血流和弹性成像质硬的结节，更容易出现不

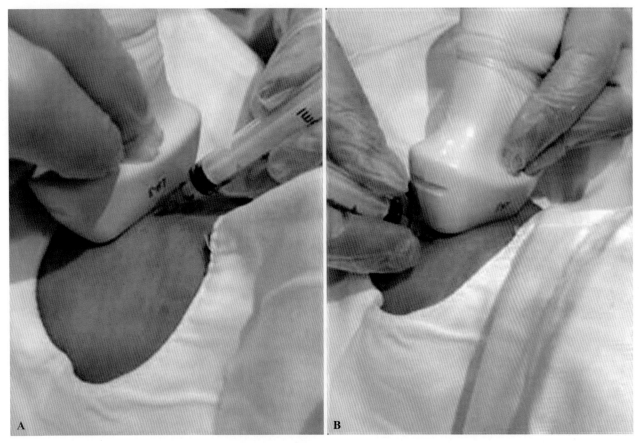

▲ 图 64-3　A. 进针方向与超声探头垂直；B. 进针方向与超声探头平行

能诊断的结果[3]。

　　原因可能是取样区域存在纤维化。因此，对于严重纤维化或钙化的结节，很难获得足够的样本。在临床实践中，当选择 FNA 的取样位置时，应排除具有这些特征的区域。即使理论上在有可疑钙化的区域应取样，在一些研究中，钙化是否存在及其类型不是预测不能明确诊断的结果的独立因素。然而目前的数据表明，在有边缘钙化的结节中获得足够的样本很困难。

要点

　　结节的细胞量影响其固有的声像图特征。在选择取样区域时，操作者应充分考虑甲状腺结节的特征，这有助于提高 FNA 的准确性。这些特征也有助于确定采用哪种取样技术——负压抽吸法或细针毛细原理法。

（二）空芯针穿刺活检及穿刺的直径（见第 65 章）

　　许多研究都集中在多粗的针可以为细胞病理提供更好的标本。针的内径是"不能诊断"的独立因素。尽管针头的粗细和样本质量之间的相关性一直存在争议，一个广为接受的观点是，较粗的针头（22～23G）可以提供更多的细胞样本。Nucler 等研究了针头内径增加后 FNA 的效果。研究人员证实，在样本充足性和诊断准确性方面，较粗的针头优于较细的针头（25～27G）[4]，建议对预估"不能诊断"的结节，增加穿刺针的内径。

　　许多研究表明，空芯针穿刺活检的"不能诊断"率明显低于重复 FNA，表明 CB 与 FNA 联合应用有助于提高样本充足率[5-7]。CB 的优点是提供了更充足的样本，而 FNA 并不容易获得[7]。不能穿透周边钙化，以及针在结节内运动受限，导致样本不足。然而，CB 强大的弹簧作用可能使穿透钙化更容易，确保收集足够的样本供后续分析（见第 65 章）。

在一些研究中，CB 诊断 AUS/FLUS 结节的不确定率（17.6%）明显低于重复 FNA（37.3%）。CB 的高诊断率主要是由于获得了更多的组织，提供了病变（包括纤维包膜）和周围甲状腺实质的组织病理学信息[8]。此外，CB 可提供组织样本供免疫组化染色以鉴别诊断。我们知道，诊断滤泡癌需要对整个结节的包膜进行评估，以检测是否存在包膜/血管侵犯。然而取样的组织中显示恶性侵犯并不容易。虽然 CB 在诊断非滤泡性甲状腺病变（如甲状腺乳头状癌）时的敏感性可能更高，但 CB 不足以确诊或排除滤泡癌。目前尚未推荐CB 作为"不能诊断"结节的随访工具。FNA 作为成本效益高、操作简单，仍然是初始评估的最佳方法，CB 被认为是一种潜在的补充诊断工具。

要点

一旦空芯针插入富血管结节，它会立刻充满血液，使其很难获得足够的样本。在某些情况下，即使是由熟练的操作人员进行的，并且血样中可能存在足够数量的细胞，但对受污染样本的分析仍然存在问题。由于可能的并发症包括出血或活检后血肿，不建议使用 CB（见第 56 章和第 65 章）。较粗的细针（23G）与液基的结合使用可消除该问题。当活检材料直接沉积在保存液中时，多余的红细胞被溶解去除，从而提高了 FNA 诊断率（见第 13 章）。

（三）不同取样技术的比较

取样可采用细针穿刺技术或毛细管技术。在FNA 过程中，针头进入目标区域后，操作者来回移动针头并进行负压抽吸，然后慢慢松开注射器的柱塞，拔出针头。对于 FNC，只使用细针，不使用负压抽吸。针夹在拇指和食指之间，插入病灶内，然后在其轴线上旋转时来回移动。当通过毛细作用获取抽吸物时，拔出针头并连接到充满空气的注射器上，然后将抽吸物冲到载玻片上。

用这种方法，抽吸物通过毛细作用自动上升到针头内。

不能诊断或样本不满意在很大程度上取决于取样技术（见第 14 章）。标本充足对于可靠的细胞学诊断来说至关重要，这取决于细胞的数量、细胞结构的保存、细胞退变的程度、细胞损伤的程度及是否存在血液污染等[9-11]。文献报道了 FNA 和FNC 两种方法的优点。总的来说，我们认为 FNC是更好的，因为它减少了背景中的血液污染，维持了细胞结构，减少了细胞变性和对细胞的损伤。在细胞量方面，FNA 法优于 FNC 法。但是，血液污染的问题会导致细胞病理学家难以判读结果。有研究证实 FNA 中的负压吸引可破坏结节的结构。因此，FNA 比 FNC 更可能导致不合格样本率增加。但一些研究已经得出结论，FNA 和 FNC 的诊断率几乎相同，FNA 没有明显的优势[12, 13]。

要点

这两种技术各有利弊，操作者会根据自身喜好选择不同的取样技术。我们认为应该首先用FNC 进行采样。当细胞量不足时建议用 FNA。

针尖绕长轴旋转，这种方法可以提高细胞量。尽可能缩短针在结节内的停留时间。快速取样可以减少血液对样本的污染。

在小结节使用 FNC 会使样本细胞量不足的概率增加。这在小结节弥漫的纤维化更常见。在使用毛细管技术对结节进行取样时，细针很难穿透到坚硬的结节。即使在超声引导下准确穿入结节，但针头偏移的问题也是存在的。因此不建议在这种情况下应用 FNC。

（四）直接涂片与液基细胞学技术

DS 是指材料直接推在载玻片上，然后用 95%乙醇固定，用于巴氏染色。DS 是甲状腺细胞学的常规制备方法，但其质量在很大程度上取决于涂片的操作人员。LBC 操作简单，对于没有接受过涂片技术培训的操作人员，可以避免因细胞处理不及时导致的变形。当现场评估显示细胞量低时，可安全地重复该步骤（见第 13 章和第 66 章）。

多数研究表明，LBC 显示出更清晰的细胞核结构和背景，但 LBC 与 DS 在样本充足率和诊断精确性方面，两者并无差异。由于 LBC 细胞核重叠少，细胞形态更好。与 DS 相比，LBC 出血和坏死减少。背景清晰使得细胞学判读更容易[14]。一般来说，LBC 可为诊断提供足够的细胞量和清晰的细胞结构。然而，一些作者指出，单纯 LBC 用于甲状腺 FNA 的诊断不如 DS，因为它的敏感性较低[15]（见第 15 章）。

在滤泡性病变的诊断中，LBC 优于 DS 是因为前者可以应用辅助技术，如细胞免疫组化、流式细胞学和分子病理分析，这些有助于对滤泡病变的诊断。无论是否有包膜或血管侵犯，都可以通过评估这些标记物区分良恶性。此外，细胞学诊断后，固定液中残留的样本可以在室温下安全保存 6 个月[16]。

LBC 与 DS 相比最重要的不同是缺乏水样胶质，这一直被认为是影响判读结果的主要因素。常规涂片即使滤泡细胞稀疏，如果存在大量胶质就常常认为标本合格。因此，在 LBC 过程中去除胶质有可能使良性结节的诊断变得困难[17]（见第 13 章）。

事实上，DS 较 LBC 更容易识别甲状腺乳头状癌，因为 DS 能更清楚地显示原始的核形态。相反，良性结节性甲状腺肿似乎更容易被 LBC 识别[18]。DS 和 LBC 联合应用将提高对甲状腺乳头状癌的诊断准确率。此外，这两种方法之间的形态学差异，如 LBC 中的小片段和细胞不粘连，给病理医生[19]带来挑战（见第 27 章，表 27-1；见第 13 章至第 15 章）。

要点

甲状腺 FNA 标本分别处理样本法可用于 LBC 技术：将部分抽吸物涂在玻片上用 DS 技术处理，剩余标本放入溶液中用 LBC 技术处理。为了避免直接进入小瓶的样本分布不均，建议取样两次：第一次样本涂在载玻片上用 DS 技术，第二次样本直接放入溶液中用 LBC 技术。LBP 的不满意率也可能是因为样本分离中对针尖冲洗导致细胞量不足。采用直接装入瓶中的方法，所有材料均可送细胞学检查。直接入瓶方法的平均细胞量普遍高于分别处理样本法，样本不足率和假阳性率显著降低。

总之，尽管 LBC 具有成本低、操作简单、整体准确度高、背景噪声低、细胞均匀、核特点保留且清晰，但该技术通常被视为 DS 的辅助，不建议单独使用。

（五）涂片准备

用注射器将抽吸物挤到固定的载玻片上。如果抽吸物多且含液体，操作者可以轻轻地滴到载玻片上。方法的选择主要取决于抽吸物的性质。如果抽吸物不足或黏稠，应用力挤出来。若抽吸物多且含液体，用力挤压可能导致材料从载玻片上飞溅，涂片过程不好控制[20]。

操作者涂片时一只手拿着一个固定载玻片，另一只手拿着一个用来涂片的载玻片。将用来涂片的载玻片轻轻地降落到液滴上，液滴将通过毛细作用稍微展开。然后，以一个平稳的动作，沿着固定载玻片的长轴，轻轻地向后拉[20]。重复上述步骤，制作 2～4 张涂片。我们更倾向立即用 95% 乙醇固定载玻片进行巴氏染色。

要点

涂片时，不要对抽吸物加压。同时，只有盖玻片滑动至尾端时才可将盖玻片抬起。

（六）固定

湿固定是指将新鲜的预处理过的涂片立即放入固定液中固定一段时间的一项常规操作。固定可以使细胞和组织远离细菌和避免细胞内自溶酶引起的腐败和退化，并使细胞形态尽可能接近活着的状态。95% 乙醇作为脱水剂是细胞学样本理想的固定剂。

湿固定涂片在保存细胞核和细胞质方面优于风干涂片，防止后者出现伪像导致判读困难（见第 66 章）。当涂片固定在 95% 乙醇中时，细胞被迅速均匀地杀死。随着风干时间的延长，涂片的染色质量越差。将风干涂片浸泡在生理盐水中 30s，然后用 95% 乙醇固定，可以溶解红细胞，获得清晰的背景。但两种方法在细胞学诊断上无明显差异。

要点

固定液要及时更换。固定时间不少于 30min。几天甚至几周的长时间固定不会影响细胞形态。

如果由于工作人员培训不当而导致延迟固定，且风干时间小于 30min，可以将风干涂片后再水化，其结果与湿固定涂片相当。

最佳的 FNA 操作教学视频可在帕帕尼科劳细胞病理学会主页上通过互联网获得（www. papsociety.org 网站），以及通过网址 http://www. thyroidmanager.org/chapter/fine-needle-aspiration-biopsy-of-the-thyroid-gland/。

第65章 粗针穿刺活检诊断甲状腺结节：病理学部分
Core Needle Biopsy for the Diagnosis of Thyroid Nodules: Pathologic Aspects

Chan Kwon Jung **著**

刘永琛 **译**   吴泽宇 **校**

缩略语

AUS	Atypia of undetermined significance	意义不明确的非典型性病变
CNB	Core needle biopsy	粗针穿刺活检
FLUS	Follicular lesion of undetermined significance	意义不明确的滤泡性病变
FNA	Fine needle aspiration	细针穿刺

一、概述

自从 20 世纪 90 年代起，甲状腺空芯针穿刺活检已被用作细针穿刺细胞学的替代方法[1, 2]。FNA 有时会因为细胞密度低或 FNA 诊断结果不确定而无法诊断病变，这使得 CNB 活检逐渐成为一种二线诊断方式[1, 3, 4]。已有的研究结果表明，相比 FNA 细胞学检查，CNB 活检可以更有效地降低无法诊断和出现不确定结果的发生率[1, 4-6]。尽管超声引导 FNA 细胞学检查已被认为是甲状腺结节术前筛查的金标准，但它本身仍具有一些局限性，包括以下情况：①无法得出诊断的概率为 2%～41%[7]；②诊断结果不确定的发生率（AUS/FLUS、滤泡性肿瘤、可疑恶性肿瘤）在 10%～75%[8]；③常规的细胞学检查难以应用其他辅助性检测手段。甲状腺 CNB 活检可提供保留组织结构和细胞学改变的组织样本。而且，由于 CNB 活检拥有足够多的组织以行组织学检查和更多辅助检查，在无须重复活检或后续手术的情况下，使得准确诊断淋巴瘤、非甲状腺来源的疾病及其他罕见的甲状腺疾病变为可能。

尽管人们对 CNB 活检的潜在并发症感到担忧，但最近研究结果显示，超声引导下 CNB 活检是安全的[1, 4]。CNB 活检总的并发症发生率与 FNA 相似，为 0%～4.1%，而主要并发症发生率在 0%～1.9%（见第 56 章）[1]。可能的并发症包括血肿、咯血、水肿、血管迷走神经反应、声音嘶哑、吞咽困难和感染[1]。并发症可以通过规范的操作来预防。近来 CNB 活检设备取得新的进展，能够提高我们操作的安全性并获得更为准确的诊断。这些进展包括使用更细的活检针头、自动化装置、先进的取样技术以及高分辨率超声成像[2]。FNA 的针头尺寸通常为 23～27G，而 CNB 活检采用 18～21G 针。18G 针是韩国最常用的甲状腺 CNB 活检针[1]。CNB 活检设备由内针（带有试样缺口的管芯）和外刀片（切割套管）组成。装备自动弹簧的 CNB 活检设备，使用时通过激发内针，将其插入结节内，然后再次激发外部切割套管使其沿内针向前进发，切断组织条，使组织条残留在内针的样本切口中。对于半自动 CNB 活检设备，内针是通过手动插入至结节内，然后通过弹簧装置激发外刀片以切断组织条。相比全自动活检设备，半自动 CNB 活检设备更为安全[1]。带有弹簧驱动及双动针的全自动的 CNB 活检设备，有利于穿透伴有粗大钙化或明显纤维化的质硬的甲状腺结节。此类介入操作应由经验丰富的术者在超声引导下进行。术中必须对穿刺针尖的位置进行实时超声监控，以预防并发症的发生。在对病变组织进行取样之前，对周围的结构和血管进行彻底的评估是很重要的。取样时应调整内针和试样缺口的位置来获取包含病变内部组织、病变与正常甲状腺交界处的组织以及周围正常甲状腺组织三部分的样本。

韩国的内分泌病理学专家发表了甲状腺 CNB 活检病理报告的共识[3]。病理报告共识的形成为病理学家能有效地将 CNB 活检诊断传达给熟悉使用 Bethesda 系统来诊断甲状腺 FNA 结果并采取相应临床处理的医生提供便利。

二、甲状腺 CNB 活检的诊断应用范围

（一）Ⅰ类，无法诊断或不符合要求的诊断

- 仅有正常甲状腺组织。
- 仅有甲状腺外组织（如骨骼肌、成熟脂肪组织）。
- 几乎没有细胞的样本。
- 无细胞 / 少细胞的纤维结节。
- 仅有血块。
- 其他。

（二）Ⅱ类，良性病变

- 良性滤泡性结节或与良性滤泡结节并存的结节。
- 桥本甲状腺炎。
- 肉芽肿性（亚急性）甲状腺炎。
- 非甲状腺病变（如良性甲状旁腺病变、良性神经源性肿瘤、良性淋巴结）。
- 其他。

（三）Ⅲ类，不明确的病变

1. Ⅲ A 类，核异型性不明滤泡性病变。

- 滤泡增生性病灶伴局灶核异型性。
- 滤泡增生性病变伴可疑的核异型性。
- 纤维间质包绕的非典型滤泡细胞。

2. Ⅲ B 类，不明滤泡病变伴结构异型性。

- 缺乏纤维包膜或缺乏病变旁正常组织的微滤泡增生性病变。
- 缺乏纤维包膜或缺乏病变旁正常组织的实性或小梁性滤泡性病变。
- 伴有纤维包膜的巨滤泡增生性病变。
- 缺乏纤维包膜或缺乏病变旁正常组织的 Hürthle 细胞增生性病变。

3. Ⅲ C 类，其他不明确的病变。

（四）Ⅳ类，滤泡肿瘤或可疑滤泡肿瘤

- 伴纤维包膜的微滤泡增生性病变。
- 伴纤维包膜的混合性微滤泡和正常滤泡的增生性病变。
- 伴纤维包膜的实性或小梁性滤泡增生性病变。
- 伴纤维包膜的 Hürthle 细胞增生性病变。
- 伴局灶核异型性的滤泡性肿瘤。

（五）Ⅴ类，可疑恶性肿瘤

- 可疑乳头状癌、髓样癌、低分化癌、转移癌、淋巴瘤等。

（六）Ⅵ类，恶性肿瘤

- 甲状腺乳头状癌、低分化癌、去分化癌（未分化癌）、甲状腺髓样癌、淋巴瘤、转移癌等。

（七）评价

- CNB 活检对于大部分病例可提供准确的诊断，然而，它可能漏诊部分恶性肿瘤或出现不确定结果。
- CNB 活检Ⅲ、Ⅳ、Ⅴ类结果不应直接决定治疗手术方案（如甲状腺全切除术）。
- 甲状腺病变的治疗必须基于多学科协作治疗。

三、CNB 在初次 FNA 无法诊断的甲状腺结节中的应用

FNA 结果不确定时，尽管在这种情况下 90%～95% 的甲状腺结节为良性，目前指南仍建议重复 FNA 检查，除非该结节是纯囊性结节 [9, 10]。在超声引导下再次行 FNA，10%～48% 的结节会再次得出无法诊断的细胞学结果 [5, 7]。另一个选择是 CNB 活检，它可以显著降低诊断结果不确定的发生率（表 65-1）。Meta 分析表明对于初次 FNA 无法诊断的甲状腺结节，作为一种进一步的诊断工具，CNB 活检比 FNA 检查更具优势 [5]。

（一）病例 1

一位 56 岁的男子在我们医院的体检期间意外被发现一个甲状腺结节。甲状腺超声检测到甲状腺右叶 1 个大小为 11mm×6mm×6mm 的结节，极低回声，边缘不规则（图 65-1）。超声图像高度提示甲状腺癌。因为所取的细胞不足，超声引导下 FNA 检查不能明确诊断。由于初次 FNA 无法对结节做出明确诊断，患者进行 CNB 活检。CNB 活检表现出明显的硬化且细胞数量较少（图 65-2）。虽然病变结节中几乎没有细胞结构（图 65-3），但是穿刺获取的硬化组织中还是存在着少量良性滤泡结构（图 65-4）。根据 CNB 所得标本，该结节被诊断为良性硬化性结节。

（二）病例 2

一名 64 岁的女性发现了甲状腺结节。甲状腺超声提示结节大小为 15mm×14mm×10mm，低

表 65-1　CNB 活检和 FNA 细胞学检查对初次 FNA 无法诊断的甲状腺结节的诊断效果的比较：一项关于 3 篇已发表研究的 Meta 分析 [5]

		CNB 活检		重复 FNA	
		比例	95%CI	比例	95%CI
无法诊断结果的发生率		1%	0%～3%	34%	30%～39%
恶性肿瘤的诊断表现 a	敏感性	90%	62%～98%	61%	48%～72%
	特异性	99%	95%～96%	99%	96%～100%

CI. 置信区间；FNA. 细针穿刺

a. 阳性试验结果包括 Bethesda 系统 V 类（可疑恶性肿瘤）和 VI 类（恶性肿瘤）

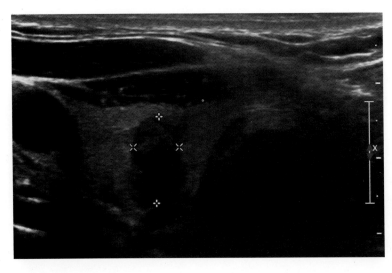

◀ 图 65-1　（病例 1）甲状腺右叶的超声图像显示一个极低回声结节，边界不清

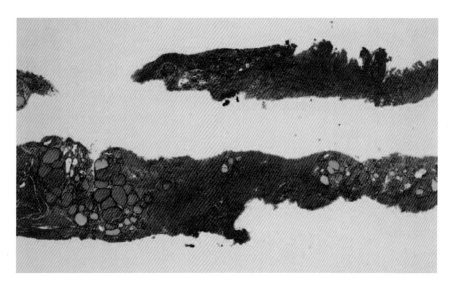

◀ 图 65-2 （病例 1）甲状腺结节的粗针穿刺活检显示含有多细胞结构的硬化性病灶及其邻近的正常甲状腺实质（HE 染色，40×）

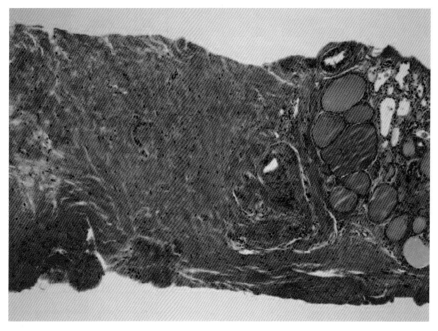

◀ 图 65-3 （病例 1）硬化区几乎无细胞，邻近的甲状腺实质表现为正常的滤泡细胞（HE 染色，100×）

回声，伴有粗大钙化，边界不清（图 65-5）。FNA 细胞学检查由于细胞不足而不能得出诊断。CNB 检查结果显示明显的钙化和纤维化（图 65-6），并且根据肿瘤细胞的细胞核特征明确诊断为甲状腺乳头状癌（图 65-7）。

四、CNB 在诊断为 AUS/FLUS 的甲状腺结节中的应用

对于初步细胞学诊断为 AUS 或 FLUS 的甲状腺结节，重复 FNA 检查之后，1%～7% 的结果为无法诊断，4%～31% 的结果再次诊断为 AUS/FLUS [1]。CNB 的诊断结果中，无法诊断和诊断不明确发生的概率分别为 2%（95%CI 0.4%～3%）和 25%（95%CI 15%～35%）[11]。诊断结果为恶性肿瘤的概率为 19%（95%CI 8.4%～29.5%）。CNB 对恶性肿瘤诊断的敏感性为 45%～85%，特异性为 100% [11]。韩国甲状腺放射学会指南建议，对于初次 FNA 无法诊断的甲状腺结节，CNB 可能有助于获得明确的诊断 [1]。

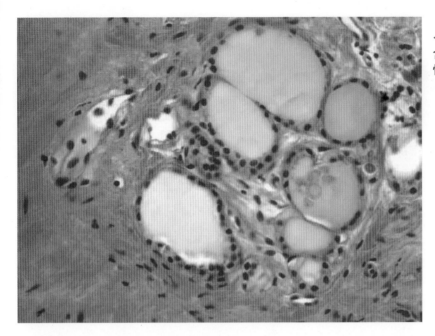

◀ 图 65-4　（病例 1）纤维化病灶中包含形态正常的滤泡细胞，因此诊断为良性硬化结节（HE 染色，400×）

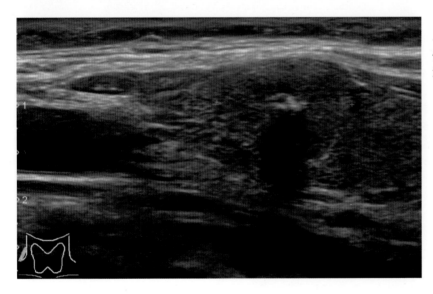

◀ 图 65-5　（病例 2）甲状腺右叶超声图像显示一个低回声实质性结节，边界不清，伴有粗大钙化

（一）病例 3

一位 44 岁的女性查出甲状腺左叶结节。甲状腺超声提示甲状腺左叶有一个 47mm×31mm×19mm 的等回声结节，血供丰富，边界清楚（图 65-8）。FNA 细胞学可见少量细胞组织，呈微滤泡性生长，细胞核稍增大并伴有细胞核重叠（图 65-9）。它被诊断为伴有结构异型性的意义不明确的非典型增生。甲状腺结节的血管增生被认为是导致 FNA 获得细胞数量不足或不能明确诊断的主要原因之一。该患者随后没有选择重复 FNA 检查，而选择进行 CNB 活检。CNB 结果提示一个滤泡增生性病变，该病变被纤维包膜与相邻的正常甲状腺组织隔开（图 65-10）。高倍镜下观察到肿瘤细胞具有核异型性，表现为细胞核不规则增大（图 65-11）。因此诊断为滤泡性肿瘤伴局灶性核异型性。该患者最后进行了腺叶切除术，切除的结节最终诊断为具有乳头样细胞核特征的非侵袭性滤泡型甲状腺肿瘤（图 65-12）。

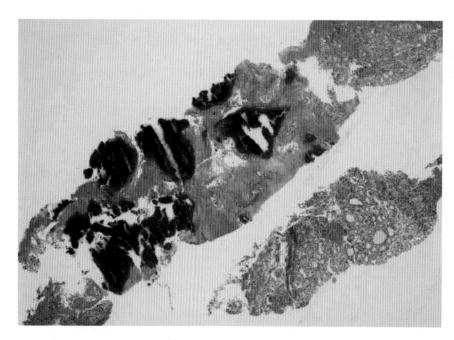

◀ 图 65-6 （病例 2）粗针穿刺活检表明纤维化病灶和邻近的滤泡性增生病灶中存在明显钙化（HE 染色，40×）

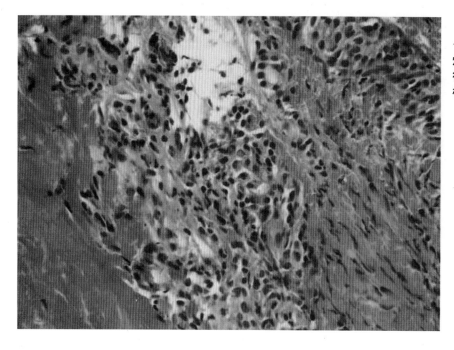

◀ 图 65-7 （病例 2）高倍视野下病灶中可见甲状腺乳头状癌的细胞核特征（HE 染色，400×），粗针穿刺活检明确诊断为甲状腺乳头状癌

（二）病例 4

一位 47 岁的女性因在一次体检中意外发现右侧甲状腺结节而转诊到我们医院。超声检查示气管周围有一个 6mm×5mm×5mm 的极低回声结节，边界不清（图 65-13）。该超声图像高度提示为癌。超声引导下 FNA 仅获得少量细胞，其中可见少量非典型滤泡细胞（图 65-14）。FNA 结果提示为意义不明确的非典型增生。患者行 CNB 后，结果提示病灶存在明显硬化和轻微乳头状癌的核特征（图 65-15）。采用 BRAF VE1 抗体对该非典型滤泡细胞进行免疫组化实验，结果提示阳性。因此，可以将其诊断为甲状腺乳头状癌。

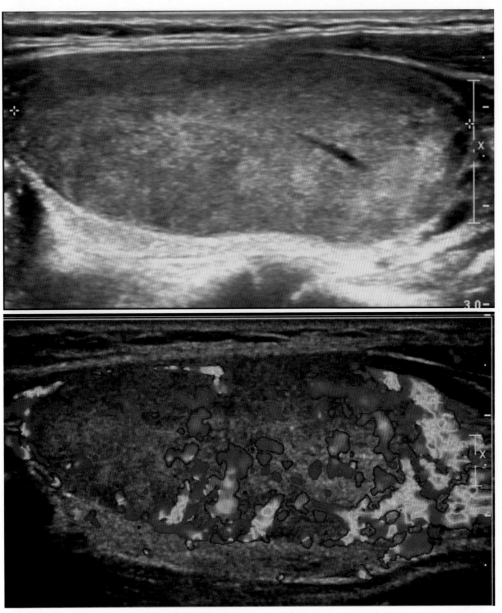

▲ 图 65-8　（病例 3）甲状腺左叶的超声图像显示一个边界清晰、没有钙化的实性低回声结节，彩色多普勒超声显示该结节具有丰富的血流信号

五、CNB 在诊断滤泡性肿瘤中的应用

CNB 标本中，滤泡性肿瘤的诊断标准是样本中存在纤维囊和呈滤泡性生长（图 65-10）[6, 12]。相比于邻近的正常滤泡细胞，滤泡性肿瘤的细胞更大，并且没有乳头状癌的典型核特征。肿瘤细胞可以呈微滤泡性、正常滤泡性、实质性或小梁性生长，并伴有纤维性肿瘤包膜。如果样本中细胞主要呈滤泡性或小梁性生长，并且未见纤维包膜，则属于诊断类型中的 Ⅲ 类（无法确定的滤泡性病变）。如果超声提示样本中含有滤泡性肿瘤的影像特征，则可诊断为滤泡性肿瘤[3, 6, 12]。典型的滤泡性肿瘤的超声图像表现为结节绝大部分为实质性，边界清晰，周围伴有低回声晕[1, 3]。

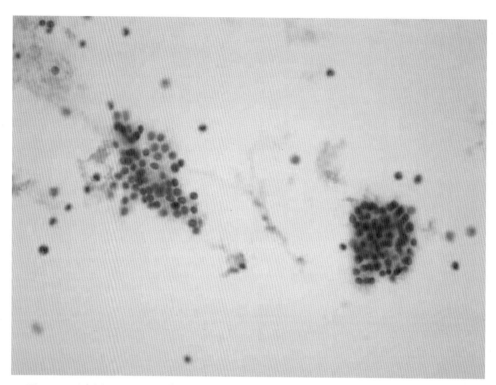

▲ 图 65-9 （病例 3）少量的细胞抽吸液显示细胞呈微滤泡性生长，伴有核重叠。细针穿刺结果按分类属于意义不明确的非典型增生（以 SurePath 为基础的细胞学检查，巴氏染色，400×）

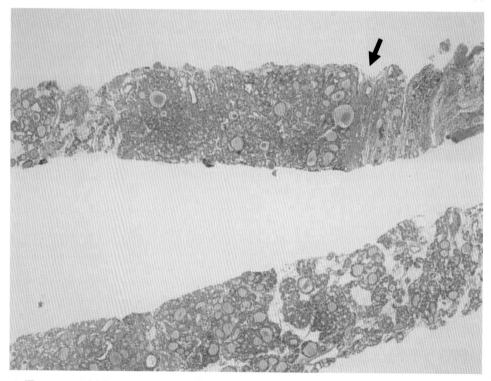

▲ 图 65-10 （病例 3）粗针穿刺活检结果提示细胞主要呈微滤泡性生长，伴有纤维化包膜（箭）（HE 染色，40×）

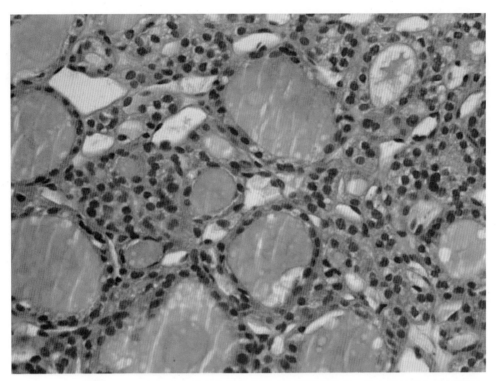

▲ 图 65-11　（病例 3）滤泡细胞呈微滤泡性和正常滤泡性混合生长，伴有局灶性细胞核不规则、轻度细胞核增大及细胞核重叠（HE 染色，400×）。粗针穿刺活检结果诊断为滤泡性肿瘤伴局灶性核异型性

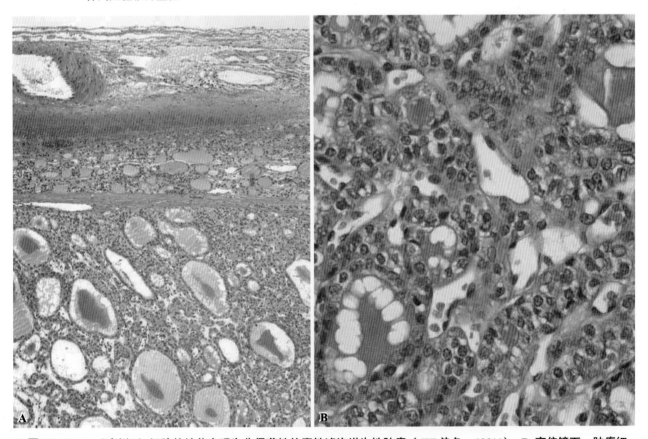

▲ 图 65-12　A.（病例 3）切除的结节表现为非侵袭性的囊性滤泡增生性肿瘤（HE 染色，100×）；B.高倍镜下，肿瘤细胞具有甲状腺乳头状癌的核特征，该结节诊断为具有乳头样细胞核特征的非侵袭性滤泡型甲状腺肿瘤（HE 染色，400×）

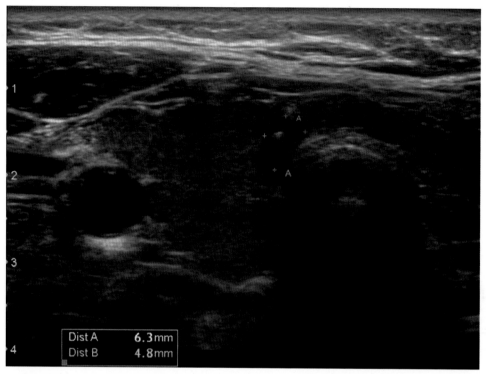

▲ 图 65-13 （病例 4）超声图像显示甲状腺右叶存在一个极低回声实质性结节，边缘呈毛刺状并伴有微钙化

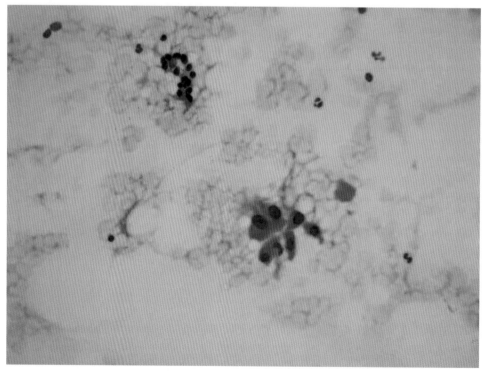

▲ 图 65-14 （病例 4）少量的细胞抽吸液显示少量滤泡细胞存在轻微核异型性，细针穿刺活检结果提示为意义不明确的非典型增生（常规涂片，巴氏染色，400×）

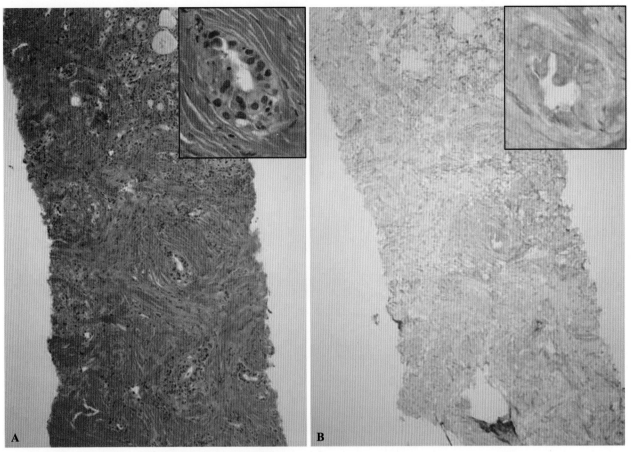

▲ 图 65-15　A.（病例 4）粗针穿刺活检显示出明显的纤维化及部分滤泡内有非典型细胞排列（HE 染色，100×）；B. BRAF V600E 免疫组化（使用 BRAF VE1 抗体）在非典型滤泡细胞中呈阳性染色（100×）

六、CNB 在诊断罕见疾病中的应用

甲状腺 CNB 对于诊断罕见甲状腺疾病十分有效，如甲状腺髓样癌（图 65-16）、甲状腺未分化癌和淋巴瘤（图 65-17），以及其他非甲状腺来源的疾病（包括甲状旁腺结节、软组织肿瘤和转移性癌症）。其原因是 CNB 有助于对标本进行组织学检查和其他类型的辅助检查。

七、诊断准确性

最近的 Meta 分析研究将 12 篇 CNB 研究与 6 篇 FNA 研究相比较[13]，结果显示 CNB 和 FNA 对恶性肿瘤的诊断特异性都很高（均为 99.5%），

而 CNB 对恶性肿瘤的诊断敏感性（74%；95% CI 67%～81%）则明显高于 FNA（50%；95%CI 44%～56%）（表 65-2）。至于无法诊断和不确定性诊断的发生率，CNB（分别为 6% 和 8%）明显低于 FNA（分别为 23% 和 40%）。

八、韩国甲状腺放射学会专家共识和建议（2016 版）

基于已发表的研究证据和专家共识，韩国甲状腺放射学会特别工作小组委员会发布了有关 CNB 在甲状腺结节诊断中作用的指南与专家共识。该指南总结如下[1]。

1. CNB 的适用范围

• 在某些情况下，CNB 可以替代 FNA 来评估

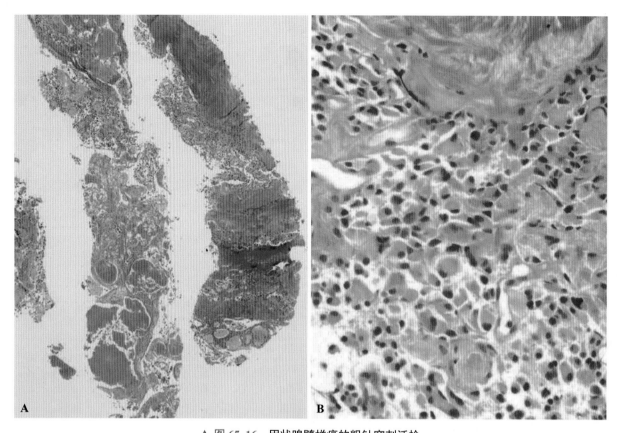

▲ 图 65-16　甲状腺髓样癌的粗针穿刺活检

A. 基质可见淀粉样沉积和纤维化（HE 染色，40×）；B. 肿瘤细胞呈浆细胞样、多边形或纺锤形（HE 染色，400×）

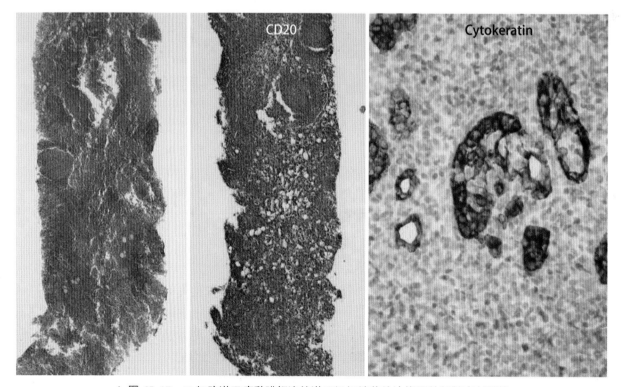

▲ 图 65-17　B 细胞淋巴瘤黏膜相连的淋巴组织结节外边缘区的粗针穿刺活检

标本显示小淋巴细胞弥漫性浸润（HE 染色，40×；CD20 免疫染色，40×）。细胞角蛋白免疫染色显示淋巴上皮病变（400×）

表 65-2　粗针穿刺活检和细针穿刺细胞学检查对甲状腺结节诊断准确性的比较

甲状腺恶性肿瘤的诊断 [a]	粗针穿刺	细针穿刺
敏感性	74%（95%CI 67%～81%）	50%（95%CI 44%～56%）
特异性	99.5%	99.5%
假阳性结果	0%～2%	
假阴性结果	0%～4%	
不确定的结果 [b]	8%（95%CI 4%～12%）	42%（95%CI 21%～64%）

CI. 置信区间
a. 基于 12 项粗针活检研究和 6 项细针穿刺抽吸研究的 Meta 分析 [13]
b. 基于 2013 年以来发表的 9 项粗针活检研究和 4 项细针穿刺抽吸研究的 Meta 分析

甲状腺结节。

2. CNB 的装置和操作步骤

• 建议使用新式 CNB 设备，特别是 18～21G 弹簧激发的粗穿刺活检针。

• 有出血倾向的患者（如服用抗凝药物或凝血功能异常）应进行彻底评估，并在 CNB 前纠正凝血功能异常。

• CNB 应由经验丰富的操作人员在超声的引导下进行。

• 活检术后 20～30min 应立即手动压迫穿刺活检部位。

3. CNB 的临床结果

• 对于既往采用 FNA 却没有得到细胞学诊断结果的甲状腺结节，CNB 可作为 FNA 的替代检查。

• 对于既往采用 FNA 诊断为意义不明确的非典型病变甲状腺结节（滤泡性病变），CNB 可作为 FNA 的替代检查。

• CNB 在鉴别囊性滤泡性肿瘤和非肿瘤性结节方面具有优势。

• CNB 无法区分甲状腺滤泡状癌与滤泡性腺瘤。

• 对于钙化的甲状腺结节，CNB 可作为 FNA 的替代检查。

• 对于早期发现的甲状腺结节，CNB 发生无法诊断和不确定性诊断的可能性很低。然而，根

据目前的证据无法确定 CNB 是否适合作为这些结节的一线诊断工具。

• 对于具有临床和影像学特征的罕见恶性肿瘤（未分化癌、淋巴瘤或髓样癌）患者，CNB 可作为 FNA 的替代检查。

• 对于已经进行 FNA 检查，细胞学结论与超声影像结果不一致的甲状腺结节，CNB 可作为 FNA 的替代检查。

4. CNB 的并发症

• CNB 安全、耐受性好，由经验丰富的操作人员进行操作时并发症的发生率低。

九、结论

对于既往 FNA 无法诊断或诊断不明确的甲状腺结节，甲状腺 CNB 现在被用作重复 FNA 的替代检查。甲状腺 CNB 的病理检查结果可以归纳为六种诊断类别之一，类似于用于报告甲状腺 FNA 诊断结果的 Bethesda 系统。由于超声技术、粗针装置和活检技术的最新发展，CNB 可以安全地在符合条件的患者中进行，而不会造成严重并发症。CNB 采集的样本，适用于进行多种组织学辅助检测，这一特性有助于明确诊断结果。

第66章 细针穿刺细胞学检查中标准和快速的染色法、快速现场检测的专栏报道（细针穿刺细胞学检查中标准和快速的染色法、快速现场检测）

Standard and Rapid Stains in Fine-Needle Aspiration Cytology and Rapid On-site Evaluation with A Short Column (Standard and Rapid Stains in Fine-Needle Aspiration Cytology and Rapid On-site Evaluation)

Takashi Koshikawa　Aiko Kyotake　Ryuko Tsukamoto　Tomoo Itoh　**著**

刘永琛 **译**　吴泽宇 **校**

一、标准染色法在细针穿刺细胞学检查中的应用

目前在细针穿刺细胞学中有两种不同的组织固定技术：乙醇湿固定及风干固定。乙醇湿固定主要通过巴氏染色液染色[1]，但是也有一些通过 HE 染色剂染色（见第 33 章、第 35 章、第 36 章、第 39 章和第 46 章）。另一方面，空气干燥染色法通过迈格吉染色（MGG）、吉姆萨染色[2]或瑞特染色剂染色[3]。在 1911 年，德国 Pappenheim 博士发明并报道了迈格吉染色剂，故迈格吉也被称为 Pappenheim 染色剂[4]。迈格吉染色剂是 Romanowsky 染色剂之一，因其具有 Romanowsky 效应，如通过亚甲蓝、亚甲青和伊红在染液中混合后产生多色效应[5]。

巴氏染色和迈格吉染色的细胞学结果具有很大差异。两种染色各有它们的优点和缺点（表 66-1 和表 66-2）。相比于乙醇湿固定，风干细胞在迈格吉染色涂片中面积更大，约为湿固定细胞大小的 1.5 倍。这是风干细胞迈格吉涂片的最大特色之一。干燥固定的标本合适迈格吉染色，而湿固定的标本适合巴氏染色。巴氏涂片有时会发生染色细胞从玻片上刮落的情况，但在迈格吉染色中却很少发生此类情况。鳞状分化或核特征比如核沟和核质内容物在巴氏涂片中可以轻易区分（见第 1 章，图 1-27；见第 3 章，图 3-4）。另一方面，在迈格吉涂片上，胞质颗粒或胞外物质如基底膜，黏液样基质等容易被 Romanowsky 效应识别区分。两种染色似乎各为互补。

表 66-1　巴氏染色和迈格吉染色特点对比图

	巴氏染色	迈格吉染色
固定方式	乙醇湿固定	冷风风干
干燥标本	可见干燥标本	保存良好
湿润标本	保存良好	可见肿胀标本
脱落的标本	有时	很少
细胞大小	与细胞切片相同大小	比巴氏或 HE 染色大 1.5 倍
胞质	难以见到胞质颗粒	清晰可见胞质颗粒
细胞核	与细胞切片类似	与巴氏或 HE 染色不同
核仁	总是清晰	不总是清晰
细胞群	每个细胞清晰可见	难以看清每个细胞
基质成分	难以看清	只可见异染组织

表 66-2　巴氏和迈格吉染色的共同优点

	巴氏染色	迈格吉染色
细胞核和胞质	• 鳞状分化（鳞状细胞癌） • 核沟和胞质包涵体（甲状腺乳头状癌）	• 分泌颗粒 • 神经内分泌颗粒（内分泌肿瘤） • 脂褐素颗粒（精囊、甲状腺等） • 胆色素 • 边缘滤泡（甲状腺功能亢进症） • 胞质晶体（肺泡状软组织肉瘤）
胞外组织	• 砂粒体	• 胞外黏蛋白（黏液癌） • 胶体（甲状腺） • 淀粉样变形（甲状腺髓样癌等） • 基底膜物质（毛细血管、腺样囊性癌等） • 黏液样基质（混合性肿瘤、纤维腺瘤等） • 软骨样基质（软骨、软骨瘤等） • 类骨（骨、骨肉瘤等） • 淋巴腺体（淋巴细胞或淋巴瘤） • 胆固醇结晶（囊变）

细胞学家对于染色剂的选择主要取决于他们当初所接受的细胞学培训[6]。在妇产科接受细胞学培训的细胞学家倾向于选择巴氏染色，然而在血液科接受培训的细胞学家倾向于选择风干标本的迈格吉染色。但是在 FNA 细胞学检查中，因为细胞学家们可以通过同时使用迈格吉和巴氏染色来获得更多有用的信息，进而为一个 FNA 标本提供准确诊断，故强烈建议 FNA 检查中同时使用迈格吉和巴氏染色。

二、快速染色在 FNA 细胞学检查和快速现场评估的应用

在 FNA 细胞检查中快速染色，主要是为了进行开展 ROSE。细胞涂片大多是风干的，所以常常使用快速 Romanowsky 染色，如 Diff-Quik 染色[7]。其他染色，如快速巴氏或快速 HE 染色，同样适用于进行 ROSE（见第 19 章）[8, 9]，但是 Diff-Quik 染色在我们的经验中是最简单并且最方便的方法。从事 ROSE 的细胞学家需要熟悉 Romanowsky 染色。Diff-Quik 染色是基于瑞特 - 吉姆萨染色的一种改良方案，并作为一种快速染色试剂盒而商品化。Diff-Quik 染色试剂盒

含有三种溶剂（固定剂，含有伊红 G 的红色固定用溶剂 1 和含噻嗪染料的蓝色溶剂 2）。风干涂片可以在几分钟内被快速染色并且展现出十分出色的 Romanowsky 效应（图 66-1 至图 66-3）。染色完成后，从玻片上擦去多余的水分后，细胞学家可以立刻使用该玻片进行快速现场显微镜检。他们可以做出初步诊断，但通常无法得出最终诊断。最终诊断需要对样本湿固定并进行巴氏染色。ROSE 的最初目的并不是当场快速做出诊断，而是确认标本完整度。

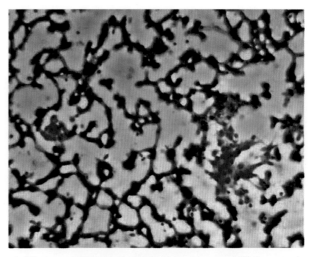

▲ 图 66-1　甲状腺良性腺瘤性结节（Diff-Quik 染色，20×）

标本的完整度影响 FNA 细胞学的诊断结果。ROSE 是一种检测 FNA 操作中标本完整度的方法（见第 14 章和本章末的小专栏）。ROSE 的使用可以提高的标本完整度和诊断准确度的比例。ROSE 应用于多个领域，比如胰腺的超声引导下内镜 FNA[10]、甲状腺 FNA[11] 和肺支气管内镜超声引导下经支气管 FNA（EBUS–TBNA）[12]。ROSE 的引入使得标本的完整率超过 90%。根据我们的经验，

甲状腺中应用 ROSE 的标本完整率为 92.8%，在胰腺中则是 95.6%。ROSE 同样减少了反复 FNA 检查的发生率[7]。

ROSE 对于提高 FNA 细胞学诊断的准确性有很大帮助。如前面提到的，ROSE 的主要目的在于评估标本的完整性，而非当场做出细胞学诊断，因此细胞学家和细胞学技术员都需要能胜任 ROSE 的操作。

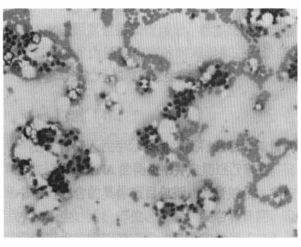

▲ 图 66-2　甲状腺滤泡性肿瘤（Diff–Quik 染色，20×）

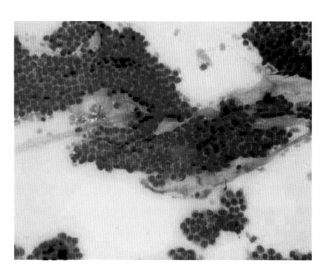

▲ 图 66-3　甲状腺乳头状癌（Diff–Quik 染色，20×）

专栏：神户大学医院的细针穿刺细胞学的快速现场检测：现场细针穿刺细胞学检查对甲状腺疾病的诊断效果

在现场正确地采集细胞对于提高细胞学诊断的准确性很重要。在神户大学医院，医务人员会挑出每周一和周五的下午进行现场细胞采集。一位熟练的细胞检验员携带显微镜和染色液到超声检查室参与采集。临床医生在超声监测下采集标本（图 66-4）。然后，细胞检验员立刻对标本进行染色操作（图 66-5 和图 66-6）。整个染色过程大约只需要 2min（表 66-3），随后立刻进行显微镜检（图 66-7）。当细胞量足够时，细胞检验员会将细胞数量和存在滤泡上皮细胞的结果口头报告给临床医生（图 66-8 和图 66-9）。病理学家将对标

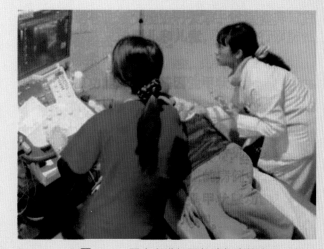

▲ 图 66-4　医生在进行甲状腺超声检查

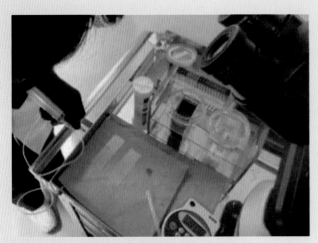

▲ 图 66-5 在载玻片上制作样本

表 66-3 染色方法

- 在 95% 乙醇中水化（1min）
- 蒸馏水中漂洗
- 在苏木紫中染色（1min）
- 蒸馏水中漂洗
- 在碳酸锂溶液中蓝染
- 蒸馏水中漂洗

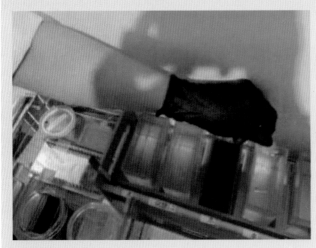

▲ 图 66-6 染色

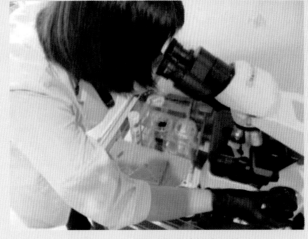

▲ 图 66-7 通过显微镜检查细胞

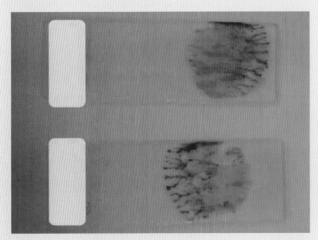

▲ 图 66-8 样本

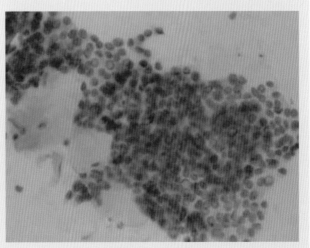

▲ 图 66-9 细胞

本进行常规巴氏染色，以此得出最终的病理诊断。

根据我们现场细胞采集的内部经验，在启用这一方法后，标本被归类为"无法诊断或诊断不满意"的概率显著减低，从原本的 12%（16/125）（$P < 0.001$）降至 0（表 66-4）。与 Koster 等之前报道的一致，现场评估样本是否充足提高了我们

甲状腺超声引导下细针穿刺取样成功的概率[13]。目前存在的一个问题是人力资源不足，这种良好的临床实践需要足够的人员支持参与。值得一提的是，取样细胞数量不足的"不合适样本"，会造成诊断延迟并加重患者负担，因此施行现场诊断是必要的。

表 66-4 前后对比

	之前：2010—2013 年（4 年）	之后：2014—2017 年（4 年）
无法诊断 / 诊断不满意	16（12%）	0（0%）
总计	125	109

第 67 章 美国细胞学实验室的质量控制
Quality Control for Cytology Laboratory in the USA

Aparna Harbhajanka　Claire W. Michael　著

何玉琨 译　吴泽宇 校

摘 要
- 细胞学实验室的质量控制包括实验室实践的许多方面，这些方面是所有医学实验室共同的，但其中也有一些是独特的。在细胞学的应用中，还有一些特殊的注意事项。本章介绍了细胞学的质量控制和质量保证活动，这些活动需要进行持续性的监控，是 1988 年临床实验室改进修正案（CLIA'88）规定的强制要求。本章还介绍了如何记录妇科、非妇科和细针穿刺细胞学检查技术的质量控制和质量保证活动，并监控其有效性。

一、概述

美国的细胞学实验室是临床检验中最受监管的实验室之一。实验室应始终如一地记录检查活动及监控其有效性，以提高绩效。各个细胞学实验室的规模、人员配置和业务范围各不相同。

质量保证（QA）被美国病理学家协会定义为对质量控制结果和质量实践参数的系统性监控，以确保所有系统的运作方式适合于卓越的医疗服务 [1]。质量保证是一个协调的系统，旨在发现、控制和预防错误的发生，最终提高临床医生对患者的关怀能力。质量控制被定义为在单个测试或进程中验证和保持所期望的质量水平的系统。质量控制活动涵盖了从采集标本到医生收到报告的整个检验过程。1988 年临床实验室改进修正案（CLIA'88）规定了许多细胞病理学的质量控制 / 质量保证措施 [2]。所有的质量保证过程都必须在实验室制定的质量保证计划中进行描述和记录。

二、条例

在 1967 年之前，细胞病理学的实践并没有得到很好的规范。1967 年的临床实验室改进法（CLIA '67）首次制定了由联邦政府授权的细胞病理学质量控制政策，包括人员配置标准、玻片保留标准、10% 的妇科良性标本重筛、主任或主管对可疑或异常涂片的复查等。20 世纪 80 年代，脱落细胞巴氏染色法假阴性事件、部分细胞病理学实验室表现拙劣及细胞化验员的工作量过大等问题引起了媒体的广泛关注。由于媒体的关注、国会的证词、疾病控制和预防中心的数据及其他来源，国会通过了 CLIA'88 法案。CLIA'88 导致了质量保证实践中的重大变化。国会责成医疗保障和医疗补助中心（CMS）负责实施这些标准。CLIA'88 的主要亮点有限制细胞化验员的每日工作量及新的质量控制（QC）程序，包括 5 年的回顾性复筛和细胞学 - 组织学相关性，对病理学家进行所有异常的巴氏染色、"反应性和修复性改变"

及所有非妇科病的标本、能力测试和突击性的专业检查的审查。

为了支付和接受医疗保险或医疗补助，临床实验室必须有 CLIA 证书，而要获得证书，实验室必须通过联合委员会或美国病理协会（CAP）这两个认证机构之一的认证。

三、妇科细胞学质量保证

以下部分是 CLIA 强制监控的内容。
1. 标本的验收和充足性。
2. 妇科标本的检查和报告。
3. 阴性病例的重筛。
4. 细胞学 / 组织学的相关性和追踪调查。
5. 回顾性审查。
6. 筛查质量和评价绩效的方法。
7. 描述性统计资料的记录。

四、标本验收和充足性

实验室系统必须明确区分对诊断解释不满意的标本［CLIA'88493.1274（e）（4）］[2]。

五、妇科标本的筛选和报告

所有妇科病理切片都应由细胞化验员 / 病理学家在合格的实验室进行彻底检查［CLIA'88493.1274（a）］[2]。所有反应性 / 修复性、非典型癌前病变和恶性病例都必须交由病理学家（分级审查）进行最终诊断［CLIA'88493.1274（e）（1）］[2]。

他们每 24 小时（不少于 8 小时）最多可以检查 100 张切片（常规涂片和液基细胞学）。这个数字不是工作目标，而是法律允许的最大工作量。病理学家在进行初筛时受此上限限制。每个实验室必须为每个细胞化验员制定各自的工作量限制[3]，且每 6 个月由实验室的技术主管审查并根据实验室的绩效标准重新评估。由初筛细胞化验员或病理学家审查的玻片记录必须在 CLIA'88 或

适用的州法律规定的保留期内存档并可供检查员检索。细胞化验员和病理学家也必须为在规定的保留期内保存工作日志以备初级检查点的检查（在多点就业的情况下）。

文件记录应该保留。在最终报告之前，应审查以前的细胞学 / 组织学标本的书面记录（如果有的话）。

在报告妇科标本时，必须使用叙述性的描述性术语［CLIA'88493.1274（e）（5）］[2]。

六、阴性病例的重筛

CLIA'88 法规［493.1274（c）（1）］规定，每个细胞技师至少有 10% 的阴性妇科标本需要重新筛查，并且应选择随机病例和高危个体的病例（根据可利用的患者信息）。重筛必须由经验丰富且有资质的细胞化验员、主管或病理学家进行，并且必须在报告前完成。目前，这一规定的唯一例外是由 Focal Point Primary Screening System（Tripath）首先筛查的玻片。在此过程中，要求有至少 15% 的质量控制重筛评分最高的筛查玻片。

七、细胞学 / 组织学相关性和追踪调查

实验室必须将所有的 HSIL 或癌的细胞学报告与组织病理学报告进行比较（如果当时实验室内有或标本库内有的话），并确定差异的原因。

八、回顾性审查

联邦法规规定，当宫颈细胞学检查发现新的高级别鳞状上皮内瘤变或癌时，必须对过去 5 年内所有宫颈细胞学检查阴性的标本进行复查。此项复查包括实验室内所有可用的阴性涂片（现场或储存中的）。如果发现有足以影响到当前患者治疗方式的重大差异，必须通知临床医生并出具修正报告[4]。重大差异的定义由实验室的技术主管

在实验室标准操作规程手册中规定。回顾性审查很少能发现影响当前患者治疗方式的异常情况[5]。因此，几乎从来没有出具过修订报告。然而，应在内部质量保证记录中分别记录复查的事实。回顾性审查会受限于对结果的认识的偏倚效应，在任何复查中都应牢记这一事实。5 年回顾性审查制度的主要好处是，这是对实验室工作人员进行培养的一种方式。

由于对临床结果的认识、切片检查的背景和事后知晓的看法所造成的偏差时刻困扰着回顾性审查。在对病例 / 玻片进行实验室或个人绩效评估时，应尽一切努力减少偏倚，例如由多人在不知道临床结果的情况下进行复查，以及将该病例混入到一系列包含正常和异常的病例中进行复查[6]。

九、筛查质量和评价绩效的方法

实验室必须对照实验室的整体绩效对个人的绩效进行评估，并将差异记录在案并酌情采取纠正措施。

法规并没有规定任何具体的评估方法。最常用的措施包括随机重筛、特定患者群体的定向重筛、将异常病例纳入筛查和重筛池，以及对目前有高级别瘤变的患者的宫颈细胞学阴性标本进行回顾性筛查。回顾性重筛评估的是过去而不是目前的表现，因此很难在统计学上对筛查表现进行标准化比较。统计学上的衡量标准可能包括将个体的 FNP 与整个实验室的 FNP 进行比较。无论使用哪种方法，实验室都应建立绩效期望值，记录与这些期望值相比的绩效，并在个人不符合实验室的具体要求时制定纠正措施。

十、描述性统计资料的记录

统计记录是强制性的，包括每年的细胞学标本数量和按标本类型处理的数量。要求记录的病例还包括不合格病例的数量。此外，还必须记录每年重新筛查后归类为恶性或癌前病变的病例数

量。同样，还需要记录细胞学与组织学不一致的病例数，以及有条件进行组织学随访的 HSIL 和恶性病例数。

十一、非妇科学的细胞学质量保证

分析前质量控制

每个实验室必须执行和保存与标本收集、接收和制备有关的质量控制记录。这些行为大多是实验室认可机构要求的，大概包括以下内容。

- 临床标本收集和处理说明的准备和操作。
- 保证标本的正确标识。
- 为所有相关的人口学数据和临床数据提供储存空间的申请。
- 加入和指定独特的标本标识符。
- 标本的排除标准。
- 染色质量的审查并染色质量记录的维护。
- 防止非妇科标本交叉污染的程序。
- 显微镜和仪器维护。
- 仪器校准记录[7, 8]。

十二、分析质量控制

非妇科病例的审查和报告

所有非妇科标本必须交由病理学家进行最终诊断和最终报告[9]。如果在病理学家检查前对某病例进行了筛查，但病理学家与细胞化验员对病例的诊断不一致，则该病例可作为继续教育的素材。

以下是用于衡量非妇科病理样本的指标。

1. 同行评审（前瞻性或回顾性、内部或外院的）。

2. 特定部位审查——对特定器官或标本类型的回顾性审查。

3. 细胞学 / 组织学的相关性和追踪调查。

4. 实验室数据。

5. 细胞化验员 / 细胞病理学家的相关性。

6. 周转时间。

7. 继续教育和基准测试方法。

十三、同行评审

（一）非妇科异常病例的前瞻性审查

同行评审通常包括在质量保证程序中。出于教育和交流的目的，疑难或有趣的病例可组织多人会诊审查。

实验室可能需要指定另外一位病理学家对特定的诊断和（或）标本类型做出诊断。对于具有显著临床意义的罕见疑难病例，可考虑邀请外院专家会诊。在此过程中所有审查的文件记录对于质量保证监测是至关重要的。

在非妇科细胞学的难点领域中，如果根据阳性的细胞学结果有明确的治疗方式，对阳性、可疑或不典型的病例进行同行评审可能是有用的。FNA、呼吸道冲洗物或液体标本是对同行审查可能有用的标本类型，这给了两名病理学家对每一例新诊断的恶性肿瘤进行复查的机会。对患者治疗方式影响较大的诊断差异应尽可能在得出最终报告之前解决，而小组复查和讨论就是一个有助于保持实验室诊断一致性的有效方法。

（二）阴性病例的重筛

CLIA 或认证机构不要求对非妇科病例进行质量控制复检，但在发布最终报告之前，可由第二位病理学家对部分病例进行复检，并将其纳入解剖病理学质量保证计划。重新检查的病例可以随机选择，也可以根据工作量和复杂程度以及细胞病理来源来选择。

（三）非妇科病例的回顾性审查（包括阴性病例）

联邦或认证机构不要求对非妇科细胞学标本进行回顾性审查。在某些临床情况下，对以前的标本进行回顾性审查可能会影响当前患者的治疗方式，以及改变后续的治疗方案。

临床分期可能需要在相对较短的时间内对来自多个身体部位的标本进行回顾性比较，或者将当前标本与早期标本进行比较以区分转移灶和第二原发肿瘤。在这些情况下病理报告不需要修改，但复查结果要纳入当前的细胞学或组织学报告或在单独的报告中。回顾性复查会受到结果知识的偏倚效应影响，在任何此类复查中都应牢记这一事实。

同行回顾性复查可以每周或每月对固定数量的病例进行随机复查。每个实验室应确定复查的病例数量或百分比和审查形式。这些工作应及时进行，并且一旦发现有足以影响患者治疗方式的重大差异时，应尽快通知临床医生。

对阴性的非妇科病例进行回顾性审查的价值还不明确，但这主要归咎于既往研究的样本限制，而不是审查本身的问题。

十四、特定地点审查／重点审查

在一个时间框架内对特定器官或部位进行回顾性审查是有帮助的。它可以与组织学随访、同行评审、周转时间、实验室数据等相关。这种形式可以改进取样和（或）处理方法，以及监测和（或）诊断问题。

十五、细胞学／组织学相关性和追踪调查

细胞学 – 组织学相关性是细胞学质量控制中最重要的部分。它是制定和完善细胞学诊断标准的一个非常有用的工具。细胞学诊断可以通过与组织学诊断的比较得到修正，因为组织学结果被认为是所有标本诊断的金标准。但需要注意的是，由于取样误差或实验室误差，细胞学诊断与组织学诊断并不总是完美相关的。

实验室必须将非妇科的细胞病理学诊断与组织学和临床诊断联系起来[10]，可以是针对所有标本，也可以是针对标本中的一个重点类别。如果

诊断存在明显的差异性，应修正诊断。

以上修正过程应记录在实验室质量保证计划中。如果细胞学标本与组织标本同时采集，细胞学 – 组织学相关性评估最好是前瞻性地进行。理想情况下，细胞学和组织学报告应相互参照，并将相关性声明整合到对方的报告中。细胞学 – 组织学不一致的发现可能有助于指导进一步的患者管理。如果异常或无法诊断的细胞学结果后续进行组织取样并进行回顾性的相关性评估，则应记录相关性评估结果[11]。如果无法获得组织学资料，实验室可尝试通过向发单医生要求提供这些信息，以便进行患者的追踪调查。

十六、效能评价方法

非妇科标本细胞学检查既可以是一种筛查手段，也可以是一种诊断程序，这取决于临床情况和取样标本的情况。非妇科细胞学检查和所有的实验室检查一样，都会受到假阳性和假阴性结果的限制。在筛查中，假阳性是指没有异常的患者的检查结果为"阳性"。作为一个诊断过程中，假阳性可以定义为当患者有良性肿瘤而诊断为恶性肿瘤，或者将反应性增生或炎症时诊断为肿瘤。由于医学文献中对"阳性"结果的定义不尽相同，所以对于非妇科细胞学检查假阳性的标准定义并不存在。

在本文中，假阴性是指患者存在的异常细胞学结果诊断为阴性或无法诊断。假阴性结果可能是由于：①取样差异；②实验室诊断误差；③技术方法的限制。当具有诊断性细胞和非细胞性标本没有收集到或转移到玻片上时，就会出现假阴性结果。实验室诊断性假阴性是指具有诊断性的标本已提取于载玻片上但未被识别或被错误地诊断。

假阴性率是指取样时遗漏的标本数加上假阴性比例（FNP）之和，FNP 是衡量一个实验室假阴性结果的指标，定义为假阴性报告数除以患者总数（假阴性比例 = 假阴性报数 / 真阳性报告数 +

假阴性报告数）[12-14]。

$$FNP = FN/TP + FN$$

计算 FNP 对实验室的价值已被广泛认可。然而，精确计算 FNP 需要 100% 准确地确定真正的诊断，这需要得到详尽的细胞组织学和临床相关性，但这对于非妇科细胞学来说是不现实的。

美国病理学家学院的 Q-Probes 研究为比较实验室数据和效能基准提供了全面的资源。由于操作定义、实验室方法和统计分析都有了明确规定，所以这些数据是实验室自我评估的良好起点[8]。

十七、周转时间

应监控非妇科标本的周转时间。最近 CAP Q-Probes 研究的作者建议大多数常规病例的周转时间为 2 个工作日[15]。

CAP LAP 细胞病理学备忘录要求 90% 的常规非妇科病例的报告在 2 个工作日内签出。需要额外检查如免疫细胞化学或分子检测等的病例可延长报告时间。对于用于筛查的标本，如尿液筛查标本等，也可以延长报告时间。

十八、继续教育和基准测试方法

CLIA '88 法规对非妇科细胞学诊断医生的能力验证并不是强制性的，因为它主要是针对诊断妇科标本的个人的法规。然而，一些私营机构提供了自我评估和效能改进活动的教育项目。

这些项目有：CAP 非妇科细胞病理学实验室间比较计划（www.cap.org）、美国中西部医学教育研究所的 CytoQuest® 玻片计划（www.cytoquest.com）、美国临床病理学家协会（www.ascp.org）的 CheckSample®、CheckPath® 和 STAR® 计划。

这些项目不是作为能力测试而设计与运用的[16]。

高质量的教育学习要求有持续性。这一要求可以通过参加如上所述的课程、科内幻灯片审查讨论会议、参加研讨会和专题讨论会、为细胞技术学学生、病理科住院医生和研究员授课、自主学习和社区推广计划来实现。有些州和专业协会要求参加继续医学教育才能保留专业执业医师资格。

十九、细针穿刺细胞学检查的质量保证

细针穿刺细胞学是细胞病理学的一个专业领域。FNA 是一种诊断程序，由于病理学家可能会参与标本的获取，因此必须考虑额外的质量保证因素。这些因素包括知情同意、标本的获取、标本的充足性、由经验丰富的病理学家进行诊断，以及与参与该过程的临床医生的沟通。

（一）知情同意

在进行侵入性手术前必须征得患者的知情同意。应当制定 FNA 的同意书并定期进行审查。同意书中应包含的具体项目包括：患者姓名、实施手术的医生、活检部位、患者的签名和日期、患者同意手术的声明及手术的风险和益处（口头告知或通过描述性小册子解释）、患者认为他 / 她已收到足以让其做出知情决定的信息的声明。

同意书可包括关于同意麻醉的声明、见证人的签名、关于诊断准确性的免责声明、关于手术的准确性的声明，以及关于假阴性和假阳性的解释和可能的并发症的解释（见第 63 章）。

（二）标本的获取

FNA 可由病理科医生、主诊的内科医生或放射科医生进行。用于检查和患者定位的设备应完善。应有足够的工作空间准备玻片、显微镜和进行快速进行细胞学染色。有需要时，还应提供用于培养抽吸物的用品。应有合格的心肺复苏设备和操作人员（见第 64 章和第 66 章）。

（三）标本的充足性

应制定准则来评价标本量是否足够。评价方法包括对涂片进行粗略的目测评估，对快速细胞学染色的涂片进行即刻的显微镜下评估，以及进行多针抽吸（见第 13 章、第 14 章和第 66 章）。

（四）诊断准则

熟悉 FNA 诊断标准的病理学家应负责对标本进行诊断。只有在有足够数量的预处理细胞并有临床病史的情况下，才能做出明确的诊断。

（五）报告

所有报告和口头沟通（如有需要）应以与组织学活检结果相同的方式转达给临床医生。病理科医生和转诊医生之间应该有明确的书面沟通记录，口头沟通也应记录在案。报告最好应提及标本的充分性和（或）其局限性。

二十、相关性研究

临床或组织学随访相关性研究是 FNA 质量保证的一个重要方面。这点对之前对这种技术没有经验的实验室至关重要。可以定期对所有 FNA 标本进行相关性研究，也可以选择特定的器官部位进行重点审查。

应对组织学随访结果进行记录。如果组织学随访没有发现阳性和可疑结果，则应审查患者病历或与临床医生联系。对有差异的病例应调取其标本，并结合记录文档进行复核。这些差异可归因为标本错误或诊断错误。

二十一、细胞学实验室材料和记录保存指南

玻片（阴性、不满意、可疑、阳性）：5 年。

FNA 玻片：10 年。

报告：10 年。

第 68 章　福岛核电站事故后的年轻人甲状腺癌检查项目
Thyroid Cancer Screening Program for Young People in Fukushima After the Nuclear Plant Accident

Akira Ohtsuru　Sanae Midorikawa　Satoru Suzuki　Hiroki Shimura　Takashi Matsuzuka　Shunichi Yamashita **著**

何玉琨 **译**　吴泽宇 **校**

一、背景

2011 年 3 月 11 日发生的东日本大地震，造成了福岛第一核电站事故，在国际核与辐射事件分级表上被认为是 7 级重大事故。此次复合型核难对日本民众的健康造成的各种影响，包括整体生活方式的急剧变化和放射性物质的扩散。这一事故引起了日本民众的极大关注[1]，辐射引起的甲状腺癌是灾后当地居民最关心的问题之一。为了应对健康风险，有必要登记健康相关信息，并建立健康监测系统，以监测居民的健康状况[2, 3]（见第 12 章）。虽然福岛的辐射量远低于切尔诺贝利的辐射量[4]，但为了科学和社会的需求，需要进行调查[5]（见第 12 章）。作为福岛县委托进行的福岛健康管理调查（FHMS）的一部分，甲状腺超声检查已经开始进行[6, 7]。伴随着超声影像诊断技术的进步，近几十年来，过度诊断已成为一个全球性的问题[8, 9]。因此，在解读筛查结果时必须慎重考虑[10, 11]。

二、FHMS 中甲状腺超声检查的规程

甲状腺超声检查的详细方案，以前有报道[12]，包括 2 个阶段：初检主要针对甲状腺结节和囊肿，确诊性检查主要针对结节的患者。根据检查结果进行分类的流程如图 68-1 所示，将初筛结果分为 A、B、C 三类。B 类和 C 类包括建议进行进一步检查的患者，而 A 类为不需要进行进一步检查的患者。A 类又分为 A_2 类（小囊肿 ≤ 20.0mm 或直径 ≤ 5mm 的小结节）和 A_1 类（无囊肿、无结节），这是福岛区检查中独有的分类。C 类包括需要立即进行临床检查的罕见病例。根据日本超声医学会的诊断标准[13]，对于直径 > 5mm 的结节，高度怀疑甲状腺癌的，建议进行细针穿刺细胞学检查；直径 > 10mm 的结节，怀疑为癌；直径 > 20mm 的结节或囊肿，根据需要进行检查。根据日本乳腺和甲状腺超声医学会的指南，遵循这些标准，避免不必要的活检，尤其是对于 > 5mm 和 ≤ 10mm 的结节，更应遵循这些标准。

三、甲状腺超声检查结果

根据到 2017 年 3 月为止的数据[14]，2011—2013 年期间的甲状腺检查第一轮检查的参与率为 81.7%（核灾时 18 岁以下的 367 649 人中有 300 473 人）。2014—2015 年的第二轮甲状腺检查的参与率为 71.0%（核灾时 381 256 名 18 岁以下的人和胎儿中的 270 511 人）。A 类占受检者的 99.2%，B 类和 C 类在两轮检查中均占 0.8%。C 类在第一轮检查中仅有 1 例，第二轮检查中

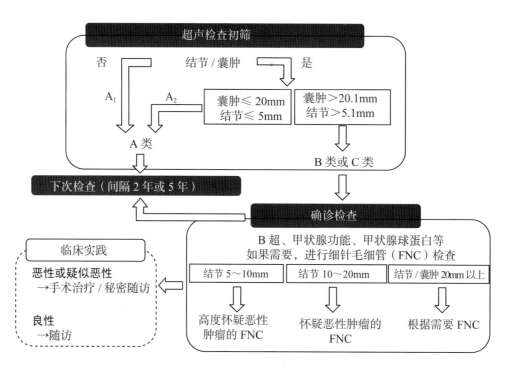

▲ 图 68-1　从筛查到确诊和细胞学检查的流程图 [12, 32]

没有病例。在 A 类中，51.5% 和 40.2% 的人在第一轮和第二轮筛查中被归为 A₁ 类，47.8% 和 59.0% 的人被归为 A₂ 类。A₂ 亚类中约 99% 的病例为囊肿，B 类中约 99.7% 为结节。采用超声检查的甲状腺囊肿的大小分布情况显示，第一轮和第二轮筛查中，81.4% 和 77.9% 的甲状腺囊肿直径≤ 3.0mm，18.6% 和 22.1% 的甲状腺囊肿直径≥ 3.1mm 和≤ 20.0mm，第一轮和第二轮筛查中，仅有少数的甲状腺囊肿直径≥ 20.1mm，占的比例分别为 0.004% 和 0.002%。甲状腺结节检查结果表明，43.0% 和 41.4% 的甲状腺结节直径≤ 5.0mm，40.3% 和 41.6% 的甲状腺结节直径≥ 5.1mm 和≤ 10.0mm，13.8% 和 14.3% 的甲状腺结节直径≥ 10.1mm 和≤ 20.0mm，第一轮和第二轮筛查中，分别有 3.0% 和 2.7% 的甲状腺结节直径≥ 20.1mm。第一轮和第二轮筛查中，结节和囊肿的大小分布模式相似。初次检查约 6 个月后，确诊检查显示，第一轮和第二轮筛查中，分别有 34% 和 24% 的 B 类患者被重新分类为 A 类。此外，在第一轮筛查时被划为 B 类的 1369 名参与者

中，46.6% 的人在第二轮筛查后被重新划为 A 类，53.4% 的人在第二轮筛查后被划为 B 类。这表明 B 类结节中的部分结节体积减小，落在了临界标准之下。

异位性甲状腺内甲状腺结节被认为是罕见的，常为偶然发现，是甲状腺内组织通过颈部向纵隔上段迁移途径异常所致 [15]。近来有报道称，甲状腺内异位甲状腺瘤在儿童中并不常见，很容易被误诊为甲状腺肿瘤，造成不必要的治疗 [16, 17]。根据以往的报道，我们将甲状腺内异位甲状腺作为正常的发现与甲状腺肿瘤进行了充分的鉴别。我们观察到，在 FHMS 中约有 1% 的检查者（平均年龄 7 岁）有异位性甲状腺内甲状腺瘤 [18]。

四、FNAC 的结果

在确诊检查中被重新分类为乙型肝炎的 1379 名和 1365 名患者中，第一轮和第二轮筛查中分别有 547 名（40%）和 205 名（15%）接受了 FNAC 检查。

在两次筛查中接受 FNAC 检查的患者，有 187 人被确诊为恶性肿瘤或疑似恶性肿瘤。截至 2016 年 6 月，有 102 名患者接受了手术治疗。术后病理诊断如下：甲状腺乳头状癌，100 例；分化不良的甲状腺癌，1 例；其他类型甲状腺癌，1 例；良性结节，1 例。在本项目的 5 年观察期内，手术治疗的甲状腺肿瘤病例中，大多数为甲状腺乳头状癌，22 岁以下的受检者中未发现髓样和滤泡状癌。检出的甲状腺癌病例数与年龄有关，在第一轮和第二轮甲状腺检查中，随着年龄的增长而增加。切尔诺贝利事故发生后的早期阶段，甲状腺癌的检出量增加，主要是在事故发生时年龄较小的儿童，尤其是 0—4 岁的儿童。因此，福岛事故中发现的甲状腺癌病例按年龄段的分布模式与切尔诺贝利事故中的病例完全不同 [19, 20]。因此，可以认为，过去 5 年来的两个周期的筛查检查中发现的病变，在超声筛查作为检测方法时，代表了年轻人群的自然发病率。

五、甲状腺乳头状癌的自然病史

世界卫生组织在《疾病筛查的原则和实践》[21] 中提出了十项原则，被称为"病例调查规划指南"。作者强调，除非十项原则都能适合，否则考虑启动任何筛查项目都是毫无意义的。这些原则之一是，应充分了解甲状腺疾病的自然史，包括从潜伏期发展到宣布的易感性疾病的发展。虽然甲状腺癌的自然病史尚未完全明晰 [22]，但众所周知，分化后的甲状腺癌一般以非常缓慢的速度或以近乎无进展的模式在成人中生长 [23, 24]。我们曾报道，在年轻患者中，大多数经高敏度超声检查筛查的无症状甲状腺癌在最初的增殖期后，似乎遵循非进展模式 [25]。如果所有被筛查的癌症在非进展期后都发展为临床上无症状的癌症，我们使用癌症进展模型预估生存时间，估计男性的中位生存时间为 34 年，女性为 30 年 [11]。虽然我们不知道大多数不典型的甲状腺癌是发展为临床癌症还是保持非进展期，但由于甲状腺癌的潜伏期（非进展期）较长，因此，在筛查和未筛查的病例中，管理策略应该是不同的。

六、福岛甲状腺癌的危险因素及剂量估算

有报道称，分化型甲状腺癌的危险因素主要有年龄、性别（女性＞男性）、遗传因素、种族、辐射剂量、肥胖、超重、饮食（尤其是碘或硝酸盐摄入量）等，但吸烟或饮酒等因素不受影响 [26]。儿童时期的外部辐射照射超过 100mGy 是已知的甲状腺癌的主要危险因素 [27]。在切尔诺贝利核事故中，儿童时期的 ^{131}I 暴露明显增加了甲状腺癌的风险。在切尔诺贝利事故的疏散区，受影响的学龄前儿童的平均甲状腺剂量估计为 1548mGy [27]。在福岛事故中，99% 的 0—14 岁儿童的甲状腺当量剂量小于 15mSv，这代表了约 1000 名儿童生活在容易发生内照射的地区 [28]。Tokonami 等报道，核电站周边地区的成人和儿童的甲状腺中位当量估计为 3.6mSv，儿童为 4.2mSv [29]。Matsuda 等的研究表明，留在疏散区或室内避难区的受检者中，有 1/4 的受检者有可检测到放射性碘活动，甲状腺中位数剂量为 0.67mSv [30]。福岛事故发生后的前 4 个月的外部暴露估计值 [31] 是恶性和疑似恶性病例的最大暴露水平，为 2.1mSv [13]。直接甲状腺剂量测量的数量是有限的。但是，福岛地区甲状腺剂量低可能不会导致可检测出的甲状腺癌发病率过量 [4]。

七、结论

东日本大地震和福岛第一核电站事故发生后，福岛健康管理调查一直在进行，其中包括甲状腺超声检查。目标人群为事故发生时的 18 岁以下人群，覆盖约 38 万人。根据截至 2017 年 6 月的数据，在 2011—2013 年的第一轮筛查和 2014 年、2015 年的第二轮筛查中，有 187 人被确诊为恶性肿瘤或疑似恶性肿瘤。在病理检查后的病理检查方面，

有 149 人被诊断为甲状腺乳头状癌，其中良性 1 人、恶性 1 人、其他类型的甲状腺癌 1 人。与非筛查条件下的甲状腺癌相比，第一轮和第二轮检查中的甲状腺癌的数量都要多得多 [10, 11]。甲状腺癌病例的事故辐射量很低，且甲状腺癌病例的综合特征表明，由于筛查影响、甲状腺癌的发现非常早和（或）可能出现过度诊断 [23, 24, 33]，但不会因辐射效应而增加病例 [4, 28, 34]。

第69章 儿科甲状腺疾病的病理和细胞学诊断

Pathology and Cytology of Thyroid Diseases in Pediatric Population

Suna Erkılıç 著

李彩蓉 译 张明博 校

摘 要

◆ 甲状腺疾病在儿童中较为少见，多发于成人。

◆ 儿童多为桥本甲状腺炎、甲状腺功能亢进（Graves 病）、多结节或肿瘤性甲状腺肿。有 1.5% 的儿童有可触及的甲状腺结节。无论是可触及或不可触及的甲状腺结节均有潜在的良恶性质。良性结节可分单发结节或滤泡腺瘤、多结节性甲状腺肿（MNG）、毒性多结节性甲状腺肿、甲状腺功能亢进下的多结节和激素合成障碍性甲状腺肿。恶性结节则可由滤泡细胞起源，有乳头状、滤泡状、低分化和未分化癌细胞，但也可能是源于甲状腺 C 细胞的甲状腺髓样细胞癌。激素合成障碍性甲状腺肿是另一种由常染色体隐性遗传缺陷所引起的甲状腺结节病。对激素合成障碍性甲状腺肿进行甲状腺细针穿刺细胞学检查证实了它与滤泡性腺瘤、甲状腺乳头状癌滤泡型或具有乳头状核特征的非浸润性滤泡性甲状腺肿瘤的相似特征。这就需要在儿童甲状腺结节的甲状腺细针穿刺细胞学检查中进行更细致的鉴别诊断。

◆ 由于甲状腺疾病在成人和儿童人群中使用相同的细胞学诊断手段，因此儿童中的激素合成障碍性甲状腺肿的细胞和组织病理学的特征和鉴别诊断需要进一步讨论。

一、病例 1

（一）临床诊断

患者，女性，15 岁，出生后因先天性甲状腺功能减退而随诊。超声检查发现甲状腺有 3 个结节。右叶可见 2 个结节，一个大小约 45 mm×23mm，边界清晰的混合回声结节，周边可见血流信号（图 69-1A）；另一个结节为低回声结节，大小约 15mm×10mm（图 69-1B）。左叶可见 1 个大小为 17mm×11mm 的囊实性结节。右侧结节在超声引导下行细针穿刺。随后患者行甲状腺全切除术。

（二）实验室诊断

甲状腺功能检查 TSH 升高（13.11mU/ml；N，0.27～4.2），游离甲状腺素（0.58ng/dl；N，0.93～1.7）和游离三碘甲腺原氨酸降低（2.8pg/ml；N，2.5～3.9），甲状腺球蛋白升高（336ng/ml；N，1.6～59.9）。

（三）细胞学诊断

涂片标本采用 ThinPrep 法制备，剩余材料用细胞块法制备。两种涂片材料都是细胞。背景中未观察到胶质和泡沫状巨噬细胞。滤泡细胞形成微滤泡和合胞簇。合胞体团簇中可见细胞核拥

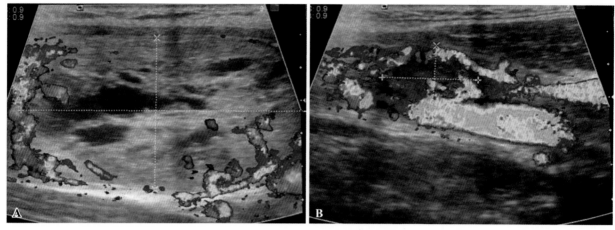

▲ 图 69-1　A. 甲状腺超声检查显示，右叶可见一个边界清晰的囊实性混合结节，大小为 45mm×23mm，周围血流信号丰富；B. 超声检查显示甲状腺右叶可见一个大小约 15mm×10mm 的结节，边界清晰，周围可见血流信号

挤和重叠。滤泡细胞细胞核一般呈均匀圆形，也有卵圆形细胞。在细胞组中观察到分离的大细胞。核染色质呈颗粒状，分布均匀。有些细胞有明显的核仁。细胞质呈细颗粒状（图 69-2 和图 69-3）。

免疫组织化学研究的细胞块样本中滤泡细胞 CK19、Galectin-3 和 HBME-1 呈阴性（图 69-4）。

（四）细胞学鉴别诊断列表

1. 良性（良性滤泡结节 – 腺瘤样结节）。

2. 意义不明的滤泡性病变 / 不典型性病变（AUS/FLUS）。

3. 可疑滤泡瘤变 / 滤泡瘤。

4. 可疑恶性（可疑乳头状甲状腺滤泡癌样变或 NIFTP）。

（五）病理学诊断

双侧甲状腺标本重 35g。右叶切面可见实性、边界清楚的大结节，红棕色，直径 3cm。另外还有一个边界清晰的实性结节，直径 1.2cm，呈浅褐色。左叶可见 1.4cm 直径的胶体结节和 0.5cm 直径的实性结节（图 69-5）。

显微镜下，增生性结节由无胶质的微滤泡组成。滤泡细胞核圆形至卵圆形，染色质呈粒状。

结节间区甲状腺实质疏松，滤泡内有核大且

深染的非典型细胞（图 69-6）。免疫组化结果显示结节中的滤泡细胞 CK19、Galectin-3 和 HBME-1 呈阴性。

组织学诊断为腺瘤性多结节性甲状腺肿，与激素合成障碍性甲状腺肿一致。

1. 激素合成障碍性甲状腺肿细胞学结果

(1) 中度到高度的细胞性。

(2) 合胞和微滤泡模式。

(3) 核拥挤和重叠。

(4) 外形一致的核，通常圆形，一些呈卵状。

(5) 核染色质颗粒。

(6) 有特别细胞核的罕见细胞。

(7) 背景胶状悬浮。

(8) 没有巨噬细胞。

2. 激素合成障碍性甲状腺肿组织学结果

(1) 明显的超细胞结节，以固体 / 微滤泡为主。

(2) 结节间有松散的实质。

(3) 结节间滤泡内有染色异常的细胞核。

(4) 少或没有的浅染色胶质。

(5) 结节周围明显的纤维化。

二、病例 2

（一）临床诊断

患者为 12 岁女性，术前出现颈部肿胀。甲状

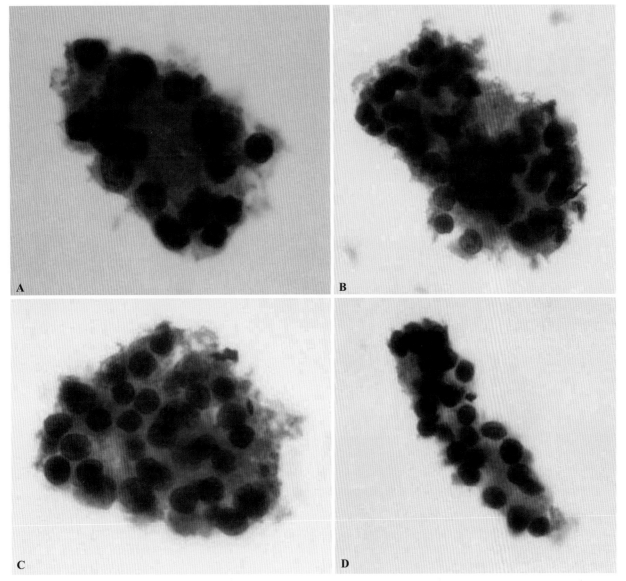

▲ 图 69-2　激素合成障碍性甲状腺肿的细胞学特征，右叶小结节 FNA 显示滤泡细胞的合胞体簇和微滤泡，在无胶体背景下提示滤泡腺瘤

腺触诊到结节。超声检查发现甲状腺双侧叶可见多个混合回声结节，最大直径可达 3cm。部分结节有血管蒂。患者有甲状腺肿家族史。超声引导下行右叶结节细针穿刺活检。患者接受了微小结节性甲状腺肿的甲状腺全切除术。

（二）实验室诊断

甲状腺功能检查 TSH（2.06mU/ml；N,0.27～4.2）、游离 T$_4$（0.66ng/dl；N，0.61～1.12）、游离 T$_3$（2.8pg/ml；N，2.5～3.9）、抗甲状腺球蛋白抗体（0.1U/ml；N，0～4）和抗甲状腺过氧化物酶均正常（0.4U/ml；N，0～9），甲状腺球蛋白升高（2023ng/ml；N，1.6～59.9）。

（三）细胞学诊断

抽吸样品采用 ThinPrep 法制备，剩余材料用细胞蜡块法制备。抽吸的滤泡细胞在带血胶体基质中形成合胞体团簇和团簇。团簇中可见细胞核拥挤和重叠。滤泡细胞的细胞核通常均匀、圆形，深染。细胞的细胞质呈细颗粒状（图 69-7）。运用免疫组化对样本的细胞块检测得出滤泡细胞 CK19、Galectin-3 和 HBME-1 呈阴性。

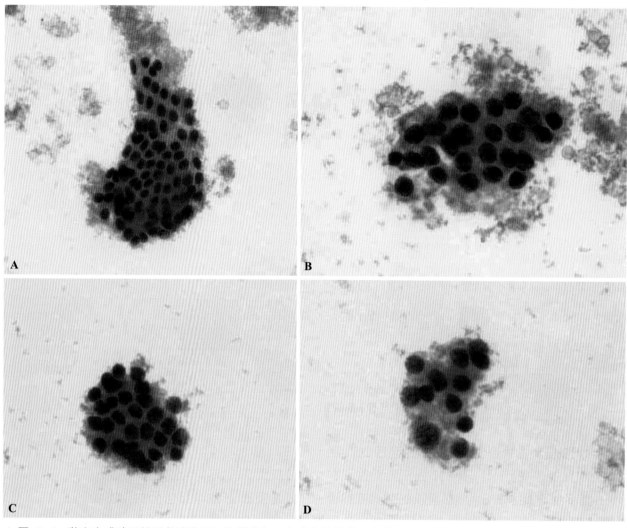

▲ 图 69-3 激素合成障碍性甲状腺肿的细胞学特征。右叶大结节的吸出物。滤泡细胞形成微滤泡和合胞簇。合胞体团簇中可见细胞核拥挤和重叠。滤泡细胞的细胞核一般均匀、圆形、卵圆形，有微核，细胞学外观提示滤泡变异性 PTC 或 NIFTP（LBC，巴氏染色，400×）

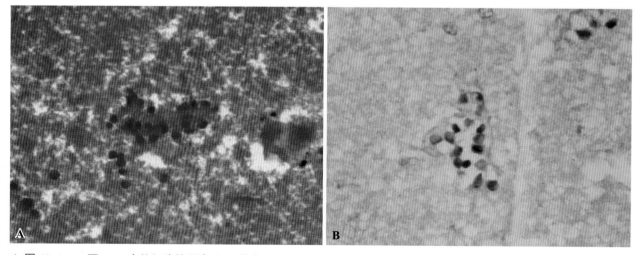

▲ 图 69-4 A. 图 69-3 中的细胞抽吸液（HE 染色，200×）；B. 图 69-3 中，抽吸液细胞块中滤泡细胞 HBME-1 阴性（免疫染色，200×）

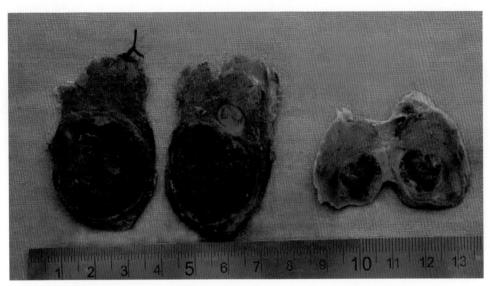

▲ 图 69-5　激素合成障碍性甲状腺肿的大体外观，显示一个边界清晰的大结节和右侧叶一个
实性小结节，左叶可见一个胶体结节和邻近的实性结节

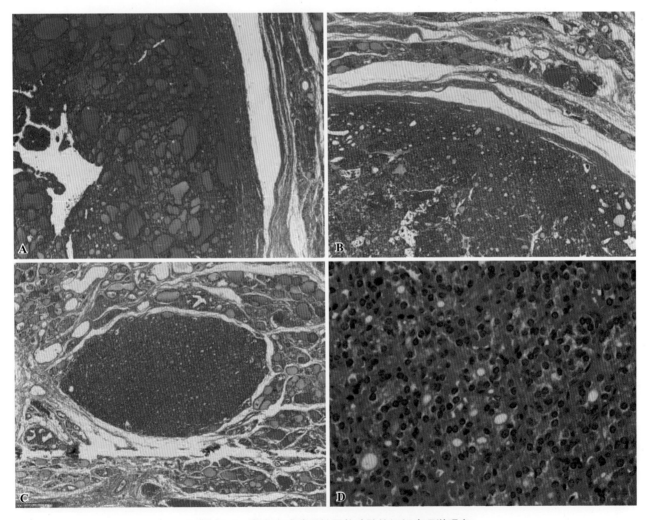

▲ 图 69-6　激素合成障碍性甲状腺肿的组织病理学观察

A 至 C. 甲状腺组织学切片显示界限清楚的增生性结节；D. 滤泡细胞胞核圆形至卵圆形，染色质呈粒状

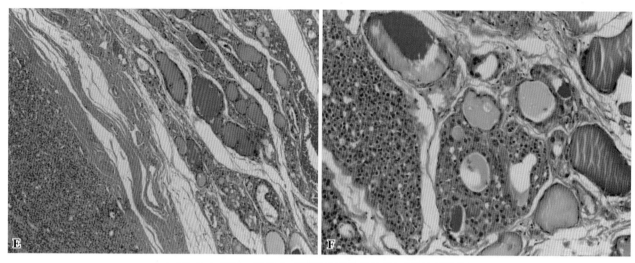

▲ 图 69-6（续） 激素合成障碍性甲状腺肿的组织病理学观察

E 和 F. 结节间区甲状腺实质疏松，滤泡内有非典型细胞，核大而深染（HE 染色）

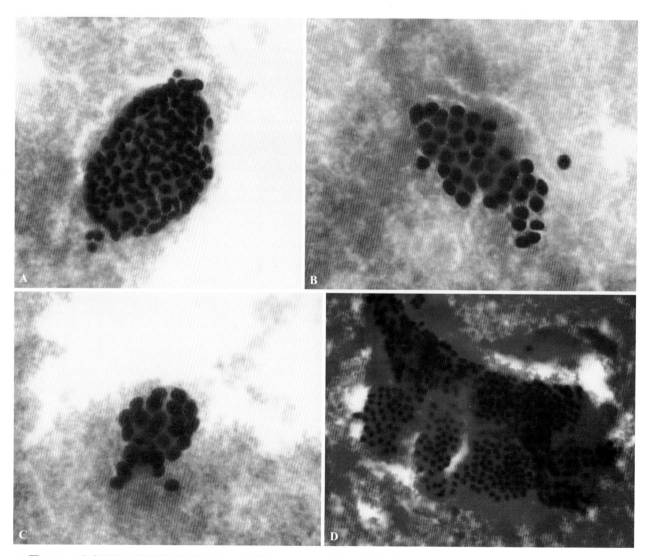

▲ 图 69-7 腺瘤性微小结节型甲状腺肿的细胞学特征。在出血性和胶体背景下，滤泡细胞形成合胞体簇和群。滤泡细胞的细胞核通常均匀、圆形、深染（LBC，巴氏染色，400×）

（四）病理学诊断

双侧甲状腺全切除标本重 103g。甲状腺不对称增大。左右叶切面可见边界清晰、多处异质性结节，最大直径 3cm。一些结节呈囊性，一些结节被厚的纤维性包膜包围（图 69-8）。

显微镜下，界限清晰的结节由大小不同，形态各异的含有胶体的滤泡组成。在一些结节中，滤泡向囊腔方向形成乳头状突起。滤泡细胞通常为柱状、立方状，细胞核均匀深染。但是一些滤泡细胞也有长细胞核，染色质外流并出现微核

（图 69-9）。免疫组化结果显示，结节中的滤泡细胞 CK19、Galectin-3 和 HBME-1 呈阴性。

组织学诊断为腺瘤性多结节性甲状腺肿。

三、病例 3

（一）临床诊断

患者为 15 岁男性，自 9 岁起随诊多结节性甲状腺肿。体检甲状腺可触及结节。超声显示双侧甲状腺叶内可见多个混合回声、带血管蒂的结节，最大直径 5cm。甲状腺显像显示双甲状腺弥漫性

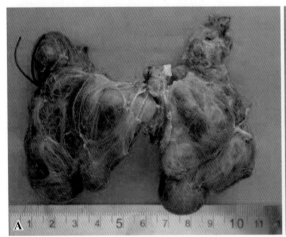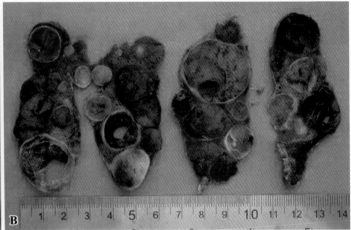

▲ 图 69-8　腺瘤性微小结节型甲状腺肿的大体表现

A. 甲状腺呈明显增大和多结节；B. 甲状腺切面可见边界清晰、多发异质性结节，伴出血、囊变

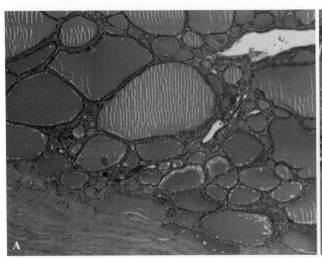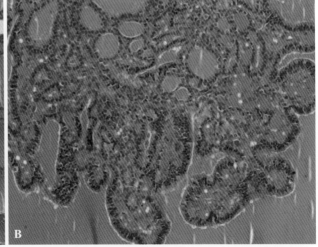

▲ 图 69-9　腺瘤性微小结节型甲状腺肿的组织病理学视图

A. 结节由大小不一、形状各异的含有胶体的滤泡组成；B. 结节内的乳头状结构。滤泡细胞呈柱状、立方状，细胞核均匀

增大。超声引导下行右侧叶穿刺，随后患者行甲状腺全切术。

（二）实验室诊断

甲状腺功能研究显示 TSH 接近下限（0.36mU/ml；N，0.3～5.6），游离 T_4（1.15ng/dl；N，0.61～1.12）、游离 T_3 升高（4.46pg/ml；N，1.17～3.71），抗甲状腺球蛋白抗体正常（0.4U/ml；N，0～4），抗甲状腺过氧化物酶正常（0.5U/ml；N，0～5.6）、甲状腺球蛋白升高（2067ng/ml；N，1.6～59.9）。

（三）细胞学诊断

用薄层法制备涂片标本，用剩余的标本制作细胞蜡块。滤泡细胞形成合胞簇，微滤泡少

见。合胞体团簇中可见细胞核拥挤和重叠。滤泡细胞胞核增大、均匀、圆形，含有细粒染色质（图 69-10）。对标本的细胞块进行免疫组织化学研究。滤泡细胞 CK19、Galectin-3、HBME-1 呈阴性。

（四）病理学诊断

双侧甲状腺全切除标本重 198g。甲状腺不对称增大。左、右叶切面可见边界清楚、大小不一的结节，最大直径 4.5cm。

部分结节呈囊状，伴黄绿色胶质，部分结节可见厚的纤维性包膜（图 69-11）。

显微镜下，界限清晰的结节由不同大小和形状的滤泡组成，由柱状滤泡上皮排列。滤泡表

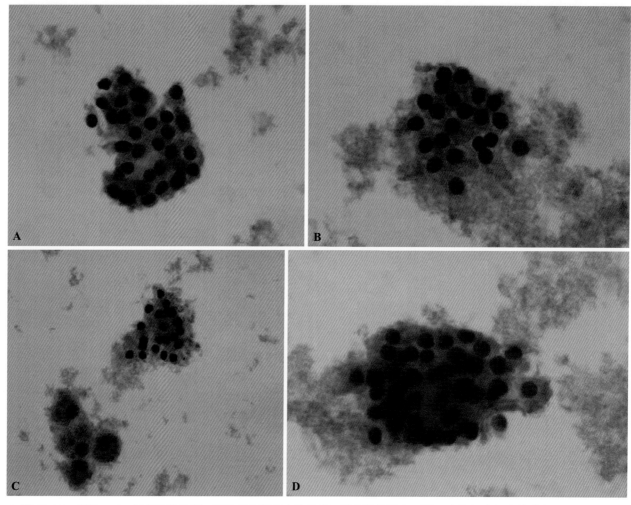

▲ 图 69-10　毒性 MNG 的细胞学特征。滤泡细胞形成合胞体簇，显示核拥挤和重叠。滤泡细胞细胞核增大、均匀、圆形，含有细粒染色质（LBC，巴氏染色，400×）

现出少量胶质，周围鳞片呈扇贝状和乳头状内折。滤泡细胞的细胞核均匀、圆形，呈原色（图69-12）。免疫组化，结节中的滤泡细胞 CK19、Galectin-3 和 HBME-1 呈阴性。

组织学诊断为功能性多结节性甲状腺肿，符合毒性多结节性甲状腺肿。

四、病例 4

（一）临床诊断

15 岁女性患者，因桥本甲状腺炎随访 3 年。超声显示甲状腺左叶可以一个直径 3cm 的结节，边界清晰。甲状腺显像显示结节异常活跃。行左侧叶切除，术后病检示毒性腺瘤。

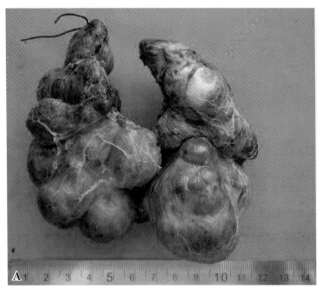
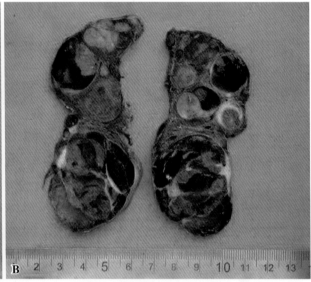

▲ 图 69-11　毒性 MNG 的大体外观

A. 甲状腺呈明显增大和多结节；B. 甲状腺切面显示，部分结节呈囊性黄绿色胶质，部分结节被厚的纤维性包膜包围

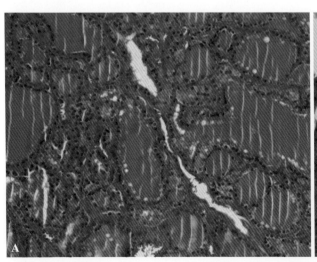
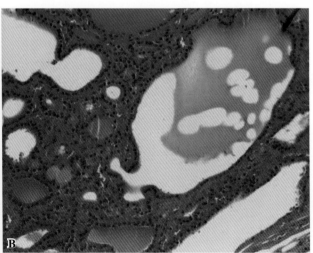

▲ 图 69-12　毒性 MNG 的组织病理学视图

显微镜下，界限清晰的结节由不同大小和形状的卵泡组成，由柱状卵泡上皮排列。滤泡呈少量胶质，周围呈扇贝状和乳头状内折。滤泡细胞的细胞核均匀、圆形，呈原色（HE 染色）

（二）实验室诊断

甲状腺功能检查显示 TSH 下降（0.086mU/ml；N，0.27～4.2），游离 T_4 范围正常（1.05ng/dl；N，0.93～1.7），游离 T_3 升高（4.82pg/ml；N，2.5～3.9），甲状腺球蛋白升高（70.3ng/ml；N，1.6～59.9），抗甲状腺球蛋白抗体升高（147.4U/ml；N，10～115），抗甲状腺过氧化物酶范围正常（11.48U/ml；N，5～34）。

（三）细胞学诊断

涂片标本采用抽吸液稀释法制备，剩余材料用细胞蜡块法制备。细胞涂片在带血和无胶的背景下由合胞体簇和罕见的微滤泡组成。合胞体团簇中可见细胞核拥挤和重叠。滤泡细胞细胞核一般均匀、圆形，核仁小，但也有较大的滤泡细胞。核染色质呈粒状，分布均匀。细胞质呈细颗粒状（图 69-13）。

免疫组织化学研究的细胞块的样本。滤泡细胞 CK19、Galectin-3、HBME-1 呈阴性。

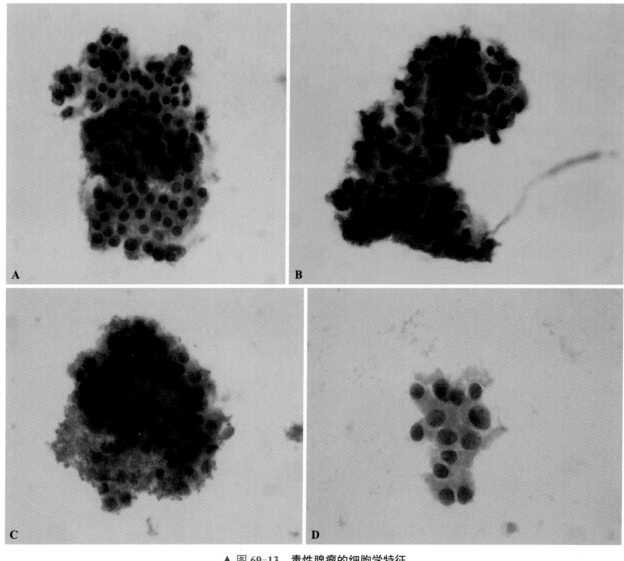

▲ 图 69-13　毒性腺瘤的细胞学特征

合胞体簇由柱状滤泡细胞组成，在无胶体背景中显示细胞核拥挤和重叠。滤泡细胞的细胞核一般均匀、圆形，细胞核小，但也有较大的细胞核。核染色质呈颗粒状，均匀分布。细胞质呈细颗粒状（LBC，巴氏染色，400×）

（四）病理学诊断

宏观上，左侧甲状腺全切除术标本重 35g。左叶切片可见一个边界清晰的、黄褐色的、直径为 3.3cm 的胶体结节（图 69-14）。

显微镜下，囊性结节由毛囊组成，毛囊内排列着柱状或立方状上皮细胞。滤泡细胞核均匀、圆形，染色质呈粒状。一些不规则滤泡呈乳头状内叠（图 69-15）。免疫组化结果显示，结节中的滤泡细胞 CK19、半乳糖蛋白酶 -3 和 HBME-1 均为阴性。

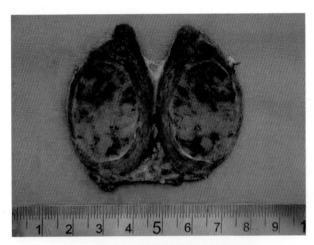

▲ 图 69-14　毒性腺瘤的大体外观

观察到一个边界清晰、呈细胶质的、褐色的结节，内含囊状胶质区域

组织学诊断为桥本甲状腺炎的功能亢进性腺瘤（毒性腺瘤）。

五、病例 5

（一）临床诊断

15 岁女性患者，因颈部肿大就诊。在超声显示甲状腺左叶可见大小约 3cm 囊实性结节，边界清晰，行超声引导下 FNA。临床诊断为结节性甲状腺肿，行左叶切除术。

（二）实验室诊断

甲状腺功能检查 TSH（3.06mU/ml；N，0.27～4.2）、游离 T_4（1.49ng/dl；N，0.93～1.7）、游离 T_3（3.27pg/ml；N，2.5～3.9）、抗甲状腺球蛋白抗体（11.56U/ml；N，10～115）和抗甲状腺过氧化物酶均正常（5.7U/ml；N，5～34）。

（三）细胞学诊断

用细胞阻滞法将剩余的物质分离，用薄预备法制备抽吸样品。涂片形成罕见的合胞体簇（图 69-16）。乳头状结构，基质疏松含有微滤泡。乳头和滤泡内排列着柱状或立方状细胞，核圆、均

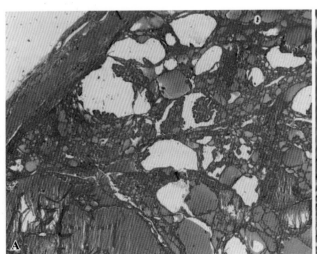
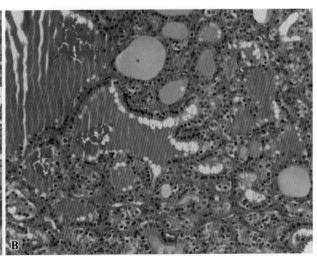

▲ 图 69-15　毒性腺瘤的组织病理学观察

包膜化结节由毛囊组成，毛囊内排列着柱状或立方状上皮细胞。滤泡细胞核均匀、圆形，染色质呈粒状。一些不规则滤泡呈乳头状内折（HE 染色）

匀、深染（图 69-17A）。

运用免疫组化研究的细胞块样本。虽然滤泡细胞呈良性外观，但 CK19 和 HBME-1 染色强烈。Galectin-3 呈阴性（图 69-17B）。

（四）病理学诊断

宏观上，左侧甲状腺切除术标本重 35g。切片显示一个直径 3cm 的薄壁囊性结节，充满深褐色胶质，并有乳头状结构突出到管腔内（图 69-18）。

显微镜下可见一个由乳头状结构和水肿间质组成的单发囊性结节（图 69-19A）。乳突中含有

微滤泡，两种结构均由柱状细胞排列，细胞核均匀、圆形、深染（图 69-19B）。免疫组化结果显示，乳头中的滤泡细胞 CK19 和 HBME-1 呈强阳性，Galecin-3 呈阴性（图 69-20）。

组织学诊断为滤泡腺瘤伴乳头状增生。

六、病例 6

（一）临床诊断

患者为 14 岁女性，主诉颈部肿胀 7 个月。患

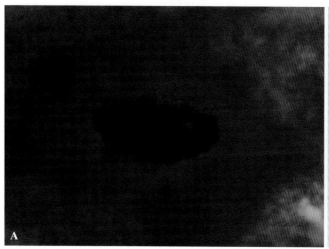
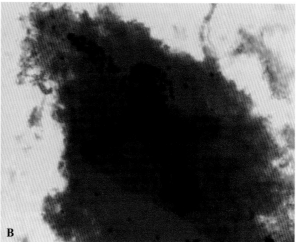

▲ 图 69-16　滤泡腺瘤伴乳头状增生的细胞学特征
出血性背景中可见罕见的合胞团簇（LBC，巴氏染色，400×）

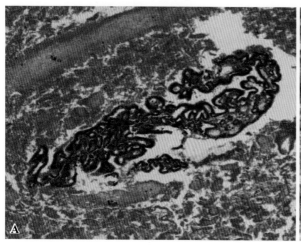
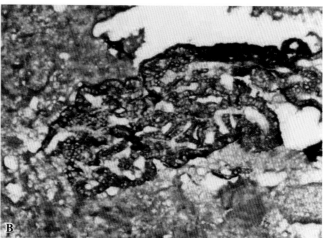

▲ 图 69-17　此图为图 69-1 中抽吸液的细胞块
A. 在细胞块中检测到含有微滤的疏松基质的乳头状结构；B. 乳头和滤泡内排列着柱状或立方细胞，细胞核圆而均匀，深染。滤泡细胞呈乳头状结构，HBME-1 强膜性染色（免疫染色，200×）

者无甲状腺疾病家族史。超声检查发现左甲状腺叶及颈前部可见低回声高血流结节。超声引导下行左侧甲状腺叶 FNA。遂行双侧甲状腺全切除及颈前肿物切除。术后患者接受放射性 ^{131}I 治疗，随访 1 年无异常。

（二）实验室诊断

甲状腺功能检测 TSH（3.5mU/ml；N，0.27～4.2）和游离 T_4 正常（1.2ng/dl；N，0.93～1.7），甲状腺球蛋白升高（290ng/ml；N，1.6～59.9）。

（三）细胞学诊断

采用常规方法和巴氏染色法制备抽吸液。

常规细胞涂片在带血和无胶的背景中显示大量的微滤泡。滤泡细胞的细胞核一般均匀，圆形，深染，但也有椭圆形的细胞核。细胞学检查提示为滤泡瘤（图 69-21）（见第 43 章和第 44 章）。

（四）病理学诊断

双侧甲状腺全切标本重 60g。左叶及肿块切面可见实性黄白色砾岩结节充填整个切面（图 69-22）。

显微镜下，肿瘤由微滤泡组成，可见周围组织浸润和血管浸润。微滤泡内排列着立方细胞，

细胞核圆而均匀，深染。核染色质呈细颗粒状（图 69-23）。免疫组织化学染色显示滤泡细胞 CK19 和 HBME-1 染色为阳性，而 Galecin-3 染色为阴性。

组织学诊断为滤泡性甲状腺癌（广泛浸润性）。

七、病例 7

（一）临床诊断

患者为一名 7 岁男性，主诉颈前部和左侧颈部肿胀。患者无甲状腺疾病家族史。超声检查发现，甲状腺左叶有一个低回声结节，左侧颈部大

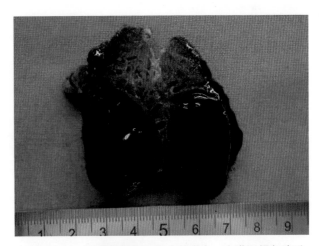

▲ 图 69-18　滤泡状腺瘤，乳头状增生。充满深褐色胶质的薄壁囊性结节，并有乳头状结构伸入管腔

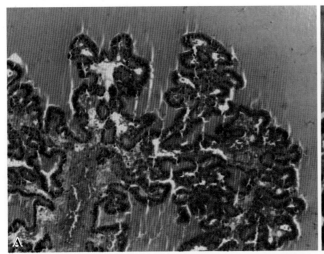
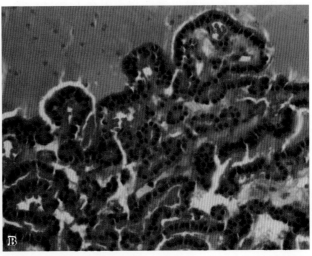

▲ 图 69-19　滤泡腺瘤伴乳头状增生的组织病理学观察
A. 一种单生的囊性结节，由带有水肿间质的乳头状结构组成；B. 乳突内排列着柱状细胞，细胞核均匀、圆形、深染

甲状腺细针穿刺细胞学：鉴别诊断与局限（原书第 2 版）
Thyroid FNA Cytology: Differential Diagnoses and Pitfalls (2nd Edition)

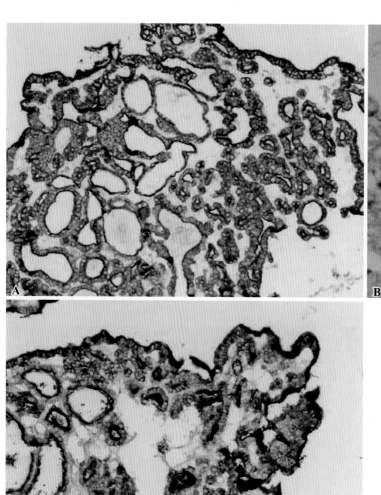

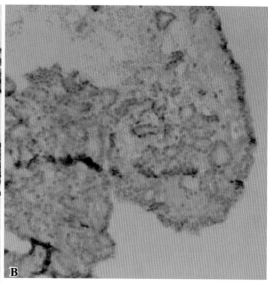

▲ 图 69-20　滤泡腺瘤乳头状增生的免疫组化
A. CK19 染色强烈；B. 未见 Galectin-3 染色；
C. HBME-1 强膜性染色（免疫染色，200×）

小约 39mm×6mm 淋巴结。超声引导下 FNA。遂行甲状腺全切及左侧颈部淋巴结清扫术。术后患者接受放射性 ^{131}I 治疗，3 年随访均无异常。

（二）实验室诊断

甲状腺功能检查 TSH（3.76mU/ml；N，0.27～4.2）和游离 T_4 正常（1.18ng/dl；N，0.93～1.7），甲状腺球蛋白升高（62.91ng/ml；N，1.6～59.9）。

（三）细胞学诊断

涂片标本采用 ThinPrep 法制备，剩余材料用细胞蜡块法制备。

细胞涂片在带血和无胶的背景下由合胞体簇

和微滤泡组成。在合胞体簇和微滤泡中可见细胞核拥挤和重叠。滤泡细胞的细胞核大，卵圆形或圆形，核仁小。与其他细胞相比，一些细胞的核染色质较浅。细胞质呈细颗粒状（图 69-24）。

用免疫组化方法显示滤泡细胞 CK19 和 HBME-1 染色阳性，Galectin-3 染色阴性（图 69-25）。细胞学检查提示滤泡腺瘤，但结合免疫组化检查提示怀疑为恶性肿瘤。

（四）病理学诊断

双侧甲状腺全切除标本重 26g。左叶切面可见大量结节，黄白实性厚壁几乎覆盖整个叶（图 69-26）。

显微镜下，肿瘤由左叶的滤泡细胞和微滤泡

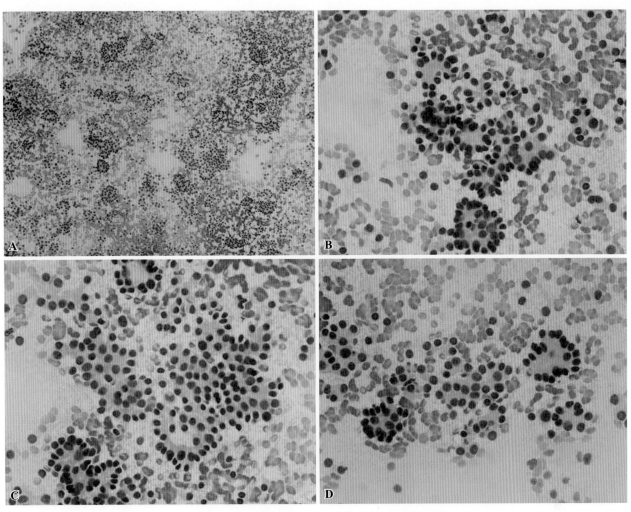

▲ 图 69-21　滤泡性癌（广泛侵袭性）的细胞学特征

常规的涂片是细胞，在带血和无胶的背景中显示大量的微滤泡。微滤泡细胞核密集、重叠。卵泡细胞的细胞核一般均匀、圆形、染色深，但也有卵形核（巴氏染色）

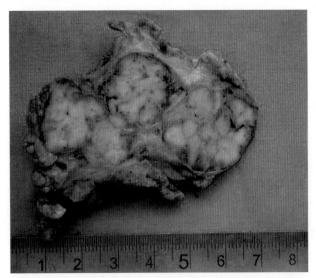

▲ 图 69-22　滤泡性癌（广泛侵袭性）的大体外观，黄白色团块实性结节示甲状腺外广泛浸润

的实体增生和转移淋巴结组成。滤泡细胞的细胞核具有卵圆形、不规则轮廓、核沟、染色质清除等 PTC 核特征（图 69-27）。免疫组化，卵泡细胞 CK19 和 HBME-1 染色阳性，Galectin-3 染色阴性。

组织学诊断为甲状腺乳头状癌（实体滤泡样变）（见第 33 章）。

八、病例 8

（一）临床诊断

患者为 14 岁女性，发现颈部前肿胀。超声

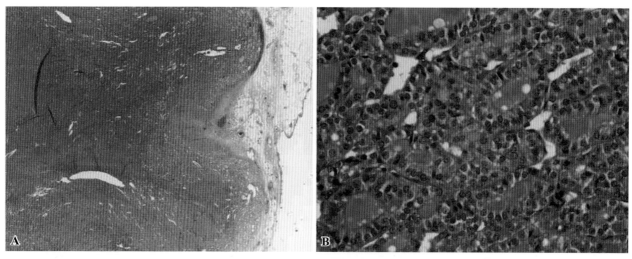

▲ 图 69-23　滤泡性癌（广泛浸润性）的组织病理学观察，肿瘤由排列着立方细胞的微滤泡组成，细胞核圆形、均匀、深染（HE 染色）

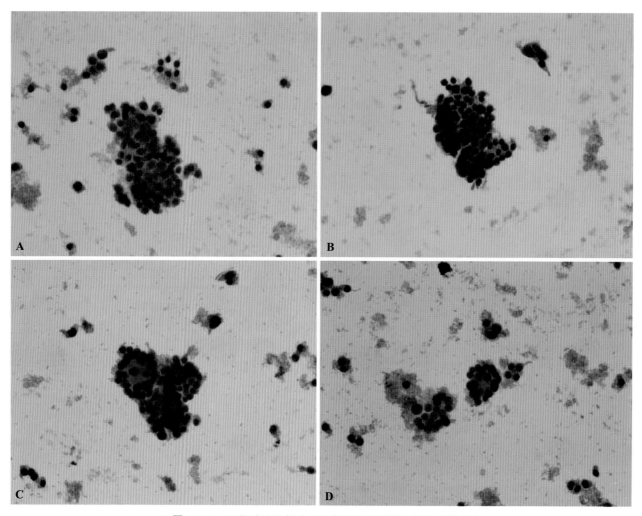

▲ 图 69-24　甲状腺乳头状癌（实体滤泡变异性）的细胞学观察

在带血和无胶的背景中可以看到合胞体簇和微滤泡。存在核拥挤和重叠。滤泡细胞的细胞核大、卵形或圆形，核仁小。一些细胞的核染色质苍白、均匀（LBC，巴氏染色，400×）

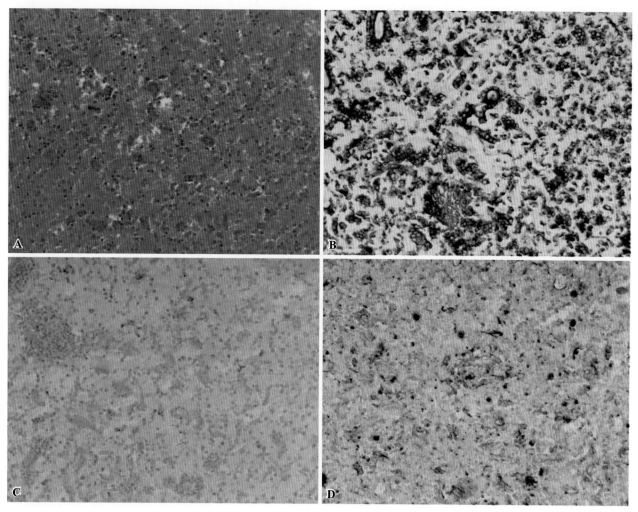

▲ 图 69-25　图 69-2 抽吸液的细胞块

A. 可以观察到微滤泡和单个肿瘤细胞（HE 染色）；B. CK19 染色强烈；C. 未见 Galectin-3 染色；D. HBME-1 呈膜性染色（免疫染色，200×）

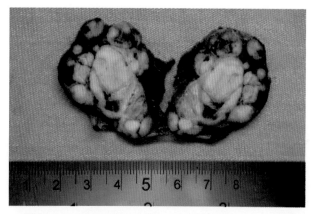

▲ 图 69-26　甲状腺乳头状癌（实体滤泡样变）的大体外观

显示甲状腺峡部偏右叶有一个边界清晰，直径3cm 的结节，且结节内血管增多，并含有微钙化。超声引导下行细针穿刺检查。在细胞学诊断的指导下，行甲状腺全切及颈部中央淋巴结清扫术。

（二）实验室诊断

甲状腺功能检查示 TSH（3.9mU/ml；N，1.6～5.9）、游离 T$_4$（0.99ng/dl；N，0.93～1.7）、游离 T$_3$（3.47pg/ml；N，2～4.4）、抗甲状腺球蛋白抗体（12.04U/ml；N，10～115）和抗甲状腺过氧化物酶均正常（5.26U/ml；N，5～34），甲状腺球蛋白升高（230ng/ml；N，1.6～59.9）。

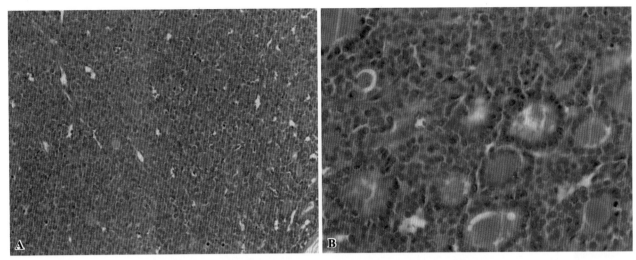

▲ 图 69-27　甲状腺乳头状癌（实体滤泡变异性）的组织病理学视图

肿瘤由滤泡细胞和微滤泡的实体增生组成。滤泡细胞的细胞核具有 PTC 的核特征，如卵形、不规则轮廓、核沟和染色质透明（HE 染色）

（三）细胞学诊断

涂片标本采用 ThinPrep 法制备，剩余材料用细胞蜡块法制备。细胞涂片由合胞体簇和分离的细胞组成。合胞体团簇中可见细胞核拥挤和重叠。肿瘤细胞呈柱状，细胞质丰富。细胞核大，染色质苍白，卵状，含有小的核仁。部分细胞核含有假包涵体（图 69-28）。

免疫组织化学研究的细胞块的样本。滤泡细胞 CK19、Galectin-3 和 HBME-1 呈阳性（图 69-29）。

（四）病理学诊断

双侧甲状腺全切标本重 40g。峡部切片可见一个直径 3cm 的固体结节。结节呈叶状轮廓，颜色为黄白色，含有乳头状结构（图 69-30）。

显微镜下，肿瘤由复杂分支的乳头状细胞和由柱状细胞排列的小梁结构组成。柱状细胞的高度至少是其宽度的 2～3 倍，细胞边界清晰，细胞质丰富。乳头状癌的核特征明显，如核沟、染色质透明、不规则核膜和假包涵体（图 69-31）。免疫组化结果显示，肿瘤细胞 CK19、Galectin-3 和 HBME-1 呈阳性。在转移淋巴结中也观察到类似的结构。

组织学诊断为甲状腺乳头状癌（典型的高细胞变异）。

九、讨论

甲状腺疾病在儿童是罕见的，但是也与成人的甲状腺疾病相类似。

儿童主要疾病为桥本甲状腺炎、Graves 病（弥漫性增生、弥漫性毒性甲状腺肿）、多结节性或腺瘤性甲状腺肿[1]。但是儿童甲状腺结节的发生率比成人低。儿童中可见的明显甲状腺结节有 1.5%[1]。超声研究显示，儿童甲状腺结节的患病率为 0.2%～5.1%[2]。

可触及或不可触及的甲状腺结节均可呈良恶性。良性结节可为单发结节、多结节性甲状腺肿、毒性 MNG、Graves 病背景下的结节和激素合成障碍性甲状腺肿。其他容易发生甲状腺结节的良性病变有甲状腺发育不全、甲状腺舌管囊肿、滤泡腺瘤和桥本甲状腺炎。滤泡细胞是甲状腺癌［乳头状、滤泡状、岛状和未分化（或间变性）甲状腺癌］的主要来源。C 细胞可引起髓样甲状腺癌和遗传性甲状腺癌。细针穿刺是鉴别良恶性[3]的首选方法。

临床上可触及的结节、大于 1cm 的结节及超

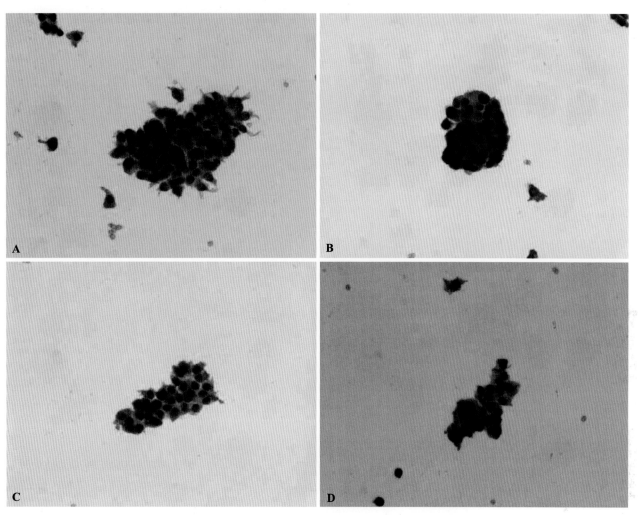

▲ 图 69-28　甲状腺乳头状癌（典型高细胞变异）的细胞学特征

合胞体簇显示细胞核聚集/重叠，在干净的背景中可见孤立的细胞。肿瘤细胞呈柱状，胞质丰富。细胞核大，染色质淡，卵状，核仁小。细胞核中含有假包涵体（LBC，巴氏染色，400×）

声怀疑可疑结节，都可以行 FNA [2]。Amrikachi 等 [4] 发现儿童细针穿刺检测的诊断效果与成人一样高。儿童甲状腺病变的敏感性和特异性分别为 100% 和 65%。在儿童甲状腺 FNA 研究 [1] 的综合分析中，FNA 敏感性为 94%，特异性为 81%。细针穿刺物可用常规方法或液基细胞学方法制备。ThinPrep 法或 SurePath 法广泛应用于液相细胞学检查。易于运输、固定、涂片检查、细胞块制备和免疫组织化学应用，本章所示的样品采用薄层法制备 [5]。

虽然内分泌癌在儿童中很少见，但甲状腺癌仍是常见的恶性肿瘤。在儿童中，大约 4～5 个甲状腺结节中有 1 个是恶性的 [2]。

几乎 90%～95% 的儿童甲状腺癌是分化良好的肿瘤。甲状腺髓样癌占 5%～8%，未分化肿瘤在患儿中少见 [6]。低分化甲状腺癌在儿童人群中很少见 [7]。

与成人相似，儿童最常见的甲状腺恶性肿瘤是甲状腺乳头状癌。Balachandar 等报道，典型的甲状腺乳头状癌（48%）是最常见的组织学亚型，其次为弥漫性硬化型 PTC、滤泡型 PTC、高细胞型和固体型 [7]。与成人人群相比，儿童分化型甲状腺癌预后良好。甲状腺侵袭或转移与儿童的生存无关。此外，与成年人群不同的是，PTC 的"高危"组织学亚型和疾病的程度可能也与儿童的生存无关 [7]。

滤泡性甲状腺癌在儿童中并不常见。微侵袭

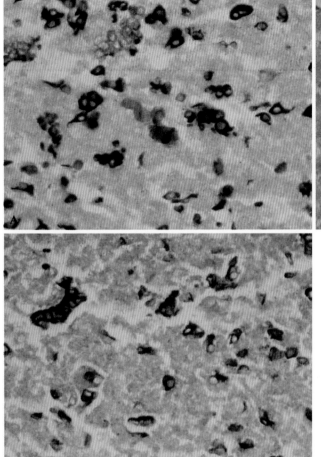

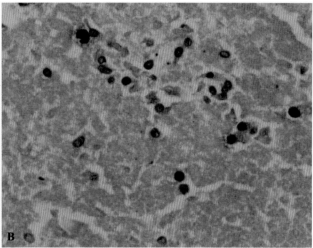

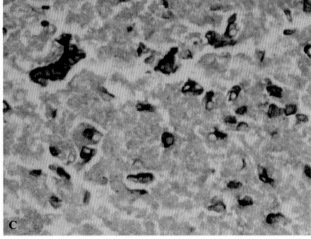

▲ 图 69-29　对细针穿刺液细胞块进行免疫组化
A. CK19 染色强烈；B. Galectin-3 呈核染色；C. HBME-1 为强膜性染色（免疫染色，200×）

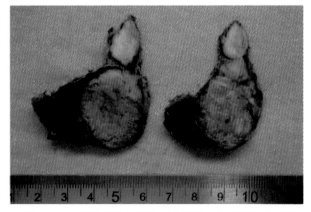

▲ 图 69-30　甲状腺乳头状癌（典型的高细胞型）大体外观。黄白色的实性结节，有分叶状轮廓，包含乳头状结构

性滤泡癌是最常见的组织学变异，但弥漫浸润性的滤泡癌也可见。生长模式显示为微滤泡（39%）、滤泡（14.6%）、固体 / 小梁（6%）、癌细胞（4.9%）和混合模式（26.8%）[8]。

嗜酸性细胞癌在儿童甲状腺癌中很少见。

甲状腺髓样癌在儿童中很少见。大多数病例发生于多发性内分泌瘤 2 型（MEN2）。对于钙和降钙素水平升高、怀疑 C 细胞增生和 RET 基因突变或已知家族史的婴儿和儿童，建议进行预防性甲状腺切除术[9]。

甲状腺功能障碍单基因性甲状腺肿是家族性的，由甲状腺激素合成的常染色体隐性遗传缺陷引起。激素合成障碍的甲状腺肿是罕见的，虽然它是先天性甲状腺功能减退第二常见的原因。在 85% 的先天性甲状腺功能减退的病例中，甲状腺发育异常是首要病因，其次是甲状腺功能不全性甲状腺肿，发病率高达 15%[10, 11]。

促甲状腺肿的基因突变与甲状腺球蛋白合成、碘转运、碘的氧化和有机化、单碘酪氨酸和二碘

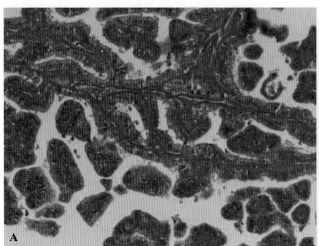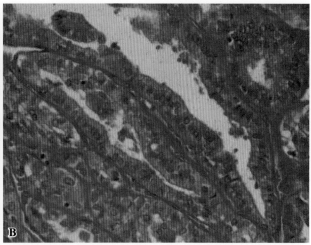

▲ 图 69-31　甲状腺乳头状癌（典型高细胞变异）的组织病理学视图。肿瘤由柱状细胞排列的乳头状细胞组成。乳头状癌的核特征很明显，如核沟、核拥挤和重叠、染色质清除、核轮廓不规则和假包涵体（HE 染色）

酪氨酸的偶联、甲状腺球蛋白的蛋白分解和碘的循环等有关[10]。

疾病的严重性与生化缺陷的程度有关。在某些情况下，只有甲状腺肿而没有甲状腺功能减退，而在其他情况下，新生儿甲状腺功能减退伴有严重的缺陷[12]。在甲状腺肿的病因中，常见从儿童时期开始并一直延续到成人时期的激素合成障碍型甲状腺肿。

激素合成障碍型甲状腺肿也见于彭德莱综合征。彭德莱综合征是一种常染色体隐性遗传紊乱，以感音神经性耳聋和甲状腺肿大为特征，由 PDS（SLC26A4）基因纯合或复合杂合突变引起。在一般人群中，彭德莱综合征的发病率为 7.5～10/10万。在彭德莱综合征中，发生甲状腺恶性肿瘤的风险约为 1%[13]。

甲状腺功能不全型甲状腺肿的甲状腺切除术标本中，肉眼可见一个增大的多结节状甲状腺，重达 600g[14, 15] 切面可见多个大小不一的结节，结节之间有疏松的间质，可见结节从表面突起。虽然结节通常是实性的，但也可包括囊变、出血和纤维化。

显微镜下，透明细胞结节通常为实性、小梁状和微滤泡状，并有少量淡染胶质。卵泡上皮细胞细胞核圆形到卵圆形，核染色质呈粗颗粒状，

胞质呈嗜酸性。甲状腺结节组织有明显的细胞异型性。结节之间的甲状腺实质的滤泡内可见肥大、深染和多形性的核。腺瘤性结节有时会被厚的纤维性囊包绕，从而导致滤泡性腺瘤 / 癌的误诊。整个甲状腺的大量结节有助于鉴别由滤泡腺瘤或癌引起的甲状腺肿大。

在文献中很少有关于激素合成障碍型甲状腺肿细胞学的文章。事实上，很难区分发育异常性甲状腺肿和滤泡性肿瘤的细胞学特征。激素合成障碍型甲状腺肿的涂片为无胶质背景的细胞，无巨噬细胞。涂片呈明显的微滤泡形态。滤泡细胞大小均匀，染色质均匀分布。核仁不明显，合胞体聚集、核拥挤和重叠。有时细胞核呈透明伸长，核仁明显，可能类似于乳头状癌的滤泡样变。

区分发育不全型甲状腺肿和滤泡瘤的细胞学表现最重要的依据是患者的甲状腺激素水平。

没有甲减临床症状的激素合成障碍型甲状腺肿患者，多结节性甲状腺肿可能是唯一的主诉。在这些患者中，FNA 可能导致滤泡瘤的误诊。因此，了解甲状腺功能检查对患者来说十分重要。TSH 值是最重要的（图 69-32）。滤泡瘤的游离 T_3 和游离 T_4 水平可能正常，但 TSH 会明显升高。桥本甲状腺炎中 TSH 也可能升高，但抗甲状腺抗体

也随之升高。在患者的 FNA 报告中对细胞学结果进行描述后，应将激素合成障碍型甲状腺肿列为可能的情况。

如果在 FNA 细胞学检查中发现滤泡结构、卵形核、核仁明显、染色质苍白，提示 PTC 存在滤泡变异，免疫组化对我们有帮助。虽然 CK19、Galectin-3 和 HBME-1 三联体通常用于诊断 PTC，但根据笔者的经验，判断滤泡变异 PTC 的最佳标志物是 HBME-1。仅考虑膜性染色。HBME-1 在肌张力异常型甲状腺肿中呈阴性，而在 PTC 中呈阳性。但 HBME-1 在毒性结节上可能表现为轻度阳性或管腔膜性染色。CK19 染色的缺失可用于鉴别 PTC 和毒性结节 [16]。乳头状滤泡腺瘤的 HBME-1 呈强阳性染色。

CK19 是 PTC 的良好标记。虽然良性滤泡也可以被 CK19 染色阳性，但强烈的染色表明是 PTC [17]。

滤泡型 PTC 细胞学标本中 galecatin-3 染色非常罕见。只有细胞核特征明显的高细胞和典型变异 PTC 才会有明显的细胞核，伴或不伴 Galectin-3 细胞质染色。巨噬细胞会被 Galectin-3 染色，这一特征可能有助于与损伤细胞区分。

高分化甲状腺癌可能发生在二酰甘油（DG）背景下，但很少见。本文报道数例甲状腺彭德莱综合征合并滤泡性和乳头状癌 [13]。

PTC 在激素合成障碍型甲状腺肿中通常是滤泡型，这些病例中大多数是囊性滤泡型乳头状癌。典型的细胞学特征是细胞核增大，核染色质透明或苍白，核拥挤和重叠，核沟，核假包涵体，应观察 PTC 诊断。

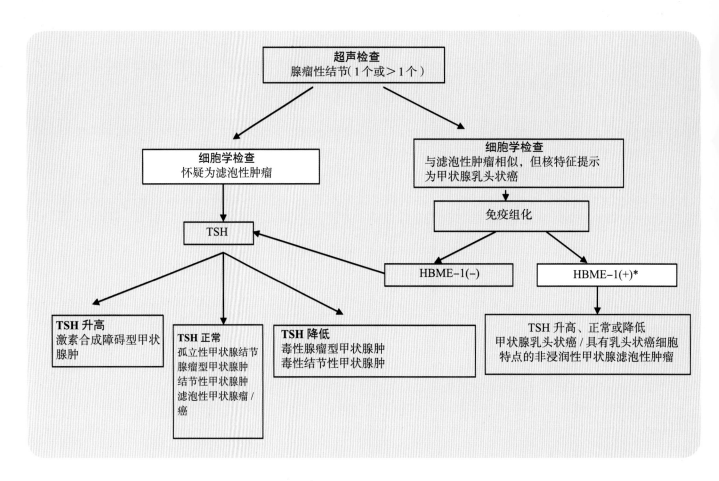

▲ 图 69-32　甲状腺结节的诊断算法
*. HBME-1 在毒性结节上表现为轻度阳性，在乳头状增生性滤泡腺瘤上表现为强阳性，应予以考虑

但滤泡瘤的诊断在激素合成障碍型甲状腺肿中存在问题。激素合成障碍型甲状腺肿过度纤维化的发展可模拟包膜浸润，有时可见腺瘤性结节被厚的纤维性囊包绕。因此滤泡状甲状腺癌的诊断必须依赖于血管的侵犯和（或）转移。不幸的是，没有明确的细胞学特征来区分发育不全型甲状腺肿和滤泡腺瘤[18]。

十、结论

当 FNA 细胞学检查显示细胞增多、微泡状结构和无胶态背景而无巨噬细胞时，在诊断滤泡瘤变之前，应结合患者信息。如果患者年轻（小于25 岁），超声检查显示多发结节，TSH 水平高，应当记得考虑激素合成障碍型甲状腺肿。

第70章　辐射诱导甲状腺癌的病理学：
切尔诺贝利甲状腺癌的研究经验
Pathology of Radiation-Induced Thyroid Cancer:
Lessons from Chernobyl Thyroid Cancer Study

Tetiana I. Bogdanova　Vladimir A. Saenko　Liudmyla Yu Zurnadzhy　Tatiana I. Rogounovitch

Masahiro Ito　Serhii V. Chernyshov　Geraldine A. Thomas　Mykola D. Tronko　Shunichi Yamashita　著

李彩蓉　译　　张明博　校

摘　要

◆ 本章分析了乌克兰切尔诺贝利事件时期儿童和青少年的甲状腺乳头状癌的组织病理学特征。事件发生后 30 年间，肿瘤结构和侵袭性特性随着患者手术年龄从 4—48 岁发生了显著变化，大多数的病理特征与年龄和时间呈线性相关，有些上升，有些下降。居住在 ^{131}I 污染最严重的三个地区的年龄在 4 岁以下的"放射性"PTC 受试者与来自相同地区的年龄匹配组"散发性"PTC 患者相比，肿瘤结构和侵袭性不同。"放射性"PTC 在儿童和青少年中表现出较高的侵袭性特征。在组织病理特征发现，高龄患者的"放射性"和"散发性"PTC 侵袭性较弱。根据 WHO 内分泌器官肿瘤分类（第4版），在乌克兰包括切尔诺贝利生物样本库中，甲状腺交界性肿瘤的病理诊断率似乎不超过 3%。

一、概述

1986 年切尔诺贝利核电站发生的世界上最大的放射性灾难引起了医生和科学家对甲状腺结节病理，即甲状腺癌性病变的空前关注。1986 年时不超过 18 岁的居住在乌克兰、白俄罗斯和苏联部分地区的这部分人受切尔诺贝利事件影响，其甲状腺癌发病率急剧上升[1-9]。

乌克兰切尔诺贝利事件后与核辐射有关的甲状腺癌，主要是甲状腺乳头状癌，自 1990 年开始有记录，主要是切尔诺贝利事件发生时居住在乌克兰受 ^{131}I 辐射污染最严重地区的儿童和青少年。因此，放射性 PTC 发展的最短潜伏期为 4

年[2, 3, 7, 8]。1986 年年龄不超过 4 岁的儿童 ^{131}I 剂量依赖性甲状腺癌的发病率最高[3, 7, 8, 10–12]。

IEM 是乌克兰最大的研究和治疗甲状腺疾病的研究中心。大量患者在 IEM 接受了治疗，并于1992 年建立了高危甲状腺癌患者的档案系统，目前仍在运作[7, 13]。自 1994 年以来，组织学档案中保存了大量病例的病理资料，其中大多数已经被国际专家研究学习。

在国际切尔诺贝利生物样本库（CTB）中来自乌克兰的病例占 70% 以上。其中，70% 以上为来自肿瘤和正常组织的匹配的冰冻标本，被世界研究中心广泛应用于甲状腺癌的各个方面[14, 15]。

本章作者团队将对切尔诺贝利事件后 30 年间

的甲状腺癌的病理变化进行概述。基于乌克兰甲状腺癌的研究数据，我们描述了切尔诺贝利事件前后出生的受试者中"放射性"和"散发性"PTC的主要组织病理学差异，以及切尔诺贝利生物样本库中来自乌克兰的交界性肿瘤（WDT-UMP、FT-UMP 和 NIFTP）的发生率。

二、乌克兰切尔诺贝利事件后的甲状腺癌病理学

对甲状腺癌的主要类型进行分析发现，在1990—2016 年切尔诺贝利事件后乌克兰甲状腺癌发病率显著上升期间，PTC 占主导地位（表 70-1）。在手术和观察期间，在所有年龄组 4225 例患者中

PTC 占 90% 以上（表 70-2）。在此期间，我们分析了 287 例儿童甲状腺癌，244 例青少年甲状腺癌，3694 例成人甲状腺癌。

表 70-1　研究甲状腺癌的数量（1990–2016 年）

类　型	数　量	占比（%）
PTC	3938	93.2
FTC	208	4.9
MTC	70	1.7
PDTC	9	0.2
总计	4225	100

PTC. 甲状腺乳头状癌；FTC. 滤泡状甲状腺癌；MTC. 甲状腺髓样癌；PDTC. 低分化甲状腺癌

表 70-2　乌克兰不同年龄组、不同观察时期患者甲状腺癌的检出类型

类　型	1990—1994 年		1995—1999 年		2000—2004 年		2005—2010 年		2011—2016 年	
	n	%	n	%	n	%	n	%	n	%
手术中 14 岁以下的儿童										
PTC	127	97.0	135	93.1	10	90.1	0	–	0	–
FTC	2	1.5	6	4.1	0	0	0	–	0	–
MTC	2	1.5	4	2.8	1	0.9	0	–	0	–
PDTC	0	–	0	–	0	–	0	–	0	–
总计	131	100	145	100	11	100	0		0	
手术中 15—18 岁的青少年										
PTC	27	96.4	81	92.0	117	91.4	0	–	0	–
FTC	1	3.6	7	8.0	10	7.8	0	–	0	–
MTC	0	–	0	–	1	0.8	0	–	0	–
PDTC	0	–	0	–	0	–	0	–	0	–
总计	28	100	88	100	128	100	0		0	–
手术中 19—48 岁的成人										
PTC	13	92.9	149	96.8	605	91.5	1214	93.5	1460	93.2
FTC	1	7.1	4	2.6	45	6.8	61	4.7	71	4.5
MTC	0	–	1	0.6	10	1.5	20	1.6	30	2.0
PDTC	0	–	0	–	1	0.2	3	0.2	5	0.3
总计	14	100	154	100	661	100	1298	100	1567	100
手术中 4—48 岁的所有患者										
PTC	167	96.5	365	94.3	732	91.5	1214	93.5	1460	93.2
FTC	4	2.3	17	4.4	55	6.9	61	4.7	71	4.5
MTC	2	1.2	5	1.3	12	1.5	20	1.6	31	2.0
PDTC	0	–	0	0	1	0.1	3	0.2	5	0.3
总计	173	100	387	100	800	100	100	100	1567	100

PTC. 甲状腺乳头状癌；FTC. 滤泡状甲状腺癌；MTC. 甲状腺髓样癌；PDTC. 低分化甲状腺癌

应该指出的是，自 2001 年，"放射性"甲状腺癌不再记录在切尔诺贝利事件之前出生的儿童，因为这些儿童被归入青少年组，从 2005 年开始又被归入成人组。

实际上，V.A.Li Volsi 和 E.D.Williams 对其中几乎所有的儿童和青少年病例进行了核实，并且将其纳入国际研究 [16, 17]。此外，1998—2016 年进行手术的约 3000 例标本，包括儿童、青少年、成人，被纳入了国际切尔诺贝利生物样本库 [18]，并由病理专家小组进一步分析。

应该特别强调的是，在切尔诺贝利事件后的第一个 10 年，PTC 多见于在 15 岁以下的儿童（在我们的研究中为 75.7%）。PTC 的年龄分布有显著差异，例如，与福岛 PTC 的手术年龄有很大不同 [19]（见第 68 章），或是广岛和长崎原子弹爆炸 [20]，或是马绍尔群岛氢弹爆炸 [21]，这就是大多数关于切尔诺贝利的 PTC 的形态学研究都集中在儿童 PTC 上的原因（见第 69 章）。

儿童 PTC 的结构特征引入一种特殊的实性滤泡"小儿型" [22]，同时具有实体和实性滤泡结构。在切尔诺贝利事件后的 10 年里，在乌克兰和白俄罗斯 15 岁以下接受手术的患者中，这种"小儿型"占 70%。这些 PTC 无被膜，其特征是明显侵犯甲状腺被膜，淋巴 / 血管侵犯及肺部转移 [16, 17, 23, 24]。除此之外，PTC 实体滤泡型比例和较高的平均沉降特异性 ^{131}I 剂量之间存在显著的相关性 [25]。

明显的实体结构与儿童 PTC 的肿瘤侵袭性密切相关 [17, 23, 24, 26]。病理学专家对 PTC 的组织学结构及其潜伏期进行了分析 [17]。根据暴露年龄、手术年龄和潜伏期（定义为切尔诺贝利事件与手术日期之间的时间间隔）纳入三组儿童。具有低分化（实性）和高分化（乳头状和滤泡状）组织病理表现的患病率有显著性差异，与潜伏期有关。与较长潜伏期后的病例相比，短潜伏期的特点是更突出的实性成分和更多的甲状腺内和甲状腺外被膜侵犯。前者通常表现为乳头 - 小叶状生长模式和瘤周纤维化，侵袭性较弱。需要强调的是，分化程度较低的实性 PTC 不应被误认为是低

分化的甲状腺癌，两者的组织学结构和预后并不相同 [23, 27-29]。

总的来说，其中不仅包括儿童 PTC，而且也包括在切尔诺贝利事件时不超过 18 岁、手术时成年的受试者（表 70-2），PTC 被分为三种主要的组织学类型（乳头状、滤泡状和实体小梁），基本反映了 WHO 的分类，即经典的乳头状、滤泡状和实体 - 小梁是的主要组织学亚型 [30, 31]。

更罕见的 PTC 亚型（见第 4 章）[27-31]，如弥漫硬化型、沃辛瘤样型、高细胞型、柱状细胞型、筛状桑葚状型在少数病例中发现。其中 272 例儿童中有 17 例（6.2%），225 例青少年中有 4 例（1.8%），3441 例成年中有 10 例（0.3%）为 DSV，所以，年龄相关的下降趋势非常明显（$P_{age\ downtrend}$ < 0.0001）。经证实，该 PTC 亚型主要与儿童年龄有关 [23, 27]，它与辐射的效应关系仍值得质疑。在所有的病例中，DSV 肿瘤有实体和乳头状 - 实体病灶，并可累及甲状腺双侧叶。

沃辛瘤样型表现为乳头状或乳头状 - 小梁结构，肿瘤细胞呈嗜酸性，儿童未见，仅在 1 例青少年（0.4%）和 67 例成人（1.9%）中出现，说明该亚型与手术患者年龄增加有关系（$P_{age\ uptrend}$ = 0.0057）。

高细胞型仅在具有乳头状 - 小梁结构中的成人 PTC 中发现，并仅出现在最后的观察期间（2011—2016 年的 1460 例中有 24 例，占 1.6%），似乎也说明这种亚型与手术患者年龄增加有关系。

在成人中也发现了筛状桑葚状型（2 例）和柱状细胞型（1 例）及孤立的鞋钉样病变（8 例）。由于例数很少，将不予讨论。

将 PTC 细分为三种主要的类型也有利于统计分析。在切尔诺贝利之后，肿瘤类型随着时间的推移发生了重大的变化：实体生长类型的 PTC 从第一个时期（1990—1994 年）的 46.7% 下降到最后一个时期（2011—2016 年，$P_{time\ downtrend}$ < 0.0001）的 18.8%（图 70-1）；相反的，以乳头状结构为主的 PTC 从 12.0%（1990—1994 年）增加到 52.8%（2011—2016 年，$P_{age\ uptrend}$ < 0.0001）（图 70-2）。

事件后有被膜的肿瘤发生率上升（从第一个时期的 7.2% 增加到最后一个时期的 29.5%），根据第 7 版和第 8 版的 TNM 分类，多灶性或多发的 PTC 从 9.6% 增加到 22.7%，而且，微小 PTC 的大小达到 10mm（从 3% 增加到 42.7%）（总 $P_{time\ uptrend}$ ＜ 0.0001）[32, 33]。

近年来，对许多核电站国家进行大量的筛选调查发现[34, 35]，在日本福岛核电站事件后，微型核电站的显著增加特别值得关注[19, 36-38]。此外，在过去的 10 年中，结节性甲状腺病变的超声水平和 FNA 的细胞学诊断水平显著提高。这些因素都是全球甲状腺癌显著增加的原因之一[39]。

筛查发现，甲状腺癌发病率的增加与 PTC[35] 有关，或者是与大小 ≤ 10mm 的微小 PTC 有关。大多数侵袭性低，预后良好，因此近年来，"过度切除""过度治疗"和"过度诊断"等概念越来越多地被讨论[34, 40, 41]。来自世界各地领先医院的专业人员提倡对微小 PTC 进行临床随访，而不是外科治疗（见第 10 章）[42-45]。

我们最近和以前的数据也表明[24, 46]，在过去 10 年中，乌克兰的微小 PTC 发病率显著增加，2016 年在 IEM209 例手术的 PTC 患者中有 48.8% 的患者，在切尔诺贝利事故发生时的年龄不超过 18 岁（表 70-3）。

"小"的有被膜肿瘤缺乏侵袭性特征（图 70-3），但对于无被膜的微小 PTC，尤其是被膜下的 PTC（图 70-4）应谨慎考虑其治疗方式。从表 70-3 可以看出，微小 PTC 多灶性生长占 25.5%，侵犯甲状腺外脂肪和结缔组织占 24.4%，结节性病变占 22.5%。此外，近年来，比较 PTC ≤ 10mm

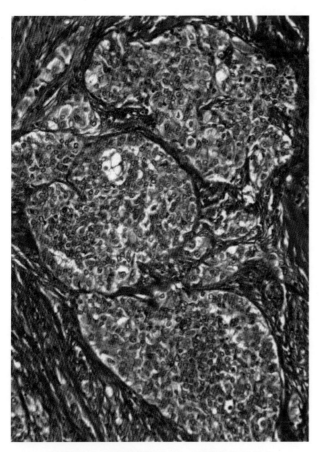

▲ 图 70-1 无被膜的 PTC，以实体生长为主
这种结构的肿瘤发生频率在儿童"放射性"组明显高于"散发性"组，但随暴露患者年龄的增加而显著降低（$P_{age\ downtrend}$ ＜ 0.0001）（HE 染色，100×）

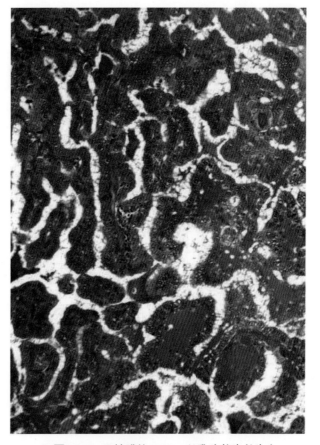

▲ 图 70-2 无被膜的 PTC，以乳头状生长为主
这种结构的肿瘤发生率在所有"放射性"组均明显低于年龄匹配的"散发性"组，但随着患者的手术年龄显著增加（$P_{age\ downtrend}$ ＜ 0.0001）（HE 染色，100×）

表 70–3 切尔诺贝利事件前出生的 30—48 岁手术切除的甲状腺乳头状癌的大小和浸润特征（截至 2016 年 209 例）

尺寸（mm）	尺寸		多灶性		甲状腺外微小浸润		侵犯甲状腺外肌肉组织		局部淋巴结转移	
	n	%	n	%	n	%	n	%	n	%
≤ 5	33	15.8	4/33	12.1	3/33	9.1	0/33	–	6/33	18.2
6～10	69	33.0	22/69	31.9	13/69	18.8	1/69	1.4	17/69	24.6
≤ 10	102	48.8	26/102	25.5	16/102	15.7	1/102	1.0	23/102	22.5
> 10	107	51.2	24/107	22.4	26/107	24.3	6/107	5.6	33/107	30.8
总计	209	100	50/209	23.9	36/209	20.1	7/209	3.3	56/209	26.8

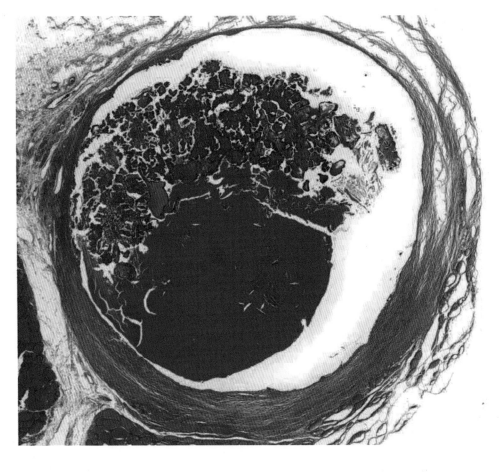

◀图 70-3 有被膜的微小 PTC，大小为 7mm，呈乳头状生长，有严重囊性改变，无被膜侵犯（HE 染色，20×）

和 > 10mm 肿瘤的侵袭性，并无显著性差异（表 70-3）。这再次强调了微小 PTC 需要个体化的治疗方式。

总之，最后一个时期（2011—2016 年）与第一个时期（1990—1994 年）相比，PTC 侵袭性明显下降：甲状腺被膜外侵犯从 64.1% 降至 20.7%，淋巴/血管侵犯从 74.3% 降至 23.4%，局部淋巴结转移从 62.3% 降至 26.9%，术后 ^{131}I 治疗的肺转移的患者从 26.9% 降至 1.1%（表 70-4）。以上变化均具有显著的线性下降趋势（P$_{time\ downtrend}$ < 0.0001）。

同时，在研究的第一和最后一个时期，乳头状生长为主的 PTC 的侵袭性特征与其他肿瘤相比有很大不同。以乳头状结构为主的 PTC 的肿瘤侵

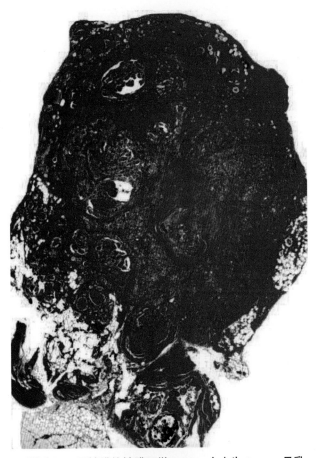

▲ 图 70-4　无被膜的被膜下微 PTC，大小为 5mm，呈乳头状实体生长，有甲状腺外微小浸润的表现。该患者有淋巴结转移（N$_{1b}$）（HE 染色，100×）

袭性指标均较低（OR < 1）（表 70-4）。其他特征，如甲状腺外被膜侵犯和区域淋巴结转移在统计学上明显较少。相反，在研究的最后阶段，PTC 与具有滤泡结构和实体结构的肿瘤相比，前者具有更明显的侵袭性。甲状腺外被膜侵犯、淋巴管 / 血管侵犯及局部转移的发生率明显增高（所有特征的 OR > 1）。

总结我们在切尔诺贝利事故发生时年龄不超过 18 岁的乌克兰甲状腺癌患者的数据，应该指出的是，在整个研究期间（1990—2016 年），PTC 的相对比例超过 90.0%，尽管患者的手术年龄在这段时间内从 4 岁（最小的孩子在 1990 年手术）增加到 48 岁（最大的成人在 2016 年手术）。因此，PTC 无疑是放射性"切尔诺贝利"癌症的一种类型，这可能被认为是一个事实。同时，放射性切尔诺贝利 PTC 的独特"结构图"还没有被具体描述[23, 24, 27, 46–49]。

PTC 的形态特征随着患者手术时的年龄和切尔诺贝利事件后的时间而发生显著变化，即潜伏期。我们的分析为研究中大多数病理特征提供了两种主要模式（年龄和时间相关）的证据：在某

表 70-4　第一时期（1990—1994 年）和最后时期（2011—2016 年）在乌克兰患者中发现的完全被膜内肿瘤的发生率和甲状腺乳头状癌的浸润特征

特　征	1990—1994 年（167 例）						P 值[a]（乳头状 vs. 其他）	OR（乳头状 vs. 其他）	2011—2016 年（1460 例）						P 值（乳头状 vs. 其他）	OR（乳头状 vs. 其他）
	主要类型								主要类型							
	乳头状（20 例）		滤泡状（69 例）		实体 – 小梁（78 例）				乳头状（771 例）		滤泡状（414 例）		实体 – 小梁（275 例）			
	n	%	n	%	n	%			n	%	n	%	n	%		
包裹																
全部	1	5.0	8	11.6	3	3.8	1.000	0.65	137	17.8	163	39.4	131	47.6	< 0.0001	0.29
侵袭性																
甲状腺外被膜侵犯	6	30.0	41	59.4	60	76.9	0.001	0.20	188	24.4	43	10.9	71	25.8	< 0.0001	1.63
多灶性	0	–	2	2.9	14	17.9	0.222	0.19	169	21.9	80	19.3	82	29.8	0.491	0.91
淋巴 / 血管侵犯	12	60.0	44	63.4	68	87.2	0.170	0.47	207	26.8	48	11.6	87	31.6	0.001	1.51
淋巴结转移	7	35.0	37	53.6	60	76.9	0.012	0.28	288	37.4	49	11.8	56	20.4	< 0.0001	3.32
远处转移至肺	2	10.0	18	26.1	25	32.1	0.104	0.27	10	1.3	2	0.5	4	1.5	0.464	1.50

a. 为变量 Fisher's 精确检验（双侧）

些特征中为"上升"，在其他线性趋势中为"下降"。PTC 的侵袭性特征包括：甲状腺外被膜侵犯、淋巴 / 血管侵犯、淋巴结局部转移和肺远处转移。这些是重要的观察结果，表明晚发性肿瘤患者有较好的生活质量及术后预后较好。

因此，随着切尔诺贝利事件发生时间的增加，根据其形态特征，PTC 侵袭性较小。然而，很难明确这是否仅仅是由于患者年龄的增加，至少为了部分回答这个问题，需要对在切尔诺贝利出生之前（"放射性"PTC）和切尔诺贝利出生之后（"散发性"无辐射 PTC）的年龄匹配组的患者中发现的 PTC 形态特征的对比分析。

三、乌克兰患者年龄匹配组中"放射性"和"散发性"甲状腺乳头状癌的病理学比较分析

放射性甲状腺癌与散发性甲状腺癌在病理上是否不同的问题仍未得到充分回答。以前针对这一问题的几项研究分析了来自乌克兰和白俄罗斯的儿童和青少年的潜在放射性（切尔诺贝利前出生的患者）和散发性（切尔诺贝利后出生的）PTC，并未发现显著性差异 [23, 46, 50]，或是没有采用年龄匹配组进行比较 [48]。因此，我们比较了年龄匹配组的 PTC 的结构特征和侵袭性特征：在切尔诺贝利事故发生时，生活在乌克兰三个受放射性碘污染最严重的地区不超过 4 岁的儿童（患"放射性"癌症的风险最高）；以及出生于 1987 年 1 月 1 日之后，未接触 ^{131}I（"散发性"癌症）的患者。

本次研究纳入了 301 例放射性甲状腺癌和 194 例散发性甲状腺癌。按手术年龄分为儿童（≤ 14 岁）、青少年（15—18 岁）、成人（19—28 岁）。控制年龄及性别变量，统计分析包括年龄匹配组内和组间的单变量检验和多变量 Logistic 回归。

与我们之前的研究相反 [51]，我们选择了来自相同区域的"散发性"PTC 和"放射性"PTC，以避免因地理差异（如不同程度的碘缺乏）。在所有年龄组中，我们不仅分析了组织学特征，而且

也分别分析了全被膜和无被膜的 PTC。因为之前已证明，被膜完整 PTC 在整体形态上具有较低的侵袭性 [24]。儿童、青少年和成人 PTC 的纳入，使我们能够评估"放射性"和"散发性"肿瘤的年龄依赖性［和（或）潜伏期相关，适用于放射性 PTC］的组织病理学变化。

与上文讨论的概念类似（表 70-2），我们的研究证实，可以用来明确"放射性"PTC 病因表现的"结构图"，在任何年龄组都不太可能存在。因此，在病理实践中不可能诊断"放射性"PTC。

同时，通过将表征肿瘤结构的参数从 9 种组织学亚型 [51] 减少到 3 种主要的生长类型，我们发现在儿童和成人两个年龄组中实体 – 小梁结构为主的生长类型和辐射暴露有独立的联系，但侵袭性肿瘤的特征在两组中并不相同。在儿童组中，实体 – 小梁结构为主的生长类型最常见于无被膜（侵袭性更强）的肿瘤（图 70-1）；而在成人中则相反，在被膜完整（侵袭性最小）的 PTC 中可见（表 70-5）。结果是：在无被膜（呈下降趋势）和全被膜（呈上升趋势）（表 70-6）"放射性"PTC 的实体 – 小梁结构为主的生长类型与年龄呈反比的趋势是一致的。

在所有年龄组的"放射性"PTC 中，乳头状类型较为常见（表 70-5）。"放射性"PTC 中以乳头状结构为主的发生率不随年龄的增加而变化，而"放射性"PTC 则随年龄的增加而增加，这一差异具有统计学意义（表 70-6）。"放射性"甲状腺滤泡状癌比"散发性"PTC 更常见，但只在无被膜的肿瘤中差异显著。我们还发现，尽管两种病因型 PTC 在年龄趋势上没有显著性差异（表 70-6），但在"放射性"PTC 中，乳头状结构随年龄显著增加，而在"散发性"中未发现。

较少的 PTC 亚型（即 DSV）的发生率随年龄变化呈下降趋势（表 70-2），与纳入的放射性 PTC 变化趋势相似（$P_{age\ downtrend} < 0.0137$）。总体而言，"放射性"（10/301，3.3%）较"散发性"PTC（2/194，1.0%）多出 3.3 倍，但差异无统计学意义（P=0.138）。因此，DSV 更多地反映的是手术年龄，

而不是辐射量。

沃辛瘤样型未见于儿童，但在 1/66（1.5%）的"放射性"和 1/54（1.9%）的"散发性"青少年 PTC 及 4/80（5.0%）的"散发性"成人 PTC 中发现。总的来说，疣样变异的"放射性"（1/301，0.3%）比"散发性"PTC（5/194，2.6%）少 8.7 倍，差异有统计学意义（P=0.036）。

小型肿瘤在"放射性"和"散发性"肿瘤中所占比例的增加可能是由于近年来医疗系统超声设备的使用和（或）改进，在大量的现有文献中显示，大小≤ 10mm 微小 PTC 的发病率增加（见上文）。

为了判断侵袭性，将肿瘤分为被膜完整和无被膜。我们的研究表明，这是合理的，特别是

表 70-5　年龄匹配组的"放射性"甲状腺乳头状癌（切尔诺贝利事件前出生的患者）和"散发性"甲状腺癌（切尔诺贝利事件后出生的患者）相关参数比较

特　征	放射: n（%）	散发: n（%）	P 值（multi）[a]	OR	CI
14 岁以下的儿童手术："放射性"PTC121 例，"散发性"PTC60 例					
大小≤ 10mm	7（5.8）	12（20.0）	0.020	0.29	0.10～0.82
肿瘤被膜完整	6（5.0）	14（23.3）	0.003	0.20	0.07～0.56
肿瘤被膜侵犯	6（100）	9（64.3）	0.003	1.00	1.0～1.0
乳头状	16（13.2）	30（50.0）	< 0.0001	0.16	0.08～0.35
实体型（无被膜）	70（60.9）	12（26.1）	< 0.0001	4.53	2.04～10.04
甲状腺内扩散	89（73.6）	12（20.0）	< 0.0001	9.96	4.56～21.75
甲状腺外被膜侵犯	83（68.6）	24（40.0）	0.002	2.93	1.49～5.76
淋巴 / 血管侵犯	103（85.1）	39（65.0）	0.003	3.19	1.47～6.91
淋巴结转移	83（68.6）	29（48.3）	0.041	1.99	1.03～3.88
肺转移	30（24.8）	5（8.3）	0.026	3.23	1.15～9.10
15—18 岁的青少年手术："放射性"PTC66 例，"散发性"PTC54 例					
乳头状	16（24.0）	29（53.7）	0.001	0.26	0.12～0.58
实体型（仅无被膜）	20（35.7）	7（15.6）	0.024	3.14	1.16～8.48
甲状腺外被膜侵犯	30（45.5）	15（27.8）	0.050	2.17	1.00～4.69
淋巴 / 血管侵犯（仅无被膜）	40（71.4）	23（51.1）	0.033	2.49	1.08～5.78
肺转移	9（16.1）	1（2.2）	0.041	9.01	1.06～500.0
19—28 岁的成人手术："放射性"PTC114 例，"散发性"PTC80 例					
肿瘤被膜侵犯（仅全被膜）	28（82.4）	16（59.3）	0.034	3.84	1.10～13.33
乳头状	37（32.5）	39（48.7）	0.029	0.51	0.28～0.93
实体型（仅全被膜）	14（41.2）	4（14.8）	0.034	3.99	1.11～14.3
甲状腺内扩散（无被膜）	31（38.7）	11（20.8）	0.041	2.37	1.04～5.42
甲状腺外被膜侵犯	35（30.7）	14（17.5）	0.046	2.07	1.01～4.23

a. 为可变的 logistic 回归模型（调节年龄和性别）

表 70–6 "放射性"和"散发性"PTC 不同特征的年龄相关趋势

特 征	放 射		散 发	
	P_{trend}^{a}		P_{trend}	P_{het}^{b}
全被膜	< 0.0001 ↑^{c}		0.127	0.014
大小（平均值，mm）	0.002 ↓^{d}		0.030 ↓	0.001
大小 ≤ 10mm	< 0.0001 ↑		0.010 ↑	0.094
乳头状	< 0.001 ↑		0.851	0.014
滤泡状	0.048 ↑		0.150	0.956
实体 – 小梁（无被膜 PTC）	< 0.0001 ↓		0.187	0.098
实体 – 小梁（全被膜 PTC）	0.014 ↑		0.321	0.068
甲状腺内扩散（无被膜）	< 0.0001 ↓		0.408	0.002
甲状腺外被膜侵犯	< 0.0001 ↓		0.003 ↓	0.357
多灶性（Tm）	0.001 ↑		0.038 ↑	0.728
淋巴 / 血管侵犯	< 0.0001 ↓		< 0.001 ↓	0.047
淋巴结转移（N_1）	< 0.0001 ↓		0.081	0.089
远处转移（M_1）	< 0.0001 ↓		0.006 ↓	0.256

a. Chi-square 监测趋势（Cochran–Armitage 检测）
b. P 值指的是异质性（如逻辑回归检验）
c. ↑上升
d. ↓下降

对于儿童，有被膜的肿瘤在"放射性"和"散发性"PTC 中的比例有显著差异（表 70–5）。尽管在儿童所有侵袭性肿瘤特征中，甲状腺内扩散、甲状腺外被膜侵犯、淋巴管 / 血管侵犯、淋巴结转移和远处转移均有显著性差异（表 70–5），但当仅限于无被膜肿瘤时，后三个特征不再显著（未显示）。这表明肿瘤侵袭性的重要特征如淋巴 / 血管侵犯、局部和远处转移与患者的年龄有关，而与有无放疗史无关。相比之下，在分析无被膜肿瘤时，甲状腺内扩散和甲状腺外被膜侵犯仍有显著性差异。因此，在区分年龄的影响方面，全被膜和无被膜为肿瘤分类提供了一个更为正确的方向。

我们不仅在儿童中而且在年龄较大的人群中观察到了在"放射源性"PTC 中更明显的肿瘤侵袭性的组织病理学特征。在青少年中，这些特征包括甲状腺外扩张，淋巴 / 血管侵犯和远处转移

（表 70–5）。这也适用于 PTC 年轻成年患者无被膜肿瘤的甲状腺内扩散和甲状腺外被膜侵犯。

同时，"放射性"和"散发性"PTC 的大多数侵袭性特征随年龄的增加而减少，大多数特征在"放射性"和"散发性"甲状腺癌之间没有显著差异，老年患者的肿瘤侵袭性较低，可能是由于不同的体细胞突变导致年轻患者的癌变。

还应该指出的是，在研究中，"放射性"和"散发性"全被膜肿瘤，并不完全缺乏某些侵袭性特征，如明显侵犯肿瘤被膜（从 59.3% 增加到 100%）和侵犯血管（从 28.6% 增加到 83.3%），瘤灶侵及肿瘤被膜外（从 22.2% 增加到 44.4%），甚至出现甲状腺外被膜侵犯（1 例儿童放射性 PTC 和 2 例成人放射性 PTC）或结节性病变（"放射性"每个年龄组各 2 例）。通常表明这些是真正的恶性肿瘤，而不是处于在滤泡腺瘤和全被膜 PTC [29, 31, 52] 之间的交界性病变，如 WDT–UMP 或 NIFTP（见第 4 章）。此外，全被膜的 PTC 显示出与辐射暴露的独立相关性：淋巴 / 血管侵犯发生率在儿童更高（P=0.033），肿瘤被膜侵犯发生率在儿童和成人更高（P=0.003，P=0.340）。

本研究有优点和局限性。从共同数据库（即 IEM）中筛选"放射性"和"散发性"病例，并对手术年龄和居住地进行匹配。虽然在性别上没有进行匹配，但对数据模型做出适当的调整，因此，性别混淆是不可能的。为了确保"散发性"病例无 ^{131}I 暴露，在 1987 年及以后出生的个人中筛选受试者。因此，我们不能排除"放射性"和"散发性"病例之间的差异是否由出生队列或周期效应造成。

我们的研究表明，在暴露时年龄不超过 4 岁的受试者中，"放射性"PTC 与年龄匹配组的"散发性"PTC 在许多组织病理学参数上并不相同。我们的分析显示，在组织结构和侵袭性特征的放射性 PTC，在儿童组和青少年组发现了更明显的侵袭性行为。随着新的老年组样本中出现，有必要重新评估成人组 PTC，以明确差异是否会随着时间的推移而保持或丢失。

四、切尔诺贝利甲状腺癌的分子研究

无论是成人还是青年患者，MAP 激酶信号通路改变是 PTC 的主要驱动因素。这一途径包括 BRAF 的突变和涉及 RET 和其他癌基因的易位。

最初的研究[53-55]报道了切尔诺贝利事件后儿童甲状腺癌 RET 重排的发生率高于预期，表明一些 RET 重排可能是放射性 PTC 的标志。相反，在切尔诺贝利事件后[56-58]，BRAF 突变率比未暴露的患者要低得多，但是在这些研究中，在地理和年龄上没有匹配散发性病例。

随着切尔诺贝利事故后出生的未暴露儿童和青少年在切尔诺贝利生物样本库（CTB）中 PTC 病例不断积累，控制年龄和居住地的变量后，可能有足够的散发性病例来进行对照的分子遗传学研究。所有这些研究都是使用的乌克兰 CTB 样本。

其中一项研究[59]，其中包括 1987 年 1 月 1 日以后出生的患者队列，结果表明 RET 重排与诊断年龄和甲状腺乳头状癌实体表型有关。BRAF 点突变与更大年龄及经典乳头状结构有关，但与辐射暴露无关。

最近研究 CTB 年龄匹配的放射性和散发性儿童 PTC 发现，辐射暴露的正常甲状腺组织的增殖率较高，这可能会导致辐射后的癌症[60]及切尔诺贝利事件后 PTC 与辐射暴露[61,62]相关的基因表达差异。

研究还表明，在放射性儿童 PTC 基因融合中，如 RET/PTC（主要）、重排 BRAF、ETV6-NTRK3 等，比散发性肿瘤发生率更高，而点突变（主要是 BRAF V600E）在散发性中比放射性 PTC[61]更常见。

在 1986 年 5—6 月乌克兰 – 美国研究队列 PTC 的成员直接测量甲状腺放射性[63]。作者得出了一个类似的结论，即基因融合是切尔诺贝利事故后 PTC 中致癌的主要机制，与 ^{131}I 甲状腺剂量显著相关。

同时，与先前的研究一致，主要基因改变与肿瘤结构的关联保持不变：RET/PTC3 融合与实体结构相关，RET/PTC1 与经典乳头状相关，ETV6-NTRK3 与滤泡状相关，BRAF V600E 点突变于经典乳头状结构相关[61-66]。

尽管进行了大量的相关研究，也没有发现与放射性乳头状癌类似的独特的分子遗传学"图像"。然而，在过去的 10 年中，分子遗传学技术快速发展，如二代测序及切尔诺贝利事件后获得大量 PTC 人类生物样本，提高了我们对甲状腺癌发生的认识，显示了 PTC 的分子表型有显著的年龄效应。进一步的研究，包括利用先进技术分析了大量年龄匹配的放射性和散发性 PTC，可能有助于发现与辐射暴露相关的分子特征。

五、WHO 内分泌器官肿瘤组织学分类（第 4 版）中关于乌克兰甲状腺肿瘤病理诊断的改进

在过去的 2 年里，科学界和医学界关注的是全被膜的乳头状癌，即这些肿瘤的滤泡状组织亚型。来自不同国家的病理专家回顾了大量有被膜的乳头状癌的滤泡型，并比较了有无侵袭性的术后随访结果[52]。专家们认为无被膜的 PTC 滤泡型应重新归类为具有乳头状核特征的非侵袭性甲状腺滤泡腺瘤。专家认为该类肿瘤位于甲状腺良恶性肿瘤之间（见第 4 章、第 24 章和第 25 章）。

早前，其他作者也提出如下甲状腺恶性肿瘤和良性肿瘤的"边界"区分方法[29,67,68]。

- 不确定的高分化肿瘤：有被膜，具有可疑的 PTC 核特征。
- 不确定恶性潜能的滤泡性肿瘤：有被膜，可疑被膜侵犯。

对于有被膜的乳头状癌和滤泡状癌，区分如下：

- 非特异性高分化癌：有被膜，明显的被膜和（或）血管侵犯，具有可疑的 PTC 核特征

这些都导致了组织学分类的某些改变，以及甲状腺结节和分化型甲状腺癌治疗指南的改变[31,69]。因此，在 2017 年 6 月底发布的 WHO 内分泌器官肿瘤分类[31]（第 4 版）中，首次把

WDT–UMP、FT–UMP、NIFTP、WDCaNOS（见第 4 章）纳入了病理诊断。

如上所述（表 70-1），自 1998 年以来 IEM 一直参与国际"切尔诺贝利生物样本库"研究项目，在甲状腺恶性和良性肿瘤中占 70% 以上。所有的国际病理小组，包括甲状腺病理领域世界领先的外科专家，对于具有不确定的恶性潜能或难以确定癌症类型的肿瘤，可能进一步进行分子遗传学分析，总是使用交界性肿瘤诊断如 WDT–UMP、FT–UMP、WDCaNOS [68]。然而，在乌克兰的病例中，此类肿瘤的诊断率不超过 3%（表 70-7）。

在 IEM 中诊断为 WDT–UMP 或 FT–UMP 的患者，术后随访 1~20 年未出现恶性复发。无论放疗史如何，这表明肿瘤的病程是良性的，这种肿瘤不需要手术根治（甲状腺全切除术）。

关于 NIFTP（见第 24 章和第 25 章），在 2017 年 5 月 24 日的 CTB 组织学小组中首次提出，即在内分泌器官肿瘤分类（第 4 版）正式出版之前。在 68 例有被膜的乳头状癌滤泡型中，有 7 例可重新归类为 NIFTP（10.3%），占乌克兰 222 例 PTC 的 3.2%（表 70-8）。值得注意的是，当出现多灶生长或明显的肿瘤被膜侵犯的征象时，仍诊断为有被膜的乳头状癌滤泡型（图 70-5）。只有孤立的有被膜无侵袭性肿瘤可被定义为 NIFTP（见第 4 章）。

鉴于术后预后好，无论 NIFTP 大小如何 [70]，美国甲状腺协会建议考虑甲状腺腺叶切除术 [69]。当然，应进行密切的术后随访。

值得注意的是，2017 年出版的 TNM 分类（第 8 版）[33] 将 pT3 分为两个亚组：pT3a 和 pT3b。类似于上一版，pT3a，肿瘤大小＞40mm，这些肿瘤没有超过甲状腺被膜侵袭性生长的迹象。pT3b，肿瘤为任何大小，侵犯甲状腺外肌肉组织（图 70-6），最少侵犯到甲状腺外脂肪或结缔组织，第 8 版则不考虑 [32]。注意 pTNM 分类（第 8 版）的引入导致 pT3 的 PTC 诊断率显著降低。例如，在文中表格（表 70-3）中的 209 例中，只有 7 例（3.3%）侵犯甲状腺外肌肉组织，比 TNM 分类第 7 版时低 6.1 倍。

表 70-7　1998—2016 年乌克兰 CTB 中甲状腺肿瘤的一致性病理诊断频率

3359 例乌克兰 CTB 甲状腺肿瘤		
CTB 一致性病理诊断	*n*	%
WDT–UMP	99	2.9
FT–UMP	25	0.7
WDCaNOS	59	1.8

表 70-8　2015—2016 年乌克兰 CTB 病例中乳头状癌有被膜的滤泡型可能被重新归类为 NIFTP 的概率

222 例乌克兰 CTB 的 PTC		
CTB 病理诊断	*n*	%
全部 PTC 中的 NIFTP	7/222	3.2
有被膜 PTC 中的 NIFTP	7/68	10.3

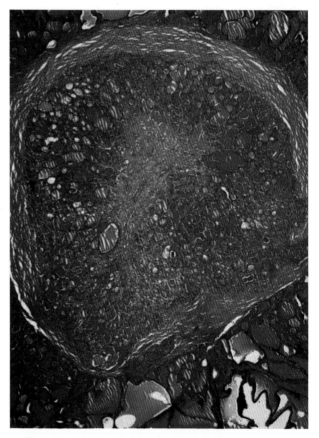

▲ 图 70-5　PTC 有被膜的滤泡型，明显的被膜侵犯。注意到肿瘤突破肿瘤被膜外（HE 染色，10×）

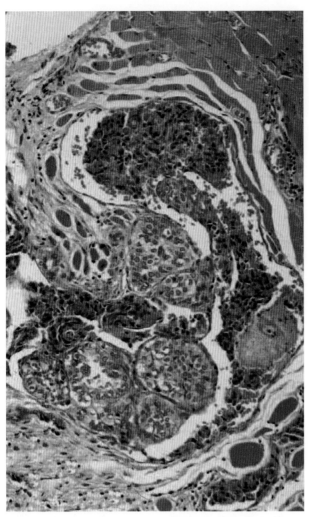

▲ 图 70-6　无被膜的 PTC 有甲状腺外被膜侵犯，呈实体生长，侵犯至肌肉组织 T_{3b}，pTNM 分类（第 8 版）（HE 染色，200×）

TNM 分类（第 8 版）中分化型甲状腺癌患者的预后较好和生存期较长。处于临床 I 期的乳头状或滤泡状甲状腺癌患者的年龄从 45 岁增加到 55 岁。

因此，乌克兰和其他国家的病理学家和内分泌外科医生在诊断时应充分考虑新的病理类型，以及注意 TNM 分类（第 8 版）中 pT3 定义的改变和处于临床 I 期的患者年龄变化，这可能会减少不必要的手术干预。

六、结论：切尔诺贝利甲状腺癌研究的教训

切尔诺贝利事件后，由于 ^{131}I 暴露引起的儿

童和青少年甲状腺癌——主要是甲状腺乳头状癌——发病率显著增加，因此在儿童以及在手术时 48 岁以下的成人患者中获得了大量组织样本，建立了切尔诺贝利生物样本库，之后进行了一系列组织病理学和分子遗传学研究。

在切尔诺贝利事件发生的 30 年内，在切尔诺贝利事件后出生的未暴露甲状腺癌患者中，手术切除后积累了一定样本。因此，对"放射性"和"散发性" PTC 进行比较，控制地理因素，手术时年龄处于 28—29 岁。每年都会增加来自老年患者的"散发性"样本，因此扩大比较年龄匹配后的成人"放射性"和"散发性" PTC 组的范围。

在总结切尔诺贝利事故时不超过 18 岁的人群甲状腺癌病理数据时，应该再次强调，独特的"放射性切尔诺贝利 PTC 结构图"尚未建立。因此，"放射性 PTC"的诊断在病理实践中是不可能的。

切尔诺贝利事件后，PTC 的形态特征表现低侵袭性。但不足 10mm 的微小 PTC 需要单独考虑其可能的侵袭性和多灶性，慎重地制订个体化的治疗策略。

分析证明，在暴露时年龄不超过 4 岁的受试者中，"放射性" PTC 与年龄匹配组的"散发性" PTC 的一些组织病理学表现有显著性差异，包括组织结构和侵袭性特征。说明在儿童和青少年组肿瘤侵袭性更强。同时，组织病理学特征随年龄的变化表明，"放射性"和"散发性" PTC 的表型在老年时侵袭性较低，这可能是由于年轻患者存在潜在的体细胞突变。

尽管进行了大量的相关研究，但放射性乳头状癌的独特分子遗传"图像"及其形态学特征尚未确定。最新的分子遗传研究表明，在放射性 PTC 中基因融合比点突变更显著，基因融合在"放射性" PTC 中的发生率明显高于在年龄匹配组的"散发性" PTC。在切尔诺贝利事故后的成人 PTC 中，目前还没有足够的散发性对照，^{131}I 剂量与致癌基因融合有一定联系，或者说，基因融合是切尔诺贝利事故辐射暴露相关的甲状腺癌的主要机制。

总的来说，切尔诺贝利事件后进行的研究提高了我们对甲状腺癌发生的认识，显示 PTC 的表型有显著的年龄效应。对年龄匹配的放射性和散发性 PTC 进行联合组织病理学和分子遗传学分析，可以进一步揭示核辐射暴露对甲状腺癌的致癌机制。

致谢：我们对准备所有病理材料的内分泌系统形态学实验室的工作人员和为这些患者进行手术的 IEM 内分泌系统外科的工作人员的承诺表示感谢。作者感谢切尔诺贝利组织库国际病理小组确认诊断：A. Abrosimov 教授、T. Bogdanova 教授、G. Fadda 教授、J. Hunt 教授、M. Ito 教授、V. Livolsi 教授、J. Rosai 教授、E. D. Williams 教授和 N. dvinsky 博士。

第71章 乌克兰（切尔诺贝利事件后）临床实践中用于甲状腺癌鉴别诊断的新的细胞学标准的研究策略

A Strategy to Search for New Cytologic Criteria in the Differential Diagnostics of Thyroid Cancers Based on Current (Post–Chernobyl) Practice in Ukraine

Yuriy M. Bozhok　Alexander G. Nikonenko　著

李彩蓉 译　张明博 校

摘 要

◆ 1986 年乌克兰切尔诺贝利事件后，甲状腺癌发病率不断上升，需要对这种疾病早期诊断进行改进。目前在 FNA 细胞学检查中使用的诊断标准特异性有限，并不利于鉴别辐射相关的甲状腺癌。本章提出了新的 FNA 指标用于甲状腺恶性肿瘤的诊断。众所周知，癌症是通过克隆扩张、遗传多样化和克隆选择的反复过程来进化的。然而，对反映甲状腺恶性肿瘤多克隆表现的 FNA 特征的关注不够。几种新的 FNA 指标的提出，为侵犯 / 转移过程的早期事件提供诊断相关信息，包括在上皮细胞形态以及表型相关的细胞。上皮来源伸长的多形性细胞识别 PTC 的特异性为 100%。结论为，反映侵犯 / 转移过程的 FNA 指标在鉴别疾病方面表现出较高的特异性。

甲状腺癌是一种常见的内分泌恶性肿瘤。其起始和进展涉及多种遗传和表观遗传改变，突变机制可能有特定的影响因素[1]。辐射暴露是病因之一，作用于 DNA 产生一系列突变。在乌克兰，很大一部分人口暴露于 1986 年切尔诺贝利事件的核辐射。据报道，大量放射性碘（主要是 ^{131}I）使暴露地区甲状腺癌的发病率增加[2,3]。

细针穿刺细胞学在甲状腺病变[4]的诊断中得到了广泛的应用。在辐射暴露后诊断的甲状腺癌中，甲状腺乳头状癌最为常见[5]，其主要 FNA 诊断指标为核特征[6,7]。次要指标包括乳头状细胞、致密的鳞状细胞质、砂粒体和其他一些形态特征[8,9]。现在还包括酶[10,11]、细胞骨架蛋白[12]、细胞黏附分子[13,14]、嵌合癌基因[15]和其他标记。

上述指标都有局限性。它们在恶性和良性病变中都不是绝对存在的[16-19]，并不表达于每种 PTC 亚型[15]，以及不同比例的肿瘤细胞群[11]。更重要的是，这些特征中的大多数是肿瘤细胞基因组不稳定性增加的产物[20]，几乎没有提供关于其侵犯 / 转移特性的信息。

因此有必要在 FNA 涂片中寻找更好的诊断指标来帮助诊断 PTC。理想的诊断标记必须与它所代表的生物学特性具有因果关系，在 PTC 中，这类情况较为少见，因此找到辐射相关的甲状腺癌特异性 FNA 指标非常重要。

一、FNA 细胞学检查不足以诊断辐射相关的 PTC

众所周知，辐射暴露时的年龄是甲状腺癌的主要危险因素。在幼儿时期危险性更高，并且随着暴露年龄的增加而降低[5]。早年乌克兰 – 美国队列研究评估了切尔诺贝利事件中一组 [131]I 暴露的儿童和青少年的甲状腺疾病的风险。这项研究的另一个目的是找出是否有针对辐射相关甲状腺癌的 FNA 指标。

该队列由 1986 年 4 月 26 日时 18 岁以下的患者组成，平均甲状腺辐射剂量为 0.79Gy。在研究的第一个筛选期（1998—2000 年），13243 人接受了检查，288 人进行了 FNA，82 人接受了手术，其中 78 人的术前细胞学检查有效。34 名患者组织病理学诊断为 PTC。

对 FNA 涂片的分析表明，在 PTC 的主要 FNA 诊断标准中，来自队列的 PTC 患者与一般人群中 PTC 患者的没有显著差异。来自队列的 FNA 涂片可见核不规则、粉状染色质、偶有核内假包涵体、细胞边界清楚、特征性排列的上皮细胞，以及可见其他典型的 PTC 特征（图 71-1）。

接受 25～40Gy 外部治疗[22] 或口服 [131]I[23] 治疗的患者的结果与上述不同，后者相当于 100Gy 的甲状腺辐射剂量[24]。在这些情况下，并未在平均剂量为 0.79Gy[25] 的研究队列中发现滤泡细胞发生严重的核质改变。我们也没有说明来自队列的 34 例 PTC 患者的 FNA 细胞学与一般人群中 PTC

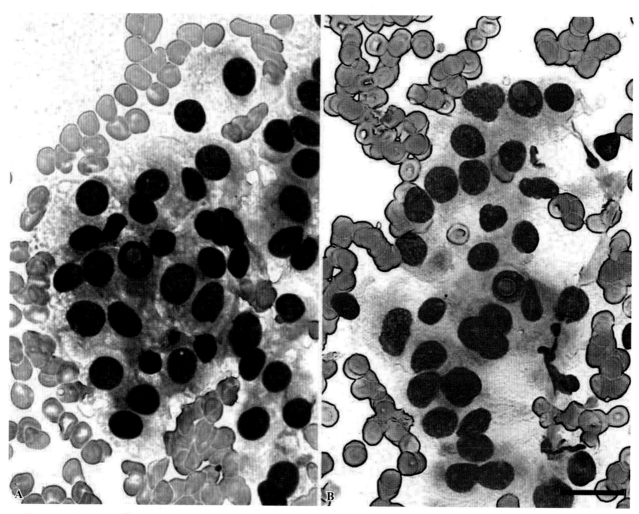

▲ 图 71-1　乌克兰无 [131]I 暴露地区（A）和 [131]I 暴露地区（B）PTC 患者的 FNA 涂片，可见滤泡状细胞（吉姆萨染色；比例尺 =20μm）

患者之间的差异。

结论是，试验组接受的 [131]I 暴露剂量并没有降低 12～14 年后甲状腺细胞学发现恶性的准确性。此外，本研究的结果并没有提供确切的证据来证明 FNA 特征可以特异性用于辐射相关的甲状腺恶性肿瘤。

我们下一步的工作是寻找与辐射相关的甲状腺病变有关的 FNA 特征，重点是微小核。这些是小的亚细胞结构，圆形，通常位于细胞核附近。目前的假设认为，微小核含有由于细胞分裂中染色体分离受损而从基因组丢失的遗传物质 [26]。一般来说，微小核是染色体不稳定性的一种特殊表现，可以作为后者的生物标记。这些异常的核结构通常出现在癌症 [27]，可能随着电离辐射水平的增加而增加 [28,29]。

先前的数据表明，利用细胞分裂阻断微小核试验中 [30]，[131]I 暴露会导致外周血淋巴细胞微小核发生率增加。用 [125]I 甲状腺激素培养 GC 细胞的体外研究表明，带有微小核的双核细胞的增长率与核中 [125]I 浓度呈线性关系 [31]。

此外，在切尔诺贝利事件 [32] 后，生活在受 [137]Cs 污染地区的儿童，我们发现带有微小核的双核淋巴细胞的发生率增加。因此，我们认为有放射性碘暴露史的 PTC 患者出现微小核的概率增加。为了验证这一假设，我们比较了暴露于不同背景辐射的两组 PTC 患者这类亚细胞结构的发生率。

研究包括 84 名 PTC 患者，他们于 1999—2002 年在内分泌和代谢研究中心（基辅，乌克兰）接受检查、诊断和治疗。患者男女均有（女 72 例，男 12 例），年龄为 18—65 岁。第一组的 58 名患者是居住在因切尔诺贝利事件放射性核素污染地区的乌克兰居民，而第二组的 26 名 PTC 患者生活在无辐射污染的地区。在 FNA 涂片上检测微小核滤泡细胞的增长率（图 71-2）。每个患者至少要检查 400 个细胞。分析表明，污染区域居民的微小核发生率均值为 0.43%±0.08%，而生活在无污染区域的 PTC 患者的微小核发生率均值为 0.72%±0.21%（图 71-3）。两组间差异无统计学意义（$P < 0.05$）。

结论为，两组 PTC 患者微小核发生率无显著差异。我们没有评估 PTC 患者在这项研究中所受的辐射剂量。然而，人们可以假设这些剂量与上述乌克兰 - 美国队列研究中分析的个人计算的剂量相当。结果可能是由于所用参数对相对低剂量的背景辐射的敏感性不足。此外，值得注意的是，由于微小核的不同起源，其发生率的特异性有限。以上强调了寻找反映侵犯 / 转移过程的新的 FNA 特征的必要性。

二、综合性指标为甲状腺癌的 FNA 诊断带来了希望

一般认为，在鉴别甲状腺病变时，组织病理学的诊断准确率高于 FNA 细胞学。在很大程度上，这是因为组织病理学包含了反映特定肿瘤细胞行为的侵袭性特征。这些特征结合了几个组成过程的信息：细胞黏附的损伤、迁移细胞表型的获得、血管内渗透等。相比之下，在甲状腺 FNA 涂片中只有少数标记反映了侵犯 / 转移过程 [33-35]。

然而，滤泡状细胞就是这些特征之一。我们将细胞形态定义为涂片上滤泡状细胞的排列。上皮细胞形态受细胞黏附和细胞增殖的共同控制 [36]。因此，它们可以提供有关侵犯 / 转移过程相关的早期事件的诊断数据。

研究包括 50 名患者 PTC 的 FNA 涂片，这些患者于 2007—2009 年在内分泌和代谢研究中心（基辅，乌克兰）接受检查、诊断和治疗。女性 42 例，男性 8 例，年龄为 11—68 岁。通过对 PTC 的 FNA 涂片分析，我们发现了两种不同的滤泡状细胞形态，通常并不同时出现 [37]。第一种相对规则，由中度多形性细胞构成，胞质中性（图 71-4A）。第二种是由具有嗜碱性细胞质多形性细胞构成（图 71-4B）。

偶有嗜碱性"斑片"出现在这些细胞的核附近。两种形式都是由表达 CK8 的上皮细胞形成的。形成这两种形式的细胞有类似的细颗粒染色质和核

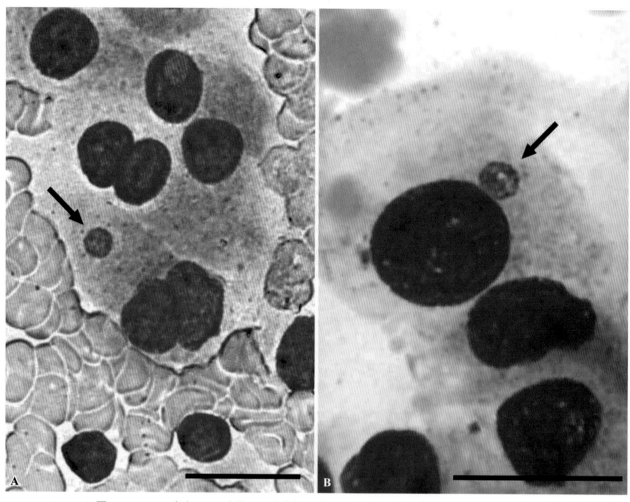

▲ 图 71-2　PTC 患者 FNA 涂片可见滤泡状细胞微小核（箭）（吉姆萨染色；比例尺 =20μm）

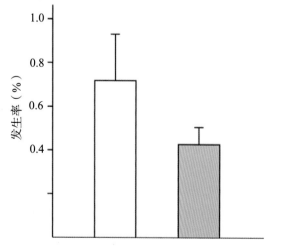

▲ 图 71-3　生活在乌克兰切尔诺贝利事件放射性核素污染地区（填充柱）和未污染地区（空柱）的 PTC 患者 FNA 涂片，滤泡状细胞微小核发生率

内假包涵体。在相同的 FNA 涂片中，60% 的病例可同时观察到这两种形式。

不规则型的细胞比正常型更大（图 71-5A）。前者的细胞面积为 $417.2 \pm 10.0\mu m^2$，是后者（$141.8 \pm 2.2\mu m^2$）的 3 倍多（$P < 0.01$）。核面积参数也有类似的表现（图 71-5B）。形成不规则型细胞的平均核面积为正常型细胞的 2 倍，不规则型为 $125.3 \pm 1.6\mu m^2$，规则型为 $74.4 \pm 0.6\mu m^2$（$P < 0.01$）。

两种模式的细胞在细胞和核形态上也不同。不规则型细胞的形状因子（SF）为 $1.357 \pm 0.011\mu m^2$，规则型为 $1.296 \pm 0.007\mu m^2$（$P < 0.01$）。与后者相比，前者具有形状更不规则的核。不规则型的细胞核 SF 等于 1.079 ± 0.003，比规则型即 $1.063 \pm 0.003\mu m^2$（$P < 0.01$）更大。因

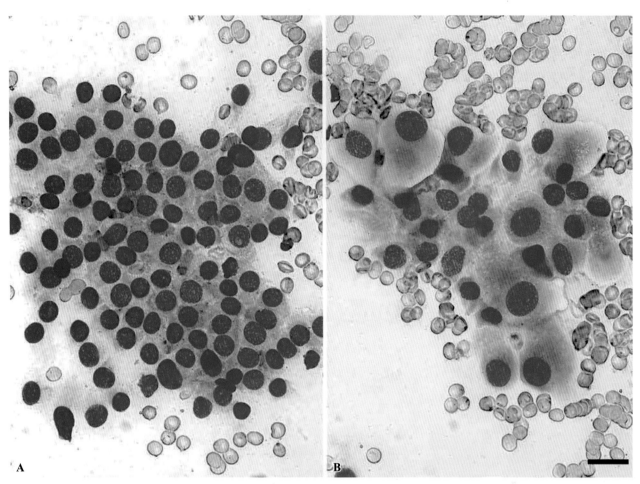

▲ 图 71-4　PTC 患者 FNA 涂片中滤泡细胞显示两种不同的形式，规则型（A）和不规则型（B）（吉姆萨染色；比例尺 =20μm）

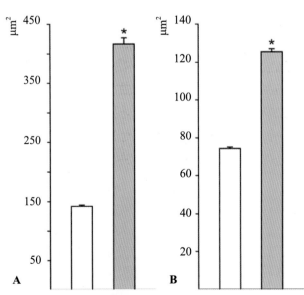

▲ 图 71-5　PTC 患者 FNA 涂片上滤泡状细胞形成规则（空柱）和不规则（填充柱）的细胞区（A）和核区（B）

此，PTC 的 FNA 涂片可见两种细胞形态完全不同。

我们利用 TMN 分类来明确细胞形态同时出现是否与患者体内 PTC 的扩散程度有关。结果表明，显示两种细胞形态的病例组与显示单个细胞形态的病例组相比，具有较高的 pN 值，但差异无统计学意义（$P < 0.05$）。

在 FNA 涂片上，转化滤泡上皮的 PTC 片段经常呈现两种不同的细胞形态。事实上，通常不会在同一涂片上观察到两种细胞形态，表明它们可能是由不同的肿瘤细胞亚克隆形成的。PTC 常为多灶性，孤立的 PTC 病灶可能认为是无关的肿瘤克隆[38]。由于细胞黏附和细胞增殖调控决定了上皮细胞形式，我们可以假设其可能作为复合指标来反映侵犯 / 转移过程中早期出现的黏附和增殖相关的表现。

483

三、反映侵犯／转移过程的 FNA 指标在甲状腺恶性肿瘤的诊断中具有很高的特异性

我们接着注意不规则的上皮细胞排列。研究对象年龄在 17—87 岁，并且 2005—2014 年在内分泌和代谢研究中心（基辅，乌克兰）接受检查、诊断和治疗的患者的 FNA 涂片。1096 例 FNA 标本中包括结节性甲状腺肿（560 例）、滤泡性甲状腺腺瘤（295 例）、桥本甲状腺炎（32 例）、Hürthle 细胞病变（43 例）、滤泡性甲状腺癌（21 例）、甲状腺髓样癌（25 例）和 PTC（120 例）。女性 912 例，男性 184 例。

PTC 的 FNA 涂片可见，细胞增大，中度嗜碱性。细胞显示出两种不同的、部分重叠的表型。细胞的第一表型（IP1）具有圆形和清晰的细胞边界（图 71-6）。在吉姆萨染色的涂片中，细胞质中部呈中度嗜碱性，外周淡染。

呈孤立的单个细胞排列，形成单层细胞，或孤立的细胞团。IP1 细胞平均大小为 $665.7 \pm 24.5 \mu m^2$，大于其他 PTC 上皮细胞 $272.5 \pm 6.7 \mu m^2$（$P < 0.01$）（图 71-7A）。IP1 细胞内有圆形、梨形或多形性核，核内染色质呈粉状，偶有核内假包涵体。其核面积为 $174.4 \pm 4.6 \mu m^2$，显著大于其他 PTC 上皮细胞，其他 PTC 上皮细胞核面积为 $106.2 \pm 1.5 \mu m^2$（$P < 0.01$）（图 71-7B）。有时可见微小核。IP1 细胞的胞质缺乏典型的分泌活跃的滤泡细胞的染色空泡，但偶有嗜碱性斑块。IP1 细胞的细胞质中无典型的 Hürthle 细胞。

尽管 IP1 细胞偶尔类似巨噬细胞，但其 CD45 和 CD68 阴性，与普通滤泡细胞相似，IP1 细胞 CK7 和 CK8 阳性（图 71-8），CK20 阴性。此外，

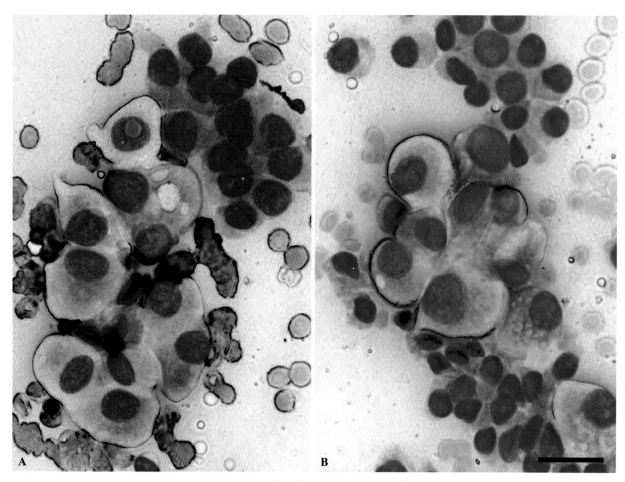

▲ 图 71-6　**PTC 患者 FNA 涂片上的 IP1 细胞（吉姆萨染色；比例尺 =20μm）**

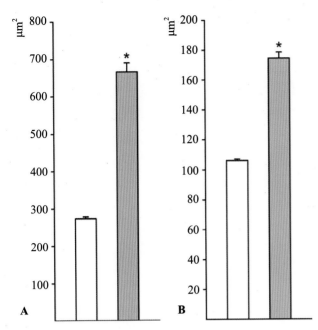

▲ 图 71-7　**IP1 细胞（填充柱）和其他 PTC 上皮细胞（空柱）的细胞区（A）和核区（B）**

其 epCAM 阴性（图 71-9）。降钙素阴性，抗甲状腺球蛋白抗体免疫反应差（图 71-10）。IP1 细胞PAS 阳性，与其他 PTC 上皮细胞相似。

另一种表型（IP2）为多形性细胞，内有明显斑块（图 71-11）。这种亚细胞结构多为圆形，直径 4.5～18.0μm²，位于中央或靠近核的细胞质中，有时可见变形的细胞核。边界不清，由分布不均的细颗粒嗜碱性物质组成，被吉姆萨染料染成蓝色。可被 RNase 分解，表明其嗜碱性是由于 RNA（图 71-12）。IP2 细胞排列为单细胞或聚集的细胞团，或孤立或附着于上皮细胞。IP2 细胞的平均大小为 723.0 ± 23.4μm²，是其他 PTC 上皮细胞的 2 倍多，其他 PTC 上皮细胞核面积为 272.5 ± 6.7μm²（$P < 0.01$）（图 71-13）。

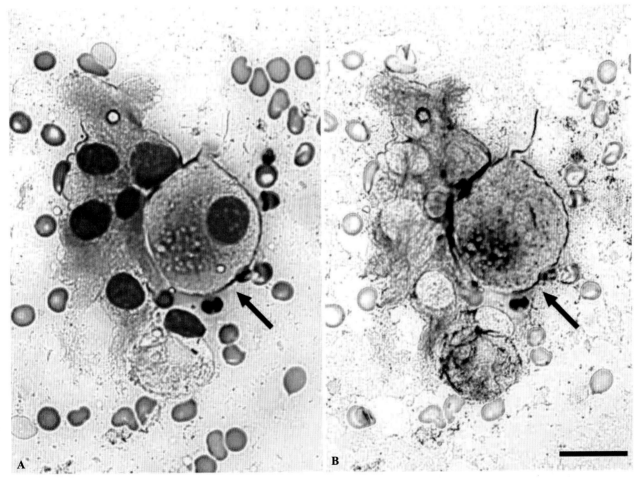

▲ 图 71-8　**PTC 患者 FNA 涂片上的 IP1 细胞**
CK8 阳性为这些细胞的上皮来源提供了证据（B）（A. 吉姆萨染色；比例尺 =20μm）

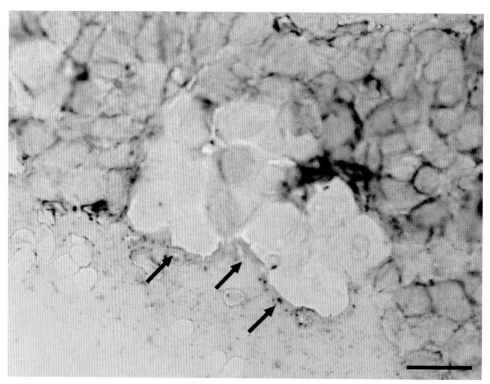

▲ 图 71-9　PTC 患者 FNA 涂片上的 IP1 细胞
与其他 PTC 上皮细胞相比，epCAM 阴性（箭）（比例尺 =20μm）

IP2 细胞的细胞质中偶有包涵体和小泡。IP2 细胞在核形状和染色质结构上与其他 PTC 上皮细胞相似，部分含有核内假包涵体。IP2 细胞核面积为 147.2±3.2μm²，显著大于其他 PTC 上皮细胞，其他 PTC 上皮细胞核面积为 106.2±1.5μm²（P < 0.01）（图 71-13B）。IP2 细胞偶有双核，部分细胞有微小核。

尽管 IP2 细胞看起来类似大型噬菌体，但其 CD45 和 CD68 呈阴性。又与 IP1 细胞相似，CK7 和 CK8 阳性（图 71-14），以及 CK20 阴性。CK7 和 CK8 的阳性反应在细胞质斑块区通常较高。IP2 细胞表达 epCAM 的方式明显不同，仅在接触细胞表面之间可见的层状结构中表达（图 71-15）。IP2 细胞降钙素阴性，甲状腺球蛋白阳性，后者在斑块区域反应微弱或无。在 IP2 细胞中散在的有丝分裂将其与降解的细胞相区别。

我们在 28.4% 的 PTC 中发现了 IP1 细胞。在一般人群的 PTC 上皮细胞中高达 1.0%，在一个病例中高达 38%。在 48.9% 的 PTC 中观察到 IP2 细胞。IP2 细胞在 FNA 涂片上通常占上皮细胞的 1%，在某些情况下占 30.0%。我们发现，PTC 亚型不影响 IP1 或 IP2 细胞的发生。未在结节性甲状腺肿、滤泡性甲状腺腺瘤、桥本甲状腺炎、Hürthle 细胞病变、滤泡性甲状腺癌或髓样样癌的 FNA 涂片上发现 IP1 和（或）IP2 细胞。

为了证明 IP1 和 IP2 细胞作为 PTC 标记物的潜力，我们计算了它们的敏感性、特异性、PPV、NPV 和诊断准确性。分析结果显示 IP1 细胞检测 PTC 的敏感性为 28.4%，特异性为 100%。IP2 细胞作为 PTC 标记的敏感性为 48.9%，特异性为 100%。IP1 细胞的 PPV 为 100%，NPV 为 93.3%，诊断准确率为 93.5%，IP2 细胞的 PPV 为 100%，NPV 为 95.1%，诊断准确率为 95.3%。

因此，我们发现 PTC 的 FNA 涂片中经常有增大的多形性细胞，具有两种不同寻常的上皮细胞表型。epCAM 是一种上皮细胞标志物，其中 IP1 细胞 epCAM 阴性[39]，很少或不产生甲状腺球蛋白。大量证据表明，后一特征可能是由于 PTC 中甲状腺球

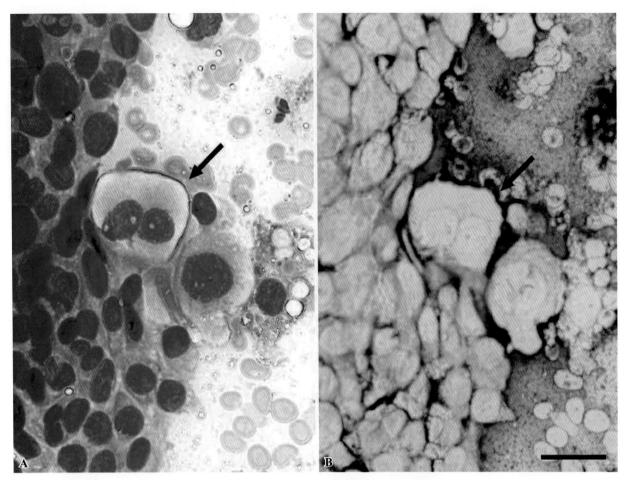

▲ 图 71-10　**PTC 患者 FNA 涂片上的 IP1 细胞**
胞质为甲状腺球蛋白阴性（箭）（B）（A. 吉姆萨染色；比例尺 =20μm）

蛋白表达下降所致 [40, 41]。IP1 细胞缺乏 Hürthle 细胞的特征，即核仁大、嗜酸性细胞质，也缺乏滤泡旁细胞的特征，即降钙素阳性。我们可以假设，结合 IP1 细胞的分子和形态特征，以及偶尔整合到上皮层，提示更有可能是滤泡状细胞起源。

PTC 的 FNA 涂片上发现的另一组增大的多形性细胞，IP2 细胞，其最显著的特征是细胞内含有 RNA 的斑块，epCAM 具有特殊的表达模式，IP2 细胞的免疫表型表明其滤泡状细胞来源。关于 IP1 和 IP2 细胞是否是相关的细胞形式的问题，有待讨论。尽管这些细胞表型之间存在明显的差异，但在 IP1 细胞中观察到的散发性斑块仍会引起进一步的研究。

发现 IP1 和 IP2 细胞作为 PTC 标记的敏感性低于 HBME-1 [42–45] 或 CK19 [43–45]。尽管偶见于乳头状增生、桥本甲状腺炎、透明小梁肿瘤和

Hürthle 细胞肿瘤中 [6, 46]，在 80%～85% 的 PTC 中存在核内假包涵体 [6]，作为 PTC 标记比 IP1 或 IP2 细胞更敏感。一项 Meta 分析显示，HBME-1、CK19 和半乳糖蛋白 –3 在检测 PTC [6] 中特异性为 73%～83%。所有这些都与 IP1 或 IP2 细胞 100% 的特异性形成鲜明对比。

特定的形态、免疫表型和形成聚集性细胞团的能力使我们可以假设所识别的 PTC 细胞表型与独立的肿瘤细胞克隆有关。亚克隆异质性是癌症的常见但不普遍的特征 [47]。IP1 和 IP2 细胞 epCAM 表达类型受损可能表明它们参与了肿瘤侵犯过程，然而，这些细胞的侵犯 / 转移潜力尚不清楚。

因此，数据表明，PTC 滤泡细胞的包括表型独特的细胞，形成不同结构的上皮层。考虑到这些细胞通常不会混合在一起，我们可能认为它们

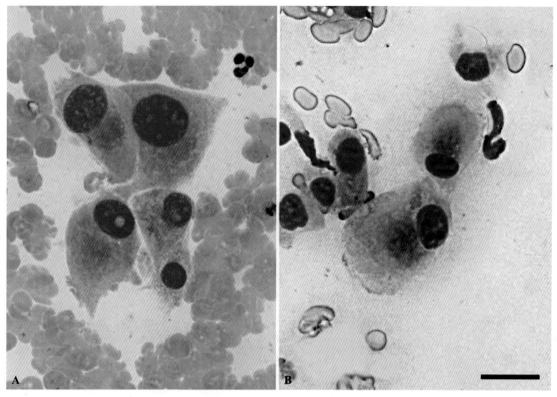

▲ 图 71-11　**PTC 患者 FNA 涂片上的 IP2 细胞（吉姆萨染色；比例尺 =20μm）**

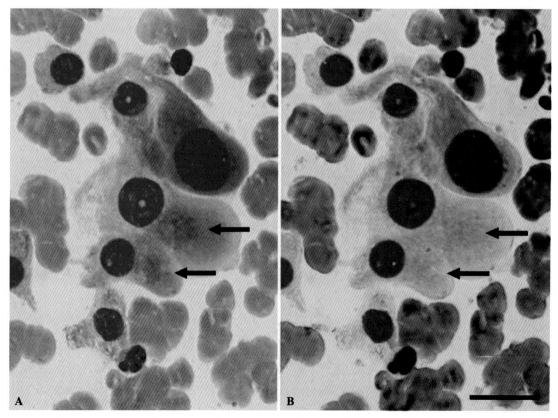

▲ 图 71-12　**PTC 患者 FNA 涂片中 IP2 细胞，可被 RNase 分解表明其斑块中含有 RNA（箭）**
A. 分解前；B. 分解后（A 和 B. 吉姆萨染色；比例尺 =20μm）

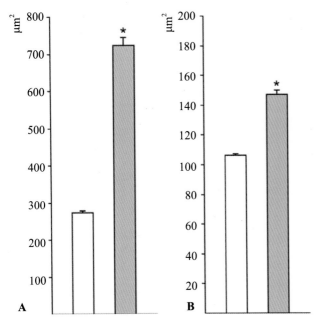

▲ 图 71-13　**IP2 细胞（填充柱）**和其他 **PTC** 上皮细胞（空柱）的细胞区（**A**）和核区（**B**）

代表了 PTC 滤泡状细胞的不同亚克隆。作为与其他 PTC 标记互补的形态学标记，IP1 和（或）IP2 细胞可以提高 FNA 细胞学中 PTC 检测的可靠性。

根据恶性肿瘤发展的几个主要步骤，寻找甲状腺癌更好的 FNA 的指标应遵循的病理生理学，即从单克隆到多克隆病变，从肿瘤细胞克隆到侵犯 / 转移。一个理想的恶性标志物应可以反映这一系列事件的任何步骤。目前，FNA 细胞学缺乏直接做到这一点的方法。尽管，由于侵犯 / 转移过程受到不同起源的细胞克隆的影响，在 FNA 涂片上识别这样的克隆有助于提供（即使是间接地）所需要的证据。我们认为在 PTC 的 FNA 涂片上发现的异常细胞表型说明存在这样的细胞克隆。在我们看来，FNA 标记对 PTC100% 的特异性证明其提高了 FNA 细胞学可靠性。

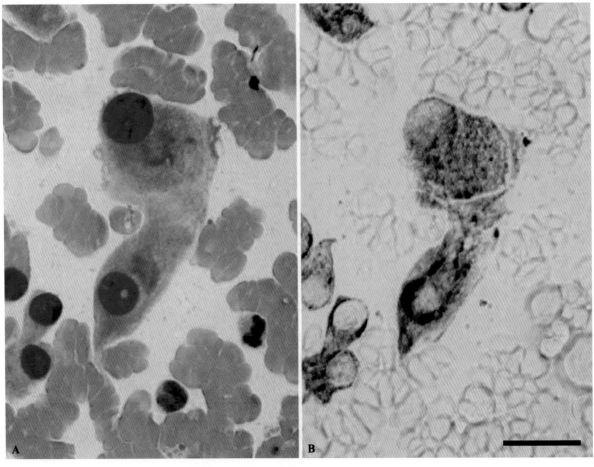

▲ 图 71-14　**PTC 患者 FNA 涂片上的 IP2 细胞**
CK8 阳性表明这些细胞的上皮来源（B）（A. 吉姆萨染色；比例尺 =20μm）

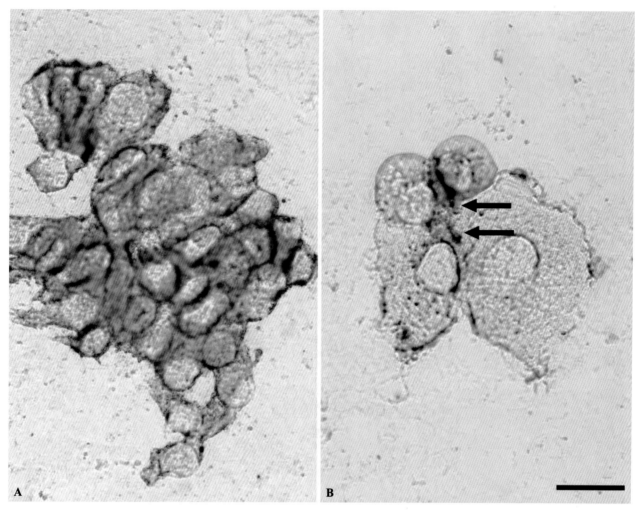

▲ 图 71-15　**PTC 患者 FNA 涂片中 IP2 细胞**
与其他 PTC 上皮细胞（A）相比，可见 epCAM 阳性的特殊表现（B，箭）（比例尺 =20μm）